보건교육사
3급 한권으로 끝내기

시대에듀

2026 시대에듀 보건교육사 3급 한권으로 끝내기

Always with you

사람의 인연은 길에서 우연하게 만나거나 함께 살아가는 것만을 의미하지는 않습니다.
책을 펴내는 출판사와 그 책을 읽는 독자의 만남도 소중한 인연입니다.
시대에듀는 항상 독자의 마음을 헤아리기 위해 노력하고 있습니다. 늘 독자와 함께하겠습니다.

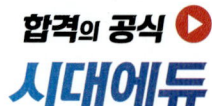
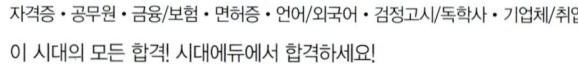
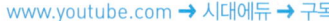

PREFACE

머리말

보건교육사는 개인, 집단, 산업체 및 지역사회가 체계적이고 효율적인 보건교육을 통하여 건강상 바람직한 행동을 자발적으로 할 수 있도록 교육하는 직무를 수행합니다. 또한, 이에 적절한 환경을 조성하여 사전 예방적 건강관리사업을 수행함으로써 국민의 질병을 예방하고 건강을 증진하기도 합니다.

본서는 보건교육사 3급 시험 출제에 활용되는 보건프로그램 개발 및 평가, 보건학, 보건교육학, 보건의료법규를 담은 종합본 도서입니다. 학부에서 교과 내용 학습을 마쳤겠지만, 본서를 통해 이해 및 암기가 부족한 부분에 대하여 추가적인 학습 및 보완이 가능할 것으로 생각합니다. 본서는 다음과 같은 과목별 특성을 반영하여 집필하였습니다.

제1과목 | 보건프로그램 개발 및 평가
보건프로그램 개발 및 평가는 이주열 교수님의 교재(계축문화사)의 목차 및 내용을 바탕으로 정리하였습니다. 이 과목은 보건사업관리, 보건사업기획, 조사방법론, 보건교육학, 건강증진론 등 다양한 분야가 서로 접목되어 있고, 일부는 사회복지 프로그램 개발 및 평가와도 연결되어 있습니다. 따라서 범위가 넓고, 사례 적용 문제가 다수 출제되기 때문에 학습에 많은 노력을 기울여야 합니다.

제2과목 | 보건학
보건학은 전공과목 중 가장 기본적인 과목입니다. 공무원, 의료기사, 위생사 등의 기출문제를 다수 수록하였으므로 반복적으로 풀어본다면 충분한 점수를 확보할 수 있을 것입니다. 보건학과 교수님이 직접 강의했던 자료를 토대로 정리하였기 때문에 빈틈없는 시험 대비가 가능합니다.

제3과목 | 보건교육학
보건교육학은 보건교육 관련 이론을 중심으로 학습하는 것이 중요합니다. 학습을 마쳤다면 이를 사례에 적용해 보며 대비하세요.

제4과목 | 보건의료법규
보건의료법규 문제에는 의료기술직특채, 보건복지부특채, 간호사, 의사, 보건교육사, 위생사, 영양사 등의 시험 출제에 활용되었던 법규를 활용하였습니다. 다른 과목에 비해 출제 비중이 낮기 때문에 큰 부담을 느낄 필요는 없습니다.

시대에듀는 본서와 함께 보건교육사 시험을 준비하는 여러분의 도전이 합격으로 이어지기를 기원합니다.

보건교육연구소

INFORMATION
시험안내

● 응시자격
「고등교육법」 제2조에 따른 학교 또는 이와 동등 이상의 교육과정에서 보건복지부령으로 정하는 보건교육 관련 교과목 중 필수과목 5과목 이상, 선택과목 2과목 이상을 이수하고 전문학사 학위 이상을 취득한 자

● 보건복지부령으로 정하는 보건교육 관련 교과목

구분	교과목	제출서류
필수과목	보건교육학, 보건학, 보건프로그램 개발 및 평가, 보건교육방법론, 보건교육실습, 조사방법론, 보건사업관리, 보건의사소통, 보건의료법규	총 9과목 및 총 22학점 이수
선택과목	해부생리, 보건통계, 보건정보, 인간발달론, 사회심리학, 보건윤리, 환경보건, 역학, 질병관리, 안전교육, 생식보건, 재활보건, 식품위생, 정신보건, 보건영양, 건강과 운동, 구강보건, 아동보건, 노인보건, 학교보건, 산업보건, 지역사회보건	총 4과목 및 총 10학점 이수

● 출제범위

과목	분야	
보건프로그램 개발 및 평가	❶ 보건프로그램 기획 ❷ 현황 분석	❸ 보건프로그램 개발 및 실행 ❹ 보건프로그램 평가
보건학	❶ 공중보건 ❷ 인구 및 보건통계 ❸ 역학 ❹ 질병예방과 관리	❺ 환경 및 산업보건 ❻ 식품과 건강 ❼ 보건관리
보건교육학	❶ 건강증진보건교육의 이해 ❷ 건강증진보건교육이론	❸ 건강증진보건교육방법 ❹ 분야별 건강증진보건교육사업
보건의료법규	❶ 보건의료기본법 ❷ 국민건강증진법 ❸ 지역보건법	❹ 의료법 ❺ 감염병의 예방 및 관리에 관한 법률 ❻ 국민건강보험법

※ 다음 사항은 시행처인 한국보건의료인국가시험원에 게시된 직종별 시험정보를 바탕으로 작성되었습니다. 시험 전 최신 공고사항을 반드시 확인하시기 바랍니다.

시험정보

구분	시험과목(문제수)	시험시간	문제형식
1교시	▶ 보건프로그램 개발 및 평가(30) ▶ 보건학(30) ▶ 보건교육학(30) ▶ 보건의료법규(20)	09:00~10:40 (100분)	객관식 5지선다형 (문항당 1점)

시험일정

구분	일정	비고
응시원서 접수 (인터넷 접수)	2025년 10월 예정	▶ 응시수수료 : 78,000원 ▶ 접수시간 : 해당 시험직종 원서 접수 시작일 09:00부터 접수 마감일 18:00까지
시험시행	2026년 2월 예정	준비물 : 응시표, 신분증, 컴퓨터용 흑색 수성사인펜, 필기도구(식수는 제공하지 않음)
최종 합격자 발표	2026년 2월 예정	휴대전화번호가 기입된 경우에 한하여 SMS 통보

검정현황

차수	응시인원(명)	합격인원(명)	합격률(%)
제16차	932	724	77.7
제15차	884	638	72.2
제14차	1,009	716	71.0
제13차	1,105	642	58.1
제12차	1,405	947	67.4
제11차	1,467	735	50.1

STRUCTURES
이 책의 구성과 특징

최신 개정의 보건의료법규 반영

수험생 여러분의 정확하고 효율적인 학습을 위하여 최신 개정의 보건의료법규를 꼼꼼히 분석·반영하였습니다.

출제의 핵심을 짚는 이론

시험의 출제기준을 토대로 수험생이 꼭 숙지해야 할 주요 내용을 일목요연하게 정리하였습니다.

합격의 공식 Formula of pass | 시대에듀 www.sdedu.co.kr

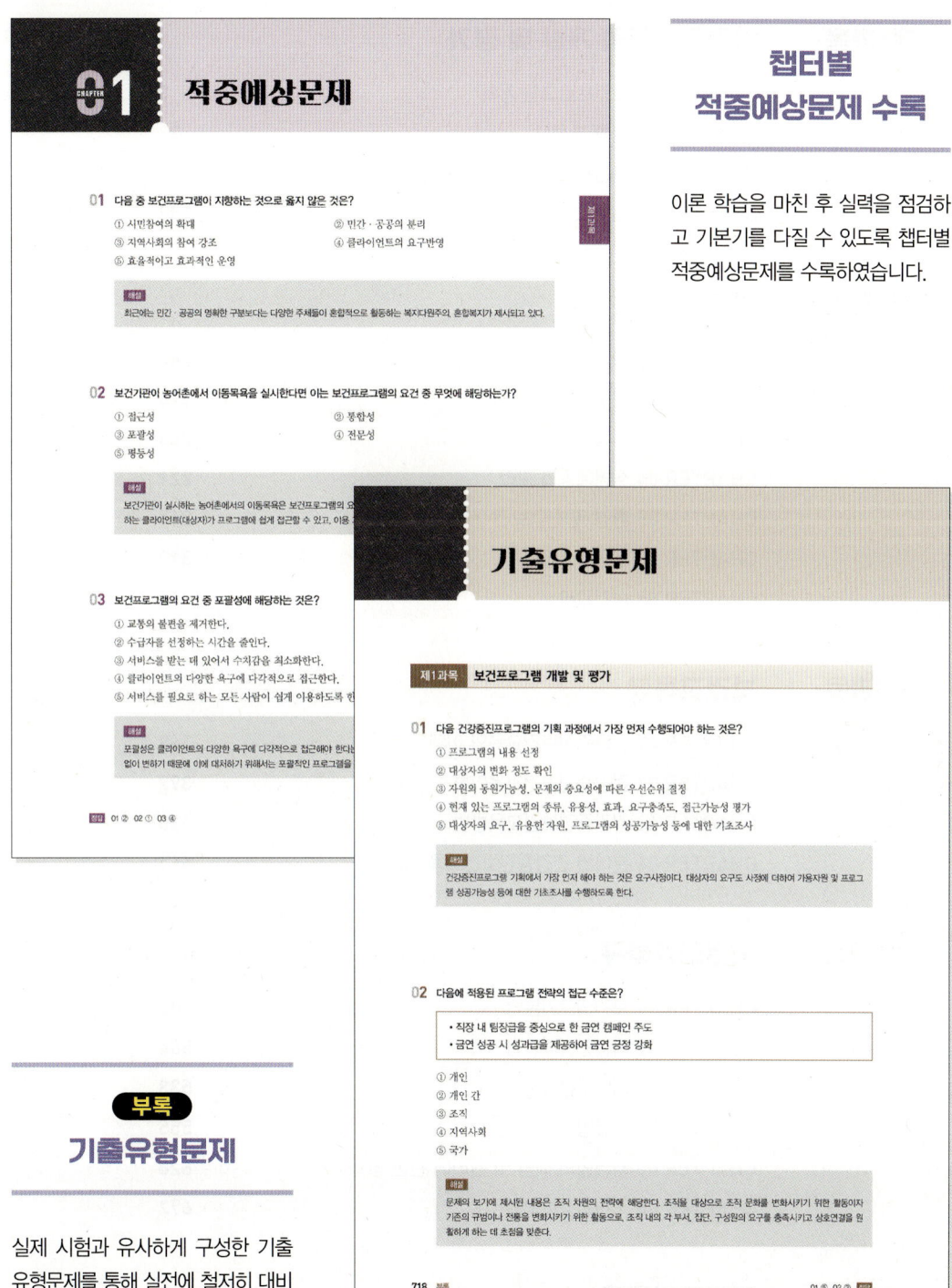

챕터별
적중예상문제 수록

이론 학습을 마친 후 실력을 점검하고 기본기를 다질 수 있도록 챕터별 적중예상문제를 수록하였습니다.

부록
기출유형문제

실제 시험과 유사하게 구성한 기출유형문제를 통해 실전에 철저히 대비하세요.

CONTENTS
이 책의 차례

제1과목 | 보건프로그램 개발 및 평가

CHAPTER 01 보건프로그램 기획 ······ 3
CHAPTER 02 현황 분석 ······ 28
CHAPTER 03 보건프로그램 개발 및 실행 ······ 74
CHAPTER 04 보건프로그램 평가 ······ 108

제2과목 | 보건학

CHAPTER 01 공중보건 ······ 145
CHAPTER 02 인구 및 보건통계 ······ 176
CHAPTER 03 역학 ······ 203
CHAPTER 04 질병예방과 관리 ······ 221
CHAPTER 05 환경 및 산업보건 ······ 264
CHAPTER 06 식품과 건강 ······ 312
CHAPTER 07 보건관리 ······ 344

제3과목 | 보건교육학

CHAPTER 01 건강증진보건교육의 이해 ······ 369
CHAPTER 02 건강증진보건교육이론 ······ 392
CHAPTER 03 건강증진보건교육방법 ······ 420
CHAPTER 04 분야별 건강증진보건교육사업 ······ 447

제4과목 | 보건의료법규

CHAPTER 01 보건의료기본법 ······ 487
CHAPTER 02 국민건강증진법 ······ 504
CHAPTER 03 지역보건법 ······ 533
CHAPTER 04 의료법 ······ 555
CHAPTER 05 감염병의 예방 및 관리에 관한 법률 ······ 628
CHAPTER 06 국민건강보험법 ······ 672

부록 | 기출유형문제 ······ 718

제1과목
보건프로그램 개발 및 평가

CHAPTER 01	보건프로그램 기획
CHAPTER 02	현황 분석
CHAPTER 03	보건프로그램 개발 및 실행
CHAPTER 04	보건프로그램 평가

합격의 공식 시대에듀

자격증·공무원·금융/보험·면허증·언어/외국어·검정고시/독학사·기업체/취업
이 시대의 모든 합격! 시대에듀에서 합격하세요!
www.youtube.com ▶ 시대에듀 ▶ 구독

CHAPTER 01 보건프로그램 기획

제1절 보건프로그램의 개념 및 유형

1 보건프로그램의 개념

(1) 프로그램(Program)의 정의
① 특정 목표를 성취하기 위한 활동들의 집합이다(예 금연 프로그램, Health Plan 2030 등).
② 한 기관에서 목적 달성을 위해 모든 과정을 마칠 때까지 요구되는 내용의 선정과 조직, 지도 활동 체계, 시설, 자원, 지원체계, 기간 등에 관한 전체적인 계획을 의미한다.
③ 프로그램에 대한 학자별 정의

Rapp & Poertner	하나의 목적을 성취하기 위해 유도된 행동들의 총체이다.
York	하나의 목표나 일련의 목표들을 성취하기 위해 유도된 상호의존적인 행동들의 세트이다.
이창호	특정 문제와 대상을 상대로 구체적 목표를 가지고 일정 기간에 인력과 예산들을 투입하여 반복적이고 조직적인 활동을 벌이는 보건기관의 단위사업이다.
정무성	프로그램과 프로젝트를 구분한다. 프로젝트는 하나의 목표를 달성하기 위한 활동들로 구성되는 반면, 프로그램은 여러 개의 프로젝트가 모여서 형성되는 것이다.

④ 프로그램에 대한 정의는 학자마다 조금씩 다르지만 "목표달성"이라는 공통분모가 있으며, 여러 정의들을 종합해 보면 "목표나 목적을 성취하기 위한 행동체계"로 규정할 수 있다.

(2) 프로그램의 기본적 구성요소
① 프로그램의 목적
   ㉠ 프로그램 활동이 궁극적으로 추구하고자 하는 가치와 바람직한 미래의 상태를 의미한다.
   ㉡ 상향적으로 조직이나 기관의 목적 달성을 위한 수단이며, 내용적인 측면에서 클라이언트 문제를 해결하고 건강증진 및 기능향상과 관련하여 설정된다.
   ㉢ 하향적으로는 구체적인 목표로 분화하고 개별 클라이언트의 변화목표로 세분화된다.
   ㉣ 정책이 목적의 개념이라면 프로그램은 수단의 개념이다.
   ㉤ 정책은 어떤 목적, 목표, 유토피아와 같이 방향을 제시하는 것이고, 프로그램은 이를 실현하기 위한 수단이자 과정이라는 의미가 있다.

> **프로그램의 이중성**
> 정부의 금연정책으로 전국 각 보건소에서 금연클리닉을 운영하고 있다. 여기에서 금연클리닉은 정부의 금연정책의 수단이 되는 프로그램이다. 또한 각 보건소는 금연클리닉을 활성화하기 위해 금연상담 및 교육홍보프로그램을 운영하고 있다. 여기에서는 금연클리닉이 목적이 되고 금연상담 및 교육홍보프로그램은 수단이 된다.

② 자원과 기술

자원 (Resources)	• 인적자원과 물적자원으로 구분할 수 있다. • 인적자원 : 보건프로그램 관리자, 사회복지사, 자원봉사자 등 • 물적자원 : 주요 형태적 재원
기술 (Technology)	• 보건프로그램 속에는 보건프로그램 실행이론과 기법, 클라이언트나 대상 체계의 변화를 위한 실행이론, 모델, 방법과 기법들이 농축되어 있다. • 프로그램의 수행 과정에서 여러 이론과 기법들이 광범위하게 적용되고, 그 효과를 발휘한다.

③ 계획과 활동

계획	• 프로그램에는 계획 또는 기획 과정이 내포되어 있다. • 사회문제 해결 또는 클라이언트 요구 충족의 방향으로 조직적으로 설계·수행되어야 한다. • 일정한 시간을 설정하고, 순차적으로 진행될 활동을 의도적으로 계획하여 진행해야 한다.
활동	• 서비스 제공 활동 : 직접적으로 클라이언트 집단에 서비스를 제공하는 활동이다. 　예 상담, 치료, 교육, 재활보호, 정보제공, 의뢰 등 • 행정 활동 : 서류작성과 기록, 예산 수립과 집행, 권한위임, 회의 등이 있다. • 지역사회 활동 : 합법성과 지지확보, 대상자 모집, 홍보, 마케팅, 자원 동원, 지역건강증진 구축활동 등이 있다.

(3) 프로그램의 요건 ★

① 목적성
　㉠ 모든 프로그램은 성취하려는 목적과 목표가 있기 마련이다. 좋은 프로그램이 되려면 성취하고자 하는 목적이 분명해야 하고 구체적이어야 한다.
　㉡ 분명한 목적이 있고 가고자 하는 방향이 명확하다면 이에 맞춰 프로그램을 기획하고, 자원을 동원하여 내용과 절차 등을 정한 후 실행하면 된다.

② 조직성
　㉠ 프로그램의 목적이 정해지면 이를 달성하기 위한 사업의 내용, 절차 및 순서, 활동 등이 짜임새를 갖추고, 질서정연하게 조직되어야 한다.
　㉡ 일의 우선순위에 따라 먼저 할 것과 나중에 할 것을 차례대로 배열하는 것을 위계화(계열화)라 하고, 이러한 구성요소들을 전체적으로 잘 묶고 정리하여 짜임새를 갖추는 것을 구조화 또는 체계화라고 한다.
　㉢ 비구조화된 프로그램은 상대적으로 위계화(계열화), 체계화가 결여되어 조직성이 떨어진다.

③ 계획성
　㉠ 프로그램의 내용을 선정하고 개발할 때에는 사전에 철저하게 준비하고 완벽하게 계획하여야 한다. 또한, 그것을 실행하는 방법과 절차를 정할 때에도 충분히 검토한 후 미리 계획하여야 한다.
　㉡ 프로그램의 개발과 실행 과정에 대한 계획과 준비 정도에 따라 프로그램의 가치가 결정될 수 있다.

④ 통제성 및 실용성
  ㉠ 프로그램의 내용구성과 운영 절차에 있어서 구조성과 체계성을 높이고, 목적과 관계없는 사항들을 배제시키며, 약간의 지식과 경험이 있으면 누구나 쉽게 프로그램을 실행할 수 있도록 프로그램의 실행 절차가 잘 통제되어야 한다.
  ㉡ 프로그램이 잘 통제되면 그만큼 효과적으로 목적을 달성할 수 있고, 프로그램 실행에 용이하므로 프로그램의 실용성이 높아진다.
⑤ 공인성
  ㉠ 좋은 프로그램이 되기 위해서는 과학적인 연구조사 활동이 끊임없이 이루어져야 한다.
  ㉡ 이러한 연구 활동의 결과를 근거로 필요한 서비스를 예측하고 프로그램을 개발하여, 서비스의 효과성과 효율성을 높여야 한다.
  ㉢ 프로그램은 충분한 평가를 통해 효과성과 효율성이 입증되고 공인되어야 한다.
⑥ 접근성
  ㉠ 프로그램은 이를 필요로 하는 클라이언트(대상자)가 쉽게 접근할 수 있어야 하고, 이용 가능하여야 한다.
  ㉡ 프로그램은 장소적 접근성, 시간적 접근성, 비용적 접근성, 내용적 접근성 등을 가져야 한다.
  ㉢ 특정 프로그램에서 신규 참여자는 많으나 계속 참여자가 감소하고 있다면 이는 접근성 및 전달체계에 장애가 있다는 말이다.
⑦ 포괄성
  ㉠ 클라이언트의 요구(Needs), 관심사, 문제들은 끊임없이 변하기 때문에 이에 대처하기 위해서는 포괄적인 프로그램을 제공하여야 한다.
  ㉡ 클라이언트의 다양하고 복잡한 문제를 다루기 위해서는 포괄적인 방법으로 다양한 서비스를 제공해야 한다.
  ㉢ 서비스가 전문화되면 단편화를 가져올 수 있고, 전문적 서비스 전달자는 자신의 제한된 분야만을 다루는 경향이 있으므로 이러한 단점을 보완하기 위해서 포괄성이 요구된다.
⑧ 지속성
  ㉠ 프로그램의 서비스가 중단되지 않고 지속적으로 제공될 수 있어야 한다.
  ㉡ 프로그램의 전 과정을 계속 모니터링하여 클라이언트의 요구를 파악하고 이에 부합하는 서비스를 제공하여야만 프로그램의 지속성이 보장될 수 있다. 이를 위해서는 제공자와 대상자 간의 안정된 관계 형성, 활발한 의사소통과 피드백 등이 있어야 한다.
⑨ 통합성
  ㉠ 보건프로그램은 국민들의 건강을 증진시키고 삶의 질을 향상시키는 것을 목적으로 하고 있다. 이러한 건강(Health)이나 삶의 질(Quality)은 특정 분야만의 요구(Needs) 충족으로 해결될 수 없는, 전인적(Holistic) 요구 충족이 필요하다.
  ㉡ 보건프로그램은 전인적 요구가 충족될 수 있도록 여러 가지 연관된 프로그램을 통합하여 제공하여야 한다.
  ㉢ 연계된 서비스를 통합적으로 제공하면 프로그램의 효과성 및 효율성 또한 높아지므로, 이는 목적성에도 적합하다.

2 보건프로그램의 유형

(1) 개발주체에 따른 유형 ★

국가 수준 보건프로그램	• 국가차원에서 대규모로 실시한다. 중앙부처에서 전체 국민 또는 특수 계층을 대상으로 실시하는 각종 보건프로그램을 말한다. • Health Plan 2020, Health Plan 2030 등 국민건강증진종합계획에 따라 추진되는 여러 건강생활실천 프로그램이나 건강검진 프로그램 등이 좋은 예이다.
기관 수준 보건프로그램	• 개별 단위의 조직에서 고유한 특성에 맞게 독자적으로 실시한다. 추구하는 목적이나 목표를 달성하기 위하여 구체적으로 개발한 사업적 성격을 가진 프로그램을 말한다. • 현장의 여건을 중심으로 계획되기 때문에 활동 내용이 구체적이고 명확하다. • 동일한 보건프로그램이라고 해도 사업주체의 특성에 따라 다른 보건프로그램이 될 수 있다.

지역사회 통합건강증진사업

- **지역사회 통합건강증진사업이란?**
  지자체가 지역사회 주민을 대상으로 건강생활실천 및 만성질환 예방, 취약계층 건강관리를 목적으로 실시하는 사업을 통합하여 지역사회 특성과 주민의 요구를 반영한 프로그램 및 서비스 등을 기획·추진하는 사업
- **사업목적**
  - 지역사회 주민의 건강수준 향상을 위해 지자체가 주도적으로 사업을 추진하여 지역주민의 건강증진사업 체감도 향상
  - 중앙정부와 지방정부가 함께 노력하여 국민건강증진종합계획 목표 달성
  - 지역별 다양한 특성과 수요에 부합하는 차별적인 건강증진사업 개발
- **기본방향**
  - 건강증진사업 통합 및 재편성을 통한 사업의 효율성 제고
  - 지자체의 자율성 확대
  - 지자체의 재정 운용 책임성 제고

---

(2) 구성범위에 따른 유형 ★

단일 보건프로그램	• 단일 보건프로그램은 특정 목적과 목표를 달성하기 위한 활동으로, 보통은 1회 활동으로 구성된다. 　예 흡연예방교육, 청소년 건강캠프 등 • 목적 또는 목표가 단일하고 분명하기 때문에 비교적 기간이 짧으며, 다른 보건프로그램과 유기적인 관련성은 거의 없다. • 이러한 단일 프로그램들이 결합하여 연속 프로그램이나 통합 프로그램, 종합 프로그램이 된다.
연속 보건프로그램	• 문제해결을 위한 하나의 주제를 여러 개의 내용으로 나눠 일정한 순서에 따라 실행하는 프로그램이다. 　예 생애주기별 건강교실, 초급·중급·고급 운동교실 등 • 동일한 계열에 속하는 여러 보건프로그램들이 하나의 목적과 목표를 달성하기 위하여 연속적으로 실시된다. • 각 보건프로그램의 활동내용은 서로 간에 연결되어 있고 통일된 체계로 조직되어 있다. • 하나의 보건프로그램이 종료되면 그 다음 보건프로그램이 시작되는 연결 형태로 운영된다. • 연속 보건프로그램을 구성하고 있는 개별 프로그램들은 그 자체로서는 미완성의 활동이기 때문에 독립적으로 존재하기 어렵다.

통합 보건프로그램	• 한 주제에서 세분화된 여러 활동이나 비슷한 성격을 가진 여러 활동들을 하나의 체계 속에 연결시킨 보건프로그램이다. 예 금연프로그램의 경우 흡연예방교육, 금연상담과 금연교실, 금연캠페인 등으로 구성할 수 있음 • 각 활동들은 어느 정도 독자성을 유지하면서 적절하게 연결되어 하나의 큰 활동을 구성한다. • 통합 보건프로그램은 여러 보건프로그램들이 개별 보건프로그램으로 독립되어 있으면서도 전체적·효과적으로 결합되어 있다. • 다양한 보건프로그램들이 수평적인 관계에서 서로가 서로를 보완하고 강화할 수 있도록 조직되어 있다.
종합 보건프로그램	• 여러 영역의 보건프로그램을 한곳에 모아서 종합적으로 전개하는 보건프로그램이다. 예 건강박람회 등 • 건강박람회를 개최할 경우에 각 영역별로 다양한 주제의 세부 보건프로그램을 운영하게 된다. • 편성규모가 크고 특정 기간 동안 진행되는 행사형 보건프로그램이 주로 여기에 해당된다. • 각 프로그램의 고유한 목표와 성격을 그대로 유지하면서 그 연계성을 합리적으로 조합하여 하나의 종합적인 기능이 이루어지도록 한다.

(3) 대상 수준에 따른 유형 ★★

개인(Intrapersonal) 수준 보건프로그램	• 개인에게 동기, 가치, 지식, 기술 등을 제공하여 문제와 위기상황에 대처할 수 있는 능력을 키워주는 프로그램이다. • 개인을 대상으로 하며, 개인의 지식, 태도, 신념 등과 같이 행동에 영향을 주는 개인적 특성에 초점을 맞춰 프로그램을 개발한다. • 인지조화론, 건강신념모형, 합리적 행동론, 계획된 행동론, 귀인이론, 범이론적 모형(변화단계이론) 등과 같은 개인 수준 보건교육이론을 프로그램에 활용한다.
개인 간(Interpersonal) 수준 보건프로그램	• 가족, 직장동료, 친구 등 건강행동에 영향을 주는 공식적·비공식적 사회적 관계망과 사회적 지지시스템에 초점을 맞춘 프로그램이다. • 사회적 네트워크의 강화, 집단규범 변경, 사회적 지지그룹 구성에 역점을 둔다. • 사회인지이론, 사회적 지지와 사회적 관계망이론, 설득적 커뮤니케이션이론 등 개인 간 수준 보건교육 이론을 프로그램에 활용한다.
조직(Institutional) 수준 보건프로그램	• 조직 내의 각 부서, 집단, 구성원의 요구를 충족시키고 상호연결을 원활하게 하는 데 초점을 맞춘 프로그램이다. • 혁신의 확산이론과 같이 조직 수준의 행동변화이론을 프로그램에 활용한다.
지역사회(Community) 수준 보건프로그램	• 개인, 집단, 조직 간에 공식적·비공식적으로 존재하는 네트워크를 활성화시켜, 지역사회 각 부분과의 협력강화, 협조체계 구축 등에 초점을 맞춘 보건프로그램이다. • PRECEDE-PROCEED 모형, PATCH와 같이 지역사회 수준의 행동변화이론을 프로그램에 활용한다.
정책(Policy) 수준 보건프로그램	국민건강증진을 위한 정부 차원의 조례 제정, 각종 규제조치를 통하여 제도를 확립하는 프로그램이다.

(4) 내용에 따른 유형 ★★

인지 보건프로그램	• 보건문제나 보건주제에 대한 대상자의 인지 수준과 관심을 증가시켜 건강습관 변화나 건강향상을 도모하는 프로그램이다. • 화보, 포스터, 전단, 건강박람회, 상호 간의 조언 등이 있다. • 인지 보건프로그램만으로는 효과가 별로 없으며, 효과 또한 단기에 그치기 때문에 다른 보건프로그램과 결합되어 제공되어야 유용하다.
생활양식변화 보건프로그램	• 행동변화와 관련된 생활양식의 정착을 도모하는 프로그램이다. • 금연, 규칙적 운동, 스트레스 관리, 고른 영양섭취, 체중관리(다이어트) 프로그램 등이 있다. • 행동변화 이후 생활양식이 정착되려면 시간이 필요한데, 이를 위해 보건프로그램은 최소한 12주 이상은 유지되어야 한다. • 생활양식변화 보건프로그램이 실패하지 않으려면 건강생활분위기 보건프로그램을 함께 이용하는 것이 좋다.
건강생활분위기 보건프로그램 (지지적인 환경 보건프로그램)	• 조직 또는 지역사회에 건강한 생활양식을 격려하는 환경과 분위기를 만들어주는 프로그램이다. • 금연구역 설정, 담배자판기 및 재떨이 제거, 음주금지구역 설정, 건강식품자판기 설치, 운동시설 설치 등 물리적 환경을 조성하는 프로그램이 있다.

※ 보건프로그램의 성공률을 높이기 위해서는 인지 보건프로그램, 생활양식변화 보건프로그램, 건강생활분위기 보건프로그램 3가지 모두를 함께 활용하는 것이 좋다.

제2절 보건프로그램의 기획 모형

1 보건프로그램의 기획

(1) 프로그램 기획의 개념
① 프로그램 기획이란 특정 기간에, 프로그램 담당자들이, 특정한 방법과 자원을 사용하여, 특정한 사람들을, 바람직한 상태로 이끌기 위해 사전에 마련된 구체적인 시도이다.
② 프로그램의 계획과 추진은 원하는 상태와 현실 간의 차이를 줄이려는 필요성에 근거를 둔다. 즉, 목적과 현실 간의 차이를 좁히는 것이 주요 과제이다.
③ 계획이 어떤 일을 하기에 앞서 방법, 순서, 규모 등을 미리 생각하여 세운 내용들을 의미한다면, 이러한 계획을 수립하는 과정들을 기획이라고 한다.

(2) 기획의 속성
① 기획은 미래지향적이다.
② 기획은 계속적인 과정이다.
③ 기획은 결정 과정과 불가분의 관계에 있다.
④ 기획은 목표지향적이다.
⑤ 기획은 목표와 수단을 연결시키는 것이다.

(3) 프로그램 기획의 필요성

① 합리성 증진 : 과학적이고 경험적으로 검증된 수단과 방법을 채택한다.
② 효율성과 효과성 증진 : 제반 활동에 합리적인 기술을 제공하며, 자원낭비를 줄이고 적합한 수단과 방법을 적용한다.
③ 책임성 증진 : 자원을 효과적이고 효율적인 프로그램으로 전환해야 하는 책임성이 있으며, 정부, 주민, 클라이언트, 관련 기관 등의 요구를 수용하여 운영한다.
④ 동기부여와 사기진작 : 클라이언트와 조직구성원의 참여를 증진시킨다.
⑤ 불확실성 감소 : 미래에 대한 불확실성을 감소시킨다.

(4) 보건프로그램 기획 ★

① 보건프로그램 기획 과정

> 현황 분석 → 우선순위 설정 → 보건프로그램의 목표설정과 대안평가 → 보건프로그램 계획서 작성 및 프로그램 개발 → 보건프로그램 실행과 모니터링 → 보건프로그램 평가 → 현황 분석 및 재계획

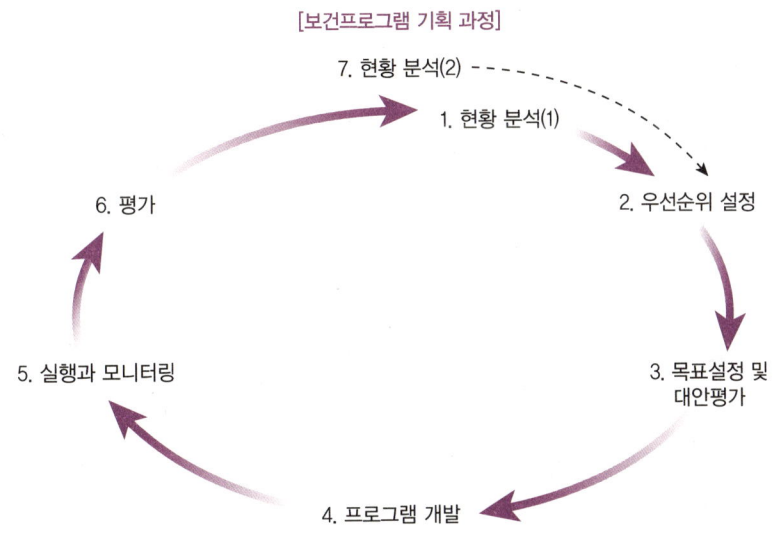

[보건프로그램 기획 과정]

② 보건프로그램 기획은 사업계획을 작성하는 과정으로도 이해할 수 있다.
③ 보건프로그램 계획서는 평가하는 수단이기도 하지만, 평가 결과에 따라 상황을 다시 분석하고 새로운 전략을 개발하는 데 사용하는 수단으로서도 유용하다.

2 보건교육프로그램 기획 모형

(1) PRECEDE-PROCEED 모형 ★★

① 개념

㉠ PRECEDE 모형은 1960년대 후반, Lawrence W. Green이 보건교육프로그램을 체계적으로 개발하고 평가하는 과정에서 개발하였다.

㉡ 1980년대 후반, Green은 Marshall Krueter와 함께 기존의 PRECEDE 모형에 'PROCEED'라는 요소를 추가하여 전통적인 교육적 접근을 넘어서 정치·정책, 경제, 조직, 환경 등의 요인에도 주목할 것을 요구하였다.

㉢ 목적은 투입보다 결과(삶의 질)에 강조점을 두고 있다. PRECEDE는 진단 단계를 나타내고, PROCEED는 발전 단계로 실행과 평가를 나타낸다.

㉣ PRECEDE-PROCEED 모형을 처음 학습하는 학생들이 가장 많이 하는 질문은 "8단계입니까, 9단계입니까?"이다. 정답은 둘 다 가능하다. 그린과 크루터(Green & Krueter)의 초창기 모델은 "2단계 역학 진단"과 "3단계 행태 및 환경 진단"을 따로 배치한 9단계였으나, 이후 모델에서는 둘을 합친 8단계를 사용하였다. 하지만 9단계든 8단계든 내용상 차이점이 없기 때문에 혼용되고 있다.

[PRECEDE-PROCEED 모형]

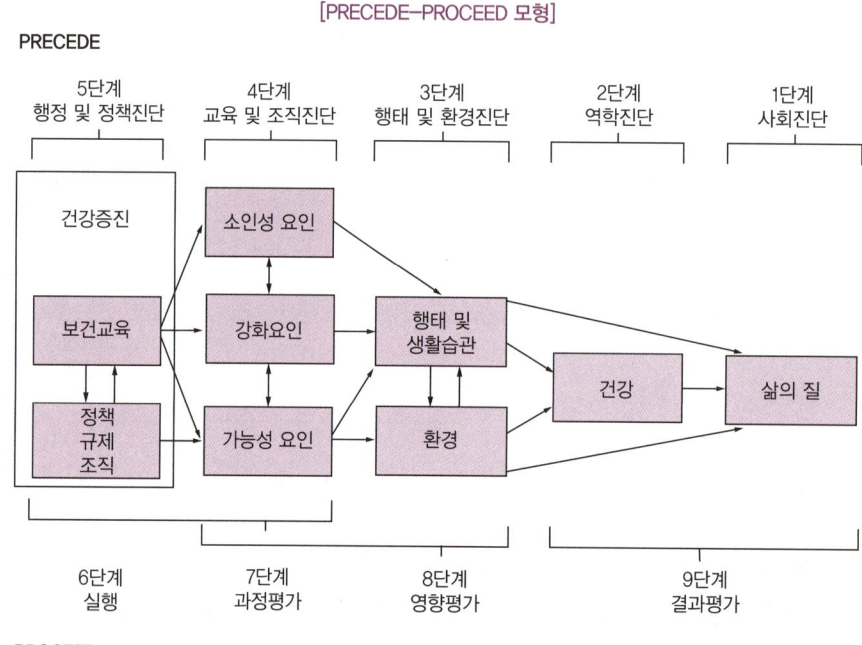

② PRECEDE-PROCEED 모형의 수행단계 ★★

㉠ 1단계 : 사회진단

- 첫 단계의 핵심은 표적인구 집단의 삶의 질에 영향을 미치는 사회문제를 발견하고 평가하는 것이다.
- 또한, 보건교육의 대상이 되는 건강문제와 이들 사회문제의 연관 고리를 파악해야 한다.
  예 빈곤, 안정, 범죄, 차별, 행복감, 적대감, 불법성, 실업 등
- 사회진단방법론에서는 기존의 자료나 주민토론회, 명목집단기법, 초점집단기법, 사회조사, 면접 등을 활용한다.

ⓒ 2단계 : 역학 진단
- 역학 진단은 1단계에서 관찰한 사회적 진단과 관련된 **건강문제나 건강지표를 관찰하는 단계**이다. 즉, 삶의 질에 영향을 미치는 구체적인 건강문제나 비건강요인을 발견하고 기술하는 것이다.
- 역학적 진단은 건강문제와 삶의 질 간의 관계를 확립하는 데 기여할 수 있고, 프로그램 개발과 자원활용의 우선순위를 정할 수 있으며, 관련 전문가와 조직들 간의 책임과 권한을 분명히 하는 데 도움을 준다.
- 역학 자료에는 신체적 합성, 기능적 수준, 질병 부담, 유병발생, 사망, 장애 등이 있으나 우리나라의 경우 질병 부담은 거의 쓰이지 않는다.
- 1~2단계를 통해 사업목표가 설정될 수 있다.

ⓒ 3단계 : 행태 및 환경 진단
- 행태 및 환경 진단은 2단계에서 확인한 **건강문제와 관련되는 행태와 기타 요인들을 발견하는 단계**이다.
- 행태요인 및 유전, 나이, 성별, 기존 질병 등 개인요인, 기후, 작업환경, 보건의료시설의 충분성 등 환경요인을 포함한다.
- 특히 각 행태요인의 상대적 중요성과 변화가능성을 판단한다.
- 2단계에서 발견한 건강문제 각각에 대하여 행태진단을 완료하는 것이 매우 중요하다.
- 행태요인은 순응, 소비행태, 스스로 돌보기, 이용행태, 예방행태 등의 빈도, 지속성, 질과 범위 등이 있다.
- 환경요인은 사회적·경제적·물리적 인자들의 접근성, 형평성, 기능성 등이 있다.

ⓔ 4단계 : 교육 및 생태적 진단
- 교육 및 생태적 진단은 3단계에서 확인한 **건강 관련 행태의 원인을 평가하는 단계**이다.
- 여기에는 **소인성 요인, 강화 요인, 가능성 요인** 세 종류가 있다.

소인성 요인 (성향요인)	특정 행동을 유발하는 개인이나 인구집단의 특성으로 지식, 믿음 또는 신념, 가치, 태도 등이 있다.
강화 요인	• 긍정적 요인 : 사회적·경제적·물리적 이익 등 • 부정적 요인 : 벌금, 벌칙 등
가능성 요인 (촉진요인)	행동을 촉진하는 환경의 특성이나 어떤 행동을 습관화하는 데 필요한 기술이나 자원으로, 접근성, 이용 가능성, 기술, 법령 등이 있다.

- 이 단계에서는 교정 시 행태 변화 개연성이 가장 큰 요인을 찾아 요인들을 확인하고, 이것들을 적절한 범주로 분류하며, 범주 간 우선순위를 정해야 한다.

ⓜ 5단계 : 행정 및 정책 진단
- 행정 및 정책 진단은 **프로그램을 실행하기 전에 해결해야 할 행정과 조직의 문제들에 초점을 맞추는 단계**이다.
- 여기에는 자원평가, 예산확보와 배분, 실행시간표 작성, 조직 및 인력점검, 다른 조직들과의 프로그램 조정 등이 포함된다.
- 행정 진단이란 보건사업개발을 방해하거나 촉진할 수 있는 정책과 자원, 조직이 처한 상황을 분석하는 것이다.
- 정책 진단이란 개발한 보건사업의 목적과 목표가 그 조직과 활동의 목적·목표에 부합하는지 여부를 평가하는 것이다.
- 조직의 미션과 규칙 등에 비추어 사업의 목적과 목표를 살펴보는 활동을 말한다.

ⓑ 6단계 : 실행
- 진단 결과를 바탕으로 프로그램을 실행하는 단계이다.
- 이 단계에서는 자원의 제약, 시간적 장애, 프로그램 수행자의 자질 등을 확인한다.

ⓢ 7~9단계 : 평가
- 사업 과정과 영향, 결과를 모두 평가하는 단계이다.
- 7단계 – 과정평가, 8단계 – 영향평가, 9단계 – 결과평가
- 프로그램의 실행가능성, 수용성, 접근성, 객관성을 확보하는 과정이다.

(2) PATCH(Planned Approach To Community Health) 모형

① 개념 ★
ⓐ PATCH란 "지역사회에서 건강증진 및 질병예방 사업을 기획, 수행, 평가하는 하나의 과정"을 지칭하는 지역사회 보건 기획 모형이다.
ⓑ 1983년에 미국질병예방통제센터(CDC)가 지방정부의 보건부 및 지역사회단체들과 함께 개발한 것이다.
ⓒ PATCH 과정은 보건당국이 지역사회건강증진팀을 구축하고 자료를 수집·활용하며, 보건문제의 우선순위를 설정하고 정책을 시행하는 과정 전반을 기획·평가하도록 상세한 방법과 자료를 제공하는 방식으로 진행되었다.
ⓓ 1980년대에 PATCH가 처음 개발되었을 때의 목표는 Green이 제안한 PRECEDE 모형의 맥락에서 최신의 보건교육, 건강증진, 지역사회개발을 위한 지식과 이론에 근거한 지역사회에서 수행할 수 있는 실천적인 과정 제공에 있었다.
ⓔ 1991년부터는 미국질병예방통제센터(CDC)의 지원 아래 미국 대부분의 지방 및 주 보건부의 실무자들이 PATCH 훈련을 받았는데, PATCH는 심혈관질환, HIV, 사고, 청소년 문제, 보건의료 접근성 등 다양한 보건의료문제를 해결하기 위한 사업을 기획하는 데 사용되어 왔다.

② 중요 요소
다음의 요소는 지역사회건강증진 과정이 성공하기 위한 핵심이다.
ⓐ 지역사회 구성원이 기획 과정에 참여한다.
- 광범위한 지역사회 구성원의 적극적인 참여는 PATCH의 성공적 적용을 위해 중요하다.
- 주민들은 자료분석, 우선순위 설정, 예방활동 기획, 의사결정 등에 참여한다.

ⓑ 데이터가 프로그램 개발로 이어진다. 즉, 건강수준 및 요구수준에 대한 다양한 자료를 활용한다.

ⓒ 참여자들이 포괄적 보건사업전략을 개발한다.
- 주민들은 파악된 보건문제를 일으키는 요인들을 분석하고, 지역사회정책, 서비스, 자원 등을 검토하여 전반적인 지역사회 건강증진 전략을 설계한다.
- 중재방법으로서 교육, 언론, 정책활동, 환경조치 등을 도출하여 학교, 병원, 지역사회, 직장 등 다양한 조건에 적용한다.
- 개별 사업목표는 적절한 국가보건목표와 연관성을 지녀야 한다.

ⓓ 평가를 통하여 피드백과 프로그램 개선을 강조한다.
- 시의적절한 피드백이 프로그램 참여자들에게 매우 중요하다.
- 평가를 통해 프로그램을 개선할 수 있다.

ⓜ 건강증진을 위한 지역사회의 역량을 향상시킨다.
- PATCH 과정은 다양한 주요 보건문제들을 해결하기 위해 반복적으로 활용될 수 있다.
- PATCH는 주민들의 보건기획 및 건강증진능력을 강화함으로써 보건문제를 해결할 수 있는 역량을 향상시킨다.
- PATCH에는 전문가와 공무원들이 조정자 노릇을 할 것이나 궁극적으로 사업을 지휘하는 주체는 지역주민이라는 인식이 잠재해 있다.

③ 수행단계 ★★★

PATCH는 크게 5단계로 구성되어 있다. 어떤 보건문제에 적용하여도 PATCH의 수행단계는 항상 동일하다.

1단계 : 지역사회 자원 동원	• 지역사회의 자원을 동원하는 것은 지역사회에서 PATCH가 시작될 때부터 전 과정을 통해서 일어나는 지속적인 일이다. • 구성되는 조직은 주민참여집단, 운영위원회 및 실무위원회 등이며, PATCH를 홍보하여 지역사회 지도자들의 지원을 얻도록 한다. • 이 단계에서는 지역사회의 대상범위를 결정하여 참여자들을 모집하고, 협조체계를 형성하며, 지역사회의 특성을 파악함으로써 마무리된다. • 참여자들은 이러한 정보수집을 통해 보건사업을 기획하는 지역사회의 특성을 이해하게 된다.
2단계 : 자료수집 및 분석	• 지역사회 주민의 실무위원회는 사망률, 상병률, 주민 의견, 건강행태 등에 대해 자료를 수집하고 분석하는 것으로부터 시작된다. • 자료는 양적 정보(행정통계 및 조사)와 질적 정보(주민, 지도자 의견)를 모두 포함한다. • 지역주민은 그 외에 수집해야 할 추가 자료에 대해서 파악할 수 있다. • 자료를 분석하여 중요한 건강문제들을 결정한다. • 참여자들은 자료분석 결과를 지역사회에 알릴 방법도 파악해 낸다.
3단계 : 건강문제 우선순위 선정	• 2단계에서 수집된 건강행태 또는 기타 자료들을 분석하여, 질병, 사망, 장애, 그리고 손상에 영향을 주는 여러 가지 요인들, 즉 행태, 사회, 경제, 정치, 환경요인들을 분석한다. • 최우선의 건강문제들을 파악하고 우선순위를 결정하며, 대상 집단을 선정한다. • 문제들에 대해 지역사회에서 해야 할 목표 설정, 즉 문제사정, 중재를 위한 목표를 세우고, 건강증진 전략을 계획한다.
4단계 : 포괄적 중재계획 수립	• 앞의 2, 3단계에서 얻은 정보를 활용하여 참여집단에서는 중재 방법을 선택하고 설계하며 수행한다. • 기존의 사업들과 중복되지 않게 하기 위해서 대상 문제와 대상 집단을 위해 만들어진 기존의 자원, 정책, 환경조치, 그리고 보건사업들을 파악한다. • 종합적인 건강증진 전략을 고안하고, 중재 목표를 설정하고, 중재계획을 개발한다. • 중재계획에는 전략과 일정표가 포함되며, 아울러 자원봉사자 훈련, 홍보, 활동평가, 결과보고 등의 구체적인 과제를 완수할 작업계획이 포함된다. • 사업 전반에 걸쳐, 대상 집단의 구성원들도 중재를 기획하는 과정에 참여하여야 한다.
5단계 : PATCH 평가	• 평가는 PATCH 과정의 핵심적인 부분으로, 각 단계에 걸쳐 진행을 감시하는 것과 중재를 평가하는 것이 지속적으로 이루어진다. • 참여 주민들이 성공 여부를 판단하는 기준을 개발하고 수집할 자료를 파악한다. • 피드백을 제공하여 향후의 주민 참여를 고취하고, 기획자들이 사업 향상을 위해 활용할 수 있게 한다.

(3) Dignan과 Carr의 7단계 모형

Dignan과 Carr는 보건교육프로그램의 기획 과정을 지역사회분석, 지역사회진단, 보건교육프로그램 초점의 확립, 대상자분석, 보건교육프로그램 개발, 실행, 평가의 7단계로 제시하였다.

① 1단계 : 지역사회분석
  ㉠ 지역사회에 대한 여러 가지 정보들을 자세하게 수집한다.
  ㉡ 수집된 정보를 대상으로 지역사회에 대하여 개괄적으로 검토한다.
  ㉢ 주민의 건강상태, 보건의료체계, 사회적 지원 상황 등에 대해 분석한다.
  ㉣ 자료는 기존의 통계 및 문헌, 사회조사 등을 통해 수집한다.
  ㉤ 지역사회가 어떻게 기능하고 있는지, 왜 그와 같이 기능하는지를 검토한다.

② 2단계 : 지역사회진단
  ㉠ 지역사회분석의 최종단계로 수집된 자료를 종합하여 보건문제와 기존의 서비스 간의 격차를 파악한다.
  ㉡ 요구(서비스 간의 격차)를 가지고 있는 개인, 집단이 프로그램의 대상자가 된다.
  ㉢ 분석된 요구는 전문가와 프로그램 대상자들에 의해서 인식되고 확인되어야 한다.

③ 3단계 : 프로그램 초점의 확립
  ㉠ 요구를 가진 대상자를 개인, 집단, 지역사회로 나누고, 보건교육으로 충족 가능한 문제에 초점을 맞추어 프로그램을 설계한다.
  ㉡ 보건교육프로그램으로 충족될 수 없는 요구는 구별하며, 보건교육으로 충족 가능한 문제들에 초점을 맞춘다.

④ 4단계 : 대상자분석
  ㉠ 보건교육프로그램의 초점이 되는 건강문제가 지적이 되면 그 문제와 관련된 행동들이 무엇인가를 확인한다.
  ㉡ 보건교육프로그램 계획은 대상자의 현재 건강 행동을 철저하게 사정한 자료를 근거로 하여 설계한다.
  ㉢ 행동의 사정은 사회심리학과 행동심리학 이론에 기초한다. 사회심리학적 전망은 환경적 요인에 초점을 두고 있으며, 행동심리학적 전망은 행동 그 자체와 행동을 유지 혹은 억압하는 기전에 초점을 두고 있다.
  ㉣ 이러한 두 가지 전망에 의거하여 보건교육프로그램을 기획하는 보건교육사는 변화시켜야 할 행동에 대한 수준을 개인적 차원에 더하여 사회적 차원에서도 갖게 된다.

⑤ 5단계 : 프로그램 개발
  ㉠ 첫 단계로 보건교육프로그램의 목표를 개발한다.
  ㉡ 프로그램 실행에 있어서 중요한 자원과 장애요인을 확인한다.
  ㉢ 보건교육프로그램의 목적을 정한다.
  ㉣ 프로그램에서 사용될 교육적 방법과 추진할 실천행동을 선택해 프로그램을 구체화한다.

⑥ 6단계 : 프로그램 실행
  ㉠ 프로그램을 실행할 수 있는 전략을 개발한다.
  ㉡ 인력, 물자에 대한 계획, 실천활동 등을 실시할 시간 계획을 수립한다.

⑦ 7단계 : 프로그램 평가
  ㉠ 평가계획이 전체 계획의 한 부분으로 기획단계에 포함되어 있어야 한다.
  ㉡ 프로그램 계획 개발 시 목적이 제대로 개발되어 이론대로 기술되었을 때 그 목적들은 곧바로 평가의 기준으로 사용될 수 있다.
  ㉢ 평가의 형태는 과정평가, 영향평가, 결과평가 중 선택한다.

(4) MATCH(Multilevel Approach To Community Health) 모형

① 개념
  ㉠ MATCH 모형은 1980년대 후반 Simons-Morton에 의하여 보건교육과 평가 및 개입 프로그램을 위해 개발된 모델이다. PRECEDE-PROCEED 모형과 함께 미국 질병예방관리센터(CDC)에서 다양한 단계의 사업개발과 평가, 프로그램 운영에 활용되었다.
  ㉡ 질병이나 상해에 영향을 미치는 행위나 환경 및 관련 요인이 잘 알려져 있는 경우 이를 해결하기 위한 우선순위를 정하는 데에 활용된다.

② 특징
  ㉠ 다양한 목적으로 개인이나 지역사회에 적용될 수 있다.
  ㉡ 앞에서 제시한 모형이 개인의 행위나 심리적 측면 및 내재적 요인들을 강조하는 데 비하여 사회적 · 조직적 접근과 정책, 프로그램의 중재, 지역사회나 조직의 환경적 지원과 그 영향을 강조한다. 또한, 보다 적극적으로 건강수준 향상을 도모하는 방향과 체계적인 접근전략을 제시하고 있다.

③ 수행단계 ★

  MATCH 모형은 목표설정, 중재계획, 보건교육프로그램 개발, 실행준비, 평가의 5단계로 이루어져 있다.

1단계 : 목표설정	• 목표를 설정하는 단계로 건강수준 목표, 우선순위 대상 집단의 선정, 개선하고자 하는 건강 행위의 설정, 환경적 요인의 고려 등의 목적을 설정한다. • 건강수준 목표는 질병 유병률과 사망률 등의 역학적인 자료를 분석하고 핵심 건강문제와 위험요인에 관해 중요성과 변화 가능성을 결정한다. • 개선하고자 하는 건강행위의 선정은 건강상태에 영향을 미치는 위험요인 중에서 행동요인을 파악하여 이에 대한 목적을 설정한다. • 환경요인은 건강위험요인 중에서 환경적인 위험요인을 접근성과 이용가능성, 장애요인 등에 근거하여 파악한다.
2단계 : 중재계획	• 개입 프로그램의 계획단계로써 개입 프로그램의 목표를 세우고, 개입 프로그램의 세부목적을 선정하고, 중재요인을 규명하여 사업접근방법을 선택하는 단계이다. • 중재활동의 목표가 되는 영역 범위는 개인, 지역사회, 공공기관과 제도 · 정책 등 다양한 수준별로 구분할 수 있다. • 중재목표의 수준에 맞게 중재활동의 종류를 선택하고, 중재목표, 중재대상, 중재방법 간의 적절한 조합이 필요하다.
3단계 : 보건교육프로그램 개발	• 프로그램 개발단계로 프로그램 내용을 정하고 개입프로그램의 운영가이드라인을 정하여 필요한 물질적 요소나 자원을 투입하는 단계이다. • 보건교육프로그램 단위 또는 구성요소를 결정하고, 각 구성요소는 대상의 하위집단, 주제, 생활터, 교육 단위와 전달 방법 등으로 나누어 자세히 기술한다. • 기존의 교과과정을 선택하거나 새로 개발하여, 각 단위별로 교육 계획안을 세운다. • 교육에 필요한 여러 자료를 수집하고 필요한 자원을 획득한다.

4단계 : 실행준비	• 프로그램을 운영하는 단계로 사업인력의 훈련, 사업의 유지와 적용이 포함된다. • 변화를 위한 계획안을 작성하고 지원활동을 준비한다. • 변화를 위한 요구, 준비 정도, 환경적인 지지조건 등에 대한 사안을 개발하고, 중재가 효과적이라는 증거를 수집한다. • 중재를 통한 변화를 지지할 수 있는 사회적인 지도자나 기관 단체를 파악하여 이를 알리고, 사회적인 의사결정권이 있는 사람들과 협조관계를 유지한다. • 보건교육프로그램 수행자들을 모집하고 업무를 훈련시켜 수행 업무를 모니터링하고 지지할 수 있는 시스템을 개발한다.
5단계 : 평가	• 평가단계로 과정평가와 사업의 영향을 측정하고 결과를 모니터링하는 단계이다. • 과정, 영향, 결과에 대한 평가를 실시한다. • 과정평가는 중재계획과 과정에 대한 유용성, 실제 수행에 대한 정도와 질, 보건교육프로그램 수행 후 나타난 교육적인 효과 등을 다룬다. • 영향평가는 보건교육프로그램의 단기적인 결과로 지식, 태도, 기술 등의 중간 효과와 행동 변화 또는 환경적인 변화를 포함한다. • 결과평가는 장기적인 보건교육프로그램 효과를 측정한다.

(5) MAPP 모형 ★

① 개념

㉠ MAPP란 전략기획과 공공-민간 협력을 통한 건강증진 전략(Mobilizing for Action through Planning and Partnerships)이다.

㉡ MAPP는 1990년 지역사회 보건 기획 모형인 PATCH와 전략적 일반 목표와 지역사회 현실과의 간격을 메우기 위한 방안으로 제안된 표준 모형(Standard Model), 보건소 중심의 공공-민간 모형인 APEX/PH를 발전시킨 모형이다.

㉢ MAPP는 미국지역보건공무원 협의회(NACCHO)가 제안한 공공-민간 협력을 중심으로 한 포괄적인 보건사업 수행 방안이다.

㉣ MAPP는 기존에 확립된 평가도구나 기획법을 중시하는 전략으로 1991년에 제안된 공공보건의 우수성 측정을 위한 평가모형(APEX/PH)을 기초로 만들어졌다.

[공공-민간 협력 측정 도구 비교(APEX/PH vs. MAPP)]

APEX/PH	MAPP
지역보건당국의 지도력 향상	지역보건당국의 지도력 및 공공보건에 대한 지역사회의 책임 강조
공공보건의료서비스 제공 능력 평가	지역사회 공공보건체계 능력 평가
실행 기획	전략 기획
건강상태 초점	건강상태, 지역사회 인식, 변화가능성, 지역사회 공공보건체계 역량 등에 초점
지역사회 요구를 해결하기 위한 방안 개발	지역사회 요구, 자원, 해결방안, 실행력 등의 전략적 접근

㉤ APEX/PH는 지역보건당국의 지도력 향상, 공공보건의료서비스 제공 능력 평가, 실행 기획, 건강상태에 초점을 맞추고 지역사회 요구 해결을 위한 방안에 그 중심을 둔다.

ⓑ MAPP는 지역보건당국의 지도력 및 공공보건에 대한 지역사회의 책임 강조, 지역사회 공공보건체계 능력 평가, 전략 기획, 건강상태, 지역사회 인식, 변화가능성, 지역사회 공공보건체계 역량 등에 초점을 맞추고, 지역사회 요구, 자원, 해결방안, 실행력 등의 전략적 접근에 그 주안점을 두었다.
　　ⓐ MAPP는 전략적 개념의 도입으로 보건소 중심의 공공-민간 협력 방식을 지양하고 지역사회가 중심이 되는 공공-민간 협력방식을 도입하였다. 이에 따라 지역사회 공공보건당국의 역할도 지역 보건의 계획수립 및 집행자에서 지역사회의 자체건강문제해결 역량 강화를 지원하는 조언자의 역할로 수정되었다.
　　ⓞ MAPP는 지역사회 중심의 접근법으로 지역사회의 요구, 바람, 역량을 중요시하며 이 방법을 통해 지역사회를 강화하고, 지역사회의 지혜를 총화할 수 있는 길을 제시하였다.
② NACCHO 보고서에 서술된 MAPP의 성공적 실행을 위한 7개 원리

시스템 고려	건강한 지역사회 건설에 필요한 공공보건체계 구성요소 간 역동적 관계 설정에 대한 이해를 증진시킨다.
대화	협력 과정 동안 다양한 의견과 해결책을 편견 없이 수용하기 위한 매개로 구성원 간의 적극적 대화가 제안된다.
비전의 공유	새로운 건강 사회에 대한 기초를 마련한다.
자료	각 과정의 단계에 대한 정보를 파악한다.
파트너십/협력	자원의 공유, 책임분배를 통한 성과를 최적화한다.
전략적 사고	지역사회 체계가 직면한 건강문제와 그 극복 방안에 대한 긍정적 대안이다.
성취감 만끽	협력의 필요성과 각 단계의 성취감을 유지한다.

③ 주요 특징
　㉠ 지역사회 중심 접근법을 사용한다. 즉, 지역사회가 주인의식을 갖도록 한다.
　㉡ 전략적 기획 개념을 활용한다. 전략적 기획에 충실한 접근법은 지역사회의 자원확보, 요구와 자원의 매칭, 외부환경에 대한 반응, 변화에 대한 기대감과 관리, 장기적 접근법의 수립 등에 효과적이다.
　㉢ 지역사회 공공보건체계의 형성, 창의성 및 강화에 초점을 둔다. 사람, 정보, 재정, 조직 등 지역사회의 모든(공공, 민간, 개인, 자발적 조직) 자원을 이용하여 공공보건의 목표달성에 주목하고 지역사회의 다양한 자원 간 협력과 가장 효과적인 방법으로 지역 공공보건 활동을 수행한다.
　㉣ 공공보건 행정의 지도력을 증진시킨다. MAPP 전략에 따른 공공보건시스템의 건설은 동시에 행정조직의 지도력을 증진시키는 결과를 초래한다.
　㉤ 지역사회 전략기획 방안 개발을 위한 4가지 평가도구를 사용한다.
④ 지역현황 평가를 위한 4가지 평가도구
전략적 문제의 확인을 위한 측정 및 평가도구로, 4가지 평가도구를 이용하여 지역사회의 전략적 기획방안을 제안하고 있다.

지역사회 특성 및 강점 파악	지역사회 역량, 삶의 질에 대한 인식, 주민 인식, 지역사회에 대한 관심, 지역사회 문제해결에 대한 참여 정도 등
지역사회 공공보건체계 평가	공공보건 서비스를 실행할 수 있는 지역사회 공공보건체계의 역량 파악
지역사회 건강수준 측정	지역사회 주민의 삶의 질에 대한 인식, 건강 수준, 지역사회가 직면한 건강에 대한 문제 등
변화 가능성 측정	지역사회나 지역사회 공공보건체계에 영향을 미칠 수 있는 역량에 대한 파악

⑤ MAPP 공공–민간 협력의 기획 과정
  ㉠ 1단계 : 조직화와 협력체계의 개발
  ㉡ 2단계 : 비전의 확립
  ㉢ 3단계 : 지역현황 평가
  ㉣ 4단계 : 전략적 과제의 확인
  ㉤ 5단계 : 목표와 전략의 개발
  ㉥ 6단계 : 실행
    • MAPP 공공–민간 협력의 기획 과정은 성공적 파트너십의 형성을 통해 공동의 비전을 형성한다.
    • 지역사회 역량을 평가하고 전략기획 방안을 마련하기 위한 4가지 MAPP 평가를 수행한 후 이 결과를 이용하여 전략적 이슈를 도출하고 목표 및 전략을 수립한다.
    • 이는 계획–실행–평가의 실천 과정을 통해 이루어진다.

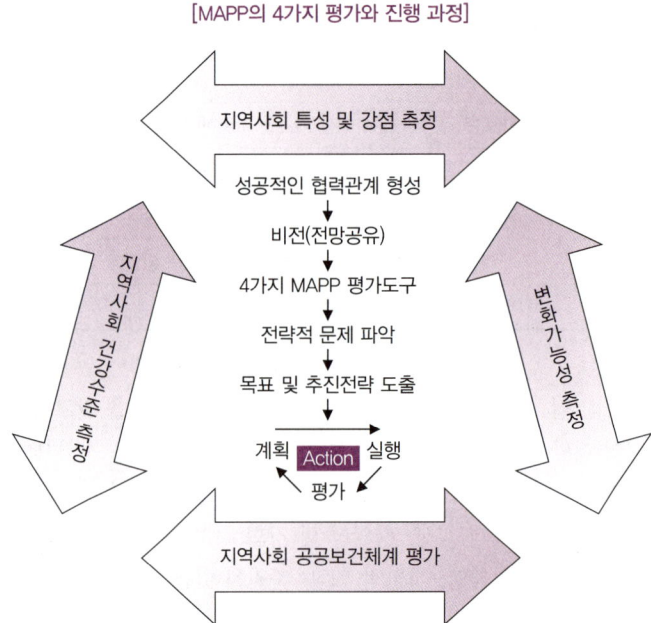

[MAPP의 4가지 평가와 진행 과정]

CHAPTER 01 적중예상문제

01 다음 중 보건프로그램이 지향하는 것으로 옳지 않은 것은?

① 시민참여의 확대
② 민간·공공의 분리
③ 지역사회의 참여 강조
④ 클라이언트의 요구반영
⑤ 효율적이고 효과적인 운영

> **해설**
> 최근에는 민간·공공의 명확한 구분보다는 다양한 주체들이 혼합적으로 활동하는 복지다원주의, 혼합복지가 제시되고 있다.

02 보건기관이 농어촌에서 이동목욕을 실시한다면 이는 보건프로그램의 요건 중 무엇에 해당하는가?

① 접근성
② 통합성
③ 포괄성
④ 전문성
⑤ 평등성

> **해설**
> 보건기관이 실시하는 농어촌에서의 이동목욕은 보건프로그램의 요건 중 접근성에 해당한다. 접근성은 프로그램을 필요로 하는 클라이언트(대상자)가 프로그램에 쉽게 접근할 수 있고, 이용 가능하여야 한다는 요건이다.

03 보건프로그램의 요건 중 포괄성에 해당하는 것은?

① 교통의 불편을 제거한다.
② 수급자를 선정하는 시간을 줄인다.
③ 서비스를 받는 데 있어서 수치감을 최소화한다.
④ 클라이언트의 다양한 욕구에 다각적으로 접근한다.
⑤ 서비스를 필요로 하는 모든 사람이 쉽게 이용하도록 한다.

> **해설**
> 포괄성은 클라이언트의 다양한 욕구에 다각적으로 접근해야 한다는 요건이다. 클라이언트의 요구, 관심사, 문제들은 끊임없이 변하기 때문에 이에 대처하기 위해서는 포괄적인 프로그램을 제공해야 한다는 것이다.

정답 01 ② 02 ① 03 ④

04 국민건강증진종합계획에 따라 추진되는 여러 건강생활 실천 프로그램이나 건강검진 프로그램 등을 일컫는 보건프로그램의 유형은?

① 단일 보건프로그램
② 연속 보건프로그램
③ 조직 수준 보건프로그램
④ 국가 수준 보건프로그램
⑤ 기관 수준 보건프로그램

> **해설**
> 중앙부처에서 전체 국민 또는 특수 계층을 대상으로 실시하는 각종 보건프로그램은 국가 수준 프로그램에 해당한다.

05 다음에서 설명하는 보건프로그램의 유형은? ★

> • 특정한 단일 목적 또는 목표를 달성하기 위한 독자적인 활동으로, 보통은 1회 활동으로 구성된다.
> • 흡연예방교육, 청소년 건강캠프 등이 있다.

① 단일 보건프로그램
② 연속 보건프로그램
③ 통합 보건프로그램
④ 종합 보건프로그램
⑤ 국가 수준 보건프로그램

> **해설**
> 보기에서 설명하는 보건프로그램의 유형은 구성범위에 따른 보건프로그램의 유형 중 단일 보건프로그램에 해당한다.

06 다음에서 설명하는 보건프로그램의 유형은?

> • 문제해결을 위한 하나의 주제를 여러 개의 내용으로 나눠 일정한 순서에 따라 실행하는 프로그램이다.
> • 생애주기별 건강교실, 초급·중급·고급 운동교실 등이 있다.

① 단일 보건프로그램
② 연속 보건프로그램
③ 통합 보건프로그램
④ 종합 보건프로그램
⑤ 국가 수준 보건프로그램

해설
연속 보건프로그램
• 동일한 계열에 속하는 여러 보건프로그램들이 하나의 목적과 목표를 달성하기 위하여 연속적으로 실시되는 보건프로그램이다.
• 하나의 보건프로그램이 종료되면 그 다음 보건프로그램이 시작되는 연결형태로 운영된다.
• 연속 보건프로그램을 구성하고 있는 개별 프로그램들은 그 자체로서는 미완성의 활동이기 때문에 독립적으로 존재하기 어렵다.

07 금연프로그램이 흡연예방교육, 금연상담과 금연교실, 금연캠페인 등으로 구성되어 있으며, 각 활동들이 독자성을 어느 정도 유지하면서 적절하게 연결되어 있을 때 이에 해당하는 보건프로그램의 유형은?

① 단일 보건프로그램
② 연속 보건프로그램
③ 통합 보건프로그램
④ 종합 보건프로그램
⑤ 개인 수준 보건프로그램

해설
통합 보건프로그램
• 한 주제에서 세분화된 여러 활동이나 비슷한 성격을 가진 여러 활동들을 하나의 체계 속에 연결시킨 보건프로그램이다.
• 통합 보건프로그램은 여러 보건프로그램들이 개별 보건프로그램으로 독립되어 있으면서도 전체적으로 보았을 때 효과적으로 결합되어 있다.
• 다양한 보건프로그램들이 수평적인 관계에서 서로가 서로를 보완하며 강화할 수 있도록 조직되어 있다.

정답 06 ② 07 ③

08 건강행동에 영향을 주는 가족, 직장동료, 친구 등 공식적·비공식적 사회적 관계망과 사회적 지지시스템에 초점을 맞춘 보건프로그램의 유형은? ★

① 개인 수준 보건프로그램
② 정책 수준 보건프로그램
③ 조직 수준 보건프로그램
④ 개인 간 수준 보건프로그램
⑤ 지역사회 수준 보건프로그램

> **해설**
> **개인 간 수준 보건프로그램**
> • 사회적 네트워크의 강화, 집단규범 변경, 사회적 지지그룹 구성에 역점을 둔다.
> • 사회인지이론, 사회적 지지와 사회적 관계망이론, 설득적 커뮤니케이션이론 등 개인 간 수준 보건교육이론을 프로그램에 활용한다.

09 PRECEDE-PROCEED 모형, PATCH와 같은 모형 이론을 활용할 수 있는 보건프로그램의 유형은?

① 개인 수준 보건프로그램
② 조직 수준 보건프로그램
③ 정책 수준 보건프로그램
④ 개인 간 수준 보건프로그램
⑤ 지역사회 수준 보건프로그램

> **해설**
> 지역사회 수준 보건프로그램은 개인, 집단, 조직 간에 공식적·비공식적으로 존재하는 네트워크를 활성화시켜, 지역사회 각 부분과의 협력강화, 협조체계 구축 등에 초점을 맞춘 보건프로그램이다. 이는 PRECEDE-PROCEED 모형, PATCH와 같이 지역사회 수준의 프로그램에 활용할 수 있다.

10 다음에서 설명하는 보건프로그램의 유형은? ★

> • 행동변화와 관련된 생활양식의 정착을 도모하는 프로그램이다.
> • 금연, 규칙적 운동, 스트레스 관리, 고른 영양섭취, 체중관리(다이어트) 프로그램 등이 있다.

① 인지 보건프로그램
② 정책 수준 보건프로그램
③ 생활양식변화 보건프로그램
④ 지역사회 수준 보건프로그램
⑤ 건강생활분위기 보건프로그램

해설
보기는 생활양식변화 보건프로그램에 대한 설명이다. 행동변화 이후 생활양식이 정착되려면 시간이 필요한데, 이를 위해 보건프로그램은 최소한 12주 이상 유지되어야 한다.

11 건강생활분위기 보건프로그램의 실천 내용과 거리가 먼 것은? ★

① 금연구역 설정
② 건강박람회 개최
③ 음주금지구역 설정
④ 건강식품자판기 설치
⑤ 담배자판기 및 재떨이 제거

해설
② 건강박람회는 보건문제나 보건주제에 대한 대상자의 인지 수준과 관심을 증가시켜 건강습관 변화나 건강향상을 도모하는 인지 보건프로그램에 해당한다.

건강생활분위기 보건프로그램
조직 또는 지역사회에 건강한 생활양식을 격려하는 환경과 분위기를 만들어주는 프로그램이다. 금연구역 설정, 담배자판기 및 재떨이 제거, 음주금지구역 설정, 건강식품자판기 설치, 운동시설 설치 등 물리적 환경을 조성하는 프로그램이 있다.

정답 10 ③ 11 ②

12 다음 중 보건프로그램 기획의 필요성으로 옳지 않은 것은?

① 보건조직 사기 진작　　② 효율성 증진
③ 책임성 증진　　　　　④ 조직 구성원 통제
⑤ 불확실성 감소

> **해설**
> 보건프로그램 기획의 필요성
> 불확실성 감소, 합리성 증진, 효율성 증진, 효과성 증진, 책임성 증진, 보건조직 구성원 사기 진작 등

13 다음 중 보건프로그램 기획의 속성과 거리가 먼 것은?

① 보건프로그램 기획은 미래 지향적이다.
② 보건프로그램 기획은 계속적인 과정이다.
③ 보건프로그램 기획은 결정과정과 불가분의 관계에 있다.
④ 보건프로그램 기획은 목표 지향적이다.
⑤ 보건프로그램 기획은 목표와 수단을 분리하는 것이다.

> **해설**
> 보건프로그램 기획은 목표와 수단을 연결시키는 것이다.

14 PRECEDE-PROCEED 과정 중 제일 먼저 수행하는 것은?

① 역학진단　　　　　　② 사회진단
③ 행정 및 정책진단　　④ 행태 및 환경진단
⑤ 교육 및 생태적 진단

> **해설**
> PRECEDE-PROCEED 모형의 수행단계
> • 1단계 : 사회진단
> • 2단계 : 역학진단
> • 3단계 : 행태 및 환경진단
> • 4단계 : 교육 및 생태적 진단
> • 5단계 : 행정 및 정책진단
> • 6단계 : 사업실행
> • 7~9단계 : 평가

정답　12 ④　13 ⑤　14 ②

15 PRECEDE-PROCEED 모형에서 삶의 질에 영향을 미치는 구체적인 건강문제나 비건강요인을 발견하고 기술하는 단계는? ★

① 사회진단
② 역학진단
③ 영향평가
④ 사업실행
⑤ 행정 및 정책 진단

> **해설**
> 역학진단
> • 역학진단은 1단계에서 관찰한 사회진단과 관련된 건강문제나 건강지표를 관찰하는 단계이다.
> • 역학진단은 건강문제와 삶의 질 간의 관계를 확립하는 데 기여할 수 있고, 프로그램 개발과 자원활용의 우선순위를 정할 수 있으며, 관련 전문가와 조직들 간의 책임과 권한을 분명히 하는 데 도움을 준다.

16 PRECEDE-PROCEED 모형을 적용하여 지역 내 중년층의 음주 증가 요인이 술 판매 음식점의 증가와 매출 과다 경쟁 때문이라고 진단하였다. 이에 해당하는 요인은? ★

① 가능요인
② 강화요인
③ 소인요인
④ 유전요인
⑤ 정서적요인

> **해설**
> 가능요인(촉진요인)은 행동을 촉진하는 환경의 특성이나 행동을 습관화하는 데 필요한 기술·자원을 말하며, 접근성, 이용가능성, 기술, 법령 등이 있다.

17 PATCH에서 기본적으로 갖추어야 하는 것은?

① 보건사업
② 보건프로그램
③ 지역사회 조직
④ 전략자료수집
⑤ 보건행정조직

> **해설**
> PATCH란 "지역사회에서 건강증진 및 질병예방 사업을 기획, 수행, 평가하는 하나의 과정"을 지칭하는 지역사회 보건기획모형이다.

정답 15 ② 16 ① 17 ③

18 PATCH의 수행단계 중 주민참여집단, 운영위원회 및 실무위원회가 구성되는 단계는?

① PATCH 평가
② 자료수집 및 분석
③ 지역사회 자원 동원
④ 포괄적 중재계획 수립
⑤ 건강문제 우선순위 선정

> **해설**
> PATCH는 크게 '지역사회 자원 동원 → 자료수집 및 분석 → 건강문제 우선순위 선정 → 포괄적 중재계획 수립 → 평가' 5단계로 구성된다. 1단계인 지역사회 자원 동원 단계에서 주민참여집단, 운영위원회 및 실무위원회가 구성되고, PATCH를 홍보하여 지역사회 지도자들의 지원을 얻는다.

19 다음 설명에 해당하는 보건프로그램 기획 모형은? ★

> • Simons-Morton에 의해 개발된 보건교육과 평가 및 개입 프로그램을 위해 개발된 모델이다.
> • 다양한 목적으로 개인이나 지역사회에 적용될 수 있다.
> • 목적설정, 중재계획, 보건교육프로그램 개발, 실행준비, 평가의 5단계로 이루어져 있다.

① MAPP 모형
② MATCH 모형
③ PATCH 모형
④ Dignan과 Carr의 모형
⑤ PRECEDE-PROCEED 모형

> **해설**
> **MATCH 모형**
> • 1980년대 후반 Simons-Morton에 의하여 보건교육과 평가 및 개입 프로그램을 위해 개발된 모델이다. PRECEDE-PROCEED 모형과 함께 미국 질병예방관리센터(CDC)에서 다양한 단계의 사업개발과 평가, 프로그램 운영에 활용되었다.
> • 질병이나 상해에 영향을 미치는 행위나 환경 및 관련 요인이 잘 알려져 있는 경우 이를 해결하기 위한 우선순위를 정하는 데에 활용된다.

20 전략기획과 공공-민간 협력을 통한 건강증진 전략 모형은?

① MAPP 모형
② PATCH 모형
③ MATCH 모형
④ Dignan과 Carr의 모형
⑤ PRECEDE-PROCEED 모형

> **해설**
> MAPP 모형은 미국지역보건공무원협의회(NACCHO)가 제안한 공공-민간 협력을 중심으로 한 포괄적인 보건사업 수행 방안이다.

21 MAPP 모형에서 지역현황 평가를 위한 항목과 거리가 먼 것은?

① 변화 가능성
② 지역사회 소득수준
③ 지역사회 건강수준
④ 지역사회 공공보건체계
⑤ 지역사회의 특성 및 강점

> **해설**
> **지역현황 평가를 위한 4가지 평가도구**
> - 지역사회 특성 및 강점 파악 : 지역사회 역량, 삶의 질에 대한 인식, 주민 인식, 지역사회에 대한 관심, 지역사회 문제 해결에 대한 참여 정도 등
> - 지역사회 공공보건체계 평가 : 공공보건 서비스를 실행할 수 있는 지역사회 공공보건체계의 역량 파악
> - 지역사회 건강수준 측정 : 지역사회 주민의 삶의 질에 대한 인식, 건강 수준, 지역사회가 직면한 건강에 대한 문제 등
> - 변화 가능성 측정 : 지역사회나 지역사회 공공보건체계에 영향을 미칠 수 있는 역량에 대한 파악

정답 20 ① 21 ②

CHAPTER 02 현황 분석

제1절 현황 분석 및 요구도 진단

1 현황 분석

(1) 현황 분석의 개념
현황 분석이란 현재의 상황과 바람직한 상황 간의 차이를 규명하고 목표 달성을 위하여 해결되어야 할 요인과 조직 또는 지역의 문제 해결을 위한 능력과 한계를 분석하는 과정을 의미한다.

(2) 현황 분석의 목적
① 보건교육의 대상이 가지고 있는 문제를 제대로 찾아내기 위함이다.
② 보건교육 대상이 지니고 있는 문제를 스스로 해결할 능력을 지니고 있는지, 아니면 지역사회와 조직이 이 문제를 해결할 수 있는 역량이 있는지를 파악하기 위함이다.
③ 보건교육의 평가를 위한 기초 자료를 확보하기 위함이다.
④ 변화하는 환경이 보건 문제에 어떤 영향을 끼칠 것인지를 예측하기 위함이다.

(3) 현황 분석의 내용
현황 분석에 포함되어야 할 내용은 보건사업에 따라 다르게 제시되고 있으나 지역의 건강 수준, 지역사회의 관심과 장점, 지역 보건 체계를 파악하는 것이 필요하다.
① 지역의 건강 수준
　㉠ 지역의 건강 수준을 파악하는 것은 주요 건강문제를 파악하게끔 할 뿐만 아니라 어떤 사업을 우선적으로 수행하여야 할지의 우선순위를 결정하는 데 도움을 준다. 또한, 문제 해결을 위한 적절한 해결 방법을 모색하는 데에도 도움을 준다.
　㉡ 일반적으로 지역의 건강 현황을 분석하기 위하여 지역의 인구 특성, 지역 특성, 건강 수준과 질병 부담, 건강 결정 요인(정책과 정치적 환경), 보건 의료 자원 등을 파악한다.
② 지역사회의 관심과 장점
　㉠ 현황 분석 시에는 객관적인 건강지표의 자료를 수집하는 것도 필요하지만 지역주민들이 중시하는 가치나 관심을 조사하는 것도 중요하다.
　㉡ 지역사회의 관심과 장점을 조사하기 위하여 건강한 지역사회를 위한 중요한 특징, 지역사회에서 가장 자랑하고 싶은 것, 지역사회 향상을 저해하는 것, 지역사회에서 관심을 끄는 활동 등을 조사하는 것이 필요하다.
　㉢ 조사 시 개별 문항을 활용할 수도 있으나, 주민의 가치관이나 관심사 등을 정확히 파악하기 위해서는 포커스 그룹 방식, 지역 여론 지도자와의 개별 면담 및 인터뷰 실시 등의 방식을 활용하는 것이 유용하다.

③ 지역 보건 체계 파악
  ㉠ 현재 시행되고 있는 사업이 효과적인지를 파악하기 위하여 사업 제공 체계의 결여에 따른 이용 비용의 증가, 정보와 자원 활용의 비효율성 등을 평가하고, 지역사회의 사업들이 기능적으로 연계되고 통합되어 있는지를 파악한다.
  ㉡ 또한, 지역 보건 체계가 업무를 수행할 능력과 자원을 갖추었는지 역량을 파악한다.
  ㉢ 지역 보건 체계의 역량을 제대로 파악하기 위하여 전략 경영에서 사용하는 SWOT 분석 방법을 활용할 수 있다.

(4) SWOT 분석 ★★

① SWOT은 강점(Strength), 약점(Weakness), 기회(Opportunity), 위협(Threat)의 앞 글자를 딴 것이다. 조직의 강점과 약점, 조직을 둘러싼 외부 환경의 기회 요인과 위협 요인을 확인하고 평가하는 것으로, 현황 분석의 한 방법이다.
② 강점은 조직이 수행하는 목표 달성에 도움이 되는 속성을 말하며, 약점은 조직이 수행하는 목표 달성에 해가 되는 속성을 말한다. 이를 내부 환경 분석이라고 한다.
③ 기회는 조직이나 사업의 목표 달성에 도움이 되는 외부 환경이며, 위협은 조직이나 사업 목표 달성에 해가 되는 외부 환경이다.
④ 기회와 위협의 요인 분석은 조직의 노력과 상관없이 통제하기 어려운 환경적 요인으로 분석에 활용할 수 있다.
⑤ SWOT 분석 방법을 통한 현황 분석(예시 : 지역 복지관)

	강점(Strength)	약점(Weakness)
내부 환경 분석	• 지역 내 자원 활용도가 높음 • 지형적 특징으로 접근이 용이	• 기관에 대한 홍보, 인식 부족 • 지역의 열악한 특성화 프로그램
	기회(Opportunity)	위협(Threat)
외부 환경 분석	• 다양한 시설 이용이 가능한 지역 공간 • 주민의 상호 작용, 조직화가 잘 되어 있음 • 자치 회관 내 프로그램 활성화	• 주민의 지역 관심도가 낮음 • 여가, 문화 시설 부족 • 소득 수준과 교육 수준이 낮음

2 요구조사의 개념 및 유형

(1) 요구조사의 정의

① 요구란, 인간이 적정한 수준에서 안정된 생활을 하기 위해 반드시 존재해야 할 여건과 그렇지 못한 현 상태 간의 벌어진 틈을 말한다(NCHEC, 2007).
② 요구조사(요구사정)는 개인 또는 그룹이 지니고 있는 건강지식, 인식과 태도, 동기, 건강습관, 사회경제적인 삶의 질에 관한 체계적이고 계획된 정보수집이다.
③ 요구조사(요구사정)는 어떤 목적을 달성하기 위해 요구조사 대상자가 필요로 하거나 바라는 것을 규명하여 해결을 위한 우선순위를 설정함으로써, 계획수립 및 프로그램 개발의 토대로 삼는 체계적 활동이다.

(2) 요구조사에 대한 여러 학자들의 정의
    ① 요구조사는 개개인의 표현된 요구를 정의하고, 우선순위를 설정하며, Service Program으로 그 요구를 연결시키고자 하는 노력이다(Cook, 1989).
    ② 요구조사는 요구를 확인하고, 이해하며, 이에 반응하는 한 과정이다(Sell & Segal, 1978).
    ③ 요구조사는 계획적 프로그램으로 달성될 수 있는 목표들이 이루어지지 않은 상태를 확인하는 과정이다(Wysong, 1983).
    ④ 요구조사는 요구가 확인되고, 우선순위에 따라 배열되는 체계적 절차이다. 이는 되어야 할 상태(What Should Be)와 현재 상태(What Is) 간의 차이를 측정하는 접근이다(Yuskiewicz, 1980).
    ⑤ 요구조사는 현재의 상태와 바라는 결과 사이의 차이를 나타내고, 우선순위에 따라 그 차이를 나열하며, 해결할 요구(Needs)를 선정하는 과정이다(Kaufman, 1987).

(3) 요구조사의 필요성
    ① 요구의 유형을 파악한다.
    ② 각종 서비스 또는 프로그램을 식별해 우선순위를 정한다.
    ③ 프로그램 운영에 필요한 예산 할당 기준을 마련한다.
    ④ 프로그램 평가에 필요한 보조자료를 마련한다.
    ⑤ 지역 자원들을 파악한다.
    ⑥ 요구조사를 통해 기관의 정체성을 확인한다.
    ⑦ 요구조사를 통해 기관의 활동과 프로그램을 대상 집단이나 지역사회에 홍보한다.

(4) 요구조사의 목적
    ① 어떤 프로그램의 계획을 세우는 데 필요한 정보를 획득하기 위함이다.
    ② 요구사정을 실시하여 서비스 대상자와 관계자를 확인하고, 그들의 요구를 분석하고자 한다(Pennington, 1980).
    ③ 요구조사를 수행함으로써 계획수립과 프로그램에 대한 의사결정을 돕고자 한다(Rookey, 1978).
    ④ 요구조사를 실시함으로써 프로그램과 결과를 평가하는 기준을 마련하고, 결과를 측정할 수 있는 개선계획을 수립할 수 있다(Witkin, 1977).

(5) 요구의 유형과 요구조사의 유형
    ① 요구의 유형(Bradshaw) ★

규범적 요구	• 이미 연구된 자료를 통해 전문가들에 의해 제안된 요구, 즉 바람직한 수준이 정해지고 실질적으로 존재하는 수준과 비교하여 개인이나 집단이 바람직한 수준에 미치지 못하면 그들은 요구상태에 있다고 본다. • 쉽게 수량화될 수 있어서 구체적인 표적을 제시할 수 있고 객관성이 있다. • 요구의 기준이 사람에 따라 다를 수 있고, 시간에 따라 변화될 수 있으며, 요구의 변화에 대한 반영이 미흡하다. 예 전국 노인복지 실태조사, 아동복지 현황조사
인지적 요구	• 개개인의 인지 또는 느끼는 요구(체감적 요구), 즉 관련된 사람들에게 특정 서비스가 필요하다고 느끼고 있는지 여부를 물음으로써 사정된다. • 클라이언트를 대상으로 전화, 설문지를 이용하여 요구를 측정하는 방법으로 주관적 지각에 초점을 맞춘다. 예 지역사회 공청회, 지역사회 주민모임

표현적 요구 (표출적 요구)	• 클라이언트가 어떤 프로그램이 필요하다는 것을 직접적으로 표현한 것이다. • 사람들이 어떤 서비스가 필요하다고 느끼면서, 요구가 충족되기를 요청하거나 요구하는 행동을 취하는 경우의 요구를 말한다. 📗 개선된 프로그램 수, 서비스를 원하는 클라이언트 수
비교적 요구 (상대적 요구)	서비스 대상자들을 연구함으로써 얻어지는 요구로, 비슷한 조건에 있으면서 서비스를 받고 있지 않은 사람들의 요구를 파악하는 것이다. 📗 규범적 · 인지적 · 표현적 요구의 자료 비교

② 요구조사의 유형

㉠ 클라이언트 중심 요구조사

특정 인구집단이 가지는 문제해결 중심, 즉 보건프로그램의 수혜자(특정 서비스 등)가 될 특정 집단의 요구를 조사하는 것이다.

㉡ 서비스 중심 요구조사

특정한 문제를 해결할 수 있는 특정한 서비스 중심, 즉 특정 서비스를 제공하는 조직의 당해 서비스에 대한 요구정도를 파악하는 것이다.

㉢ 지역사회 중심 요구조사

통합적 요구사정으로 지역사회 전체적 문제를 확인하고 문제해결의 우선순위와 적절한 개입대상 인구 및 서비스 수준 등을 확인하는 데 중점을 둔다.

3 직접적 · 간접적 요구도 진단 기법

(1) 직접적 요구도 진단 기법

① 지역주민 및 표적집단 서베이조사

㉠ 전체를 대표할 수 있는 일부(표본)를 선정하여 이들로부터 설문지 또는 면접을 통하여 자료를 수집하는 방법이다.

㉡ 지역사회의 일반인구 또는 표적인구의 요구를 조사하기 위하여 이들 전체 인구를 대표할 수 있는 표본을 선정하여 이들이 생각하거나 느끼는 요구를 조사함으로써 조사대상 전체의 욕구를 추정한다.

일반인구조사	지정된 지역의 전체대상 인구 중 표본을 추출하여 설문지나 면접을 통하여 자료를 얻고 요구를 파악한다.
표적인구조사	특정 인구를 대상으로 설문지나 면접을 통하여 자료를 얻고 요구를 파악한다.

㉢ 설문지의 신뢰도와 타당도를 확보할 수 있다.

㉣ 표본으로부터 전체 인구의 특성을 도출해내는 통계학적 유추를 사용한다.

㉤ 장단점

장점	• 실제 서비스 수혜자 또는 잠정적인 수혜자가 인식하는 요구를 직접 파악할 수 있다. • 표본을 통하여 대상자 전체의 요구를 파악할 수 있다. • 서비스의 만족도 및 서비스 프로그램의 요구 등을 직접 파악할 수 있다.
단점	• 인력, 비용, 시간이 많이 들고, 연구조사와 관련된 전문적인 능력을 필요로 한다. • 우편을 사용할 경우 회수율이 낮고, 장기간에 걸친 서베이는 요구의 변화를 가져올 수 있다. • 개인의 욕구가 아닌 사회적으로 바람직한 응답을 얻게 되는 문제가 발생할 수 있다.

② 지역사회공청회 또는 포럼
　㉠ 조사자가 공개적인 모임을 통해 지역사회의 욕구나 문제들을 파악하는 방법으로, 지역사회의 다양한 구성원들로부터 가치나 태도, 의견 등을 직접적으로 청취해서 자료를 수집한다.
　㉡ 장단점

장점	• 적은 비용으로 광범위한 지역, 계층 및 집단들의 의견을 짧은 시간에 들을 수 있다. • 문제에 대한 인식과 관심을 개인집단 또는 기관에 따라 식별할 수 있다. • 서베이조사를 위한 사전준비의 기회가 될 수 있다.
단점	• 관심 있는 사람들만 참석하여 자기선택으로 인한 표본의 편향성이 나타날 수 있다. • 참석자의 소수만이 의견을 발표하게 된다.

③ 주요 정보제공자조사
　㉠ 기관의 서비스제공자, 인접직종의 전문직 종사자, 지역 내 보건단체의 대표자, 공직자 등을 포함하여 지역사회 전반의 문제에 대하여 잘 알고 있는 사람들을 조사하는 방법이다.
　㉡ 장단점

장점	• 적은 비용과 표본을 쉽게 선정할 수 있다. • 지역의 전반적인 문제를 쉽게 파악할 수 있다.
단점	• 의도적 모집으로 표본의 편향성이 나타날 수 있다. • 문제들이 정치의식에 민감하면 많은 주민들의 문제가 제외될 가능성이 있다.

(2) 간접적 요구도 진단 기법

① 2차 자료의 분석
　㉠ 현재 서비스를 제공하고 있는 기관들에서 정보를 획득하는 방법이다.
　㉡ 자료수집 대상
　　기관의 관리자나 업무자 또는 기관이 축적하고 있는 자료들로부터 지역사회 내 보건기관의 서비스 수혜자와 관련된 기록을 검토해서 요구를 파악하는 방법이다(예 인테이크 자료, 면접상황 기록표, 기관의 각 부서별 업무일지, 면접기록표, 서비스대기자명단 등).
　㉢ 장단점

장점	• 클라이언트의 수와 특성, 서비스의 성격과 분포, 서비스활용의 특성 등을 알 수 있다. • 서비스전달체계의 적합성과 충분성, 미충족된 욕구에 대한 추정을 할 수 있다. • 비서비스 지역 등에 관한 정보를 얻는 데 유용하다. • 빈번한 사회문제, 문제의 경향, 서비스의 수요 등을 알 수 있다.
단점	• 자료의 비밀보장 필요성 때문에 기관 외부에서 접근이 어렵다. • 기관별 필요한 공통된 자료의 획득이 어렵다. • 서비스이용자 중심으로 조사된 자료이므로 전체 인구에 적용하기에는 한계가 있다.

② 사회지표조사
　㉠ 사회지표란 변화하는 역사적 흐름 속에서 우리가 처해 있는 사회적 상태를 종합적이고 집약적으로 나타냄으로써 사회구성원들의 삶의 질을 전반적으로 파악하고 사회변화를 포착할 수 있는 척도이다.

ⓒ 사회지표의 기능
- 국민의 삶의 질과 복지정도를 양적으로는 물론 질적으로도 파악하기 위함이다.
- 현 사회상태를 종합적·체계적·균형적으로 알 수 있는 정보의 역할을 한다.
- 사회구조변화나 관심분야를 파악하여 각종 사회개발정책의 계획수립이나 정책결정 및 효과측정에 유용한 기초자료로 활용한다.

ⓒ 작성방법
- 통계청과 각급 통계작성기관에서 작성한 기존 통계자료를 재분류하거나 가공하여 지표를 작성한다.
- 주관적 의식이나 사회적 관심사에 관해서는 사회통계조사를 통해 자료를 수집하여 지표를 작성한다.
- 사회적, 경제적 및 인구적 특성(사회지표)에 근거하여 지역사회의 욕구를 추정할 수 있다는 전제하에 사회지표를 분석한다.
- 사회지표는 지리적인 범위에 따라 전국지표, 시·군·구 또는 특정 지역 지표 등이 있다.
- 인구조사자료, 보건의료조사자료, 사회복지, 교육, 교통 등에 관한 공공 통계자료집 등에서 얻을 수 있고, 경우에 따라 사회조사를 통하여 얻을 수 있다.

질병관리청 주관 자료 조사

- **국민건강영양조사**
'국민건강영양조사'는 매년 192개 지역의 25가구를 확률표본으로 추출하여 만 1세 이상 가구원 약 1만 명을 조사한다. 대상자의 생애주기별 특성에 따라 소아(1~11세), 청소년(12~18세), 성인(19세 이상)으로 나누어 각 특성에 맞는 조사항목을 적용한다.

조사분야	조사내용
검진조사	비만, 고혈압, 당뇨병, 이상지질혈증, 간질환, 신장질환, 빈혈, 악력, 체성분검사, 자동굴절검사, 폐기능검사, 골밀도검사 등
건강설문조사	가구조사, 이환, 예방접종 및 건강검진, 활동제한 및 삶의 질, 손상, 의료이용, 신체활동, 여성건강, 교육 및 경제활동, 비만 및 체중조절, 음주, 안전의식, 수면건강 및 정신건강, 흡연, 구강건강
영양조사	식품 및 영양소 섭취현황, 식생활행태, 식이보충제, 영양지식, 식품안정성, 수유현황

※ 제10기 1차년도(2025년) 조사 기준

- **지역사회건강조사**
지역단위 보건통계 생산을 위해 2008년 처음 시작되어 매년 실시하고 있으며, 지역보건의료계획 수립에 필요한 건강통계를 산출하고 보건사업성과를 체계적으로 평가할 수 있는 기초자료를 생산하는 데 목적이 있다.

- **청소년건강행태조사**
2004년 국가 만성병 감시체계 구축 계획 일환으로 수립되어 정부 승인통계로 2005년부터 매년 조사가 수행되고 있다.

조사목적	• 대한민국 청소년의 건강행태 현황 파악 • 청소년 건강증진사업 기획 및 평가에 필요한 보건지표 산출 • 국가 간 비교 가능한 청소년 보건지표 산출
조사대상	전국 중학교 1학년~고등학교 3학년을 모집단으로 하여 표본 추출을 통해 조사가 이루어짐
조사방법	익명성 자기 기입식 온라인 조사, 학교 내 컴퓨터실 일괄 참여 조사

제2절 자료수집 및 우선순위 선정

1 자료의 종류

(1) 1차 자료

① 연구자가 조사연구의 목적을 달성하기 위해 직접 수집하는 자료를 말한다.
② 조사의 목적을 위해 실험, 설문지, 관찰, 면접, 우편조사 등을 통해 직접 수집하거나 작성한 자료이다.
③ 1차 자료의 수집에는 많은 비용, 인력, 시간이 소요되므로 1차 자료를 수집하기 전에 연구목적에 적합한 2차 자료가 존재하는지의 여부와 사용 가능 여부를 확인해야 한다. 연구목적에 부합되는 2차 자료가 없을 경우에 한하여 1차 자료를 수집하는 것이 바람직하다.
④ 장단점

장점	• 조사목적에 적합한 정확도, 타당도, 신뢰도 등의 평가가 가능하다. • 수집된 자료를 의사결정에 필요한 시기에 적절히 이용 가능하다. • 조사자가 직접 수집하므로 연구목적에 정확히 부합하고 높은 효과성이 있다.
단점	2차 자료에 비해 자료를 수집하는 데 비용, 인력, 시간이 많이 소요된다.

(2) 2차 자료

① 1차 자료를 제외하고 연구목적을 달성하는 데 도움을 주는 기존의 모든 자료이다.
② 해당 조사목적이 아닌 다른 조사목적으로 수집되고 정리된 자료이다.
③ 다른 연구자가 학술연구를 위하여 수집한 기존의 사례기록물, 상담일지, 실태조사서, 정부자료, 기관의 간행물, 발표논문, 신문기사 등이 있다.
④ 장단점

장점	• 존재하는 자료이므로 수집에 따른 시간 및 비용의 경제성이 높으며, 일반기업이 사적으로 수집할 수 없는 자료를 쉽게 얻을 수 있다. • 공공자료의 경우 신뢰성이나 타당성 또는 자료수집의 방법 등을 재차 분석하여 연구결과를 일반화할 수 있다. • 질문지 작성 및 적용, 면접, 관찰에 투입되는 비용, 시간, 노력이 절약된다. • 자료수집 과정에서 시간적·공간적 제약을 받지 않는다.
단점	• 연구자가 자료의 수집 및 분류과정을 통제할 수 없다. • 다른 조사를 목적으로 수집된 자료로 목적, 변수의 조작적 정의, 측정단위 등이 다를 수 있다. • 수집된 자료가 시간적으로 오래되었을 경우 사용이 어렵다. • 자료의 신뢰성, 타당성을 알 수 없는 경우 사용이 어렵다.

2 자료수집방법

(1) 관찰법 ★

① 의의
  ㉠ 관찰은 가장 기본적인 것으로 인간의 감각기관을 매개로 현상을 인식하는 방법이다.
  ㉡ 현장에서 일어나는 사실을 직접 목격하고 기록하는 질적 자료수집방식이다.
  ㉢ 이러한 과학적 관찰은 조사목적에 도움이 되어야 하고 체계적으로 기획·기록되어야 하며, 타당성이나 신뢰성 검증이 가능해야 한다.

② 종류

참여관찰	관찰자가 내부에 들어가 구성원의 일원으로 참여하면서 관찰하는 방법으로 대상의 자연성과 유기적 전체성을 보장한다.
준참여관찰	관찰자가 관찰대상 생활의 일부에만 참여해 관찰하는 방법이다.
비참여관찰	조사자가 신분을 밝히고 관찰하는 것으로 주로 조직적인 관찰에 사용된다.
통제관찰	• 기획절차에 따라 타당성과 신뢰성을 확보하기 위해 관찰조건을 표준화하고 보조기구를 사용하는 관찰로, 비참여관찰에 사용된다. • 관찰내용은 조사목적에 맞게 기획된 카테고리를 관찰하고, 관찰기록은 관찰표를 이용하여 부호로 기록한다.
비통제관찰	• 관찰조건을 표준화하지 않고 조사목적에 맞는 자료이면 다양하게 관찰하는 방법으로 이는 탐색적 조사에 많이 사용된다. • 관찰은 통제가 없으므로 방대해질 수 있다. 따라서 인적상황, 배경, 목적, 동기, 관찰대상의 행위, 그 행위의 시간과 빈도 등에 유의해야 한다. • 관찰기록은 즉시 기록하는 방법과 후에 기억으로 기록하는 방법이 있다.

③ 장점
   ㉠ 조사자가 현장에서 즉시 포착할 수 있다.
   ㉡ 자연스러운 상태의 비언어적인 자료수집이 가능하다.
   ㉢ 조사대상자에 대한 접근방법이 다양하고 다양한 종류의 자료를 수집할 수 있다.
   ㉣ 행위·감정을 언어로 표현하지 못하는 유아·동물에게 유용하다.
   ㉤ 일상적이어서 관심이 가지 않는 일에 유용하다.

④ 단점
   ㉠ 행위가 발생할 때까지 기다려야 하고, 관찰 자체가 어려운 때가 있다.
   ㉡ 수집된 자료의 질적 특성으로 인하여 수량화가 어렵다.
   ㉢ 관찰자의 주관이 개재되어 객관성을 잃을 때가 있다.
   ㉣ 보안이나 개인 프라이버시를 이유로 관찰이 어려운 경우가 있다.
   ㉤ 비언어적 자료의 해석과 처리가 어렵고, 경제적·심적 부담이 크다.
   ㉥ 조사대상자의 익명성 보장과 조사자의 신분을 숨기는 것에 대한 윤리적인 문제가 발생한다.
   ㉦ 시간·공간의 제약으로 동시에 전부를 관찰하지 못할 수 있다.

(2) 면접조사법 ★

① 의의
   ㉠ 면접조사는 설문조사의 한 형태로, 조사대상자에게 질문을 하고 그 응답내용을 면접자가 기록하는 설문조사방법이다.
   ㉡ 면접자와 대상자의 직접적 상호작용으로 사회문제와 관련한 대상자를 연구할 때 유용하다.

② 면접자의 역할
   ㉠ 중립성 : 조사대상자에게 인식이나 응답내용에 아무런 영향을 미치지 않도록 중립적 태도를 가져야 한다.
   ㉡ 조사참여독려 및 협조요청 : 조사대상자와 접촉하여 조사에 참여할 것을 독려하고, 대상자가 조사를 이해하고 납득할 수 있도록 협조를 요청해야 한다.
   ㉢ 적극적 정보제공 유도 : 응답자가 면접과정에서 적극적으로 정보를 제공할 수 있도록 유도하여 많은 정보(응답)를 얻어야 한다.

㉣ 객관적 기록 : 응답내용을 사실 그대로 객관적이고 표준화된 방식으로 기록하고, 면접자의 주관적 해석이나 유추로 응답내용이 다르게 기록되지 않도록 해야 한다.
③ 장점
㉠ 전화나 질문지로는 도저히 구할 수 없는 정보도 응답자와 대화하는 과정에서 응답자의 태도, 감정 표현 등으로부터 얻을 수도 있다.
㉡ 면접자는 여러 가지의 보조도구나 자료들을 보여 주며 응답자의 관심을 끌 수 있고, 오해나 오류를 줄일 수 있으며 응답자의 협력을 적극적으로 받을 수도 있다.
㉢ 면접자는 응답자가 질문을 잘 이해하지 못할 때 보조설명을 할 수 있다.
㉣ 면접자는 응답내용을 확인하여 부족한 것은 보충하고 충분하면 다음 순서를 진행하는 과정에서 질문순서를 조정하며 정보의 흐름을 통제할 수 있다.
㉤ 대화한 내용 이외에 응답자의 행동을 관찰할 수 있다.
㉥ 관찰을 통해 응답자의 사회적 계층, 연령, 인종 등을 분류할 수 있다.
㉦ 융통성이 있고 높은 응답률과 정확한 자료를 수집할 수 있다.
㉧ 비언어적 행위나 표정을 관찰하여 추가적 정보도 얻고 응답의 타당성을 평가할 수 있다.
㉨ 복잡한 질문의 사용이 가능하고, 추가적인 질문의 경우에도 면접자와 의사소통이 가능하여 적절한 자료를 얻을 수 있다.
㉩ 면접자가 있으므로 응답환경의 통제가 가능하다.
④ 단점
㉠ 면접자의 실책이 조사결과에 영향을 미치고, 부재자에게는 면접을 실시할 수 없다.
㉡ 개인적 성격의 질문이면 거절하기 쉽고, 면접자에 따라 오차가 생길 가능성이 있다.
㉢ 사회적으로 용인받지 못하는 행동을 인정하지 않으려는 경향이 있다. 이럴 때 면접자는 결과를 오도할 수 있다.
㉣ 특정한 시간에 면접자가 방문했을 때 응답자의 사정에 따라 면접이 가능하지 못한 경우도 있다.
㉤ 시간이 많이 걸리며 즉각적인 대답을 필요로 하기 때문에 부정확할 수 있고, 잘못 기록될 수도 있다.
㉥ 면접자 훈련, 교통비, 응답대상의 탐색, 응답자 확인, 질문, 기록 등에 많은 시간과 비용이 소모된다.
㉦ 면접자들이 응답자를 만나기 곤란하거나 협조해 주지 않으려 할 때 면접자가 응답을 조작할 우려가 있다.
㉧ 면접자와 응답자가 직접 대면하므로 익명성이 보장되지 않는다.
⑤ 유형
㉠ 면접상황에 따른 분류

개인면접	가장 많이 사용되는 방법으로 면접자와 응답자가 일대일로 대면하여 자료를 수집하는 방법이며, 면접시간이 한 시간 이상일 때 주로 사용된다.
전화면접	전화를 이용하여 응답자와 면접자 간에 대화로 자료를 수집하는 방법으로, 개인 면접에 비해 중단될 가능성이 많고, 간단하고 짧은 내용에 적합하며, 복잡하고 시간이 걸리는 조사에는 부적합하다.
집단면접	의도적으로 조성된 집단상황에서 발생하는 집단역동을 바탕으로 구성원의 다양한 모습을 통해 자료를 수집하는 방법이다. 많은 응답자의 생각을 유도한다. 집단구성원이 면접에 참가하도록 상호작용을 이용할 수 있다.

ⓒ 구조화 정도에 따른 분류
- 표준화면접(구조화면접) : 구조화는 계획이나 문항이 사전에 결정되는 정도를 말하고, 구조화면접은 엄격히 정해진 면접조사표에 의하여 그대로 면접을 진행하는 것이다. 개방형 질문도 가능하나 폐쇄형 질문이 많고, 면접자가 덜 숙련된 경우에도 사용 가능하며, 많은 면접자를 필요로 하는 대규모 조사에서 많이 사용된다.

장점	• 면접자에 따른 차이를 최소화함으로써 조사의 일관성을 유지할 수 있다. • 동일한 질문을 같은 순서에 의해 조사하기 때문에 질문문항이나 순서가 바뀌어 면접자로부터 발생하는 오류가 적다. • 동일한 질문을 하기 때문에 질문에 의한 차이를 배제하여 응답의 차이를 비교할 수 있다. • 같은 질문에 응답자가 다르게 응답할 가능성만 있기에 신뢰도가 높으며, 자료를 수량적으로 처리하는 것이 간편하다.
단점	• 면접상황에 대한 적응도가 낮다. • 새로운 사실 및 아이디어의 발견 가능성이 낮다. • 면접의 신축성이 낮다. 즉, 이미 결정된 질문의 방향 및 그 범위 등을 쉽게 변경하여 처리할 수 없다. • 조사표가 정해져 있어서 응답자의 지식을 충분히 끌어낼 수 있는 융통성이 없어 타당도가 저하될 수 있다.

- 준표준화면접(준구조화면접) : 표준화 및 비표준화방식이 혼합된 형태로 중요한 질문은 표준화하고, 확실하지 않은 질문은 비표준화하는 면접방법을 말한다.

초점면접	질문문항은 작성하지 않지만 면접의 목적과 얻고자 하는 정보가 분명한 경우의 면접으로, 연구목적과 관련하여 경험이 많은 응답자에게 집중적으로 질문하여 연구목적을 달성한다.
임상면접	면접의 전반적 관심은 면접자가 구상하지만 구체적인 면접의 방향이나 강도는 클라이언트가 결정하는 것으로 개별사회사업이나 상담에서 주로 사용한다.

- 비표준화면접(비구조화면접) : 비지시적 면접 또는 심층면접이라고 한다. 가장 덜 구조화된 면접조사로 면접조사표나 지시표를 사용하지 않고, 조사가 연구목적에 적합한 것이라면 면접의 상황에 따라 어떠한 방법으로 무엇이든지 질문해 볼 수 있는 방법이다. 따라서 질문의 내용 및 그 순서가 미리 정해져 있지 않으며 면접상황에 따라 질문의 변경이 가능하다.

장점	• 융통성 있는 면접으로 좀 더 정확한 응답을 얻을 수 있고, 전혀 생각하지 못했던 새로운 사실이나 아이디어가 발견될 가능성이 있다. • 표면적인 면보다 의미의 표준화를 가능하게 한다. • 면접결과의 타당도가 높다. • 표준화면접에서 필요한 질문을 만드는 데 유용한 자료를 제공해주며, 미개척 분야에서 가설을 설정하는 데 필요한 자료수집에 많이 사용될 수 있다. • 면접의 신축성이 높다. 즉, 면접에 있어 필요한 경우 이미 결정된 질문의 방향 및 범위 등을 쉽게 변경하여 처리할 수 있다.
단점	• 면접자가 응답자의 응답에 영향을 미칠 수 있다. • 면접자가 응답내용을 자의적으로 해석할 여지가 있다. • 동일한 응답자라 하더라도 면접자에 따라 응답결과가 달라질 수 있는 등 면접자에 의한 오류가 발생할 가능성이 높다. • 반복적인 면접이 불가능하고, 면접결과의 숫자화 측정이 어렵다. • 신뢰도가 낮다.

(3) 질문지법 ★

① 개념
  ㉠ 질문지를 이용하여 응답자에 대한 정보를 획득하는 자료수집방법이다.
  ㉡ 자료수집을 위해 설문지를 배포하고 응답자와 조사자와의 의사소통방식에 따라 집합조사, 우편조사, 온라인조사, 배포조사, 전화조사 등으로 나뉜다.

② 특징
  ㉠ 모집단을 대표하기 위해 다수의 응답자를 대상으로 하는 경향이 있다.
  ㉡ 통계청이나 노동패널 등의 경우 전국민을 대표할 수 있는 표본추출을 통해 대규모 조사대상자들을 조사대상으로 하며, 대규모 조사라는 점에서 설문조사의 연구결과를 일반화하기에 용이하다.

③ 질문의 유형
  ㉠ 개방형(Open-ended) : 응답자가 자신의 응답을 자유롭게 기록할 수 있는 질문이다(주관식).

장점	• 응답자의 의견 및 정보의 양, 감정 등을 잘 표현할 수 있다. • 때로 예상하지 못한 응답을 하기 때문에 연구자가 생각지 못한 내용을 얻거나 새로운 연구의 실마리를 얻을 수 있다.
단점	• 응답자의 자유로운 응답으로 인해 응답내용을 입력하여 재분류하는 데 많은 노력이 필요하다. • 응답이 장황하여 해석하기 어려운 경우가 있다. • 응답자가 응답하는 데 많은 시간과 노력이 소요되고 응답회수율이 낮다.

  ㉡ 폐쇄형(Closed-ended) : 응답자에게 미리 정해진 응답범주를 제공하여 선택하도록 하는 질문이다(객관식).

장점	응답자가 응답하기가 용이하고, 응답결과를 입력하고 분석하기가 용이하다.
단점	응답자의 자발성을 유도하지 못하고, 응답범주가 구성되어 있어서 응답자에게 자신의 의견이 반영되지 못한다는 느낌을 준다.

④ 질문지법의 유형
  ㉠ 우편조사 : 조사자가 질문지를 우편으로 발송하여 응답자로 하여금 기입하게 한 후 다시 우편으로 질문지를 회수하는 방법이며, 특히 조사자와 응답자가 대면할 수(의사소통이 불가능하므로) 없으므로 질문내용을 알기 쉽게 작성해야 한다.

장점	• 원거리조사 · 분산조사가 가능하다. • 부재 시에 조사가 가능하다. • 회답자가 여유 있게 답할 수 있다. • 회답자가 익명으로 솔직한 정보수집이 가능하다. • 면접자에 의한 압박이나 영향을 받지 않는다. • 시간과 비용이 적게 들어 경제적이다.
단점	• 회수율이 낮다(10~20%). • 특정계층에 대한 조사가 불가능하다. • 소수의 회답자는 결코 표본을 대표하지 못한다. • 유리한 대답 가능성이 낮다. • 질문서 회송기간 통제가 불가능하다. • 문맹자는 대상이 될 수 없다.

ⓛ 배포조사 : 조사자가 가정이나 직장 등 응답자가 위치한 곳에 직접 방문하여 질문지를 배포하고 일정 기간이 지난 후에 회수하는 방법이다.

장점	• 응답자에게 응답할 수 있는 시간적 여유를 준다. • 개인적으로 바쁜 응답자들에게 개인일정에 맞추어 응답할 수 있도록 한다. • 우편조사보다는 회수율이 높다.
단점	• 질문지가 잘못 기입되어도 시정하기가 어렵다. • 질문의 애매한 내용에 대해 보충설명할 수 있는 기회가 없다. • 피조사자의 의견이 기입되었는지 제3자의 영향을 받았는지 알 수 없다. • 시간과 비용이 많이 소요되고 우편조사의 단점을 해결하지 못한다.

ⓒ 집단조사 : 조사대상자를 동일 장소에 모이게 한 후 질문지를 배포하여 회수하는 방법이다.

장점	• 짧은 시간에 많은 응답을 얻을 수 있어 경제적이다. • 조사가 간편하고 비용이 적게 든다. • 조사에 필요한 설명이나 지시를 일관성 있게 표준화할 수 있다. • 응답자가 모르는 질문이나 애매한 질문에 대해 보충설명할 수 있다. • 응답자의 태도나 진지성 등의 관찰이 가능하다.
단점	• 조사대상자를 모이게 하는 것이 쉽지 않다. • 표본추출을 조직체의 담당자가 주도하기 쉬워 표본추출에 편향성이 생길 가능성이 높다. • 피조사자가 옆 사람이나 다른 사람의 영향을 받을 가능성이 많다. • 무응답이나 오기를 통제하기가 어렵다.

ⓔ 온라인조사(전자서베이-인터넷조사) : 전산망을 이용하여 인터넷에 접근성을 가진 사람을 대상으로 필요한 정보를 수집하는 방법이다.

장점	• 광범위한 지역을 대상으로 조사할 수 있다. • 비용이 저렴하고 신속하게 조사할 수 있다. • 익명성이 높아 쟁점이 되는 문제 등에 적합하다. • 통계처리 프로그램과 연결해서 조사를 하는 경우 쉽게 결과를 분석할 수 있다.
단점	• 인터넷을 활용할 능력이 있는 사람에 한해 조사할 수 있다. • 회수율이 낮다. • 전자통신보호장치가 미흡한 경우 응답자의 사생활이 침해받을 가능성이 높다.

ⓜ 전화조사 : 전화를 이용하여 정보를 수집하는 방법이다.

장점	• 비용이 적게 들고, 실태조사를 안 해도 된다. • 단기간 내에 조사완료가 가능하다. • 개인면접 기피자에게도 조사할 수 있다.
단점	• 회답자는 전화기 소지자에 한하므로 조사결과를 왜곡할 가능성이 많다. • 회답자가 처한 상황을 파악하기 곤란하고, 얻을 수 있는 자료가 간단·단순하다.

> **포토보이스**
> 질적 연구의 한 방법으로, 사진이라는 매개체를 통하여 지역사회 내 요구가 있는 사람들이 자신의 목소리와 경험을 드러내고 지역사회의 변화를 촉구하는 방법이다.
> 예 휠체어를 탄 장애인이 카메라를 들고 지역 회관 앞의 경사로 없는 계단을 촬영하는 것, 음주율 감소를 위해 절주 모임 사람들이 유흥업소의 음주조장 환경을 촬영하여 정보를 수집하는 것 등

(4) 델파이조사 ★★

① 개념
  ㉠ 어떤 문제를 예측, 진단, 결정함에 있어 의견의 일치를 볼 때까지 면밀하게 준비된 익명의 반복적인 설문지조사를 실시하는 방법이다.
  ㉡ 설문지조사자료를 기초로 전문가들이 한데 모여서 논쟁을 하지 않고서도 집단성원의 합의를 유도해 낼 수 있는 일종의 집단협의방식에 의한 대안적 조사방법이다.

② 특징
  ㉠ 설문지의 응답자는 철저하게 익명성이 보장되므로 외부의 영향력이 없어서 결론이 왜곡되거나 표현이 제한되는 예가 매우 적다.
  ㉡ 통제된 피드백(Feedback) 과정을 반복하기 때문에 주제에 대한 계속적인 관심과 사고를 촉진한다.
  ㉢ 종합된 의견의 전달은 설문지에 대한 답을 집계하는 형식으로 이루어진다.
  ㉣ 통계적으로 의견을 처리하여 제시함으로써 집단 내 의견차이의 정도를 보여주고, 강한 소수 의견에 대해서도 파악할 수 있다.
  ㉤ 모든 의견은 동등하게 취급된다.

③ 전문가의 선정기준
  ㉠ 전문가들은 응답하는 데에 필요한 필수적 지식을 평균적인 수준 이상으로 가지고 있어야 한다.
  ㉡ 전문가들은 지리적으로 골고루 퍼져 있어야 하고, 조사에 열성적으로 참여하여야 한다.
  ㉢ 전문가들은 합리적이고 객관적이며 편향되지 않은 사고를 할 수 있어야 한다.
  ㉣ 전문가들은 델파이과정에 소요되는 수 주일간의 시간을 낼 수 있어야 한다.

④ 델파이조사의 단계

관련 분야 전문가집단 구성	조사하고자 하는 내용에 대해 가장 잘 아는 전문가를 30명에서 최고 100명까지 선정하여 패널을 구성한다.
1차 질문	구성된 패널을 통해 개방형 질문을 하여 그들의 견해를 모두 나열한다. 이후 가능한 한 많은 자료를 수집·분석하여 항목으로 구성하고, 폐쇄형 설문지를 만든다.
2차 질문	폐쇄형 설문지를 동일 대상자에게 보내 2차 질문을 실시하는 것으로 문항에 점수를 주거나 중요도를 측정하여 일정 수의 중요 문항을 선택하게 한다.
3차 질문	수집된 결과를 종합하여 전문가 전체의 항목별 도수, 평균, 또는 표준편차 등을 제시하여 다시 동일 집단에게 보내어 중요 문항을 선택하게 한다.
4차 질문·피드백	3차 질문의 결과를 가지고 면담을 실시한다. 전문가 간 어떤 합의점을 찾을 때까지 여러 차례의 설문을 통하여 최종 결과를 얻는다.

⑤ 장점
  ㉠ 연구자에 의해 통제되기 때문에 초점에서 크게 빗나가지 않는다.
  ㉡ 시간적·경제적(회의비, 체재비, 여비 등) 비용, 노력의 낭비를 줄일 수 있다.
  ㉢ 다수의 전문가 의견을 수렴, 피드백할 수 있다.
  ㉣ 익명성이 있고 독립적이기 때문에 자유롭고 솔직한 전문가의 의견을 들을 수 있다.
  ㉤ 몇몇 사람의 의견이나 분위기에 휩쓸리지 않으며 체면이나 위신에 의해 다른 결정을 하지 않는다.

⑥ 단점
  ㉠ 질문지조사방법 자체에 결함이 있을 수 있고, 회수율이 높지 않다.
  ㉡ 반복적 조사이기 때문에 오랜 기간이 필요하다.
  ㉢ 문제와 처리결과를 직접 주고받을 수 없고, 통계적 처리결과에 무의식적으로 따라갈 수 있다.
  ㉣ 현재성을 중시하는 현대인에게 미래에의 무관심을 나타내게 할 수 있다.
  ㉤ 한두 가지의 확신만을 가지고 미래를 관측할 경우, 미래를 단순화할 수 있다.
  ㉥ 전문가들의 과도한 확신으로 환상적이거나 체제 전체를 판단하지 못할 수 있다.
  ㉦ 참여한 전문가들이 설문에 대하여 신중하지 못할 수 있고, 조작가능성이 있다.
  ㉧ 델파이조사에 의한 예측연구는 불확실한 상황을 연구대상으로 삼고 있다는 기본적인 한계를 가지고 있다.

3 통계적 자료분석

(1) 척도의 의의와 종류

① 척도의 의의
  ㉠ 척도는 측정하기 위한 도구로서, 측정하고자 하는 대상에 수치나 기호를 부여하는 것이다.
  ㉡ 척도는 체계적·논리적으로 연관되어 있는 여러 문항으로 이루어진 복합적인 측정도구이다.

② 척도의 종류 ★

명목척도	• 단순한 분류의 목적을 위해 측정 대상의 속성에 수치를 부여하는 것을 말한다. • 상호배타적인 특성을 가지며, 동일한 집단에 속해 있는 대상은 동일한 척도 값을 가져야 한다. • 가장 낮은 수준의 측정으로서 이름을 부여하는 명목적인 것을 의미하며, 여기에 부여된 숫자는 질적이고 수치적 의미는 없다. • 개인 간의 순위에 관한 정보를 알 수 없다. • 성별, 인종, 종교, 결혼 여부, 직업 등의 구별이 해당한다.
서열척도	• 일종의 순위척도로서 그 측정 대상의 속성에 따라 서열·순위를 매길 수 있도록 수치를 부여한 척도이다. • 서열 간의 간격이 동일하지 않으며 절대량을 의미하지 않는다. • 단위 사이의 간격에 관한 정보가 없다. • 사회계층, 선호도, 서비스 효율성 평가 등의 측정에 이용된다.
등간척도	• 일종의 구간척도로서 측정하고자 하는 대상이나 현상을 분류하고 서열을 정할 수 있을 뿐만 아니라, 이들 분류된 범주 간의 간격까지도 측정할 수 있는 척도이다. • 등간격이므로 산술계산에 사용될 수 있으나, 절대영점이 없다. • 선형변환은 가능하나 수치 간의 비율적 정보는 가능하지 않으며, 수치 사이의 간격이 동일하다는 정보를 제공한다. • 지능, 온도 등이 해당된다.
비율척도	• 척도를 나타내는 수가 등간일 뿐만 아니라 절대영점을 가지고 있는 경우에 이용되는 척도이다. • 연령, 체중, 키, 수입, 출생률, 사망률, 이혼율, 가족 수, 졸업생 수 등이 해당한다.

(2) 통계 분석의 기본 개념

① 대푯값
　㉠ 어떤 통계자료의 전체적인 특성을 한마디로 표시해 주는 지표를 말한다.
　㉡ 종류에는 평균(Mean), 중앙값(Median), 최빈값(Mode) 등이 있고, 가장 많이 쓰이는 것은 평균(산술평균, 기하평균, 조화평균)이다.

중앙값 (Median)	• 한 집단의 점수분포에서 전체 사례를 상위 1/2과 하위 1/2로 나누는 점을 말한다. 즉, 이 중앙값을 중심으로 전체 사례의 반이 중앙값 상위에, 나머지 반이 중앙값 하위에 있게 된다. • 예를 들어, '12, 13, 16, 19, 20'과 같이 5개의 사례가 크기 순서로 나열되어있는 경우, 그 중앙에 위치한 '16'이 중앙값이 된다. 엄격히 말하면, 중앙에 위치한 16을 가진 사례가 중앙값이 되는 것이 아니라, 전체 사례 5를 상위 2.5와 하위 2.5로 나누는 '16.0'이 중앙값이 되는 것이다. 만약 22라는 점수를 가진 사례가 하나 더 있다면 총 사례수는 짝수가 되므로, (16 + 19) / 2 = 17.5, 즉, '17.5'가 중앙값이 된다.
최빈값 (Mode)	• 가장 많은 빈도를 지닌 점수를 말한다. • 11개 사례의 값이 '12, 12, 14, 14, 18, 18, 18, 18, 19, 20, 20'인 경우, '18'은 그 빈도가 4로 가장 많으므로, '18'이 최빈값이 된다. • 빈도의 크기가 모두 같은 경우 최빈값은 없으며, 경우에 따라 2개 이상 될 수도 있다.

② 산포도
　㉠ 통계자료들이 퍼져 있는 정도를 말한다.
　㉡ 종류에는 산포도를 나타내는 척도로 가장 일반적으로 사용되는 분산, 변동계수, 범위 등이 있다.

분산 (Variance)	각 자료값과 평균과의 거리인 편차를 측정하여 계산하는 것이다.
범위 (Range)	• 점수분포에서 최고점수와 최하점수까지의 거리를 의미한다. • 범위를 'R'이라고 간단히 표현하면, 'R = 최고점수 − 최저점수 + 1'의 공식으로 나타낸다. 여기에서 '+1'은 최고점수 정확상한계와 최저점수 정확하한계까지의 거리를 범위에 포함한 것이다. 예를 들어, '2, 5, 6, 8' 네 점수가 있는 경우 이것의 범위는 '8 − 2 + 1 = 7'이 된다.

③ 상관계수와 지수
　㉠ 상관계수 : 두 자료 간의 상호의존관계를 나타내주는 척도이다.
　㉡ 지수 : 시간의 흐름에 따라 통계량이 변화되는 것을 쉽게 파악하기 위해 만든 통계이다.

④ 변동률
　㉠ 어느 통계의 기준 시점에 대한 비교시점에서의 증감률을 말한다.
　㉡ 경제지표를 해석하는 데 사용되는 중요한 도구이다.

⑤ 집중경향치
　㉠ 한 집단의 점수분포를 하나의 대푯값으로 나타내는 것이며, 종류에는 평균(Mean), 중앙값(Median), 최빈값(Mode) 등이 있다.
　㉡ 평균값에 대한 모든 점수의 편차 합은 항상 '0'이다.
　㉢ 최빈값은 빈도가 가장 높은 점수로 2개 이상이 될 수 있다.
　㉣ 평균값은 중앙값, 최빈값과 달리 모든 사례의 영향을 받으며, 특히 극단 값의 영향을 크게 받는다.
　㉤ 사례의 수가 짝수(2n)인 경우, 중앙값은 n번째 점수와 n+1번째 점수의 평균으로 계산할 수 있다.
　㉥ 좌우대칭이고 봉우리가 두 개인 양봉분포의 경우, 평균값과 중앙값은 같으나 최빈값이 서로 다른 두 개의 값을 가진다.

⑥ 표준편차(Standard Deviation)
　㉠ 점수집합 내에서 점수들 간의 상이한 정도를 나타내는 산포도 측정도구이다.
　㉡ 변수값이 평균값에서 어느 정도 떨어져 있는지를 알 수 있도록 한다.
　㉢ 표준편차가 클수록 평균값에서 이탈한 것이고, 표준편차가 작을수록 평균값에 근접한 것이다.
　㉣ 표준편차는 분산의 양의 제곱근으로 산출한다.

(3) 교차분석 ★
① 명목이나 서열척도와 같은 질적변수의 관계를 분석한다.
　예 지역사회 주민의 연령대와 혈압을 범주화하여 생애주기별 고혈압 유병 상태의 차이 분석
② 교차분석 종류
　㉠ 카이제곱(χ^2)검증
　　• 교차표에 나타난 변수 간의 유의성을 알아보는 방법으로서, 모집단에서 두 집단 간의 관련성이 없다는 전제하에 각 카테고리의 기대빈도 값을 구하는 것이다.
　　• 명목척도로 조사된 변수들 간의 관계에 관한 통계분석에서 적합한 분석방법이다.
　㉡ 파이(Φ) 상관계수 : 두 변수가 모두 이분변수일 때 두 변수 간의 상관관계를 나타내는 지수이다.
　㉢ 크래머(Crammer) 상관계수(V_c) : 범주형, 즉 명목척도 간의 상관관계를 나타내는 지수이다.

(4) 평균차이분석
① t 검증
　㉠ 표본평균이 모집단의 평균과 차이가 있는지를 검증하는 방법이다.
　㉡ 종속변수는 등간, 비율척도이고 독립변수는 명목척도이다(**예** 성별에 따른 자존감의 차이).
　㉢ 표본크기는 30 미만이다. 사례 수가 증가하면 Z 검증과 비슷하다.
　㉣ 모집단의 분산을 모르며 모집단의 분포가 정규분포이어야 한다.
　㉤ 두 집단이 독립적이어야 하며, 독립적이지 않은 경우 종속표본 t 검증을 하여야 한다.
　㉥ 종류 : 단일표본 t 검증, 독립표본 t 검증, 종속표본 t 검증이 있다.
② Z 검증
　㉠ 어떤 집단의 특성이 같은 집단 내 특정 수치와 같은지 혹은 다른 집단 간의 차이가 있는지를 밝히는 통계방법이다.
　㉡ 조건
　　• 종속변수가 양적변수이어야 한다.
　　• 모집단의 분산을 알고 모집단이 정규분포이어야 한다.
　　• 두 집단을 비교할 때 두 모집단의 분산이 같아야 한다.
　　• 표본크기가 30 이상이며 평균은 0이고 표준편차는 1이어야 한다.
　㉢ 종류 : 단일표본 Z 검증, 독립표본 Z 검증, 종속표본 Z 검증이 있다.

(5) 분산분석(F 검증, ANOVA)

① 의의
  ㉠ 2개 집단 이상의 집단 간에 평균의 차이가 있는지를 검증한다.
  ㉡ 종속변수는 양적변수이며, 독립변수는 명목변수이다.

② 특징
  ㉠ 각 모집단의 분포가 정규분포이어야 한다.
  ㉡ 모집단의 분산이 같아야 한다.
  ㉢ 각 집단의 표본은 모집단에서 독립적으로 추출되어야 한다.
  ㉣ 집단 내 이질성과 집단 간 이질성을 서로 비교한다.

③ 수식

$$F = \frac{\text{집단 간 분산}}{\text{집단 내 분산}}$$

집단 간 차이가 크면 F가 증가한다.

④ 종류
  ㉠ 일원분산분석 : 연령별 체질량지수(BMI)
  ㉡ 이원분산분석 : 성별, 연령별 체질량지수(BMI)
    • 독립변인이 2개 이상의 형태를 가진다.
    • 주효과와 상호작용효과를 가진다.
    • 독립변인 효과는 각각의 주효과와 독립변인 간 상호작용효과를 의미하며, 상호작용효과는 모두 집단 간 차이의 일부에 해당한다.
    • 두 독립변인과 그 상호작용의 효과를 알아보기 위하여 교차설계가 이루어진다.
  ㉢ 다원분산분석 : 독립변인이 3개 이상이다.
    예 성별, 연령별, 지역별 체질량지수(BMI)를 각각 독립변수로 보고 실험집단의 유의성을 검증한다.
  ㉣ 공분산분석 : 특정한 독립변수에 영향을 줄 수 있는 다른 독립변수를 통제변수로 설정하여 집단 사이의 종속변수 값 차이를 얼마만큼 발생시키는지 분석한다.
    예 '직업에 따른 체질량지수(BMI)'에서 영향을 미치는 다른 독립변수인 학력, 노동강도 등을 공분산으로 보고 분산분석의 방법을 통해 영향을 통제한다.

(6) 회귀분석

① 의의
  ㉠ 회귀분석은 2개 이상 정량적 변수들 간의 관계를 이용하여 나머지 다른 변수들로부터 하나의 변수를 예측하는 통계적 기법이다.
    • 하나의 종속변수에 영향을 주는 변수가 무엇인가?
    • 그 변수 중 가장 큰 영향을 미치는 변수가 무엇인가?
    • 종속변수를 설명해 줄 수 있는 가장 적합한 모형이 무엇인가?
  ㉡ 회귀분석을 이용하기 위해서는 종속변수와 독립변수라는 두 종류의 변수가 필요하며, 회귀분석은 두 변수 간의 인과관계를 설명해 준다.

② 특징
  ㉠ 종속변수는 양적변수이고 독립변수는 양적 혹은 질적변수이다.
  ㉡ 종속변수는 정규분포 가정을 충족시켜야 한다.
  ㉢ 원칙적으로 모두 등간척도나 비율척도로 측정된 변수이어야 하나, 독립변수가 명목척도인 변수일 경우라도 더미(Dummy)변수를 이용하여 분석이 가능하다.
  ㉣ 종속변수의 예측뿐만 아니라 가설이나 이론으로 알려진 가설적 함수관계의 타당성(Validity)을 검증하기 위해서도 이용된다.
  ㉤ 종류로는 독립변수가 1개인 단순회귀분석과 독립변수가 여러 개인 중다(다중)회귀분석이 있다.
③ 수식

$$Y = a(\text{절편, 상수}) + b(\text{기울기, 회귀계수})\,X$$

(7) 상관분석

① 의의
  ㉠ 두 개의 변량에 대해 서로 상관되는 인자항목들이 어떤 관련성이 있고 그 관련성이 어느 정도인지 수치적으로 분석하는 것을 말한다. 두 변인 간의 선형관계를 분석한다.
  ㉡ 이처럼 두 변량의 상관관계를 나타내는 수치를 상관계수라고 한다.

② 특징
  ㉠ 상관계수의 범위는 −1에서 +1 사이의 값을 가진다.
  ㉡ 사례 수가 많을 때 더 안정적인 상관계수를 구할 수 있다.
  ㉢ 점수의 분산이 클수록 높은 상관관계를 나타낸다.
  ㉣ 극단치는 상관계수를 왜곡시킨다.
  ㉤ 한 변인 변화에 따라 다른 변인의 흩어지거나 넓어지는 이분산성을 지닌다.
  ㉥ 두 변인 중 하나 이상이 분포의 제약을 받을 경우 상관계수가 변화한다.
  ㉦ 변수 X, Y가 현저한 편포를 보이면 정상분포에 비해 상관계수가 낮아진다.
  ㉧ 측정도구나 상황에 따라 동일변인들 간에 상관계수가 변화한다.

③ 요건
  ㉠ 두 변인은 모두 정규분포이어야 한다.
  ㉡ 변인은 모두 등간척도 이상이어야 한다.

④ 종류
  ㉠ 단순상관분석 : 2개의 변인을 가진다.
  ㉡ 다중상관분석 : 3개 이상의 변인을 가진다.
  ㉢ 편상관분석 : 다중상관분석에서 한 변인을 고정시키고 다른 두 변수들 간의 상관을 분석한다. 예를 들어, 연봉과 혈압의 상관관계를 분석하기 위하여 연령을 고정시킨다.

⑤ 상관계수의 종류

피어슨(Pearson) 적률상관계수	• 두 연속변수(등간, 비율척도) 간의 상관계수이다.
	• 선형적 관계를 가정한다(r로 표시한다).
	• 상관계수(r)의 값 : $-1.0 \sim +1.0$
	  - 0 : 두 변수가 서로 완전히 독립적으로 변화
	  - 1 : 두 변수가 1:1로 완전히 동일하게 변화
	  - 0.8 이상 : 두 변수가 강한 상관관계를 가지면서 변화
	• 변량이 0인 변량 X와 타 변인 간의 Pearson 적률상관계수는 반드시 0이다.

스피어만(Spearman) 상관계수(r_s)	• 데이터가 서열척도이며, 서열척도 간의 상관계수이다. • 표본크기가 작을 때 사용한다. • 극단치가 존재하는 경우 유용하다. • 등위(Rank Order) 상관계수이다.
파이(Phi, Φ) 상관계수	• 2개의 범주 변수(이산변수) 간의 상관계수이다. • 0, 1로 변경하여 피어슨(Pearson) 상관계수로 계산한다.
이연상관계수	• 연속변수와 이분변수 간의 상관계수이다. • 이분변수는 인위적인 이분변수로서 실제로는 정규분포를 이루는 연속변수가 잠재한다고 가정한다.
양류상관계수(r_{pb})	• 두 변인 중 한 변인이 연속적 변수이고 다른 한 변인이 질적변수일 때의 상관관계이다. • 0, 1로 채점된 특정 문항과 검사점수 간의 양류상관계수는 피어슨 적률상관계수와 동일한 값이 산출된다.
크래머(Crammer) 상관계수(V_C)	두 변인 모두 3개 이상의 범주를 가지는 질적변인 간의 상관관계이다.
중다상관계수	• 하나의 종속변수를 설명하는 2개 이상의 독립변수의 설명정도에 관심이 있을 때 사용하는 통계치를 말하며 이것을 상관계수의 형태로 표시한 것이다. • 둘 이상의 독립변수로 종속변수를 예언하기 위하여 각 독립변수에 적절한 가중치를 두어 종속변수와 최대의 상관을 갖도록 할 때 얻어지는 상관계수이다. • 일반적으로 R로 표기하며 그 범위는 $0 < R < 1$이다. 음수의 값을 가지지 않는다. • R^2 : 2개 이상의 독립변수가 설명하고 있는 종속변수 분산의 비율(%)을 의미한다.

상관계수 요약

변수(X)	변수(Y)	상관계수 종류
등간, 비율	등간, 비율	피어슨(Pearson) 적률상관계수
서열	서열	스피어만(Spearman) 상관계수
명목	등간, 비율	양류상관계수
명목	명목	phi(Φ) 상관계수
명목	명목	크래머(Crammer) 상관계수(V_C)

(8) 공변량분석

① 의의
　㉠ 공분산분석이라고도하며, 변량분석과 같이 집단 간 차이를 검증하는 것이다.
　㉡ 공변이란 독립변수와 같이 변한다는 의미이며, 공변량은 종속변수에 영향을 미치는 외재변수이다. 외재변수는 질적변수가 아니라 양적변수이다.
　㉢ 공변량(공분산)은 상관계수를 이해하는 핵심개념이며 두 변수가 분산을 공유하는 정도, 즉 X의 값이 변화함에 따라 Y값이 변화되는 정도의 평균이다.
　㉣ 공분산이 커지면 상관계수가 커진다. 두 변수가 선형관계가 되면 상관이 최대가 된다.
　㉤ 공분산의 절댓값이 클수록 상관관계가 높아진다.
　㉥ 공변량분석은 이러한 공변량의 영향을 제외한 후에 분산분석으로 평균차이를 검증하는 것이다.
　㉦ 공변량분석의 목적은 순수한 독립변수만 종속변수에 작용하게 하고 그 이외의 변수는 통제하기 위함이다.

② 특징
　㉠ 변량분석과 회귀분석이 결합된 분석방법이다.
　㉡ 기저선(Base Line)의 차이 또는 사전검사의 차이에 의한 오염을 통제한다. 이 경우 집단의 개수와는 상관이 없다.
　㉢ 독립변인의 수준에 따라 평균값이 변하는 변인을 공변인으로 사용하여야 한다.
　㉣ 질적인 독립변수와 양적인 종속변수를 동시에 분석한다.
　㉤ 공변인에 대한 종속변수의 회귀가 처치집단에 동일하다.
　㉥ 공변인의 각 수준별 종속변수의 잔차는 0이 아니다.
　㉦ 공변인을 사전검사로 놓고 일반 선형검사(예 검증)를 하면 공변량분석이 된다. 이때 유의확률 $p \leq 0.05$이면 공변량이 종속변수에 영향을 미친다고 이야기할 수 있다.

통계분석 방법 정리

구분			종속변수	
			질적 자료	양적 자료(등간, 비율)
독립변수	질적 자료	2개 집단	카이제곱(χ^2)검증	t 검증(분산을 모를 때), Z 검증(분산을 알 때)
		3개 집단 이상		분산분석(F 검증, ANOVA)
	양적 자료		로짓회귀분석	상관분석, 회귀분석

4 가설검정

(1) 가설
아직 경험적으로 검정되지 않은 일종의 예비적 이론, 둘 혹은 그 이상의 변인들 간의 관계에 대한 추측적 진술, 연구문제의 해답, 변인관계의 간단·명료·뚜렷함, 실증적으로 검정 가능, 가설 내용의 긍정 또는 부정이 가능하도록 진술되어야 한다.

(2) 가설검정
① 가설검정의 의의
  ㉠ 대상 집단의 특성량에 대하여 어떤 가설을 설정하고, 대상 집단인 모집단으로부터 추출한 표본으로 가설을 검토하는 통계적 추론이다.
  ㉡ 통계적 가설검정은 설정된 가설이 옳다고 할 때 표본에서 통계량을 계산하여 얻은 표본값과 통계량의 분포에서 이론적으로 얻어지는 어떤 특정값을 비교하여 그 가설을 기각할 것인가 또는 채택할 것인가를 판정하는 것이다.

② 가설검정 용어
  ㉠ 통계학에서는 이론과의 차이가 확률적인 오차의 범위를 넘어 오류라고 판단될 때 '가설을 기각(Reject)한다'라고 한다.
  ㉡ 가설을 기각 혹은 채택하는 판단기준이 되는 것을 유의수준(α)이라 한다. 가설이 기각된 경우는 '유의(Significant)하다'라고 한다. 그러나 단순히 '유의하다'라고만 하지 않고 반드시 '유의수준 몇 % 내에서 유의하다'라고 해야 한다.

(3) 귀무가설과 대립가설
① 귀무가설(H_0)
  ㉠ 가설검정에서는 모집단의 모수에 대해서 어떤 조건을 가정하여 가설을 설정하는데, 이때 이 가설을 귀무가설이라고 하며 H_0로 표기한다.
  ㉡ '아무런 차이가 없다' 또는 '전혀 효과가 없다'는 내용을 의미하는 주장이며, 주로 기존의 사실을 위주로 보수적으로 세운다.

② 대립가설(H_1)
  ㉠ 귀무가설과 반대되는 가설을 대립가설이라 하며, H_1로 나타낸다. H_0와 H_1은 서로 배타적인 관계에 있고 동시에 성립할 수 없다.
  ㉡ '차이가 있다' 또는 '효과가 있다'는 귀무가설의 반대개념이다. 표본에 근거한 강력한 증거에 의해서 입증한다.

(4) 가설검정의 요소
모집단에 대한 통계적 가설검정에 필요한 요소로는 가정, 가설, 검정통계량(검정통계량), 임계치, 유의확률(p-value) 등이 있다.
① 가정
  ㉠ 모든 통계적 검정절차는 그 통계분석 속에 적합한 형태로 변수측정이 되어야 한다.
  ㉡ 대부분 통계검정의 경우 변수는 연속적 특성을 지녀야 하고 정규분포를 이루어야 한다.

ⓒ 표본은 반드시 단순무작위추출에 의해 추출되어야 한다.
ⓓ 통계분석이 유의적이기 위해서는 최소한의 표본의 크기를 확보하여야 한다.

② 가설
일련의 현상을 설명하기 위하여 어떤 학설을 논리적으로 구성하는 명제이다.

③ 검정통계량
ⓐ 귀무가설의 채택 또는 기각 여부를 결정하는 데 사용되는 표본통계치이다.
ⓑ 검정통계량의 관측값이 기각역에 속하면 귀무가설을 기각한다.

④ 임계치
주어진 유의수준에서 귀무가설의 채택 또는 기각을 결정하는 데 기준이 되는 값을 말한다.
ⓐ 임계치 > 검정통계량 : 귀무가설 채택
ⓑ 임계치 < 검정통계량 : 귀무가설 기각

⑤ 유의수준(α)
ⓐ 귀무가설이 참인데도 기각할 확률을 의미한다. 즉, 통계적 가설검증에서 1종 오류를 범할 확률을 유의수준이라고 한다.
ⓑ 1종 오류를 기각, 채택하는 판단기준이 된다.
ⓒ 일반적으로 0.05를 유의수준으로 가장 많이 사용한다. 그러나 좀 더 정확도를 기하는 경우나 1종 오류의 결과가 심각하다면 0.01의 유의수준을 사용한다.
ⓓ 유의수준 0.01에서 유의한 결과는 유의수준 0.05에서도 유의할 것이다.
ⓔ 실험집단과 통제집단 간의 평균차이가 커지면 유의확률이 낮아질 것이다.
ⓕ 유의수준보다 유의확률 p가 크면 영가설을 기각할 수 없다.
ⓖ 유의수준이 낮을수록 확신수준이 높아진다.
ⓗ 동일자료에서 여러 번 통계적 검증을 실시하면 유의수준이 증가한다.

⑥ 유의확률(p-value)
ⓐ 귀무가설이 사실이라는 전제하에 검정통계량이 표본에서 계산된 값과 같거나 그 값보다 대립가설 방향으로 더 극단적인 값을 가질 확률이다. 즉, 검정통계량 값에 대해서 귀무가설을 기각시킬 수 있는 최소의 유의수준으로 귀무가설이 사실일 확률이라 생각할 수 있다.

> • $\alpha > p$-value : 귀무가설 기각
> • $\alpha < p$-value : 귀무가설 채택

ⓑ 유의확률 p는 0~1 사이의 값을 가진다.
ⓒ 검증 통계량의 위치를 나타내기 위한 수치이다.
ⓓ 실험집단과 통제집단의 평균 차이가 커지면 p가 낮아질 것이다.
ⓔ 양측검증의 경우 검증통계량 바깥부분의 면적(왼쪽과 오른쪽의 면적)의 합이다.
ⓕ $p < 0.05$의 의미
• 귀무가설을 부정할 때의 오류의 확률이 5% 미만이다.
• 5% 미만의 오류 가능성을 가지고 유의한 차이가 있다고 판단한다.

⑦ 자유도
  ㉠ 사례수를 말한다.
  ㉡ 주어진 조건 아래에서 자유롭게 변화할 수 있는 점수나 변인의 수를 뜻한다.
    📖 학생 5명에게 자신이 좋아하는 한 명을 선택하라는 조건에서 선택 대상은 자신을 제외한 4명이며, 이때 자유도는 4이다.

(5) 가설검정의 절차
① 귀무가설(영가설)과 대립가설을 설정한다.
② 유의수준(0.01, 0.05), 임계치를 결정한다.
③ 귀무가설의 채택영역과 기각영역을 설정한다.
④ 적절한 통계방법 결정과 검증통계량을 계산한다.
⑤ 귀무가설 채택 및 기각 여부를 결정한다.
⑥ 결론을 내린다.

(6) 귀무가설의 기각, 채택
① 귀무가설의 기각기준
  ㉠ 검증통계치가 임계치보다 클 때
  ㉡ 유의확률 p가 임계치보다 작을 때
  ㉢ 유의확률 p가 유의수준 α보다 낮을 때($p \leq α$)

> **영가설의 기각**
> - 영가설을 기각한다는 말은 대립가설(연구가설)을 지지한다는 말이다. 즉, 드러난 사실이 효과, 관계 또는 차이로 유의(有意)하다는 것을 의미한다.
> - 실험집단의 표준편차와 통제집단의 표준편차가 각각 작아지면 영가설을 기각할 확률이 높아진다.

② 검증기술
  ㉠ 양방검증에서 유의수준 0.05일 때
    • 양쪽에 각각 2.5%씩 기각역이 있다.
    • 모평균이 어떤 값과 같지 않다는 검증이다.
  ㉡ 일방검증에서 유의수준 0.05일 때
    • 한쪽에 5%의 기각역이 있다.
    • 모평균이 어떤 값보다 작거나 크다는 검증이다.

③ 임계치
  ㉠ 표집분포에서 기각역과 비기각역(채택역)을 구분하는 검증통계량 값을 말한다.
  ㉡ 채택역은 귀무가설을 기각할 수 없는 검증통계량의 값 영역이다.
  ㉢ 임계치가 달라지는 요소
    • 검증형태
    • 표집분포의 종류[Z 분포, t 분포, F 분포, 카이제곱($χ^2$) 분포]
    • 유의수준(α)
    • 자유도

④ p(유의확률) ≤ α(α=0.01)로 영가설을 기각할 때
  ㉠ 실제 귀무가설(H_0)을 채택하여야 하지만, 기각하는 경우가 100번 중 1번 정도 발생한다는 의미이다.
  ㉡ 이는 1% 미만의 오류 가능성을 가지고 유의한 차이가 있다고 말할 수 있다.
⑤ 신뢰도와 Z 점수

신뢰도(1−α)	Z 점수
0.90(90%)	1.64
0.95(95%)	1.96
0.99(99%)	2.58

※ α(오차율) : 신뢰구간 내에 모집단의 평균이 포함되지 않을 확률

5 우선순위 선정

(1) 우선순위 결정의 필요성

① 우선순위의 결정으로 가장 중요한 보건 문제나 대상자를 선택하여 집중적으로 관리함으로써 제한된 자원을 최대한 효율적으로 사용하여 보건교육프로그램의 효과를 높일 수 있다.
② 보건교육프로그램에 관련된 주요 이해관계자들이 추구하는 가치, 목표, 선호하는 프로그램의 전략이 모두 동일하지 않아 보건교육 계획을 통하여 우선순위를 결정하지 않으면 이해관계자들 간에 혼선이 일어나 프로그램의 원활한 진행을 보장하기가 어렵다.
③ 합리적이고 단계적인 업무 추진을 위하여 우선순위를 결정하여야 한다. 의사결정 집단에는 대상자, 관계 공무원, 제공자 등이 참여하도록 권고하고 있으며, 의사결정 집단을 구성할 때에 고려할 최소한의 집단은 대상자, 제공자, 공공 조직 및 지역사회 등이다. 「국민건강증진법」과 「지역보건법」에도 지역 보건 계획에 주민 대표의 참여를 명시하여 계획 과정에서부터 주민 참여의 중요성을 강조하고 있다.

(2) 우선순위 결정 시 유의 사항

① 우선순위의 결정은 보건교육 계획의 가장 중요한 과제이며, 우선순위 결정 과정이 실질적인 성과를 거둘 수 있도록 해야 한다.
② 우선순위를 결정하기 위하여 검토 대상으로 가능한 대안을 모두 포함시켜야 하며, 지역의 주요 건강문제와 건강 결정 요인도 검토 대상에 포함되어야 한다. 이에 우선순위를 결정하기 위하여 몇 가지 고려하여야 할 사항을 파악하는 것이 필요하다.
  ㉠ 비교 대상자의 건강문제 선정
    서로 다른 건강문제의 건강 수준과 결정 요인을 같이 비교하는 것은 객관적 판단이 어려울 수 있다. 즉, 고혈압과 비만을 같이 비교하면 객관적으로 우선순위를 결정하기 어렵다. 그러므로 비교 대상자의 건강문제 우선순위를 선정하기 위하여 질병에 의한 사망률이나 유병률의 크기, 건강 위험 요인으로 선정순위를 결정한다.
  ㉡ 우선순위 판단기준
    우선순위의 판단기준은 기획팀의 합의하에 지역 실정에 맞는 자체적인 판단기준으로 결정하는 것이 옳다. 보건교육의 효과측정은 건강문제의 성격을 고려하여 치료적 효과, 예방적 효과, 사회적 효과로 분리할 수도 있다.

ⓒ 평가 기준별 점수 부여

비교 대상 건강문제의 우선순위를 결정할 때에는 크기에 따라 나열하고 상대적 순위(상·중·하)를 이용하여 점수를 부여하는데, 건강문제의 상대적 중요성도 평가되어야 하므로 기준 지역과의 크기 차이나 과거의 비교를 통하여 점수를 부여한다.

ⓓ 의사결정의 공정성과 전문성

의사결정의 공정성을 위하여 의사결정 분야의 다양한 인력 참여가 필요하다. 전문성을 위하여 전문가가 결정할 영역과 일반인이 결정할 영역이 다르기 때문에 일반인들은 지역사회의 건강문제에 대한 조사에 참여시키고 전문가는 계량적 판단이 필요한 의사결정에 참여시켜 차별화를 두어야 한다. 또한, 의사결정 과정을 지도해 줄 전문가를 초빙하여 우선순위를 결정한다면 큰 도움이 될 수 있으나 전적으로 의존하는 것은 고려되어야 한다.

(3) 우선순위 결정 기준

우선순위 결정 기준에는 BPRS, PATCH, Bryant 방법, NIBP, 황금다이아몬드 기법 등이 있다.

① BPRS(Basic Priority Rating System, 우선순위 평정 공식) ★★★

BPRS는 John Hanlon과 George Pickett이 개발하였다고 하여 'Hanlon/Pickett 방법'이라고도 불린다. 이 방법은 우선순위를 명시적으로 계량화시켰다.

$$BPRS = (A + 2B) \times C$$
A = 문제의 크기, B = 문제의 심각성, C = 사업의 추정효과

㉠ 건강문제의 크기(A)

인구 비율을 고려하여 빈도가 가장 높은 문제에는 10점을 주고, 빈도가 가장 낮은 문제에는 0점 또는 1점을 주며, 다른 문제들은 이것들과 비교하여 상대적으로 등급을 부여한다. 만성질환은 유병률, 급성질환은 발생률의 크기를 이용하여 점수화한다.

㉡ 건강문제의 심각성(B)

다음 네 가지의 세부항목을 고려한다. 세부항목별 측정 지표를 선정하고, 측정 지표의 척도를 결정하여 측정 지표 간 상대적 비중을 부여한다. 이때 총점은 10점이 되도록 해야 하며, 건강 문제별로 심각성을 평가해야 한다.

긴급성	문제의 긴급 정도, 주민의 입장에서 상대적 중요도
중증도	조기 사망률, 잠재 수명 손실 일수, 장애 정도
경제적 손실	국가, 지역사회, 가구 또는 개인에 의한 경제적 손실
타인에게 미치는 영향	집단 또는 가정에 대한 경제적 손실 이외의 사회적 영향

㉢ 보건교육의 효과(C)

정확한 추정이 어렵지만, 보건교육의 최대 효과와 최소 효과를 추정하여 표에 점수를 부여하여 추정한다. 보건교육의 효과는 체계적인 문헌 고찰과 메타 분석 결과 등을 이용하여 추정하여야 한다.

㉣ 이렇게 세 가지 요소별로 점수를 매겨 앞의 우선순위 평정 공식에 대입하여 BPRS 값을 산출한다.

⑩ BPRS 방식 사용 시 주의사항
- BPRS 방식은 점수가 계량화되어 객관적으로 보이지만, 문제의 심각성이나 보건교육의 효과에 대한 점수 부여는 기획가의 주관적 판단에 의존하고 있어 매우 주의하여야 할 필요가 있다.
- BPRS 방식에 의하여 문제의 크기를 결정하는 데 있어 단순히 흡연자 수와 음주자만을 가지고 흡연과 음주에 대한 문제의 크기를 비교하는 것은 타당하지 않다. 그러므로 건강 행태가 어떤 질환을 얼마만큼 초래하는지에 대한 역학적 자료가 포함되어야 할 것이다.
- BPRS 방식을 적용하는 데 있어서 건강문제의 크기보다는 심각성에, 심각성보다는 보건교육의 효과에 비중을 둔 것은 예산 낭비를 막는 합리적인 견해라고 할 수 있다. 반면 객관적 자료가 부족한 보건교육의 효과가 영향력이 크다는 것은 점수의 타당성을 저해할 위험이 크다.

BPRS 계산에 따른 우선순위 선정 예시안

건강문제	문제의 크기 (A)	문제의 심각성 (B)	사업의 추정 효과 (C)	BPRS 계산 결과 (A + 2B) × C
비만	5	10	10	250
음주	5	5	5	75
흡연	7	6	10	190
감염병	9	10	8	232
우울증	10	10	5	150

∴ 위의 건강문제 중 우선순위가 가장 높은 것은 '비만'이다.

② PATCH(Planned Approach To Community Health) ★★
PATCH는 미국 질병관리본부에서 지역 보건 요원의 보건사업 기획 지침서로 개발한 것이다. 건강문제의 우선순위를 결정하는 기준으로 문제의 중요성과 변화 가능성을 사용하고 있다. 지역사회에서 다양한 건강 관련 문제, 심장 질환, 에이즈 바이러스(HIV), 손상 및 상해, 10대 임신, 그리고 보건 의료에 대한 접근성 등에 적용될 수 있으며, 또 지역사회 내 보건프로그램을 위한 인프라가 충분히 확보되지 못한 곳에서도 적용되고 있다.

㉠ 우선순위 결정 기준

> 문제의 중요성, 변화 가능성

㉡ 문제의 중요성
- 건강문제가 지역사회에 얼마나 심각한 영향을 주는지, 또는 건강문제를 변화시키면 건강 수준에 효과가 얼마나 나타나는지를 평가하는 기준이다.
- 첫째로 건강문제가 얼마나 흔한가를 평가(예 유병률, 발병률 등)하며, 둘째로 해당 문제가 지역사회 건강 수준(예 질병으로 인한 사망률, 장애 발생률 등)에 얼마나 심각한 영향을 끼치는가를 평가한다.

© 변화 가능성
- 건강문제가 얼마나 용이하게 변화될 수 있는지를 평가하는 기준이다.
- 문헌이나 다른 지역에서 건강문제를 효과적으로 해결한 경험이 있는지를 확인하여 과학적 근거(Evidence)에 따라 건강문제의 변화 가능성을 평가하여야 한다.

② PATCH를 이용하여 건강문제의 우선순위를 정하는 단계
- 1단계 : 브레인스토밍 등의 방법을 사용하여 지역에 흔한 건강문제를 취합한다.
- 2단계 : 1단계에서 취합된 건강문제를 문제의 중요성과 변화가능성을 고려하여 표의 해당영역에 정리한다.
- 3단계 : 중요하고 변화가능성이 높은 문제들을 중심으로 다시 한번 우선순위를 정한다.

⑩ PATCH 기준을 이용하여 우선순위를 결정할 때에는 건강문제의 중요성과 변화가능성에 대한 점수 부여 기준이 객관적으로 제시되어 있지 않으므로 기획팀이 기준을 정하여야 한다.

③ Bryant 방법 ★★
㉠ 우선순위 결정 기준

> 문제의 크기, 문제의 심각도,
> 사업의 기술적 해결 가능성(사업의 추정효과), 주민의 관심도

※ BPRS에서 주민의 관심도가 추가되었다.

㉡ 문제의 심각도는 긴급성, 경중도, 경제적 손실, 잠재적 영향 등을 세부항목으로 평가한다.
㉢ 문제가 중요하고 효과적인 해결방법이 존재한다고 하더라도 정치적 이유, 경제적 이유, 행정적 이유, 시간적 이유, 윤리적 이유 등으로 해결하지 못하는 경우가 있는데, 이런 경우 흔히 사용하는 기준으로 PEARL 방식이 있다.

④ PEARL 방식
㉠ Vilnius와 Dandoy에 의하여 개발된 방법으로 주로 BPRS의 계산 후 프로그램의 실행 가능성 여부를 판단하는 기준으로 사용되며, 구체적인 평가 항목은 다음과 같다.
- 적절성(Propriety) : 보건 문제 해결을 위한 프로그램은 적절한가?
- 경제성(Economics) : 문제를 해결하는 것이 경제적으로 의미 있는 것인가?
- 수용성(Acceptability) : 지역사회가 그 프로그램을 수용할 것인가?
- 자원활용 가능성(Resources) : 그 프로그램을 위한 예산이나 자원은 조달할 수 있거나 조달할 수 있는 가능성이 있는가?
- 적법성(Legality) : 현행법에서 프로그램 활동을 수행할 수 있는가?

$$PEARL = 0 \text{ 또는 } 1(P \times E \times A \times R \times L)$$

㉡ 각 항목에 0점 또는 1점의 점수를 부여하여 5가지 항목의 점수를 곱한 뒤 프로그램의 시행 여부를 결정한다. 5가지 항목 중 하나라도 불가의 판정을 받으면 프로그램은 시작할 수 없다.

ⓒ PEARL 방식 검사 작업지 예시안

보건 문제	적절성 (Propriety)	경제성 (Economics)	수용성 (Acceptability)	자원 (Resources)	적법성 (Legality)	검사 점수

⑤ NIBP(Need/Impact-Based Planning) 방식

캐나다의 토론토 지역 의회(Metropolitan Toronto District Council)가 개발한 보건프로그램 기획방법이다.

㉠ 우선순위 기준

건강문제의 크기(Need)와 해결 방법의 효과(Impact)를 기준으로 우선순위를 평가한다.

㉡ NIBP 방식은 필요의 크기와 추정 효과의 정도에 따라 보건프로그램을 반드시 실행하여야 할 문제, 연구를 촉진하여야 할 문제, 프로그램 실행을 금지하여야 할 문제로 구분한다.

㉢ NIBP 방식에서의 보건프로그램 실행 여부

구분		건강 결정 요인		
		높음	보통	실행
효과의 추정	매우 좋음	반드시 실행	반드시 실행	실행
	좋음	반드시 실행	실행	실행
	효과가 있을 것 같음	시행 검토 또는 연구 촉진	시행 검토 또는 연구 촉진	연구 촉진
	효과가 없음	사업의 중지 또는 시작 금지	사업의 중지 또는 시작 금지	사업의 중지 또는 시작 금지

⑥ CLEAR 방식

NIBP 방식에서 결정된 우선순위를 프로그램 실행의 가능성 측면에서 CLEAR 기준을 이용하여 보완하고 있으며, 구체적인 평가 항목은 다음과 같다.

지역사회 역량	보건 문제에 대한 일반인의 관심, 문제 확인, 프로그램을 위한 지역사회의 역량, 환경 변화에 의한 지역사회의 탄력적 대응
합법성	• 누구에게 위임되어 있는 문제인가? • 문제를 해결하지 않으면 법적 책임이 발생하는가?
효율성	비용-효과적인 방법이 있는가?
수용성	• 목표 집단이 프로그램 전략을 수용하는가? • 이 문제를 해결하기 위하여 프로그램을 시행할 때 다른 보건 서비스를 중단하거나 제한하여야 하는가?
자원의 활용 가능성	• 대상 지역에 프로그램을 실시하는 것이 실제로 가능한가? • 프로그램을 중단할 경우 중단에 필요한 비용을 조달할 수 있는가? • 적절한 인력, 재원, 시설이 활용 가능한가?

⑦ 윤리적 기준

NIBP 방식에서는 CLEAR 방식 이외에도 프로그램 실행에 윤리적 문제는 없는지를 검토하는 기준을 제시하고 있으며, 구체적인 평가 항목은 다음과 같다.

- 자원의 공정한 배분을 위한 기준은 무엇인가?
- 예방, 치료, 재활 및 복지 서비스 간에 공정한 자원 배분이 가능한가?
- 표적 집단이 의사결정 과정에 참여할 수 있는가?
- 의사결정 과정에서 과정의 공정성이 지켜지는가?
- 계획 결정에 있어 표적 집단의 희망이 반영되는가?
- 서비스 이용에 차별이 없도록 사전에 주의하고 있는가?

⑧ 황금 다이아몬드 모형(Golden Diamond Model) ★

㉠ 미국 Maryland주에서 보건지표의 상대적 크기와 변화의 경향을 파악하여 우선순위를 결정하는 방식이다.

㉡ 먼저 우선순위를 결정할 주요 건강문제를 선정한 뒤, 이들 건강문제의 이환율과 사망률 그리고 변화의 경향을 전국의 상황과 비교하여 '좋음', '비슷함', '나쁨'으로 구분하고, 이를 황금 다이아몬드 상자에 표시한다.

㉢ 가장 우선순위로 해결해야 할 문제는 유병률 현황이 나쁘고, 변화 추이도 나쁜 경우이다.

㉣ 이 방법은 지역사회별 건강지표의 확보가 가능하고, 과거의 추세를 알 수 있다면 우선순위를 비교적 쉽게 선정할 수 있다. 또한 형평성을 추구하는 데 적합하다.

[황금다이아몬드 상자]

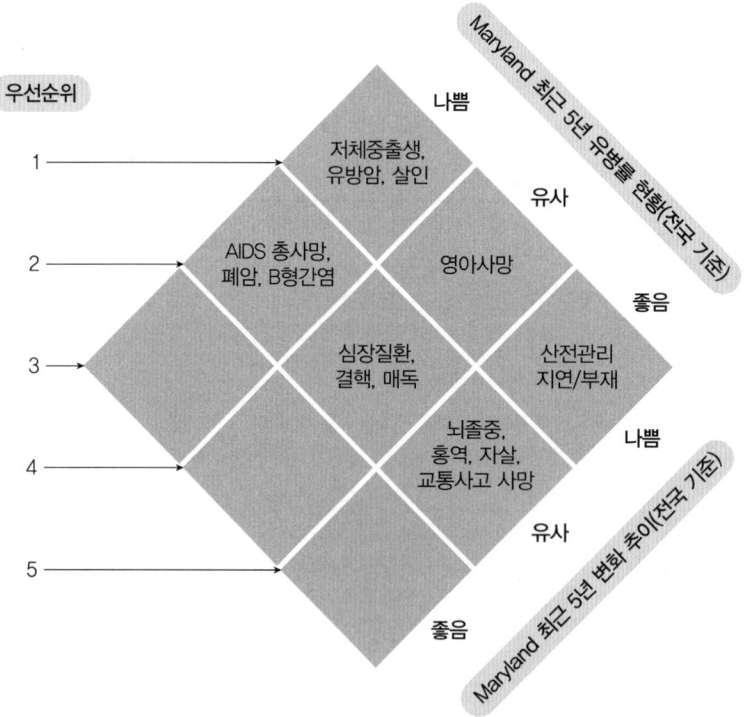

CHAPTER 02 적중예상문제

01 다음 상황에 적용할 수 있는 SWOT 분석에 의한 전략은? ★

> • 타 지역에 비해 공공보건의료기관이 적어 민간 의료기관과의 다각적 협력이 필요
> • 방문건강관리사업의 사업 예산 확대 배분으로 적용 대상자 확대 가능

① SO 전략
② ST 전략
③ SW 전략
④ WO 전략
⑤ WT 전략

해설
타 지역에 비해 공공보건의료기관이 적어 민간 의료기관과의 다각적 협력이 필요한 것은 약점(Weakness)에 대한 전략이며, 방문건강관리사업의 사업 예산 확대 배분으로 적용 대상자 확대가 가능한 것은 기회(Opportunity) 전략에 해당한다.

02 SWOT 분석 중 신사업 개발, 신기술 개발, 신공정 채택, 새로운 소비자층 개발 등 사업다각화에 많이 이용되는 전략은?

① SO 전략
② WO 전략
③ ST 전략
④ WT 전략
⑤ SW 전략

해설
SWOT 분석전략
• SO 전략(강점-기회) : 공격적 전략, 사업구조, 영역, 대상 확대
• WO 전략(약점-기회) : 국면전환 전략, 구조조정, 혁신운동
• ST 전략(강점-위협) : 다각화 전략, 신사업, 신기술, 신공정, 새로운 소비자층 개발
• WT 전략(약점-위협) : 방어적 전략, 사업의 축소, 폐지

정답 01 ④ 02 ③

03 충족되지 못한 욕구가 외부로 표출된 상태에 해당하는 것은?

① 문제
② 의제
③ 정책
④ 요구
⑤ 대안

> **해설**
> ④ 요구 : 정부에 대하여 그 해결을 요청하는 구체적인 행동으로, 표출된 문제
> ① 문제 : 고통을 받고 있는 사람들이 상황과 조건을 해결해야 할 문제로 인식한 경우
> ② 의제 : 정책체계에 성공적으로 투입되어 정책결정자들의 논의 대상이 된 욕구. 의제의 모음을 '어젠다(Agenda)'라고 함
> ③ 정책 : 여러 가지 해결방안 중 선택된 대안

04 요구조사의 필요성과 거리가 먼 것은?

① 요구의 유형과 지역자원들을 파악한다.
② 프로그램 평가에 필요한 보조자료를 마련한다.
③ 프로그램 운영에 필요한 예산할당기준을 마련한다.
④ 각종 서비스 또는 프로그램을 식별해 우선순위를 정한다.
⑤ 요구조사를 통해 기관의 활동과 프로그램을 정부에 보고한다.

> **해설**
> 요구조사를 통해 기관의 활동과 프로그램을 대상 집단이나 지역사회에 홍보한다.

05 다음 중 보건기관에서 사업을 실시하기 위한 직접적 요구 유형은?

① 규범적 요구, 비교적 요구
② 규범적 요구, 인지적 요구
③ 규범적 요구, 표현적 요구
④ 인지적 요구, 표현적 요구
⑤ 인지적 요구, 비교적 요구

> **해설**
> 요구의 유형(브래드쇼)
> • 인지적 요구 : 통상 관련된 사람들에게 특정 서비스가 필요하다고 느끼고 있는지의 여부를 파악하는 것이다. 설문을 통해 보건기관에서 사업을 실시하기 위한 요구조사를 미리 할 수 있다.
> • 표현적 요구 : 사람들이 어떤 서비스가 필요하다고 인지하면서 요구가 충족되기를 요청하거나 요구하는 행동을 의미한다. 설문을 통해 서비스 대상자들이 서비스를 요청하거나 요구할 수 있다.
> • 규범적 요구 : 전문가가 주어진 상황에서 요구라고 정의한 것이다. 즉, 요구의 바람직한 수준이 정해지고 그것을 실질적으로 존재하는 요구수준과 비교하여 개인이나 집단이 정해진 수준에 미치지 못하면 그들은 요구상태에 있다고 본다.
> • 비교적 요구 : 서비스 대상자들을 비교 연구함으로써 얻어지는 요구이다.

06 브래드쇼의 요구유형 중 다음 설명에 해당하는 유형은?

> 관습이나 권위, 일반적 여론의 일치로 확립된 표준을 의미하는 이 욕구는 기존의 자료나 유사한 지역 사회조사나 전문가들의 판단에 의해 제안된 욕구이다.

① 규범적 요구
② 인지적 요구
③ 표현적 요구
④ 사회적 요구
⑤ 상대적 요구

해설
인지적 요구는 개개인이 느끼는 요구를 말하며, 표현적 요구는 서비스의 수요에 기초한 요구, 상대적 요구는 다른 사람이나 타지역과 비교해서 정해지는 요구이다.

07 지역주민 및 표적집단 서베이조사의 장점이 아닌 것은?

① 설문지의 신뢰도와 타당도를 확보할 수 있다.
② 표본을 통하여 대상자 전체의 요구를 파악할 수 있다.
③ 연구조사와 관련한 전문적인 능력을 필요로 하지 않는다.
④ 서비스의 만족도 및 서비스 프로그램의 요구 등을 직접 파악할 수 있다.
⑤ 실제 서비스 수혜자 또는 잠정적인 수혜자가 인식하는 요구를 직접 파악할 수 있다.

해설
③ 인력, 비용, 시간이 많이 들고, 연구조사와 관련된 전문적인 능력을 필요로 한다.

08 다음 중 지역사회의 요구를 사정하기 위한 자료수집방법으로 적당한 것은?

① 모니터링
② 비용편익분석
③ 결정나무분석
④ 지역사회계획
⑤ 지역사회포럼

해설
요구사정 과정에 접근할 수 있는 보편적인 집단
- 지역사회포럼 : 공공포럼은 흥미를 가진 사람이 자신의 의사를 표현할 수 있는 개방적인 모임이다.
- 초점집단 : 반구조화되어 있거나 완전히 구조화된 토론을 통해 사정가의 관심이나 흥미에 반응할 수 있는 사람들의 집합을 의미한다.

정답 06 ① 07 ③ 08 ⑤

09 다음은 요구조사를 위한 자료수집방법 중 어느 방법에 대한 설명인가?

> 지역사회의 특정한 문제 및 요구에 대해 소수의 전문가들에게 설문지 등의 방법을 사용하여 의견을 반복적으로 묻고 분석하여 일정한 정도의 합의점에 도달하면 그것을 요구로 파악하는 방법이다.

① 델파이기법
② 2차적 자료분석
③ 서베이조사방법
④ 사회지표조사방법
⑤ 지역사회공개토론회

해설

요구사정을 위한 자료수집방법
- 2차적 자료분석 : 지역사회 내 클라이언트와 관련된 축적 자료를 검토하여 요구를 파악하는 방법이다.
- 서베이조사방법 : 지역사회 전체를 대표할 수 있는 일부 표본을 선정하여 질문지 또는 면접을 통하여 요구를 조사하는 방법이다.
- 사회지표조사방법 : 사회적으로 인정된 측정지표를 통하여 경향이나 그 추이를 통해 요구를 파악하는 방법이다.
- 지역사회공개토론회 : 지역사회 주민이 참여하여 요구나 문제에 대해 공개적으로 논의하는 방법이다.

10 지역사회의 요구조사방법인 지역사회공개토론회의 장점이 아닌 것은?

① 직접청취
② 비용감소
③ 시간절약
④ 서베이조사의 탐색적 기회
⑤ 자기선택으로 인한 표본의 객관성

해설

⑤ 지역사회공개토론회는 자기선택으로 인한 표본의 편향성이 생긴다는 단점이 있다.

11 다음은 요구사정을 위한 양적 자료수집방법에 대한 설명이다. 이에 해당하는 것은?

> 서비스요구에 대한 다양한 분석을 포함하는 것으로 전화조사, 면접조사, 클라이언트조사와 전문가의 서신 등을 포함한 다양한 방법으로 지역사회 내에서 충족되지 않은 요구에 대한 정보를 수집한다. 자원의 기록과 보고서, 서비스이용자에 대한 기록과 보고서도 유용한 자료이다.

① 델파이기법
② 명목집단기법
③ 지표분석방법
④ 사회조사방법
⑤ 지역사회공개토론회

해설
① 델파이기법 : 우편이나 E-mail을 통해서 수행될 수 있는 기법으로 전문가 중심의 주요 정보제공자들을 활용하는 방법이다.
② 명목집단기법 : 목표확인과 행동계획을 개발하기 위해 이용하는 것으로 참여자들은 독자적으로 현안이나 리스트를 작성하며, 이를 합쳐 짧은 시간 동안 리스트에 게재된 현안에 대해 찬반을 논한다. 최종적으로 집단은 현안 가운데 우선순위를 매기기 위한 투표를 한다.
③ 지표분석방법 : 정부기관 또는 보건 관련 조직에 의해 수집된 기존 자료를 이용하여 지역사회 구성원의 요구나 문제를 분석하는 방법이다. 인구센서스자료, 한국의 사회지표, 사회통계조사보고, 노동통계, 보건복지통계 등을 바탕으로 지역사회의 문제 또는 욕구, 서비스이용실태를 분석하는 것이다.
⑤ 지역사회공개토론회 : 지역사회 주민이 참여하여 요구나 문제에 대해 공개적으로 논의하는 방법이다.

12 다음 중 1차 자료에 해당하는 것은?

① 기록물
② 설문지
③ 정부간행물
④ 학술지에 발표된 논문
⑤ 경제단체에서 발행한 간행물

해설
1차 자료는 조사자가 직접 수집한 자료이고, 2차 자료는 다른 조사자에 의해 이미 수집된 자료이다.

13 1차 자료의 장점에 해당하는 것은?

① 수집비용이 저렴하다.
② 비용, 시간, 노력이 절약된다.
③ 자료수집과정에서 시간적, 공간적 제약을 받지 않는다.
④ 일반기업이 사적으로 수집할 수 없는 자료를 쉽게 얻을 수 있다.
⑤ 조사목적에 적합한 정확도, 타당도, 신뢰도 등을 평가할 수 있다.

> **해설**
> ①·②·③·④ 2차 자료의 장점에 해당한다.

14 모유수유 초점집단을 운영할 때 적정 인원은?

① 10명 ② 15명
③ 20명 ④ 25명
⑤ 30명

> **해설**
> 초점집단기법은 초점이 모인 주제를 두고 동질적 집단활동으로 욕구를 조사하는 기법으로 소규모집단(6~12명)을 대상으로 한다.

15 다음 중 보건전담공무원이 보건기관의 서비스 수급자에 대한 정보를 보건교육사가 조사한 자료에서 수집하는 방법은?

① 델파이기법
② 2차 자료분석
③ 지역사회포럼
④ 사회지표분석
⑤ 주요 정보제공자조사

> **해설**
> 2차 자료분석
> 자료를 직접 수집하는 것이 아니라 각종 통계자료에서 소개된 현황자료(예 상담일지 등) 등을 이용하여 그 자료를 분석하는 것이다.

13 ⑤ 14 ① 15 ②

16 자료수집방법 중 관찰법의 장점이 <u>아닌</u> 것은?

① 조사자가 현장에서 즉시 포착할 수 있다.
② 자연스러운 상태의 비언어적인 자료수집이 가능하다.
③ 행위・감정을 언어로 표현하지 못하는 유아・동물에게 유용하다.
④ 일상적이어서 관심이 가지 않는 일에 유용하고, 수량화가 용이하다.
⑤ 조사대상자에 대한 접근방법이 다양하고 다양한 종류의 자료를 수집할 수 있다.

> **해설**
> 수집된 자료의 질적 특성으로 인하여 수량화가 어렵다.

17 다음 중 구조화된 면접의 장점으로 옳은 것은?

① 신뢰도가 높다.
② 면접결과의 타당도가 높다.
③ 면접지침을 사용하지 않는다.
④ 개방형 질문으로 많은 정보를 알 수 있다.
⑤ 면접에 있어서 융통성을 발휘할 수 있다.

> **해설**
> 구조화면접(표준화면접)
> 엄격해 정해진 면접조사표에 의하여 그대로 면접을 진행하는 것이다. 이로 인해 보다 명료하게 면접에 임할 수 있으며, 높은 신뢰도의 면접조사표를 사용할 수 있다. 그러나 신뢰도에 비해 타당도는 낮은 편이다. 면접자가 임의로 질문 변경, 새로운 문제 도입, 질문순서 변경을 진행하는 등의 행위를 할 수 없다. 한편 개방형과 폐쇄형 질문 모두 사용할 수 있으나 폐쇄형 질문을 더 많이 사용한다.

정답 16 ④ 17 ①

18 다음은 면접조사의 종류 중 무엇에 관한 설명인가?

> 일정한 수의 중요한 질문을 표준화하고 그 외의 질문은 비표준화하는 방법이다.

① 비표준화면접
② 반표준화면접
③ 집단면접
④ 비지시면접
⑤ 표준화면접

해설
① 비표준화면접 : 조사가 연구목적에 적합한 것이라면 면접의 상황에 따라 어떠한 방법으로 무엇이든지 질문해 볼 수 있는 방법이다.
③ 집단면접 : 의도적으로 조성된 집단상황에서 발생하는 집단역동을 통하여 구성원들의 다양한 모습을 통해 자료를 수집하는 방법이다.
④ 비지시면접 : 응답자가 어떠한 응답을 하든지 공포감을 느끼지 않고 자유롭게 응답할 수 있는 분위기를 조성한 다음 면접을 진행하는 방법이다.
⑤ 표준화면접 : 엄격히 정해진 면접조사표에 따라 면접을 진행하는 방법이다.

19 다음은 무엇에 관한 설명인가?

> • 보다 진지한 조사결과를 얻을 수 있다.
> • 응답을 분류하거나 코딩하는 데 어려움이 많다.
> • 응답자의 의견, 태도, 동기 등에 대하여 확실하고 정확한 대답을 이끌어낼 수 있다.

① 서열식 질문
② 개방형 질문
③ 폐쇄형 질문
④ 설명식 질문
⑤ 준개방식 질문

해설
보다 진지한 조사결과를 얻을 수 있으며, 응답을 분류하거나 코딩하는 데 어려움이 많고, 응답자의 의견, 태도, 동기 등에 대하여 확실하고 정확한 대답을 이끌어낼 수 있는 질문은 개방형 질문이다.

20 질문의 형태 중에서 응답자가 선택할 수 있는 응답의 내용이 미리 몇 개로 한정되어 그중 하나만을 선택하도록 하는 질문방식은?

① 서열식 질문
② 개방형 질문
③ 폐쇄형 질문
④ 설명식 질문
⑤ 준개방식 질문

> **해설**
> 폐쇄형 질문은 응답의 내용이 일정한 수의 선택지로 한정되어 있어 응답자가 그중 하나를 선택하도록 하는 질문을 말한다.

21 조사대상자를 동일 장소에 모이게 한 후 질문지를 배포하여 회수하려고 할 때 어떤 조사방법이 가장 타당한가? ★

① 우편조사
② 배포조사
③ 집단조사
④ 전화조사
⑤ 온라인조사

> **해설**
> ① 우편조사 : 조사자가 질문지를 우편으로 발송하여 응답자로 하여금 기입하게 한 후 다시 우편으로 질문지를 회수하는 방법이다.
> ② 배포조사 : 조사자가 가정이나 직장 등 응답자가 위치한 곳에 직접 방문하여 질문지를 배포하고 일정 기간이 지난 후에 회수하는 방법이다.
> ④ 전화조사 : 전화를 이용하여 정보를 수집하는 방법이다.
> ⑤ 온라인조사 : 인터넷에 접근성을 가진 사람을 대상으로 필요한 정보를 수집하는 방법이다.

정답 20 ③ 21 ③

22 자료수집 방법 중 각각의 장점이 옳게 짝지어진 것은?

① 우편조사 – 익명성이 보장된다.
② 전화면접조사 – 자세한 내용을 물을 수 있다.
③ 인터넷 조사 – 회수율이 높다.
④ 관찰법 – 일반화에 유리하다.
⑤ 집단배포조사 – 표본의 대표성이 있다.

> **해설**
> ② 전화면접조사 – 자세한 내용을 물을 수 없다.
> ③ 인터넷 조사 – 회수율이 낮다.
> ④ 관찰법 – 주관성이 강하기 때문에 일반화에 불리하다.
> ⑤ 집단배포조사 – 한정된 표본으로 대표성이 결여된다.

23 보건프로그램 조사대상의 규모가 비교적 큰 경우 적당한 조사방법은?

① 사례조사   ② 통계조사
③ 표본조사   ④ 양적조사
⑤ 평가조사

> **해설**
> ② 통계조사 : 보건프로그램 조사의 대상이 비교적 큰 경우에 실시한다.
> ① 사례조사 : 조사대상이 적거나 개별적인 특성을 중시하는 경우에 많이 사용된다.

24 흡연실태를 파악하기 위해 흡연자의 연령과 성별을 알아보았다. 이때 사용되는 분석단위는?

① 지역   ② 가정
③ 집단   ④ 개인
⑤ 사회적 가공물

> **해설**
> **보건프로그램조사의 분석단위**
> • 개인 : 클라이언트 개인이나 주민의 요구조사
> • 집단 : 부부, 또래, 동아리, 읍·면·동
> • 공식적 사회조직 : 시설, 학교 등
> • 사회적 가공물 : 신문, 사설, 도서, 그림

25 다음 설명에 해당하는 자료수집 방법은?

> • 모집단에서 표본을 추출·연구하여 모집단의 특성을 추론하는 방법으로 가장 많이 이용되는 조사방법이다.
> • 대인면접, 우편, 전화 등을 이용하여 응답자로 하여금 연구주제와 관련된 질문에 답하게 함으로써 체계적으로 실증자료를 수집할 수 있다.

① 문헌조사　　　　　　　　② 서베이조사
③ 실험조사　　　　　　　　④ 사례연구
⑤ 패널조사

해설
① 문헌조사 : 이미 존재하는 문헌(보고서, 논문, 서적 등)을 활용하여 필요한 정보를 수집하는 방법이다.
③ 실험조사 : 실험상황을 만들어 인위적 조작을 가한 후, 그에 따라 나타나는 변화를 관찰하여 자료를 수집하는 방법이다.
④ 사례연구 : 한 대상의 여러 변수를 동시에 심층적으로 연구한다는 특징을 가진다. 한 대상을 깊이 있게 연구하고 변수들이 어떻게 작용하는지 그 과정을 생생하게 그려낼 수 있으나, 사례가 제한되어 있기 때문에 결론을 일반화하는 데 한계가 있다.
⑤ 패널조사 : 특정 조사대상자들을 선정해 놓고 반복적으로 조사를 실시하는 조사방법으로, 대상자들로부터 상당히 긴 시간 동안 지속적으로 정보를 획득하는 방법이다.

26 A 대학의 신체활동연구소에서는 해마다 신입생에 대한 신체활동검사를 실시하고 있다. 이 경우 시간과 비용 면에서 효율적으로 조사를 하는 데 가장 적합하다고 생각되는 조사양식은?

① 전화조사
② 우편조사
③ 대면적인 면접조사
④ 자기기입식 집단설문조사
⑤ 개별적으로 접근되는 질문지 조사

해설
집단조사법은 조사대상자를 한자리에 모은 후 질문지를 일제히 배부하고 응답자에게 그것을 직접 기입하도록 하여 회수하는 방법이다. 이러한 특성을 고려했을 때 A 대학의 신체활동연구소에서 진행하는 신입생 대상 검사 실시 시 활용하기에 적합하다.

정답　25 ②　26 ④

27 다음 중 조사자의 주관이 개입될 가능성이 가장 높은 자료수집방법은?

① 면접조사　　　　　　　　② 전화조사
③ 우편조사　　　　　　　　④ 온라인조사
⑤ 초점집단조사

> **해설**
> 면접조사는 응답자와 조사자가 대면한 상태에서 연구문제에 적절한 해답을 구하기 위해 마련한 질문을 가지고 이야기하기 때문에 조사자의 주관이 개입될 가능성이 비교적 높다.

28 다음 질문에서 사용한 척도는? ★

> ○○님께서는 지난 1년 동안 참여해 온 XX보건소의 비만예방 프로그램이 얼마나 효과적이었다고 생각하십니까?
> 1) 아주 효과적이었다.
> 2) 조금 효과적이었다.
> 3) 조금 효과가 없었다.
> 4) 아주 효과가 없었다.

① 명목　　　　　　　　　② 서열
③ 비율　　　　　　　　　④ 등간
⑤ 순위

> **해설**
> 질문에서 사용한 척도는 각 측정대상들의 등급순위를 결정하는 서열척도이다.

29 어느 집단의 개인별 신장을 기록한 것이다. 중앙값은?

| 164 | 166 | 167 | 167 | 168 | 170 | 170 | 172 | 173 | 175 |

① 167　　　　　　　　　② 168
③ 169　　　　　　　　　④ 170
⑤ 172

> **해설**
> 중앙값은 (168 + 170) / 2 = 169이다.

30 t-검정은 두 집단 간 평균의 차이를 검정하는 데 사용되는 통계기법이다. 등간척도 이상으로 측정된 두 변수들 간의 상관관계를 측정하는 데 사용되는 것은? ★

① 분산분석
② 회귀분석
③ 편상관계수
④ Pearson 상관계수
⑤ Spearman 상관계수

> **해설**
> 피어슨(Pearson) 상관계수는 두 변수 간의 관련성을 구하기 위해 보편적으로 이용된다.

31 고혈압의 유병률이 세 지역(대도시, 중소도시, 농촌지역) 노인집단 간에 차이가 있는지를 비교할 때 사용하는 통계방법은? ★

① t-검정
② 분산분석
③ 요인분석
④ 상관관계 분석
⑤ 카이제곱(χ^2)검정

> **해설**
> 분산분석(변량분석, Analysis of Variance, ANOVA, F-test)
> - 세 개 이상의 평균 비교에 대한 검정 방법으로 영국의 통계학자 피셔(Fisher)에 의해 처음 발표되었으며, 여러 실험 과학 분야에 응용되어 실험에 의해 도출되는 분석의 밑바탕이 되고 있다.
> - 세 집단 이상 간에 차이가 있는지를 비교할 때 가장 많이 쓰이는 통계방법이다. 엄밀하게 말하면 두 집단 간의 차이를 비교할 때도 사용될 수 있다.
> - 세 개 이상의 독립변수(여기에서는 대도시, 중소도시, 농촌지역)와 하나의 종속변수(여기에서는 고혈압의 유병률)일 때 사용한다.

정답 30 ④ 31 ②

32 환자군과 대조군의 혈압을 비교하고자 한다. 각 집단에서 혈압은 정규분포를 따르며, 각 집단의 혈압 분산은 같다고 한다. 환자군 12명, 대조군 12명을 추출하여 평균을 조사하였다. 두 표본 t-검정을 실시할 때 적합한 자유도는?

① 11
② 12
③ 22
④ 24
⑤ 26

> **해설**
> 모분산이 제시되어 있지 않으나 동일한 경우 모평균 차이에 대한 검정은 자유도가 $n_1 + n_2 - 2$인 t-분포를 이용한다.
> 따라서 자유도는 12 + 12 - 2 = 22이다.

33 다음은 부모의 긍정적 양육태도와 자녀의 자아존중감, 자녀의 스마트폰 중독의 상관계수를 나타낸 표이다. 다음 표에 대한 해석으로 옳은 것은? ★

구분	긍정적 양육태도	자아존중감	스마트폰 중독
긍정적 양육태도	1		
자아존중감	0.379**	1	
스마트폰 중독	-0.271**	-0.390**	1

** $p < 0.01$

① 자아존중감은 스마트폰 중독률을 높인다.
② 긍정적 양육태도는 스마트폰 중독률을 높인다.
③ 긍정적 양육태도는 자녀의 자아존중감을 높인다.
④ 자아존중감과 스마트폰 중독 간의 상관계수는 0.390이다.
⑤ 스마트폰 중독을 낮추는 요인 중에서 부모의 긍정적인 양육태도가 자아존중감보다 더 크게 작용한다.

> **해설**
> ①·② 부모의 긍정적 양육태도와 자녀의 자아존중감은 스마트폰 중독률을 낮춘다(이 둘의 스마트폰 중독과의 상관계수가 모두 마이너스이다).
> ④ 자아존중감과 스마트폰 중독 간의 상관계수는 -0.390이다.
> ⑤ 스마트폰 중독을 낮추는 요인 중에서 부모의 긍정적인 양육태도가 자아존중감보다 더 크게 작용한다(| -0.271 | < | -0.390 |).

34 우선순위 결정 시 고려사항으로 옳지 <u>않은</u> 것은?

① 결정 과정 또는 절차에 관심을 기울여야 한다.
② 건강문제 우선순위 결정에만 국한되지 않는다.
③ 우선순위 결정 대상을 포괄적으로 망라해야 한다.
④ 질병과 위험요인을 뒤섞어서 우선순위를 결정해서는 안 된다.
⑤ 질병 외의 행태적 위험요인과 환경적 위험요인 등은 우선순위 대상에서 제외되어야 한다.

> **해설**
> 질병 외의 행태적 위험요인과 환경적 위험요인 등 다양한 건강 결정 요인들을 우선순위 대상으로 포괄해야 한다.

35 NIBP 방식에서 결정된 우선순위를 프로그램 실행의 가능성 측면에서 CLEAR 기준을 이용하여 보완하고자 할 때, 자원 활용 가능성 평가 항목은?

① 비용-효과적인 방법이 있는가?
② 누구에게 위임되어 있는 문제인가?
③ 적절한 인력, 재원, 시설이 활용 가능한가?
④ 목표 집단이 프로그램 전략을 수용하는가?
⑤ 환경 변화에 의한 지역사회의 탄력적 대응이 가능한가?

> **해설**
> ① 효율성, ② 합법성, ④ 수용성, ⑤ 지역사회 역량에 대한 평가 항목이다.

정답 34 ⑤ 35 ③

36 지역사회 보건프로그램을 기획하기 위해 BPRS와 PEARL을 적용하여 우선순위를 평가하였다. 우선순위가 가장 높은 건강문제는?

건강문제	문제의 크기	문제의 심각성	사업의 추정 효과	PEARL 점수
비만	4	5	8	1
흡연	3	6	8	1
당뇨병	5	4	5	0
고혈압	5	8	7	0
감염병	7	4	9	1

① 비만
② 흡연
③ 당뇨병
④ 고혈압
⑤ 감염병

해설

PEARL 점수가 1인 건강문제 중에서, BPRS 계산 공식에 따라 계산값이 가장 큰 것은 ⑤ 감염병이다.

BPRS 우선순위 계산 공식

$$BPRS = (A + 2B) \times C$$
A = 문제의 크기, B = 문제의 심각성, C = 사업의 추정 효과

37 우선순위 결정 기준인 PEARL 검사 방법에서 다음에 해당하는 항목은?

> 보건소가 어떤 사업을 하기로 되어 있다면 그 사업이 보건소의 성격에 부합하는지 또는 보건소의 업무에 속하는지를 검토하는 것이다.

① 적절성
② 적법성
③ 수용성
④ 경제적 타당성
⑤ 자원의 이용가능성

해설

적절성은 사업을 수행하기로 되어 있는 조직이 그 사업을 수행하는 것이 맞느냐는 것으로 설문의 예가 해당된다.

38 다음에서 설명하는 우선순위 선정 모형은?

> - 건강문제의 유병률 그리고 변화의 경향을 전국의 상황과 비교하여 '좋음', '비슷함', '나쁨'으로 구분한다.
> - 유병률 현황이 나쁘고, 변화 추이도 나쁜 경우 가장 우선순위로 해결한다.

① PEARL 모형
② BPRS 모형
③ NIBP 모형
④ Bryant 모형
⑤ Golden Diamond 모형

해설

황금 다이아몬드 모형(Golden Diamond Model)
- 미국 Maryland주에서 보건지표의 상대적 크기와 변화의 경향을 파악하여 우선순위를 결정하는 방식이다.
- 먼저 우선순위를 결정할 주요 건강문제를 선정한 뒤, 이들 건강문제의 이환율과 사망률 그리고 변화의 경향을 전국의 상황과 비교하여 '좋음', '비슷함', '나쁨'으로 구분하고, 이를 황금 다이아몬드 상자에 표시한다.
- 가장 우선으로 해결해야 할 문제는 유병률 현황이 나쁘고, 변화 추이도 나쁜 경우이다.
- 이 방법은 지역사회별 건강지표의 확보가 가능하고, 과거의 추세를 알 수 있다면 우선순위를 비교적 쉽게 선정할 수 있다. 또한, 형평성을 추구하는 데 적합하다.

정답 38 ⑤

CHAPTER 03 보건프로그램 개발 및 실행

제1절 목적 및 목표 설정

1 목적과 목표의 개념

(1) 목적(Purpose)
① 실행하는 프로그램의 결과로써 달성하고자 하는 거시적, 포괄적, 추상적, 장기적 방향의식으로 하나의 가이드라인이며, 하위목표들에 대한 상위적 개념이다.
② '목적'은 바라는 결과에 대한 추상적이고 일반적인 진술이고, '목표'는 바라는 관찰 가능한 결과에 대한 구체적이고 조작적인 진술이다(Chambers, 2000).
③ 보건사업의 궁극적 방향이나 사업을 통해 달성할 수 있을 것으로 생각하는 결과를 개괄적으로 진술한 것이다.

(2) 목표(Goal)
① 목적을 달성하기 위해 반드시 성취하여야 할 구체적인 것으로 상위적 목적에 대한 하위적 개념이다.
② 미시적, 부분적, 구체적이며 단기적인 방향의식으로서, 설정된 목적을 근거로 보다 세분화된 차원에서 설정된다.
③ 보건사업을 통해 달성하고자 하는 구체적인 성과, 비전, 목표, 전략의 관계이다.
④ SMART 기준에 따른 목표설정 ★★

구체성(Specific)	목표는 구체적으로 기술되어야 한다.
측정가능성(Measurable)	목표는 측정이 가능하여야 한다.
실현가능성(Achievable)	목표는 성취 가능한 수준이어야 한다.
관련성(Relevant)	목적 및 문제해결과 직접적으로 관련성이 있어야 한다.
기간설정(Time Limited)	목표달성을 위한 기한이 명시되어야 한다.

(3) 세부목표(Objectives)
① 프로그램을 통해 달성하고자 하는 것에 대한 설명으로, 프로그램이 잘 진행되려면 결과적으로 그 세부목표들이 달성되어야 한다.
② 실현 가능하도록, 구체적이고 현실적인 언어로 표현해야 하며, 목표달성 여부를 평가할 수 있도록 측정 가능한 언어로 표현해야 한다.

(4) 목적과 목표 및 세부목표의 관계

① 목적과 목표 및 세부목표 사이에는 논리적 일관성이 있어야 한다.
② 세부목표는 목표에 대한 수단이 되고, 이 목표는 다시 목적에 대한 수단이 된다.
③ 특정의 프로그램을 통해 세부목표들을 성취함으로써 목표가 실현되고, 다시 목표들을 성취함으로써 목적이 실현된다.
④ 목적과 목표 및 세부목표 관계는 일종의 원인-결과의 관계라고 할 수 있다.
⑤ 목적-목표-세부목표 사이에 괴리가 발생하면 그 프로그램이 의도한 바를 달성할 수 없게 된다.

(5) 목적과 목표의 기능 및 특징

① 프로그램 내용의 선정, 조직을 명확하게 제시하는 기능을 가진다.
② 프로그램의 실행방법을 규정해 주는 기능을 가진다.
③ 클라이언트의 활동을 촉진 내지 활성화시키는 기능적 역할을 한다.
④ 프로그램 평가의 방향, 내용, 결과해석의 규준을 결정하는 기능을 가진다.
⑤ 보건프로그램의 목적과 목표는 합리성(논리적 형식), 실천성, 다원성(단일차원이 아닌 다차원), 위계성(상하관계), 차별성, 변화가능성(융통성) 등의 속성을 갖는다.

(6) 목표의 유형

① 투입, 산출, 결과 목표
  ㉠ 목표의 단계화

투입(Input)	사업에 투입하는 인력, 시간, 돈, 장비, 시설 등의 자원
산출(Output)	사업의 결과 나타나는 활동, 이벤트, 서비스, 생산물 등(목적을 성취하기 위한 활동)
결과(Outcome)	사업의 결과 나타나는 건강수준이나 건강결정요인의 변화

  ㉡ 투입-산출-결과 모형에 의한 목표의 위계화

투입(Input) 목표	사업기반 조성에 관한 지표로 인력, 예산, 시설, 장비 등의 변화
산출(Output) 목표	의도하는 사업량(Activity)의 변화
결과(Outcome) 목표	건강수준이나 건강결정요인(예 건강행태, 환경, 정책)의 변화

② 단기, 중기, 장기목표(목표달성에 필요한 시간에 따라) ★

단기목표	지속이고 장기적인 변화를 야기하기 위해 필요한 단기적인 결과 변화에 대한 목표로, 대개 2~3개월부터 2년 이내에 달성될 수 있는 목표(예 정책에 대한 지지수준의 변화, 지식·태도·믿음수준의 변화 등)
중기목표	3~7년 사이의 기간 동안 달성하고자 하는 목표(예 행동이나 서비스 이용수준의 변화 등)
장기목표	달성에 5~10년이 소요되는 목표로서 보건사업의 최종목적을 달성하기 위해 필요한 변화를 측정하며, 목표달성에 필요한 시간에 따라 사업목표를 분류(예 건강상태의 변화, 사회적 가치의 변화 등)

③ 상위목표(주목표)와 하위목표(종속목표)
　㉠ 상위목표는 여러 목표들을 포괄하며, 중요하고 핵심적인 목표라고 할 수 있다.
　㉡ 하위목표는 상위목표에 근거하여 보다 세분화된 목표를 말한다.
④ 행정목표와 보건서비스목표
　㉠ 목표들은 보건조직(기관)의 유지에 중점을 두느냐, 혹은 클라이언트에 대한 서비스전달에 중점을 두느냐에 따라 행정목표(운영목표, 관리목표)와 서비스목표(프로그램 목표)로 나누어진다.
　㉡ 행정목표는 조직의 유지, 기능향상과 관련해서 기관이나 서비스 체계 기능을 향상시키기 위한 목표이다.
　㉢ 보건서비스 목표는 조직의 산출에 중점을 두는 목표이다.
⑤ 영향목표, 성취목표, 활동목표 및 이용자목표 ★
　㉠ 영향목표 : 영향목표는 프로그램이 문제지표에 대해 얼마나 많은 영향을 미칠 수 있는지를 진술한 목표이다(예 2025년 12월 31일까지 서울시의 흡연자 수를 50% 줄이는 것).
　㉡ 성취목표 : 무엇이 얼마만큼 성취되어야 할지를 진술한 목표이다. 이 목표에서는 실제로 목적이 성취될 클라이언트들의 숫자를 구체적으로 나타낸다(예 2025년도에 흡연자 10만 명을 금연하게 하는 것).
　㉢ 활동목표 : 얼마나 많은 서비스가 제공될 것인지를 구체화한 목표이다(예 2025년도에 흡연자들에게 3,000시간의 심리상담을 제공하는 것).
　㉣ 이용자목표 : 얼마나 많은 이용자(수혜자)들이 서비스를 받게 될 것인지를 진술한 목표로 특정의 기준을 성취하려는 목적의식보다는 해당 서비스가 이루어지는 그 자체에 더 관심을 갖는다(예 2025년도에 3,000명이 취업훈련 서비스를 제공받는 것).
⑥ 최소필수목표와 심화발달목표 ★
　㉠ 최소필수목표(절대목표) : 프로그램을 통하여 모든 클라이언트가 반드시 성취해야 할 가장 기본적이고 필수적인 결과를 명시한 목표이다.
　㉡ 심화발달목표(상대목표) : 프로그램을 통해 클라이언트가 성취하면 좋지만, 설령 성취하지 못해도 치명적인 결과를 초래하지는 않으며, 이는 최소필수목표에 명시된 것을 획득한 다음 클라이언트의 능력과 흥미에 따라 최소필수목표에 있는 수준 이상으로 성취할 수 있는 목표이다.
⑦ 공식목표와 작업목표
　㉠ 공식목표 : 기관설립이념이나 연차보고서 등 공식연설 등에서 표명되는 조직체 일반목표
　㉡ 작업목표 : 공식목표가 무엇이라고 공언되고 있든 간에 실제로 수행되고 있는 목표
⑧ 결과(과업)목표와 과정(활동)목표
　㉠ 결과(과업)목표 : 표적집단의 삶의 질 변화에 관련된 것
　　• 결과 : 서비스 제공된 후 이용자의 상태와 그 변화의 정도
　　• 삶의 질 변화 : 행위적 변화, 지위의 변화, 기술의 향상, 자아인식의 변화 등 다양한 측면 파악
　㉡ 과정(활동)목표 : 프로그램 운영 과정을 모니터링하여 과업목표가 달성되는 방향으로 진행하도록 돕는 것

2 목적과 목표의 설정기준

(1) 목적의 설정기준

① 문제해결의 관점에서 설정

문제분석에서 나타나는 원인-결과와 결부시켜, 그 문제의 해결을 위한 방향으로 목적의 설정이 필요하다.

② 클라이언트가 달성할 결과의 입장에서 설정

가능하면 클라이언트에 대한 바람직한 성과위주로 목적을 설정하는 것이 바람직하다.

③ 현실적인 수준에서 타당하게 설정

재정적·기술적·윤리적·법적으로 적절할 뿐만 아니라 실현가능한 수준에서 설정하여야 한다.

④ 명료하게 설정

많은 사람들에게 이해될 수 있어야 하며, 그러기 위해서는 전문적인 용어나 지나친 수사들을 사용하지 않는 것이 좋다.

⑤ 클라이언트집단에 대한 언급을 포함시켜 설정

반드시 표적집단을 명시해야 한다. 또한, 목적설정에는 클라이언트집단에 대한 진술이 포함되어야 한다. 이는 프로그램 기획단계부터 명확해야 한다.

⑥ 관찰, 측정이 가능하도록 설정

목적 자체는 추상적이지만, 추후에 관찰되고 측정될 수 있는 가능성을 확보할 수 있는 수준에서 설정하여야 한다.

⑦ 긍정적으로 설정

'무엇이 존재하지 않는다'라는 방식보다는 '무엇이 성취된다'는 방식으로 설정해야 한다.

(2) 목표의 설정기준

목표설정의 기준은 '목적설정의 기준'과 크게 다를 바 없다. 단지, 목적과 목표의 개념상 의미가 다르기 때문에 그 설정기준에 약간의 차이가 있을 뿐이다.

① 목표는 설정된 목적에 논리적으로 적절히 연관되어야 한다. 목표는 보건프로그램 자체의 목적과 조직의 이념 및 목적에도 부합되어야 한다.
② 목표는 가능한 한 클라이언트에 대한 성과목표들을 포함하고 있어야 한다.
③ 목표는 그 성취수준을 측정할 수 있도록 설정해야 한다.
④ 목표는 단 하나의 명확한 평가기준만을 내포하도록 설정해야 한다. 즉, 각 목표들이 여러 개의 평가준거를 내포하고 있거나, 불분명한 평가준거를 담고 있는 경우는 바람직하지 않다.
⑤ 목표는 시간과 연계적이어야 한다. 즉, 목표에는 성취되어야 하는 시간의 틀이 포함되어야 한다.
⑥ 목표는 현실적이어야 한다. 즉, 목표들은 성취 가능해야 한다. 그러나 지나치게 쉬운 목표를 설정하는 것은 바람직하지 않다.
⑦ 목표의 설정도 목적의 설정과 마찬가지로 긍정적으로 이루어지는 것이 바람직하다.

(3) 보건프로그램과 목표설정

① 보건프로그램의 목적과 목표는 기본적으로 개인(클라이언트), 가족, 집단 및 지역사회의 변화에 있다.
② 보건프로그램의 목적과 목표를 의미 있게 진술하기 위해서는 그것을 성취할 참여자들을 구체화하고, 그 성취준거(기준)가 되는 클라이언트의 비율이나 최소인원을 표현해야 한다.
③ 보건프로그램은 클라이언트들이 획득해야 할 구체적인 행동수준을 제시하고 진술된 욕구의 충족이나 문제 해결과의 명백한 관계성을 표현해야 한다.
④ 보건프로그램에 투입할 수 있는 노력과 자원의 양을 가능한 한 표현하고 목적과 목표의 달성에 주어진 시간(기간)에 대한 언급도 포함시키며, 그 성취 여부를 쉽게 평가할 수 있도록 가시적이고 구체적으로 진술하여야 한다.

제2절 중재수준 및 중재전략 선정

1 보건프로그램의 설계

(1) 보건프로그램 설계의 의의

① 산출물로서 프로그램 설계
  ㉠ 보건프로그램 설계는 특정 목표를 달성하기 위해 프로그램 수행자들의 최소한의 실천 양식들을 규정하는 문서이다.
  ㉡ 보건프로그램을 진행하는 과정에서 지속적인 지침이 되고, 클라이언트에게 도움이 되며, 관련된 기관으로부터 지지를 얻을 수 있도록 정확하고 논리적이며 일관성 있게 작성되어야 한다.
② **방법으로서 프로그램 설계** : 보건프로그램 진행에 필요한 직원을 선발하고 진행상의 결정을 내리는 데 필요한 분석적인 도구를 제공하는 과정을 말한다.

(2) 보건프로그램 설계 시 고려사항

① 대상자의 요구를 만족시켜줄 수 있는 수단이 되어야 한다.
② 보건프로그램 실행 후 대상자의 행동 변화에 대한 청사진을 제시해야 한다.
③ 보건프로그램에는 진행인력의 배치, 전개, 활용 등에 대한 정당성이 제공되어야 한다.
④ 클라이언트가 구체적으로 변화하는 데 필요한 방향성을 제공해야 한다.
⑤ 설정목적과 목표를 충족시킬 수 있는 전략 개발에 도움을 주어야 한다.
⑥ 계획이 실제로 클라이언트들에게 활용될 수 있는 수단을 제공해야 한다.
⑦ 인력자원 개발·편성의 기초가 되어야 하고, 개입전략 개발 시 대상자의 욕구를 반영해야 한다.

(3) 보건프로그램 내용의 선정기준

합목적성 (목표와의 연계성)	• 보건프로그램의 내용이 설정된 목적과 목표의 달성에 부합되는 내용이어야 한다. • 참여자로 하여금 협동심을 고취시킨다는 목표를 세워 놓고, 내용에는 경쟁 활동만 포함시켰다면 그 내용은 목표에 부합하지 못한 것이 된다.
동기유발	보건프로그램의 내용은 서비스 대상에 대한 고려, 즉 서비스 대상의 필요와 흥미, 그리고 능력 수준을 고려하여 선정하여야 한다.
성취가능성	• 선정된 프로그램의 내용은 참가자들이 쉽게 이해할 수 있어야 하고 실질적인 행동변화를 이끌어낼 수 있어야 한다. • 아무리 좋은 내용이 선정되었다고 하더라도 서비스 실현 가능성이 없으면 좋은 내용이 아니다. • 이상적 견지에서 선정된 내용이 현실적인 서비스로 이어질 수 있는지 검토하여야 한다.
기회	• 선정된 내용이 프로그램의 목적과 목표가 규정하는 행동을 수행하고 경험할 수 있는 기회를 참여자들에게 제공해야 한다. • 기회가 만족될 때 참여자들은 그 내용을 통해 설정된 목적과 목표에서 지칭하는 구체적인 행동을 쉽게 달성할 수 있다.
포괄성 (다양성)	• 선정된 내용은 가능한 한 여러 성과를 얻을 수 있도록 포괄적이고 다양해야 한다. • 한 가지 내용이 두 가지 이상의 목표와 관련되어 동시 활동이 이루어질 수 있도록 선정한다. • 다양성은 동기유발, 주의집중, 계속적인 흥미유발, 적극적인 참여와 긍정적인 태도를 유지시키는 데에도 절대적으로 필요하다.
현실성	• 선정된 프로그램 내용은 지역사회의 현실(특성·상황)을 적극 반영하며, 사회생활에서 적용될 수 있는 내용 및 활동이어야 한다. • 모든 서비스는 지역적, 시대적, 사회문화적인 현실 속에서 적합한 것이어야 한다.
지역성	• 보건프로그램은 특정 지역을 중심으로 실시되기 때문에 프로그램의 내용은 그 지역의 독특성을 고려하여 선정해야 한다. • 지역성의 고려는 프로그램의 효과는 물론 어떤 지역의 문화 전통 계승이라는 점에서도 중요한 원리이다.

(4) 보건프로그램 내용의 선정방법

① 목표 중심의 내용 선정 방법

가장 일반적인 방법 중 하나로, 프로그램 목적과 목표를 달성하는 데 직접적으로 관련된 프로그램 내용을 선정하는 방식이며, 그 순서는 다음과 같다.

㉠ 보건프로그램 개발의 타당성 확인 자료를 검토한다(기관의 욕구, 클라이언트의 욕구, 시대적·사회적 욕구 검토).
㉡ 요구사정 내용 중에서 선별 과정을 거친 결과(내용)를 검토한다.
㉢ 설정된 보건프로그램의 목적과 목표를 검토하여 수행 방법을 진술한다.
㉣ 보건프로그램의 목적과 목표를 성취하기 위한 아이디어와 프로그램 내용을 나열한다.

② 우선순위에 의한 내용 선정 방법

보건프로그램의 내용을 선정하는 데 고려되어야 할 기준을 제시한 후, 순위를 정하고 그에 따라 내용을 선정하는 방식이며, 그 순서는 다음과 같다.

㉠ 보건프로그램 개발의 필요성 확인 자료를 검토한다.
㉡ 요구사정 내용 중에서 선별 과정을 거친 결과(내용)를 검토한다.
㉢ 보건프로그램의 목적과 목표 성취를 위한 내용을 나열한다.
㉣ 나열된 프로그램 내용의 우선순위 결정을 위한 기준을 제시한다.

ⓜ 제시된 기준들에 가중치를 부여한다.
ⓗ 보건프로그램 내용에 점수를 부여한다.
ⓢ 가중치를 이용하여 총점을 산출하고 서열화한다.
ⓞ 산출된 총점을 근거로 우선순위에 따라 프로그램 내용을 선정한다.

(5) 보건프로그램 내용 조직의 원리 ★

계속성의 원리	보건프로그램 내용의 조직에 있어서 활동과 참여자의 경험이 계속 반복적으로 일어나도록 구성한다.
계열성의 원리	• 보건프로그램 내용이 일정한 순서에 따라 조직화되어야 한다. • 앞의 내용을 기초로 하여 점차적으로 깊이와 넓이를 더해나가는 조직, 즉 단순한 것에서 복잡한 것으로, 쉬운 것에서 어려운 것으로, 구체적인 것에서 추상적인 것으로, 포괄적인 것에서 세부적인 것으로 조직해 나가야 한다.
통합성의 원리	여러 가지 프로그램의 내용들이 상호 관련성을 확보하도록 하는 것이다.
균형성의 원리	보건프로그램 내용조직에 있어서 내용들 간에 균형과 조화가 이루어져야 한다.
다양성의 원리	프로그램 참여자 개인들이 갖고 있는 요구, 특성, 관심, 흥미, 능력 등이 충분히 발휘될 수 있도록 다양하고 융통성 있는 방법으로 프로그램 내용들이 조직되어야 한다.

2 보건프로그램의 구성요소

(1) 거시적인 관점에서의 보건프로그램 구성요소

① 충족되어야 할 욕구와 문제, 목표의 확인
  ㉠ 모든 보건프로그램은 특정한 욕구를 충족시키고, 특별한 문제를 다루고, 삶의 질을 향상시키는 데 목표를 둔다.
  ㉡ 경제적 보장이나 건강보호와 관련된 특정 목표를 성취하고, 10대의 임신과 흡연 등의 문제를 개선하며, 교육, 사회화, 오락 등을 통해서 보다 나은 삶을 위해 보건프로그램을 실행한다.
  ㉢ 보건프로그램은 희생자들의 비난에 초점을 맞출 것이 아니라 어떠한 문제를 해결할지에 초점을 맞춰야 한다.

② 보건프로그램이 산출하는 이익
  보건프로그램은 어떠한 형태로 이익을 산출하고 어떤 효과를 창출하는가에 대해서 평가되어야 한다.

③ 프로그램의 적격 대상자
  같은 환경(예 수입, 가족 수, 연령 등)에 있는 모든 사람이 똑같은 사회적 도움을 받을 자격이 있다는 것을 의미한다. 즉, '필요한 것을 받는다'는 사회적 형평성을 말한다.

④ 보건프로그램의 재정자원
  ㉠ 재정은 보건프로그램의 중요한 구성요소이고 자원의 출처와 그 구성비율은 보건프로그램을 수행하는 데 중요한 환경을 제공하게 된다.
  ㉡ 자원에는 일반조세, 목적세, 근로자와 고용주에 대한 세금, 갹출금, 서비스 수혜자에 의한 요금, 제3자 지불방식과 서비스 구매(예 방문간호서비스, Medicaid Program 등), 혼합된 형태의 다양한 재정지원 방식(예 사용료, 보험금, 개인의 기부금, 정부지원금, 민간재단 등)이 있다.

(2) 체계적 관점에서의 보건프로그램 구성요소 ★

프로그램의 구성요소를 체계적 접근에 따라 분류해 보면 투입(Inputs), 전환(Through-put), 산출(Outputs), 결과(Outcomes)로 나누어 볼 수 있다.

투입	프로그램에 투입된 자원으로 클라이언트와 관련된 요소, 직원과 관련된 요소, 물리적 자원으로 분류할 수 있다 (메 돈, 직원 및 직원의 근무시간, 자원봉사자 및 활동시간, 시설, 장비 등).
전환	• 보건프로그램을 실천하기 위한 투입물을 가지고 행하는 활동을 말한다. • 클라이언트의 문제와 그 문제에 적합한 서비스 종류, 그 서비스의 업무내용, 개입방법은 무엇인가를 고려한다.
산출	• 보건프로그램의 직접적인 생산물로서 서비스 완료를 의미한다. • 보건프로그램 실천 현장에서의 실적이라고 할 수 있다.
결과	• 보건프로그램에 참여하는 동안 혹은 그 이후, 개인 또는 인구집단에게 일어난 혜택이나 변화를 말한다. • 보건프로그램의 산출물에 의해 영향을 받는다. 즉, 프로그램이 개입한 후에 달라진 것이 무엇인가를 의미한다.

(3) 보건프로그램의 구성요소

보건프로그램의 구성요소는 참가자, 실행주체, 활동내용, 실행방법, 장비, 실행시간, 장소, 담당자, 예산, 평가계획 등으로 구분된다.

참가자	• 참가자에 대한 적절한 이해와 신중한 배려가 필수이다. 이를 위해 참가자에 대한 분석이 요구된다. • 참가대상을 명확히 하기 위해 참가자의 속성을 구분한다. 즉, 개체의 성질(메 성별, 발달단계 등), 생활의 장과 공간적인 면(메 가족, 직업 등), 프로그램 참가의 경험면(메 경험, 활동수준 등)에 의해 구분한다.
실행주체	실시주체가 지향하고자 하는 의도가 무엇인가를 파악한 후 보건프로그램에 반영한다.
활동내용	보건프로그램의 활동내용은 목표에 도달하기 위한 하나의 방법으로, 활동내용을 선택하고 편성할 때 다음 사항에 유의해야 한다. • 활동내용을 선택하여 세분화한다. • 프로그램 활동내용을 실시방법 및 장비, 도구 등과 관련시켜 선택하고 편성한다. • 프로그램 내용을 활동의 연속성 및 발전성을 고려하여 선택하고 편성한다. • 프로그램 내용의 양과 질을 고려해서 선택하고 편성한다.
실행방법	• 실행방법이 적절하게 선택되면 실시가 효율적일 뿐만 아니라 교육적 효과를 거두기가 쉽다. • 효과적인 방법을 선택하기 위해 목표달성의 효과성, 제공되는 내용의 질과 양에 대한 적절성, 적절한 도구의 이용가능성, 지도자 및 참가자의 능력에 대한 적합성, 참여효과를 높이기 위한 다양한 방법의 사용 등이 고려되어야 한다.
장비, 도구	실행효과를 높이기 위해 적절한 지도매체(메 장비에 대한 지도자의 기술수준·숙련도 등)의 선택이 중요하다.
실행시간	프로그램의 실행 시기, 시간대, 총시간 수 등이 효과의 변수가 될 수 있다.
환경, 장소	프로그램이 실시되는 환경과 장소가 프로그램의 효과에 영향을 미치게 된다.
보건프로그램 담당자	자격 있는 유능한 담당자를 배치하는 것이 프로그램의 효과성을 높이는 최우선 과제이다.
예산	• 보건프로그램의 총예산을 인건비, 관리비, 기자재 및 집기구입비, 수용비, 사업비 등의 항목으로 나누어 각 항목의 산출근거를 구체적으로 제시한다. • 예산항목별 자금조달 계획을 알 수 있도록 항목별 산출 근거를 구체적으로 제시한다.
보건프로그램 평가계획	프로그램 편성 시 각 단계의 유의사항 및 평가의 대상, 주체, 시기, 방법 등을 미리 구성해야 한다. 이를 미리 구성해야 평가의 정확성 및 운영의 효율성을 꾀하여 프로그램을 효과적으로 평가할 수 있기 때문이다.

3 대상자 선정

(1) 매핑 기법 ★★

① 매핑(Mapping)의 개념
  ㉠ 일정한 기준을 가지고 경계를 정하여 나누는 것을 말한다.
  ㉡ 보건프로그램의 수혜가 예상되는 집단의 윤곽을 정하는 것을 말한다.
  ㉢ 보건프로그램이나 보건교육의 타깃층(대상집단)을 설정하는 것을 말한다.

② 매핑의 전략 및 기법

사회체제 분석	• 사회체제 속에 소속된 인간집단의 사회적 구조를 일정한 기준에 의해 분석하여 유형화시키는 것이다. • 사회체제 구성요소 : 신념, 감정, 목표, 시설, 지위역할, 권력, 규범, 사회적 서열, 제재 등
사회적 계층화	• 특정 사회구성원을 사회경제적 변인이나 다른 변인에 의해 우등, 열등, 동등의 척도로 서열화하는 것을 말한다. • 변인 : 소득수준, 직업, 교육수준, 명성 등
사회차별화	• 사회구성원을 그들이 가진 고유한 특성에 의해 차별화시키는 것이다. • 특성 : 연령, 성별, 사회적 역할, 생활방식, 윤리적 배경, 교육경험 등 • 변수나 척도에는 명목변수와 서열변수가 있다. 서로 다른 범주(특징)를 구분하기 위해 하나의 이름표로 부여된 수치를 명목변수라 하고, 자료의 특성에 서열을 부여하기 위해 수치를 사용하는 것을 서열변수라 한다. • 서열변수와 관련되는 것이 사회계층화이고, 명목변수와 관련되는 것이 사회차별화라고 볼 수 있다.
문화분석	• 대규모의 사회집단을 분류하고 그 속에 소속된 사회구성원들을 이해하는 것이다. • 문화 요소 : 언어, 신념, 태도, 생산 및 생활양식, 교육체제, 제반소유물 등

(2) 랩과 포트너(Rapp & Poetner)의 대상자 결정모형

① 프로그램 적용집단을 일반집단, 위험집단, 표적집단, 클라이언트집단으로 분류한다.
② 프로그램의 최종 대상이 되는 집단은 클라이언트집단이다.
③ 클라이언트집단을 추정하는 과정으로 가장 넓은 범위인 일반집단으로부터 좁혀가는 것이다.

> 결정 순서 : 일반집단 → 위험집단 → 표적집단 → 클라이언트집단

④ 대상자 결정모형의 각 집단의 특성

일반집단 (General Population)	• 프로그램에 영향을 미칠 대상인구로 클라이언트가 속한 관할지역 내의 모든 사람, 즉 해당 문제를 가질 수 있다고 판단되는 가장 포괄적인 대상인구집단이다. • 이는 보통 계획의 대상지역 내에 거주하고 그 문제의 속성과 관련이 있는 모든 인구집단을 지칭한다.
위험집단 (At-risk Population)	일반집단 중 해당 문제에 노출될 위험이 있거나 욕구가 있는 집단이다.
표적집단 (Target Population)	• 위험집단 중 하위집단으로 직접적, 구체적인 대상인구집단이다. • 표적집단에 대한 정보는 프로그램 계획에 필수적이다.
클라이언트집단 (Client Population)	• 표적집단 중 실제의 프로그램 참여자이다. 즉, 해당 프로그램이 실시될 때 실제 그 프로그램을 이용할 수 있는 프로그램 소비자들이다. 프로그램을 실시하는 기관의 서비스 제공 능력, 프로그램 실시 시간 및 장소와 클라이언트의 관심, 자발성 등은 클라이언트의 결정요인이 된다. • 보건프로그램을 계획할 때 문제를 가진 표적집단을 추정하면서 구체적인 클라이언트집단 규모를 계산하지 않는다면 그 프로그램은 실패할 가능성이 높다.

(3) 대상자의 생애 주기별 위험 요인과 보건 문제

단계	위험 요인	보건 문제
영유아기	가족 계획에 대한 지식 부족, 청소년 시기의 출산, 저체중 영아, 유전요인, 임신 중 고혈압과 감염력	미숙아 출산, 기형아 출산, 영아돌연사증후군(SIDS), 불의의 사고, 폐렴 및 기관지염, 심장병
아동기	맞벌이 부모, 빈곤, 아동 학대, 자아존중감 저하, 아동이 부모와 좌절의 희생양이 되는 것, 반복되는 감염, 사고, 입원, 건강문제를 알지 못하였거나 무관심함, 독성 물질의 방치, 영양결핍	행동 문제, 언어, 시각적 문제, 감염성 질환, 충치, 학교 문제, 학습 장애, 폭력
청소년기	만성질환을 일으키는 생활양식과 행동, 문제 해결 기술의 부족, 반항 행동, 부모 자녀 간의 갈등, 기대를 맞추어야 하는 압력	폭행으로 인한 사망, 상해, 음주와 약물 남용, 성병, 자살, 우울, 게임 중독, 흡연
중년기	흡연, 고지혈증, 신체적인 비활동성, 유전적 원인, 알코올 남용	심혈관계 질환, 뇌혈관계 질환, 당뇨, 과체중, 암, 사고, 자살, 정신 질환, 우울
노년기	노화, 약물 상호 작용, 대사 장애, 은퇴, 배우자 상실, 수입 감소, 영양결핍, 운동 부족, 죽음에 대한 준비 부족	의식 혼돈, 시력 감퇴, 고혈압, 감염 질환, 폐렴, 인플루엔자, 화상, 낙상, 노인 학대, 죽음, 우울

(4) 대상자별 보건 문제 도출 과정

① 1단계 : 의미 있는 단서 확인
  ㉠ 자료를 조직하고 의미 있는 단서를 확인하기 위하여 설정된 규범과 비교한다.
  ㉡ 수집된 자료를 자료수집 양식의 틀에 따라 같은 부류끼리 묶는다.
  ㉢ 키나 체중, 임상 검사치, 영양 요구, 사회적 기능, 대응 기술, 평상시 건강 상태 등을 표준으로 이용하여 모든 자료와 비교한다.
  ㉣ 단서와 표준/규범과의 비교(예시)

단서의 종류	대상자 단서	표준/규범
암 발생률 증가	암 발생률	전년도 암 발생률

② 2단계 : 단서 묶기와 자료의 부족 확인
  ㉠ 의미 있는 단서들을 묶고 결여되었거나 불일치하는 자료를 확인한다.
  ㉡ 하나의 범주 이상에서 반복적으로 나타나는 단서를 찾고 특정 문제에 대하여 검색 부위를 좁히기 위하여 문제의 범주를 확인한다. 또한, 자료의 부족과 불일치성을 확인하여 부족한 자료를 계속적으로 찾아야 한다.
  ㉢ 부족한 자료는 설문조사를 실시하여 전문가 및 지역 주민의 의견을 수렴 후 지역사회의 건강문제를 도출한다(예 전년도 대비 올해 암 발생률의 증가를 파악하기 위하여 성별이나 나이에 따른 암 발생률을 확인하는 것이 필요하며 부족한 자료를 추가로 확인한다).

③ 3단계 : 현재의 건강 상태에 대한 결론 도출
현재 대상자의 건강 상태에서 보건교육의 요구나 문제점이 없는지를 확인하여 결론을 도출한다.

관련되는 단서	임의적 문제 진술
매년 암 발생률 증가	• 예방 건강검진 이행의 부족 • 생활양식 변화

④ 4단계 : 문제의 원인 결정
문제를 초래하거나 문제에 기여한다고 믿는 생리적·심리적·사회적·영적·환경적 요인이 문제의 원인이 될 수 있으므로 무엇이 이 문제를 야기하였는지, 그에 대한 원인은 무엇인지 등의 질문을 통하여 원인을 결정한다.

관련되는 단서	임의적 문제 진술	보건 문제 진술
매년 암 발생률 증가	• 예방 건강검진 이행의 부족 • 생활양식 변화	35~64세 여자 대상자에서의 암 발생률이 높게 나타남에 따라 이 대상자를 위한 보건교육이 필요함

(5) 보건교육 대상자 파악

① 보건교육 대상자 파악 목적
  ㉠ 지역사회 대상자의 건강문제를 파악하는 것은 건강문제 중 어떤 사업을 우선으로 수행하여야 할지 결정하는 데 도움을 주며, 문제 해결을 위하여 해결책을 찾는 데에도 도움을 줄 수 있다.
  ㉡ 대상자의 인적·물적자원 및 정보를 파악함으로써 대상자들의 건강문제에 대한 해결 역량을 파악할 수 있다.
  ㉢ 대상자들의 현재 건강 상태를 파악하는 것은 보건교육 후 상태를 비교함으로써 평가할 수 있는 비교 기준으로 활용할 수 있다.

② 대상자 건강 상태 사정
  ㉠ 대상자의 보건 문제는 출생과 사망 수준, 상병과 건강 수준, 전염병 발생 실태, 만성퇴행성질환 유병률, 환경 오염 실태, 안전사고 발생률, 보건 의료 시설, 인력 및 자원, 주민의 건강에 대한 관심도 등을 이용하여 파악한다.
  ㉡ 대상자의 건강 행태에 대한 특성은 흡연과 음주, 영양과 식습관, 운동 실천 행태, 비만(과체중) 비율, 건강검진 수검률 등을 이용하여 파악한다.

③ 대상자의 학습 요구 사정
  ㉠ 보건교육을 계획할 때 학습자들이 우선적으로 배우고 싶어하는 것이 무엇인지를 알아내는 것이 중요하다.
  ㉡ 대상자의 특성을 파악하고 대상자의 건강문제에 대한 자료를 수집하여 학습 요구를 파악하고 우선순위를 정한다.
  ㉢ 대상자의 학습 요구상태를 파악하기 위하여 범이론 모형(Transtheoretical Model)을 이용한 대상자의 특정 건강 행위 수행단계를 파악하고, 대상자의 행위 변화 전략을 파악하여 교육 계획에 반영한다.

④ 범이론 모형(TTM) ★★
범이론 모형은 대상자가 어떻게 건강 행동을 시작하고 유지하는지 행동 변화 원칙과 과정을 설명하는 통합적 모형이다.

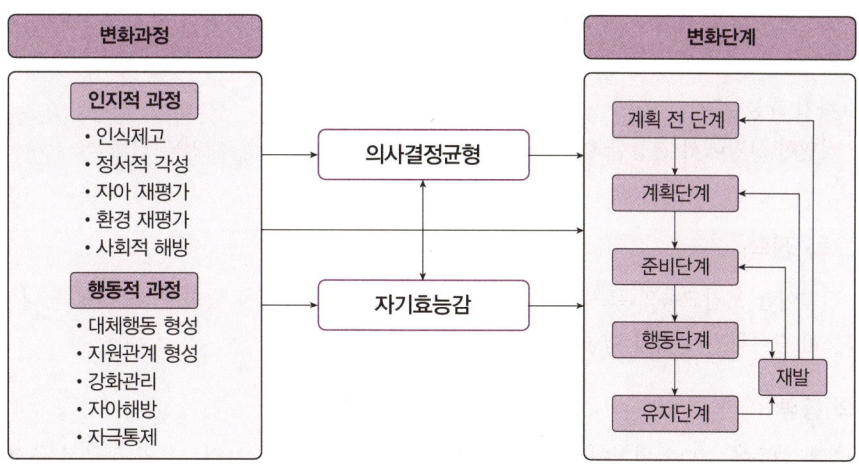

[범이론 모형 구성요소]

㉠ 변화 단계

계획 전 단계	건강 행위 변화 계획에 무관심한 단계, 변화의 필요성을 느끼지 못하는 단계
계획단계	문제를 인식하고 바로 행동 변화를 시도하려고 숙고하는 관심기 단계
준비단계	구체적인 행동 실행 계획이 잡혀져 있는 단계
행동단계	건강한 생활 습관을 가지기 위하여 노력하는 단계
유지단계	불건전한 행동이 없어진 단계

㉡ 변화 과정

변화 과정은 행동 변화의 단계를 진행하면서 사용되는 기본적인 과정이자 기술이다. 대상자가 경험하는 변화 과정은 인지적 과정과 행동적 과정이 있다.

인지적 과정	인식 제고	문제 행동에 대한 새로운 정보를 추구하고 문제를 이해하고 피드백을 얻고자 하는 노력
	정서적 각성 (극적 안도)	적절한 행동이 취해지는 경우 갈등이 줄고 정서적 경험의 공유가 증가되는 것
	자아 재평가	건강한 행위를 하는 자신의 모습과 그렇지 않은 자신의 모습이 자신에게 미치는 영향을 정서적·인지적으로 재평가하는 것
	환경 재평가	개인의 건강한 행위와 그렇지 않은 행위가 물리적·사회적 환경에 미치는 영향을 재평가하는 것
	사회적 해방	사회 내에서 대안적 생활양식에 대한 개인의 인식과 이용 가능성을 넓혀 가는 것
행동적 과정	대체 행동 형성	건강하지 못한 행동을 건강한 행동으로 대체하는 것
	지원 관계 형성	건강하지 못한 행동의 변화를 위한 노력 과정에서 타인으로부터 받은 신뢰와 지원을 받는 것
	강화 관리	건강하지 못한 행동을 건강한 행동으로 대체할 경우 칭찬과 보상을 주는 것
	자아 해방	건강하지 못한 행동이 건강한 행동으로 변화될 수 있다는 신념을 가지고 계속 결심하고 헌신하는 것
	자극 통제	건강하지 못한 행동을 유발하거나 방해할 수 있는 상황·요인에 대하여 통제하고 건강한 행동을 위한 대안 방법을 찾는 것

ⓒ 의사결정 균형

대상자가 어떤 행동을 변화시킬 때 자신에게 생기는 긍정적 측면과 부정적 측면을 비교하고 평가하는 것

ⓔ 자기 효능감

직면한 상황에서 건강한 행동을 성공적으로 수행할 수 있다는 개인의 신념

4 보건교육 전략

보건교육 전략이란 보건교육의 목적을 달성하기 위한 개입이나 중재를 말하며, 보건교육 대상자들에게 제공되거나 그들이 참여하면서 직접 행동하는 활동을 말한다.

(1) 전략의 종류

① 인간의 행동에는 다차원적인 요인들이 영향을 끼친다. 따라서 보건교육의 궁극적 목적인 원하는 행동으로의 성공적인 변화를 위하여 다양한 수준에서의 여러 영향 요인들을 이해하고, 이 요인들을 변화시킬 수 있는 다양한 전략을 사용하는 것이 바람직하다.

② 개인 또는 집단의 건강 행태에 영향을 끼치는 요인을 정리한 사회 생태학적 모형에 의하면 개인 또는 집단의 행태는 다양한 요인에 의하여 영향을 받는다.

③ 사회 생태학적 모형에 따른 건강에 영향을 끼치는 요인 ★★

단계		정의
개인 수준		지식, 태도, 믿음, 기질과 같은 행동에 영향을 주는 개인적 특성
개인 간 수준		가족, 직장동료, 친구 등 공식적·비공식적 사회적 관계망과 지지 시스템
지역사회 수준	조직 요인	조직원의 행동을 제약하거나 조장하는 규칙, 규제, 시책
	지역사회 요인	개인, 집단, 조직 간에 공식적·비공식적으로 존재하는 네트워크, 규범 또는 기준과 지역사회 환경
	정책 요인	질병 예방, 조기 발견, 관리 등 건강 관련 행동과 실천을 규제하거나 지지하는 각급 정부의 정책과 법률 및 조례

(2) 대상자 집단의 규모를 고려한 접근 전략 비교 ★★

① 개인 차원의 전략

개인이 가지고 있는 지식, 믿음, 태도, 기질이 건강 관련 행동을 좌우하고 나아가 건강한 환경이나 정책 개발에도 영향을 끼친다. 따라서 개인이 가지고 있는 지식, 믿음, 태도, 기질을 변화시키기 위하여 교육, 상담, 유인 제공 등의 전략이 필요하다.

㉠ 교육 : 강좌, 세미나, 워크숍 등의 공식적인 교육과정을 통하여 정보를 제공한다.

㉡ 행태 개선 훈련

- 건강에 위험을 주는 생활 습관을 변화시키고 개선하기 위하여 소수를 대상으로 집중적인 기술 훈련 및 정보를 제공한다.
- 최근에는 보건소, 의료기관, 전문 상담 기관 등을 중심으로 활발해지고 있다(예 금연 클리닉 금연 상담, 고혈압·당뇨 환자에 대한 건강 행태 상담 및 지도, 노인 운동 지도 등).

㉢ 직접 서비스의 제공 : 예방접종, 가정 방문 등

② 개인 간 차원의 전략(사회적 지지 제공)

사람들의 행동에는 가족, 친구, 직장동료, 이웃 등이 영향을 끼친다. 따라서 건강에 문제가 있는 개인을 단독으로 관리하기보다는 그 사람에게 영향을 끼칠 수 있는 사람들과 함께 관리할 때 프로그램의 효과가 높아진다.

㉠ 기존 네트워크의 활용
- 네트워크의 강화를 통하여 사회적 지지 제공
- 네트워크 간의 경쟁과 우수한 네트워크에 대한 유인 제공

㉡ 새로운 네트워크의 개발
- 짝 만들기(Buddy System) : 혼자서 운동하는 것보다 가족이나 친구, 동료와 함께 운동하는 것이 효과가 높다. 따라서 짝(Buddy)을 만들어주는 것이 좋다.
- 후견인 제도(Mentoring System) : 후견인 제도는 전문가나 이미 건강 행태 개선을 경험한 사람을 신참의 후견인으로 활용하여 사회적 지지를 제공하는 것이다.
- 동아리 조직(Club or Group System) : 금주 동맹이나 환자 자조 모임 등이 있다.

③ 조직 차원의 전략

㉠ 조직 차원의 전략은 조직을 대상으로 조직 문화를 변화시키기 위한 활동, 기존의 규범이나 전통을 변화시키기 위한 활동을 말한다.

㉡ 개개인을 공략하기보다는 조직에서 건강을 위한 전략을 선택하게 되면 그 효과는 더욱 크다. 따라서 조직 차원의 전략을 선택할 경우에는 조직 의사 결정권자의 의사결정이 선행되어야 하므로 그들을 먼저 교육하여야 한다.

㉢ 조직 차원의 직장 건강증진 프로그램의 성공 사례를 살펴보면 공장장 등을 중심으로 캠페인을 시도하는 등 조직의 금연 문화 변화를 도모하고, 그에 따른 성과급을 제공하여 금연을 강화한다.

④ 지역사회 차원의 전략

지역사회 보건위원회, 어머니 건강 교실, 마을 환경보호협의회 등은 전부 지역사회 조직의 형태로서, 보건사업과 관련된 역할을 할 수 있다. 즉, 지역사회 차원의 전략은 지역사회 일부나 전체를 대상으로 보건프로그램을 실시하는 전략을 말하며, 다음의 내용을 포함한다.

㉠ 보건 정책 강화
- 지역의 법령 · 정책 · 규정 등을 개정함으로써 주민들이 건강을 유지 · 향상시킬 수 있도록 하는 방법이다.
- 금연을 유도하기 위하여 금연 건물이나 금연 거리를 지정하는 방법, 비만을 예방하기 위하여 학교 내 자판기에서 탄산음료 판매를 금지하는 정책 등이 해당한다.

㉡ 사회 활동

지지 집단, 동아리의 조직, 축제, 공연, 노인회 등 다른 목적을 가진 사회 연결망을 활용하는 방안이 있다.

㉢ 이벤트
- 사람을 동원하여 현장에서 실시하는 모든 활동 형태를 의미하며, 특정의 목적, 기간, 장소, 대상을 전제로 하여 실시되는 개별적이고 직접적이며 쌍방향적인 커뮤니케이션 매체이다.
- 대표적인 이벤트는 건강박람회, 걷기 대회 등이다.

ⓔ 홍보

홍보는 어떤 소식이나 정보를 일반인에게 널리 알리는 것을 말한다. 모든 보건프로그램 전략은 홍보 요소를 포함하고 있다. 홍보 전략은 다양한 목적이나 목표 달성에 유용하고 많은 대상자에게 정보를 제공할 수 있으며, 비용은 효과적이고 덜 위협적인 장점이 있다.

> **지역사회 조직 전략의 목표**
> - 주민 개개인을 설득하여 개인 수준에서 보건 행태의 변화를 유도하기보다는 집단의 동의나 전통 규범에 의하여 집단 수준에서 모든 사람이 일치된 보건 행태를 성취할 수 있도록 하는 것이다.
> - 지역사회 보건 문제를 지역사회 주민 각자의 문제로 여기고 모든 사람이 스스로 책임을 가지고 참여하게 한다. 이로써 지역사회 집단 전체의 힘으로 문제를 제기하고 해결하고자 한다.

(2) 보건교육 의사소통 전략

① 보건교육 의사소통 기술 선택

구두 의사소통	상담, 회의, 프레젠테이션, 워크숍, 강연 등
문자 의사소통	설문조사, 인터넷, SNS, 리플릿, 포스터, 플래카드 등
실행 의사소통	캠페인, 전시 등

② 보건교육 의사소통 기술 수립

설문조사	특별한 보건 문제나 관심사에 대하여 수신자(청중)의 관심도와 의견을 수렴한다.
모델링	지속적인 모니터링으로 정보를 축적하면 축적된 정보를 중심으로 추세 결정 및 향후 예측, 그리고 경고 메시지 전달에 활용한다.
지표화 기법	과학적 정보와 모니터링을 통하여 수신자(청중)가 이해하기 쉬운 형태로 정보를 변환할 수 있다.
전시	의견이나 메시지를 시각적인 형태로 표현하여 수신자의 이해를 높인다.
정기회의	정기적 또는 구조적으로 조직된 회의를 통하여 적극적인 의견 교환과 피드백을 활성화할 수 있다. 동등한 의견 교환을 유도함으로써 신뢰와 평등의 분위기를 조성한다.
포커스 그룹	이해 당사자들의 지식, 동기, 관심사, 요구도, 의견들을 이해하고 공통 기반을 확립하는 데 근거가 된다.
인터넷	강력하고 직관적인 검색 수단으로 특정 정보에 신속하게 접근할 수 있다. 또한, 대중과의 의사소통을 원활히 할 수 있다.
전자 우편	편지 주소록을 단체명으로 보관하여 전자 형태로 특정 관심사나 정보를 신속하게 전달한다.
지도 및 지역 사진	복잡한 주제의 의사소통을 편리하게 돕는 시각적 보조도구이다. 지리 정보 시스템(GIS)을 이용한 읽기 쉬운 지도로 환경 위험성에 대한 이해도를 향상시킨다.
대중 매체	지역사회 구성원들에게 핵심적이고 즉각적인 정보를 제공할 수 있다. 집단별 정보 통제가 불가능하다.
현장 활동	현장 방문이나 관찰 등의 현장 활동을 통하여 학습자에게 해당 문제를 쉽게 이해시킬 수 있다.
포스터	알리고자 하는 메시지나 논제를 전문가나 관계자가 전시하고 안내한다. 이미 배포된 정보에 대한 의사소통이 용이하다.
공지	정부 해당 기관의 결정과 그 결정에 대한 의견 수렴 기간을 학습자에게 알린다. 지역사회 불특정 다수에게 전달하는 데 용이하며, 눈에 잘 띄는 장소를 선정하여 간단하고 명확한 메시지로 표현하는 것이 중요하다.

특별 행사	지역사회 청중들에게 주요 사건의 수행을 공식적으로 알리는 기능을 한다. 위해성 평가 또는 관리에 대한 해당 청중 교육의 효과가 있는데, 적극적인 해당 청중들의 긍정적인 참여와 활동으로 지역사회 청중들의 참여를 유도할 수 있다.
워크숍	해당 청중들에 대한 단기 강좌로 발전 가능하다. 기술 전문가를 초청하여 위해성에 대한 지식, 평가, 관리 방법들을 상세히 설명하고 이해시키는 경로로 활용한다.

(3) 보건교육 활성화 전략

① 대중 매체 이용
　㉠ 인쇄 매체(예 신문, 잡지, 포스터, 팸플릿)와 전자 매체(예 라디오, 텔레비전, 전화, 영상 기기 등) 등은 빠른 시간 내에 많은 대상자에게 많은 양의 보건 정보를 전달할 수 있다.
　㉡ 행태 변화 과정 가운데 지식이 필요한 초기 단계에 질병의 전염을 경고하고 널리 알려 줄 필요성이 있을 경우에 매우 효과적이다. 그러나 대상자의 경제·사회 수준이 낮아 이들 대중 매체를 이용할 수 없어 정보 접촉이 없는 경우나 보건 정보 전달이 이루어지지 않을 경우에는 효과가 없다. 따라서 대중 매체를 이용하여 보건교육을 실시할 경우에는 보건 정보의 전달 목적과 내용, 그리고 대상자의 특성 등을 고려하여 신중히 결정하여야 한다.

② 인센티브 전략과 불이익 전략
　㉠ 인센티브(Incentive)는 태도 또는 행위의 변화를 유도하기 위한 목적으로 개인이나 집단에게 주어지는 직·간접적인 금전 또는 이에 준하는 형태의 보상을 말한다.
　㉡ 인센티브와 보상은 많은 연구의 결과로서 인간의 태도와 행위의 변화를 유도하는 데 상당한 역할을 하고 있다.
　㉢ 인센티브 또는 보상의 유형에는 여러 가지가 있다.
　　• 주민에게 주는 인센티브와 보건 요원에게 주는 인센티브
　　• 개인에게 주는 인센티브와 집단에게 주는 인센티브
　　• 금전 인센티브와 비금전 인센티브

금전 인센티브	저렴한 물품의 제공(예 달력, 열쇠고리, 펜, 손전등, 머그컵, 수건, 무료 주차권 등), 상품권, 마일리지 점수 이벤트 등
비금전 인센티브	상, 상급자, 동료, 강사 등으로부터의 특별한 인정, 칭찬, 격려를 받고 신문이나 게시판 등에 이름을 게재해 주는 것 등

　　• 즉시 지급 인센티브와 만기 지급 인센티브 : 목적 달성에 관계없이 행동에 대응하여 즉시 지급하는 것이 즉시 지급 인센티브이며, 목적이 달성될 때까지 기다렸다가 훗날 지급하는 것이 만기 지급 인센티브이다.
　　• 차등 인센티브와 비차등 인센티브 : 실적의 정도를 구분하여 실적에 따라 비율적으로 차등을 두어 지급하는 것이 차등 인센티브이며, 실적 정도에 차이 없이 일률적으로 지급하는 것이 비차등 인센티브이다.

③ 보상과는 상반되는 개념으로 불이익을 주는 전략은 특정 행위를 감소시키고자 할 때 사용할 수 있다(예 흡연자에 대한 추가 보험료 부과, 안전띠나 헬멧 미착용자 벌금 부과, 흡연자들의 특정 장소 이용 금지 등).

④ 인간은 행동을 취하기 전에 행동의 결과를 얻기까지의 비용을 계산하여 이득이 비용보다 큰 경우에 행동을 한다.

(4) 보건교육의 목표 달성을 위한 전략 수립 예시안

① 지역사회 협력

목표	• 지역사회 금연 네크워크 형성 • 캠페인 실시 • 금연 클리닉 운영 : 2개소
전략 대상	지역사회 유관 기관, 민간단체, 기업체, 학교, 공공기관
접근 전략	• 지역사회 기관을 성격 유형별로 분류하여 유기적 교류를 통한 연대감 형성 • 기관 간 공문 협의 및 수시 전화 소통 추진 • 분기별 관련 기관 간담회 개최

② 내실 있는 금연 교육 운영

목표	〈인력〉 • 투입 인력 확보 : 총 2명 • 담당자 교육 참여 〈보건기관 내 협력〉 • 금연 클리닉 운영 평가 실시 • 금연 신규 등록자 중 청소년 흡연자 비율 : 7% 이하 • 6개월 금연 성공자 수 : 1,000명 이상 • 금연 클리닉 이용자 1인당 평균 상담 횟수 : 5회 이상 • 6개월 성공자 중 행동 요법만으로 성공한 비율 : 20% 이상 • 실무 협의회 : 연 4회 〈클리닉 분야〉 • 6개월 금연 성공률 : 50% 이상 • 4주 금연 성공률 : 50% 이상
전략 대상	흡연자 중 금연 예방 교육을 이용한 등록자 전원
접근 전략	• 정규직으로 금연 상담 업무 및 교육 담당 인력 2명 이상 확보 • 금연 교육 담당자의 지속적인 보수 교육을 이수하도록 함 • 금연 클리닉을 보건기관에 상설 운영함 • 월별 금연 클리닉 운영 평가 실시 • 학교 대상 이동 금연 클리닉 실시 • 중·고등 여학생을 대상으로 금연 교실 운영 • 행동 요법으로 성공한 비율 향상 전략을 위하여 금연 상담 기법을 지속적으로 교육받을 수 있도록 보건교육 담당자를 연계 • 전화 상담이나 문자 상담을 이용할 수 있도록 함

③ 금연 교육 체계의 확립

목표	〈인력〉 • 투입 인력 확보 : 총 2명 • 담당자 교육 참여 〈예산〉 금연 교육 예산의 집행률 : 95% 이상 〈교육 분야〉 • 보육 시설 흡연 예방 교육 실시 횟수 : 30회 이상 • 초·중등 흡연 예방 교육 실시 횟수 : 100회 이상 • 흡연 학생 대상 5일 금연 교실 실시 횟수 : 25회 이상
전략 대상	보육 시설, 초·중·고등학교

접근 전략	• 금연 교육을 체계적으로 추진할 수 있는 전문 인력 확보 • 전국적인 보건교육 추진 트렌드 및 정책 변경 사항 인지를 위한 직무 교육 필수 참석 • 예산 편성에 따라 집행률을 95% 이상 달성하도록 함 • 아동 금연 의식 각인을 위한 체험, 활동, 교육이 포함된 멀티 프로그램 운영 • 관내 교육청, 중·고등학교와 협조 체계 구축 • 금연에 성공하면 금연 교실 참여 시간을 봉사 점수로 인정 • 상큼 발랄반(여학생), 미래 희망반(금연)을 운영하여 금연 성공률을 증가시킴

④ 금연 홍보 분야

목표	• 금연 지도자 교육 개최 횟수 : 5회 이상 • 금연캠페인 개최 횟수 : 5회 이상 • 금연 교육 자료 게시 횟수 : 5회 이상 • 금연 홍보 자료 게시 횟수 : 5회 이상 • 금연 보도 자료 게시 횟수 : 5회 이상 • 금연 홍보 영상 방영 횟수 : 10회 이상 • 금연 성공 체험 수기 공모전(중·고등) : 1회 이상 • 금연 포스터 그림 그리기 대회(초·중등) : 1회 이상
전략 대상	보육 시설, 초·중·고등학교 및 교육청, 지역사회 일반 시민
접근 전략	• 지역사회 금연 분위기 확산을 주도할 지도자 양성을 위한 교육 실시 • 대형마트, 지하철역, 청소년 문화존 또는 기타 지역 축제나 행사에 금연캠페인 운영 • 금연 패널 전시, 홍보물 배부, CO 측정 등을 시행 • 지역 신문 보도 자료, 시청 전광판, 유선 방송 등에 금연 교육 자료 홍보 실시 • 금연 성공 체험 수기 공모전 실시 • 금연 포스터 그리기 대회 실시

제3절 자원 배분

1 보건교육 자원 활용 계획

(1) 보건교육 계획

① 보건교육 계획이란 기획한 전략들을 실현하기 위한 구체적인 계획으로 기획한 내용에 대한 목표를 설정하고, 수행 기간에 업무 내용 및 구성원이 역할 등을 세분화한 계획을 의미한다.

② 이러한 보건교육 계획을 수립함으로써 보건교육프로그램 관계자들은 상호 이해가 가능하다. 또한, 순차적으로 수행할 업무들을 고찰하고 평가할 때나 전체 프로그램 수행 기간의 예측 및 수행이 지연될 경우 이에 대한 원인 분석, 업무 수행을 위한 자원의 적정 배분이 가능할 수 있다.

③ 수행 단계별로 업무 내용, 업무 담당자 지정 및 담당자별 업무 분담 내역, 각종 지침이나 양식, 세부 업무별 필요한 예산 및 인력, 시설 장비 등의 소요 자원과 확보 방안, 진행 일정, 평가 계획과 평가 결과의 활용 방안 등이 포함되어야 한다.

(2) 인력과 장비 및 장소 선정 계획

① 보건교육프로그램의 추진 체계
실행 주체가 지향하고자 하는 의도가 무엇인가를 정확하게 파악하고 해당 보건교육프로그램 운영 주체, 즉 자체 운영과 위탁 운영의 여부를 기술한다.

② 활동 내용 및 각 수행 단계별 업무 담당자 지정
㉠ 활동 내용 실시 방법과 장비들을 관련시켜 활동 내용이 연속성을 띠도록 세분화하고, 담당자를 배치한다.
㉡ 보건교육 활동 내용별로 담당자의 책임과 권한을 명확히 기록하여 편성한다.
㉢ 담당자를 배치하는 일은 보건프로그램의 효과성을 높이기 위한 방법이며, 필요한 경우에는 지침서 및 서식을 작성하여 활용할 수 있다.

③ 인력 확보 계획
㉠ 보건교육프로그램 기획, 수행, 평가에 어떤 사람이 필요한가에 대하여 검토하는 것이다.
㉡ 활동 내용별 담당자가 달성하여야 할 업무에 따라 계획되는 경우가 많다.
㉢ 일반적인 업무에는 기획, 자원 확보, 홍보, 마케팅, 프로그램 수행, 프로그램 평가, 프로그램에 필요한 공간과 물품 확보, 사무 작업 처리, 기록 보관 등이 포함된다.
㉣ 한 업무에 여러 인력이, 또는 여러 업무에 한 인력이 관여할 수 있으며, 프로그램에 따라 내부 인력 또는 외부 인력을 활용할 수 있다.
- 직종별, 자격별, 전임/비전임 등으로 구분한 필요 인력 수와 확보 방안을 마련한다.
- 요구도 사정 시 프로그램에 관심이 있는 사람과 참여하고 싶어하는 인력 및 지역사회 기관을 미리 파악한다.
- 지역사회 주민과 보건 의료 전문가, 보건 의료 기관이나 교육기관, 관련 NGO, 종교 기관 등을 활용한다.
- 관리직, 행정직, 전문직에 있는 고위 정책 결정자들뿐만 아니라 보건 의료 실무진이나 자원봉사자들 역시 중요한 인적자원이다.

④ 장비 계획
㉠ 보건교육의 효과를 높이기 위하여 적절한 장비의 선택이 중요하다.
㉡ 보건교육프로그램에 요구되는 활동을 살펴보면 장비와 공급품의 필요량을 산출할 수 있다.
㉢ 프로그램 관련 장비를 선정할 때에는 활동별로 적절한지, 장비에 대한 이해도와 숙련도가 어느 정도인지를 고려하여 선정한다.
㉣ 프로그램에 따라 상당량의 장비와 공급품을 필요로 하는 경우도 있지만 그렇지 않은 경우도 있다.
㉤ 프로그램을 수행하는 데 필요한 장비와 공급품이 무엇이고 어디서 확보할지를 결정하여야 하며, 필요한 장비와 공급품의 비용을 해결할 수 있는 방법을 찾는다.

⑤ 장소 계획
㉠ 보건교육프로그램을 실행하기 위한 시설을 선정할 때에는 목적을 원만하게 달성할 수 있는 장소를 파악해야 한다. 그리고 참가자의 성향, 행동양식 등과 같은 비언어적 행동의 변화는 활동 환경의 분위기에 영향을 받기 때문에 활동 환경이 긍정적으로 작용될 수 있는지에 대한 검토가 필요하다.

ⓒ 교육 장소는 시간적·공간적으로 모일 수 있는 장소로 정하며, 학습자의 생활 주기나 직업 등을 고려하여 요일과 시간을 정한다.
　　ⓒ 학습자가 주부인지, 노인인지, 직장인인지에 따라 장소가 고려되어야 하며, 농촌에서는 농번기인지 농한기인지도 고려 요인이 되어야 한다.
　　ⓔ 보건교육 실시 장소는 보건소의 교육실, 세미나실, 마을 회관, 주민 자치 센터, 주민 회관, 경로당, 학교, 산업장 등이 될 수 있다.

(3) 보건교육 예산안 계획
　① 보건교육프로그램에 필요한 세부 활동별 예산과 자원을 산출하고 예산과 자원의 확보 방안을 마련한다.
　② 인력 및 기타 필요한 자원을 구입하기 위한 적절한 자원이 필요하며, 자원에 의하여 보건교육프로그램의 진행 여부가 결정되는 만큼 가용한 자원을 어떻게 할당하여야 할지를 결정한다.
　③ 세부 활동별 예산액과 예산 항목별 자금 조달 계획을 파악하고 산출 근거를 구체적으로 제시한다.
　④ 보건교육프로그램의 예산 편성은 인건비, 관리비, 기자재 구입비, 운영비, 수용비, 사업비 등의 항목으로 나누어 각 항목의 산출 근거를 구체적으로 제시하는 것을 말한다. 재정 상태가 확인되면 현재 재정 상태가 충분한지, 충분하지 못하다면 재원의 조달 통로가 있는지, 보건프로그램을 실행하는 과정에서 조달된 재원이 있는지, 재정적 부담을 기관이 감당해 낼 수 있는지를 확인한다.
　⑤ 재정 능력의 범위 안에서는 조직의 목표를 달성할 수 있도록 보건프로그램 계획을 마련하고 마련된 계획에 대하여 재원을 충분히 제공한다.
　⑥ 재원 할당을 수행하기 전 고려해야 할 사항
　　ⓐ 소수의 대상자에게 충분한 재원으로 운영되는 프로그램을 할 것인가? 아니면 다수의 대상자에게 부족한 재원으로 운영되는 프로그램을 할 것인가?
　　ⓑ 재원이 부족하다면 무엇을 포기하여야 하는가?
　　ⓒ 재원이 부족할 것을 알면서도 일단 프로그램을 시작할 것인가? 아니면 충분한 재원이 확보될 때까지 프로그램 시작을 유보할 것인가?
　　ⓓ 교육 담당자를 줄일 것인가? 아니면 물품을 줄일 것인가?

2 보건교육 자원 활용

(1) 지역사회 자원
　① 지역사회 자원이란 **보건교육을 제공하는 데 있어 지역성의 범위 내에 존재하는 인적·물적·제도적 정보 자원을 의미**하며, 경우에 따라서 조직의 내·외적 자원과 조직이 속한 그 지역 내의 주민들이 소유하고 있는 자원뿐만 아니라 동원하고 가용할 수 있는 모든 잠재 자원을 이른다.
　② 지역사회 자원 활용은 보건교육을 수행하는 과정에서 필요한 자원을 이용하기 위하여 지역사회 기관, 조직 및 인력과 물적자원과 연계한 수를 의미한다.
　③ 지역사회의 자원 활용을 통하여 지역사회 주민들은 자원봉사의 개념을 터득하고 사업과 관련된 많은 것을 습득하여 스스로 만족감을 느끼고 지역사회에 활력을 일으킬 수 있다. 또 주관자 측면에서는 인적·물적 비용 및 시간을 절약할 수 있으며 상황 변화에 쉽게 대응할 수 있어 탄력적인 효과를 나타낼 수 있다.

(2) 지역사회 자원 활용의 내용

보건교육 수행을 위하여 대부분 사업 계획 자문, 기초 조사 정보 제공, 기초 조사 인력, 재정 지원, 기기 대여, 장소 및 시설 대여, 강의 의뢰, 교육 자료 제공, 전문 검사 및 상담 제공, 자원봉사자, 홍보, 평가 등에서 지역사회의 자원을 활용한다.

① 자문 인력

의료인	의사, 치과 의사, 한의사, 간호사
보건 전문 인력	약사, 영양사, 운동치료사, 물리치료사
복지 인력	사회복지사
전문가	대학교수

② 지역사회 기초 조사 정보 제공 기관 및 조직

공공기관	시·군·구청, 읍·면·동사무소, 교육청, 검찰, 경찰
의료기관	종합 병원, 개인 병·의원, 한의원
전문가 단체	의사회, 치과의사회, 한의사회, 간호사회, 보건교사회, 영양사회
사회단체	사회복지관, 종교 기관 및 단체
교육기관	유치원, 초·중·고등학교, 대학
지역 주민 조직	부녀회, 노인회, 청년회, 통장·이장 협의회, 건강생활실천협의회

③ 강의 의뢰로 활용 가능한 지역사회 인력

의료인	의사, 치과의사, 한의사, 간호사, 조산사
보건 전문 인력	약사, 영양사, 운동치료사, 보건관리사
전문 인력	대학교수
기타	사회복지사, 상담사, 교사, 목사 등

④ 보건교육 교육 자료 제공을 위한 지역사회 기관 및 조직

전문가 단체	의사회, 치과의사회, 한의사회, 간호사회, 영양사회, 보건교사회
건강 관련 단체	건강관리협회, 금연운동협회, 가족보건복지부협회
교육기관	대학
공공기관	보건복지부, 한국보건사회연구원, 국민건강보험조합, 보건소
의료기관	병원, 종합 병원
기타	인터넷 누리집, 민간단체

⑤ 보건교육 홍보를 위한 지역사회 기관 및 조직

공공기관	시·군·구청, 읍·면·동사무소, 교육청, 경찰
의료기관	종합 병원, 개인 병·의원, 한의원
전문가 단체	의사회, 치과의사회, 한의사회, 간호사회, 보건교사회, 영양사회
사회단체	사회복지관/사회복지시설, 종교 기관 및 단체

교육기관	유치원, 초·중·고등학교, 대학
지역 주민 조직	부녀회, 노인회, 청년회, 통장·이장협의회, 친목 단체
민간단체	언론 기관, 기업

(3) 지역사회 자원 활용 시 주의사항

지역사회 자원 활용 시 보건교육에 대한 일반인의 인식 부족, 관련된 전문가 및 기관들 간의 연계망 부족, 자원에 대한 정보 부족, 지역사회 자원에 대한 계속적인 관리 부족 등의 문제점이 나타날 수 있다. 또한, 해당 기관의 자원 이용을 위한 행정 절차상의 까다로움이나 활용할 수 있는 인력이나 예산 부족 등의 문제점도 나타날 수 있다. 따라서 지역사회 자원 활용을 활성화하기 위해서는 공식적인 연계망 형성과 지역사회 자원에 대한 설명서 개발이 필요하다.

제4절 실행 및 관리

1 보건프로그램 실행의 개념

(1) 보건프로그램 실행의 의의

① 보건프로그램 실행이란 목적과 목표를 달성하기 위해 계획된 프로그램을 실제로 수행하는 것이다.
② 광의의 개념
  ㉠ 계획된 프로그램을 실제 실행하기 위한 운영조직을 편성하고 프로그램 활동을 실행하며, 그 결과를 기록·정리하여 평가 활동에 이르기까지의 일련의 과정을 포함한다.
  ㉡ 대상자의 모집을 위한 마케팅(홍보), 선정된 활동 내용의 편성 및 실행, 활동 결과의 기록 및 정리, 활동 실행 후의 평가 및 그 자료의 작성·정리까지를 포함한다.
③ 협의의 개념
  ㉠ 해당 프로그램의 활동 내용을 매개로 지도자와 참여자들이 직접적으로 전개하는 과정을 의미한다.
  ㉡ 프로그램의 전개를 위한 도입 과정에서 정리 단계에 이르기까지의 과정을 의미한다. 여기서 협의의 의미는 광의의 의미에 포함된다.

(2) 프로그램 실행의 원리

① 프로그램 지도자는 계획된 프로그램을 실행하는 데 필요한 제반 여건을 확보·정비하는 데 있어 다양한 전략을 마련하여 활용하여야 한다(예 참여자들의 참여 촉진, 계획안 구성, 활동환경 조성 등).
② 프로그램의 효과적인 실행을 위하여 필요한 인적 자원을 확보·조직하여 명확한 역할분담(업무분담)과 역할 수행의 활성화를 위한 노력을 강구하여야 한다.
③ 계획된 프로그램의 실행과정은 필요에 따라 적절히 조정할 수 있어야 한다. 즉, 보다 나은 실행을 위해 수정·보완 활동이 이루어져야 한다.

④ 프로그램 실행 과정에서 지도자는 참여자들에게 계속적인 강화요인을 제공해야 한다. 즉, 클라이언트들의 활동에 대하여 보상이나 피드백 활동을 적극적으로 제공해야 한다.
⑤ 프로그램 실행 과정에서 참여자들의 경험을 적응시키고 재조정함에 있어서 참여자의 반응을 수용해야 한다.

(3) 프로그램 실행의 절차와 주요 내용
① 프로그램 실행계획 수립
② 인적·물적자원 확보를 위한 마케팅
③ 기록 및 정보 관리
④ 프로그램 모니터링

2 보건프로그램 마케팅

(1) 보건프로그램 마케팅의 개념
① 보건프로그램 마케팅
  ㉠ 클라이언트에게 서비스를 이용하도록 정보를 제공해주는 것이다.
  ㉡ 클라이언트의 필요와 요구를 충족시키는 동시에 보건조직의 생존과 성장을 달성하기 위한 경영활동이다.
  ㉢ 보건프로그램을 잠재적 클라이언트에게 가장 효과적으로 제공할 수 있는 방법에 대해 연구, 분석, 판단하는 모든 활동이다.
  ㉣ 이윤 동기보다 서비스 동기를 갖고 접근한다.
② 보건프로그램 마케팅의 목적
  ㉠ 개인의 발전을 도모하기 위함이다.
  ㉡ 사회적인 아이디어를 제시하고 클라이언트를 설득하기 위함이다.
  ㉢ 새로운 정보와 실천을 전파하기 위함이다.
  ㉣ 행동의 변화를 유도시키기 위함이다.

(2) 프로그램 마케팅의 방법
① **인쇄 및 홍보물** : 프로그램 홍보를 위해 사용되는 가장 흔한 마케팅 방법으로, 기관의 특성에 맞는 소식지, 팸플릿, 전단지, 현수막 등을 제작하여 광고하고, 기념품 등 별도 홍보물을 제작·배부하여 클라이언트와 지역주민의 관심을 유발한다.
② **우편물** : 기관의 전통적인 프로그램 홍보 수단으로, 수신자 주소 및 이름이 분명한 사람들에 한정되므로 기존 프로그램 이용자나 후원자에 국한되는 한계가 있다.
③ **전화** : 기업의 텔레마케팅처럼 전화를 이용하여 잠재적 클라이언트집단에 홍보가 가능하나, 실제 통화 거부율이 높아 시간에 비해 홍보실적이 저조하며, 프로그램 담당자의 소진 가능성이 높다. 따라서 이용가능성 높은 집단을 사전에 선별해서 전화 작업하는 것이 유리하다.
④ **신문 및 방송매체** : 대중인지도 제고 수단으로, 광범위한 표적집단을 대상으로 홍보하는 데 유리한 수단이나 상당한 비용이 소요된다.

⑤ 인터넷 활용 : 인터넷 홈페이지의 게시판 또는 팝업창을 만들어 마케팅하는 방법으로 기관의 홈페이지를 자주 이용하는 경우에는 도움이 되나, 인터넷 접근이 어렵거나 사용이 익숙하지 않은 집단에게는 도움이 되기 어렵다.

3 프로그램 관리기법

(1) 프로그램 관리의 필요성
① 보건프로그램 관리의 기존 관점은 프로그램의 유지 관리 및 조직이 효율적으로 유지되고 있는가에 주된 관심이 있었다. 그러나 최근에는 프로그램의 목표에 대한 관리와 조직이 전체적으로 양질의 서비스를 제공하고 있는가에 초점을 두고 있다.
② 프로그램의 관리 수준도 프로그램의 유지관리 차원에서 현상 개선과 향상을 위한 목표관리 차원으로 그리고 향후 구조변화 차원으로 전환되고 있다.

(2) 프로그램 운영조직의 구성
① 프로그램 운영조직
  ㉠ 프로그램이 결정되면 수행될 부서가 명시된 기관 조직표, 프로그램 운영 조직표를 도식화한다.
  ㉡ 프로그램이 어느 부서, 어느 지위, 어떤 명령계통 속에서 운영될 것인가를 잘 파악할 수 있도록 구성하고 타 부서와 상부조직과의 업무협조 체계가 잘 이루어져 효율적으로 자원을 활용할 수 있도록 하며, 비공식 조직체계의 활용도 중요하게 고려하여야 한다.
② 수행인력 배치
  프로그램이 효과적으로 운영되기 위해서는 수행인력 간의 상호 의존적 관계형성과 위계화가 분명해야 한다.

(3) 프로그램 관리체계의 유형
프로그램이 계획에 따라 진행될 수 있도록 시간과 활동 상호 간의 관계에 따라 관리계획이 수립되어야 한다.
① 목표달성에 대한 관리 기법
  프로그램 설계에서 정해 놓은 목표달성이 어느 정도 이루어지고 있으며, 목표달성에 영향을 미치는 요인은 무엇인가를 알기 위한 기법으로 목표달성을 위한 관리 체크시트, 영향력 분석, 계통도법이 있다.
② 문제 발견 및 예측에 대한 관리 기법
  ㉠ 5W1H 체크리스트(가장 많이 사용되는 기법)
    • 5W1H 체크리스트는 Who(실행주체), What(실행행동), When(실행시기 및 기간), Where(실행장소 및 여건), Why(실행목적), How(실행방법) 여섯 가지 관점에서 업무를 체크하고 업무 누락을 방지하기 위한 기법으로서 여러 가지 분야에서 활용이 가능한 편리한 체크법이다.
    • 이 기법은 다양한 관점에서 문제나 미비점을 확인할 수 있으나 일상적인 단순한 점검으로 끝날 가능성이 있다.
  ㉡ 5대 임무 체크법 : 경영학에서 흔히 사용하는 방법으로 서비스의 질, 비용, 전달, 안전, 방법이 있다.
  ㉢ 기타 : 4M 체크법, 3無 체크법과 프로그램을 개발할 때 고려해야 할 요소로서 5P법(Person, Problem, Purpose, Process, Place) 등이 있다.

③ 프로그램 진행에 대한 관리 기법

계획된 프로그램을 보다 효율적·효과적으로 준비하고 실시하기 위해 많이 사용되고 있는 방법은 프로그램 평가검토 기법(PERT), 활동별 시간 계획표(간트 차트, Gantt Chart), 월별 활동 카드(Shed-U Graph)가 있으며, 프로그램 전 과정에 따라 수행해야 할 과업을 일목요연하게 그림으로 보여주는 총괄진행표(Flow Chart) 등이 있다.

프로그램 평가검토 기법 (PERT ; Program Evaluation and Review Technique)	• 목표와 수단을 합리적이고 체계적인 방식으로 연결하는 데 사용되는 프로젝트 관리를 위한 네트워크 모델이다. • 프로그램을 명확한 목표와 활동으로 조직화, 진행일정표 작성, 자원계획 수립, 프로그램 진행사항 추적에 활용되는 관리 도구이다. • 개별적인 활동들에 대한 정보만을 갖고 해당 프로젝트의 전반적 기획과 관리에 필요한 정보를 산출해야 할 때 사용된다.
활동별 시간계획표/공정표 (Gantt Chart)	한 프로그램을 완성하기 위해 일정 기간 동안 행해질 의도적인 활동들을 일목요연하게 정리한 것이며, 다음과 같은 내용들이 포함된다. • 프로그램 혹은 프로젝트를 구성하는 각 개별 활동들을 규정한다. • 각 활동을 끝내는 데 필요한 시간을 결정한다. • 도표 위에 그 활동들의 진행일정표를 제시한다.
월별 활동 카드 (Shed-U Graph)	• 간트 차트와 비슷한 성격을 갖고 있으며, 특정 활동이나 업무를 작은 카드에 기입하여 월별 기록 공간에 삽입하거나 붙이는 방법이다. • 이 카드는 업무의 시간에 따라 변경하여 이동시키는 데에 편리하지만 간트 차트에서와 같이 과업과 완성된 행사들 간의 상관관계를 잘 알 수 없다는 단점이 있다.
총괄진행표 (Flow Chart)	• 프로그램의 서비스 제공과정을 한눈에 조감해 볼 수 있도록 총괄진행도를 작성한다. • 프로그램 시작에서 종료까지의 단계를 작성하여 프로그램이 제대로 이루어지도록 돕는 지침의 역할을 한다.

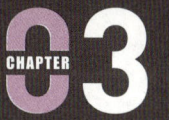

적중예상문제

01 다음 중 목표의 종류를 옳게 연결한 것은?

> 가. 2025년 12월 31일까지 장애인 60명을 취업시킨다.
> 나. 2025년 12월 31일까지 장애인 114명을 취업훈련시킨다.

① 가 : 성과목표, 나 : 활동목표
② 가 : 활동목표, 나 : 성과목표
③ 가 : 성과목표, 나 : 성과목표
④ 가 : 영향목표, 나 : 성취목표
⑤ 가 : 활동목표, 나 : 활동목표

해설
가. : 성과목표 : 달성하고자 하는 최종적인 결과를 구체화한 목표이다.
나. : 활동목표 : 얼마나 많은 서비스가 제공될 것인지를 구체화한 목표이다.

02 절주프로그램의 목표를 "참여자의 70% 이상이 주당 음주 횟수를 1회 이하로 줄인다."로 설정하였다. 목표 달성도 측정을 위해 요구도 조사에 포함해야 할 항목은?

① 절주 시도 여부
② 참여자의 소득수준
③ 선호하는 술의 종류
④ 현재 주당 음주 횟수
⑤ 프로그램 진행 후의 음주량

해설
현재 주당 음주 횟수를 조사해야 프로그램 종료 후 목표 달성 여부를 측정할 수 있다.

정답 01 ① 02 ④

03 랩과 포트너(Rapp & Poetner)의 대상자결정모형에서 대상자를 결정하는 순서로 옳은 것은?

① 일반집단 → 표적집단 → 위험집단 → 클라이언트집단
② 일반집단 → 위험집단 → 클라이언트집단 → 표적집단
③ 일반집단 → 위험집단 → 표적집단 → 클라이언트집단
④ 위험집단 → 일반집단 → 표적집단 → 클라이언트집단
⑤ 위험집단 → 일반집단 → 클라이언트집단 → 표적집단

> **해설**
> 대상자 결정 순서
> 일반집단 → 위험집단 → 표적집단 → 클라이언트집단

04 랩과 포트너(Rapp & Poetner)의 대상자 결정모형에서, 보건프로그램의 실제 참가자가 될 수 있는 인구집단을 가리키는 것은?

① 일반집단
② 실제집단
③ 위험집단
④ 표적집단
⑤ 클라이언트집단

> **해설**
> 클라이언트집단(Client Population)
> 표적집단 중 실제의 프로그램 참여자이다. 즉, 해당 프로그램이 실시될 때 실제 그 프로그램을 이용할 수 있는 프로그램 소비자들이다. 프로그램을 실시하는 기관의 서비스 제공 능력, 프로그램 실시 시간 및 장소, 클라이언트의 관심 및 자발성 등은 클라이언트의 결정요인이 된다.

03 ③ 04 ⑤

05 다음에 해당하는 중재 전략은? ★

> • 짝 만들기 : 혼자서 운동하는 것보다 가족이나 친구, 동료와 함께 운동하는 것이 효과가 높다. 따라서 짝을 만들어 주는 것이 좋다.
> • 후견인 제도 : 전문가나 이미 건강 행태 개선을 경험한 사람을 신참의 후견인으로 활용하여 사회적 지지를 제공하는 것이다.

① 개인차원의 전략
② 국가차원의 전략
③ 조직차원의 전략
④ 지역사회차원의 전략
⑤ 개인 간 차원의 전략

> **해설**
> 개인 간 차원의 전략
> 사람들의 행동에는 가족, 친구, 직장동료, 이웃 등이 영향을 끼친다. 따라서 건강에 문제가 있는 개인을 단독으로 관리하기보다는 그 사람에게 영향을 끼칠 수 있는 사람들과 함께 관리할 때 프로그램의 효과가 높아진다.

06 다음 대상자에게 제공할 수 있는 개인 수준의 중재 전략은? ★

> • 청소년인 A군은 최근 6개월 새 거의 매일 흡연을 하고 있다.
> • 최근 흡연으로 인한 건강상의 변화를 인지하고 금연을 고민하고 있다.

① 금연 모임 소개
② 동기강화 상담제공
③ 금연 홍보자료 배포
④ 지역사회 금연캠페인 개최
⑤ 금연 체험수기 공모전 개최

> **해설**
> 금연을 위한 동기강화 상담제공이 개인 수준의 중재 전략에 해당한다.

07 다음 중 SMART 기준에 따른 목표설정 시 보완되어야 하는 것은? ★

> 전 직원 500명 규모의 A사 내에 '금연 성공 인센티브 지급 프로젝트'를 개최하여 현재 40%인 흡연율을 20%로 개선한다.

① 구체성(Specific)
② 관련성(Relevant)
③ 실현가능성(Achievable)
④ 측정가능성(Measurable)
⑤ 기간 설정(Time Limited)

해설
기간 설정(Time Limited) 측면을 보완할 필요가 있다.

SMART 기준에 따른 목표설정

구체성(Specific)	목표는 구체적으로 기술되어야 한다.
측정가능성(Measurable)	목표는 측정이 가능하여야 한다.
실현가능성(Achievable)	목표는 성취 가능한 수준이어야 한다.
관련성(Relevant)	목적 및 문제해결과 직접적으로 관련성이 있어야 한다.
기간 설정(Time Limited)	목표달성을 위한 기한이 명시되어야 한다.

08 지역 내 노인의 치매예방을 위해 치매예방교육을 성별과 연령별로 나누어 진행하고자 할 때 보건교육사가 적용한 대상자의 세분화 기준은? ★

① 경제적 특성
② 심리적 특성
③ 지리적 특성
④ 행태적 특성
⑤ 인구학적 특성

해설
성별과 연령별로 나누는 것은 인구학적 특성으로 구분하는 것이다.

09 사회구성원들을 특정 기준에 따라 서열화하지 않고, 사회구성원들이 갖고 있는 고유한 특성에 따라 차별화시키는 매핑 기법은?

① 문화분석
② 특성이론
③ 사회계층화
④ 사회차별화
⑤ 사회체계분석

> **해설**
> **사회차별화**
> - 사회구성원이 가진 고유한 특성에 의해 차별화시키는 것이다.
> - 특성 : 연령, 성별, 사회적 역할, 생활방식, 윤리적 배경, 교육경험 등
> - 변수나 척도에는 명목변수와 서열변수가 있다. 서로 다른 범주(특징)를 구분하기 위해 하나의 이름표로 부여된 수치를 명목변수라 하고, 자료의 특성에 서열을 부여하기 위해 수치를 사용하는 것을 서열변수라 한다. 서열변수와 관련되는 것이 사회계층화이고, 명목변수와 관련되는 것이 사회차별화라고 볼 수 있다.

10 다음 설명에 해당하는 목표는?

> - 얼마나 많은 서비스가 제공될 것인지를 구체화한 목표이다.
> - 예 : 2025년도에 흡연자들에게 3,000시간의 심리상담을 제공하는 것

① 영향목표
② 성취목표
③ 활동목표
④ 결과목표
⑤ 이용자목표

> **해설**
> ① 영향목표 : 프로그램이 문제지표에 대해 얼마나 많은 영향을 미칠 수 있는지를 진술한 목표이다(예 2025년 12월 31일까지 서울시의 흡연자 수를 50% 줄이는 것).
> ② 성취목표 : 무엇이 얼마만큼 성취되어야 할지를 진술한 목표이다. 이 목표에서는 실제로 목적이 성취될 클라이언트들의 숫자를 구체적으로 나타낸다(예 2025년도에 흡연자 10만 명을 금연하게 하는 것).
> ④ 결과목표 : 표적집단의 삶의 질 변화에 관련된 목표이다. 즉, 서비스가 제공된 후 이용자의 상태와 그 변화의 정도를 나타낸다.
> ⑤ 이용자목표 : 얼마나 많은 이용자들이 서비스를 받게 될 것인지를 진술한 목표로 특정의 기준을 성취하려는 목적의식보다는 해당 서비스가 이루어지는 그 자체에 더 관심을 갖는다(예 2025년도에 3,000명이 취업훈련 서비스를 제공받는 것).

11 보건프로그램 내용의 선정기준 중 보건프로그램의 내용이 설정된 목적과 목표의 달성에 부합되는 내용이어야 한다는 내용의 기준은?

① 기회
② 포괄성
③ 동기유발
④ 합목적성
⑤ 성취가능성

> **해설**
> ① 기회 : 선정된 내용이 프로그램의 목적과 목표가 규정하는 바의 행동을 수행하고 경험할 수 있는 기회를 참여자들에게 제공해야 한다.
> ② 포괄성(다양성) : 선정된 내용은 가능한 한 여러 성과를 얻을 수 있도록 포괄적이고 다양해야 한다.
> ③ 동기유발 : 보건프로그램의 내용은 서비스 대상의 필요와 흥미, 능력수준을 고려하여 선정하여야 한다.
> ⑤ 성취가능성 : 선정된 프로그램의 내용은 참가자들이 쉽게 이해할 수 있고 행동변화가 실질적으로 나타날 수 있어야 한다.

12 보건프로그램 내용의 조직에 관한 설명 중 다음의 원리에 해당하는 것은? ★

> 보건프로그램 내용의 조직에 있어서 활동과 참여자의 경험이 계속·반복적으로 일어나도록 구성한다.

① 계속성의 원리
② 계열성의 원리
③ 통합성의 원리
④ 균형성의 원리
⑤ 다양성의 원리

> **해설**
> ② 계열성의 원리 : 보건프로그램의 내용이 일정한 순서에 따라 조직화되어야 한다. 앞의 내용을 기초로 하여 점차적으로 깊이와 넓이를 더해나가는 조직, 즉 단순한 것에서 복잡한 것으로, 쉬운 것에서 어려운 것으로, 포괄적인 것에서 세부적인 것으로 등으로 조직해 나가야 한다.
> ③ 통합성의 원리 : 여러 가지 프로그램의 내용들이 상호 관련성을 확보하도록 하는 것이다.
> ④ 균형성의 원리 : 보건프로그램 내용조직에 있어서 내용들 간에 균형과 조화가 이루어져야 한다.
> ⑤ 다양성의 원리 : 프로그램 참여자 개인들이 갖고 있는 요구, 특성, 관심, 흥미, 능력 등이 충분히 발휘될 수 있도록 다양하고 융통성 있는 방법으로 프로그램 내용들이 조직되어야 한다.

13 프로그램설계의 올바른 과정은?

① 문제확인 → 개입전략설정 → 목표설정 → 프로그램구성 → 평가계획
② 문제확인 → 프로그램구성 → 개입전략설정 → 목표설정 → 평가계획
③ 목표설정 → 문제확인 → 프로그램구성 → 개입전략설정 → 평가계획
④ 문제확인 → 목표설정 → 개입전략설정 → 프로그램구성 → 평가계획
⑤ 문제확인 → 평가계획 → 목표설정 → 개입전략설정 → 프로그램구성

> **해설**
> 프로그램설계 과정
> 문제확인과 요구사정 → 목적과 목표의 설정 → 개입전략설정 → 프로그램구성 → 예산편성 → 평가계획

14 다음은 프로그램 과정 중 어디에 속하는가?

> • 보건프로그램의 직접적인 생산물로서 서비스 완료를 의미한다.
> • 보건프로그램 실천현장에서의 실적이라고 할 수 있다.

① 투입 ② 전환
③ 성과 ④ 산출
⑤ 개입방법

> **해설**
> 산출(서비스 종료)
> 프로그램 설계에 계획된 목표를 근거로 클라이언트가 실제로 제공받은 서비스 질과 양을 측정하여, 클라이언트의 치료 완료 또는 보완 서비스 제공을 규명하는 단계이다. 산출은 보통 완성된 업무량을 말한다.

15 A 시는 지역 내 고혈압 유병률 감소를 목표로 저염식이 실천사업을 실시하려고 한다. 기획단계에서 예산 확보를 위해 필요한 의사결정 권한을 가진 핵심 이해관계자는?

① 관련학회 ② 지역주민
③ A 시 의회의원 ④ 심뇌혈관질환 환자 모임
⑤ 지역 내 의료시설 대표

> **해설**
> 예산확보를 위한 핵심 이해관계자로는 의회의원이 적절하다.

정답 13 ④ 14 ④ 15 ③

16 흡연율을 낮추기 위해 흡연폐해 관련 동영상 시청을 프로그램 주요 활동으로 구성하였다. 이 프로그램의 목표는? ★

① 인식 개선
② 지식 습득
③ 태도 변화
④ 생활양식 변화
⑤ 건강생활환경 조성

> **해설**
> 보건문제나 보건주제에 대한 대상자의 인지 수준과 관심을 증가시켜 건강습관 변화나 건강향상을 도모하는 프로그램이다.

17 친구들과의 의사소통 기술을 향상시키고 부모와의 갈등을 해소하기 위한 심리프로그램을 개발하였다. 이 프로그램의 대상은? ★

① 영유아
② 청소년
③ 모성
④ 장년
⑤ 노인

> **해설**
> 문제에서 설명하는 것은 청소년을 대상으로 한 심리프로그램에 해당한다.

18 A 보건소는 관내 의료기관과 연계하여 지역 내 중년 여성에게 골밀도 검사를 무료로 제공하였다. 이에 해당하는 프로그램 실행전략은?

① 보건교육 전략
② 환경 변화 전략
③ 건강서비스 전략
④ 지역보건정책 전략
⑤ 지역사회 구축 전략

> **해설**
> 문제에서 설명하는 것은 지역 내 필요한 건강 관련 서비스를 제공하는 건강서비스 전략에 해당한다.

정답 16 ① 17 ② 18 ③

19 다음과 같은 프로그램의 중재 전략은? ★

- 지역사회 내 금연 네트워크 형성
- 금연 클리닉 2개소 추가 신설
- 분기별 지역 내 의료기관의 금연 간담회 개최

① 건강정책 ② 보건교육
③ 환경변화 ④ 보건의사소통
⑤ 지역사회 동원

해설
지역사회 내 금연 네트워크 형성, 금연 클리닉 2개소 추가 신설, 분기별 지역 내 의료기관의 금연 간담회 개최는 지역사회의 자원을 적극 활용하는 중재 전략이다. 지역사회 자원이란 자원이란 보건교육을 제공하는 데 있어 지역성의 범위 내에 존재하는 인적·물적·제도적 정보 자원을 의미한다.

20 A 고등학교는 흡연 학생이 금연에 성공하면 금연 교실 참여 시간을 봉사 점수로 인정해주고 있다. 이때 적용한 중재 방법은? ★

① 강화 ② 교육
③ 옹호 ④ 지지
⑤ 모델링

해설
문제에서 설명하는 것은 강화를 적용한 중재 전략으로, 강화란 건강하지 못한 행동을 건강한 행동으로 대체할 경우 칭찬과 보상을 주는 것이다.

21 예방접종 프로그램 중재를 위하여 보건교육사가 범이론적 모형을 이용하여 다음과 같이 참여자에게 권장하였다면 해당하는 변화과정은? ★

- 면역과 관련된 책 읽기
- 예방접종 시 이점에 대한 정보 찾기

① 인식제고 ② 극적 안도
③ 자극조절 ④ 사회적 해방
⑤ 환경재평가

해설
인식제고란 문제 행동에 대한 새로운 정보를 찾고 문제를 이해하며 피드백을 얻으려는 노력을 말한다.

정답 19 ⑤ 20 ① 21 ①

CHAPTER 04 보건프로그램 평가

제1절 평가의 개념 및 유형

1 평가의 개념

(1) 평가의 정의

① 일반적 학자들의 정의
㉠ 평가란 가치가 부여된 목표나 목적을 달성하기 위하여 사전에 설계된 활동으로 인하여 얻어진 결과들을 결정하는 것이다(Suchman, 1967).
㉡ 평가란 관심이 있는 사항을 받아들일 수 있는 기준과 비교하는 것이다(Green, 1974).
㉢ 평가란 관찰된 것을 어느 기준과 비교하는 것이다(Dignan, 1989).
㉣ 평가란 장래를 위해 선택항목을 주의 깊게 선택함으로써 현재의 활동을 개선하거나 더 좋은 기획을 실시하기 위해 경험으로부터 체계적으로 배우고, 그 배운 교훈을 사용하는 방법이다(WHO, 1981).
㉤ 평가란 몇 개의 행동 중에서 선택하기 위한 체계적인 정보수집이다(Borus, 1982).
㉥ 평가란 어떤 계획을 실시하고, 그 효과를 미리 설정한 목표에 착안하여 측정하고, 다음 계획에 유효하게 사용하기 위한 설정된 목표의 양호 여부를 포함한 기획이나 실시 면에 관해서 검토하는 것이다(官坂, 1984).
㉦ 평가란 체계적이고 분석적인 방법을 통하여 개별 사업의 중요한 측면과 가치를 보이며 평가 결과의 신뢰성과 유용성을 추구하는 작업으로 보고 있다(OECD, 1999).
㉧ 평가란 사업의 개념, 설계, 수행, 유용성을 측정하기 위한 연구과정의 체계적 적용이다(Rossi etal, 1999).
㉨ 평가란 '관심이 있는 어떤 대상을 기준과 비교하는 것'이라는 개념을 포함하고 있으며, 이러한 기본 개념을 바탕으로 평가하고자 하는 대상의 장점, 가치, 의미 및 전반적인 상황에 대하여 체계적이며, 과학적이고 주의 깊게 판단하여 조사하는 것이다.
㉩ 평가는 향후 사업을 위한 대안을 신중하게 선정함으로써 현재의 활동을 개선하기 위한 교훈을 얻고 경험을 축적하는 체계적인 방법이다. 이에 따라 사업과 구체적인 활동의 개발 및 수행에 있어 다양한 측면에 대한 정확한 분석과 관련된다.

② 보건사업 평가의 정의
Thompson(1992)은 보건사업 평가 대상의 범위에 따라 보건사업 평가의 정의를 구분하였다.
㉠ 협의의 정의 : 보건사업 평가의 대상을 사업의 목적 달성 여부로 국한하여 정의한다.
㉡ 광의의 정의 : 사업의 목적 달성 여부에 사업의 활동 및 과정을 고려하지 않고 결과와 관련된 활동의 투입에 대한 분석을 포함한다.

ⓒ 포괄적인 정의 : 투입과 예측한 영향과의 관계뿐만 아니라 비용 영향적인 측면 및 사업의 개념화, 설계 및 전달을 함께 고려한다.

(2) 평가의 목적

① 보건프로그램 평가의 목적
  ㉠ 프로그램이나 서비스가 욕구를 가진 사람들에게 얼마나 양질의 서비스를 제공하였는가를 확인하는 것이다.
  ㉡ 프로그램 효과성과 효율성을 측정하여 목표 달성의 성공 여부를 확인하는 것이다.
  ㉢ 피드백을 통해 기존 프로그램 내용을 발전시켜 나가는 것이다.
  ㉣ 프로그램 평가는 프로그램 운영의 성공 여부를 판단하는 전반적인 과정이며 프로그램의 중단, 축소, 유지, 확대 여부 등의 결정을 하는 데 실질적 도움을 주는 것에 그 목적이 있다고 말할 수 있다.

② 보건사업 평가의 목적 ★
  ㉠ 목표 도달 정도를 파악하기 위해(Achievement)
  ㉡ 과정이 적절하였는지를 알기 위해(Progress)
  ㉢ 사업의 효율적 관리를 위해(Better Management)
  ㉣ 사업의 취약점을 찾기 위해(Find Out Weakness)
  ㉤ 투입한 노력이 효과적인지를 보기 위해(Effort Effectiveness)
  ㉥ 경제적 효율성이 있는지를 확인하기 위해(Cost-Effectiveness)
  ㉦ 사업관련 정보 수집을 위해(Collecting Information)
  ㉧ 사업경험을 관련자와 공유하기 위해(Sharing Experience)
  ㉨ 보다 발전된 재계획을 수립하기 위해(For Better Planning)
  ※ 기관, 사업의 관리자, 일반대중, 전문적인 사업평가자 등 보건사업에 관여하는 이해집단의 관점에 따라 보건사업 평가목적이 달라진다.

(3) 평가의 과정

① 평가의 목표와 방법을 결정하고 평가에 필요한 기록과 자료를 수집한다.
② 평가시기를 결정하고 평가자를 결정한 후, 평가지표와 기준을 설정하여 평가를 실시한다.
③ 이를 통해 수집된 사실을 비교·분석한 후 결과보고서를 작성하여 관련된 사람에게 알리고 다음 사업계획에 활용하는 과정을 거친다.

(4) 보건프로그램 평가의 기능

① 프로그램 과정상의 환류
② 사회적 책임성 이행
③ 이론형성을 위한 연구 기능

2 평가의 유형

(1) 평가시점에 따른 유형 ★★

평가가 이루어지는 시기에 따라 사업 실시 전, 실시 중, 실시 후에 수행되는 평가 세 가지로 크게 구분할 수 있는데, 평가가 수행되는 시점에 따라 각 평가방법의 목적이나 내용은 상이하다.

① 보건프로그램 실행 전 평가

프로그램 실행 전 평가에는 수행가능성 평가, 모델링 및 시뮬레이션, 다특질 효용 평가 등이 있다.

수행가능성 평가	보건프로그램을 실시하기 이전에 보건프로그램으로 인해 생길 수 있는 결과물이나 비용을 산출하는 평가기법으로 주로 새로운 사업을 시작하거나 기존의 프로그램을 확산하고자 하는 경우 이에 대한 의사결정을 위해서 사용된다.
모델링 및 시뮬레이션	경제학적인 평가를 대상으로 그 기법이 개발되어 있는데, 보건프로그램을 실시하기 전 비용이나 그 결과에 대해서 분석하는 방법이다.
다특질 효용 평가	주로 여러 가지 대안 중에서 한 가지 대안을 선택할 때 이용된다.

② 보건프로그램 실행 중 평가

프로그램 실행 중 평가에는 업무량 평가, 형성평가, 과정평가, 수행평가 등이 있다.

업무량 평가	• 무엇을 어느 정도 충실히 했는가에 대한 답을 얻기 위한 것으로, 투입한 시간, 활동량 등이 평가의 대상이 된다. • 이것은 보건프로그램에 실제로 투입된 노력의 양을 조사하는 것이므로 비교적 파악하기 쉽다.
형성평가	• 보건프로그램을 더 나은 방향으로 수정하는 데 중요한 정보를 제공한다. • 보건프로그램이 시작되어 종료되기 전까지 실시하되 문제점이 발생하였는지, 문제점이 발생하였다면 파급 정도가 얼마나 되는지, 해결 방안이 무엇인지 살펴보기 위하여 실시한다.
과정평가	• 보건프로그램이 수행되는 방식을 기술(記述)하고 분석하는 것과 관련된 평가이다. • 보건프로그램이 실제로 어떻게 수행되고 있는가를 파악하는 것이다. • 보건프로그램이 계획한 대로 실행되었는가를 측정하는 데 그치지 않고 보건프로그램 수행의 양과 질을 측정하여 보건프로그램에 관여하는 실무자들에게 즉각적으로 피드백하고 사업 수행 중에 사업을 수정하도록 하는 것을 목적으로 한다. • 보건프로그램 수행 중에 이루어지는 평가이므로 과정평가를 '실행평가', '질관리', '사업유용성 측정', '과정분석' 등으로 표현하기도 한다. ※ 학자에 따라서는 평가의 유형을 명확하게 구분하지 않고, 과정평가와 형성평가를 동일한 개념으로 사용하는 경우도 있다.
수행평가	• 감사의 한 유형으로 보건프로그램이 계획한 대로 진행되고 있는지 평가하는 것으로 보건프로그램이 시작된 후 보통 분기별로 수행한다. • 학자에 따라서는 수행평가를 과정평가의 한 유형으로 구분하는 경우도 있다.

③ 보건프로그램 실행 후 평가

프로그램 실행 후 평가에는 성과평가, 영향평가 및 결과평가 등이 있다.

성과평가	• 투입된 노력의 대가로 무엇이 나타났는가를 측정해 보는 것으로 보건프로그램의 집행 실적에 대한 평가에 중점을 둔다. • 보건프로그램의 결과를 평가하기 어려운 경우 가장 많이 사용되는 방법이다. • 업무량 평가의 결과가 좋았다 해도 성과평가의 결과는 좋지 않다고 판정될 수도 있다. 예를 들어 가정방문, 집단회의 등을 통한 계몽활동은 극히 잘 되었지만 건강증진 실천율은 나아지지 않았다면 성과 면에서는 실패인 것이다.

영향평가와 결과평가	• 영향평가와 결과평가는 보건프로그램이 종료된 후 수집된 자료와 보건프로그램 수행 전에 수집된 자료를 비교하여 해당 보건프로그램이 대상자 및 대상자를 포함하는 사회에 끼친 영향을 측정한다. • 영향평가는 보건프로그램의 즉각적인 효과의 측정에 관계되고 일반적으로 보건프로그램의 목표에 상응한다. • 결과평가는 장기간에 발생된 영향을 측정한다는 측면에서 다소 차이가 있다. ※ 이러한 개념의 구분도 학자마다 통일되지 않아, 영향평가를 장기간의 영향을 측정하는 것으로 정의한 경우도 있으며, 영향평가에서 그 대상을 단기간의 효과와 장기간의 효과로 구분하는 학자도 있다.

[평가영역] ★

과정평가	제공자, 사업내용, 방법, 대상인구, 예산, 인력, 시간, 자료
영향평가	지식습득정도, 기술습득정도, 행위변화정도, 사업수용성, 접근용이성, 사업이용도, 유용성 인식
결과평가	사망률, 평균수명, 이환율, 유병률, 이용자 반응, 항체보유율, 정상관리율

[평가 시기별 평가의 목적 및 내용 요약] ★

시점	평가 방법	목적	내용
설계 전	요구 분석, 선행 연구 검토, 모범 사례 검토	기초 자료의 보급 및 확보, 의사결정권자에게 자료 제공	요구 충족 정도, 문제의 본질 이해, 벤치마킹
실행 전	수행가능성 평가	새로운 보건교육프로그램 시작 및 기존의 보건교육프로그램 확산에 대한 의사결정	결과/비용 예측
	모델링/시뮬레이션		경제학적으로 결과/비용 예측
	다특질 효용 평가	대안 선택에 이용	
실행 중	업무량 평가	투입된 업무량 파악	투입한 시간, 업무량 실시 중의 과정 및 결과 질 관리, 과정 분석, 감사
	형성평가	개선/발전을 위한 정보 제공	
	과정평가	계획한 활동의 실제 수행 정도 파악	
	수행평가	계획한 대로 수행되고 있는지 파악	
실행 후	성과평가	투입된 업무의 결과 파악	산출
	영향평가	목표 달성 여부 파악	단기 결과
	결과평가	목적 달성 여부 파악	장기 결과

(2) 평가자에 따른 유형

평가자에 따른 평가의 유형은 크게 내부평가, 외부평가, 참여평가로 구분된다.

① 내부평가
　㉠ 프로그램의 결정·집행을 담당하고 있는 사람들이나 이들이 소속된 조직이나 기관의 다른 구성원이 행하는 평가이다.
　㉡ 보건프로그램 수행자가 그 보건프로그램에 대해서 평가하기 때문에 기관의 특성이나 보건프로그램의 독특한 성격을 반영할 수 있다는 장점이 있다.
　㉢ 평가자가 보건프로그램 실행자 자신이므로 객관성을 잃지 않도록 해야 한다.

② 외부평가
   ㉠ 내부평가로는 보건프로그램에 대해서 객관적으로 평가할 수 없다는 가정 아래 주로 전문기관이나 전문가들로 구성된 패널 즉, 제3자가 수행하는 평가이다.
   ㉡ 보건프로그램에 대해서 전문적인 식견으로 객관적으로 평가할 수 있다는 장점이 있다.
   ㉢ 비용과 시간이 많이 소요되며 보건프로그램을 수행하는 기관이나 보건프로그램의 고유한 특성을 반영하기 어렵다는 단점이 있다.
③ 참여평가
   ㉠ 내부평가와 외부평가를 절충한 평가로 최근에 널리 사용하고 있다.
   ㉡ 보건프로그램 수행자와 전문가뿐만 아니라 보건프로그램의 결과에 영향을 줄 수 있는 지역사회 집단 등 보건프로그램의 수혜자 대표자들이 평가에 참여하는 것이다.
   ㉢ 참여평가 시 평가위원회를 구성하게 되는데, 이 위원회에는 보건프로그램 수행자, 전문가, 보건프로그램 대상자, 기타 지역사회 대표들이 포함된다.

(3) 평가에 사용되는 자료의 종류 및 분석 방법에 따른 유형 ★

평가에 사용되는 자료의 종류 및 분석 방법에 따라서 양적 평가와 질적 평가로 나눌 수 있다.

① 양적 평가
   ㉠ 고전적인 평가기법으로 보건프로그램의 목적에 적합하도록 가설을 설정하고, 양적인 자료를 수집 및 분석하여 보건프로그램을 평가하는 것이다.
   ㉡ 양적 평가의 종류에는 동등성 대조군 집단 사전사후 평가, 비동등성 대조군 집단 사전사후 평가, 대조군 없는 사전사후 평가, 사후평가 등이 있다.
② 질적 평가
   ㉠ 보건프로그램의 역동적인 모습과 보건프로그램 참여자들이 인식하는 영향과 결과에 대한 개인적인 정보 등을 얻기 위해서 실시한다.
   ㉡ 비계량적 속성의 평가가 가능하며, 객관성과 신뢰성 확보를 위한 고도의 전문성이 필요한 평가이다.
   ㉢ 질적 평가방법에는 참여관찰법, 심층면접법 등이 있다.
   ※ 양적 평가와 질적 평가를 동시에 사용함으로써 종합적이며 포괄적인 평가를 시도할 수 있다.
   ※ Ovretveit(1998)는 평가의 관점에 따라서 실험평가, 경제평가, 발전평가, 관리평가의 네 가지 유형으로 구분하기도 하였다.

(4) 평가 기준에 따른 유형

① 상대평가(Norm Referenced Evaluation)
   ㉠ 다른 사람에 비하여 어느 정도를 하고 있는지를 평가하는 것으로, 평가의 초점은 다른 사람과 비교하였을 때 무엇을 얼마나 아는가이다. 학습자의 학습 결과를 미리 만들어 놓은 기준에 따라 평가하므로 학습자 개인의 상대적인 위치 파악이 가능하며, 경쟁을 통하여 학습 동기를 유발할 수 있다.
   ㉡ 평가 대상은 학습자이며, 교육자가 아닌 다른 사람이 평가자가 될 수도 있고, 평가도구의 신뢰도가 중요하다.
② 절대평가(Criterion Referenced Evaluation)
   ㉠ 기준에 따른 평가로 보건교육 계획 시 미리 달성하여야 하는 목표를 설정하고, 교육을 실시한 후 목표 달성 여부를 확인하는 목표지향적 평가를 말한다.

ⓒ 보건교육에서는 이러한 목표지향적 절대평가를 많이 활용하고 있는데, 절대평가의 초점은 학습자가 무엇을 성취하였는가에 있기 때문에 학습자 간의 점수를 비교하지 않는다. 절대평가는 교수·학습 과정 전체를 평가 대상으로 하므로 교수자가 반드시 평가자가 되어야 한다.
ⓒ 평가 결과를 일반화할 수 있는지와 관련된 타당도를 확보하는 것이 무엇보다 중요하다.

[상대평가와 절대평가 비교]

구분	상대평가(규준지향평가)	절대평가(목표지향평가)
의미	상대적 순위 평가(얼마나 성취하였는가?)	교육 목표 달성도 확인(무엇을 성취하였는가?)
평가 대상	학습자가 주된 대상	교수·학습 과정 전체
평가자	교육 담당자와 제삼자	교육 담당자
장점	• 개인별 차이 변별 가능 • 경쟁을 통한 외적 동기 유발 가능 • 교육자의 주관성 배제	• 교육 목표에 대한 적극적 신념 • 교육 개선을 위한 자료 제공 • 교수·학습 활동 개선에 도움 • 성취감과 성공감의 경험 • 협동적 학습 가능 • 정신건강에 좋음
단점	• 지나친 경쟁심 조장 • 절대적인 학력 평가 곤란 • 지적 계급주의 발생 • 인간의 발전 가능성과 교육 효과에 대한 신념이 흐려질 수 있음. 창의적, 자기 주도적 학습에 부합되지 않음	• 성취도 수준 결정 곤란 • 개인별 차이 변별의 어려움 • 외적 동기 유발에 부적절 • 절대 기준 설정의 어려움 • 통제적 활용 곤란 • 객관성과 신뢰도 문제
중요시되는 변수	신뢰도	교육 타당도, 교과 타당도, 목표 타당도

(5) 평가자료의 활용에 따른 유형

① 메타평가(Meta Evaluation)

ⓐ 개념
- 평가 그 자체와 피드백 기능을 평가하는 것이다. 그런 의미에서 메타평가는 평가에 대한 평가이다.
- 이미 이루어진 평가를 최종 보고자(정책결정자)에게 보고하거나 보고서를 발간하기 전에 이루어질 수도 있다.
- 평가자 자신에 의하여 이루어질 수도 있으나, 일반적으로는 상급자나 외부 전문가들에 의하여 이루어진다.
- 주요 목적은 평가에 사용된 방법의 적정성, 사용된 자료의 오류 여부, 그리고 도출된 결과에 대한 해석의 타당성 등을 검토하자는 데 있다.
- 특정 평가활동의 지침이 되고, 해당 평가의 장점과 단점을 공개할 목적으로 평가의 유용성·실용성·윤리성·기술적 적합성에 대한 서술 및 판단적 정보를 수집·제공·활용하는 교육적 제반 과정을 말한다.
- 평가의 목적이 의사결정을 내리는 데 유용한가, 관련 정보 또는 자원을 활용할 때 실용성이 높은가, 평가에 사용된 이론과 기술이 적합한가를 다루는 데 있다.

ⓒ 메타평가의 구분

형성적 메타평가	평가자들로 하여금 그가 맡은 평가를 구상, 계획, 실행, 분석, 해석, 보고하는 방법에 대하여 의사결정을 하고 보다 정교화하는 데 필요한 도움을 주기 위한 수단적·과정적 평가이다.
총괄적 메타평가	특정 평가의 전체적인 장점을 집약하고, 1차적 평가에서 도출한 결론을 중심으로 평가하며, 평가의 이해 당사자들에게 평가보고서가 얼마나 좋은 평가의 기준 또는 표준을 충족시켜주는가를 알려준다.

② 적합성평가

개별 프로그램의 평가가 이루어지기 전에 그 프로그램의 가치에 의미를 두는 평가이다.

3 평가지표

(1) 평가지표의 개념

① 지표(Indicator)란 어떤 현상의 존재 또는 어떤 현상의 변화 상태를 표시하는 징후이다. 예를 들면 사업계획 시 사업목표가 잘 설정되었다면 그 목표자체가 평가의 지표가 된다. 예를 들어 암 사망률을 10% 감소시키는 것이 사업 목표라면 암 사망률이 평가의 지표가 된다. 그런데 암 사망률을 감소시키기 위한 사업목표 속에는 많은 하위목표가 있으므로 지표의 종류도 여러 가지가 된다(Kar S.B., 1989).

② 평가란 관심이 있는 사항을 어떤 기준과 비교하는 것이고, 비교하기 위해서는 대상의 상태를 측정할 필요가 있고, 그러기 위해서는 무엇인가 지표를 사용하지 않으면 안 된다. 즉, 평가를 행하고자 할 때 지표는 필수적이다.

(2) 보건프로그램 평가지표의 분류 ★

서비스지표	• 평가 대상 서비스의 종류를 의미한다. • 서비스지표에는 암 예방, 비만율 감소, 예방접종, 보건교육, 결핵환자등록, 집단검진, 역학조사, 수질검사, 임부관리, 고혈압관리, 당뇨관리, AIDS 관리 등이 있다.
양적 지표	• 어떤 활동의 수량이 얼마나 되느냐를 평가하는 지표이며, 현재 우리나라 평가에서 가장 많이 활용하는 지표이다. • 양적 지표에는 예방접종수, 보건교육참여인원수, 결핵환자등록수, 집단검진수, 역학조사횟수, 수질검사수, 임부등록수, 고혈압등록수, 당뇨등록수, AIDS Case 등록수 등이 있다.
질적 지표	• 보건프로그램의 양적 목표 도달과 동시에 질적 목표 도달도 중요하기 때문에 질적 평가가 요구되며 이를 질적 지표라 한다. • 질적 지표에는 항체보유율, 교육 후 교육내용 실천율, 결핵환자 계속 관리율, 혈압조절률, 당뇨관리율 등이 있다.
관리지표	• 사업을 수행하는 데 필요한 지원이 얼마나 효과적으로 제공되었는지를 보는 것이 관리지표이다. • 관리지표에는 적기 전문인력 충원율, 적기 물자 및 예산 지원율, 현장지도방문수, 직원교육횟수, 관련 서류 적기 공람률, 보고서 생성률 등이 있다.
영향지표	• 영향지표는 장기영향지표와 단기영향지표로 구분·활용할 수 있다. • 우리나라의 대표적인 사업으로 건강증진사업 등이 이에 속한다.

※ Suchman은 목표달성의 질과 양, 수준을 측정하는 데 평가지표를 업무량, 성과, 충족도, 효율성, 과정 등 5개 영역으로 구분하고 있다.

[WHO가 제안한 보건프로그램 지표]

보건정책의 지표	• Health for All에 대한 고위층의 정치적 관여/관시 • Primary Health Care에 대한 적절한 자원의 비율 • 자원배분의 공평성 • Health for All에 대한 국가전략에 관한 적절한 조직/관리의 모델의 확립 • Health for All에 대한 국제적이며 정치적인 관여, 관시의 현실적인 태도 표명
사회/경제적 지표	• 인구증가율 • 국민총생산(GNP) 또는 국내총생산(GDP) • 소득의 분배 • 노동력/취직률 • 성인의 문자해독률(교육률) • 방 하나당 거주인 수 • 일 인당 에너지 이용
건강관리 공급의 지표	• 이용률 • 물리적인 접근도 • 경제적 · 문화적인 접근도 • 서비스의 이용 • 관리의 질을 평가하는 지표
Primary Health Care 영역에서의 지표	• 「건강이해」의 수준 • 가정이나 인근에서의 안전한 급수 이용률 • 가정이나 인근에서의 적절한 위생시설 • 모자의 지역보건의료 접근도 • 훈련을 받은 사람에 의한 출산 입회정도 • 소아의 주요한 감염병에 대한 예방접종률 • 연간 기본적인 약의 이용률 • 2차 의료기관으로의 접근도 • Primary Health Care 및 2차 의료기관의 각종 보건담당자의 대 인구비율
건강상태의 지표	• 출생 시 체중 2,500g 이상의 신생아의 비율 • 체중이 연령에 맞는 적정권 안에 들어있는 자녀의 비율 • 자녀의 정신사회적 발달의 지표 • 유아사망률 • 소아사망률(1~14세) • 5세 미만 사망률 • 평균수명 • 임산부 사망률 • 질병별 사망률 • 질병별 발생률 • 장애자율 • 사회정신 병리지표 : 자살, 약물중독, 범죄, 소년범죄, 알코올중독, 흡연, 비만, 정신안정제 복용

(3) 평가지표의 요건 ★

평가지표가 기본적으로 갖추어야 할 요건은 측정가능성, 개선가능성, 통제가능성, 상대적 중요성, 충분성, 비교가능성 등이 있다.

① 측정가능성

평가 시 자의성을 배제하기 위하여 가능한 한 평가항목을 계량화하고, 계량화가 불가능하거나 질적 측면에서 평가가 요청되는 경우 비계량지수를 설정하여야 하며, 이 경우에도 객관성 확보에 유의하여야 한다.

② 개선가능성

개선잠재력이 높은 분야를 자극할 수 있는 항목이어야 한다.

③ 통제가능성

피평가기관이 통제할 수 있고 납득할 수 있는 항목이어야 한다.

④ 상대적 중요성

평가항목의 종류 및 적정성 여부는 평가목적, 대상 등에 따라 상이하나 항목의 관리 및 평가의 합목적성 측면에서 볼 때 중요도가 높은 항목 중심으로 가급적 항목 수를 제한하는 것이 바람직하다.

⑤ 충분성

항목내용이 불투명하거나 항목 간 구분이 모호하여 중복 평가되는 것을 배제하며, 동일한 사항이 상이한 항목에 의해 상충되지 않도록 한다.

⑥ 비교가능성

평가항목은 원칙적으로 계속성을 유지하여 안정성을 확보함으로써 연도별 갱신정도의 비교가 가능하도록 한다.

4 평가도구

교수자는 학습자들이 학습 목표에 도달하였는가를 알기 위한 평가를 수행하기 위하여 다양한 평가도구를 이용할 수 있다. 평가도구를 사용하기 전 평가도구의 목적을 파악하여 어떤 종류의 평가도구가 필요한가를 정하고, 평가 시간과 기준을 결정하여 객관적인 평가 기준을 제시해야 한다. 또한, 평가 문항을 만든 후 평가도구를 검토하여 수정, 보완함으로써 최종적인 평가도구를 확정한다. 그리고 평가도구에서 좋은 평가 문항에 대한 다음 질문들을 검토해야 한다.

- 측정하고자 하는 내용이 담겨 있는가?
- 단순한 사실의 확인보다 복합적(Complexity)인 내용을 평가할 수 있는가?
- 내용이 참신한가?
- 질문이 모호하지 않은가?
- 난이도가 적절하게 유지되었는가?
- 학습자들이 평가에 적극적으로 참여할 수 있도록 동기유발이 되어 있는가?
- 교수자(평가자)의 목적과 부합하는가?
- 측정 오차를 줄일 수 있게 구성되어 있는가?
- 통일된 용어를 사용하는 등 일관성이 유지되는가?
- 윤리적·도덕적인 문제가 없는가?

(1) 신뢰도의 개념과 평가방법

① 신뢰도의 개념

㉠ 신뢰도(Reliability)란 측정도구가 측정하고자 하는 현상을 일관되게 측정하는 능력, 즉 측정도구를 동일한 응답자들에게 반복해서 적용했을 때 일관된 결과가 나오는 정도를 의미한다.

㉡ 어떤 조사결과가 부정확한 측정자료에서 우연히 발견된 것이 아니라는 확신을 주어야 한다는 능력이자 측정된 결과치의 일관성, 정확성, 의존가능성, 안정성, 예측가능성과 관련된 개념이다.

㉢ 동일한 개념에 대한 측정을 되풀이했을 때, 동일한 측정값을 얻을 가능성을 의미한다.

② 평가방법 : 어느 척도가 신뢰적이고 안정적인지 판단하는 방법이다.

검사-재검사법	동일한 대상에게 동일한 상황에서 동일한 측정도구를 이용하여 일정 기간을 두고 반복 측정하여 최초의 측정치와 재측정치가 동일한지 평가하는 방법이다.
반분법	하나의 측정문항을 무작위로 반씩 나누어 각각에서 얻은 측정값들을 두 번의 조사에서 얻은 것처럼 간주하여 이들의 상관계수를 계산하여 신뢰도를 추정하는 방법이다.
대안비교법	독립된 두 개 척도의 상관관계를 통하여 동일한 측정 대상의 신뢰도를 각각 측정하는 방법이다.
내적 일관성 측정법	척도를 구성하는 항목들 사이의 상관관계가 높을수록 해당 척도의 신뢰도는 높을 것으로 판단하는 방법이다. • 크론바흐알파계수(Cronbach's Alpha Coefficient) 계산법이 널리 사용된다. • 척도를 구성하는 각각의 항목에 대하여 그 항목과 다른 항목들 간의 상관관계를 계산하여 그들의 평균치를 구하는 것이다. • 명확한 신뢰도계수를 제시한다. • 0에서 1 사이의 값을 가지고, 척도가 0.6~0.8 정도의 알파계수를 보이면 신뢰도가 있는 것으로 판단한다.

(2) 타당도의 개념과 유형

① 타당도의 개념
  ㉠ 타당도(Validity)는 측정도구가 측정하고자 하는 개념이나 속성을 얼마나 정확히 반영하고 있느냐의 정도를 말한다.
  ㉡ 신뢰성보다 상위수준으로 "측정하고자 하는 개념이나 속성을 정확히 측정하였는가"를 의미한다.
  ㉢ 타당도의 유형에는 내적 타당도와 외적 타당도가 있다.

② 내적 타당도(Internal Validity)
  ㉠ 개념
    • 이론적으로 정립된 논리적 인과관계의 타당성, 즉 종속변수의 변화가 독립변수에 의한 것인지, 아니면 다른 조건에 의한 것인지 판별하는 기준이다.
    • 실험으로 나타난 연구결과가 가정한 원인 때문인지 아니면 다른 제3의 요인 때문인지를 정확하게 설명하는 정도를 말한다.
  ㉡ 내적 타당도 저해요인 ★★

우연한 사건	조사과정 중 종속변수를 변화시킬 특별한 사건이 발생하는 경우
성숙	조사가 오랜 시간에 걸쳐 진행되는 경우 그 기간 동안 조사대상자가 스스로 성장하는 경우
검사	어떤 검사 이후 다시 검사를 시행했을 때 조사대상자가 예전 검사 때보다 민감해져 있거나 응답을 하는 데서 사려 깊어진 경우 또는 연구자에게 잘 보이기 위해서 연구자가 원한다고 생각되는 응답을 하는 경우
도구의 잘못된 사용	신뢰도가 낮은 척도를 사용하는 경우 또는 사전 사후의 척도를 다른 것으로 사용하는 경우
통계적 회귀	극단적 응답을 한 조사대상자가 후속검사에서 표본이나 모집단의 평균점수로 회귀하는 경향
조사대상의 차별적 선정 (편견)	서로 다른 속성을 가진 조사대상자를 선정·배치하였기 때문에 일어나는 타당도 저해요인으로, 이를 피하기 위해서 무선표집이 필요함

③ 외적 타당도(External Validity)
  ㉠ 개념
    • 연구로 나타난 결과를 일반화할 수 있는 정도이다. 실험설계와 같은 실험이 계속해서 반복되어 실험이 효과가 있다는 것이 반복적으로 증명될 때 외적 타당도가 높은 설계라고 한다.
    • 연구에서 도출된 결론을 다른 상황에도 적용시킬 수 있는가 하는 것이다.
    • 조사의 결과를 보다 많은 상황과 사람들에게 적용시킬 수 있는 정도이다.
    • 독립변수에 의한 종속변수의 변화가 다른 대상 한계에도 적용 가능한가 하는 일반화의 정도이다.
  ㉡ 외적 타당도의 저해요인

실험대상자 선정과 실험처치 간의 상호작용	실험대상자 선정상의 편견이 실험처치의 요인과 결합하여 연구결과를 왜곡시키는 것 예 금연공익광고의 효과를 알아보려는 경우, 실험대상자들이 흡연자냐 아니냐에 따라 결과에 오차를 가져올 수 있음
검사의 상호작용효과	실험대상자들의 민감성, 반응성을 증가 또는 감소시켜서 결과적으로 사전검사가 행해진 전집이 그렇지 않은 전집을 대표할 수 없게 되는 경우
실험상황의 반동효과	인위적 실험상황이 자연상황을 대표할 수 없어 결과의 일반화가 제약되는 경우
다중실험처치 간의 간섭	동일한 실험대상자에게 여러 실험처치를 할 때 하나의 실험처치가 다른 실험처치에 영향을 미치는 경우

> 외적 타당도의 저해요인을 통제하는 방법
> • 표본의 대표성을 확보한다.
> • 조사에 대한 민감성을 완화시킨다.

(3) 신뢰도와 타당도의 관계
① 타당도가 높을 경우 신뢰도는 높지만, 신뢰도가 높은 경우 타당도는 낮을 수 있다.
② 타당도는 체계적 오류와 관련되고, 신뢰도는 무작위오류와 관련된다.
③ 신뢰도와 타당도는 상충관계이다.
④ 타당성이 있는 측정은 항상 신뢰성이 있다.
⑤ 타당성이 없는 측정은 신뢰성이 있을 수도 있고 없을 수도 있다. 즉, 타당성이 낮다고 해서 반드시 신뢰성이 낮다는 것은 아니다.
⑥ 신뢰성이 있는 측정은 타당성이 있을 수도 있고 없을 수도 있다. 즉, 신뢰성이 높다고 해서 반드시 타당성이 높은 것은 아니다.
⑦ 신뢰성이 없는 측정은 항상 타당성이 없다.
⑧ 타당도를 강조하다 보면 신뢰도가 약해질 수 있고, 신뢰도를 강화하기 위한 노력들은 타당도를 저해하는 결과를 초래할 수 있다.

> 측정의 신뢰도를 높이는 방법
> • 측정도구의 모호성 제거 : 모든 응답자에게 동일한 의미로 해석될 수 있도록 내용을 명확화한다.
> • 측정항목수 확대 : 측정항목이 많으면 측정값들의 평균치가 측정하고자 하는 속성의 실제 값에 가까워지게 된다.
> • 측정자는 일관성 있는 면접방식과 태도를 취한다.
> • 조사대상자가 잘 모르거나 전혀 관심이 없는 내용에 대한 측정은 하지 않는 것이 좋다.
> • 이전의 조사에서 이미 신뢰성이 있다고 인정된 측정도구를 사용한다.

제2절 평가의 실행

1 평가 절차(과정)

사업 평가 과정은 보편적으로 사전검토(기획단계), 자료수집, 자료분석, 결과 도출 및 적용으로 나눌 수 있다.

(1) 기획단계(제1단계)

① 기획단계에서 평가자는 무엇을 평가할 것인지, 평가의 목적은 무엇인지, 어떤 수준에서 평가할 것인지, 평가의 가능성이나 범위를 제한하는 제약 요인은 무엇인지, 평가의 결과를 바탕으로 의사결정을 하고자 할 때 선택할 수 있는 대안이 있는지, 평가의 결과를 누구에게 보고할 것인지 등의 질문에 해답을 마련한다(WHO, 1981).
② 보건프로그램의 목표와 목적을 검토한 후 평가의 목적 및 대상을 설정하며, 평가기준을 정하여 적절한 평가 디자인을 결정한다.
③ 설정된 평가기준의 달성 여부를 평가하기 위하여 평가항목을 선정하는데, 이러한 평가항목은 측정 가능하고, 개선 가능하며, 통제 가능하고, 비교 가능하며 중요성과 충분성을 고려해야 한다.

(2) 자료수집단계(제2단계)

① 다양한 자료원이 있기 때문에 우선 가용한 자료원을 확인해야 한다.
② 추가적으로 필요한 자료를 수집할 수 있는지 살펴보고, 기존의 자료원으로부터 수집할 수 있는 자료가 평가의 목적과 내용에 적합하지 않거나 충분하지 않을 경우 추가적인 조사를 수행하여야 한다.
③ 조사를 실시할 경우 우선 예비조사를 거쳐 측정할 변수를 명확히 설정하고 변수에 적합한 측정 방법을 선정하되, 신뢰도와 타당도가 확보될 수 있도록 해야 한다.

(3) 자료분석단계(제3단계)

① 평가의 목적 및 기준, 변수 및 측정 방법의 유형, 자료의 신뢰도와 타당도를 고려해야 한다.
② 자료분석 목적은 타당성을 검토하는 데 있으며, 자료분석에 관계하는 것은 교란 치우침(Confounding Bias)과 통계적 유의차(有意差) 검정 두 가지이다.

(4) 결과 도출 및 적용 단계(제4단계)

① 자료분석 결과로부터 사업 평가의 결과를 도출하고, 다른 유사한 사업 수행 기관 및 재원 조달 기관에 보고하는 단계이다.
② 자료분석 결과를 검토할 때에는 특히 사업 과정이 결과에 어떠한 영향을 주었는지 파악해야 한다.
③ 타 기관에 보고하는 보고서에는 사업의 특성, 평가의 목적과 방법, 결과, 결과에 대한 논의, 결과의 시사점을 포함해야 한다. 이러한 사업 평가의 결과는 실제 사업에 반영되어야 하는데, 향후 사업기획 이전의 평가 결과를 활용하는 것이 중요하다.

2 효과성 평가

(1) 효과성 평가의 개념
① 효과성은 보건프로그램이 원래 의도했던 목적 또는 목표달성의 정도를 말하는 것이다.
② 클라이언트에게 제공된 서비스에 중점을 두어 서비스 질이 평가의 중요한 기준이 된다.

(2) 서비스 질을 평가하기 위한 지표군집 ★

구분	내용
구조지표 (시스템)	• 보건프로그램의 배경이 되는 보건조직의 특성 및 담당자의 특성과 같은 구조적 요인들이 보건프로그램과 서비스의 효과성에 영향을 주는 것이다. • 보건프로그램 수행을 위한 조직능력과 잠재력 측정, 프로그램 인증, 서비스 구입계약 등의 목적에 사용된다. • 구조지표에 해당하는 것들은 다음과 같다. 　– 보건기관 및 시설의 적합성과 접근성 　– 보건프로그램과 서비스의 다양성과 체계성 　– 보건프로그램에 대한 지원체계의 적절성 　– 보건프로그램 수행 인력의 전문성
과정지표 (클라이언트와 관련)	• 실제 보건프로그램의 수행과정에서 수행 인력들이 펼치는 활동이 보건프로그램의 효과성을 좌우한다는 가정에서 설정된 지표이다. • 보건프로그램 수행자의 활동과 기록 분석·검토를 통해 파악한다. • 산술적 추정치를 제공하여 효과성을 산출의 관점에서 평가하는 데 유용하다. • 과정지표에 해당하는 것들은 다음과 같다. 　– 클라이언트가 갖는 문제의 정도 　– 문제해결을 위해서 제공된 서비스의 종류나 양 　– 문제와 서비스의 관련 정도
성과지표 (결과)	• 보건프로그램 활동의 최종 결과물로 얻어지는 것이다. • 클라이언트 입장에서 나타나는 조건과 지위의 변화를 말한다. • 성과지표는 프로그램이 투입되어 일정한 과정을 거쳐 산출되는 최종의 직접적 지표가 된다. • 결과를 측정하기 위해서는 조사설계서가 필요하다.

※ 구조지표와 과정지표는 효과성 측정의 간접 지표이고, 성과지표는 효과성 측정의 최종적 직접 지표이다.

(3) 효과성 평가를 위한 조사설계유형 ★★

① 순수실험설계(진실험설계)
　㉠ 내적 타당도를 저해하는 요인들을 최대한 통제한 설계이다.
　㉡ 연구대상을 실험집단과 통제집단에 무작위로 배치하고 독립변수를 실험집단에만 도입한 후, 양 집단의 종속변수에 있어서 특성을 비교하는 것이다.
　㉢ 상업적 연구보다 학문적 연구에서 주로 활용된다.
　㉣ 통제집단 사전사후검사설계, 통제집단 사후검사설계, 솔로몬 4집단설계, 요인설계 등이 있다.

통제집단 사전사후검사설계 (대조군 사전사후측정 설계)	• 무작위할당으로 실험집단과 통제집단을 구분한 후 실험집단에 대해서는 독립변수 조작을 가하고, 통제집단에 대해서는 아무런 조작을 가하지 않은 채 두 집단 간의 차이를 전후로 비교하는 방법이다. 개입 전 종속변수의 측정을 위해 사전검사를 실시한다. • 인과관계의 추정을 위한 가장 전형적인 방법이다. • 가장 기본적인 설계로 내적 타당도는 높으나 외적 타당도는 낮다. • 사전검사의 영향을 제거할 수 없다는 단점이 있다.

통제집단 사후검사설계 (대조군 사후측정 설계)	• 사전검사를 실시하지 않는 방법이다. • 사전검사를 실시하지 않으므로 주시험효과와 상호작용효과를 제거할 수는 있지만 실험집단과 통제집단의 동질성을 확신할 수는 없다.
솔로몬 4집단설계	• 통제집단 사전사후검사설계 + 통제집단 사후검사설계 • 사전검사를 한 2개의 집단 중 하나와 사전검사를 하지 않은 2개의 집단 중 하나를 실험조치하여 실험집단으로 하며, 나머지 2개의 집단에 대해서는 실험조치를 하지 않은 채 통제집단으로 한다. • 주시험효과와 기타 외생변수를 완전히 분리해낼 수 있다는 큰 장점이 있다. • 실험집단과 통제집단의 선정·관리가 어렵고 비경제적이라는 단점이 있다.
요인설계	• 실험집단에 둘 이상의 프로그램을 실시하여 독립변수가 복수인 경우 적용하는 방법이다. • 두 개 이상의 독립변수가 상호작용하면서 종속변수에 미치는 영향을 파악할 수 있고 조사 결과의 일반화가 쉽다는 장점이 있다. • 독립변수가 많은 경우 시간 및 비용의 측면에서 비경제적이다.

② 유사실험설계
 ㉠ 실험설계의 기본요소 중 한두 가지가 결여된 설계유형이다.
 ㉡ 무작위할당 등에 의해 실험집단과 통제집단을 동등하게 할 수 없는 경우, 무작위할당 대신 실험집단과 유사한 비교집단을 구성한다.
 ㉢ 순수실험설계에 비해 내적 타당도가 낮지만, 현실적으로 실험설계에 있어 인위적인 통제가 어렵다는 점을 감안할 때 실제 연구에서 더 많이 적용된다.
 ㉣ 비동일 통제집단설계, 단순시계열설계, 복수시계열설계, 회귀불연속설계 등이 있다.

비동일 통제집단설계 (비동등성 대조군 사전사후 설계)	• 통제집단 사전사후검사설계와 유사하지만 무작위할당에 의해 실험집단과 통제집단이 선택되지 않는다는 점이 다르다. • 임의적인 방법으로 양 집단을 선정하고 사전·사후검사를 실시하여 종속변수의 변화를 비교하는 것이다. • 이 설계는 임의적 할당에 의한 선택의 편의가 발생할 수 있으며, 실험집단의 결과가 통제집단으로 모방되는 것을 차단하기 어렵다는 단점을 지닌다.
단순시계열설계	• 실험조치를 하기 이전 또는 이후, 일정한 기간 동안 정기적으로 수차례 결과변수에 대한 측정을 하여 실험조치의 효과를 추정하는 방법이다. • 실험조치 이전 또는 이후의 기간 동안 관찰값에 영향을 미치는 사건의 유무를 확인하여야 한다. • 통제집단을 사용하지 않으므로 중대한 변화가 실험조치에 의한 것인지, 역사요인이나 회귀요인에 의한 것인지 확신할 수 없다.
복수시계열설계	• 단순시계열설계의 우연한 사건 등에 의한 내적 타당도의 문제점을 개선하기 위해 단순시계열설계에 통제집단을 추가한 것이다. • 비슷한 특성을 지닌 두 집단을 선택하여 실험집단에 대해서는 실험조치 이전과 이후에 대해 여러 번 관찰하는 반면 통제집단에 대해서는 실험조치를 하지 않은 채 실험집단의 측정시기에 따라 변화상태를 지속적으로 비교한다. • 단순시계열설계에 비해 내적 타당도를 높일 수 있으나, 실험집단과 통제집단의 구분이 무작위 할당에 의한 것이 아니므로 이질적일 수 있다.
회귀불연속설계	• 대상을 실험집단과 통제집단으로 배정한 후 이들 집단에 대해 회귀분석을 함으로써 그로 인해 나타나는 불연속의 정도를 실험조치의 효과로 간주하는 방법이다. • 특히 정책평가에서 유용하게 사용되는 방법으로서, 정책조치를 한 집단과 하지 않은 집단에 대한 정책행위의 결과 추정치를 계산하여 이를 비교하는 방법이다. • 실험집단과 통제집단의 동시발생으로 인해 역사요인 및 성장요인에 대한 통제가 가능하나 도구요인 및 실험대상 탈락의 문제로 인해 내적 타당도가 저하될 수 있다.

③ 전실험설계

　㉠ 무작위할당에 의해 연구대상을 나누지 않고, 비교집단 간의 동질성이 없으며, 독립변수의 조작에 따른 변화의 관찰이 제한된 경우에 실시하는 설계유형이다.

　㉡ 인과적 추론이 어려운 설계로서, 내적·외적 타당도를 거의 통제하지 못한다.

　㉢ 1회 사례연구, 단일집단 사전사후검사설계, 정태적 집단 비교설계 등이 있다.

1회 사례연구 (단일사례연구)	• 단일사례 또는 단일집단에 실험집단과 통제집단을 구분하지 않고 실험조치를 한 후 종속변수의 특성에 대한 검토를 토대로 결과를 평가하는 방법으로 개입의 효과를 관찰하는 것이 주요 목적이다. • 탐색적 목적을 위해 유용하게 사용할 수 있다. • 비교 관찰이나 가설검증을 위한 충분한 근거가 없으며, 외생변수의 통제도 어렵다.
단일집단 사전사후검사설계	• 실험집단에 대해 사전검사를 한 다음 독립변수를 도입하며, 이후 사후검사를 하여 인과관계를 추정하는 방법이다. • 실험조치의 전후에 걸친 일정기간의 측정상 차이를 실험에 의한 영향으로 확신하기 어렵다. • 역사요인, 성숙요인 등의 외생변수를 통제할 수 없다.
정태적 집단 비교설계 (고정집단 비교설계)	• 실험집단과 통제집단을 임의적으로 선정한 후 실험집단에는 실험조치를 가하는 반면 통제집단에는 이를 가하지 않은 상태로 그 결과를 비교하는 방법이다. • 통제집단 사후검사설계에서 무작위할당을 제외한 형태이다. • 무작위할당에 의한 동등화가 이루어지지 않으므로 선택의 편의가 발생하며, 두 집단 간의 교류를 통제하지 못하므로 모방 효과가 발생한다.

④ 비실험설계

　㉠ 독립변수를 조작할 수 없거나 연구대상을 조건에 따라 설계하기 어려운 경우에 사용된다.

　㉡ 독립변수를 조작할 수 없는 상태 또는 이미 노출된 상태에서 변수들 간의 관계를 검증하는 방법이다.

　㉢ 독립변수에 대한 통제가 윤리적으로 바람직하지 않을 때 사용될 수 있다.

　㉣ 실제 상황에서 검증하기 때문에 일반적인 실험설계에 비해서 현실성이 높은 결과를 얻을 수 있다.

일원적 설계	특정한 사건이나 현상의 발생, 인구집단의 특성, 개인적-집단적 경험 등을 기술할 때 사용한다.
상관관계설계	독립변수로 간주될 수 있는 하나의 변수와 종속변수로 간주될 수 있는 하나의 변수의 속성을 분류 혹은 교차시켜 통계적 기법을 통하여 상관관계를 추정하는 방법이다.
비실험적 요인설계	두 가지 이상의 독립변수와 한 가지 종속변수의 관계 및 독립변수 간의 상호작용관계를 교차분석을 통하여 확인하려는 것이다.
종단적 실험연구설계	여러 시점에 걸쳐 관찰하는 설계이다. 예 경향연구설계, 동년배집단연구설계, 패널연구설계 등

(4) 논리모형 ★★

① 논리모형의 개념

　㉠ 보건프로그램의 투입, 활동(과정), 산출, 결과(성과) 간의 관계를 논리적으로 연결해 보건프로그램을 체계적으로 기획하고, 성과를 구체적으로 측정·평가하는 도구이다.

　㉡ 보건프로그램의 투입에서 결과까지의 연결고리를 그림 등으로 표시해 보건프로그램 이해를 증진시키고 성과평가의 개념적 틀을 제공한다.

ⓒ 기관책임자, 보건프로그램 개발자, 보건프로그램 평가자, 기타 이해관계 당사자들이 보건프로그램 목적과 목표를 분명히 인식하는 데 도움을 준다.
ⓔ 보건프로그램이 진행되는 과정을 차트와 그림 등으로 표시해서 시각적으로 전 프로그램의 과정을 이해하는 데 유용하다.
ⓜ 잠정적 성과와 최종성과를 구별함으로써 과정평가와 성과평가를 통합적으로 운영할 수 있다.

② 논리모형의 구성요소

투입	활동을 가능하게 하는 모든 자원을 말하는 것으로 인적·물적·경제적 요소로 구분할 수 있다. • 인적 요소 : 보건교육을 위한 전담 인력의 확보 여부, 담당 인력의 수, 외부 인력의 활용 등으로 구분하여 분석할 수 있다. • 물적 요소 : 보건교육을 실시하기 위하여 필요한 시설의 크기와 공간, 필요한 장비나 재료의 보유 여부를 분석한다. • 경제적 요소 : 보건교육에 필요한 재정적 지원으로 재원 조달을 위한 구조와 재원 비용의 효과적 집행과 보건교육 실행에 어떤 영향을 주었는지 등을 평가하고 분석함으로써 경제적 투자 여부를 평가한다.
활동 (과정)	• 보건교육 목표를 달성하기 위하여 교육 서비스의 생산과 교육 서비스 제공에 투입된 생산 요소를 처리하는 중간 단계이다. • 교육 수행 활동 요소, 교육 제공자 요소, 학습자 요소, 외부적 요소 등으로 구분하여 분석한다.
산출	• 투입 요소를 처리하는 과정을 거쳐 생산된 서비스나 물품을 말한다. • 보건교육을 통하여 제공된 교육 서비스나 사업량으로 교육 대상자 수, 교육이 실시된 장소 등을 분석한다.

결과
(성과)
	• 보건교육 시행으로 나타난 보건교육에 대한 지식, 태도, 행동의 변화 등을 말한다.
	• 시기에 따라 단기, 중기, 장기 결과를 분석할 수 있다.
	  - 단기 결과 : 보건교육 실행으로 인한 산출에 가장 밀접하게 영향을 받는 성과로, 보건교육을 통한 지식, 태도, 기술의 변화가 해당된다.
	  - 중기 결과 : 보건교육을 통한 지식, 태도, 기술의 변화에 의하여 나타나는 행동의 변화를 말한다.
	  - 장기 결과 : 보건교육의 궁극적인 성과로 상황에 대한 의미 있는 변화를 말한다.

[논리 모형 적용 예시안]

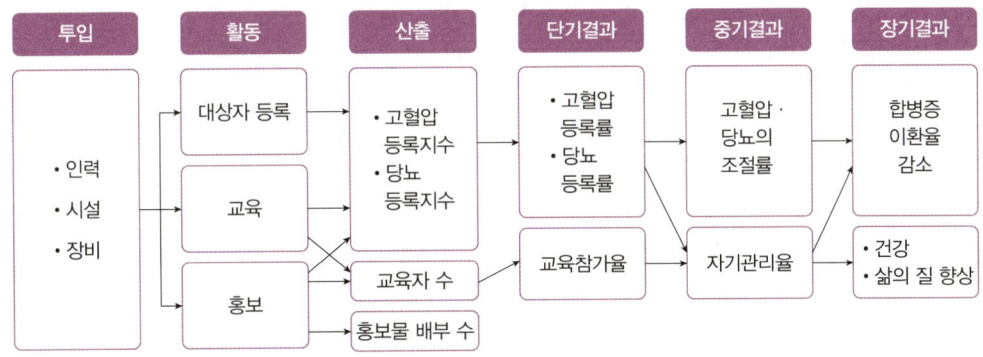

③ 논리모형 작성방법
　㉠ 클라이언트 집단의 문제나 욕구확인
　㉡ 투입요소의 내용구성
　㉢ 활동내용과 과정의 명확화
　㉣ 산출과 성과지표의 구체화
④ 성과측정의 방법
　㉠ 산술적 계산 : 프로그램의 결과에 명목적 내용을 계산하는 것이다. 이는 일반적으로 클라이언트의 조건, 상태, 행동 등을 측정하는 데 사용한다.
　㉡ 표준화된 측정도구(일반화시키기 위해서)
　　• 클라이언트의 변화를 측정하기 위해 사용하는 정형화된 도구이며, 클라이언트의 인지, 감정, 태도 등을 측정하는 데 사용된다.
　　• 관리 및 점수화에 있어서 동일 절차, 크기 혹은 강도, 측정 영역의 정도 등을 예측하는 데 유용하고 단일의 점수화가 가능하다.
　　• 정확하며, 신뢰성이 높다.
　㉢ 기능수준척도(LOF ; Level of Functioning Scales) : 특정한 보건프로그램의 개입 전후 클라이언트의 기능수준변화를 측정할 때 사용된다.

3 경제성 평가

(1) 경제성 평가의 개념

① 보건의료의 경제적 평가는 "비용과 결과의 양 측면에서 본 보건의료의 비교분석"이라고 정의하고 있다(Drummond 등).
② 드루몬드(Drummond, 1990) 등에 의하면 경제적 평가의 방법은 비용최소화분석, 비용효과분석, 비용편익분석, 비용효용분석의 네 종류로 나누어진다.
③ 비용최소화분석은 비용효과분석의 특수한 형태로 생각되며, 비용효용분석은 비용효과분석의 특수한 예로 생각되므로(Weinstin, 1997) 여기에서는 비용효과분석과 비용편익분석에 대해 기술한다.
④ 평가란 관심 있는 사항을 받아들이는 기준과 비교하는 것으로 관심사, 기준, 비교가 평가의 3요소라 할 수 있다.

(2) 비용효과분석(CEA ; Cost-Effectiveness Analysis) ★

① 프로그램에 투입된 비용을 화폐단위로 계산하여 달성된 성과와 비교분석하는 것이다.
② 복수 프로그램을 사용하여 건강교육을 실시하였을 때 어느 한 단위의 효과를 얻기 위해 필요한 비용이 각 방법에서 어느 정도 차이가 있는가를 비교하는 것이다.
③ 비용효과분석의 지표는 효과 한 단위당의 비용 또는 비용 한 단위당의 효과가 된다.
④ 효과는 각각의 건강교육 프로그램에서 채용한 평가지표를 사용하기 때문에 각 건강교육 프로그램에 따라 다르다.
⑤ 감량교실의 경우, 효과로서 그 감량프로그램의 개시 전과 종료 후의 체중 차를 사용한다고 하면, 비용효과분석의 지표는 체중 1kg을 감하는 데 필요한 비용으로 표시할 수 있다.

⑥ 금연교육프로그램의 효과에 대한 평가지표를 1년 후 성공률로 한 경우에는 비용효과분석 지표로 성공률 1%당의 비용 또는 금연성공자 1인당의 비용 등이 고려된다.

> **비용최소화분석**
> - 복수 건강교육 프로그램의 실시 결과에 차이가 없는 경우에 사용되며, 비용이 최소인 프로그램을 찾는 방법이다.
> - 비용효과분석에서 복수 건강교육 프로그램이 동일한 효과를 갖는 경우에 해당하나, 현실적으로 다른 건강교육 프로그램이 같은 효과를 갖는 경우는 드물기 때문에 이 분석방법은 건강교육의 경우에 별로 사용되지 않는다.

※ 비용효용분석 : 효과로서 효용을 사용하는 방법이며, 효용은 질을 조정한 생존연수(QALY)로 표시한다.

경제성 평가의 비용측정 및 산출측정의 단위

분석기법	비용측정 단위	산출측정 단위	산출규명 기준
비용최소화분석	화폐단위	없음	동일한 산출물 및 산출량
비용편익분석	화폐단위	화폐단위	복수 사업의 비교뿐만 아니라 단수 사업평가도 가능
비용효과분석	화폐단위	자연단위	동일 종류의 산출, 서로 다른 수준의 달성
비용효용분석	화폐단위	건강일수, 질 보정 생존연수(QALY)	복수 사업의 비교뿐만 아니라 단수 사업평가도 가능

(3) 비용편익분석(CBA ; Cost-Benefit Analysis) ★

① 개념
  ㉠ 프로그램에 투입된 비용과 편익을 모두 화폐가치의 단위로 환산하여 비교분석하는 것이다.
  ㉡ 건강교육에 든 비용과 결과를 같은 금액으로 평가하고 분석하는 방법이다.
  ㉢ 비용편익분석은 원리적으로는 비용효과분석보다 일반적이라고 하겠으나, 비용편익분석에서는 결과에 가치를 붙여서 금액으로 표시해야 하는 어려움이 있다. 따라서 실제 비용편익분석은 보건의료분야에서의 적용이 어려워 한정되는 경우가 많다.

> **금연교육프로그램에서 비용효과분석과 비용편익분석의 비교**
> - 비용효과분석에서 금연교육프로그램의 결과는 '금연 성공률' 등으로 표시되고, 고콜레스테롤 혈중자에 대한 영양지도프로그램의 결과는 '혈중콜레스테롤치의 평균저하율' 등으로 표현된다. 즉, 이 두 개 프로그램의 결과가 동일한 지표를 사용하여 측정되지 않았으므로 두 개 프로그램 간의 비교는 행할 수 없다.
> - 비용편익분석은 결과에 대해서도 금액으로 평가하므로 종류가 전혀 다른 건강교육 프로그램의 비교가 가능하다. 예컨대 예산이 한정되어 있어서 금연교육, 운동지도 프로그램, 비만자에 대한 영양지도 프로그램 등 몇 개의 건강 가꾸기 프로그램 중 투입비용당의 편익(금액)이 가장 높은 것을 하나 선택해야만 하는 경우에 유용하다.

② 비용과 편익의 범위
  ㉠ 비용의 범위
    • Drummond 등은 경제학에 의한 비용의 개념을 도입하여 기회비용을 비용으로 하고 있다.
    • 기회비용이란 어떤 목표를 달성하기 위해 희생하지 않으면 안 되는 것 중에서 최대의 것을 말한다.
    • 특정 프로그램에 필요한 시설비, 인건비, 용품비 등을 비용으로 하고 있다.

> Drummond 등의 간접비용산출
> • 경제적 평가를 어렵게 하는 간접비용, 특히 정신적 비용을 산출하기 위해서 불안 등을 어느 정도 비용으로 산출하는가 하는 문제가 있다.
> • 평가자에 따라 어떤 항목이 비용으로 취급되는 경우와 그렇지 않은 경우가 있다. 예컨대 노동자가 근무시간 중에 건강교육 프로그램에 참가할 경우, 기업의 입장에서는 그 시간이 노동시간의 손실이며 비용으로 생각되지만 노동자에게는 비용이라고 생각되지 않는다.

  ㉡ 편익의 범위 ★
    • Drummond 등은 보건의료에 관한 편익을 직접 편익과 간접 편익으로 분류한다.
    • 직접 편익은 발생한 효과에 의해 장래 사용되리라고 생각되는 보건자원이 절약될 경우를 말한다. 예를 들어 효과적인 고혈압 선별 프로그램의 실시에 의하여 뇌졸중의 발생이 감소하고 그 치료에 드는 의료비가 절약되는 경우가 있다.
    • 간접 편익은 치료의 결과, 환자나 가족이 노동시간의 연장에 의하여 획득하는 생산의 이익 등을 말한다.

> 보건의료에 관한 편익
> • 보건의료서비스의 개시, 운영에 관한 변화
>   - 본래의 질병을 위해 → 직접편익
>   - 본래는 관계없는 질병을 위해 → 직접편익
> • 환자와 그 가족의 활동에 관한 변화
>   - 지출이나 휴가 등 취득의 절약 → 직접편익
>   - 노동시간 손실의 절약 → 간접편익

> 건강교육의 경제적 평가가 어려운 이유
> • 비용과 편익의 범위를 결정하는 것이 어렵다. 비용, 편익에 대한 사고의 방향이 연구자에 따라 다르고 어디까지를 비용과 편익에 포함시키는가가 다르기 때문이다.
> • 누구의 입장에서 평가하느냐에 따라 비용과 편익의 범위가 다르다.

4 질적 평가

(1) 개념
① 보건프로그램을 평가하는 데 있어서 질적 조사방법(현장 관찰, 심층 면접 등)을 사용하여 평가하는 방법이다.
② 질적 조사는 인간의 사회적 현상을 자연주의적·해석학적 접근을 통해 이해하고 규명하는 데 초점을 두는 연구방법이다.
③ 현장에서 참여자의 언어나 의미를 관찰하여 계량적 자료가 아닌 질적 자료를 수집하여 해석하는 데 중점을 둔다.

(2) 유용성
① 질적 평가는 프로그램의 배경과 상황에 관한 이해를 증진시켜 주고 프로그램의 구성요소인 참여자와 직원의 상호작용에 관한 통찰을 제공하여 프로그램의 질적 개선과 개발에 도움을 준다.
② 직원이나 프로그램 참여자에게 자율권을 주고 그들의 불만을 해소하는 데에 목적이 있다.
③ 형성평가에 매우 긴요하게 사용될 수 있다.
④ 깊이 있는 현상을 분석함으로써 프로그램의 수행과정에서 잘 드러나지 않는 내부적 문제와 예기치 못한 문제를 발견하여 프로그램 개선과 개발에 이바지할 수 있다.

(3) 한계
① 수치보다는 이야기와 서술을 강조하므로 많은 대상을 조사하거나 평가할 수 없다는 한계가 있다.
② 효과성 평가와 같이 프로그램의 성과를 정확히 측정하는 데 한계가 있다.
③ 총괄평가에는 적합하지 않다.

(4) 자료수집
① 현장관찰
  ㉠ 보건프로그램이 수행되는 현장의 실제상황에서 현장을 실제로 보거나 참여자의 행동을 유심히 살펴서 자료를 수집하는 방법이다(예 문화기술, 현장조사, 참여관찰).
  ㉡ 관찰대상은 참여자의 행동과 상호작용, 언어적·비언어적 의사소통, 물리적 환경 등이며, 관찰내용은 현장노트에 상세히 기록한다.
  ㉢ 평가자가 현장의 모든 일을 자세히 관찰하는 것은 현실적으로 불가능하므로 무엇을 관찰할 것인지에 관한 논의가 필요하다.
② 심층면접
  ㉠ 질적 평가에서 평가자가 참여자를 대상으로 자유롭게 말할 수 있도록 면담을 실시하여 자료를 수집하는 방법이다.
  ㉡ 평가자는 개방적 질문으로 참여자의 생각, 의도, 행동패턴을 알아내고 비언어적 의사표현의 의미를 밝혀낸다.
  ㉢ 심층면접 기법이 가장 잘 활용될 수 있는 집단은 초점집단(10명 내외의 집단구성원에게 다양한 개방적 질문으로 질적 평가의 자료를 획득)이다.

③ 문서 및 기존자료 활용
  ㉠ 공문서, 사문서 모두 질적 평가자료로 활용된다.
  ㉡ 문서는 기관에서 이미 작성된 것이므로 자료수집에서 편견이나 왜곡이 가장 적은 방법이다.
  ㉢ 문서에는 기관의 설립이념, 정관 및 각종 규정집, 사업계획서, 재정 관련 서류, 업무실적, 소식지, 메모 등 프로그램 수행과 관련된 각종 서류 및 인쇄물 등이 있다.
  ㉣ 프로그램 활동과 관련된 사진, 비디오테이프, 전자우편 등 시청각 자료들도 평가자료로 활용된다.

(5) 자료분석

일반적으로 질적 평가자가 활용하는 기법으로는 코드와 사례분석이 있다.

① 코드(유형화)
  ㉠ 자료에 개념적 주제를 붙여 보다 세부적인 분석을 위해서 활용하는 방법이다.
  ㉡ 다른 코드와 비교되어 일정한 자료에서 공통적 패턴을 발견하는 데 유리하다.

② 사례분석
  ㉠ 특정 개인이나 기관의 상황에 관한 깊이 있는 묘사와 서술을 하는 것이다.
  ㉡ 분석의 단위에 관한 심층적 서술을 목적으로 사용된다.

> **나선형 자료분석방법**
> 수집된 자료와 이미지들을 주제 단위로 조작화하여 몇 개의 파일로 정리한다. 이후 그 자료를 읽으며 떠오르는 느낌을 메모하여 생각해 본다. 이 과정에서 다시 동질의 의미와 뜻을 범주화시켜 분류 및 해석을 반복하며 정리한다.

(6) 평가의 질 관리와 검증

① 평가가 이루어지는 현장에 지속적으로 참여하여 프로그램 참여자들의 신뢰를 얻어 혹시 잘못된 정보나 자료가 있는지를 점검함으로써 평가결과에 대한 신뢰성을 확보한다.
② 자료의 다원화로 편견과 오류를 방지한다.
③ 평가자 이외 질적 평가에 관심과 조예가 있는 동료 학자나 연구자에게 평가과정과 평가결과를 보고함으로써 객관성을 확보한다.
④ 조사가설을 위배하는 자료나 사례를 더욱 탐구하여 보편적 자료와 비교해 보며 보편적 사례의 가치를 부여한다(부정적 사례분석).
⑤ 외부 전문가들이 이 조사의 내용과 결과를 검토하여 정확성을 평가하도록 한다.
⑥ 일차적 평가를 프로그램 참여자, 즉 평가대상자에게 보여 주어 그 내용이 자신들이 실제로 느끼고 생각한 것과 일치하는지 검토받는다.

5 단일사례조사평가

(1) 단일사례조사설계
① 하나의 사례를 가지고 평가하는 방법이다.
② 클라이언트 개인, 집단, 프로그램, 정책 등 단일한 사례를 대상으로 개입의 효과성을 측정하는 방법으로 지난 30여 년 동안 임상적 실천뿐만 아니라 거시적 실천의 일종인 프로그램 평가에도 유용하게 사용되어 왔다.

(2) 단일사례조사설계의 기본원칙
① A는 기초선 국면 단계를 표시한다.
② B는 개입 도중 또는 개입 후의 국면을 표시한다.
③ C와 D는 다른 개입을 표시한다.

(3) 단일사례조사설계의 유형

AB설계	• AB설계는 단일사례조사설계에서 가장 기본적 설계모형으로 프로그램 개입 전후를 비교할 목적으로 사용된다. • 장점 : 가장 손쉽게 적용할 수 있다. • 단점 : 타당도 저해요인인 역사를 적절히 통제할 수 없다.
ABA설계	개입의 영향을 테스트하기 위해 일정 기간 이후에 개입을 중단하는 평가설계를 말한다.
ABAB(반전)설계	• 기준선이 측정된 후에 특정 기간 동안 개입하고, 잠시 멈춘 후에 다시 개입하는 평가설계이다. • 장점 : 개입의 효과성을 입증할 수 있다. • 단점 : 모든 표적행동과 개입에 적용되기 어렵고, 윤리적 문제가 발생한다.
BAB(선개입)설계	곧바로 개입하기 시작하여 기초선 수립을 위해 개입을 중지했다가 개입을 시작한다.
ABCD(복수요인)설계	일련의 종류가 다른 개입들의 영향을 평가하기 위해 사용되는 것으로 다수요소설계라고도 한다.
복수기초선설계	개입중단의 문제점을 개선하면서 AB설계를 여러 문제, 여러 상황, 여러 사람에게 적용하여 같은 효과를 얻음으로써 개입의 인과적 효과의 확신을 높이는 것을 말한다.

(4) 단일사례조사평가의 적용
① 형성평가
프로그램이 시행되는 도중에 이루어지는 평가이다. 프로그램이 설정한 목적과 목표의 방향으로 진행되고 있는지 확인한다. 프로그램을 수정 또는 보완할 목적으로 수행한다.
② 총괄평가
프로그램이 종료되는 시점이나 완전히 종료된 이후 프로그램의 성과와 영향을 파악하려는 목적으로 이루어진다.
③ 질 관리평가
주로 프로그램 실행 중에 이루어진다. 지속적 모니터링으로 질적 향상을 위한 다양한 노력과 기법이 활용된다.

제3절 평가 결과 활용

1 평가 결과의 이해

(1) 보고의 기능
① 보건교육 결과에 대한 보고는 보건교육프로그램의 가치를 알리는 것이다. 즉, 보건교육 결과를 보고서 작성을 통하여 보고하고, 보건교육 관련자들에게 다음 보건교육의 진행을 알릴 수도 있다.
② 결과보고서 작성은 보건교육의 효과를 요약, 해석, 기록하는 과정으로, 보건교육자는 결과 보고서를 최대한 활용할 수 있도록 해야 한다. 특히, 평가의 결론은 앞으로의 보건교육을 개발하게 하는 동기를 부여할 뿐만 아니라 보건교육프로그램의 긍정적인 면을 강조할 수 있다.

(2) 보고 형식
① 보고 형식은 대상자에게 평가 결과에 대한 정보를 적절한 방식으로 전달하는 방법으로 구두 보고와 서면 보고가 있다.
② 구두 보고는 말로 보고하는 형태로 간단한 내용 전달, 전화 보고, 학술 대회, 워크숍, 세미나 등의 발표이다.
③ 서면 보고는 기록물, 전문 학술지에 내용 게재, 신문, 잡지 등의 출판물에 보고하는 것 등이 해당된다.

(3) 보고서 작성 시 고려사항
① 보고의 목적을 분명히 파악하고 보고의 목적에 적합한 보고 내용을 준비하여 작성해야 한다.
② 보고할 대상에 따라 보고할 내용을 달리 준비하여야 하므로 보고할 대상을 염두에 두고 작성해야 한다.
③ 보고서는 결과의 핵심 내용을 중심으로 명확하고 간결하며 체계적으로 구성되어야 한다.
④ 보건교육프로그램의 결과를 효과적으로 표현할 수 있는 형식, 편집, 배열 등을 고려하고, 표나 그림 등을 적절히 사용하여 시각적 관심을 높여야 한다.

(4) 보고서의 유형
① **탐색적 조사보고서**
조사문제의 규명, 가설 정립에 도움을 준다.
② **기술적 조사보고서**
조사문제와 관련된 사회적 현상의 특성과 변수 간의 상호 관계성을 서술하기 위해 수행된 조사의 결과 보고서이다.
③ **설명적 조사보고서**
변수 간의 인과관계를 밝히기 위해 수행된 조사의 결과 보고서이다.
④ **제안적 조사보고서**
분석결과에 따라 특정한 정책대안이나 개입방안을 창안하여 보고하는 보고서이다.

(5) 평가 보고서의 작성
① 평가 보고서는 보건교육 활동과 결과를 수록한 것으로 평가에 대한 공식적인 기록이다.
② 평가 보고서의 가장 중요한 조건은 신뢰성이다.
③ 평가 보고서는 보건교육 관련자들이 쉽게 이해할 수 있도록 작성한다.
④ 평가 보고서에는 평가 결과와 관련된 모든 내용을 상세히 제시한다.

(6) 평가 보고서에 포함되어야 할 기본적인 내용
① 평가 요약
  ㉠ 평가 요약은 평가 보고서 전체 내용 중 핵심 내용을 정리한 것이다.
  ㉡ 요약을 통하여 보건교육프로그램과 평가 결과를 일반인에게 알릴 수 있다. 또한, 보건교육에 대한 전체 내용을 함축적으로 전달하여야 하므로 의미 있고 읽기 쉬우며, 보기 좋은 방식으로 정보를 압축하여 작성한다.
  ㉢ 대부분의 평가 요약은 평가 보고서 맨 앞부분에 놓인다.
② 서론
  서론 부분에서는 해당 보건교육을 실시하게 된 배경과 근거를 충분히 설명하고 보건교육프로그램의 내용과 평가 범위 및 제한점을 기술한다.
③ 평가 방법
  ㉠ 평가 설계와 평가 대상 선정 과정에 대하여 상세히 설명한다.
  ㉡ 평가 대상 선정 과정에는 모집단에 대한 설명, 표본 선정 방법, 표본 수 등이 포함된다. 또 평가 항목과 변수에 대한 설명, 평가도구의 내적 타당도와 외적 타당도에 대하여 기술한다.
  ㉢ 특히, 평가도구에는 적합성을 자세히 설명한다.
④ 자료수집 과정
  자료수집에 대한 활동으로 참여자 수, 자료수집 양, 누락된 자료에 대한 설명과 그 이유에 대한 설명을 포함하여 모든 활동을 기술한다.
⑤ 자료 분석
  평가 질문과 관련된 분석 절차에 대한 분석 결과와 결과 해석을 기술한다. 분석 방법에 대하여 왜 그러한 방법을 선택하였는지에 대한 설명을 포함한다.
⑥ 평가 결과
  ㉠ 보건교육 시행 평가 결과와 그 결과를 해석하여 보고한다.
  ㉡ 결과 해석은 신중하고 공정하며 공개적인 방법으로 해야 하며, 이해 당사자들이 함께 결과를 검토하고 해석하여 다양한 관점으로 해석하는 것이 바람직하다.
  ㉢ 평가 결과를 해석할 때에는 다음과 같은 요소를 고려한다.
    - 목적 달성 여부
    - 법, 규정, 윤리적 기준 등의 준수
    - 기획 단계에서 사정된 대상자의 요구도 충족 정도
    - 성과의 가치 수준
    - 성과 판단의 기준 : 성공, 실패, 강점, 기회, 약점
    - 목표와 실제 교육 수행과의 차이

② 가장 핵심적이고 중요한 부분이므로 명료하고 간결하게 작성한다.
⑩ 보건교육에 대한 강점과 약점을 기술하는 것이 중요하다.
⑪ 평가 결과를 바탕으로 동일한 보건교육을 추천한다면 교육 프로그램의 개선점은 무엇인지, 어떤 상황에서 더 좋은 결과가 가능할지, 보건교육프로그램의 성과는 어떤지 언급하는 것이 필요하다.
⑫ 평가 결과 도출에서 제한점이 있다면 그 내용을 기술한다. 평가자는 제한점으로 인하여 보고서가 애매하거나 보건교육프로그램의 지속과 확대가 어려울지라도 제한점에 대하여 보고하여 평가 결과를 신뢰할 수 있도록 해야 한다.

2 평가 결과 피드백

(1) 피드백의 개념

① 보건교육 활동에서 피드백이란 각 단계마다 단순히 목표 달성 여부만을 파악하는 것이 아니라 문제점을 파악하여 문제를 해결하기 위한 방법을 모색하여 보건교육이 효과적으로 실행될 수 있도록 하는 중요한 과정이다.
② 보건교육 과정 전반에 걸쳐 각각의 단계마다 평가를 통하여 교육 목적과 교육과정을 확인하고 점검한다.

(2) 피드백을 통하여 얻을 수 있는 장점

① 교육 내용의 개선
② 교육자의 교육 및 지원
③ 교육 관련 정책 결정에 반영
④ 의사결정자나 관련 기관 실무자의 관심 유도
⑤ 보건교육에 대한 관심과 참여 유도

[평가 결과 피드백]

CHAPTER 04 적중예상문제

01 보건프로그램 평가의 목적에 대한 설명으로 옳은 것은?

① 기관의 책임 회피
② 프로그램의 실무와 절차 유지
③ 프로그램의 실무와 절차 개선
④ 서로 다른 프로그램을 다른 지역에 도입
⑤ 특수한 프로그램의 전략 또는 기술 유지

> **해설**
> 보건프로그램의 평가 목적
> - 보건프로그램의 목표달성 정도 파악
> - 보건프로그램의 개선 및 변화
> - 보건프로그램의 효과 및 영향파악
> - 보건프로그램의 장점 파악
> - 보건프로그램의 존속 및 폐지 결정
> - 보건프로그램 수행의 점검 및 통제
> - 보건프로그램에 대한 홍보

02 프로그램 운영이 끝날 때 행하여지는 평가조사로서 프로그램을 다시 시작할 것인지 끝낼 것인지를 결정하는 평가는?

① 형성평가
② 총괄평가
③ 통합평가
④ 과정평가
⑤ 목표지향적 평가

> **해설**
> 총괄평가
> 결과를 평가대상으로 하여 프로그램의 효과를 파악하는 것이 핵심이다. 이때 비용까지도 감안하는 효율성 평가도 포함될 수 있다.

정답 01 ③ 02 ②

03 프로그램 진행 중 프로그램의 원활하고 성공적인 수행을 위하여 문제점을 찾아내고, 수정·보완할 목적으로 실시하는 평가는?

① 총괄평가
② 형성평가
③ 효과성 평가
④ 노력성 평가
⑤ 효율성 평가

> **해설**
> **형성평가, 총괄평가, 통합평가**
> - 형성평가 : 프로그램의 운영 도중에 이루어지는 평가로, 프로그램 형성에 초점을 둔 평가이며, 서비스전달체계 향상 및 서비스의 효율성 증진을 도모한다.
> - 총괄평가 : 프로그램의 종료 후 실시하며, 프로그램의 지속, 중단, 확대 등에 관한 총괄적인 의사결정을 할 경우 실시한다.
> - 통합평가 : 형성평가 + 총괄평가로, 총괄평가적 접근으로 평가를 한 후 과정평가적 접근으로 평가한다.

04 서비스나 그 전달 방법의 개선, 프로그램 결과의 향상, 그리고 서비스의 효율성을 증진시킬 목적으로 실시하는 평가는? ★

① 메타평가
② 총괄평가
③ 통합평가
④ 과정평가
⑤ 목표지향적 평가

> **해설**
> **과정평가**
> 프로그램의 운영 및 활동을 분석하고 이를 근거로 보다 효율적인 추진 전략을 마련하여 프로그램 내용을 수정·변경한다. 또한, 프로그램의 중단·축소·유지·확대 여부를 결정하는 데 도움을 준다.

05 보건프로그램 평가의 내용 중 옳은 것은?

① 효율성 – 비용편익 분석
② 영향성 – 비용효과 분석
③ 효율성 – 목표달성 정도
④ 공평성 – 파급효과 정도
⑤ 노력성 – 투입에 대한 산출 정도

> **해설**
> ② · ③ 효과성 – 비용효과 분석, 목표달성 정도
> ④ 영향성 – 파급효과 정도
> ⑤ 효율성 – 투입에 대한 산출 정도

06 보건프로그램 평가기준의 내용 중 영향성을 설명한 것은?

① 파급효과 정도
② 목표달성 정도
③ 클라이언트의 침투 정도
④ 투입에 대한 산출 정도
⑤ 보건교육사의 노력 정도

> **해설**
> ② 목표달성 정도 – 효과성
> ③ 클라이언트의 침투 정도 – 접근성
> ④ 투입에 대한 산출 정도 – 효율성
> ⑤ 보건교육사의 노력 정도 – 노력성

07 다음에 해당하는 보건프로그램 평가지표는? ★

> 항체보유율, 교육 후 교육내용 실천율, 결핵환자 계속 관리율, 혈압조절률, 당뇨관리율 등

① 영향지표
② 양적 지표
③ 질적 지표
④ 관리지표
⑤ 서비스지표

해설
질적 지표
보건프로그램의 양적 목표 도달과 동시에 질적 목표 도달도 중요하기 때문에 질적 평가가 요구된다. 질적 지표로는 항체보유율, 교육 후 교육내용 실천율, 결핵환자 계속 관리율, 혈압조절률, 당뇨관리율 등이 있다.

08 다음 설명에 해당하는 평가지표의 요건은? ★

> 평가 시 자의성을 배제하기 위하여 가능한 한 평가항목을 계량화하고, 계량화가 불가능하거나 질적 측면에서 평가가 요청되는 경우 비계량지수를 설정하여야 하며 이 경우에도 객관성 확보에 유의하여야 한다.

① 측정가능성
② 개선가능성
③ 통제가능성
④ 비교가능성
⑤ 상대적 중요성

해설
평가지표의 요건
- 개선가능성 : 개선 잠재력이 높은 분야를 자극할 수 있는 항목이어야 한다.
- 통제가능성 : 피평가기관이 통제할 수 있고 납득할 수 있는 항목이어야 한다.
- 비교가능성 : 평가항목은 원칙적으로 계속성을 유지하여 안정성을 확보함으로써 연도별 갱신 정도의 비교가 가능하도록 해야 한다.
- 상대적 중요성 : 평가항목의 종류 및 적정성 여부는 평가목적, 대상 등에 따라 상이하나 항목의 관리 및 평가의 합목적성 측면에서 볼 때 중요도가 높은 항목 중심으로 가급적 항목 수를 제한하는 것이 바람직하다.
- 충분성 : 항목내용이 불투명하거나 항목 간 구분이 모호하여 중복 평가되는 것을 배제하며, 동일한 사항이 상이한 항목에 의해 상충되지 않도록 해야 한다.

09 효과성 평가의 과정지표에 해당하는 것은?

① 클라이언트가 갖는 문제의 정도
② 보건프로그램 수행 인력의 전문성
③ 보건기관 및 시설의 적합성과 접근성
④ 보건프로그램에 대한 지원체계의 적절성
⑤ 보건프로그램과 서비스의 다양성과 체계성

> **해설**
> ② · ③ · ④ · ⑤ 구조지표(시스템)에 해당한다.

10 논리모형에 따른 보건소 고혈압 예방 교육프로그램의 성과 지표로 적절한 것은? ★

① 교육이수자 수
② 합병증 발생률
③ 수행 인력의 수
④ 예산확보 정도
⑤ 프로그램 수행 기간

> **해설**
> **성과 지표**
> 보건프로그램의 성패를 추정할 수 있는 구체적 정보나 자료를 말한다.

11 보건소의 당뇨병 관리프로그램에 적용할 수 있는 단기결과 지표는?

① 합병증 이환율
② 평균수명 연장
③ 당뇨병 환자 등록률
④ 당뇨조절식이 실천율
⑤ 당뇨병 자기관리 지식수준의 향상

> **해설**
> ③ 단기결과는 보건교육 실행으로 인한 산출에 가장 밀접하게 영향을 받는 성과이다.

정답 09 ① 10 ② 11 ③

12 다음에서 설명하고 있는 실험연구설계 유형은? ★

> 내적 타당도를 저해하는 요인들을 최대한 통제한 설계이다. 연구대상을 무작위로 실험집단과 통제집단에 배치하고 독립변수를 실험집단에만 도입한 후 양 집단의 종속변수에 있어서 특성을 비교하는 것이다.

① 비실험설계
② 순수실험설계
③ 유사실험설계
④ 전실험조사설계
⑤ 종단적 실험연구설계

해설
보기에서 설명하는 것은 순수실험설계에 대한 내용이다. 순수실험설계의 유형에는 통제집단 사전사후검사설계, 통제집단 사후검사설계, 요인설계, 솔로몬 4집단설계 등이 있다.

13 다음 사례에서 사용한 조사설계는?

> 고도비만의 중학생들을 대상으로 무작위로 실험집단과 통제집단에 각각 50명씩 할당하여 실험집단에는 한 달간 48시간의 체중관리 프로그램 개입을 실시하였고, 통제집단에는 아무 개입 없이 사후조사만 실시하였다.

① 요인설계
② 정태적 집단 비교설계
③ 통제집단 사후검사설계
④ 통제집단 사전사후검사설계
⑤ 단일집단 사전사후검사설계

해설
사전검사가 없으므로 통제집단 사후검사설계이다. 통제집단 사후검사설계는 실험대상자를 무작위로 할당한 후 사전검사 없이 실험집단에 대해서는 조작을 가하고 통제집단에 대해서는 조작을 가하지 않은 채 그 결과를 서로 비교하는 방법이다.

14 통제집단 사전사후실험에서 사전검사를 하는 이유는?

① 상호 관련성 측정
② 개입 전 종속변수 측정
③ 개입 전 외생변수 측정
④ 개입 전 독립변수 측정
⑤ 통제집단과 실험집단의 분리

> **해설**
> 통제집단 사전사후검사설계는 내적 타당도를 저해하는 요인을 통제할 수 있어 내적 타당도가 높지만, 사전검사가 실험대상자에게 영향을 미치는 효과를 제거할 수 없으므로 외적 타당도가 존재한다.

15 조사설계 중 기초선과 도입단계를 가지고 있는 것은?

① 실험설계
② 요인설계
③ 원시실험설계
④ 유사실험설계
⑤ 단일사례연구설계

> **해설**
> **단일사례연구설계**
> 단일사례연구설계의 1차적인 목적은 어떤 표적행동에 대한 개입의 효과를 분석하는 데 있다. 즉, 의도적인 개입이 표적행동에 바라는 대로의 효과를 나타내었는지를 평가하기 위하여 적용되는 조사설계이다. 단일사례연구설계 진행 시 두 개의 중요한 국면이 있는데, 하나는 개입 전의 국면과 다른 하나는 개입의 국면이다. 이때 개입 전의 국면은 조사연구자가 개입활동을 실시하기 전에 표적행동의 상태를 관찰하는 기간을 말하며 이를 기초선(Baseline)이라 부른다. 다른 하나의 국면은 개입의 국면인데 이를 도입단계라고 부르며, 표적행동에 대한 치료활동이 이루어지는 기간이고, 이 기간 동안 표적 행동의 상태에 대한 관찰이 병행되어야 한다.

정답 14 ② 15 ⑤

16 다음 설명은 무슨 설계에 해당하는가? ★

> 문제아동집단을 표집하여 표적 행동의 정도를 알기 위해 검사를 실시하고 난 후 이들을 대상으로 프로그램을 실시하였다. 프로그램이 끝난 후 다시 검사를 실시하였다.

① 요인설계
② 시계열 설계
③ 통제집단 사후비교설계
④ 단일집단 사전사후비교설계
⑤ 통제집단 사전사후비교설계

해설
단일집단 사전사후비교설계는 하나의 집단에 대해 비교집단 없이 사전사후검사를 실시하는 것이다.

17 솔로몬 4집단 설계 요소에 해당하지 않는 것은?

① 비교
② 조작
③ 무작위할당
④ 통제집단 설정
⑤ 두 개 이상의 프로그램

해설
⑤ 두 개 이상의 프로그램을 실시하는 것은 요인설계의 개념이다.

솔로몬 4집단 설계(Solomon Four-group Design)
이 실험은 네 개의 집단에 연구대상을 무작위 배정한다. 이 중 두 집단은 통제집단, 두 집단은 실험집단이다. 통제집단과 실험집단 중 각 한 집단에는 사전검사와 사후검사를 실시한다. 나머지 통제집단과 실험집단에는 사후검사만을 실시한다. 만약 사전검사가 특별한 효과를 야기한다면 두 실험집단의 결과를 서로 비교하고, 두 통제집단의 결과를 서로 비교하여 그 효과를 발견할 수 있다. 기본적 특성은 무작위할당, 조직, 비교, 통제집단 설정의 특성 등이 있다.

18 실험연구설계 중 비실험설계에 속하지 않는 것은?

① 일원적 설계
② 상관관계설계
③ 단순시계열설계
④ 비실험적 요인설계
⑤ 종단적 실험연구설계

> **해설**
> 단순시계열설계는 유사실험설계로 실험변수를 노출시키기 전후에 일정한 기간을 두고 정기적으로 몇 차례의 결과변수에 대해 측정하는 방법이다.

19 고콜레스테롤혈증 환자를 위한 영양지도 프로그램에 대해 비용효과분석을 하려고 할 때, 필요한 자료는?

① 건강 일수(Healthy Days)
② 질 보정 생존연수(QALY)
③ 혈관 관련 약물 비용 절감액
④ 혈중콜레스테롤치의 평균저하율
⑤ 고콜레스테롤혈증 치료비 절감액

> **해설**
> 비용효과분석은 프로그램에 투입된 비용을 화폐단위로 계산한 뒤, 달성된 성과(성공률, 평균저하율 등)와 비교분석하는 것이다.

정답 18 ③ 19 ④

20 다음에서 설명하고 있는 신뢰도 평가방법은?

> 동일한 대상에게 동일한 상황에서 동일한 측정도구를 이용하여 일정 기간을 두고 반복 측정하여 최초의 측정치와 재측정치가 동일한지 평가하는 방법이다.

① 반분법
② 대안비교법
③ 검사-재검사법
④ 내적 일관성 측정법
⑤ 크론바흐알파계수 계산법

해설
① 반분법 : 하나의 측정문항을 무작위로 반씩 나누어 각각에서 얻은 측정값들을 두 번의 조사에서 얻은 것처럼 간주하여 이들의 상관계수를 계산하여 신뢰도를 추정하는 방법이다.
③ 검사-재검사법 : 동일한 대상에게 동일한 상황에서 동일한 측정도구를 이용하여 일정 기간을 두고 반복 측정하여 최초의 측정치와 재측정치가 동일한지 평가하는 방법이다.
④ 내적 일관성 측정법 : 척도를 구성하는 항목들 사이의 상관계수가 높을수록 해당 척도의 신뢰도는 높을 것으로 판단하는 방법이다.
⑤ 크론바흐알파계수 측정법 : 척도를 구성하는 각각의 항목에 대하여 그 항목과 다른 항목들 간의 상관관계를 계산하여 그들의 평균치를 구하는 것이다.

21 사전검사와 사후검사 간의 시간간격이 길 때 나타나기 쉬운 내적 타당성 저해요인은?

① 검사요인
② 성숙요인
③ 통계적 회귀
④ 우연한 사건
⑤ 조사대상의 차별적 선정

해설
① 검사요인 : 측정이 반복되면서 얻는 학습효과로 인해 실험대상자의 반응에 영향을 미친다.
③ 통계적 회귀 : 최초의 측정에서 양극단적인 측정값을 보인 결과가 이후 재측정의 과정에서 평균값으로 회귀한다.
④ 우연한 사건 : 조사과정 중 종속변수를 변화시킬 특별한 사건이 발생한 경우이다.
⑤ 조사대상의 차별적 선정 : 연구자가 실험집단과 통제집단을 선발할 때 편견을 가짐으로써 발생한다.

제2과목
보건학

CHAPTER 01	공중보건
CHAPTER 02	인구 및 보건통계
CHAPTER 03	역학
CHAPTER 04	질병예방과 관리
CHAPTER 05	환경 및 산업보건
CHAPTER 06	식품과 건강
CHAPTER 07	보건관리

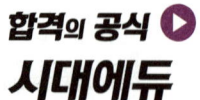
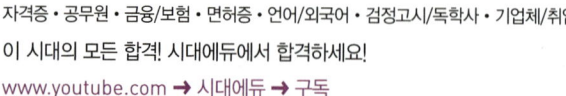

CHAPTER 01 공중보건

제1절 건강의 개념

1 건강의 개요

(1) 건강의 개념

① Claude Bernard(1813~1878)의 건강 개념 : 외부환경의 변동에 대하여 **내부환경의 항상성(Homeostasis)이 유지된 상태**로 정의

② Smith(1981)의 건강 4개념

임상 개념	질병 증상이나 불구 등이 없는 상태
역할수행 개념	인간이 자신에게 주어진 일상적인 역할을 수행하는 데 어려움이 없는 상태
적응건강 개념	물리적·사회적으로 효과적인 상호작용 통해 적응을 잘 해나가는 상태. 환경 스트레스에 유동적으로 잘 적응하는 상태
행복론적 개념	일반적인 웰빙(Well-being)과 자아실현의 개념으로, 보다 높은 수준의 웰빙(Well-being)을 성취하려는 능력을 갖춘 상태

(2) 세계보건기구(WHO ; World Health Organization)

① 건강의 정의 : 건강이란 단순히 질병이 없고 허약하지 않은 상태일 뿐만 아니라 **신체적·정신적 그리고 사회적 안녕이 완전히 보장된 상태**이다.

② WHO 창립 50주년 WHO 헌장 전문(1998.4.7.)
  ㉠ 건강을 '신체적·정신적·사회적 안녕과 영적 건강이 완전한 상태'라고 보다 확장적 개념에서 정의하였다.
  ㉡ **영적 안녕(Spiritual Well-being)**이란 건강은 신체적·정신적·사회적으로 완전한 안녕 상태로 단순히 질병이나 장애 부재 상태만이 아니라는 전제 아래 마음의 건강, 즉 영혼의 건강까지 포함한 개념이다.
  ㉢ 1998년 WHO 집행이사회는 보건헌장에 규정된 인간 건강의 개념에 관한 지금까지의 규정에 영적 건강개념과 역동적 건강개념을 추가하기로 결정하였으나, 1999년 총회에서 인준되지 않았다.

(3) 건강의 현대적 개념

① 현대에는 신체적·정신적·사회적으로 완전한 상태로 건강의 의미를 확대하여 규정하고 있다.
② 건강은 신체 → 심신 → 생활의 개념으로 변화하고 있고, 웰니스(Wellness)와 웰빙(Well-being)을 예로 들 수 있다.

③ 건강개념의 변천

> - 정적 개념 → 동적 개념
> - 신체적 개념 → 생활 개념
> - 수동적 개념 → 능동적 개념
> - 병리학적 개념 → 생태학적 개념

제2절 질병발생과 예방

1 질병발생

(1) 질병의 개요

① 질병과 질병행위
  ㉠ 질병이란 단지 질환에 걸려 있는 상태만이 아니라 한 개인의 신체적·정신적·정서적·지적·사회적 또는 영적 기능이 이전 경험과 비교해 볼 때 감소되거나 손상된 비정상적인 상태이다.
  ㉡ 질병행위란 대상자가 자신의 신체를 어떻게 판단하고, 해석하며, 어떤 치료행위를 선택하는지, 어떻게 건강관리 기관을 이용하는지를 의미한다.

② 질병의 정의
  ㉠ 해치(T.F. Hatch) : 개체가 받는 자극과 스트레스에 대한 적응기전이 파탄되어서 생체의 기능이나 구조에 장애가 초래된 상태라 정의한다.
  ㉡ 클라크(F.G. Clark) : 건강의 성립조건으로 역학적인 견지에서 병인, 숙주, 환경의 관계를 제시했으며, 역학적 삼각형 모형은 질병 발생의 생태학적 모형 중 지금까지 가장 널리 사용되어 온 모형이다.

③ F.G. Clark의 3원론
  ㉠ 건강과 질병의 수준은 매개체, 숙주, 환경의 역동적 관계에 좌우된다.
  ㉡ 숙주, 병인, 환경이 평형을 이룰 때 건강이 유지되며, 균형이 깨지게 되면 질병이 발생한다. 이 중 가장 중요한 요소는 환경적 요소이다.

[역학적 삼각형 모형]

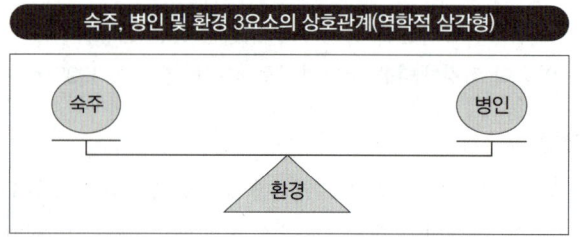

(2) 질병발생 3요인

① 병인(Agent)요인 : 질병을 일으키는 병원체로서 발병을 도와주는 인자를 말한다. 병인에는 생물학적 병인, 물리적 병인, 화학적 병인 그리고 정신적 병인 등이 포함된다.
② 숙주(Host)요인 : 주로 인체특성과 관련되어 질병을 일으키는 요인을 말하며, 구체적으로 유전적 소인, 과거의 환경폭로(예 특이면역 등), 성격, 사회계층, 기타요인(예 연령, 성별, 인종, 결혼상태, 영양상태 등) 등이 포함된다.
③ 환경(Environment)요인 : 인체를 둘러싸고 있는 주위환경과 관련된 요인을 의미한다. 생물학적 환경, 사회·경제적 환경(예 교육수준, 의료수준, 의식주 관습 등), 물리·화학적 환경(예 기상, 계절, 지리, 오염정도, 소음 등) 등이 포함된다.

[질병발생 요인 분류]

대분류	소분류		내용
병인 요인	생물학적		바이러스, 세균, 곰팡이, 기생충 등
	물리적		온열, 한냉, 방사선, 이상기압 등
	화학적		영양소, 농약, 화학약품 등
	정신적		스트레스, 노이로제 등
숙주 요인	생물학적	선천적	성, 연령, 인종, 유전적 요인 등. 특히 사망의 20~25% 정도가 유전적 요인에 의해 설명된다고 함
		후천적	영양상태, 면역 수준 등
	사회적	경제적	직업유무, 작업환경, 교육수준, 거주환경, 가족상태 등
		생활양식 및 건강행태	흡연, 음주, 식이, 육체적 운동, 일상 활동, 작업형태 등 생활양식 및 건강행태 요인이 포함되며 건강에 가장 많은 영향을 줌
환경 요인	물리적		기상, 계절, 지리 등
	생물학적		감염성 질병의 매개물(유해곤충) 등
	사회적		교육제도, 의료제도, 사회적 관습, 의료시설, 의식주 수준뿐만 아니라 정치제도 등을 포함한 포괄적 사회환경

2 질병예방

(1) 질병과 불건강에 대한 이해 ★

건강과 질병을 연속선상에서 파악한다면, 일반적으로 건강 상태, 불건강 상태, 질병 상태, 사망 등으로 구분할 수 있다. 이러한 질병의 자연사에 대해서 레벨과 클라크(Leavell & Clark, 1965)는 5단계로 나누어 제시하였는데, 이를 1차적·2차적·3차적 예방에 대응시켜 정리할 수 있다.

① 1차적 예방(1단계 : 비병원성기, 2단계 : 초기병원성기) ★

신체의 기능 장애나 질병보다는 생체의 조절기능이 변해가는 과정에 관심을 가지고 대상 기능이 완전히 파탄되기 이전에 예방조치를 취하여 건강상태를 최고 수준으로 향상시키는 것

적극적 예방	환경위생(개선), 건강증진, 규칙적인 생활, 운동, 안전띠 사용
소극적 예방	특수예방, 예방접종 → 환경 및 안전관리, 환경위생 개선

② 2차적 예방(3단계 : 불현성감염기, 4단계 : 발현성질환기)
  질병초기, 증상발현전기 또는 임상진행기에 적용되는 것 → 건강진단, 질병의 진행을 저지, 합병증과 후유증을 방지하는 것
③ 3차적 예방(5단계 : 회복기)
  ⊙ 의학적 재활 : 의학적 진단, 치료, 의료봉사와 감독
  ⓒ 직업적 재활 : 기능 장애를 경감, 남아있는 기능을 활용하여 정상적인 사회생활을 할 수 있도록 직업훈련 → 평가, 상담지도, 직업훈련, 작업배치, 가정 내 취업 등
  ⓒ 사회적 재활 : 사회평가, 사회봉사, 심리적 봉사, 정신적 봉사, 영적 상담지도 등

(2) 레벨과 클라크(Leavell & Clark)의 질병의 자연사와 예방단계 ★★

질병단계	1단계 비병원성기	2단계 초기병원성기	3단계 불현성감염기	4단계 발현성질환기	5단계 회복기
질병과정	병인-숙주-환경 상호작용	병인·자극의 형성	숙주의 반응	질병	회복/사망
예비적 조치	건강증진, 환경위생, 영양개선	특수예방, 예방접종	조기진단, 조기치료	악화 및 불구 방지를 위한 치료	재활, 사회복귀
예방차원	1차적 예방		2차적 예방		3차적 예방

(3) 질병예방 수준별 세부사항

구분	목표	세부사항
1차 예방	건강증진	건강교육, 생의 발달단계에 적합한 표준영양, 성격 발달에 대한 관심, 적절한 주택·레크리에이션·쾌적한 근로조건 제공, 결혼상담과 성교육, 유전학적 검사, 주기적인 선별검사
	특정한 보호	특정 예방접종, 개인위생에 대한 관심, 환경위생 적용, 직업적 위험요인에 대한 보호, 특정 영양소 섭취, 발암물질로부터 보호, 알레르기 유발원 제거
2차 예방	조기진단과 즉각적 치료	대상자 확인(개인·집단 검진), 선별검사, 전염성질환의 확산·합병증 예방·장애기간의 최소화를 위한 질환치료와 예방
	장애의 제한	질병 진행 정지와 합병증 예방을 위한 적절한 치료, 장애를 제한하고 사망을 방지할 수 있는 기관 제공
3차 예방	회복과 재활	잔존기능을 최대화하기 위한 훈련과 교육을 시행할 병원과 지역사회 시설 제공, 가능한 한 최대한도까지 재활되도록 공공기관과 산업체 교육, 선택적 배치, 병원에서 작업 치료

제3절 공중보건의 이해

1 개요

(1) 공중보건학의 개념 ★

① 윈슬로우(Winslow, 1877~1957)의 정의

"공중보건이란 조직적인 지역사회의 노력에 의하여 환경위생관리, 감염병관리, 개인위생에 관한 보건교육, 질병의 조기 발견과 예방적 치료를 할 수 있는 의료 및 간호서비스의 체계화, 모든 사람이 자기 건강을 유지하는 데 적합한 생활수준을 보장받도록 사회제도를 발전시킴으로써 질병을 예방하고, 수명을 연장하며, 신체적·정신적 효율을 높이는 과학과 기술이다."

② 공중보건학의 대상 : 지역사회
③ 공중보건학의 목적 : 질병예방, 수명연장, 신체적·정신적 효율 증진

(2) 건강증진의 개념

① 건강증진은 사람들이 스스로 건강을 관리하고 향상시키는 능력을 증진시키는 과정이다.
② 건강증진에서 개인의 건강은 유전, 환경, 건강 관련 행위라는 세 가지 요인에 의해서 결정된다.
③ 건강증진의 목표는 개인의 건강능력을 향상시키고, 수명연장과 만성퇴행성질환의 증가로 인한 국가의 경제사회적 부담을 경감시키는 것이다.

(3) 공중보건학의 분야

① 공중보건학과 비슷한 개념으로 사용되는 학문에는 예방의학, 공중위생학, 사회의학, 지역사회의학 등이 있다.
② 예방의학은 병인, 숙주, 환경요인 등을 관리하여 특수한 질병을 감소시킬 수 있는가에 중점을 둔다.
③ 공중보건학 분야

기초분야	환경위생학, 식품위생학, 국민영양, 역학, 급·만성감염병 관리, 기생충질환 관리, 소독, 구충구서, 정신보건, 인구학, 보건통계학, 보건행정, 사회보장, 보건교육
임상분야	모자보건학, 학교보건학, 성인보건학, 가족계획, 보건간호학
응용분야	도시보건, 농어촌보건, 공해, 산업위생학

(4) 공중보건사업 수행의 3대 요소

공중보건사업은 보건교육(교육), 보건행정(봉사), 보건법규(통제)를 중심으로 접근한다.

보건교육	가장 중요한 구성요소로, 비용이 저렴하고 파급효과가 큰 효율적 사업이다.
보건행정	시대적 변화에 따른 제도나 장치를 개발하는 봉사행정의 성격이다.
보건법규	후진국의 경우 강력한 통제를 통한 보건법규가 효과적이다.

2 우리나라 공중보건의 역사와 발전과정

(1) 삼국시대(A.D. 935년 이전)
① 고구려 : 시의제도 → 왕실치료 담당
② 백제 : 약부관청(약물, 의학 담당) → 의박사(의학 담당), 채약사, 약사주(약초 담당)
③ 신라 : 약전(의료행정기관), 공봉의사, 내공봉의사(왕실시의), 의박사

(2) 고려시대(A.D. 936~1392)
① 대의감 → 의약관청
② 상약국 → 궁내 어약 담당
③ 상식국 → 임금의 음식 담당
④ 제위보, 혜민국, 동서대비원 → 서민의 구료 담당

(3) 조선시대(A.D. 1392~1910)
① 중앙의료기관(예조판서 산하)
　㉠ 전의감 → 일반 의료행정 및 의과고시 담당
　㉡ 내의원 → 왕실 의료 담당
　㉢ 전형사 → 의약 담당
　㉣ **혜민서** → 일반서민의 구료 사업 담당
　㉤ **활인서** → 감염병 환자 치료 담당
② 조선 후기 선조 때 허준이《동의보감》집필
③ 1885년(고종) : 앨런(Allen) 선교사를 궁중 전의로 위촉, 왕립병원인 '광혜원' 설립
④ 1894년 갑오경장을 계기로 관제 개혁, 내부(內部)에 위생국 설치

(4) 한일합방시대(1910~1945)
① 1910.8.29. 조선총독부 경무총감부 내에 위생과 신설(경찰위생행정)
② 서울과 각 지방에 자혜의원 설치 운영

(5) 8·15 해방 이후(1945~1948)
① 해방 후 미군정시대 보건의료(1945~1948)
　㉠ 1945.9. : 미군정 장관(미군정령 제1호 : 위생국 설치 공포)
　㉡ 1945.10. : 미군정령 제18호(위생국 → 보건후생국으로 개칭)
　㉢ 1946.3. : 미군정령 제64호 제2조(보건후생국 → 보건후생부로 개칭)
　㉣ 1946.6. : 미군정 이후(남한, 과도정부 수립) → 보건후생부 축소(6개국)
② 대한민국 정부수립 이후 보건의료(1948년 이후)
　㉠ 1948.7.17. : 헌법제정 공포
　㉡ 1948.8.15. : 대한민국 정부수립(보건후생부 폐지 → 사회부)
　㉢ 1949.7. : 사회부 → 독립 보건부
　㉣ 1955.2. : 보건부와 사회부 통합 → 보건사회부

ⓜ 1994.12. : 보건사회부 → 보건복지부
ⓑ 2008.2. : 보건복지부 → 보건복지가족부
ⓢ 2010.3. : 보건복지가족부 → 보건복지부

③ 근세 이후 보건 행정조직 명칭

> 위생국 → 위생과 → 보건후생국 → 보건후생부 → 사회부 → 보건부 → 보건사회부 → 보건복지부 → 보건복지가족부
> → 보건복지부

④ 보건복지가족부로 개편 : 2008년 국가청소년위원회, 여성가족부의 가족 및 보육 등의 업무를 통합하여 기존의 보건복지부를 보건복지가족부로 개편하고, 업무 이관에 따라 보건복지가족부와 그 소속기관의 조직과 직무범위 및 정원 등을 재조정하였다.

⑤ 보건복지부로 복귀 : 2010년 3월 19일 명칭 변경

3 세계 공중보건의 역사 ★

(1) 고대기(~A.D. 500)

① 신벌설 : 미신 혹은 종교적으로 건강문제 해결
② 그리스, 이집트, 로마의 위생시설 : 급수 하수 시설과 욕탕시설 발달
③ 히포크라테스(Hippocrates) : 《히포크라테스 전집(Corpus Hippocraticum)》
  ㉠ 장기설 : 나쁜 공기로 인하여 감염병이 발생한다는 설
  ㉡ 4액체설 : 인체는 혈액, 점액, 황담즙, 흑담즙을 갖고 있다는 설
④ 바빌로니아를 지배한 함무라비 법전에 의료제도, 의사의 지위 등의 기록이 있음

(2) 중세기(500~1500)

① 감염병의 범세계적 유행(Pandemic) : 페스트, 천연두, 한센병 등
② 방역의사, 빈민구제의사, 경찰의사 활동이 활발
③ 최초의 검역법 제정 및 검역소 설치 : 1383년 마르세유(Marseilles)

(3) 여명기(1500~1850)

① 근대 과학기술의 태동, 산업혁명으로 공중보건적 사상이 싹튼 시기
② J.P. Frank : 《전의사경찰체계》(12권)
  → 최초의 공중보건학 저서로, 공중보건과 개인위생을 체계화
③ Ramazzini : 직업병 관련 저서 출간(1713)
④ John Graun : 런던의 출생률과 사망률을 최초로 통계 보고(1662)
⑤ 스웨덴 : 세계 최초의 국세조사(1749) 실시
⑥ E. Jenner : 우두 종두법 개발(1798)
⑦ Edwin Chadwic : 영국노동인구의 위생상태 보고서(보건행정의 기틀 마련) 발표
⑧ 영국 : 공중보건법 제정(1848) → 공중보건국 조직 → 세계 최초 보건부 설치(1919) ★★

(4) 확립기(1850~1900) ★

① 세균학의 발달과 면역학 분야의 발전으로 예방의학적 사상이 싹튼 시기
② John Snow : 콜레라에 관한 역학조사 보고서(1855) 발표
 → Miasma설을 뒤집고 감염병 감염설을 입증하는 동기가 됨
③ 1862년 영국 Liverpool에서 William Rathborne에 의해 방문간호사법이 시작 → 오늘날의 보건소 제도의 효시가 됨
④ M.V. Pettenkofer : 1866년 뮌헨대학에 세계 최초의 위생학교실 창립
⑤ Bismarck : 세계 최초의 근로자 질병보험법 제정(1883)
⑥ L. Pasteur : 현대의학 창시자, 탄저균 백신(1881)과 광견병 백신 개발(1885)
⑦ R. Koch : 탄저균(1877), 파상풍균(1878), 결핵균(1882), 콜레라균(1883) 발견
⑧ J. Lister : 소독법 발견, 수술 부작용의 완화

(5) 발전기(20세기 이후)

① 보건학의 전문적 분화와 체계적 종합화, 탈 미생물학의 시대로 사회경제학적 개념이 공중보건학에 추가, 사회보장제도 확충, 포괄적인 보건의료의 필요성 대두
② 세계보건기구(WHO) 발족(1948)
 → 말라리아 근절, 결핵 관리, 성병 관리, 모자보건, 영양개선, 환경위생 개선, 보건교육 개선 등 주요 활동
③ 보건소 제도의 확대 보급 : 지역사회 보건사업 시작
④ 유엔환경계획(UNEP ; United Nations Environment Program) 설립(1972)
⑤ 1차 국제인간환경회의[스웨덴 스톡홀름(1972)]
⑥ 알마아타 선언(Declaration of Alma Ata) ★
 ㉠ 1978년 알마아타에서 열린 국제회의에서 채택된 선언문
 ㉡ 건강권 및 일차보건의료 : 2000년까지 전 인류의 건강실현을 목표로 함
⑦ 오타와 선언 : 오타와 회의(1986년)에서 발표한 전 인류의 건강증진을 위한 3대 원칙과 5대 전략

> **오타와 선언의 5대 전략 ★★**
> • 건강한 공공정책 수립
> • 지지적 환경의 조성
> • 지역사회 활동의 강화
> • 개인적 기술의 개발
> • 보건의료의 방향 재설정

⑧ 유엔환경개발회의 개최 : 브라질 리우에서 '리우 환경선언'과 행동강령 채택(1992.6.)
⑨ 제10차 람사르 총회 개최 : 창원에서 '창원선언문' 채택(2008)

(6) WHO 건강증진에 대한 국제회의

구분	주요 내용
제1차 건강증진을 위한 국제회의/ 오타와 (Ottawa, 캐나다, 1986)	• New Public Health 개념 • 오타와 헌장 채택 • 건강증진 3대 원칙 　- 옹호(Advocacy) 　- 역량강화(Empowerment) 　- 연합(Alliance) • 5대 활동 요소 　- 건강에 관한 공공정책의 수립(건강한 공공정책 수립) 　- 지지적 환경의 조성 　- 지역사회 활동의 강화 　- 개인적 기술의 개발 　- 보건의료의 방향 재설정
제2차 건강증진을 위한 국제회의/ 애들레이드 (Adelaide, 호주, 1988)	• 건전한 공공보건정책을 건강증진의 수단으로 강조 • 우선순위 　- 여성 건강의 증진(최초로 여성보건 제시) 　- 식품과 영양 　- 흡연과 음주 　- 지지적 환경의 조성
제3차 건강증진을 위한 국제회의/ 선즈볼 (Sundsvall, 스웨덴, 1991)	• 건강을 지원하는 환경 구축 강조 • 환경을 변화시키는 전략으로 정책개발, 법제도, 조직 방향의 재설정, 옹호, 인식의 제고, 능력의 부여, 자원의 동원, 지역사회 역량의 강화를 채택
제4차 건강증진을 위한 국제회의/ 자카르타 (Jakarta, 인도네시아, 1997)	• 자카르타 선언 • 건강증진을 보건의료 개발의 중심에 둠 • 우선순위 　- 건강을 위한 사회적 책임의 향상 　- 건강증진사업의 전개를 위한 투자 증대 　- 건강을 위한 동반자적 관계 구축 및 확대 　- 지역사회의 능력증대 및 개인 역량의 강화 　- 건강증진을 위한 인프라 구축
제5차 건강증진을 위한 국제회의/ 멕시코시티 (Mexico City, 멕시코, 2000)	• 건강증진을 위한 과학적 근거 확보와 파트너십 형성 • 우선순위 　- 건강을 위한 사회적 책임감의 증진 　- 건강증진 및 개발을 위한 투자의 증대 　- 지역사회의 역량과 개인의 능력 향상 　- 건강증진을 위한 과학적 근거의 강화 　- 보건조직과 서비스의 재구성
제6차 건강증진을 위한 국제회의/ 방콕 (Bangkok, 태국, 2005)	• 방콕 헌장 채택 • 건강 결정요소를 다루기 위한 정책과 파트너십 • 우선순위 　- 건강의 중요성 및 형평성 주장 　- 건강을 위한 투자 　- 건강증진을 위한 역량 강화 　- 규제 및 법규 제정 　- 건강을 위한 파트너십 및 연대 구축

제7차
건강증진을 위한 국제회의/
나이로비
(Nairobi, 케냐, 2009)
	• 주제 : 수행역량 격차 해소를 통한 건강증진과 개발
	• 나이로비 선언과 아프리카의 날
	• 5가지 테마별 주제
	  - 지역사회 권능 부여(지역사회 역량 강화)
	  - 건강지식 및 건강행동
	  - 보건시스템(보건체계)의 강화
	  - 파트너십 및 부문 간 활동
	  - 건강증진을 위한 역량 구축

제8차
건강증진을 위한 국제회의/
헬싱키
(Helsinki, 핀란드, 2013)
	• 주제 : Health in All Policies(HiAP, 건강을 모든 정책의 목표로)
	• 헬싱키 선언문 채택
	  - 건강은 기본적 인권이며 건강평등은 사회정의의 표상이다.
	  - 건강은 삶의 질을 높이고, 학습능력을 향상시키며, 가족과 지역사회를 강화하고, 직장에서의 생산성을 향상시킨다.
	  - 건강은 건강 관련 분야뿐만 아니라 무역과 대외정책을 포함한 넓은 정치적 문제에도 영향을 받는다.

제9차
건강증진을 위한 국제회의/
상하이
(Shanghai, 중국, 2016)
	• 주제 : Health Promotion in the SDGs : Health for All and All for Health(모두의 건강과 건강을 위한 모든 것)
	• 상하이 선언문 채택 : 향후 15년간 글로벌 건강증진을 위한 주요 전략 제시
	  - 건강이 지속가능성의 필수요건
	  - 도시와 지역이 건강을 위해 구조화, 조직화
	  - 지속가능한 발전의 본질이 되는 것은 '건강'과 '웰빙'임을 인식
	  - 지속가능한 발전을 위한 모든 활동을 통해 건강증진을 달성

제4절 보건의료의 이해

1 일차보건의료(PHC ; Primary Health Care)

(1) 일차보건의료의 개요
① 일차보건의료란 필수적인 보건의료를 제공하는 것으로, 지역사회가 수용할 수 있는 방법을 통하여 지역주민의 적극적인 참여를 통해 지역사회 여건에 맞게 수행하는 사업을 말한다.
② 국가보건의료체계 내에서 주민참여에 의해 추진되는 주요 건강문제 예방 및 관리에 관한 보건교육, 영양공급, 안전한 식수·위생 제공, 모자보건 및 가족계획, 주요 전염병 예방접종, 풍토병 예방·관리, 보편적 질병치료, 필수 의약품 공급 등의 필수 보건의료 활동을 뜻한다.

(2) 일차보건의료의 대두 배경
① 기본적이고 필수적인 보건의료 제공
② 보건의료자원 분포의 불균형
③ 의료이용의 격차증가
④ 예방이 아닌 치료 중심의 의료
⑤ 비감염성 질환 증가 : 당뇨, 고혈압, 고지혈증, 관절염 등 생활습관병인 만성질환 증가

> 알마아타 회의(1978)
> - 일차보건의료 관리의 중요성을 국제적으로 논의
> - '2000년까지 모든 인류에게 건강을'
> - 모든 사람은 건강할 기본 권리
> - 1980년 농·어촌 등 보건의료를 위한 특별조치법
> - 보건진료소 : 보건진료 전담공무원

(3) 일차보건의료의 원칙과 특징

일차보건의료의 원칙	일차보건의료의 특징
• 기본적 건강요구 충족 • 지역사회에 적극적 관심을 갖도록 유도 • 계속적 사업 진행 ※ 제외 : 고가장비, 세분화된 진료, 특수검사	• 예방 강조 • 기본적·포괄적 : 모든 사람에게 필요한 기본적인 건강관리 서비스를 포괄적으로 제공 • 근접성 : 지역주민 누구나 쉽게 접근 가능 • 경제적 : 지불 부담 능력에 맞게 책정 • 수용성 : 지역주민이 받아들이는 사업

(4) 일차보건의료의 필수사업 영역

① 주요 보건의료 문제 예방과 관리 및 보건교육
② 안전한 식수 제공 및 환경위생 관리
③ 식량 공급과 영양 증진
④ 주요 감염병에 대한 면역 증강(예방접종)
⑤ 지역적 풍토병에 대한 예방 및 관리
⑥ 흔한 질병과 외상에 대한 적절한 치료
⑦ 가족계획을 포함한 모자보건
⑧ 필수 의약품 공급
⑨ 심신장애자의 재활(이후 추가된 영역)

> 보건의료의 구분
>
> | | |
> | --- | --- |
> | 일차보건의료 | • 예방접종, 모자보건, 보건교육, 필수 의약품 공급, 영양개선 등 일상적인 치료사업
• 지역사회 관리
• 예방의학 |
> | 이차보건의료 | • 응급처치, 급성질환, 입원진료 등 응급 및 의료사업
• 전문의료기관관리
• 치료의학 |
> | 삼차보건의료 | • 재활환자, 노인간호장기요양, 노인성질환관리 등 노인 관련 사업
• 공공조직관리
• 재활의학 |

2 포괄보건의료(Comprehensive Health Care) ★

(1) 포괄보건의료의 대두
① 전통의료가 자연과학적 접근에 의한 의료활동이라면, 보건의료는 여기에 사회과학적 접근이 가미된 활동이라 할 수 있다.
② 특히 최근에는 치료의학과 예방의학이 조화를 이루는 포괄보건의료의 개념이 대두하였다.
③ 포괄적 보건의료서비스는 치료, 예방, 재활, 건강증진에 이르는 보건의료의 전 영역을 의미한다.

(2) 포괄적 보건의료서비스의 등장요인
① 의료기술의 향상
② 의료인력의 전문화・고급화 추세
③ 의료시설과 인력의 불균형적 분포
④ 제한된 의료자원의 효율적인 제고
⑤ 의료비의 급증
⑥ 인구의 노령화

(3) 포괄보건의료의 의의 ★
① 광의적 보건의료 개념으로, 1차 의료(치료), 2차 의료(예방)의 영역뿐만 아니라 3차 의료(재활), 건강증진 등 보건의료의 전 영역에 포괄적으로 접근하려는 보건의료 접근방법이다.
② 공중보건학이 환경과학, 예방의학, 사회과학적 원리에 근거를 둔다면 포괄보건의료는 자연과학과 사회과학의 통합과학으로서 질병의 조기발견, 조기치료, 무능력화의 예방, 재활 및 건강증진활동 등 건강 확보를 위한 포괄적인 접근이라 할 수 있다.
③ 포괄적 보건의료서비스란 지역사회 인구집단을 대상으로 하는 전인적 건강관리이다. 이는 현대의료 개념의 전인적 모형으로서 의료 전 영역(치료, 예방, 재활, 건강증진)의 개념과 인간의 출생부터 사망까지의 생애 개념이 포함된다.
④ 포괄적 보건의료서비스의 개념
  ㉠ 보건의료인력의 팀 접근
  ㉡ 건강증진활동
  ㉢ 재활서비스 및 사회복귀
  ㉣ 예방활동의 강화

(4) 포괄적 일차보건의료사업의 특성
① 예방 강조
② **포괄성** : 기본적인 건강관리 서비스를 포괄적으로 제공
③ **접근성** : 지역주민 누구나 쉽게 접근 가능
④ **수용가능성** : 지불부담 능력에 맞게 책정
⑤ **참여성** : 지역주민 참여

3 양질의 보건의료

(1) 마이어스(Myers)의 정의(1978) ★
① 접근(용이)성 : 의료서비스가 필요하고 이용할 의사가 있을 때 언제, 어디서나 쉽게 이용할 수 있도록 접근성이 높아야 한다.
② 포괄성 : 보건의료는 예방 · 치료 · 재활 · 건강증진 등이 포괄적으로 제공되어야 한다.
③ 질적 적정성 : 의학적 관점에서 충분하게 양질의 보건의료가 제공되어야 하며, 주어진 환경하에서 최적의 의료서비스가 제공되어야 한다.
④ 지속성 : 의료기관들이 유기적 관계를 가지고 적절하게 연결되어야 하며 보건의료가 지속적으로 제공되어야 한다.
⑤ 효율성 : 보건의료에 있어서 경제적 합리성을 함께 갖추어야 한다.

(2) 도나베디언(Donabedian)의 정의(1980)
① 양질의 의료란 진료의 모든 과정에서 예상되는 이익과 손해의 균형을 맞춘 상태에서 환자의 복지를 가장 높은 수준으로 높일 수 있는 것으로 예상되는 의료를 말한다.
② 세 가지 구성요소

기술적 부문 (Technical Domain)	의과학과 기술을 개인의 건강문제에 적용하는 것
대인관계 부문 (Interpersonal Domain)	환자와 치료자 간의 사회적 · 심리적 상호작용을 관리하는 것으로, 의료소비자들이 중요시하는 요소 중 하나
쾌적성 (Amenity)	쾌적한 대기실, 편안하고 따뜻한 진료실, 깨끗한 입원실의 시설 등

(3) 보건의료서비스의 사회경제적 특성
① 질병의 불균등
② 예측 불가능성
③ 외부효과
④ 필수적 요구
⑤ 소비자의 무지
⑥ 소비요소와 투자요소의 혼재
⑦ 비영리적 동기
⑧ 경쟁의 제한
⑨ 산출물의 불확실성
⑩ 공급자의 정보독점

제5절 보건지표와 주요 보건 관련 기구

1 보건지표

(1) 주요 보건지표
- ① 일반적으로 한 국가 또는 한 지역사회의 보건 수준을 나타내는 주요 보건지표는 다음과 같다.
  - ㉠ 영아사망률(출생 후 1세 미만 영아의 사망률) : 한 국가의 공중보건의 척도
  - ㉡ 조사망률(보통사망률)
  - ㉢ 비례사망지수(PMI ; Proportional Mortality Indicator)
- ② 그 밖에도 사인별 사망률, 평균수명, 모성사망률, 질병이환율, 예방 가능한 질병의 이환율 등으로 평가할 수 있다.

(2) 대표적인 보건지표로 영아사망률을 이용하는 이유
- ① 대상이 생후 12개월 미만의 일정 연령군으로 연령구성비에 따라 크게 영향을 받지 않는다.
- ② 영아는 성인에 비해 환경악화에 예민한 영향을 받으므로 보건상태를 평가하는 지표로 중요하다.

(3) 세계보건기구(WHO)의 3대 보건지표
- ① 비례사망지수
- ② 평균수명(Expectation of Life) : 0세의 평균여명
- ③ 조사망률(Crude Death Rate)

(4) 기타 주요 내용
- ① 비례사망률(50세 이상 인구의 사망률) : 선진국일수록 일반적으로 수치가 높다.
- ② 한 국가나 지역사회의 건강 수준을 평가할 수 있는 대표적인 지표로 영아사망률이 있으나, 더욱 세밀한 평가를 위해서는 α-index(영아사망수/신생아사망수)를 계산하고, 그 값이 1.0에 가까운 국가를 보건 수준이 높은 국가로 평가한다.

2 주요 보건 관련 기구

(1) 세계보건기구(WHO ; World Health Organization)
- ① 보건·위생 분야의 국제적인 협력을 위하여 설립한 UN 전문기구
- ② 발족 연도 : 1948년 4월 7일(보건의 날)
- ③ 본부 : 스위스 제네바
- ④ 6개 지역 사무소 ★
  - ㉠ 동지중해 지역 혹은 중동지역(MEARO, 본부 : 이집트 Alexandria)
  - ㉡ 동남아시아 지역(SEARO, 본부 : 인도 New Delhi) → 북한
  - ㉢ 서태평양 지역(WPRO, 본부 : 필리핀 Manila) → 한국, 중국, 일본, 호주

ⓔ 범미주 지역(PAHO, 본부 : 미국 Washington D.C)
ⓜ 유럽 지역(EURO, 본부 : 덴마크 Copenhagen)
ⓗ 아프리카 지역(AFRO, 본부 : 콩고 Brazzaville)

⑤ 가입 연도
㉠ 한국 : 1949년 8월 17일 65번째 가입
㉡ 북한 : 1973년 138번째 가입

⑥ WHO 사무총장의 임기는 5년이다.

⑦ 주요 업무

국제적인 보건사업의 지휘 및 조정, 회원국에 대한 기술지원 및 자료공급, 전문가 파견에 의한 기술 자문 활동 등이 있다. 주요 업무(WHO 헌장 제2조)를 나열하면 다음과 같다.

> 국제 검역 대책, 각종 보건문제에 대한 협의 규제 및 권고안 제정, 식품, 약물 및 생물학적 제제에 대한 국제적 표준화, 보건요원의 훈련, 과학자 및 전문가들의 협력 도모, 조사연구사업, 공중보건과 의료 및 사회보장, 의료봉사, 모자보건, 감염병 관리, 진단 검사 기준의 확립, 환경위생, 산업보건, 주택위생, 재해 예방 및 관리, 정신보건

⑧ 세계보건기구(WHO)가 주장하는 공중보건의 3대 핵심 원칙

참여	공중보건사업을 기획하고 실시할 때 다양한 집단의 사람들을 참여시켜야 한다.
형평	사회・경제적 불평등을 극복하는, 즉 형평성을 제고하는 공중보건 정책을 수립・시행하여야 한다.
협동	공유된 프로젝트에 대해 다른 사람들과 함께 일하여 파트너십을 구축하고, 건강증진을 위해 다양한 단체와 협력하여야 한다.

> UN 경제사회이사회 산하 전문기관
> WHO(세계보건기구), FAO(식량농업기구), ILO(국제노동기구), UNESCO(UN 교육과학 문화기구) 등

(2) 유엔아동기금(UNICEF ; United Nations Children's Fund)

① 전쟁으로 인해 피해를 입은 지역과 전 세계의 모자보건 향상을 위해 식품과 자재 등의 공급을 하고 있는 단체이다.
② 설립목적
㉠ 아동의 보건, 복지향상을 위한 원조사업 전개
㉡ 개발도상국을 대상으로 한 보건사업 등 사회사업에 대한 원조
㉢ '어린이 권리선언' 정신에 의거한 아동권리보호 증진

(3) 식량농업기구(FAO ; Food and Agriculture Organization of the United Nations)

① 1945년 퀘벡시에 설립된 국제기구이다.
② 임무
㉠ 개발도상국가의 농업, 임업, 어업의 현대화 발전에 도움
㉡ 모든 사람들에게 양질의 영양 공급 확보와 지원
㉢ 기아 문제 극복의 실현에 지원

(4) 국제노동기구(ILO ; International Labour Organization)

노동 문제를 다루는 국제연합의 전문기구로서 스위스 제네바에 본부를 두고 있다.

(5) 유엔개발계획(UNDP ; United Nations Development Programme)

① 국제연합개발계획(약칭으로 유엔개발계획 또는 UNDP)은 세계의 개발과 그에 대한 원조를 위한 국제연합 총회의 하부조직이다.
② 본부는 미국 뉴욕에 있으며, 세계 132개 곳에 상설 주재소가 있다.
③ 개발도상국의 경제·사회적 발전을 위한 프로젝트를 만들거나 관리하는 일을 주로 한다. 그중에는 자금이나 기술원조를 주기 위한 조사도 포함된다. 소득향상이나 건강 개선, 민주적인 정치, 환경 문제와 에너지 등 모든 개발에 관한 프로젝트가 다루어진다.

(6) 유엔환경계획(UNEP ; United Nations Environment Program)

① 1972년 12월 제27차 UN 총회 결의로 설립되었다.
　㉠ UNEP의 관리이사회, 사무국, 환경기금 설치·운영에 관한 결정
　㉡ 6월 5일을 세계환경의 날(World Environment Day)로 제정
② 주요 임무
　㉠ 환경문제 조정기능 및 촉매기능 유지 : 1993년 2월, UN 경제사회이사회 산하에 신설된 지속개발위원회(CSD)에 대하여 Agenda 21과 관련된 사업계획 보고
　㉡ 환경상태 평가 및 환경관리
　㉢ 환경보호를 위한 지원조치
③ 우선순위 사업
　㉠ 환경보전능력 형성
　㉡ 환경문제 해결 촉매기능 강화
　㉢ 환경상태 감시기능

제6절 보건복지부 건강증진 관련 정책

1 제5차 국민건강증진종합계획(Health Plan 2030, 2021~2030) ★

(1) 제5차 국민건강증진종합계획 기본 틀 ★★

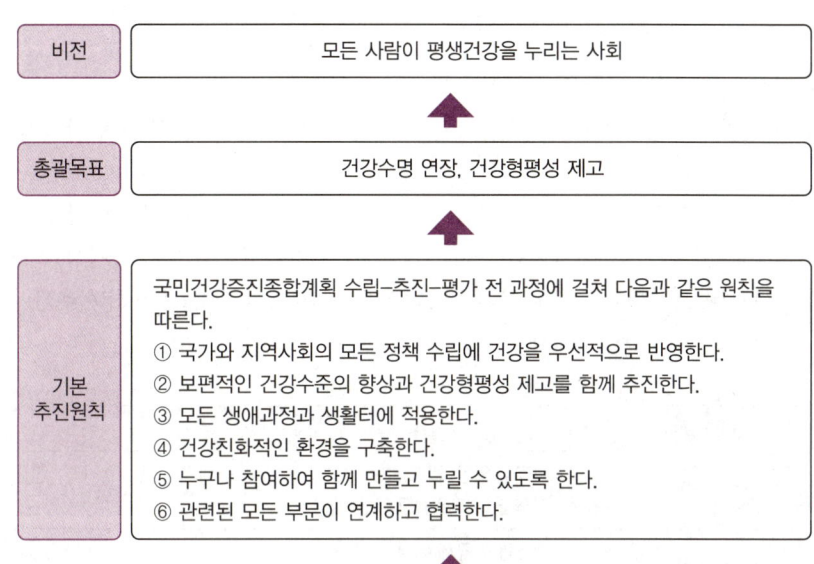

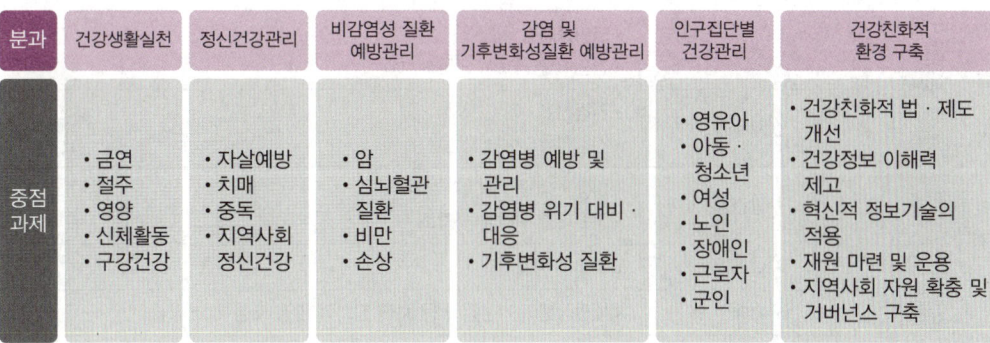

(2) 법적 근거

국민건강증진종합계획은 「국민건강증진법」 제4조에 근거, 5년마다 수립하는 국가종합계획이다.

(3) 국민건강증진종합계획의 연혁

① 2002년 제1차 계획(2002~2005) 수립
② 2005년 제2차 계획(2006~2010) 수립 → Health Plan 2010
③ 2010년 제3차 계획은 「국민건강증진법」 개정안(정부 제출안)에 따라 2011~2020년에 이르는 10년 계획 수립 → Health Plan 2020
④ 2015년 제4차 계획(2016~2020) 수립 → Health Plan 2020
⑤ 2021년 제5차 계획(2021~2030) 수립 → Health Plan 2030

(4) 제4차 국민건강증진종합계획(Health Plan 2020, 2016~2020)의 개요
  ① 비전 : 온 국민이 함께 만들고 누리는 건강세상
  ② 목표 : 건강수명 연장(건강수명 75세 달성)과 건강형평성 제고
  ③ 사업과제 : 건강생활실천확산, 만성퇴행성질환과 발병위험요인관리, 감염질환관리, 안전환경보건, 인구집단건강관리, 사업체계관리 등 6대 부문 27개 중점과제를 선정하여 추진

(5) 제5차 국민건강증진종합계획(Health Plan 2030, 2021~2030)의 개요
  ① 비전 : 모든 사람이 평생 건강을 누리는 사회
  ② 목표 : 건강수명 연장(건강수명 73.3세 달성)과 건강형평성 제고(건강수명의 소득 간, 지역 간 형평성 확보)
  ③ 기본원칙 : HiAP, 건강형평성, 모든 생애과정, 건강친화환경, 누구나 참여, 다부분 연계
  ④ 사업과제 : 건강생활실천, 정신건강관리, 비감염성 질환 예방관리, 감염 및 환경성 질환 예방관리, 인구집단별 건강관리, 건강친화적 환경 구축 등 6대 부문 28개 중점과제를 선정하여 추진

(6) 분과별 중점과제

분과명	중점과제	개요
건강 생활 실천	금연	• 부담금 인상, 광고 없는 담뱃갑 도입 등 규제 강화 • 미래 흡연 고위험군 흡연 예방
	절주	• 주류광고 규제 대상 확대 • 공공장소 음주규제 입법화
	영양	• 영양플러스 확대 • 간편식 영양표시 의무화
	신체활동	• 건강친화기업 인증제 • 건강인센티브제 도입
	구강건강	• 아동·장애인 치과주치의 • 생활터별 구강위생 강화
정신 건강 관리	자살예방	고위험군 발굴관리
	치매	치매안심센터 기능강화 등 치매 친화적 환경 조성
	중독	조기개입 및 지원강화로 정신건강 서비스 이용률 제고
	지역사회 정신건강	• 일차의료기관과 정신과 연계 • 권역 트라우마센터 확대
비감염성 질환 예방관리	암	• 검진항목 주기 등 국가 암 검진 개선 • 타 만성질환과 연계 협력 강화
	심뇌혈관 질환	• 일차의료 만성질환관리 내실화 • 지역 심뇌혈관질환센터 지정
	비만	• 대상자별 비만예방 • 학교·학원주변 비만 유발 환경 개선
	손상	• 손상감시체계 통합 시스템 • 손상예방관리법 제정

감염 및 기후변화성질환 예방관리	감염병 예방 및 관리	• 결핵 이동검진 • 에이즈 검진 강화
	감염병위기 대비·대응	• 전자검역체계 구축 • 국가예방접종지원 질 강화
	기후변화성 질환	기후보건영향평가
인구집단별 건강관리	영유아	• 고위험 산모 신생아 의료체계 개선 • 영유아 검진 확대
	아동·청소년	맞춤형 건강증진 교육
	여성	• 임신고민여성 지원 • 취약계층 여성 건강보호
	노인	• 방문건강관리사업 고도화 • 방문진료 활성화
	장애인	• 장애친화 검진기관 확대 • 장애친화 산부인과
	근로자	과로사 고위험군 지원
	군인	• 군 특성별 건강서비스 • 군 내 감염병 대응강화
건강친화적 환경구축	건강친화적 법·제도 개선	건강영향평가 도입
	건강정보 이해력제고	• 건강정보이해력 실태조사 • 건강정보 종합 포털
	혁신적 정보기술의 적용	• 스마트 건강관리서비스 • 건강관리서비스 인증제
	재원 마련 및 운용	• 건강증진부담금 • 재정건정성 확보
	지역사회 자원 확충 및 거버넌스 구축	주민건강센터 확충

(7) HP 2020(제4차 국민건강증진종합계획)과 HP 2030(제5차 국민건강증진종합계획)의 중점과제 비교

HP 2020		HP 2030	
사업분야	과제(27개)	사업분야	과제(28개)
건강생활실천 확산	1. 금연 2. 절주 3. 신체활동 4. 영양	건강생활실천	1. 금연 2. 절주 3. 영양 4. 신체활동 5. 구강건강
만성퇴행성질환과 발병 위험요인 관리	5. 암 6. 건강관리 7. 관절염 8. 심뇌혈관질환 9. 비만 10. 정신보건 11. 구강보건	정신건강관리	6. 자살예방 7. 치매 8. 중독 9. 지역사회 정신건강
감염질환관리	12. 예방접종 13. 비상방역체계 14. 의료 관련 감염 15. 결핵 16. 에이즈	비감염성 질환 예방관리	10. 암 11. 심뇌혈관질환 12. 비만 13. 손상
안전환경보건	17. 식품안전 18. 손상예방	감염 및 기후변화성질환 예방관리	14. 감염병 예방 및 관리 15. 감염병 위기 대비·대응 16. 기후변화성 질환
인구집단 건강관리	19. 모성건강 20. 영유아건강 21. 노인건강 22. 근로자건강증진 23. 군인건강증진 24. 학교보건 25. 취약가정방문건강 26. 장애인건강	인구집단별 건강관리	17. 영유아 18. 아동·청소년 19. 여성 20. 노인 21. 장애인 22. 근로자 23. 군인
사업체계관리	27. 사업체계관리	건강친화적 환경 구축	24. 건강친화적 법·제도 개선 25. 건강정보 이해력 제고 26. 혁신적 정보기술의 적용 27. 재원 마련 및 운용 28. 지역사회 자원 확충 및 거버넌스 구축

2 제4차 저출산고령사회 기본계획(2021~2025) ★★

(1) 제4차 저출산고령사회 기본계획 기본 틀 ★★

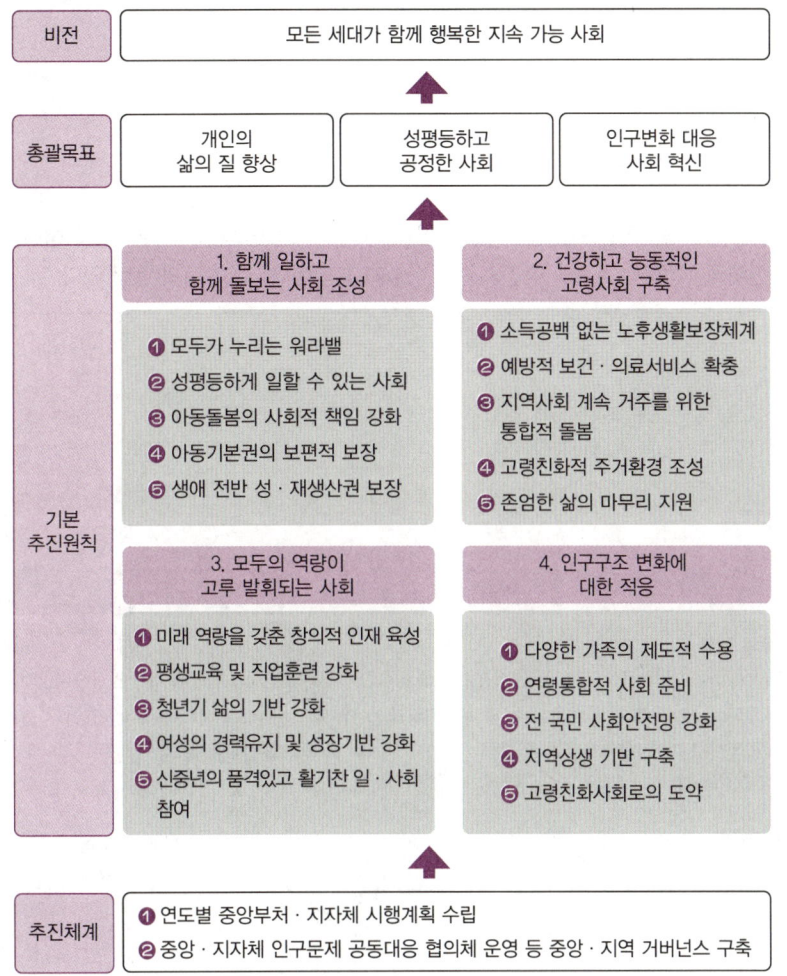

(2) 주요 핵심 정책

① 부부가 어려움을 겪는 임신·출생 전후에 의료비 등 부담을 경감하고, 생애 초기 영아에 대해 보편적 수당 지급 등 영아기 집중 투자(영아수당, 첫 만남 꾸러미)
② 아이와 함께 하는 필수시간 보장 및 삶의 질 제고를 위해 육아휴직 이용자를 2019년 10.5만 명에서 2025년 20만 명으로 2배 확대 추진(3+3 육아휴직제, 육아휴직 소득대체율 인상, 중소기업 지원 확대, 보편적 육아휴직 권리)
③ 아동 돌봄의 공공성 강화, 서비스 내실화
④ 다자녀 가구에 대한 주거·교육지원 확대
⑤ 고령자가 '살던 곳에서 편안한 노후'를 보낼 수 있도록 기본생활에 대한 국가책임을 강화하고 지역사회의 통합 돌봄 체계 완성
⑥ 고령자를 부양 대상이 아닌 '삶의 주체'로 인식, 신중년의 능동적 역할과 선택을 지원하기 위한 사회적 기반 마련

CHAPTER 01 적중예상문제

01 다음 괄호에 들어갈 알맞은 것은? ★

> 윈슬로우(Winslow)는 공중보건학을 "조직적인 (　　)의 노력을 통하여 질병을 예방하고, 수명을 연장시키며, 신체적·정신적 효율을 증진시키는 기술과 과학이다."라고 정의한 바 있다.

① 국가
② 학교
③ 사회
④ 주민
⑤ 지역사회

해설
공중보건학의 정의
윈슬로우(Winslow, 1877~1957)는 "공중보건이란 조직적인 지역사회의 노력에 의하여 환경위생관리, 감염병관리, 개인위생에 관한 보건교육, 질병의 조기발견과 예방적 치료를 할 수 있는 의료 및 간호서비스의 체계화, 모든 사람이 자기 건강을 유지하는 데 적합한 생활수준을 보장받도록 사회제도를 발전시킴으로써 질병을 예방하고, 수명을 연장하며, 신체적·정신적 효율을 높이는 과학과 기술이다."라고 정의하였다.

02 건강과 질병은 숙주, 병인, 환경 등의 상호작용에 의하여 결정된다는 3원론을 제시한 사람은?

① T. Parson
② C. Bernard
③ F.G. Clark
④ Hippocrates
⑤ Pettenkofer

해설
F.G. Clark의 3원론
숙주, 병인, 환경이 평형을 이룰 때 건강이 유지되며, 균형이 깨지게 되면 질병이 발생한다. 이 중 가장 중요한 요소는 환경적 요소이다.

01 ⑤　02 ③

03 공중보건사업의 대상으로 가장 적절한 것은?

① 급성 감염병 환자
② 지역사회 전체 주민
③ 빈민촌의 저소득층
④ 현재 질병을 앓고 있는 사람
⑤ 교육수준이 낮고 비위생적인 생활을 하는 사람

> **해설**
> 공중보건학의 최소 단위는 지역사회이며, 공중보건학의 대상은 지역사회 전체 주민이다.

04 '건강이란 외부환경의 변화에 대하여 내부환경의 항상성이 유지되는 상태'라고 정의한 사람은?

① T. Parson
② C. Bernard
③ F.G. Clark
④ Hippocrates
⑤ Pettenkofer

> **해설**
> ② 근대 실험의학의 창시자인 C. Bernard는 항상성 이론을 제창하였다.

05 건강개념의 변천 과정이 옳은 것은?

> 가. 동적 개념 → 정적 개념
> 나. 신체적 개념 → 생활 개념
> 다. 능동적 개념 → 수동적 개념
> 라. 병리학적 개념 → 생태학적 개념

① 라
② 가, 다
③ 나, 라
④ 가, 나, 다
⑤ 가, 나, 다, 라

> **해설**
> **건강개념의 변천**
> • 정적 개념 → 동적 개념
> • 수동적 개념 → 능동적 개념
> • 신체적 개념 → 생활 개념
> • 병리학적 개념 → 생태학적 개념

06 Leavell과 Clark 교수가 주장한 질병예방활동에서 2차적 예방이란? ★

① 예방접종
② 환경개선
③ 재활, 사회복귀
④ 잔여 기능의 최대화 활동
⑤ 조기진단(발견)과 조기치료

> **해설**
> 레벨과 클라크(Leavell & Clark)의 질병의 자연사와 예방단계 ★★
>
> | 질병단계 | 1단계
비병원성기 | 2단계
초기병원성기 | 3단계
불현성감염기 | 4단계
발현성질환기 | 5단계
회복기 |
> |---|---|---|---|---|---|
> | 질병과정 | 병인-숙주-환경 상호작용 | 병인·자극의 형성 | 숙주의 반응 | 질병 | 회복/사망 |
> | 예비적 조치 | 건강증진, 환경위생, 영양개선 | 특수예방, 예방접종 | 조기진단, 조기치료 | 악화 및 불구 방지를 위한 치료 | 재활, 사회복귀 |
> | 예방차원 | 1차적 예방 | | 2차적 예방 | | 3차적 예방 |

07 사회적 안녕(Social Well-being)에 대한 설명으로 옳은 것은?

① 사회보장제도가 완벽한 상태
② 신체적으로나 정신적으로 이상이 없는 상태
③ 집단의 역할을 충실히 수행해 갈 수 있는 만족스러운 상태
④ 소득보장과 의료보장이 사회적 수준에 맞게 갖추어진 상태
⑤ 각자의 기능과 역할을 충실히 수행해 갈 수 있는 만족스러운 상태

> **해설**
> ⑤ 사회적 안녕(Social Well-being)이란 개인이 사회적인 역할과 임무를 충실히 수행할 수 있는 만족스러운 상태를 말한다.

08 J.P. Frank의 《위생행정》이 저술된 시대는?

① 발전기
② 확립기
③ 중세기
④ 여명기
⑤ 고대기

> **해설**
> 여명기(요람기)
> • 문예부흥, 산업혁명 : 보건문제의 새로운 인식으로 공중보건학적 사상이 싹튼 시기이다.
> • 보건학 저서 : J.P. Frank의 《위생행정》, E. Jenner의 〈우두접종법〉
> • 영국 : 공중보건법 제정(1848)

09 산업보건의 기초를 확립하고, 직업병에 관한 저서를 출간한 사람은?

① J.P. Frank
② J. Graunt
③ B. Ramazzini
④ M. V. Pettenkofer
⑤ Edwin Chadwick

> **해설**
> ① 《위생행정》 저술, ② 보건통계의 시조, ④ 환경위생학의 시조, ⑤ 열병환자 조사의 계기 마련

10 공중보건의 역사에서 세계 최초의 공중보건법이 제정된 시기는? ★

① 고대기
② 중세기
③ 여명기
④ 확립기
⑤ 발전기

> **해설**
> ③ 세계 최초의 공중보건법은 1848년 영국에서 제정되었다(여명기, 1500~1850).

정답 08 ④ 09 ③ 10 ③

11 근대 이후 역사적으로 가장 먼저 일어났던 것은? ★

① 영국 공중보건법 제정
② 제너(E. Jenner)의 종두법 발견
③ 코흐(R. Koch)의 콜레라균 발견
④ 파스퇴르(L. Pasteur)의 탄저균 발견
⑤ 비스마르크(Bismark)의 근로자 질병보험법 제정

> **해설**
> 제너(E. Jenner)의 종두법 발견(1798) → 영국에서의 공중보건법 제정(1848) → 파스퇴르(L. Pasteur)의 탄저균 발견(1881) → 코흐(R.Koch)의 콜레라균 발견·비스마르크(Bismark)의 근로자 질병보험법 제정(1883)

12 사회보장에 관한 단독법이 최초로 제정·공포된 나라와 시기는?

① 영국, 1880년
② 독일, 1884년
③ 미국, 1935년
④ 스웨덴, 1910년
⑤ 프랑스, 1930년

> **해설**
> ③ 1935년 미국에서 사회보장법을 제정('사회보장'이라는 용어를 처음 사용)하였고, 1938년에는 뉴질랜드에서 사회보장법을 제정했는데, 이때 의료보장 부문에 재활훈련, 예방의료를 도입하여 세계가 주목하였다.

13 다음 중 조선시대 보건의료기관에 해당하는 것은?

① 약전
② 대비원
③ 상의국
④ 제위보
⑤ 활인서

> **해설**
> ⑤ 활인서 : 조선시대(도성 내의 병인을 구호하고 치료하는 업무를 담당한 관서)
> ① 약전 : 통일신라시대(의약에 관한 일을 맡은 관청)
> ② 대비원 : 고려시대(가난한 백성의 질병 치료를 맡아보던 의료구제기관)
> ③ 상의국 : 고려시대(공민왕 때 어약의 조제를 관장하던 중앙관서)
> ④ 제위보 : 고려시대(광종 때 설치된 빈민의 구호 및 질병 치료를 맡은 기관)

14 건강권이 처음으로 제시된 보고서 또는 선언은? ★

① 오타와 헌장
② 알마아타 선언
③ 라론드 보고서
④ 자카르타 선언
⑤ 1948년 세계인권선언

> **해설**
> ② 1978년, 구소련 알마아타에서 알마아타 선언(Declaration of Alma Ata)이 발표되었다. 이 선언에서는 건강권을 기본권의 하나로 규정하였고, 일차보건의료의 중요성을 부각시켰다.

15 다음 설명에 해당하는 조약은?

- 건강결정요인을 생물학적 요인, 환경적 요인, 보건의료체계, 생활방식으로 나누었다.
- 생활양식의 변화와 환경의 개선이 건강문제해결을 위한 보다 중요한 요인임을 강조하였다.

① 파리 협정
② 오타와 헌장
③ 교토 의정서
④ 라론드 보고서
⑤ 알마아타 선언

> **해설**
> ① 파리 협정 : 2020년 만료되는 교토의정서를 대체할 신기후 체제로, 선진국에만 온실가스 감축 의무를 부여했던 교토의정서와 달리 UN 195개 당사국 모두에게 구속력 있는 보편적 첫 기후합의라는 점에서 역사적 의미가 있다.
> ② 오타와 헌장 : 제1차 건강증진 국제회의를 진행한 결과 오타와 헌장을 제정하였으며, 건강증진의 정의, 건강증진의 3대 원칙과 5대 활동요소들이 포함되어 있다.
> ③ 교토 의정서 : 기후변화협약에 따른 온실가스 감축 목표에 관한 의정서이다.
> ⑤ 알마아타 선언 : 1차 진료가 아닌 국가 보건체계가 중심적 기능을 담당하여 건강증진, 예방, 치료 및 재활 등이 통합된 1차 보건의료(PHC)를 공식화했다.

16 다음 중 직장에서 1차 예방에 해당하는 것은? ★

① 재활
② 건강검진
③ 선별검사
④ 정기검진
⑤ 안전띠 사용

> **해설**
> ⑤ 안전띠 사용은 위험한 상황의 1차 예방 행위로 볼 수 있다.
> ① 3차 예방, ②·③·④ 2차 예방

17 3차 보건의료에 해당하는 것은?

① 예방접종
② 보건교육
③ 급성질환 관리
④ 재활환자 관리
⑤ 응급처치질병 관리

> **해설**
> 보건의료사업
>
> | | |
> |---|---|
> | 1차 보건의료 | 예방적 보건의료사업 : 예방접종, 영양개선, 모자보건, 식수위생관리, 풍토병관리, 흔한 질병과 상해에 대한 치료, 보건교육 등 |
> | 2차 보건의료 | 치료 및 환자관리사업 : 응급처치질병 관리, 급성질환 관리, 입원환자 관리 등 |
> | 3차 보건의료 | 재활 및 만성질환사업 : 재활환자 관리, 회복기환자 관리, 만성질환 관리, 노인간호 등 |

18 1978년 WHO에서 채택한 일차보건의료에 대한 것으로, 모두가 건강한 2000년이라는 목표를 공식화한 것은?

① UN 헌장
② 리우 선언
③ WHO 헌장
④ 알마아타 선언
⑤ 스톡홀름 선언

> **해설**
> ④ 알마아타 선언은 1차 진료가 아닌 국가 보건체계가 중심적 기능을 담당하여 건강증진, 예방, 치료 및 재활 등이 통합된 1차 보건의료(PHC)를 공식화했다.

19 환경 관련 국제협력 및 조정, 지구 환경의 감시, 지식발전 등의 역할을 수행하는 국제기구는?

① ILO
② FAO
③ WTO
④ WHO
⑤ UNEP

> **해설**
> ⑤ UNEP(유엔환경계획)은 환경 분야의 국제적 협력을 촉진하기 위하여 국제연합 산하에 설립된 기구이다.

20 세계보건기구(WHO)가 주장하는 공중보건의 3대 핵심 원칙은? ★

① 옹호, 연합, 강화
② 형평, 경쟁, 지원
③ 참여, 형평, 협동
④ 참여, 협동, 행동
⑤ 형평, 지불, 행동

> **해설**
> 세계보건기구(WHO)가 주장하는 공중보건의 3대 핵심원칙
> • 참여 : 공중보건사업을 기획하고 실시할 때 다양한 집단의 사람들을 참여시켜야 한다.
> • 형평 : 사회·경제적 불평등을 극복하는, 즉 형평성을 제고하는 공중보건 정책을 수립·시행하여야 한다.
> • 협동 : 공유된 프로젝트에 대해 다른 사람들과 함께 일하여 파트너십을 구축하고, 건강증진을 위해 다양한 단체와 협력하여야 한다.

21 세계보건기구(WHO)의 3대 보건지표는?

① 평균여명, 조사망률, 비례사망지수
② 평균수명, 조사망률, 비례사망지수
③ 조출생률, 조사망률, 비례사망지수
④ 평균여명, 영아사망률, 비례사망지수
⑤ 평균수명, 영아사망률, 비례사망지수

> **해설**
> ② 세계보건기구는 평균수명, 조사망률, 비례사망지수 등 3가지 지표를 가장 대표적인 보건지표로 제시한 바 있다.

정답 19 ⑤ 20 ③ 21 ②

22 포괄적 보건의료서비스 개념이 등장하게 된 배경으로 볼 수 있는 것은?

> 가. 보건의료의 질적 향상 나. 보건의료비 감소
> 다. 인구의 노령화 라. 만성질환의 감소

① 라
② 가, 다
③ 나, 라
④ 가, 나, 다
⑤ 가, 나, 다, 라

> **해설**
> **포괄적 보건의료서비스의 등장요인**
> • 의료기술의 향상
> • 의료시설과 인력의 불균형적 분포
> • 의료비의 급증
> • 의료인력의 전문화 · 고급화 추세
> • 제한된 의료자원의 효율적인 제고
> • 인구의 노령화

23 포괄적 보건의료에 대한 설명으로 가장 올바른 것은? ★

① 의료 치료만을 제공하는 것이다.
② 의료 예방만을 제공하는 것이다.
③ 필수적인 보건의료를 제공하는 것이다.
④ 의료 치료 및 재활을 제공하는 것이다.
⑤ 단편적인 치료나 예방의 개념에서 벗어나 재활, 건강증진의 영역까지 적극적으로 접근하는 것이다.

> **해설**
> ⑤ 포괄적 보건의료는 1차 의료(치료), 2차 의료(예방)의 영역뿐만 아니라 3차 의료(재활), 건강증진 등 보건의료의 전 영역에 포괄적으로 접근하려는 보건의료 접근방법을 말한다.

24 쾌적한 삶을 영위하는 데 방해가 되는 공중보건의 문제인 3P로 구성된 것은?

① 질병 – 공해 – 빈곤
② 인구 – 공해 – 빈곤
③ 인구 – 산업재해 – 빈곤
④ 교통문제 – 공해 – 빈곤
⑤ 공해 – 빈곤 – 수질오염

> **해설**
> ② 3P란 인구(Population), 빈곤(Poverty), 공해(Pollution)를 말한다.

25 공중보건의 개념에서 가장 먼저 치료를 해야 할 대상자는?

① 암환자
② 간질환자
③ 정신질환자
④ 콜레라환자
⑤ 신체장애인

> **해설**
> ④ 공중보건은 치료보다 예방을 중시하고, 감염병 관리를 중요시하기 때문에 콜레라환자가 우선 치료 대상자이다.

26 다음 중 공중보건 사업 대상만을 고른 것은?

가. 비위생적 생활주민	나. 저소득층 주민
다. 감염병 환자	라. 지역사회 전체 주민

① 라
② 가, 다
③ 나, 라
④ 가, 나, 다
⑤ 가, 나, 다, 라

> **해설**
> ① 공중보건사업은 원칙적으로 지역사회 전체 주민을 대상으로 한다.

27 건강문제의 변화에 따라 최근 보건의료의 개념이 지향하는 방향은?

가. 첨단의료기술의 개념	나. 임상의료제도의 개념
다. 전문의료제도의 개념	라. 포괄보건의료의 개념

① 라
② 가, 다
③ 나, 라
④ 가, 나, 다
⑤ 가, 나, 다, 라

> **해설**
> ① 건강의 현대적 개념은 포괄적 보건의료의 개념으로 접근하는데, 이는 생활개념이 포함되어 있는 것이라 할 수 있다.

정답 25 ④ 26 ① 27 ①

CHAPTER 02 인구 및 보건통계

제1절 인구이론과 분석

1 인구이론의 발전

(1) 인구의 개념
① 인구란 '일정한 기간에 일정한 지역에 거주하는 인구집단'을 의미한다.
② 인구(Population)라는 말은 어원상으로 라틴어의 'Populatio(민중)'에서 유래하였다.
③ 인구(人口)의 한자(漢字) 의미를 보면 사람의 입을 표현한 것으로 식량과의 관계를 강조하고 있다.
④ 인구를 대상으로 하는 학문
  ㉠ 인구학 : 한 지역사회의 인구에 대한 정태적·동태적 특성을 규명하는 학문으로, 인구의 양적·질적 상태와 변화를 연구한다.
  ㉡ 인구분석학 : 인구의 구성과 크기의 변화를 수학적·통계학적 방법으로 분석하고 평가하는 학문으로 인구의 구성이나 크기의 변화를 통계적으로 분석·평가한다.
  ㉢ 인구변수(Components of Population Variables) : 인구에 영향을 미치는 영향요인으로, 출생, 사망, 이동의 3가지를 인구변수의 3요소라고 한다.
  ㉣ 인류의 생존에 주된 위협이 되는 대표적인 3P 중 하나다.

> • 공중보건의 3P : 인구(Population), 환경오염(Pollution), 빈곤(Poverty)
> • 공중보건의 3M : 영양결핍(Malnutrition), 질병발생(이환 : Morbidity), 사망률(Mortality)

(2) 맬더스주의(Malthusism)
① 맬더스(Malthus)는 1798년 '인구원론(The Principle of Population)'을 발표하면서 인구론을 학문으로 정립하였다.
② 맬더스 인구이론의 기초는 인간의 생식력과 토지의 생산력을 비교할 때 '인구는 기하급수적으로 늘고 식량은 산술급수적으로 증가하여 인구 압력이 작용할 것이므로 인구 억제가 필요하다'는 것이다.
③ 인구의 증가로 식량부족, 기근, 질병 및 전쟁 등 인구문제가 발생할 것이라는 맬더스의 이론은 3가지 원리로 구성된다.
  ㉠ 규제의 원리 : 인구는 반드시 생존자료인 식량에 의하여 규제된다.
  ㉡ 증식의 원리 : 인구는 특별한 방해요인이 없는 한 생존자료가 증가하면 증가한다.
  ㉢ 파동의 원리 : 인구는 증식과 규제의 상호작용에 의하여 균형에서 불균형으로, 불균형에서 균형으로 파동을 주기적으로 부단히 반복한다.

④ 맬서스는 사회의 안정적 발전을 위해서 자녀의 출산수를 제한할 필요가 있다고 주장하였으며, 인구를 생존자료와 동일한 수준으로 유지하기 위해서 경제력(생존자료 확보능력)이 있을 때까지는 결혼을 하지 않아야 한다는 도덕적 억제(성 순결, 만혼)가 필요하다고 주장하였다.

(3) 신맬서스주의(Neo-Malthusism)
① 신맬서스주의는 인구성장률 억제가 출산조절 방식을 통해 달성되어야 한다는 학설로, 프란시스 플레이스(Francis Place)는 피임에 의한 산아 조절을 주장하였다.
② 인구규제의 방법으로 만혼, 금욕 및 성적 순결을 강조하는 맬서스주의의 역기능으로 각종 사회범죄와 사회악이 발생하고 현실적으로 성욕억제가 불가능하기 때문에 도덕적 억제 대신에 적기 결혼과 산아제한을 주장하였다.
③ 적기결혼은 양성 간의 순결, 가정의 화목, 사회의 행복, 개인의 건전성을 유지시키고 부양능력 이상으로 자녀를 갖는 것을 제한하기 위해 인공적으로 산아수를 제한해야 한다고 주장하였다.

(4) 적정인구론(Optimum Population Theory)
① 캐논(E. Cannan)의 인구와 자원 관련 이론으로, 인구의 과잉을 식량에만 국한할 것이 아니라 생활수준에 두자는 주장이다.
② 적정인구는 주어진 여건 속에서 개인이 최대의 생산성을 유지하여 최고의 삶의 질을 유지할 수 있는 인구를 말한다.

(5) 안정인구론(Stable Population Theory)
① 1925년 미국의 롯카(Alfred J. Lotka)가 발표한 이론으로, 현대 인구분석학의 기초이론이다.
② 인구이동이 없는 폐쇄인구(Closed Population)에서 어느 지역의 연령별·성별·사망률과 출생률이 변하지 않고 오랫동안 고정되면 인구구조가 고정되고 인구규모 역시 일정하게 된다는 이론이다.

인구의 분류	
폐쇄인구	사회경제적인 요인으로 인한 인구이동(인구유입과 인구유출)이 전혀 없고, 자연·생물학적인 출생과 사망에 의해 형성되는 인구
안정인구	폐쇄인구가 일정한 연령별 특수사망률과 출생을 유지해 나갔을 때 궁극적으로 어떤 일정한 연령구성을 유지하면서 기하급수적으로 증가하는 인구
준안정인구	안정인구와는 달리 폐쇄인구가 일정한 연령별 특수출생률만 유지된다는 조건하에 궁극적으로 나타나는 인구
정지인구	안정인구에서 자연인구증가율이 0(Zero)인 가상적인 인구

2 인구변천 이론

(1) 인구변천의 개요
① 인구변천 이론은 인구성장과 관련하여 출생률과 사망률의 변천과 관련한 인구변천 모델에 관한 이론을 말한다.

② 서구 국가의 실질적인 인구변천에 바탕을 둔 이론으로, 고출생·고사망의 인구성장의 정체기에서 저출생·저사망의 새로운 안정기로 변화해 온 인구의 특성을 분류하였다.

(2) 노테스테인(Notestein)과 톰슨(Thompson)의 인구변천 3단계설

인구성장을 공업화 정도에 따라 3단계로 분류하고, 이를 인구성장과 연계하여 분류하였다.

단계	인구 특성	국가 특성(공업화 정도)
1단계	고출생률, 고사망률	고 잠재적 성장단계로 공업화되지 못한 국가에서 볼 수 있으며 인구가 정체된 시기이다.
2단계	고출생률, 저사망률	과도기적 성장단계로 공업화된 국가에서 볼 수 있으며 사망률은 감소했으나 출생률은 지속되어 인구가 급속하게 증가하는 시기이다.
3단계	저출생률, 저사망률	인구감소기 단계로 선진공업국가에서 볼 수 있으며 인구가 급격히 증가한 후 현상유지 또는 감소하는 시기이다.

(3) 블랙커(Blacker)의 인구 5단계설

단계	인구 특성	인구구조 특성
1단계 (고위 정지기)	고출생률과 고사망률인 인구정지형	향후 인구증가 잠재력이 큰 후진국형 국가
2단계 (초기 확장기)	저사망률에 고출생률인 인구증가형	당분간 인구증가가 계속되는 경제개발 초기 단계 국가
3단계 (후기 확장기)	저사망률에 저출생률의 경향을 나타내는 인구성장 둔화형	산업의 발달과 핵가족화 경향이 있는 개발도상국가
4단계 (저위 정지기)	사망률과 출생률이 최저에 달하는 나라의 인구성장 정지형	선진국형 국가
5단계 (감퇴기)	출생률이 사망률보다도 낮아지는 인구감소 경향형	유럽 다수 국가, 북미, 호주 등의 인구형

3 인구성장과 인구구성

(1) 인구성장

① 개요
  ㉠ 인구성장은 출생, 사망, 사회적 요인(이동)에 의해 결정된다.
  ㉡ 한 나라의 인구성장은 주로 그 나라의 출생과 사망에 따라 결정된다고 볼 수 있다.
  ㉢ 인구이동은 특정한 지역에 살던 사람이 특정 단위 지역을 벗어나 다른 곳으로 옮겨 사는 것을 말한다.
  ㉣ 국내이동과 국제이동

국내이동	단위지역을 한 나라의 행정구역을 기준으로 하는 국내이동은 전입(유입)과 전출(유출)로 나눌 수 있다. 이때 전입과 전출의 차이를 순이동이라 한다.
국제이동	단위지역을 국가 기준으로 하는 국가 간 국제이동은 여러 조건에 따라 제약을 받고 그것이 차지하는 비율이 미미하다.

② 인구증가
    ㉠ 인구증가는 원칙적으로 자연증가(출생과 사망의 차이)와 사회증가(유입 및 유출의 차이)로 결정된다.
    ㉡ 인구증가 공식

    - 사회증가 = 유입인구 − 유출인구
    - 자연증가 = 출생인구 − 사망인구
    - 인구증가 = 자연증가 + 사회증가

    ㉢ 한 국가나 지역사회의 인구증감은 자연증가와 사회증가의 합을 의미하지만, 세계 인구증감은 출생과 사망의 자연증가에 의해서 결정된다.

③ 자연증가(Natural Increase) : 출생이 사망을 초과하는 것, 즉 늘어난 인구의 자기생산순량을 자연증가라 하고, 출생수보다 사망수가 클 때는 자연감소라 한다.

조자연증가율 (Crude Natural Increase Rate)	(연간출생 − 연간사망) ÷ 인구 × 1,000 또는 조출생률 − 조사망률로 산출한다.
증가지수 또는 동태지수 (Vital Index)	출생수와 사망수의 비, 또는 조출생률과 조사망률의 비로 산출한다.
재생산율 (Reproduction Rate)	• 재생산이란 여자가 일생 동안 낳는 여자아이의 평균수를 의미한다. • 어머니의 사망률을 무시하는 재생산율을 총재생산율이라 한다. ★ • 사망을 고려하는 경우에는 순재생산율이라 한다.

④ 사회증가(Social Increase) : 일정 지역의 인구유입과 유출의 차이를 사회증가 또는 사회감소라고 한다.
⑤ 인구증가율
    ㉠ 인구증가율은 자연증가와 사회증가 인구의 합에 대한 연앙인구 1,000명당의 비율로 산출한다.
    ㉡ 연간 인구증가율은 연말인구와 연초인구와의 차를 연초인구 100명당의 비율로 산출하기 때문에 인구증가율과 혼돈해서는 안 된다.
    ㉢ 산출 공식

    - 인구증가율 = $\dfrac{\text{자연증가 + 사회증가}}{\text{인구}} \times 1{,}000$
    - 연간인구증가율 = $\dfrac{\text{연말인구} - \text{연초인구}}{\text{연초인구}} \times 100$

(2) 인구구성
① 인구구성은 인구의 구성단위를 분류하고 수적으로 표현한 것으로, 성별 · 연령별 · 인종별 · 직업별 · 사회계층별 · 교육수준별 등으로 표시할 수 있다.
② 성별 구성 : 성비는 남자 수와 여자 수의 비로서 공식은 다음과 같다.

성비 = $\dfrac{\text{남자 수}}{\text{여자 수}} \times 100$

㉠ 성별 구성비를 표시하는 방법을 성비라 하는데, 성비는 1차, 2차, 3차 성비로 나눈다.
- 1차 성비(태내성비) : 남 > 여
- 2차 성비(출생성비) : 남 > 여
- 3차 성비(현재인구의 성비) : 남 = 여(결혼), 남 < 여(고령)

㉡ 2차 성비의 불균형
- 일반적으로 출생성비는 여아 100명에 대하여 남아 105명 전후이다.
- 영아사망률은 여아보다 남아가 많아서 15~20세 사이에 남녀 성비가 근접하게 된다.
- 노년기에는 남자의 사망률이 높아져 여자의 노년인구가 많아지는 경향이 일반적이다.

③ **연령별 구성** : 주로 전쟁, 인구이동, 감염병 등에 의하여 영향을 받으며, 지역별로는 산업구조나 교육기관의 유무 등이 인구의 연령별 구성에 영향을 준다.

영아인구(1세 미만)	초생아, 신생아, 영아로 구분한다.
소년(유년)인구(1~14세)	유아인구, 학령전기인구, 학령기인구로 구분한다.
생산연령인구(15~64세)	청년인구, 중년인구, 장년인구로 구분한다.
노년인구(65세 이상)	-

(3) 인구구성의 형태 ★

인구구성의 일반적 기본형은 다음 그림과 같다.

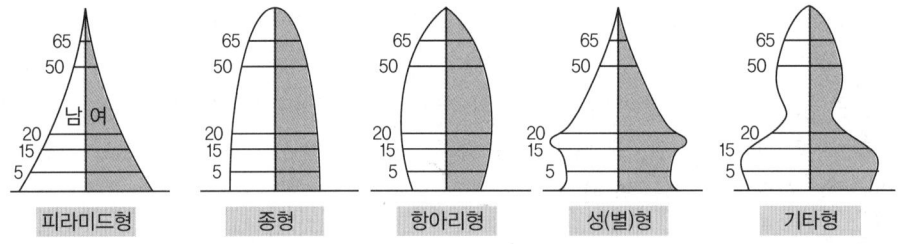

피라미드형(인구증가형)	• 발전형, 후진국형(출생률과 사망률이 모두 높음) • 0~14세 인구 > 50세 이상 인구×2
종(Bell)형(인구정지형)	• 이상형(저출산-저사망) • 0~14세 인구 = 50세 이상 인구×2
항아리(Pot)형(인구감퇴형)	• 선진국형(출생률이 사망률보다 낮음), 방추형 • 0~14세 인구 < 50세 이상 인구×2
별(Star)형(도시지역)	• 인구유입형(생산연령 유입) • 생산층(15~49세) 인구가 전체 인구의 50% 이상 초과
호로(Guitar)형(농촌지역)	• 인구유출형(생산연령 유출), 표주박형 • 생산층(15~49세) 인구가 전체인구의 50% 미만

※ 피라미드형은 다산다사 또는 다산소사 모두 가능하다. 또한, '50세 이상 인구'가 아닌 '65세 이상 인구'로 표기하는 교재도 있다. 어느 것이 맞고 어느 것이 틀렸다고 할 수 없어 교재마다 차이가 있으므로 함께 알아두도록 한다.

4 인구현황 조사

(1) 인구조사 ★

① 인구정태(State of Population)
   ㉠ 일정 지역의 인구는 출생, 사망, 이동(전입, 전출) 등의 여러 요인에 의하여 끊임없이 변동하는데, 인구정태는 특정 조사시점의 인구의 상태를 말한다.
   ㉡ 정태통계란 일정 시점에 있어서 일정 지역의 인구 크기, 인구 밀도, 자연적(성별·연령별)·사회적(국적별·배우관계별)·경제적(직업별·산업별) 구조에 관한 통계이다.
   ㉢ 국가적으로 이루어지는 국세조사는 일종의 정태통계이다.

② 인구동태(Movement of Population)
   ㉠ 일정 기간에 인구의 변동요인인 출생, 사망, 전입 및 전출 등에 의해서 끊임없이 변동되는 상태를 말한다.
   ㉡ 동태통계란 인구의 특성 사항이 시간의 흐름에 따라 변화하는 과정을 서술하는 통계이다.
   ㉢ 출생, 사망, 전입, 전출, 결혼, 이혼 등 각종 신고 자료를 기초로 만든 출생통계, 사망통계가 포함되며 상주지조사와 발생지조사 방법이 있다.
   ㉣ 출생, 사망, 혼인, 이혼 등 출생통계나 사망통계 등의 보건통계이다.
   ㉤ 인구동태는 보건학적으로 중요한 의미를 가지며, 특히 출생률과 사망률이 중요하다.

> 보건학통계
> - 조출생률 = $\frac{\text{연간출생수}}{\text{연앙인구}} \times 1{,}000$
> - 조사망률 = $\frac{\text{연간사망수}}{\text{연앙인구}} \times 1{,}000$
> - 사산율 = $\frac{\text{사산수}}{\text{연간출산수(출생수 + 사산수)}} \times 1{,}000$
> - 혼인율 = $\frac{\text{연간혼인건수}}{\text{연앙인구}} \times 1{,}000$

(2) 국세조사(National Census)

① 국세조사의 개요
   ㉠ 일종의 정태통계로서 연앙인구를 비롯한 주택 등 한 국가의 정치, 경제, 문화, 보건 분야 등 국가행정의 모든 분야에 활용할 기초자료를 마련하는 수단이다. 한 국가의 국세(國勢)를 나타내는 자료이기도 하다.
   ㉡ 국세조사를 최초로 실시한 나라는 스웨덴(1686)이며, 근대적 의미로 국세조사를 실시한 최초의 국가는 미국(1790)이다.
   ㉢ 1960년 이후 국제연합(UN)의 권고와 지원으로 개발도상국에서도 인구센서스가 실시되면서 이제는 전 세계적 인구조사가 실시되고 있다.

② 우리나라의 국세조사
    ㉠ 우리나라에서는 근대적 의미의 국세조사로 1925년 간이국세조사가 처음 실시되었다.
    ㉡ 우리나라 국세조사는 1925년 간이국세조사라는 명칭을 시작으로 간이국세조사(1925, 1944), 국세조사(1940), 총인구조사(1949), 간이총인구조사(1955), 인구주택국세조사(1960), 인구센서스(1966, 1985, 1995), 총인구 및 주택조사(1970, 1975, 1980), 인구주택총조사(1990년 이후) 등 다양한 명칭으로 변화하였다.
    ㉢ 현재는 통계청이 5년(11월 1일 기준)마다 주관하여 인구주택총조사가 시행되고 있으며 대한민국의 모든 내·외국인과 이들이 사는 거처가 조사대상이다.
    ㉣ 인구주택총조사는 인구, 가구, 주택에 대한 다양한 특성을 파악할 수 있는 것이 장점이다.

> **연앙인구**
> · 해당 연도의 중앙일인 7월 1일을 기준으로 하여 산출한 인구로, 그 연도를 대표하는 인구이다.
> · 출생률과 사망률, 특정 질환의 발생률 등을 산출할 때 보통 그 해의 중앙일인 7월 1일을 기준으로 한다.

(3) 생명표 ★★
① 인구집단에 있어서 출생과 사망에 의한 생명현상을 표시하는 방법이다.
② 생명표에는 생존수, 사망수, 생존율, 사망률, 사력, 평균여명 등 6종의 생명함수로 표현한다. 즉, 동시 출생집단에 대한 생존과 사망현상을 일정 시간으로 나타내는 것을 생명표라고 한다.
    ㉠ 생존수 : 일정한 출생수(10만 명)가 어느 연령에 도달했을 때까지 생존할 것으로 기대되는 수를 그 연령의 생존수라고 한다.
    ㉡ 사망수 : X세의 사람 중 $X+1$세에 도달하지 못하고 사망한 자의 수를 X세에서의 사망수라고 한다.
    ㉢ 생존율 : X세의 사람 중 $X+1$세에 도달할 수 있는 자의 비율을 X세에서의 생존율이라 하며, 생존율은 X세의 사람이 1년간 생존하는 확률이다.
    ㉣ 사망률(q_x) : X세의 사람 중 $X+1$세에 도달하지 못하고 사망하는 비율을 X세에서의 사망률이라고 한다.
    ㉤ 사력(死力, μ_x) : X세에 도달한 자가 그 순간에 사망할 수 있는 확률이 1년간 계속된다고 가정한 것이지만, 일반적으로 생명표에서 사용하지 않는다.
    ㉥ 평균여명 : X세의 생존자수가 X세 이후 생존할 수 있는 연수의 평균을 X세에서의 평균여명이라 하며, 평균수명이란 출생 직후 평균여명이다. 즉, 평균여명이란 X세에 도달한 자가 앞으로 평균 몇 년을 더 살 수 있는가를 나타내는 기대수명을 말한다.

5 인구문제와 인구정책

(1) 인구문제의 개요

① 인구증가로 인해 일반적으로 소위 3P 문제(Population, Poverty, Pollution)와 3M 문제(Malnutrition, Morbidity, Mortality)가 대두되었다.

② 다양한 인구문제
   ㉠ 경제발전의 둔화, 빈곤 및 식량부족과 부양인구의 증가문제
   ㉡ 인구과잉증가에 따른 정치적·사회적 갈등문제
   ㉢ 환경변화와 자연파괴 등 생활환경문제
   ㉣ 인구의 질적 역도태 및 사회악의 증가문제
   ㉤ 연령계층 간의 불균형에서 오는 경제활동인력 부족문제
   ㉥ 인구도시 집중현상과 농촌노동력 부족문제
   ㉦ 노령화에 따른 노인인구의 증가문제 등

(2) 저출산

① 합계출산율 : 가임여성(15~49세) 한 명이 일생 동안 낳을 것으로 예상되는 평균 출생아 수를 나타낸 지표로 연령별 출산율의 총합이며 출산력 수준을 나타내는 대표적 지표로 사용된다.

② 우리나라의 최근 합계출산율

구분	2012	2013	2014	2015	2016	2017	2018	2019	2020	2021	2022	2023
합계출산율	1.30	1.19	1.21	1.24	1.17	1.05	0.98	0.92	0.84	0.81	0.78	0.72

③ OECD국의 합계출산율(2023년 기준)
   ㉠ 통계청의 2023년 통계에 따르면 우리나라의 합계출산율은 0.72명으로 OECD 38개국 회원국 가운데 최하위를 기록했다. OECD 주요국들의 평균 합계출산율은 1.58명인 반면, 우리나라는 유일하게 1명을 하회하고 있다.
   ㉡ 우리나라 출생률이 더 떨어질 경우 0.7명 선마저 붕괴될 수 있다는 우려가 있다. 1970년 4.53명, 1984년 1.74명까지 떨어졌고, 2018년 1명 선 밑으로 내려간 이후 계속 하향세이다.

④ 저출산의 원인과 문제
   ㉠ 여성 교육수준 향상과 사회진출 확대
   ㉡ 결혼연령의 지연
   ㉢ 이혼율 증가
   ㉣ 보육시설 부족
   ㉤ 양육 교육비 부담증가 등으로 출산기피현상

⑤ 저출산은 유년인구부양비를 감소시키지만 장차 생산층 인구의 감소로 부양비를 증가시키게 되며, 국가의 경쟁력을 약화시키는 요인으로 대두되고 있다.

(3) 고령화

① 전체 인구 중 65세 이상 인구비율이 7% 이상이면 고령화 사회, 14% 이상이면 고령사회, 20% 이상이면 초고령사회라고 분류한다. ★
② 2023년 65세 이상 고령인구는 우리나라 인구의 18.4%로, 향후 계속 증가하여 2025년에는 20.6%로 우리나라가 초고령사회로 진입할 것으로 전망된다(통계청, 2023년 9월).
③ 2023년 성별로 고령인구 비중을 보면, 여자 20.6%, 남자 16.2%로, 여자의 고령인구 비중이 남자보다 4.4% 높다.
④ 고령화 사회에서 초고령 사회로 도달하는 데 일본은 36년, 독일은 78년, 미국은 88년, 프랑스는 155년이 소요된 데 비해, 한국은 소요시간이 26년에 불과하여 가장 급속한 고령화 현상을 보이고 있으며, 이는 큰 문제이다.
⑤ 고령화 사회로 인한 문제점
　㉠ 소득보장의 문제
　㉡ 노인성 질병문제
　㉢ 노인의 소외문제 등

(4) 부양비와 주요인구 지표

① 총부양비
　㉠ 생산가능인구(15~64세)에 대한 비생산가능인구(0~14세, 65세 이상)의 비율로 정의되는데, 생산가능인구가 담당해야 하는 비생산가능인구의 백분율(%), 즉 유년인구 부양비와 노년인구 부양비의 합계로 해석된다.
　㉡ 부양비(율) = 비생산층 인구 ÷ 생산층 인구 × 100
　㉢ 총부양비는 2022년 40.6명에서 2058년에 100명을 넘어서고 2072년에는 118.5명 수준으로 증가할 것으로 예상된다.

② 노령화지수
　㉠ 15세 미만의 유소년인구 100명에 대한 고령인구(65세 이상 인구)의 비율을 말한다.
　㉡ 노령화지수 = 노년인구 ÷ 유년인구 × 100
　㉢ 노령화지수는 2022년 151.0명에서 2030년 312.0명, 2050년 504.0명으로 높아져, 2050년부터는 고령인구가 유소년인구보다 5배 이상 많아질 전망이다.

③ 유소년인구지수
　㉠ 유소년인구지수 = 유년인구 ÷ 경제활동인구 × 100
　㉡ 유소년인구는 2022년 595만 명(총인구의 11.5%)에서 2072년 238만 명으로 2022년 대비 40.0% 수준으로 감소할 전망이다.
　㉢ 2022년에는 고령인구가 유소년인구보다 1.5배 많고, 2072년에는 고령인구가 유소년인구보다 7.3배 많을 것으로 전망된다.

> 노년인구지수와 종속인구지수
> - 노년인구지수 = 노년인구 ÷ 경제활동인구 × 100
> - 종속인구지수 = (유년인구 + 노년인구) ÷ 경제활동인구 × 100

(5) 인구의 도시화 문제

① 도시화 현황
  ㉠ 지난 20년(2000~2021년)간 도시인구, 도시면적, 도시화비율, 도시집중도 등 도시화 현황 관련 모든 지표가 증가한 지역은 수도권이다.
  ㉡ 도시인구와 도시면적 비율이 모두 증가한 권역은 수도권과 제주권이며, 모두 감소한 권역은 경상권과 강원권이다.
  ㉢ 도심집중도는 수도권이 다른 지역에 비해 월등히 높으며, 도시화율과 노령화지수는 모든 권역에서 증가했다.

② 도시화의 원인
  ㉠ 도시의 산업화가 인력 부족을 초래하여 농어촌 인구를 도시로 유입시키는 경우
  ㉡ 농어촌이 도시에 비해 경제적 수준이나 문화적 혜택을 받는 수준이 낮기 때문인 경우

③ 인구 도시화의 문제점
  ㉠ 도시 : 인구과밀에 의한 환경위생 악화, 사회악 유발, 인구 역도태현상 등 발생
  ㉡ 농어촌 : 인구과소화로 노동력 부족, 노령인구만이 존재하는 인구구조 등 문제발생

(6) 인구정책

① 인구정책이란 그 지역사회의 여건에 따라 그 국가에 알맞은 인구를 유지하고자 하는 의도적 노력으로서 그 나라가 지니고 있는 인구의 문제를 바람직한 방향으로 해결하고자 하는 대책이다.

② 바람직한 방향의 인구대책이란 그 나라가 지니고 있는 경제적·정치적·사회적·군사적 혹은 복지국가로의 발전을 위하여 이에 상응할 수 있는 대책을 강구하는 것이라 할 수 있다. 구체적인 인구정책을 구분하여 그림으로 나타내면 다음과 같다.

[인구정책의 구분]

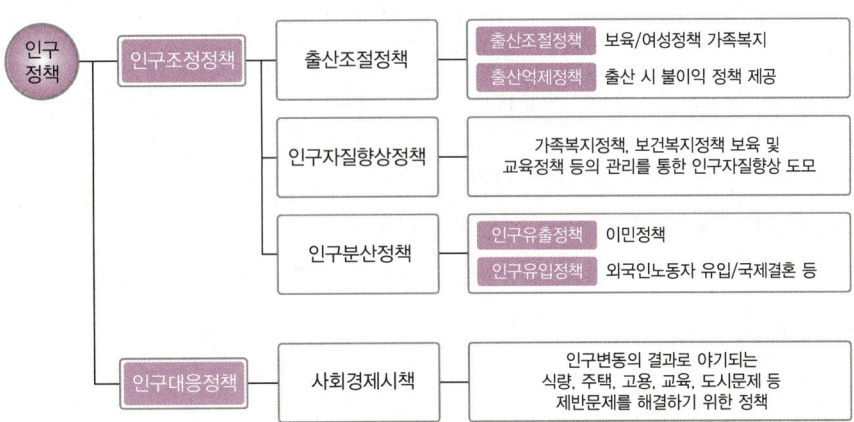

제2절 보건통계의 기초와 보건지표

1 보건통계의 이해

(1) 보건통계의 개요

① 보건통계의 정의 : 보건통계란 인간 집단에서 보건과 관련된 자료, 즉 출생, 사망 등에 영향을 미치는 자료를 수집·분석하여 과학적으로 추론하는 방법이다.

② 보건통계의 중요성 : 보건통계는 지역사회 주민의 건강 수준 측정 및 보건 문제 파악을 위하여 수집된 각종 자료 또는 이 자료의 통계학적인 분석결과로 보건정책과 보건사업 수행·기획에 가장 필수적인 근거자료이다.

(2) 보건통계자료의 활용

① 지역사회 건강수준의 평가
② 지역사회 주민의 질병발생 양상 파악
③ 지역사회의 중요한 보건문제 파악
④ 지역사회 보건사업의 우선순위 결정
⑤ 지역사회 보건사업의 방향제시와 사업조정
⑥ 지역사회 판단
⑦ 보건사업의 평가

2 보건통계의 기초

(1) 보건정보의 수집

① 행정통계 : 일선 보건의료기관으로부터 여러 중간기관을 거쳐 행정적인 규정과 보고절차에 따라 중앙기관에 정기적으로 보고되고 집계되는 정보

② 조사통계
  ㉠ 정기적으로 또는 필요에 따라 조사를 실시함으로써 얻게되는 정보
  ㉡ 전수조사 : 통계집단의 구성단위를 모두 조사하는 것
  ㉢ 표본조사 : 통계집단의 구성단위 중 일부만을 추출하여 조사하는 것

(2) 모집단과 표본

① 모집단 : 연구대상이 되는 전체 집단
  ㉠ 유한모집단 : 모집단의 크기가 정해져 있을 때의 모집단
  ㉡ 무한모집단 : 모집단의 크기가 끝이 없을 때의 모집단
② 표본 : 모집단의 크기가 큰 경우에는 전수조사가 곤란하고 무한모집단의 경우에는 전체를 조사하기가 실제적으로 불가능하기 때문에 통계적 처리를 위하여 모집단에서 추출한 측정값의 집합을 활용 ★

(3) 표본추출방법

① 표본추출방법은 확률표본 추출방법과 비확률표본 추출방법이 있다.

확률표본 추출방법	표본을 추출할 때 모든 자료가 동일하게 추출될 조건에서 뽑힌 표본
비확률표본 추출방법	조사자의 편견이 개입되거나 선택적으로 뽑힌 표본

② 확률표본 추출방법은 단순무작위추출법, 계통추출법, 층화무작위추출법, 집락추출법으로 구분된다.

단순무작위추출법	모든 표본이 동일하게 추출될 수 있는 조건에서 추첨 등의 우연한 방법으로 무작위 추출하는 방법으로, 모집단이 클 때는 사용하기 어렵다. 예 통 속의 쪽지 이용법, 난수표 이용법, 원형 회전판 이용법, 주사위 이용법 등
계통추출법	모집단의 구성요소에 일련번호를 부여하여 처음 하나의 표본을 임의 추출한 후 그 다음부터는 일정한 간격으로 추출하는 방법으로, 출구조사 시 사용된다.
층화무작위추출법 (층화표본추출법)	모집단을 성별, 연령별, 지역별, 경제 상태별 특성에 따라 나눈 후에 각각으로부터 표본을 무작위로 추출하는 방법이다. 예 경제상태별 특성으로 상류층, 중류층, 하류층으로 나누고 각 층에서 무작위추출
집락추출법 (집락표본추출법)	조사단위를 행정구역 또는 조사기준에 따른 조사구역으로 나누고 이를 활용하여 조사하는 방법으로 광범위한 대규모 조사에 많이 사용되며, 집락으로는 행정구역이 많이 이용된다. 예 서울시민의 건강상태 조사를 위해 양천구 목동이 무작위로 선택되었다면, 다시 하위집락으로 가든지, 여기서 무작위추출을 하든지, 아니면 전수조사를 한다. 부분집합의 구성 성질에 따라 집락추출과 층화추출 중에서 하나를 선택하게 되는데, 집락 내 이질성이 크고, 집락 간 유사성이 큰 경우에는 각 집락이 모집단을 잘 대표한다고 생각할 수 있기 때문에 집락추출이 좋다.

3 통계자료의 정리

(1) 율, 비율, 비

① 율(Rate) : 단위시간 동안 다른 측정값의 변화량을 말하며 분모에 시간이라는 단위를 가지고 그 값은 0에서 무한대의 범위를 가진다(예 발생률, 사망률, 유병률 등).
② 비율(Proportion) : 비율(상대빈도, 구성비, 분율)은 전체를 1로 보았을 때 한 항목이 차지하는 값으로, 분자는 항상 분모에 포함된다. 전체를 100으로 보았을 때 한 항목이 차지하는 값을 백분율(%)이라 한다.
③ 비(Ratio) : 서로 배타적인 두 항목 간의 비교로, 1보다 큰 값도 가능하며 분자가 분모에 포함되지 않는다(예 성비, 사망비 등).

(2) 도표

통계자료를 이해하기 쉽도록 자료 특성에 맞는 도표를 작성하는데, 작성 목적에 맞게 도표를 잘 선택하여 이용하여야 한다.
① 막대도표 : 이산변수인 경우 막대도표를 활용한다.
② 선도표 : 주로 시간적 흐름의 변화를 나타내는 데 활용한다.
③ 원도표 : 원의 중심으로부터 일정 각도 속에 포함되는 면적을 이용하여 변수측정값의 분포를 표시한다.
④ 상관도표 : 한 변수가 취할 수 있는 값을 가로축에, 다른 한 변수가 취할 수 있는 값을 세로축에 눈금으로 나타내어 각 변수값이 교차하는 지점에 해당 측정값을 점으로 표시한 것으로, 산점도라고도 한다. 예를 들어 키와 몸무게, 연령과 혈압 등의 관계를 설명하는 데 사용되며 양의 직선관계, 음의 직선관계, 곡선관계, 수평 또는 수직관계 등 두 변수 간의 관계는 다양하게 표현할 수 있다.

(3) 대푯값

대푯값은 평균, 중위수, 최빈수 등이 있고, 평균에는 산술평균, 기하평균, 조화평균이 있다.

① **산술평균** : 모든 측정값을 다 더해서 자료의 개수로 나누어 구하는 값으로, 대푯값 중에서 **가장 많이 사용**되는 방법이다.

② **기하평균** : 한 변수의 측정값이 n개 있을 때 n개의 측정값을 곱한 후 n제곱근을 구하여 계산하는 값이다. 일반적으로 분포의 중앙치가 한쪽으로 몰릴 경우 기하평균을 사용한다.

③ **조화평균** : 한 변수의 n개 측정값이 있을 때 측정수를 각 측정값의 역수의 합으로 나누어 계산한다.

④ **중앙값(중위수)** : 측정값을 크기 순서로 나열했을 때 **가장 중앙에 위치하는 값**이다. 이 값의 특성은 특이값에 영향이 적으며, 적절한 수준의 대푯값으로서의 역할을 한다는 점이다.

- n이 홀수 개이면 $\frac{n+1}{2}$ 번째 측정값
- n이 짝수 개이면 $\frac{n}{2}$ 번째와 $\frac{n}{2}+1$ 번째 측정값의 산술평균

⑤ **최빈값(최빈수)** : 측정값들 중에서 빈도가 가장 많은 측정값으로 질적 자료나 그룹화된 양적 자료에서 주로 사용된다.

4 보건지표

(1) 출산통계

① **조출생률(Crude Live-birth Rate)** : 한 국가의 출생수준을 표시하는 지표로 연중인구 1,000명당 몇 명이 출생하였는가를 나타내며, '보통출생률'이라고도 한다. 이때 출생은 사산을 포함하지 않은 정상출생을 의미하고, 출산은 사산아를 포함한 개념이다.

$$보통출생률 = \frac{1년간\ 총\ 출생아\ 수}{연앙인구} \times 1,000$$

② **일반출산율(General Fertility Rate)** : 15~49세의 가임 여성 1,000명당 출생률을 의미한다.

$$일반출산율 = \frac{연간\ 총\ 출생아\ 수}{가임\ 연령의\ 여자인구} \times 1,000$$

③ **연령별출산율(Age-specific Fertility Rate)** : 어떤 연도의 특정 연령 여자인구 1,000명당 출생률을 의미한다.

$$연령별출산율 = \frac{X세\ 여자가\ 낳은\ 출생아\ 수}{X세\ 여자인구} \times 1,000$$

(2) 인구의 재생산 통계

① **합계생산율(Total Fertility Rate)** : 합계출산율이라고도 하며, 한 세대의 여자들이 15~49세 동안에 낳은 정상 출생아의 크기로, 한 여성이 일생 동안 자녀를 평균 몇 명 낳는가를 나타낸다.

② **총재생산율(Gross Reproduction Rate)** : 한 여성이 일생 동안 낳는 여아의 수를 말하며, 한 세대의 여자들이 15~49세 동안에 낳은 여아의 수를 나타낸다. ★

③ **순재생산율(Net Reproduction Rate)** : 총재생산율은 15~49세 여성 모두가 재생산에 참여한다는 가정 하에 계산된 것인 한편 순재생산율은 태어난 여아의 사망을 고려하여 태어난 여자가 모성의 출산 시 연령에 도달할 때까지의 생존율을 의미한다. 순재생산율 1이면 인구는 변화가 없다.

(3) 사망통계

① **조사망률(Crude Death Rate)** : '보통사망률'이라고도 하며 인구 1,000명당 1년 동안 발생한 사망수로 표시되는 비율이다.

$$조사망률비 = \frac{그\ 연도의\ 사망자\ 수}{어떤\ 연도의\ 연앙인구} \times 1,000$$

② **영아사망률(Infant Mortality Rate)** : 어떤 연도 중 출생한 정상 출생수 1,000명에 대하여 그 연도 1세 미만의 사망수로, 국가나 지역사회의 보건수준을 나타내는 지표로서 큰 의미를 가진다. ★

$$영아사망률 = \frac{연간\ 1세\ 미만\ 사망아\ 수}{연앙인구} \times 1,000$$

③ **신생아사망률(Neonatal Mortality Rate)** : 어떤 연도에 출생한 정상 출생수 1,000명에 대하여 그 연도에 발생한 28일 미만인 신생아의 사망수이다. 신생아사망은 주로 분만 시 사고, 산모 체내에서의 이상, 유전적 이상 등에 기인한 것이므로 이 시기의 사망을 어느 정도 이하로 줄이기는 어렵다. 영아사망에서 신생아사망의 비율은 보건수준 평가에 도움이 된다. 영아기를 생후 28일 미만의 신생아와 생후 28일에서 1년 미만까지의 영아 후기로 나누어 볼 때, 신생아사망에 대한 영아사망의 비를 보는 방법으로 α-index가 있다.

$$신생아사망률 = \frac{연간\ 생후\ 28일\ 미만\ 사망아\ 수}{연간\ 총\ 출생아\ 수} \times 1,000$$

④ **α-Index** : 신생아사망에 대한 영아사망의 비를 나타내는 것으로 그 값이 1.0에 가까울수록 그 국가의 모자보건수준이 높은 것으로 평가된다. 영아사망은 1세 미만 사망자 수이고, 신생아사망은 28일 미만 사망자 수이므로, α-Index는 항상 1 이상이다. α-Index가 높을수록 모자보건수준이 낮은 것을 의미한다. α-Index의 분자는 영아사망이므로 후천적 요인을 많이 받으며, 분모는 신생아사망이므로 선천적·유전적 요인을 많이 받는다. ★★

$$\alpha\text{-Index} = \frac{그\ 연도의\ 영아사망자\ 수}{어떤\ 연도의\ 신생아사망자\ 수}$$

⑤ **주산기 사망률(Perinatal Mortality Rate)** : 어떤 연도의 출생수 1,000명에 대한 그 연도의 사산수와 생후 7일 이내 사망수이다. 임신 28주 이후의 사산과 생후 7일 이내 사망은 그 원인이 임신중독, 난산, 조산아, 조기파수 등 공통적인 것으로 인정되기 때문에 이 시기의 사망을 주산기 사망이라 한다.

$$주산기\ 사망률 = \frac{임신\ 28주\ 이후\ 사산아\ 수 + 생후\ 7일\ 이내의\ 사망아\ 수}{연간\ 총\ 출생아\ 수} \times 1,000$$

⑥ **사산율(Fetal Death Rate)** : 사산은 일반적으로 임신 28주 이상의 사태아 분만을 의미하며, 사산율은 어떤 연도 중 정상 출생수와 사산수를 합한 분만수 1,000에 대한 그 연도의 사산수로 표시하는 비율이다.

$$사산율 = \frac{연간\ 사산수}{연간\ 정상\ 출생수와\ 사산수} \times 1,000$$

⑦ **모성사망률(Maternal Mortality Rate)** : 모성사망이란 임신, 분만, 산욕과 관계되는 합병증에 의한 사망을 의미하며, 임신 중의 감염병이나 교통사고 등에 의한 사망은 포함되지 않는다.

$$모성사망률 = \frac{연간\ 모성\ 사망자\ 수}{연간\ 출생아\ 수} \times 1,000$$

⑧ **비례사망률(Proportional Mortality Rate)** : 어떤 연도의 사망수 중 한 특성에 의한 사망수의 구성비율이다.

$$비례사망률 = \frac{연간\ 특성별\ 사망수}{연간\ 사망수} \times 1,000$$

⑨ **비례사망지수(PMI ; Proportional Mortality Indicator)** : 50세 이상의 사망자 수를 나타낸다.

$$비례사망지수 = \frac{1년간\ 50세\ 이상의\ 총\ 사망자\ 수}{당해\ 연도\ 총\ 사망자\ 수} \times 100$$

표준화사망률(Standardized Death Rate)
- 인구구조가 다른 집단 간의 사망 수준을 비교하기 위해 연령구조가 사망률에 미치는 영향을 제거한 사망률로, '보정 사망률(Adjust Death Rate)'이라고도 한다.
- 조사망률(보통사망률)의 단점(신뢰성 부족, 전체 인구의 적용에 부적합)을 보완하기 위한 지표이다.
- 지역별로 사망률을 비교하고자 할 때 지역 간 인구구성이 다르므로 직접 비교하지 않고 표준화사망률로 비교한다.

(4) 질병통계

주요 상병에 관한 자료는 지역사회의 건강상태를 파악하는 데 중요한 역할을 한다. 질병 빈도의 측정지표로는 발생률과 발병률, 유병률이 있다.

① **발생률** : 일정 기간 내의 관찰 인구에서 어떤 질병이 얼마나 발생하는가를 측정하는 비율이다. **질병 발생의 직접적인 지표**로 질병이 발생하는 정도와 질병 발생 위험 확률에 대한 직접적인 측정지표이다.

$$발생률 = \frac{해당\ 기간\ 내\ 새롭게\ 발생한\ 환자\ 수}{일정기간\ 관찰인구} \times 10^x$$

② **발병률** : 급성감염병의 비교적 짧은 유행기간 동안 질병 발생 위험에 노출된 인구 중에서 질병이 발생한 비율을 의미한다.

$$발병률 = \frac{발병자\ 수}{위험에\ 폭로된\ 인구} \times 100$$

③ **유병률** : 일정 시점의 어떤 인구집단에서 질병에 이환된 사람의 분율을 의미한다. 어느 한 시점의 환자만을 분자에 포함한다면 시점유병률이라고 한다. 질병의 발생 시점을 알기 어려운 질병의 경우에는 일정 기간 동안 질병에 이환된 환자를 포함하여 기간유병률을 구하기도 한다. 유병률은 발생률과 질병의 이환기간에 따라 달라지는데, 발생률이 높거나 이환기간이 길면 기간유병률이 높아지고 발생률이 낮거나 이환기간이 짧아지면 기간유병률이 낮아진다.

CHAPTER 02 적중예상문제

01 인구동태를 나타내는 통계자료가 되는 것은?

① 성별
② 연령별
③ 국세조사
④ 인구규모
⑤ 전입 전출자 수

> **해설**
> 인구동태(Movement of Population)
> 일정 기간에 인구의 변동요인인 출생, 사망, 전입 및 전출 등에 의해서 끊임없이 변동되는 상태를 말한다. 즉, 출생, 사망, 혼인, 이혼 등의 출생통계나 사망통계 등의 보건통계이다.

02 어떤 지역에 인구유입과 유출은 없는 상태이며, 출생과 사망으로 인한 인구변동만이 발생하는 경우는?

① 정지인구
② 폐쇄인구
③ 개방인구
④ 발전인구
⑤ 준안정인구

> **해설**
> 인구의 분류
>
> | | |
> |---|---|
> | 폐쇄인구 | 사회경제적인 요인으로 인한 인구이동(인구유입과 인구유출)이 전혀 없고, 자연·생물학적인 출생과 사망에 의해 형성되는 인구 |
> | 안정인구 | 폐쇄인구가 일정한 연령별 특수사망률과 출생을 유지해 나갔을 때 궁극적으로 어떤 일정한 연령구성을 유지하면서 기하급수적으로 증가하는 인구 |
> | 준안정인구 | 안정인구와는 달리 폐쇄인구가 일정한 연령별 특수출생률만 유지된다는 조건하에 궁극적으로 나타나는 인구 |
> | 정지인구 | 안정인구에서 자연인구증가율이 0(Zero)인 가상적인 인구 |

03 인구증가와 관련성이 있는 지표는?

① 성비
② 부양비
③ 발병률
④ 재생산율
⑤ 노령화지수

> **해설**
> ④ 인구증가와 관련성 있는 지표는 재생산율(Reproduction Rate)로, 여자가 일생 동안 낳는 여자아이의 평균수이다.

04 인구구조 중 젊은층의 인구가 유년인구보다 많고 상대적으로 노인인구가 적은 인구구조 형태는?

① 별형
② 종형
③ 호로형
④ 항아리형
⑤ 피라미드형

> **해설**
> 인구구조에 따른 특징
>
> | | |
> |---|---|
> | 피라미드형
(인구증가형) | • 출생률은 높고 사망률은 낮은 형(출생률이 높고, 사망률도 높은 형도 가능)
• 14세 이하 인구가 50세 이상 인구의 2배 이상일 경우 |
> | 종형
(인구정지형) | • 출생률과 사망률이 모두 낮은 형
• 14세 이하 인구가 50세 이상 인구의 2배 정도일 경우 |
> | 항아리형
(인구감퇴형) | • 출생률이 사망률보다 더 낮은 형
• 14세 이하 인구가 50세 이상 인구의 2배 이하일 경우 |
> | 별형
(도시지역) | • 생산층 인구가 증가하는 형
• 생산층 인구가 전체 인구의 1/2 이상인 경우 |
> | 기타형
(농촌지역) | • 인구가 감소하는 유형
• 생산층 인구가 전체 인구의 1/2 미만인 경우 |

정답 03 ④ 04 ①

05 인구론을 제일 먼저 정립한 사람은?

① Blacker
② F. Place
③ Pettenkofer
④ Hippocrates
⑤ T.R. Malthus

> **해설**
> 맬더스주의
> • 인구억제 필요(만혼, 도덕적 억제, 성 순결)
> • 억제원리 : 규제의 원리, 증식의 원리, 인구파동의 원리
> • 최초의 인구학자로 인구론을 제일 먼저 정립

06 다음 중 인구정태에 해당하는 것은?

① 출생
② 사망
③ 이혼
④ 혼인
⑤ 성비

> **해설**
> 인구정태(State of Population)
> 특정 조사시점에 있어서 인구의 상태를 말한다. 정태통계란 일정 시점에 있어서 일정 지역의 인구 크기, 그 자연적(성별·연령별)·사회적(국적별·배우관계별)·경제적(직업별·산업별) 구조에 관한 통계이다. 국가적으로 이루어지는 국세조사는 일종의 정태통계이다.

07 C.P. Blacker의 인구성장 중 고출생, 고사망은 몇 단계인가?

① 1단계
② 2단계
③ 3단계
④ 4단계
⑤ 5단계

> **해설**
> Blacker의 인구성장 5단계
> • 제1단계(고위 정지기) : 고출생률, 고사망률, 후진국형 국가
> • 제2단계(초기 확장기) : 고출생률, 저사망률, 경제개발 초기 단계 국가
> • 제3단계(후기 확장기) : 저출생률, 저사망률, 인구성장 둔화(한국, 중앙아메리카, 개발도상국가)
> • 제4단계(저위 정지기) : 출생률과 사망률 최저
> • 제5단계(감퇴기) : 출생률이 사망률보다 낮음

05 ⑤ 06 ⑤ 07 ①

08 인구증가를 나타내는 계산식으로 옳은 것은?

① 자연증가 + 사회증가
② 유입인구 + 유출인구
③ 유입인구 – 유출인구
④ 연간출생수 + 연간사망수
⑤ 연간출생수 – 연간사망수

> **해설**
> ① 인구증가 = 자연증가 + 사회증가

09 여자가 일생동안 낳는 여자아이의 수를 나타내는 지표는? ★

① 재생산율
② 조출생률
③ 총재생산율
④ 순재생산율
⑤ 합계출산율

> **해설**
> ① 재생산율 : 여성이 일생 동안 낳는 여자아이의 평균수
> ② 조출생률 : 인구 1,000명당 출생아 수
> ④ 순재생산율 : 태어난 여자가 모성의 출산 시 연령에 도달할 때까지의 생존율
> ⑤ 합계출산율 : 한 여성이 일생 동안 낳는 자녀의 평균수

10 부양비란 무엇인가?

① (생산층인구 ÷ 비생산층인구) × 100
② (비생산층인구 ÷ 생산층인구) × 100
③ (생산층인구 – 비생산층인구) × 100
④ (비생산층인구 – 생산층인구) × 100
⑤ (생산층인구 + 비생산층인구) × 100

> **해설**
> ② 부양비(율)는 비생산층인구를 생산층인구로 나눈 후 백분율로 나타낸다.

정답 08 ① 09 ③ 10 ②

11 다음 중 인구동태통계 자료는?

> 가. 가족관계등록부 나. 출생
> 다. 국세조사 라. 전입

① 라
② 가, 다
③ 나, 라
④ 가, 나, 다
⑤ 가, 나, 다, 라

> **해설**
> ③ 인구동태는 일정 기간에 인구의 변동요인인 출생, 사망, 전입 및 전출 등에 의해서 끊임없이 변동되는 상태를 말하며, 출생, 사망, 전입, 전출, 결혼, 이혼 등 각종 신고 자료를 기초로 만든 출생통계, 사망통계가 포함된다.

12 다음 중 자연인구증가와 관련된 것은?

① 이혼율
② 유출률
③ 전입률
④ 출생률
⑤ 유병률

> **해설**
> ④ 자연인구증가와 관련된 것은 출생률과 사망률이다.

13 인구증가에 따른 보건문제로 흔히 3M을 말하는데, 3M을 바르게 조합한 것은?

① 질병 – 빈곤 – 사망
② 빈곤 – 이환 – 사망
③ 장애 – 이환 – 사망
④ 영양장애 – 이환 – 장애
⑤ 영양장애 – 이환 – 사망

> **해설**
> ⑤ 3M : Malnutrition(영양장애), Morbidity(질병이환), Mortality(사망)

11 ③ 12 ④ 13 ⑤

14 다음 중 생명표에서 사용하는 것으로만 묶인 것은? ★

① 생존수, 사망수
② 출생률, 사망률
③ 평균수명, 사망수
④ 사망수, 주민등록상 인구
⑤ 생존수, 주민등록상 인구

> **해설**
> ① 생명표란 인구집단에 있어서 출생과 사망에 의한 생명현상을 표시하는 방법으로, 생존수, 사망수, 생존율, 사망률, 사력, 평균여명 등 6종의 생명함수로 표현한다. 즉, 동시 출생집단에 대한 생존과 사망현상을 일정 시간으로 나타내는 것이다.

15 신맬더스주의에서 주장하는 인구 규제방법은?

① 피임
③ 만혼
② 성 순결
④ 결혼억제
⑤ 인공임신중절

> **해설**
> ① 맬더스주의에서는 성 순결과 만혼을 주장하였고, 신맬더스주의에서는 프랜시스 등이 피임을 강조하며 인구를 조절하여야 함을 강조하였다.

16 순재생산율이 1일 때, 인구는 어떻게 변화하는가?

① 인구증가
② 인구감소
③ 변화 없음
④ 인구가 증가하다가 감소함
⑤ 인구가 감소하다가 증가함

> **해설**
> ③ 순재생산율이 1 이상이면 인구가 증가하고, 1 이하이면 인구가 감소할 것으로 예상할 수 있다. 순재생산율이 1이면 인구 변화가 일어나지 않는다.

정답 14 ① 15 ① 16 ③

17 경제활동인구인 생산층 인구의 연령은?

① 20~40세　　　　　　　　② 15~64세
③ 15세 미만　　　　　　　　④ 20세 미만
⑤ 65세 이상

> **해설**
> ② 생산층 인구의 연령은 15~64세이며, 비생산층 인구는 15세 미만과 65세 이상이다.

18 다음 지표로 부양비와 노령화지수를 구하면 어떠한 값이 나오는가?

0~14세 : 200명, 　　15~64세 : 500명, 　　65세 이상 : 100명

① 부양비 60, 노령화지수 50
② 부양비 50, 노령화지수 20
③ 부양비 60, 노령화지수 40
④ 부양비 50, 노령화지수 50
⑤ 부양비 30, 노령화지수 60

> **해설**
> ① 부양비는 유년인구 부양비와 노년인구 부양비의 합계 값이다. 노령화지수는 노령인구 대비 유년인구의 비율이다. 부양비와 노령화지수를 구하는 공식은 다음과 같다.
> • 부양비(율) = 비생산층 인구 ÷ 생산층 인구 × 100
> • 노령화지수 = 노년인구 ÷ 유년인구 × 100

19 50세 이상의 사망자수를 나타내는 지표는?

① 유병률　　　　　　　　　② 조사망률
③ 표준화사망률　　　　　　④ 비례사망지수
⑤ 연령별 특수사망률

> **해설**
> ④ 50세 이상의 사망자 수를 나타내는 지표는 비례사망지수(PMI ; Proportional Mortality Indicator)이다.

20 우리나라의 인구주택총조사는 몇 년 간격으로 실시하는가?

① 1년 ② 2년
③ 3년 ④ 5년
⑤ 10년

> **해설**
> ④ 우리나라는 5년마다 11월 1일을 기준으로 인구주택총조사를 실시하고 있다.

21 다음 중 고령 사회의 정의로 옳은 것은?

① 65세 이상의 노인인구 비율이 20% 이상
② 60세 이상의 노인인구 비율이 7% 이상~14% 미만
③ 65세 이상의 노인인구 비율이 7% 이상~14% 미만
④ 65세 이상의 노인인구 비율이 14% 이상~20% 미만
⑤ 60세 이상의 노인인구 비율이 14% 이상~20% 미만

> **해설**
> - 고령화 사회 : 65세 이상의 노인인구 비율이 7% 이상~14% 미만
> - 고령 사회 : 65세 이상의 노인인구 비율이 14% 이상~20% 미만
> - 초고령 사회 : 65세 이상의 노인인구 비율이 20% 이상

22 성비에 대한 다음 설명 중 알맞은 것은?

① 1차 성비 – 태아 성비
② 2차 성비 – 현재 성비
③ 3차 성비 – 노인 성비
⑤ 3차 성비 – 연령별 성비
④ 성비 – 남자 100명에 대한 여자 성비

> **해설**
> ① 성별구성비를 표시하는 방법을 성비라 하는데, 성비는 1차, 2차, 3차 성비로 나눈다. 1차 성비는 태아 성비, 2차 성비는 출생 성비, 3차 성비는 현재 인구의 성비 등이다. 일반적으로 성비는 동일하게 나타나야 바람직하지만, 성비의 불균형이 각 시기마다 다른 형태로 존재하는데, 그 특징은 다음과 같다.
> - 일반적으로 출생 성비는 여아 100명에 대하여 남아 105명 전후이다.
> - 영아사망률은 여아보다 남아가 많아서 15~20세 사이에 남녀 성비가 접근하게 된다.
> - 노년기에는 남자의 사망률이 높아져 여자의 노년인구가 많아지는 경향이 일반적이다.

23 다음 중 3차 성비에 해당하는 것은?

① 태아의 성비　　　　　② 혼령기 성비
③ 사망 시 성비　　　　　④ 출생 시 성비
⑤ 현재 인구의 성비

> **해설**
> **성비**
> • 성비(Sex Ratio) : 여자 100명에 대한 남자의 비율
> • 1차 성비 : 태아 성비
> • 2차 성비 : 출생 성비
> • 3차 성비 : 현재 인구의 성비

24 보건지표 중 그 값이 클수록 보건상태가 양호한 것은?

① 조출생률　　　　　② 영아사망률
③ 모성사망률　　　　④ 신생아사망률
⑤ 비례사망지수

> **해설**
> 비례사망지수(PMI ; Proportional Mortality Indicator) = $\dfrac{1년간\ 50세\ 이상의\ 총\ 사망자\ 수}{당해\ 연도\ 총\ 사망자\ 수} \times 100$

25 영아사망률이 조사망률에 비해 지역사회나 국가의 보건수준지표로 중요시되는 이유로만 조합된 것은?

> 가. 수집된 통계가 정확하다.
> 나. 환경위생 상태와 밀접한 관련이 있다.
> 다. 모자보건수준과 밀접한 관련이 있다.
> 라. 연령구성비에 영향을 받지 않아 통계적 유의성이 크다.

① 가　　　　　　　② 가, 다
③ 가, 나, 다　　　　④ 나, 다, 라
⑤ 가, 나, 다, 라

> **해설**
> ④ 영아사망률은 대상이 생후 12개월 미만의 일정 연령군으로 연령구성비에 따라 크게 영향을 받지 않는다. 영아는 성인에 비해 환경악화에 예민한 영향을 받으므로 보건상태를 평가하는 지표로 중요하다.

26 인구보건에서 말하는 3P는?

① 인구, 빈곤, 사망률
② 인구, 빈곤, 환경오염
③ 인구, 빈곤, 영양부족
④ 인구, 영양부족, 이환율
⑤ 인구, 영양부족, 환경오염

> **해설**
> 3P : Population(인구), Poverty(빈곤), Pollution(환경오염)

27 한 여성이 일생 동안 낳을 것으로 예상되는 평균 출생아 수를 나타내는 지표는?

① 합계출산율
② 순재생산율
③ 일반출산율
④ 인구증가율
⑤ 조자연증가율

> **해설**
> **합계출산율**
> 출산 가능한 여성의 나이인 15세부터 49세까지를 기준으로, 한 여성이 일생 동안 낳을 것으로 예상되는 평균 출생아 수를 나타낸다.

28 보건통계에서 사용되는 표본의 정의로 옳은 것은? ★

① 연구대상이 되는 전체 집단
② 모집단에서 추출한 일부 집단
③ 모집단에서 어떤 변수의 속성
④ 자료를 수집하는 최소 분석단위
⑤ 연구대상 모집단의 전체의 목록

> **해설**
> ① 모집단, ③ 모수, ④ 요소, ⑤ 표집틀

정답 26 ② 27 ① 28 ②

29 다음 자료값에서 노년부양비는?

> - 0~14세 : 200명
> - 15~44세 : 600명
> - 45~64세 : 400명
> - 65~74세 : 80명
> - 75세 이상 : 30명

① 5.6%
② 6.1%
③ 11.0%
④ 25.7%
⑤ 30.8%

> **해설**
> 부양비 계산 공식
> - 총부양비 = $\dfrac{0{\sim}14세\ 인구\ 수 + 65세\ 이상\ 인구\ 수(비경제활동연령인구)}{15{\sim}64세\ 인구\ 수(경제활동연령인구)} \times 100$
> - 유년부양비 = $\dfrac{0{\sim}14세\ 인구\ 수}{15{\sim}64세\ 인구\ 수} \times 100$
> - 노년부양비 = $\dfrac{65세\ 이상\ 인구\ 수}{15{\sim}64세\ 인구\ 수} \times 100$
> - ∴ 노년부양비 = $\dfrac{80 + 30}{600 + 400} \times 100 = 11\%$

30 한 국가의 모자보건수준을 알 수 있는 α-Index의 공식으로 옳은 것은? ★

① 영아사망 ÷ 모성사망
② 신생아사망 ÷ 모성사망
③ 모성사망 ÷ 신생아사망
④ 신생아사망 ÷ 영아사망
⑤ 영아사망 ÷ 신생아사망

> **해설**
> ⑤ α - Index = 그 연도의 영아사망자 수 ÷ 어떤 연도의 신생아사망자 수

CHAPTER 03 역학

제1절 역학의 기초와 연구방법

1 역학의 이해

(1) 역학의 정의

① 역학(疫學 ; Epidemiology)이란 희랍어에서 기원한 것으로 'epi(On)'와 'demos(Population)', 'logy(Science)'가 결합하여 만들어진 단어이다. 역학은 '인구집단의 질병에 관한 학문'이다.

② 역학은 질병의 요인들과 질병의 관련성을 파악함으로써 궁극적으로 인구집단의 건강수준을 향상시키려는 데 목적이 있다.

③ 고든(J.E.Gordon)은 역학이란 Epidemic(감염병)을 연구하는 학문으로 의학생태학(Medical Ecology)의 한 분야이며, 보건학적 진단학이라고도 하였다.

④ 역학의 개념 ★
   ㉠ 인구집단을 대상으로
   ㉡ 그 속에서 질병의 발생·분포 및 경향의 양상을 파악하고(기술역학)
   ㉢ 그 질병의 분포 및 경향을 결정하는 요소들을 규명함으로써(분석역학)
   ㉣ 질병의 발생원인을 탐구하고 그 예방과 관리대책을 강구하는 학문

(2) 역학의 역할

① 질병발생의 원인규명 역할(역학 본래의 가장 중요한 역할)
② 질병발생과 유행의 감시 역할
③ 보건사업의 기획과 평가자료 제공 역할
④ 질병의 자연사를 연구하는 역할
⑤ 임상분야에 활용하는 역할
⑥ 연구 전략개발의 역할

2 질병발생의 역학적 개념

(1) 역학의 기본요인

질병은 질병발생과 관련되는 요인, 즉 병인, 숙주, 환경 등의 상호작용에 의해 나타나며, 그 요인들의 역학관계에 의해 질병의 종류와 정도가 결정된다.

① **병인(Agent)** : 질병발생에 반드시 필요한 요인, 즉 **필요조건**이다.
  ㉠ 생물학적 병인 : 일반적으로 알려진 병인들로, 곰팡이, 세균, 바이러스, 기생충 등 동물계, 식물계의 살아있는 미생물
  ㉡ 생화학적 병인 : 독성물질이 숙주와 접촉하거나 체내에 들어갔을 때 질병을 일으킬 수 있는 모든 화학물질
  ㉢ 물리적 병인 : 신체에 상해를 일으킬 수 있는 요인. 열, 채광, 온도, 소음 등
  ㉣ 정신적 병인 : 정신장애를 유발시킬 수 있는 스트레스 등
② **숙주(Host)** : 생물이 기생하는 대상으로 삼는 생물을 의미한다. ★
  ㉠ 유전적 소인 : **혈액형**, 선천적 인자, **면역성** 등
  ㉡ 인적 요인 : **성별, 연령, 종족**, 직업, 사회경제적 계급 등
③ **환경(Environment)** : 숙주를 둘러싸고 있는 모든 것을 의미한다.
  ㉠ 생물학적 환경 : 모든 감염균, 병원소, 매개곤충, 식품, 약품 등
  ㉡ 사회적 환경 : 사회적 관습, 인구이동, 인구밀도, 경제수준, 경제상태 등
  ㉢ 물리 · 화학적 환경 : 기후, 기온, 기압 등의 모든 화학물질과 하수처리, 공기 조절 등의 물리적 환경

(2) 질병발생의 생태학적 모형

모든 질병은 하나의 원인으로 생기는 것이 아니고 대부분 여러 가지 요인이 상호작용하여 발생한다. 이러한 개념을 질병발생의 다요인설이라 하며, 질병의 발생과 발달을 가장 효과적으로 차단할 수 있는 방법을 찾아내기 위한 개념으로 3가지 생태학적 모형이 제시되고 있다.

① **역학적 삼각형 모델(Epidemiologic Triangle Model)**
  ㉠ 병인적 인자(Agent Factors)
  ㉡ 숙주적 인자(Host Factors)
  ㉢ 환경적 인자(Environmental Factors)
② **거미줄 모형(Web of Causation)**
  ㉠ 질병발생은 어느 한 가지 원인에 의한 것이 아니라 **여러 가지 원인**이 서로 연관되어 있어 선행하는 여러 가지 요소가 복잡한 계보를 이루는 결과로 어떤 질병이 발생한다는 것이다. 다요인에 의한 질병발생의 기전을 설명하는 데 유리한 모형이다.
  ㉡ 예를 들어 결핵의 경우 병인인 결핵균으로의 노출, 영양 결핍, 혼잡, 빈곤, 낮은 면역력, 동반 질환 등의 요인들은 질병을 유발하는 데 직 · 간접적으로 상호작용할 수 있다고 보는 것이다.
③ **수레바퀴 모형(Wheel Model)**
  ㉠ 질병의 발생에는 **단일 또는 복합**(필요조건 그리고/또는 충분조건)의 질병 발생 요인들이 관련되어 있다.
  ㉡ 예를 들어 결핵의 경우 충분한 원인을 나타내는 하나의 수레바퀴 모형은 보균자와의 접촉, 낮은 면역력 등을 포함하고, 또 다른 수레바퀴 모형은 보균자와의 접촉, AIDS 감염, 위생불량 등을 포함할 수 있다.

3 역학적 연구방법 분류

(1) 기술역학(1차 역학) ★

① 인간집단에서 발생되는 질병에 대하여 그 발생에서 종결까지 그대로의 생활을 파악한다.
② 기술역학은 질병분포와 시간적 변화를 예측하여 질병을 규명하기 위한 가설을 세우고 가설검증을 실시하여 이를 기초로 새로운 가설을 제안한다. 기술역학에서 질병분포를 설명할 때 사람, 장소, 시간의 특성으로 요약할 수 있다.
③ 집단의 특성
  ㉠ 인적 특성 : 연령, 성별, 인종, 결혼이나 경제적 상태, 교육수준, 직업이나 가족 상태 등을 말한다.
   • 연령 : 질병 발생에 있어 영향이 가장 큰 요인으로, 연령에 따라 발생빈도가 높은 질병이 달라지고 연령이 증가함에 따라 사망률도 높아지게 된다.
   • 성별 : 남자가 여자보다 질병에 의한 사망률이 대체로 높으며, 성별에 따른 유전적·해부학적 차이로 질병 및 사망의 원인에도 차이가 있다. 예를 들어 우리나라의 경우 성별 암 발생률을 보면 남자의 경우 위암이, 여자의 경우 유방암이 가장 많다.
   • 사회경제수준 : 직업종류, 월급, 교육수준, 기타 사회적 지위 등을 고려한 인구집단의 계층적 개념으로 질병에 다양한 원인으로 작용하고 있다. 예를 들면 암, 고혈압, 뇌졸중, 당뇨병 등 우리나라 주요 질병 유병자율은 저학력, 저소득 등 사회경제적 수준이 낮은 계층에서 높은 수준을 나타내고 있다.
  ㉡ 지역적 특성 : 기후대나 지형의 고저(高低) 등 지리적 현상에 따라서 감염병의 유행 양상이 달라지는 것을 말한다.

지방적 유행(Endemic)	감염병이 어떤 국한된 지방에서 유행하는 경우
전국적 유행(Epidemic)	전국적인 경우
범발적 유행(Pandemic)	세계적인 경우
산발적 유행(Sporadic)	일부 한정된 지역에서 산발적으로 발생하는 경우

  ㉢ 시간적 특성 : 월간 또는 연간 등 시간에 따라 질병발생과 사망률의 변화를 관찰하면 일정한 경향을 발견하여 예측이 가능하다. ★★

추세 변화	감염병이 수십 년에 걸쳐서 발생·유행하는 양상을 말한다. 예 장티푸스(30~40년), 디프테리아(약 20년), 인플루엔자(약 30년)
순환 변화	2~4년의 단기간을 주기로 순환적으로 유행을 반복하는 주기적 변화를 말한다. 예 홍역(2년), 백일해(2~4년), 유행성이하선염(3~4년)
계절적 변화	1년을 주기로 계절적으로 반복되는 변화를 말하는데, 일반적으로 소화기계 감염병은 여름에, 호흡기계 감염병은 겨울에 잘 발생한다.
불규칙 변화	돌발적 유행의 경우를 말하는 것으로서 외래 감염병의 불시 침입에 기인하는 유행이나 수계유행 등을 들 수 있다.

(2) 분석역학(2차 역학)

① 가설을 증명하기 위하여 관찰을 통해 특정 요인과 특정 질병 간의 인과관계를 알아낼 수 있도록 설계한다.
② 분석역학의 연구방법으로 단면조사, 전향성 조사, 후향성 조사로 구분된다.
③ 단면조사연구(Cross-sectional Study)
　㉠ 위험요인과 질병을 특정 시점에서 동시에 조사하는 연구로, 구체적인 가설을 가지고 이를 검증한다는 점에서 기술역학과 다르며, 맨 처음 실시한다. ★
　㉡ 상관관계조사로, 일정한 인구 집단을 대상으로 특정 시점이나 기간 내에 질병을 조사하고, 각 질병과 그 인구 집단이 가지고 있는 속성과의 관계를 규명하여 상관관계가 있는지 여부를 조사하는 연구 방법이다.
　㉢ 단면조사연구의 장·단점

장점	단점
• 단시간 내 결과 도출 가능 • 저렴한 비용 • 동시에 여러 질병과 발생요인과의 관련성 비교조사 • 유병률 산출 가능	• 급성감염병(유행기간이 극히 짧음) 조사 시 의미 상실 • 질병과 관련 요인 간 인과관계 규명이 어려움 • 대상 인구집단이 커야 함

④ 코호트(Cohort) 연구
　㉠ 질병발생의 원인과 관련되어 있다고 생각하는 특정 인구집단과 관련이 없는 인구집단 간의 질병발생률을 비교·분석하는 연구이다.
　㉡ 전향성 조사(Prospective Study)이다. 건강한 사람을 대상으로 질병요인이라 예측되는 요인의 폭로여부를 기준으로 폭로군과 비폭로군으로 구분하여 장기적으로 추적하여 조사하는 방법이다.
　㉢ 코호트(Cohort) 연구의 장·단점

장점	단점
• 발병확률의 산출 가능 • 흔한 질병에 적합(폐암) • 질병의 자연사 연구 가능 • 적은 편견으로 객관성 유지 • 상대·귀속위험도 산출 가능 • 다른 질병과 속성과의 관계 확인 가능	• 연구에 소요되는 막대한 시간과 경비 • 희귀질환 연구에 부적합 • 오랜 시간 많은 연구대상 인원이 필요하므로 연구대상이 사망하거나 이동하는 등 탈락할 가능성이 높으며, 이에 따라 정확도에 문제 발생

⑤ 환자-대조군 연구(Case-control Study)
　㉠ 어떤 질병에 이환되어 있는 집단과 건강한 대조군을 선정하여 질병의 속성이나 요인이 갖는 인과관계를 규명하며, 만성·희귀질환을 분석한다.
　㉡ 후향성 조사(Retrospective Study)이다. 질병에 이환된 환자군과 적절한 방법으로 선정된 건강한 대조군을 대상으로 질병과 관계가 있을 것이라고 예상되는 위험요소에 차이가 있는지 비교 분석하는 연구이다. ★

ⓒ 환자-대조군 연구의 장·단점

장점	단점
• 표본선정이 쉬움 • 경비와 노력이 적게 듦 • 기존자료의 활용 가능 • 희귀질병(에이즈)에 적합 • 긴 잠복기간의 질병에 적합 • 여러 가설을 동시에 확인 가능 • 대상자 수가 적고, 시간이 짧음 • 빠른 연구 결과 도출	• 위험도 산출 불가능 • 적합한 대조군 선정이 어려움 • 편견이나 주관에 치우쳐 객관성 없음(기억에 의존하여 불확실)

> **전향성 조사와 후향성 조사**
> • 전향성 조사 : 현재의 원인에 의하여 앞으로 어떤 결과가 나타날지를 조사하는 것
> • 후향성 조사 : 현재 나타난 결과에 과거 어떤 요인이 원인으로 작용했는지를 조사하는 것

(3) 질병발생 위험도의 측정

① 상대위험도(비교위험도, Relative Risk)
  ㉠ 발병요인에 폭로된 사람이 폭로되지 않은 사람보다 질병에 몇 배나 더 걸리는가를 나타내는 척도
  ㉡ 원인규명에 중요한 개념
  ㉢ 측정 공식

$$\text{상대위험도(비교위험도)} = \frac{\text{위험요인에 폭로된 집단 발병률}}{\text{비폭로된 집단 발병률}}$$

$$= \frac{A}{A+C} \div \frac{B}{B+D} = \frac{A(B+D)}{B(A+C)}$$

② 기여위험도(귀속위험도, Attributable Risk)
  ㉠ 질병요인에 의한 희생자가 얼마나 되는가를 나타내는 척도
  ㉡ 위험에 폭로된 군과 비폭로군 간의 발생률 차이를 나타내는 값
  ㉢ 기여위험도 분석의 결과는 질병예방 및 관리에 활용 가능
  ㉣ 측정 공식

$$\text{기여위험도(귀속위험도)} = \text{위험요인에 폭로된 집단 발병률} - \text{비폭로된 집단 발병률}$$

$$= \frac{A}{A+C} - \frac{B}{B+D}$$

구분	음주자	비음주자	계
간암환자	A	B	A + B
건강한 자(대조군)	C	D	C + D
계	A + C	B + D	(A + B) + (C + D)

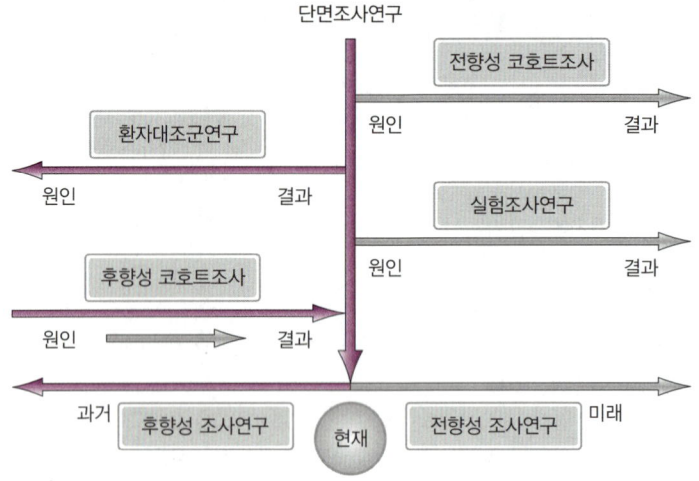

[시간적 기준으로 본 주요 역학연구]

(4) 실험역학

① 연구자가 사람을 직접 연구대상으로 하는 실험적 연구로, 그 결과를 직접 사람에게 적용하여 질병의 예방과 진단 및 치료에 활용할 수 있도록 수행하는 연구이다.
② 실험군과 대조군으로 나누어 조사한다. 환자를 대상으로 하며, 인위적인 개입으로 윤리적인 문제가 발생할 수 있다.
③ 실험역학의 종류
    ㉠ 임상시험
    ㉡ 지역사회 개입연구
    ㉢ 실험실 실험연구

4 역학의 4대 현상

① 생물학적 현상 : 연령, 성별, 인종, 직업에 따라 유행 현상 다름
② 시간적 현상

추세(장기) 변화	• 질병유행 주기 : 수십 년 이상의 주기로 유행 • 이질 · 장티푸스(30~40년), 디프테리아(20~24년), 성홍열(10년 전후), 독감(인플루엔자, 30년)
순환(주기) 변화	• 질병유행 주기 : 수년의 주기로 반복 유행 • 백일해(2~4년), 홍역(2~3년), 유행성일본뇌염(3~4년)
계절적 변화	• 질병유행 주기 : 1년을 주기로 반복 유행 • 여름에는 소화기계 감염병이, 겨울에는 호흡기계 감염병이 유행
불규칙 변화	외래 감염병이 국내에 침입할 시 돌발적으로 유행하는 경우로 콜레라, 페스트 등이 해당
단기 변화	시간별, 날짜별, 주 단위로 변화하는 것

③ 지역적 현상
　㉠ 유행성(Epidemic) : 특정 질병이 평상시 기대하였던 수준 이상으로 발생하는 양상
　㉡ 토착성(풍토성, Endemic) : 인구집단에서 현존하는 일상적인 양상
　　예 간흡충, 폐흡충, 사상충증
　㉢ 전 세계성(범발성, Pandemic) : 여러 국가와 지역에서 동시에 발생하는 양상
　　예 코로나 19, 신종플루
　㉣ 산발성(Sporadic) : 시간이나 지역에 따른 질병의 경향을 예측할 수 없는 양상
　　예 렙토스피라증
④ 사회적 현상 : 경제(빈민층 : 결핵, 부유층 : 당뇨병), 인구이동, 문화, 교통에 따라 나타남

5 발생률과 유병률의 역학적 특징

(1) 발생률(I)

특정 기간 동안 일정한 인구집단에 새로 발생된 환자 수의 크기를 반영해 주는 비율이다.

$$발생률(Incidence\ Rate) = \frac{새로\ 발병한\ 환자\ 수}{어느\ 지역의\ 인구\ 수} \times 1,000$$

(2) 유병률(P)

어떤 시점(기간) 일정한 집단 안, 현재 질병에 걸려 있는 환자가 얼마나 있는지 나타내는 비율이다.

$$유병률(Prevalence\ Rate) = \frac{같은\ 시점의\ 환자\ 수}{어느\ 지역의\ 인구\ 수} \times 1,000$$

(3) 유병률(P)과 발생률(I)

$$P = I \times D\ (D : 질병지속기간)$$

(4) 주요 역학적 특성

① 급성 감염병의 역학적 특성 : 발생률이 높고 유병률이 낮다.
② 만성 감염병의 역학적 특성 : 발생률이 낮고 유병률이 높다.
③ 질병이환기간이 짧을 때 : 발생률과 유병률은 비슷하다.

CHAPTER 03 적중예상문제

01 역학의 궁극적인 목적은?

① 감염병 치료
② 감염병 관리
③ 감염병 전파 차단
④ 질병의 예방과 근절
⑤ 조기검진 및 조기치료

> **해설**
> ④ 역학의 궁극적인 목적은 질병의 예방과 근절이다.

02 사람(Who), 장소(Where), 시간(When)의 특성에 따라 질병의 발생과 질병의 분포를 기록하는 역학은?

① 기술역학
② 분석역학
③ 이론역학
④ 실험역학
⑤ 작전역학

> **해설**
> 기술역학(Descriptive Epidemiology)
> 1단계 역학으로, 인구 집단에서 질병 발생과 관계되는 모든 현상을 기술하는 역학이다. 어떤 하나의 사실에 대해서 조사하는 것으로, 인구학적(Who : 연령, 성, 인종)·지역적(Where : 국가, 지역사회특성)·시간적(When : 추세, 주기변화) 특성과 질병발생과의 관련성, 상관관계 유무를 관찰하는 역학이다.

03 역학적 연구에서 2단계 역학이란?

① 분석역학
② 실험역학
③ 기술역학
④ 이론역학
⑤ 임상역학

해설

분석역학(Analytical Epidemiology)
2단계 역학으로, 기술역학을 토대로 질병 발생요인들에 대하여 가설을 설정하여 분석한다. 분석역학의 연구방법은 단면조사, 전향성 조사, 후향성 조사로 구분된다.

구분	세부 내용
단면조사연구 (Cross Sectional Study)	상관관계조사 : 일정한 인구 집단을 대상으로 특정 시점이나 기간 내에 질병을 조사하고, 각 질병과 그 인구 집단이 가지고 있는 속성과의 관계를 규명하여 상관관계가 있는지 여부를 조사하는 연구 방법이다.
전향성 조사 (Prospective Study)	Cohort 연구 : 건강한 사람을 대상으로 질병요인이라 예측되는 요인의 폭로 여부를 기준으로 폭로군과 비폭로군으로 구분하여 장기적으로 추적하여 조사하는 방법이다.
후향성 조사 (Retrospective Study)	환자-대조군 연구, 기왕력 연구 : 질병이 있다고 진단된 환자(Case)를 대상으로 잡고 이와 조건이 비슷한 대조군(Control)을 잡아 그 원인이 되는 요인에 폭로되었는가를 조사해서 두 집단 간 비교하는 방법이다.

04 위험에 폭로된 군과 비폭로군 간의 발생률의 차이를 나타내는 값은?

① 위양성
② 예측도
③ 위음성
④ 귀속위험도
⑤ 비교위험도

해설
④ 귀속위험도란 어떤 질병위험요인에 노출된 사람과 그렇지 않은 사람 사이의 발병률 차이를 의미한다. '기여위험도'라고도 한다.

05 학교에서 식중독 환자가 발생되었다고 보고를 받은 보건소는 어떤 방법으로 역학조사를 수행해야 하는가?

① 단면조사
② 임상시험
③ 코호트 조사
④ 지역사회시험
⑤ 환자군-대조군 조사

해설
① 질병발생 시 가장 우선적으로 시행하는 조사는 단면조사이다. 이는 지역사회 질병의 유형을 파악하는 기초조사이기 때문이다.

06 역학조사에서 환자-대조군 조사에 비해 코호트 조사가 갖는 장점은?

① 대상자 수가 적다.
② 희귀질환에 적합하다.
③ 경비가 적게 소요된다.
④ 빠른 시일 내에 결론을 얻을 수 있다.
⑤ 상대위험도와 귀속위험도를 산출할 수 있다.

해설
코호트 조사의 장·단점

장점	단점
• 발병확률의 산출 가능 • 흔한 질병에 적합(폐암) • 질병의 자연사 연구 가능 • 적은 편견으로 객관성 유지 • 상대·귀속위험도 산출 가능 • 다른 질병과 속성과의 관계 확인 가능	• 연구에 소요되는 막대한 시간과 경비 • 희귀질환 연구에 부적합 • 오랜 시간 많은 연구대상 인원이 필요하므로 연구대상이 사망하거나 이동하는 등 탈락할 가능성이 높으며, 이에 따라 정확도에 문제 발생

07 다음 역학연구방법 중 전향성 조사방법은?

① 환자연구 ② 실험연구
③ 코호트 연구 ④ 단면조사연구
⑤ 환자-대조군 연구

> **해설**
> ③ 전향성 조사의 가장 대표적인 것이 코호트(Cohort) 연구방법으로, 질병발생 요인에 폭로된 집단과 폭로되지 않은 집단 간 질병발생률을 비교 분석하는 방법이다. 이 연구방법의 단점은 비용과 시간이 많이 든다는 점으로, 희귀질병의 경우에는 적용하기 곤란하다.

08 다음 중 발생률이 유병률보다 높을 때는?

① 치명률이 낮을 때
② 질병유행기간이 길 때
③ 만성질병이 유행할 때
④ 질병유행기간이 짧을 때
⑤ 질병이환기간이 불규칙일 때

> **해설**
> ④ 발생률이란 특정기간 동안 일정한 인구집단 중 질병(사건)이 새롭게 발생하는 수를 의미한다. 유병률이란 어떤 특정 시간의 전체 인구 중에서 질병을 보유하고 있는 구성비를 의미한다. 일반적으로 질병유행기간이 짧을 때는 짧은 기간 동안 다수 발생하였다가 빨리 사라지기 때문에 발생률은 높으나 유병률은 낮다.

09 다음 빈칸에 들어갈 알맞는 말은?

> 역학은 (   ) 내 발생하는 (   )의 발생빈도와 분포를 결정하는 요인들을 연구하는 학문분야이다.

① 개인, 질병 ② 환자, 감염
③ 개인, 환자 ④ 인구집단, 환자
⑤ 인구집단, 질병

> **해설**
> ⑤ 역학은 인구집단 내 발생하는 질병의 발생빈도와 분포를 결정하는 요인들을 연구하는 '인구집단의 질병에 관한 학문'이다.

10 희귀질병이나 잠복기가 긴 질병의 원인을 비교적 짧은 기간에 밝히는 데 적합한 역학 연구방법은?

① 단면조사
② 기술역학
③ 실험역학
④ 코호트 연구
⑤ 환자-대조군 연구

> **해설**
> 환자-대조군 연구
> 현재 질병을 갖고 있는 군과 갖고 있지 않은 군을 구분하여 환자군과 대조군으로 삼고 이들이 각 원인, 요인에 노출된 여부를 확인해 관련성을 규명한다. 결과를 먼저 관찰한 후 가능한 원인, 요인을 탐구하는 역학연구이다. 결과 → 원인의 방향이므로 후향적 연구라고 불리고, 주로 만성·희귀질환 연구에 사용된다.

11 역학 분석 방법 중 상대위험도의 계산 공식으로 옳은 것은?

① 위험요인에 비폭로된 집단 발병률 + 폭로된 집단 발병률
② 위험요인에 비폭로된 집단 발병률 × 폭로된 집단 발병률
③ 위험요인에 비폭로된 집단 발병률 ÷ 폭로된 집단 발병률
④ 위험요인에 폭로된 집단 발병률 + 비폭로된 집단 발병률
⑤ 위험요인에 폭로된 집단 발병률 ÷ 비폭로된 집단 발병률

> **해설**
> ⑤ 상대위험도는 발병요인에 폭로된 사람이 폭로되지 않은 사람보다 질병에 몇 배나 더 걸리는가를 나타내는 척도이다.

12 건강한 인구를 대상으로 속성원인을 조사하여 발생률을 비교하는 역학조사 방법은?

① 환자연구
② 코호트 연구
③ 후향성 연구
④ 단면 조사연구
⑤ 환자-대조군 연구

> **해설**
> ② 코호트 연구는 질병발생의 원인과 관련되어 있다고 생각하는 특정 인구집단과 관련이 없는 인구집단 간의 질병발생률을 비교·분석하는 연구이다.

13 다음에서 설명하는 역학연구 방법은?

> • 일정 시점에서 유병률을 구하여 질병 발생의 상호관련성을 조사한다.
> • 상관관계는 알 수 있지만 인과관계를 설명하기는 어렵다.

① 실험역학　　　　　　　　　　② 사례연구
③ 단면조사　　　　　　　　　　④ 코호트 연구
⑤ 환자-대조군 연구

해설
단면조사(Cross-sectional Study)
특정 시점에 질병과 관련요인에 대한 정보를 얻는 조사연구로, 해당 질병의 유병률을 구할 수 있다는 장점이 있지만, 질병과 관련 요인의 인과관계가 불분명하다는 단점이 있다.

14 역학의 요인 중 감수성, 저항력과 관련 있는 요인은?

① 병인적 요인　　　　　　　　　② 환경적 요인
③ 숙주적 요인　　　　　　　　　④ 물리적 요인
⑤ 사회적 환경

해설
역학의 3대 기본요인
• 병인적 요인 : 직접적 요인
• 숙주적 요인 : 감수성, 저항력(면역)에 좌우
• 환경적 요인 : 간접적 요인

15 다음 중 추세 변화에 해당하는 것으로만 묶인 것은?

① 홍역, 백일해　　　　　　　　② 홍역, 장티푸스
③ 백일해, 장티푸스　　　　　　④ 백일해, 디프테리아
⑤ 장티푸스, 디프테리아

해설
⑤ 장티푸스, 디프테리아, 인플루엔자는 추세 변화에 해당하고, 홍역, 백일해는 순환 변화에 해당한다.

16 유병률과 발생률과의 관계를 적절하게 제시한 것은?

① 유병률 = 발생률 × 기간
② 유병률 = 발생률 ÷ 기간
③ 발생률 = 유병률 + 기간
④ 발생률 = 유병률 − 기간
⑤ 발병률 = (유병률 × 기간) ÷ 2

> **해설**
> ① 유병률 = 발생률 × 이환기간. 발생률이 높으면 유병률이 높아진다.
>
> **질병통계**
> - 발생률 : 일정 기간 내의 관찰 인구에서 어떤 질병이 얼마나 발생하는가를 측정하는 비율이다. 질병 발생의 직접적인 지표로 질병이 발생하는 정도와 질병 발생 위험 확률에 대한 직접적인 측정지표이다.
> - 발병률 : 급성감염병의 비교적 짧은 유행기간 동안 질병 발생 위험에 노출된 인구 중에서 질병이 발생한 비율을 의미한다.
> - 유병률 : 일정 시점의 어떤 인구집단에서 질병에 이환된 사람의 분율을 의미한다.

17 인간집단에서 발생하는 질병의 자연사를 역학적인 변수에 따라 사실 그대로 정리하고 요약하는 역학은?

① 기술역학
② 분석역학
③ 실험역학
④ 임상역학
⑤ 이론역학

> **해설**
> ① 기술역학은 인간을 대상으로 질병의 발생분포와 발생경향 등을 파악하는 1단계 역학으로서 사실을 그대로 기록(인적, 지역, 시간)하여 상황을 파악한다.

18 가설 증명을 위해 관찰을 통해 특정요인과 특정질병 간의 인과관계를 알아낼 수 있도록 설계된 2단계 역학은?

① 기술역학
② 분석역학
③ 실험역학
④ 경험역학
⑤ 이론역학

> **해설**
> **역학의 분류**
> - 기술역학(1차 역학) : 질병의 발생분포와 발생경향 파악
> - 분석역학(2차 역학) : 가설을 증명하기 위하여 관찰을 통해 특정요인과 특정질병 간의 인과관계를 알아낼 수 있도록 설계

19 다음 표에서 질병발생의 위험도 측정방법 중 상대위험도를 나타내는 식은? ★

구분		질병(암)		계
		질병(+)	질병(−)	
검사	양성(+)	a	b	a+b
	음성(−)	c	d	c+d
계		a+c	b+d	a+b+c+d

① $\dfrac{ad}{bc}$

② $\dfrac{a(c+d)}{c(a+b)}$

③ $\dfrac{ab}{cd}$

④ $\dfrac{a}{a+b} + \dfrac{c}{c+d}$

⑤ $\dfrac{a(b+d)}{c(a+c)}$

> **해설**
> **상대위험도와 기여위험도를 나타내는 식**
> - 상대위험도(비교위험도) = 질병 위험폭로집단에서의 발병률/질병 위험비폭로집단에서의 발병률
> $$\dfrac{\dfrac{a}{a+b}}{\dfrac{c}{c+b}} = \dfrac{a(c+d)}{c(a+b)}$$
> - 기여위험도 = 질병 위험폭로집단에서의 발병률 − 질병 위험비폭로집단에서의 발병률
> $$\dfrac{a}{a+b} - \dfrac{c}{c+d}$$

정답 18 ② 19 ②

20 어떤 위험요인에 폭로된 사람이 위험요인에 폭로되지 <u>않은</u> 사람에 비해 특정 질병에 걸릴 비율이 얼마나 높은가를 보는 지표는?

① 정확도
② 민감도
③ 특이도
④ 귀속위험도
⑤ 상대위험도

> **해설**
> ⑤ 상대위험도(비교위험도) = 폭로군의 발병률/비폭로군의 발병률
> ④ 귀속위험도 = 폭로군의 발병률 − 비폭로군의 발병률

21 다음 중 시간적 현상에 있어서 가장 장기 변화인 것은?

① 단기 변화
② 순환 변화
③ 계절적 변화
④ 추세 변화
⑤ 불규칙 변화

> **해설**
> **시간적 현상**
> • 추세(장기) 변화 : 수십 년 이상의 주기로 유행
> • 순환(주기) 변화 : 수년의 주기로 반복 유행
> • 계절적 변화 : 1년을 주기로 반복 유행
> • 불규칙 변화 : 외래 감염병이 국내 침입 시 돌발적으로 유행
> • 단기 변화 : 시간별, 날짜별, 주 단위로 변화하는 유행

22 기술역학에 관한 설명으로 옳은 것은?

① 실험역학
② 2단계 역학
③ 코호트 조사연구
④ 환자-대조군 조사연구
⑤ 질병의 발생, 분포 등을 기술한 역학

> **해설**
> ⑤ 기술역학은 1단계 역학이라고 하며, 인구 집단에서 질병 발생과 관계되는 모든 현상을 기술하는 역학이다.

23 환자-대조군 연구에서 대조군 선정 시 짝짓기를 하는 이유는?

① 통계를 위해
② 비용을 줄이기 위해
③ 조사빈도수를 많게 하기 위해
④ 환자 간 비교성을 높이기 위해
⑤ 대상자 수가 적어도 가능하므로

> **해설**
> ④ 환자-대조군 연구에서 대조군을 보다 정교하게 선정하기 위해 짝짓기를 한다. 이는 조사를 통해 나오는 결과에 대해 보다 높은 비교성을 획득하기 위해서이다.

24 급성 감염병이 발생할 때 역학조사를 실시하여 먼저 알아내야 하는 것은?

① 전파양식
② 명확한 진단
③ 질병분포 상황
④ 감염원 제거방법
⑤ 그 질병의 관리방법

> **해설**
> ① 역학의 목적은 질병 발생의 원인을 찾아내 질병 예방에 적용하려는 데 있으며, 역학조사 시 전파양식에 대한 파악이 우선시된다.

정답 22 ⑤ 23 ④ 24 ①

25 질병발생을 설명하는 모형 중 거미줄 모형과 수레바퀴 모형의 공통점은?

① 환경요인
② 숙주요인
③ 유전적 요인
④ 다요인이론
⑤ 단일요인이론

> **해설**
> ④ 근대적 개념에서 질병발생요인은 원칙적으로 단일요인이 아니라 다요인의 개념에서 출발하고 있으며, 이러한 이론의 가장 대표적인 것이 삼각형 모형, 거미줄 모형, 수레바퀴 모형 등이 있다.

26 질병발생의 역학적 인자에 대한 설명으로 옳은 것은?

① 삼각형 모형설
② 원인망 모형설
③ 거미줄 모형설
④ 단일원인 모형설
⑤ 수레바퀴 모형설

> **해설**
> ① 질병발생의 역학적 인자는 병인, 숙주, 환경인데, 이는 삼각형 모형설에서 기인하였다.

27 역학의 현상 중 추세 변화, 순환 변화, 계절적 변화를 나타내는 특성은? ★

① 인적 현상
② 사회적 현상
③ 지역적 현상
④ 시간적 현상
⑤ 경제적 현상

> **해설**
> **시간적 현상**
> 월간 또는 연간 등 시간에 따라 질병발생과 사망률의 변화를 관찰하면 일정한 경향을 발견하여 예측이 가능하다.

CHAPTER 04 질병예방과 관리

제1절 감염병 관리

1 감염병에 대한 이해

(1) 감염병의 정의
① 질병 중에서(특히 생물병원체에 감염된 사람으로부터) 다른 사람에게 쉽게 전파될 수 있는 병을 감염병이라고 한다.
② 감염병 중에서도 감염력이 강하여 쉽게 전염되는 병을 감염성 질환이라고 하는 경우가 일반적이다.

(2) 감염병의 발생과 감염병 관리의 발전사 ★
가장 보편적인 주장을 살펴보면 종교설시대 → 점성설시대 → 장기설시대 → 접촉감염설시대 → 미생물병인설시대의 5단계로 구분할 수 있다.

구분	세부 내용
종교설시대	원시적인 관념에서 선령과 악령이 있는 것으로 믿고, 질병을 죄악에 대한 신의 벌로 간주하는 신벌설이 존재했던 시대
점성설시대	하늘의 별자리 이동으로 전쟁의 발생이나 감염병의 유행, 사망 등을 점치던 시대
장기설시대	감염병의 전파는 나쁜 공기나 공기 중의 유독물질 때문에 발생된다고 믿었던 시대
접촉감염설시대	질병이 한 사람으로부터 다른 사람으로 전파된다고 믿기 시작하여 모든 질병은 접촉에 의해 전파된다고 생각했던 시대
미생물병인설시대	레벤후크(Leeuwenhook)가 현미경을 발명하여 미소동물을 관찰하고 처음 세균(Bacteria)을 발견하여 미생물이 질병 발생의 원인체라는 사실이 인정되어 미생물이 질병의 원인이라고 생각한 시대

2 감염병의 발생과정(감염회로)

감염병의 발생과정
① 병원체(병원성 미생물)
② 병원소(저장소)
③ 병원소로부터 병원체 탈출
④ 전파
⑤ 새로운 숙주로의 침입
⑥ 숙주의 감수성(저항력)
* 6개 요소 중 어느 한 가지만 결여되어도 감염병은 발생하지 않게 된다.
* 구체적으로 감염병의 각 과정은 아래 그림과 같이 제시할 수 있다.

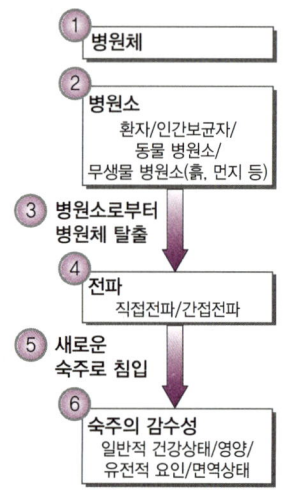

(1) 병원체(Infectious Agent)

① 종류
- ㉠ 세균(Bacteria) : 간균은 디프테리아, 장티푸스, 결핵균 등, 구균은 연쇄상구균, 폐렴균, 임균 등, 나선균은 콜레라균
- ㉡ 바이러스(Virus) : 소아마비, 유행성 일본뇌염, 인플루엔자, 홍역, 유행성이하선염, 광견병, AIDS, 간염 등
- ㉢ 진균(Fungi) 또는 사상균(Fungus) : 무좀, 칸디다증(Candida)
- ㉣ 리케차(Rickettsia) : 발진티푸스, 발진열, 양충병, 록키산 홍반열 등
- ㉤ 원생동물(Protozoa) : 말라리아, 아메바성 이질, 일본흡충병, 아프리카 수면병 등
- ㉥ 후생동물(Metazoa) : 회충, 요충, 십이지장충 등

② 병원체의 병원성(Pathogenesis), 병독성(Virulence)과 전염력(Communicability)
- ㉠ 병원성(병인성) : 감염된 숙주로 하여금 발병하게 하는 병원체의 능력이다.

$$병인성 = \frac{환자\ 수}{총감염자\ 수} \times 1,000$$

   ⓛ 병독성(독성) : 중독한 질병을 일으키는 능력이다.

$$병독성 = \frac{중환자\ 수 + 사망자\ 수}{환자\ 수} \times 1,000$$

   ⓒ 전염력 : 병원체가 한 숙주에서 다른 숙주로 이행해 나가는 능력이다. 병원체의 배출경로, 침입구, 숙주체 내에서의 생존기간, 외계에서의 저항성, 침입균의 양 등이 문제가 된다.
   ⓔ 병인성과 병독성은 순 상관관계만은 아니다. 결핵균은 병인성과 병독성이 모두 낮고, 광견병은 병인성과 병독성이 모두 높다. 홍역은 병인성은 높으나 병독성은 낮다.

병원체에 의한 감염병 분류	
세균성 감염병	디프테리아, 결핵, 장티푸스, 콜레라, 세균성이질, 페스트, 파라티푸스, 성홍열, 백일해, 매독, 임질, 한센병
리케차성 감염병	쯔쯔가무시증, 발진티푸스, 발진열, 참호열, 록키산 홍반열, Q열
바이러스성 감염병	일본뇌염, 유행성이하선염, 홍역, 폴리오(소아마비), 천연두(두창), 유행성간염, 독감, 광견병, 황열, 풍진

(2) 병원소(Reservoir)

① 병원소란 병원체가 생활하고 증식하면서 다른 숙주에 전파시킬 수 있는 상태로 저장되어 있는 장소로서 감염원 중에서도 궁극적인 감염원이라 할 수 있다.
② **병원소의 종류** : 인간병원소(환자 · 보균자), 동물(개 · 소 · 돼지), 토양
  ⓛ 인간병원소(환자 · 보균자)

환자 (Patient)	• 병원체에 감염되어 자각적 또는 타각적으로 임상증상이 있는 사람으로 현성감염자라고도 한다. • 역학적인 면에서 환자 본인이나 타인이 질병에 이환되어 있는 것을 인지하고 있으므로 질병관리상 수월하다. • 홍역 등과 같은 감염병은 현성감염자만이 감염원으로 작용하나 감염성이 아주 강한 특징이 있다.
무증상자 (Subclinical Infection)	• 병원체에 감염되었거나 임상증상이 아주 미약하여 본인이나 타인이 환자임을 간과하기 쉬운 환자로 불현성 감염자라고도 한다. • 행동이 자유롭고 행동영역 제한이 없어 감염병 관리상 중요 관리대상이 된다. • 불현성감염 보균자로 분류하기도 하나 어느 정도 임상증상이 있어 건강보균자와는 구분된다. 보균자의 분류에서 독립하였다. • 불현성감염을 일으키는 질병으로는 일본뇌염과 폴리오가 대표적이며, 이외에도 장티푸스, 세균성 이질, 콜레라, 성홍열 등이 있다.
보균자 (Carrier)	• 자각적으로나 타각적으로 임상증상이 없는 병원체 보유자로서 전염원으로 작용하는 감염자를 말한다. • 보균자는 현성감염자보다도 역학적으로 중요한 병원소가 되므로 무증상자와 함께 중요한 감염병 관리대상자이다. • 활동에 제한이 없어 감염시킬 수 있는 영역이 넓다. • 본인이나 타인이 경계하지 않으므로 전파의 기회가 많다. • 역학상 보균자 수는 현성 환자 수보다 많으므로 감염병 관리에 있어 중요 관리대상이 된다.

> **보균자의 종류**
> - 회복기보균자 : 감염성 질환에 이환 후 그 임상 증상이 소실된 후에도 병원체를 배출하는 자
>   예) 장티푸스, 이질, 디프테리아
> - 잠복기보균자 : 감염성 질환의 잠복기간 중에 병원체를 배출하는 감염자
>   예) 디프테리아, 홍역, 백일해, 유행성이하선염, 수막구균성 수막염
> - 건강보균자 : 감염에 의한 증상이 전혀 없고 건강자와 다름없지만 병원체를 보유하는 보균자
>   예) 디프테리아, 폴리오, 일본뇌염

    ⓒ 동물병원소(인수공통감염병)
- 감염된 동물이 2차적으로 인간숙주에게 감염원으로 작용하는 경우
- 동물병원소의 종류

소	결핵, 탄저, 광우병, 파상열(Brucellosis), 살모넬라증
돼지	일본뇌염, 탄저, 살모넬라증
양	큐열, 탄저
개	광견병(Rabies), 톡소포자충증(톡소플라스마증)
말	탄저, 유행성뇌염, 살모넬라증
쥐	페스트, 발진열, 살모넬라증, 렙토스피라증(Leptospirosis), 쯔쯔가무시병
고양이	살모넬라증, 톡소포자충증(톡소플라스마증)

    ⓒ 토양 : 무생물로 병원소 역할을 하며 흙, 먼지, 토양 등 아포(Spore)를 형성하는 균이 주로 흙에 산다. 토양을 병원소로 하는 것은 진균(Fungi) 중에서 Histoplasmosis, Blastomycosis 등이 있다.

(3) 병원소로부터 병원체 탈출

① 호흡기계로부터 탈출
    ㉠ 호흡기계통에 많은 병원체가 증식한다. 대화, 기침, 재채기, 객담 배출 시 코·입으로 탈출한다.
    ㉡ 병원체가 공기에 의해 전파되는 것을 비말감염 또는 포말감염(Droplet Infection)이라 한다.
    ㉢ 폐결핵, 폐렴, 백일해, 홍역, 수두, 천연두 등이 있다.

② 소화기계로부터 탈출
    ㉠ 병원체가 분변을 통해 배출, 대장을 통한 배설물이 쉽게 새로운 숙주에게 전파된다.
    ㉡ 배변처리를 위생적으로 하면 피해를 줄일 수 있다.
    ㉢ 이질, 콜레라, 장티푸스, 파라티푸스, 폴리오 등이 있다.

③ 비뇨생식기계로부터 탈출 : 주로 혈행성 질병이 소변이나 성기분비물을 통해 배출된다.

④ 기계적 탈출 ★★
    ㉠ 흡혈성 곤충 등이 물거나 피를 빨 때와 채혈을 할 때(주삿바늘에 묻어) 직·간접적으로 탈출한다.
    ㉡ 발진열, 발진티푸스, 말라리아, 매독균, 유행성 간염 등이 있다.

⑤ 개방병소를 통해 배출 : 피부표면의 창상이나 종기, 결막을 통해서 병원체가 탈출한다.

(4) 전파(감염경로, Transmission) ★

① 병원소로부터 탈출한 병원체가 새로운 숙주에게 감염을 시켜야만 성장·증식이 가능하다.
② 병원체가 전파체를 중간에서 거치는지 여부에 따라 직접전파와 간접전파로 나누어진다.
③ 직접전파(Direct Transmission)
  ㉠ 성병, 나병 및 피부질환 등을 앓는 환자로부터 탈출한 병원체가 전파체의 중간역할 없이 감수성 보유자에게 직접 전파함으로써 감염이 성립되는 경우를 말한다.
  ㉡ 성병과 같이 육체적 접촉에 의한 전파와 감기·홍역·결핵 등 기침이나 재채기·대화를 통한 비말(Droplet)감염이 있다.
④ 간접전파(Indirect Transmission)
  ㉠ 병원체가 어떤 매개체(Vehicle)를 통하여 전파되어 감염이 성립되는 경우를 말하는데, 활성매개전파에 의한 것과 비활성전파에 의한 것, 공기로 인한 전파 등이 있다.
  ㉡ 활성전파(생물)
    • 기계적 전파 : 파리, 가주성바퀴 등에 의한 소화기계 질환이 발생
    • 생물학적 전파 : 모기, 이, 빈대, 벼룩, 진드기에 의해 병원체가 운반

전파 형식	세부 내용
증식형 전파	매개곤충 내에서 병원체가 수적 증식만 한 후 전파하는 것이다. 페스트는 쥐벼룩, 뎅구열·황열은 모기, 발진티푸스·재귀열은 이, 발진열은 벼룩이 전파한다.
발육형 전파	매개곤충 내에서 수적 증식은 없지만 생활환의 일부를 경과하면서 발육하여 전파하는 형태이다. 사상충증은 모기, 로아로아(Loa loa)는 흡혈성 등애가 전파한다.
발육·증식형 전파	매개곤충 내에서 병원체가 생활환의 일부를 거치면서 발육과 수적 증식을 하여 전파되는 형태이다. 말라리아는 모기, 수면병은 체체파리가 전파한다.
배설형 전파	병원체가 매개곤충 내에서 증식한 후 장관을 거쳐 배설물로 배출된 것이 피부의 상처부위나 호흡기계 등으로 전파되는 형태이다. 발진티푸스는 이, 발진열·페스트는 벼룩이 전파한다.
경란형 전파	곤충의 난자를 통하여 다음 세대까지 전달되어 전파되는 형태로서 록키산 홍반열과 재귀열은 진드기가 전파한다.

• 활성전파매개체와 질병 ★

활성전파매개체	질병명
모기	말라리아, 사상충증, 일본뇌염, 황열 등
파리	장티푸스, 이질, 소아마비, 리슈마니아증, 수면병(체체) 등
진드기	재귀열, 신증후군출혈열, 수면병, 록키산 홍반열, 야토병, 양충병 등
이	발진티푸스, 재귀열, 참호열 등
벼룩	발진열, 흑사병, 재귀열 등
쥐	렙토스피라증, 소아마비, 살모넬라증 등
물고기	간흡충증
게	폐흡충증

ⓒ 비활성전파(무생물)
- 공동전파체

전파 형식	세부 내용
공기	디프테리아, 결핵, 홍역, 백일해, 풍진, 성홍열, 두창
토양	파상풍
물(수인성 감염병)	장티푸스, 파라티푸스, 콜레라, 소아마비, 이질, 유행성간염
우유	결핵, 파상열, Q열
음식물	식중독, 콜레라

- 개달물(介達物) : 공동전파체를 제외한 수건, 식기, 침구류, 의류, 책, 장난감, 완구, 세면구, 침, 주사기 등 환자가 사용하던 물건을 말한다. 전파되는 질환은 결핵, 트라코마, 천연두 등이 있다.

(5) 새로운 숙주로의 침입

① 병원체가 새로운 숙주에 침입하는 양식은 병원체가 병원소로부터 탈출하는 경로와 대체로 같다.
② 소화기계 감염병은 경구적 침입을 하며, 호흡기계 감염병은 호흡기계로 침입한다. 또한, 매개 곤충이나 주사기 등에 의한 기계적 침입이 있다. 그 밖에도 성병처럼 점막이나 상처부위 등에 침입하는 경피 침입 등이 있다.
③ 병원체의 신숙주 내 침입

병원체 침입 경로	질병
소화기 침입	파라티푸스, 콜레라, 이질, 장티푸스, 폴리오, 유행성간염(A형간염), 파상열 등
호흡기 침입	결핵, 한센병, 두창, 디프테리아, 성홍열, 수막구균성수막염, 백일해, 홍역, 유행성이하선염, 폐렴, 인플루엔자 등
피부점막 침입	파상풍, 페스트, 발진티푸스, 일본뇌염, 렙토스피라증, 말라리아 등
성기점막·피부 침입	매독, 임질, 에이즈(AIDS), 연성하감

(6) 숙주의 감수성 및 면역

① 숙주 내에 병원체가 침입하였다고 해서 모두 감염이 되거나 발병하는 것은 아니고, 감염이나 발병 여부에 숙주의 저항력이 크게 작용한다.
② 저항력에는 특정한 병원체에 국한되지 않는 전반적인 저항력인 비특이적 저항력과 특정한 병원체에 대한 저항력인 특이적 저항력이 있다. 이것을 면역(Immunity)이라 한다.
③ 저항력에 상대되는 용어로 감수성이 있는데, 저항력이 높으면 감수성이 낮고, 저항력이 낮으면 감수성이 높다. 즉, 감수성이 높으면 감염이 성립된다.
④ 감수성 지수 또는 접촉지수(Index of Contagious) ★
  ㉠ 숙주에 침입한 병원체에 대하여 감염, 발병을 막을 수 없는 상태를 감수성이라고 한다.
  ㉡ De Rudder의 감염지수(접촉지수)
    - 급성호흡기계 감염병에 있어서 감수성을 표시하였는데, 보유자가 감염되어 발병하는 비율을 %로 표시한 것이다.
    - 천연두(두창), 홍역(95%) > 백일해(60~80%) > 성홍열(40%) > 디프테리아(10%) > 소아마비(0.1%)의 순이다.

⑤ 면역의 종류
　㉠ 선천적 면역 : 종족, 인종, 풍속, 개인 특이성
　㉡ 후천적 면역

구분	면역체계	면역종류	질병
능동 면역	자연능동면역 (질병이완 후 면역)	영구면역	• 현성감염 후 : 두창, 홍역, 수두, 유행성이하선염, 백일해, 성홍열, 발진티 　푸스, 콜레라, 장티푸스, 페스트 • 불현성 감염 후 : 일본뇌염, 폴리오, 디프테리아
		약한 면역	폐렴, 인플루엔자, 수막구균성수막염, 세균성이질
		감염면역	매독, 임질, 말라리아(면역 형성이 안 됨)
	인공능동면역 (백신접종 후 면역)	생균백신	두창, 홍역, 탄저, 광견병, 결핵, 황열, 폴리오(Sabin)
		사균백신	장티푸스, 파라티푸스, 콜레라, 백일해, 일본뇌염, 폴리오(Salk)
		톡소이드	디프테리아, 파상풍
수동 면역	자연수동면역		모체면역(태반면역, 모유면역)
	인공수동면역		항독소, 감마글로불린, 면역혈청 접종 후 면역 ※ 회복기가 가장 큰 시기 : 회복기 혈청

[면역(Immunity)의 종류]

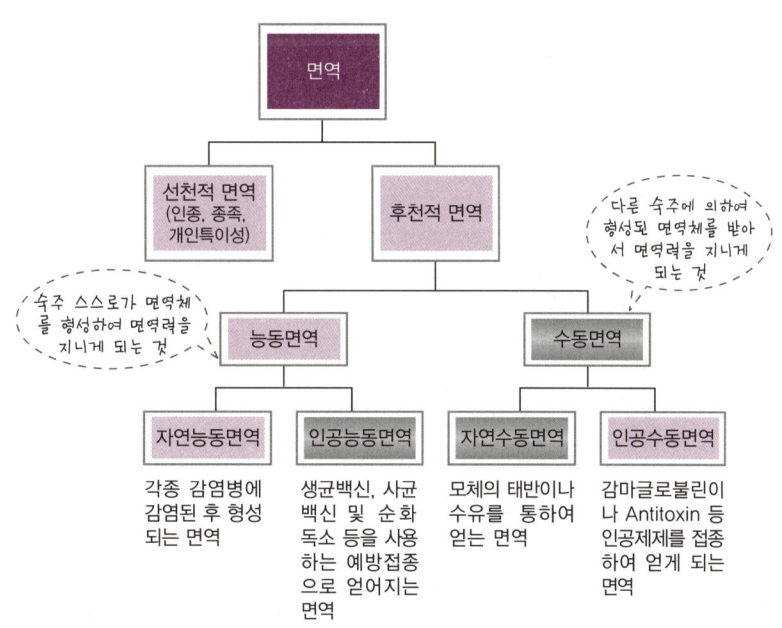

3 감염병 관리

(1) 전파예방 : 감염원 및 감염 경로관리
① 병원소의 격리
　　㉠ 환자격리
　　㉡ 외래 감염병의 국내 침입 방지 : 검역과 격리
② 병원소 제거
③ 감염력 감소
④ 환경위생관리

(2) 면역증강
① 비특이 면역 : 영양관리, 운동, 충분한 수면 등을 관리한다.
② 특이 면역 : 정기 및 수시 예방접종, 면역 혈청이나 감마글로불린 접종을 실시하여 면역력을 증강시킨다.
③ 정기예방접종 감염병 : 디프테리아, 백일해, 파상풍, 홍역, 유행성이하선염, 풍진, 폴리오, B형간염, 결핵, 수두

(3) 예방되지 못한 환자조치
① 진단시설 제도화 : 조기진단과 조기치료
② 치료를 위한 의료시설을 확충한다.
③ 보건교육을 지속적으로 실시한다.

(4) 우리나라 급성감염병 관리 단계

단계	세부 내용
1단계	관심(Blue) : 유행감시
2단계	주의(Yellow) : 신종 전염병 국내 유입 혹은 국내 발생
3단계	경계(Orange) : 신종 전염병 확산 방지 및 대처방안 계획 점검
4단계	심각(Red) : 신종 전염병 확산 징후 시 즉각 대응태세 돌입

(5) WHO 급성 감염병 관리 단계

단계	세부 내용
1단계	동물 간에서만 유행
2단계	동물에서 인간에게 감염
3단계	산발적이고 소규모로 유행
4단계	지역단위로 유행
5단계	1개 대륙, 2개 국가 이상 유행
6단계	2개 대륙 이상 유행

4 법정감염병

(1) 법정감염병(「감염병의 예방 및 관리에 관한 법률」 제2조)

① 제1급감염병
  ㉠ 생물테러감염병 또는 치명률이 높거나 집단 발생의 우려가 커서 발생 또는 유행 즉시 신고하여야 하고, 음압격리와 같은 높은 수준의 격리가 필요한 감염병으로서 다음의 감염병을 말한다.
  ㉡ 다만, 갑작스러운 국내 유입 또는 유행이 예견되어 긴급한 예방·관리가 필요하여 질병관리청장이 보건복지부장관과 협의하여 지정하는 감염병을 포함한다.

> 에볼라바이러스병, 마버그열, 라싸열, 크리미안콩고출혈열, 남아메리카출혈열, 리프트밸리열, 두창, 페스트, 탄저, 보툴리눔독소증, 야토병, 신종감염병증후군, 중증급성호흡기증후군(SARS), 중동호흡기증후군(MERS), 동물인플루엔자 인체감염증, 신종인플루엔자, 디프테리아

② 제2급감염병
  ㉠ 전파가능성을 고려하여 발생 또는 유행 시 24시간 이내에 신고하여야 하고, 격리가 필요한 다음의 감염병을 말한다.
  ㉡ 다만, 갑작스러운 국내 유입 또는 유행이 예견되어 긴급한 예방·관리가 필요하여 질병관리청장이 보건복지부장관과 협의하여 지정하는 감염병을 포함한다.

> 결핵, 수두, 홍역, 콜레라, 장티푸스, 파라티푸스, 세균성이질, 장출혈성대장균감염증, A형간염, 백일해, 유행성이하선염, 풍진, 폴리오, 수막구균 감염증, b형헤모필루스인플루엔자, 폐렴구균 감염증, 한센병, 성홍열, 반코마이신내성황색포도알균(VRSA) 감염증, 카바페넴내성장내세균목(CRE) 감염증, E형간염

③ 제3급감염병
  ㉠ 그 발생을 계속 감시할 필요가 있어 발생 또는 유행 시 24시간 이내에 신고하여야 하는 다음의 감염병을 말한다.
  ㉡ 다만, 갑작스러운 국내 유입 또는 유행이 예견되어 긴급한 예방·관리가 필요하여 질병관리청장이 보건복지부장관과 협의하여 지정하는 감염병을 포함한다.

> 파상풍, B형간염, 일본뇌염, C형간염, 말라리아, 레지오넬라증, 비브리오패혈증, 발진티푸스, 발진열, 쯔쯔가무시증, 렙토스피라증, 브루셀라증, 공수병, 신증후군출혈열, 후천성면역결핍증(AIDS), 크로이츠펠트-야콥병(CJD) 및 변종 크로이츠펠트-야콥병(vCJD), 황열, 뎅기열, 큐열, 웨스트나일열, 라임병, 진드기매개뇌염, 유비저, 치쿤구니아열, 중증열성혈소판감소증후군(SFTS), 지카바이러스 감염증, 매독
> *질병관리청장이 보건복지부장관과 협의하여 지정하는 감염병(「질병관리청장이 지정하는 감염병의 종류 고시」 제1호) : 엠폭스(MPOX)

④ 제4급감염병
  ㉠ 제1급감염병부터 제3급감염병까지의 감염병 외에 유행 여부를 조사하기 위하여 표본감시 활동이 필요한 다음의 감염병을 말한다.
  ㉡ 다만, 질병관리청장이 지정하는 감염병을 포함한다.

> 인플루엔자, 회충증, 편충증, 요충증, 간흡충증, 폐흡충증, 장흡충증, 수족구병, 임질, 클라미디아감염증, 연성하감, 성기단순포진, 첨규콘딜롬, 반코마이신내성장알균(VRE) 감염증, 메티실린내성황색포도알균(MRSA) 감염증, 다제내성녹농균(MRPA) 감염증, 다제내성아시네토박터바우마니균(MRAB) 감염증, 장관감염증, 급성호흡기감염증, 해외유입기생충감염증, 엔테로바이러스감염증, 사람유두종바이러스 감염증
> *질병관리청장이 지정하는 감염병(질병관리청장이 지정하는 감염병의 종류 고시 제2호) : 코로나바이러스감염증-19

> **용어 정리**
> • 감염병환자 : 감염병의 병원체가 인체에 침입하여 증상을 나타내는 사람으로서 진단 기준에 따른 의사, 치과의사 또는 한의사의 진단이나 감염병병원체 확인기관의 실험실 검사를 통하여 확인된 사람
> • 감염병의사환자 : 감염병병원체가 인체에 침입한 것으로 의심이 되나 감염병환자로 확인되기 전 단계에 있는 사람
> • 병원체보유자 : 임상적인 증상은 없으나 감염병병원체를 보유하고 있는 사람
> • 감염병의심자 : 다음의 어느 하나에 해당하는 사람
>   - 감염병환자, 감염병의사환자 및 병원체보유자(감염병환자 등)와 접촉하거나 접촉이 의심되는 사람(접촉자)
>   - 「검역법」에 따른 검역관리지역 또는 중점검역관리지역에 체류하거나 그 지역을 경유한 사람으로서 감염이 우려되는 사람
>   - 감염병병원체 등 위험요인에 노출되어 감염이 우려되는 사람
> • 관리대상 해외 신종감염병 : 기존 감염병의 변이 및 변종 또는 기존에 알려지지 아니한 새로운 병원체에 의해 발생하여 국제적으로 보건문제를 야기하고 국내 유입에 대비하여야 하는 감염병으로서 질병관리청장이 보건복지부장관과 협의하여 지정하는 것을 말한다.

(2) 질병관리청장이 고시하는 감염병(「질병관리청장이 지정하는 감염병의 종류 고시」)

① 기생충감염병 : 기생충에 감염되어 발생하는 감염병 중 질병관리청장이 고시하는 감염병이다(「질병관리청장이 지정하는 감염병의 종류 고시」 제3호).

> 회충증, 편충증, 요충증, 간흡충증, 폐흡충증, 장흡충증, 해외유입기생충감염증

② 세계보건기구 감시대상 감염병 : 세계보건기구가 국제공중보건의 비상사태에 대비하기 위하여 감시대상으로 정한 질환으로서 질병관리청장이 고시하는 감염병이다(「질병관리청장이 지정하는 감염병의 종류 고시」 제4호).

> 두창, 폴리오, 신종인플루엔자, 중증급성호흡기증후군(SARS), 콜레라, 폐렴형 페스트, 황열, 바이러스성 출혈열, 웨스트나일열

③ **생물테러감염병** : 고의 또는 테러 등을 목적으로 이용된 병원체에 의하여 발생된 감염병 중 질병관리청장이 고시하는 감염병이다(「질병관리청장이 지정하는 감염병의 종류 고시」 제5호).

> 탄저, 보툴리눔독소증, 페스트, 마버그열, 에볼라바이러스병, 라싸열, 두창, 야토병

생물테러 위기경보 단계별 대응조치

단계	판단기준	대응조치
관심 (Blue)	• 우리나라 대상 테러위협 첩보 입수 • 우리 국민이 참가하는 국제 행사에 테러위협 인지 • 국제테러단체의 활동 증가로 국제테러 빈발	• 테러 징후감시활동 • 상황전파 • 비상연락망 점검 상시유지 • 보건기관 대상 생물테러 대비·대응 교육·훈련 실시
주의 (Yellow)	• 감시체계 운영결과 이상 징후 발생 • 국제테러조직의 공개 테러위협 및 징후 포착 • 외국에서 발생한 테러로 우리 국민의 피해 발생 • 국가 중요행사 개최 7일전(D-7)	• 생물테러대책반 구성·운영 • 비축물자 보관·배송체계 점검 • 생물테러병원체 안전관리 강화 • 실험실 진단체계 점검
경계 (Orange)	• 국내 생물테러감염병 환자 확진(테러의심 정황) • 생물테러 병원체 및 독소 다중탐지키트9 플러스 검사 결과 양성 판정 • 국내에서 생물테러 병원체의 도난 사건 발생 • 국제테러조직의 우리나라 테러위협, 국내 잠입 및 활동 징후 포착 • 국가 중요행사 개최 3일전(D-3)	• 생물테러대책반 지속 운영 • 일일보고체계 가동 • 국가지정입원치료병상 운영 점검 • 생물테러위험시설 안전관리 강화
심각 (Red)	• 우리나라 대상 명백하고 중대한 테러첩보 입수 • 국내 테러로 인한 생물테러감염병 확진환자 발생 • 백색가루 등 환경검체 실험실 양성판정 • 국내 생물테러사건 발생 및 테러기도 사건 적발 • 국가 중요행사 관련 테러첩보 입수	• 생물테러대응지원본부 구성·운영 • 공항만 검역강화 • 생물테러병원체 및 특수연구 시설 관리 강화 • 물자 및 병상 동원 등

④ **성매개감염병** : 성 접촉을 통하여 전파되는 감염병 중 질병관리청장이 고시하는 감염병이다(「질병관리청장이 지정하는 감염병의 종류 고시」 제6호).

> 매독, 임질, 클라미디아감염증, 연성하감, 성기단순포진, 첨규콘딜롬, 사람유두종바이러스 감염증

⑤ **인수공통감염병** : 동물과 사람 간에 서로 전파되는 병원체에 의하여 발생되는 감염병 중 질병관리청장이 고시하는 감염병이다(「질병관리청장이 지정하는 감염병의 종류 고시」 제7호).

> 장출혈성대장균감염증, 일본뇌염, 브루셀라증, 탄저, 공수병, 동물인플루엔자 인체감염증, 중증급성호흡기증후군(SARS), 변종크로이츠펠트-야콥병(vCJD), 큐열, 결핵, 중증열성혈소판감소증후군(SFTS), 장관감염증(살모넬라균 감염증, 캄필로박터균 감염증)

⑥ 의료 관련 감염병 : 환자나 임산부 등이 의료행위를 적용받는 과정에서 발생한 감염병으로서 감시활동이 필요하여 질병관리청장이 고시하는 감염병이다(「질병관리청장이 지정하는 감염병의 종류 고시」 제8호).

> 반코마이신내성황색포도알균(VRSA) 감염증, 반코마이신내성장알균(VRE) 감염증, 메티실린내성황색포도알균(MRSA) 감염증, 다제내성녹농균(MRPA) 감염증, 다제내성아시네토박터바우마니균(MRAB) 감염증, 카바페넴내성장내세균목(CRE) 감염증

(3) 검역감염병(「검역법」 제2조)

> 콜레라, 페스트, 황열, 중증 급성호흡기 증후군(SARS), 동물인플루엔자 인체감염증, 신종인플루엔자, 중동 호흡기 증후군(MERS), 에볼라바이러스병, 그 외의 감염병으로서 외국에서 발생하여 국내로 들어올 우려가 있거나 우리나라에서 발생하여 외국으로 번질 우려가 있어 질병관리청장이 긴급 검역조치가 필요하다고 인정하여 고시하는 감염병

5 급·만성 감염병의 예방과 관리

(1) 급성감염병 관리

① 소화기계 감염병

감염병		특성 및 예방법

장티푸스
(Typhoid Fever)
	특성	• 병원체 : 장티푸스균(Salmonella Typhi)
		• 주로 20세기 전후의 여름철에 가장 많이 발병하였으며, 여자보다 남자의 발병률이 높다.
		• 검사법 : Widal-Test(양성 : 파란색, 음성 : 빨간색)
		• 전파
		  - 직접전파 : 환자를 간호한 사람의 손에 묻은 균이 입으로 직접 침입해서 전파된다.
		  - 간접전파 : 환자의 배설물에 섞인 균이 매개물·식품·물·파리 등에 의해 전파된다.
		• 병원소는 환자와 보균자로서 이들에 의해 오염된 음식물을 섭취함으로써 감염된다.
		• 잠복기는 보통 1~3주 정도이며, 일단 감염된 자의 2~4%는 영구보균자가 된다.
		• 발병 7~8일째에 장미진이 발진하고, 진단에 중요한 자료가 된다.
		• 오한, 두통, 신경 증상, 비종, 발진 등의 증상이 나타나고 열이 39~40℃까지 오른다.
		• 합병증은 장출혈 또는 장천공으로, 복막염을 일으킬 수도 있다.

	예방법	• 주위환경의 소독, 청결 철저 • 환자 및 보균자 관리 철저 • 예방접종 실시(사균, Vaccine)
콜레라 (Cholera)	특성	• 병원체 : 콜레라균(Vibrio Cholerae) • 인도와 동남아 중심의 지방병으로 주로 여름철에 유행한다. • 환자배설물이나 오염된 음식물과 식기 등에 의해 감염된다. • 발병 후 7~14일간 강력한 감염성을 갖는다. • 발병 후 수 시간~3일 정도 쌀뜨물 같은 설사, 구토 등과 심한 탈수 증상이 나타난다. 균체의 독소가 혈액 중에 들어가 심한 전신 증상을 일으킨다.
	예방법	• 감염기간 동안 환자의 격리가 필요하다. • 환자·보호자의 배설물 관리를 철저히 하고, 상수도나 우물물의 오염을 방지하며, 위생적인 식생활을 하도록 한다. • 콜레라백신(사균백신)을 2~3회 주사하는 능동면역방법이 있다.

세균성 이질 (Bacillary Dysentery)	특성	• 병원체 : 이질균(Shigella Dysenteriae) • 여름철, 열대지방보다 온대지방에서, 서양보다 동양에서 많이 발생한다. • 잠복기간은 1~7일이며 대체로 대장 점막에 궤양성 병변을 일으켜 점액과 농 그리고 혈액성 설사를 배출하는 급성 질환이다. • 비활성 전파체에 의한 감염보다는 가정 내 환자와의 직접 접촉에 의하여 많이 감염된다. • 파리가 가장 좋은 매개체이며, 인분을 비료로 사용하는 지역에서는 채소나 과일에 의한 감염이 나타나기도 한다. • 검사법 : Rectal Swab(직장면봉법)
소아마비 (Polio Myelitis, 폴리오)	특성	• 병원체 : 폴리오바이러스(Polio Virus I, II, III형) • 감염자의 호흡기 분비물과 분뇨에 의하여 탈출한 병원체가 주로 접촉 또는 오염된 식품에 의하여 경구적으로 감염된다. • 1~2일 동안 불안, 식욕부진, 발열, 근육경련, 두통 등의 경미한 증상이 나타난다. • 양팔 · 양다리 중 한쪽 팔이나 다리에 마비가 오며, 피부반사는 있으나 건반사는 소실된다. • 일반적으로 1년 6개월 이내에 회복되지 않으면 영구마비 된다.
	예방법	• 우유의 철저한 살균 · 소독이 안전하며 대변은 위생적으로 처리한다. • 예방접종이 가장 좋은 방법이다.
파라티푸스 (Paratyphoid Fever)		• 병원체 : Salmonella A, B, C • 장티푸스와 비슷한 증상을 나타낸다.
유행성간염 (A형간염)		• 병원체 : A형간염 바이러스(Hepatitis A Virus) • 발열, 황달, 식욕부진, 구토, 암갈색 소변, 복부불쾌감 등의 증상이 나타난다. 6세 미만이 감염될 시 무증상이 대부분이나, 성인은 황달이 동반되는 경우가 많다. • 환자 분변의 오염된 음식물과 물의 섭취를 통해 전파된다. • 주사기를 통한 감염이나 혈액제제, 성접촉을 통해 전파된다.
아메바성 이질 (Amoebic Dysentery)		• 병원체 : 이질아메바(Entamoeba Histolytica) • 분변의 오염된 음식물이나 물, 파리 또는 감염된 식품취급자의 손에 의해 감염되며, 회복기 환자나 보균자가 주요 감염원이 된다. • 특별한 증상은 없으나 경미한 복부 불쾌감이 있는데, 급성으로 올 때에는 점액이나 혈액을 혼합한 물과 같은 설사를 한다.

② 경구감염병

㉠ 정의 : 감염성 병원미생물이 **입, 호흡기, 피부** 등을 통해 인체에 침입하여 감염을 일으키는 감염병으로, 음식물이나 음료수, 손, 식기, 완구류 등을 매개체로 하여 **입을 통해 감염**되는 감염병을 말한다.

㉡ 경구감염병의 조건
 • 병원소 : 환자 · 보균자 · 환자와 접촉한 사람, 매개물, 토양, 오염된 음식
 • 전파양식 : 거의 모든 식품이 전파제 역할 담당(음식물, 물)
 • 숙주의 감수성 : 개개인의 면역에 대한 저항력 유무에 따라 발병 여부가 좌우

㉢ 경구감염병의 분류(병원체의 종류에 따라)

세균성에 의한 것	세균성이질, 장티푸스, 파라티푸스, 콜레라, 성홍열, 디프테리아, 파상열
바이러스에 의한 것	감염성 설사증, 유행성간염, 급성회백수염(폴리오)
원생동물에 의한 것	아메바성이질
리케차에 의한 것	Q열, 발진열, 발진티푸스, 쯔쯔가무시증

ⓔ 경구감염병의 예방 방법

병원체의 제거	• 환자의 분비물과 환자가 사용한 물품을 철저히 소독 · 살균 • 음료수의 철저한 소독 • 가능한 한 생식 금지
병원체 전파의 차단	• 환자와 보균자의 조기 발견 • 쥐, 파리, 바퀴 등의 매개체 구제 • 식품과 음료수의 철저한 위생 관리
인체의 저항력 증강	• 예방접종 • 충분한 영양 섭취와 휴식

③ 호흡기계 감염병

감염병		특성 및 예방법
홍역 (Measles) ★	특성	• 병원체 : 홍역바이러스(Measles Virus) • 열과 전신발진이 생기는 급성감염병으로, 주로 1~2세 때에 발병하며, 과거에는 성인의 90~95%가 감염되었다. • 비말에서 직접 감염되는 경우와 음식물 · 장난감 · 침구 등으로 간접 감염되는 경우가 있다. • 잠복기는 보통 10일이다. 발병 후 4일부터 열이 더 오르며 얼굴부터 생긴 발진이 온몸에 퍼진다. 발병 후 6일째부터 열이 내리고 발진도 소실되기 시작하며 14일경부터 딱지가 떨어진다. • 선천적 면역성은 없고 병후에는 영구면역이 생긴다.
	예방법	생후 12~15개월에 MMR(홍역, 유행성이하선염, 풍진) 예방접종, 만 4~6세에 추가 접종한다.
디프테리아 (Diphtheria)	특성	• 병원체 : 독소형 디프테리아균(Corynebacterium Diphtheriae) • 늦가을이나 초겨울에 주로 1~4세의 어린이가 감염된다. • 환자의 95% 정도가 보균자로부터 감염되며, 코와 인두의 분비물에 의해 병원체가 배출되어 접촉 및 비말감염이 된다. • 두통, 권태, 인두통 등과 함께 발열(38~40℃) 증상이 나타난다. 국소점막에 위막을 형성하며 회복기에 합병증으로 심장마비, 신장염, 근육마비 등을 일으킨다. • 검사법 : Shick Test
	예방법	• 7세 미만 소아 : DTaP(디프테리아-파상풍-백일해) 접종을 한다. • 청소년과 성인 : Tdap(파상풍-디프테리아-백일해) 접종을 한다.
백일해 (Whooping Cough)	특성	• 병원체 : 백일해균(Bordetella Pertussis) • 늦겨울과 초봄에 걸쳐 어린이에게 많이 감염되며, 감염성이 아주 강하다. • 병원소는 환자로서 환자의 분비물이나 기침, 재채기에 의해 비말감염된다. 잠복기는 1주 정도이고 병후에는 영구면역이 생긴다.
	예방법	환자는 격리하고 DTaP 접종을 한다.
유행성이하선염 (Mumps, 볼거리)	특성	• 잠복기 : 약 3주일 • 비말이나 공기전파, 타액으로 배출되어 비후나 후두부로 침입한다. • 고환, 난소, 유선 등에 발병하는 급성감염병으로 생식선 감염에 주의가 필요하다.
	예방법	환자와 격리하고 예방접종(MMR)을 실시한다.

풍진 (Rubella, German Measles)	• 잠복기 : 2~3주 • 유행성이하선염과 동일하다. • 열과 발진의 증상이 나타날 때 환자를 격리하고 예방접종(MMR)을 실시한다. • 임신초기에 산모가 이환되면 기형아를 분만할 수도 있다.
성홍열 (Scarlet Fever)	• 잠복기 : 3일 • 환자나 보균자의 상기도 손상부위를 통해 탈출하거나 중이부, 상처 등의 감염부위에서 분비물로 탈출하여 호흡기 혹은 외상부로 침입한다. • 온대지방에 많이 유행하며 우리나라에서는 5월 전후에 많이 발생한다. • 검사법 : Dick Test
천연두 (Small Pox)	WHO는 1980년 전 세계적으로 천연두가 근절되었음을 선포하였다.

④ 필수예방접종(감염병의 예방 및 관리에 관한 법률 제24조 제1항)

특별자치시장·특별자치도지사 또는 시장·군수·구청장은 다음 질병에 대하여 관할 보건소를 통하여 필수예방접종을 실시하여야 한다.

> 디프테리아, 폴리오, 백일해, 홍역, 파상풍, 결핵, B형간염, 유행성이하선염, 풍진, 수두, 일본뇌염, b형헤모필루스인플루엔자, 폐렴구균, 인플루엔자, A형간염, 사람유두종바이러스 감염증, 그룹 A형 로타바이러스 감염증, 그 밖에 질병관리청장이 감염병의 예방을 위하여 필요하다고 인정하여 지정하는 감염병

감기와 인플루엔자

감기	인플루엔자
• 병원체 : 바이러스(Virus) • 발생빈도가 높고, 사람에 따라 감수성에 많은 차이가 있다. • 호흡기에 존재하는 바이러스가 직접 접촉·비말 전파 또는 식품, 식기 등을 통하여 감염된다. • 잠복기는 1~3일이다. • 증상으로 분비물이 많아지고 임파조직 또는 비강과 후두, 기도 등에 염증이 발생해 두통·오한이 나타난다. • 환자와의 접촉을 피하고, 실내의 온도·습도를 적절히 유지한다.	• 병원체 : 바이러스에 의하여 발병되고, A·B·C형이 있으나 주로 A형이 유행한다. • 주로 겨울철에 유행하며, 감수성이 매우 높아 많은 사람이 걸릴 수 있다. • 환자의 호흡기 분비물로 배출되어 주로 비말감염으로 감염된다. • 1~3일의 잠복기 후 발열과 오한이 있으며, 소화작용이 감퇴되어 구역감, 복통 등의 증상이 나타난다. • 감기의 예방과 예방법이 비슷하며, 환경위생의 개선보다는 밀집상태를 감소시키는 것이 좋다.

(2) 만성감염병 관리

① 만성감염병의 종류

감염병		특성 및 예방법
결핵 (Tuberculosis)	특성	• 병원체 : 결핵균(Mycobacterium Tuberculosis)이며, 간균으로 건조에는 대체로 강하지만 직사 일광 및 열에 약하다. • 결핵은 몸의 모든 부위에 나타나지만 특히 폐에 잘 발병된다. 병원소는 소나 환자로서, 폐결핵의 경우 비말감염이 된다. • 경증, 중등증, 중증으로 구별되며, 미열, 체중감소, 전신쇠약 등으로 서서히 진전되어 기침, 가래, 혈담 등이 생길 수 있다. • 합병증으로 늑막염, 뇌막염, 관절염 등이 생길 수 있다.
	예방법	• 결핵감염검사 : Tuberculin 반응검사를 한다. • 예방접종 : 생후 4주 이내에 BCG를 접종한다.
한센병 (Leorosy, Hansen 씨병)	특성	• 말초신경을 손상시킨다. • 병원소는 환자로서, 환자와 직접 접촉에 의해 감염된다.
	예방법	환자발견, 격리, 치료, 환자접촉자의 관리 및 소독을 실시한다.
트라코마 (Trachoma)	특성	• 클라미디아균에 오염된 파리, 환자의 의류나 오염된 기물을 사용할 때 전염된다. • 주로 눈의 장애가 발생한다. 특히 눈의 각막과 결막을 손상시킨다. • 초기 치료는 항생제 안약이나 연고로 하며 각막에 흉터가 생기면 수술을 하기도 한다.
간염 (Hepatitis Virus, A, B, C)	특성	• 병원체 : Hepatitis Virus, A, B, C • A형은 분변오염에 의한 감염성 간염이지만 잘 회복된다. • B형은 수혈이나 오염된 주사기에 의해 감염되고, 모체 수직감염도 잘 된다. 만성화가 잘 되는 경향이 있다. • C형은 만성간염 → 간경화 → 간암으로 발전될 확률이 높다. B형보다 5~10배 높다. 수혈 후 발생 간염 90% 이상이 C형이다.
매독 (Syphilis)		• 병원체 : 매독균(Treponema Pallidum) • 페니실린(Penicillin)이 발명되어 매독 퇴치에 크게 기여했다. • 성교 시 성기의 점막을 통하여 주로 감염(95%)되며, 모체로부터 태반을 통하여 선천적으로 감염(3~4%)되기도 한다. 입맞춤, 술잔 교환, 수혈을 할 경우 감염될 수 있다. • 감염 초기에는 별다른 증상이 없으나 감염력이 강하다. 완전히 치료되지 않았을 경우 후손에게까지 피해를 주는 유전성을 지닌 무서운 성병이다. • 감염 10~90일(평균 21일) 후 병원체 침입 부위에 경결조직이 생기고 궤양이 생겨 분비물이 나오는 것을 경성하감이라고 한다.

임질
(Gonorrhea)
		• 병원체 : 임균(Neisseria Gonorrhoeae)
		• 전 세계적 성병 중 감염률이 가장 높다.
		• 직접적인 육체접촉 또는 혼욕, 손, 요강 등에 매개되어 생식기 점막 등으로 침입함으로써 감염된다.
		• 증상
		  - 남성 : 감염 10여 일 후부터 소변을 볼 때 요도의 앞부분에 열기가 있고 가려우며 액성 또는 점성의 분비물이 나오다가 소변에 농이 섞여 나온다.
		  - 여성 : 외음진이 부어오르고 소변을 볼 때 농이 섞여 나오며, 심한 통증이 하복부에까지 이른다.

후천성면역결핍증 (AIDS)		• 병원체 : HIV(Human Immunodeficiency Virus) • HIV는 감염자와의 체액(정액, 질액, 혈액, 모유) 교환, 질 또는 항문 성교, 바늘 공유로 인해 전파되기도 하고, 산모에서 아이로 전파(임신, 출산 또는 모유수유 동안)되기도 한다. • 감염 및 암에 대한 신체 방어체계가 약해지도록 특정 유형의 백혈구를 파괴한다. • 처음 감염되면 발열, 발진, 림프절 부기, 피로 증상이 수일에서 수주간 지속된 후, 10년 이상 동안 무증상일 수 있다. • 법정감염병 제3급 감염병에 속하며, 환자, 보균자 및 항체 양성 반응자로 구분한다.

② 만성감염병 예방관리
  ㉠ Tuberculin Test : 결핵 감염 여부를 검사하는 최초 검사방법
  ㉡ BCG 접종 : 인공적으로 결핵의 저항력 조정
  ㉢ Lepromin 반응검사 : 한센병감염 유무 판정 및 예방관리
③ 성병(Venereal Diseases) 예방관리
  ㉠ 정기검진
  ㉡ 환자격리
  ㉢ 위생업무종사자의 보건교육
  ㉣ 윤락여성의 철저관리

제2절 비감염성 질환 관리

1 비감염성 질환의 이해

(1) 개요

① 비감염성 질환은 장기간 서서히 진행되고, 사람 간 전파되지 않는 질환으로, 빠르면 20대 후반에서 30대 초반에 나타나기 시작하여 연령이 높아지면 점차 많이 발생한다.
② 장기간 의료처치와 보호를 요하는 만성퇴행성질환(Chronic Degenerative Disease)이다.
③ 비감염성[만성] 질환의 특징
  ㉠ 증상이 호전되고 악화되는 과정을 반복한다.
  ㉡ 질병의 시작에서 발생까지 오랜 기간이 걸린다.
  ㉢ 여러 위험인자들이 복합적으로 작용하여 발생한다.

교정 가능한 위험인자	부적절한 식이, 생활습관, 신체활동 부족, 스트레스 등
교정 불가능한 위험인자	유전적 소인, 연령, 성별 등

  ㉣ 기능장애가 남는 영구적인 질병으로, 장기간의 환자진료와 간호가 필요하다.
  ㉤ 비가역성 질병으로, 환자의 재활에 특별한 치료방법이 요구된다.
  ㉥ 발생률보다 유병률이 높으며, 젊은 층보다 노년층에서의 유병률이 높다.
  ㉦ 발생 원인과 시기가 불분명하며, 개인적·산발적으로 발생한다.
④ 만성질환의 예방대책
  ㉠ 적절한 체중관리
  ㉡ 식단관리 : 저염식 식이, 금주, 동물성 지방·고콜레스테롤 섭취 줄이기
  ㉢ 정기 건강검진
  ㉣ 금연

(2) 만성질환으로 인한 사망 현황

① 사망원인 순위

3대 사망원인	악성신생물(암), 심장질환, 코로나19(전체 사망의 39.8%를 차지)
10대 사망원인	악성신생물(암), 심장질환, 코로나19, 폐렴, 뇌혈관질환, 고의적 자해(자살), 알츠하이머병, 당뇨병, 고혈압성 질환, 간 질환(전체 사망의 67.4%를 차지)

② 악성신생물(암), 심장질환은 지속적으로 사망률이 가장 높은 사인이고, 고혈압성 질환 사망률은 15.1명으로 전년 대비 2.9명 증가했다.
③ 남녀 모두 악성신생물(암)의 순위가 가장 높고, 남자의 악성신생물(암) 사망률이 여자보다 1.6배 높다.
④ 폐렴, 알츠하이머병, 고혈압성 질환은 10년 전과 비교하여 순위가 상승했다.
  *출처 : 2022년 통계청 사망원인 통계결과(인구 10만 명당) 2023.9.21. 배포

(3) 만성질환의 발생원인

① **유전적 요인** : 유전적, 비감염성 질환으로 혈우병, 고혈압, 특수한 암종, 당뇨병, 알레르기, 정신발육지연, 특수감각기 장애 등이 있다.
② **습관적 요인** : 과식이나 과다 지방식 등의 식이법과 운동부족은 질병의 근원이 되는 요인이 된다.
③ **기호 요인** : 담배 연기는 타르(Tar)를 비롯하여 일산화탄소(CO), 니코틴(Nicotine)이 주성분이다.
④ **심리적 요인** : 근심, 걱정, 불안, 공포 등이 원인이 된다.
⑤ **사회적 요인** : 사회경제적 상태에 따라 질병이 상이하다.
⑥ **직업적 요인** : 금속공·방사선 활용 직무·광부들에게는 폐암 발생이, 화학공업 종사자에게는 방광암 발생이 높다.
⑦ **공해 요인** : 대기 및 수질오염이 만성질환을 유발한다.
⑧ **자연환경 요인** : 토양과 수목, 기후, 풍토 그리고 자연환경 질환을 유발한다.

2 비감염성[만성] 질환의 종류

(1) 악성 신생물(암)

① 악성종양이란 정상세포 이외의 세포가 생체기능에 필요도 없이 증식하여 인접한 정상조직을 파괴하고 기계적·내분비적 또는 화학적으로 장애를 일으키며 원발부위에서 다른 부위로 전이해서 증식하는 능력을 가진 질환을 말한다.
② 발생 요인

병인적 요인	화학 발암물질	Coal Tar(아스팔트), 연료용 기름, 방향족 아민류(Amin)의 벤젠, 니켈, 크롬, 비소와 의약품 중에도 발암물질로 알려져 있는 것이 있다.
	물리적 발암물질	자외선, α, β, γ선 및 x선 등이 있으며, 생물학적 및 환경적 발암물질은 바이러스, 대기오염 물질 등이 원인으로 알려져 있다.
숙주적 요인		성별, 연령별, 지역별 인종별로 호발부위가 다양하다.
환경요인		• 일광노출이 많은 작업자에게는 자외선에 의한 피부암이 많이 발생한다. • 사회경제적으로 낮은 계층에서 남성은 호흡기계 암이, 여성은 자궁경부암이 많이 발생한다.

③ 인체 발암인자를 자극하는 4요인
  ㉠ 식생활습관 : 전체 암의 약 35% 정도가 일상생활에서 섭취하는 음식물로 인해 발생
  ㉡ 흡연 : 전체 암의 약 30% 정도가 흡연으로 인해 발생
  ㉢ 감염 : 전체 암의 약 10% 정도가 기생충이나 바이러스 감염으로 인해 발생
  ㉣ 환경오염물질 : 독성폐기물과 화학물질의 오염이 문제이며, 현재 8만 종의 화학물질이 유통되고 약 200만 종류의 상품이 사용됨

> **담배의 성분 ★**
> - 담배 연기에는 가장 널리 알려진 유해 물질인 타르와 니코틴이 들어 있으며, 이외에도 약 4,000가지의 유해물질과 약 40가지의 발암물질이 포함되어 있다.
> - 타르는 암갈색 발암물질로 궐련형 담배갑에 함량이 표기되어 있다. 타르는 담배연기를 통하여 폐로 들어가 혈액에 스며들어 우리 몸의 모든 세포와 모든 장기에 피해를 주기도 하고, 잇몸, 기관지 등에는 직접 작용하여 표피세포 등을 파괴하거나 만성 염증을 일으키기도 한다.
> - 담배 한 개비를 피울 때 흡입되는 타르의 양은 대개 10mg 이내로 한 사람이 하루에 한 갑씩 담배를 피울 때 1년간 모이는 타르의 양은 보통 유리컵 하나에 꽉 찰 정도로 많다.

④ 악성 신생물(암) 사망률(2022년 통계청 사망원인 통계결과 인구 10만 명당)
  ㉠ 악성 신생물(암)에 의한 사망률은 162.7명으로 전년 대비 1.6명(1.0%) 증가했다.
  ㉡ 남자의 암 사망률(200.6명)이 여자의 암 사망률(125.0명)보다 1.6배 높다.
  ㉢ 10년 전보다 췌장암, 폐암, 전립선암, 유방암 등의 사망률은 증가했고, 위암, 간암의 사망률은 감소했다.
  ㉣ 암 사망률 순위

전체	폐암(36.3명) > 간암(19.9명) > 대장암(17.9명) > 췌장암(14.3명) > 위암(13.9명)
남자	폐암(53.7명) > 간암(29.1명) > 대장암(20.6명)
여자	폐암(18.9명) > 대장암(15.2명) > 췌장암(13.7명)

⑤ 암의 종류별 검진주기와 연령 기준 등(「암관리법」 시행령 별표 1 준용)

암의 종류	검진주기	연령 기준 등
위암	2년	40세 이상의 남·여
간암	6개월	40세 이상의 남·여 중 간암 발생 고위험군
대장암	1년	50세 이상의 남·여
유방암	2년	40세 이상의 여성
자궁경부암	2년	20세 이상의 여성
폐암	2년	54세 이상 74세 이하의 남·여 중 폐암 발생 고위험군

※ 비고
1. 간암 발생 고위험군 : 간경변증, B형간염 항원 양성, C형간염 항체 양성, B형 또는 C형간염 바이러스에 의한 만성 간질환 환자
2. 폐암 발생 고위험군 : 30갑년[하루 평균 담배소비량(갑)×흡연기간(년)] 이상의 흡연력을 가진 현재 흡연자와 폐암 검진의 필요성이 높아 보건복지부장관이 정하여 고시하는 사람

⑥ 국민 암 예방 수칙
  ㉠ 담배를 피우지 말고, 남이 피우는 담배 연기도 피하기
  ㉡ 채소와 과일을 충분하게 먹고, 다채로운 식단으로 균형 잡힌 식사하기
  ㉢ 음식을 짜지 않게 먹고, 탄 음식을 먹지 않기
  ㉣ 암 예방을 위하여 하루 한두 잔의 소량 음주도 피하기
  ㉤ 주 5회 이상, 하루 30분 이상, 땀이 날 정도로 걷거나 운동하기
  ㉥ 자신의 체격에 맞는 건강 체중 유지하기
  ㉦ 예방접종 지침에 따라 B형간염과 자궁경부암 예방접종 받기
  ㉧ 성매개감염병에 걸리지 않도록 안전한 성생활하기
  ㉨ 발암성 물질에 노출되지 않도록 작업장에서 안전보건 수칙 지키기
  ㉩ 암 조기검진 지침에 따라 검진을 빠짐없이 받기
⑦ 암 예방에 좋은 성분

피토케미컬 (Phytochemical)	• 식물 속에 들어 있는 화학물질로 식물 자체에서는 경쟁 식물의 생장을 방해하거나, 각종 미생물 · 해충 등으로부터 자신의 몸을 보호하는 역할 등을 한다. • 인체에 들어가면 항산화물질로 작용하고 세포손상을 억제한다. 항암효과도 있다. • 폴리페놀, 인돌-3-카비놀(Indole-3-carbine), 아스피린(버드나무 껍질에서 추출), 퀴닌(말라리아 특효약), 알리신(마늘과 양파에 있는 물질) 등이 있다.
항산화제	비타민 C, 비타민 E, 레티노이드(Retinoid, 비타민 A), 유기 셀레늄, 리코펜(Lycopene, 토마토에 함유), 베타카로틴(녹황색 채소, 비타민 A의 전구물질), 탄닌(Tannin, 녹차), 식이섬유 등이 있다.
식이섬유	• 대변 양을 증가시키고 장내 통과시간을 감소시켜서 발암물질을 희석하거나 대장과의 접촉시간을 줄인다. 특히 대장암 발생을 낮춘다고 알려져 있다. • 식이섬유는 암 촉진유전자(Promotor)로 알려져 있는 담즙산과 결합하여 담즙산의 배설을 촉진시키고, 장내 서식 미생물 조성을 변화시켜서 대장암 발생위험을 낮춘다.
피토스테롤 (Phytosterol)	식물성 기름, 씨앗, 견과류 등에 많이 함유된 물질로, 초기에는 콜레스테롤의 흡수를 억제하는 기능으로 알려졌으나 최근 항암효과도 뛰어난 것으로 알려지고 있다.
이소플라본 (Isoflavone)	콩과식물에 많이 함유된 물질로, 최근 암, 폐경기증후군, 심혈관계질환, 골다공증을 포함한 호르몬 의존성 질병의 잠재적 대체요법을 제공할 수 있는 것으로 밝혀졌다.

(2) 고혈압
① 고혈압의 원인 : 유전, 노화, 비만, 과다한 소금 섭취, 술, 담배, 운동 부족, 스트레스 등
② 고혈압의 진단기준

혈압분류	수축기혈압(mmHg)	확장기혈압(mmHg)
정상(Normal)	< 120	< 80
고혈압 전단계	120 ~ 139	80 ~ 89
1기 고혈압	140 ~ 159	90 ~ 99
2기 고혈압	≥ 160	≥ 100

③ 고혈압의 분류
　㉠ 1차성(본태성, 원발성) 고혈압 : 전체 고혈압의 85~90%를 차지하며, 다른 병과 관계없이 생기고 발병원인이 불분명하다.
　㉡ 2차성(속발성) **고혈압** : 전체 고혈압의 5~10%가 해당되며, 발병 원인(주로 **신장질환, 동맥경화증**)이 명확하다.
④ 고혈압의 증상
　㉠ 두통, 뒷머리가 아프고, 어지럽고, 심장이 두근거리고, 숨이 차고, 쉽게 피로하고, 코피가 나고, 팔다리가 저리고, 귀에서 소리가 나고, 눈이 침침해진다.
　㉡ 고혈압의 4대 병발증 : 뇌졸중, 신장장애, 동맥경화, 망막장애
⑤ 고혈압 예방 7가지 생활 수칙
　㉠ 음식은 싱겁게 골고루 섭취한다.
　㉡ 살이 찌지 않도록 알맞은 체중을 유지한다.
　㉢ 매일 30분 이상 적절한 운동을 한다.
　㉣ 담배는 끊고 술은 삼가야 한다.
　㉤ 지방질을 줄이고 야채를 많이 섭취한다.
　㉥ 스트레스를 피하고 평온한 마음을 유지한다.
　㉦ 정기적으로 혈압을 측정하고 의사의 진찰을 받는다.

(3) 동맥경화증

① 정의 : 동맥의 탄력성이 감소하고, 동맥벽 내면에 기름기가 끼며 이상 조직이 증식하여 동맥벽의 폭이 좁아져 혈액이 통과하면서 내벽에 주는 압력이 증가되어 점점 탄력성을 잃게 되고 장기에 혈액공급이 원활하지 못하게 되어 나타나는 증상이다.
② 동맥경화라는 말 자체는 병명이 아닌 동맥의 병적 변화를 가리키는 용어로, 동맥경화증에 의해 문제가 생긴 장기에 따라서 구체적 병명이 붙는다.
　예 뇌동맥 경화에 의한 뇌경색, 관상동맥 경화에 의한 심근경색
③ 심장질환이나 뇌졸중을 일으키는 대부분의 원인이 동맥경화증이다.
④ 동맥경화증의 원인 : 고지혈증, 고혈압, 흡연
⑤ 동맥경화증의 증상

관상동맥	심장부위의 압박감, 통증, 조이는 듯한 느낌, 가슴의 두근거림, 협심증, 심근경색, 심부전 등을 일으킴
뇌동맥	머리가 둔해짐, 눈앞이 어지러움, 머리가 무거움, 수족이 저림, 귀에서 웅웅거리는 소리가 들림, 뇌혈전증은 뇌졸중 유발 가능
신동맥	소변이상, 야간 다뇨, 부종 등
대동맥	대동맥류나 심장의 통증
복부나 하지동맥의 경화	보행 곤란, 식사 후 복통, 장괴사

⑥ 동맥경화증 예방 생활수칙
　㉠ 콜레스테롤과 포화지방을 많이 함유하는 음식 섭취를 줄인다.
　　콜레스테롤 함량 50~100mg 이상의 식품은 1주일에 2~3회 정도로 제한하며 콜레스테롤 섭취는 1일 300mg 이하로 제한한다.

식품별 콜레스테롤 함량	
콜레스테롤이 아주 많은 식품 (100mg 이상)	명란젓, 메추리알(5개), 돼지간, 계란(계란 노른자 1개), 물오징어
콜레스테롤이 많은 식품 (50~100mg)	새우, 소라, 장어, 문어, 전복
콜레스테롤이 약간 많은 식품 (50mg 이하)	치즈, 소고기, 돼지고기, 닭고기, 참치, 참 도미, 가자미, 갈치, 우유
콜레스테롤이 적은 식품 (0mg)	계란 흰자, 채소, 과일, 식물성 기름, 두부, 콩

ⓒ 고혈압과 고지혈증을 치료한다.
ⓓ 정상 체중을 유지한다.
ⓔ 금연한다.
ⓕ 지속적인 운동을 한다.
- 앉아서 일하는 생활양식과 신체활동의 부족은 동맥경화증에 의한 심혈관 질환의 위험을 증가시킨다.
- 규칙적인 유산소운동은 심혈관 질환의 발생과 사망률을 감소시킨다.
- 규칙적인 운동은 저밀도 콜레스테롤 함량을 저하시킬 뿐만 아니라, 체중감량에도 도움을 줄 수 있다.

(4) 뇌졸중(중풍)

① 정의 : 뇌의 혈관이 터지거나 막혀서 그 혈관이 분포하고 있는 뇌조직에 산소 및 영양공급이 안 될 뿐만 아니라 신진대사 과정에서 생성된 노폐물의 제거도 되지 않아 조직의 손상을 일으키는 질환이다.
② 흔히 '중풍'이라고 말하며 반신마비, 언어장애, 심하면 식물인간과 같은 의식장애 또는 사망에 이르는 심각한 질환이다. 적절한 치료 시기를 놓치면 영구적이고 치명적인 후유증이 발생하므로 원인이 되는 위험인자들을 잘 알고 치료하여 뇌졸중을 예방하는 것이 중요하다.
③ 뇌졸중의 위험인자

> 고혈압(60~70%가 고혈압이 원인), 심장병(20%가 심장병이 원인), 당뇨병, 고지혈증, 고도 비만, 흡연, 과도한 스트레스, 운동부족, 뇌졸중의 과거력

④ 뇌졸중의 종류

뇌혈관이 막히는 경우	• 뇌혈전증 : 동맥경화증으로 혈간이 좁아져 막히는 경우 • 뇌전색증 : 심장 또는 근위부 동맥의 혈전이 떠다니다가 원위부 뇌혈관을 막아 생기는 경우
뇌혈관이 터지는 경우	• 뇌출혈 : 뇌실 내의 세동맥 파열로 혈액이 주위의 신경조직을 손상시킴으로써 지각 및 운동기능 마비를 초래하게 된다. 기온의 급변, 급격한 충격, 과로, 배변 시의 복압에 의한 혈압의 급상승이 발생한다. 증상으로는 의식장애나 반신불수 상태가 유발된다. • 뇌막하출혈 : 뇌표면막의 혈관에서 출혈되어 급격한 두통, 구토, 의식장애 등을 일으킨다.

⑤ 뇌졸중의 증상 : 뇌는 좌우측, 또한 각 부분마다 기능이 다르기 때문에 뇌의 어떤 부위에 뇌졸중이 왔느냐에 따라 증상이 다양하다.

> 반신 운동마비, 반신 감각마비, 언어장애, 어지럼증, 갑작스런 두통과 구토, 의식장애, 연하곤란(삼키는 것 장애), 걸음걸이 이상(비틀거리고 한쪽으로 쓰러지려고 함)

⑥ 뇌졸중 예방 생활수칙
  ㉠ 담배를 끊는다.
  ㉡ 과도한 음주를 피한다.
  ㉢ 규칙적인 운동을 한다.
  ㉣ 콜레스테롤 섭취를 줄인다.
  ㉤ 고혈압, 당뇨병, 고지혈증을 조기에 진단하여 치료한다.
  ㉥ 정상체중을 유지한다.
  - 표준체중 = {신장(cm) − 100} × 0.9
  - 비만은 동맥경화증의 위험인자이며 체중을 줄이면 고혈압, 당뇨가 조절되기 때문에 정상체중을 유지한다.

(5) 심장질환

① 심장질환은 심장혈관의 협착이나 막힘에 의해 심장의 기능이 떨어져서 증상이 유발되는 협심증 및 심근경색을 말한다.
② 심장혈관의 병적인 변화는 죽상동맥경화증에 의해서 발생한다.
③ 심장질환의 형태

관상동맥질환	협심증	관상동맥에 문제가 생겨 심장에 원활한 혈액공급을 하지 못할 때 심장에서 요구하는 혈액량이 갑자기 증가하여 혈관의 갑작스러운 수축 현상이 발생하는 증상이다.
	심근경색	관상동맥이 막힘으로써 심장에서 혈액을 공급받지 못하여 심장조직에 괴사가 오는 것으로, 협심증과 비슷하거나 더욱 심한 통증이 오랫동안 지속된다.
부정맥		심장의 전기자극형성이나 자극전도에 이상이 생겨 심장박동이 불규칙하고 비정상적인 것을 일컫는다.

④ 심장질환 예방 생활수칙(대한심장학회)
  ㉠ 담배는 반드시 끊는다.
  ㉡ 술은 하루 한두 잔 이하로 줄인다.
  ㉢ 음식은 싱겁게 골고루 먹고, 채소와 생선을 충분히 섭취한다.
  ㉣ 가능한 한 매일 30분 이상 적절한 운동을 한다.
  ㉤ 적정 체중과 허리둘레를 유지한다(남성 90cm, 여성 85cm 권장).
  ㉥ 스트레스를 줄이고, 즐거운 마음으로 생활한다.
  ㉦ 혈압, 혈당, 콜레스테롤을 정기적으로 측정한다.
  ㉧ 심장 응급 증상을 숙지하고 발병 즉시 병원에 간다.

(6) 당뇨병

① 정의 : 당뇨병은 인슐린 분비량이 부족하거나 정상적인 기능이 이루어지지 않는 등 대사질환의 일종으로, 혈중 포도당 농도가 높은 것이 특징인 질환이다.

② 당뇨병의 원인 : 췌장에서 분비되는 인슐린의 부족에 의하여 생기는 대사장애로 혈액 내 당의 농도가 증가하여 혈당치가 높아지고 혈액 내의 과도한 당이 소변을 통해 빠져 나옴으로써 당뇨가 발생한다.

유전적 소인	양친이 모두 당뇨병일 경우 당뇨병에 걸릴 가능성이 50% 이상이다.
바이러스	소아당뇨에서 흔히 볼 수 있다. 유행성이하선염, 풍진, 홍역에 걸린 후 당뇨병이 나타나기도 한다.
다른 질환	다른 질환이 원인(갑상선기능항진증, 하수체전엽기능항진증, 부신기능항진증 등)이 되어 생기는 것으로, 이를 2차성 당뇨병이라고 한다.
환경적 요인	과식, 비만, 운동부족, 스트레스, 외상이나 수술 후, 임신, 약물남용 등

③ 당뇨병의 진단

아래 진단 기준 중 1개 이상 해당되면 당뇨병으로 진단한다.

㉠ 당화혈색소 6.5% 이상

㉡ 공복 혈당 126mg/dL 이상

㉢ 75g 경구포도당부하검사 2시간 후 혈당 200mg/dL 이상

㉣ 물을 많이 마시고(多飮), 소변량이 늘고(多尿), 공복감으로 음식을 많이 먹고(多食), 체중이 감소하는 등의 증상이 있으면서 아무 때나 측정한 혈당이 200mg/dL 이상인 경우

④ 당뇨병의 분류

제1형 당뇨	• 소아 당뇨병(14세 이하) • 인슐린 의존성 당뇨병 : 인슐린의 절대적 결핍 • 우리나라 당뇨병의 2% 미만을 차지 • 췌장 베타세포 파괴에 의한 인슐린 결핍으로 발생한 당뇨병으로 인슐린을 투여해야 함 • 3P(다음, 다뇨, 다식) 증상이 뚜렷함 • 체중감소, 케톤산증이 나타남 • 치료 : 인슐린 투여
제2형 당뇨	• 성인 당뇨병(40세 이상) • 인슐린 비의존성 당뇨병 : 인슐린 저항성, 인슐린의 상대적 결핍 • 전체 당뇨병의 90% 이상을 차지 • 비만이 있는 경우가 많으며 발병위험도는 나이, 비만도, 운동부족에 비례하여 증가 • 3P 증상이 있으나 뚜렷하지 않은 경우도 있음 • 치료 : 식이요법, 운동요법, 체중감량
임신성 당뇨병	원래 당뇨병이 없던 사람이 임신 20주 이후에 당뇨병이 처음 발견되는 경우로, 대부분은 출산 후 정상화됨

⑤ 당뇨병의 증상

㉠ 초기에는 자각증상이 거의 없다.

㉡ 당뇨의 3대 증상 : 다음(多飮), 다식(多食), 다뇨(多尿)

㉢ 소변의 양이나 횟수가 급격히 늘어나고 체중이 감소하면서 몸에 힘이 없다면 당뇨병을 의심해볼 수 있다.

⑥ 당뇨병의 만성 합병증

잇몸(치주질환)	붓고 피가 남, 구취
뇌졸중, 관상동맥 질환	마비, 어지러움, 흉통, 호흡 곤란
당뇨병성 망막병증	시력 저하, 시력 상실
당뇨병성 자율신경병증	–
심장, 혈관	기립성 저혈압
위, 장	소화 불량, 구토·구역, 변비, 설사
비뇨생식기	성기능 장애, 배뇨 장애
말초혈관질환	운동할 때 악화되는 하지통증, 시리거나 저림
당뇨병성 신증	거품뇨, 부종
당뇨병성 족부병변	궤양, 괴사
당뇨병성 말초신경병증	시리거나 저림, 감각 저하, 통증

⑦ 당뇨병 관리

㉠ 정상 혈당치 유지

생화학적 지표	정상	목표	조절이 필요한 경우
공복/식전 혈당	< 110mg/dL	80~120mg/dL	< 80 또는 > 140mg/dL
취침 전 혈당	< 120mg/dL	100~140mg/dL	< 100 또는 > 160mg/dL
당화혈색소(HbA1c)	< 6%	< 7%	> 8%

㉡ 표준체중 유지

㉢ 혈중 정상지질(중성지방, 콜레스테롤) 및 정상혈압 유지

- 혈중 콜레스테롤치 : 200mg/dL 이하
- LdL-콜레스테롤치 : 130mg/dL 이하
- HdL-콜레스테롤치 : 35mg/dL 이상
- 중성지방 : 150mg/dL 이하
- 혈압 : 130/85mmHg 이하

(출처 : 당뇨병교육지침서 제1판, 대한당뇨병학회, 1999)

⑧ 당뇨병 예방대책 ★

㉠ 당뇨병의 예방을 위해 체중조절, 식생활 개선 등에 유의하고 식이조절만으로 치료할 수 있도록 조기발견과 조기치료에 힘써야 한다. 전당뇨인 경우에는 생활습관 관리를 잘 해야 한다.

㉡ 발병된 환자에게는 적절한 건강상태를 유지하고, 당조절, 검사방법, 인슐린 사용법을 잘 알아서 시행하도록 지도해야 한다.

> **당뇨병 식사의 기본원칙**
> - 식사량과 식사 시간을 지킨다.
> - 음식을 가리지 않고 골고루 먹는다.
> - 식사를 천천히 한다.
> - 설탕, 꿀, 사탕과 같은 단순당과 지방을 제한한다.
> - 섬유소가 많은 음식을 충분히 섭취하고, 음식을 가능한 싱겁게 먹는다.

(7) 대사증후군(Metabolic Syndrome)

① 정의 : 복부비만(중심성복부비만·내장복부비만), 당뇨병, 내당능장애, 고지혈증(이상지질혈증·이상고지혈증), 고혈압 및 고요산혈증 등의 이상소견이 단독으로 있기보다는 흔히 동반되어 나타난다. 'Syndrome X', '인슐린저항성 증후군(Insulin Resistance Syndrome)'이라는 이름으로 표현되다가 1998년 WHO에서 '대사증후군(Metabolic Syndrome)'으로 명명하였다.

② 대사증후군 진단기준(ATP Ⅲ)

다음 진단항목 5개 중 3개 또는 그 이상 해당하는 경우 대사증후군으로 정의한다.

진단항목	진단수치
허리둘레	남자 ≥ 90cm, 여자 ≥ 85cm
중성지방	≥ 150mg/dL 또는 약물치료
고혈압	수축기/이완기 ≥ 130/85mmHg 또는 약물치료
고혈당	공복혈당 ≥ 100mg/dL 또는 약물치료
고밀도지단백 콜레스테롤(HDL)	남자 < 40mg/dL, 여자 < 50mg/dL 또는 약물치료

※ 오답으로 등장하는 것 : 저밀도지단백 콜레스테롤(LDL), 체질량지수

③ 대사증후군의 합병증
  ㉠ 합병증으로 심혈관계 질환의 발병이 증가할 수 있다.
  ㉡ 당뇨병이 없는 대사증후군 환자의 경우 정상인에 비해 심혈관계 질환에 걸릴 확률이 평균 1.5~3배 정도 높다. 당뇨병이 생길 확률은 3~5배 가까이 증가한다.
  ㉢ 그 외에도 지방간이나 폐쇄성 수면 무호흡증 등의 질환이 발생하기도 한다.

④ 대사증후군의 치료
  ㉠ 생활습관 개선을 통해 적정 체중을 유지하는 것이 치료에 중요하다.
  ㉡ 식이요법은 평소 섭취량보다 500~1,000kcal 정도를 덜 섭취할 것을 권장한다.
  ㉢ 적어도 매일 30분 정도의 운동이 필요하다.

(8) 비만

① 대한비만학회 한국인 비만 진단기준
  ㉠ 체질량지수(BMI) : 몸무게(kg)를 키의 제곱(m^2)으로 나눈 값
    - 1단계 비만 : 체질량지수 25.0~29.9kg/m^2
    - 2단계 비만 : 체질량지수 30.0~34.9kg/m^2
    - 3단계 비만(고도비만) : 35.0kg/m^2 이상
  ㉡ 허리둘레 : 비만은 남성 90cm 이상, 여성 85cm 이상

② 비만과 동반되는 질환의 상대위험도(비교위험도)

매우 증가(상대위험도 > 3)	보통(상대위험도 2~3)	약간 증가(상대위험도 1~2)
• 제2형 당뇨병 • 담낭질환 • 이상지질혈증 • 인슐린 저항성 • 호흡부전 • 무호흡수면	• 관상동맥질환 • 고혈압 • 골관절염(무릎) • 요산과다혈증 & 통풍	• 암(유방, 자궁내막, 결장) • 생식호르몬 이상 • 다낭성 난소증후군 • 수정능력 약화, 불임 • 허리통증 • 마취 위험도 증가 • 태아결함(산모 비만)

(출처 : 대한비만학회(2009), 「비만치료지침」)

③ 비만치료
  ㉠ 체중을 조절하려면 음식 섭취 감소, 활동량 증가 등 생활습관을 개선해야 한다.
  ㉡ 체중을 감량할 때는 행동치료를 6개월 이상 지속할 것을 권장하며, 감량한 체중을 유지하려면 1년 이상의 행동치료를 권장한다.
  ㉢ 식사요법
    • 가장 흔히 사용하는 방법은 하루 섭취 열량을 500kcal 줄이는 것으로, 예를 들면 매일 과자 한 봉지 줄이기, 콜라 대신 시원한 물 마시기 등 하루 섭취 열량을 500kcal 줄이면 1주일에 0.5kg 정도의 체중을 줄일 수 있다.
    • 매일 섭취하는 음식의 종류와 양을 기록해 음식 섭취와 체중의 관계를 이해한다.
    • 외식을 하는 경우, 배고프지 않은 상태로 가서 열량과 영양소를 염두에 두고 천천히 먹는다.
    • 알코올은 1g당 7kcal의 열량을 지니며, 다른 음식을 통한 열량 섭취를 증가시킨다. 따라서 알코올 섭취량이 많을수록 섭취 열량이 늘어날 수 있으므로 조심해야 한다.
    • 하루 세끼 규칙적인 식사를 가급적 천천히 하고, 인스턴트 음식이나 패스트푸드보다 자연 식품을 조리해서 먹는다.
    • 가능한 한 간식은 섭취하지 않고, 야식은 피한다.
  ㉣ 운동치료
    • 체중조절을 위해 생활의 일부로 즐길 수 있는 운동(유산소 및 근력 운동)을 규칙적으로 할 것을 권장한다.
    • 유산소운동은 중등도 강도로 하루 30~60분 또는 20~30분씩 2회에 나누어 실시하고, 주당 5회 이상 실시할 것을 권장한다.
    • 근력운동은 8~12회 반복할 수 있는 중량으로 8~10종목을 1~2세트 실시하고, 주당 2회 실시할 것을 권장한다.
    • 감량된 체중을 유지하기 위해 주당 200~300분 정도 중등도 강도의 신체활동을 권장한다.
    • 운동 시에는 준비운동과 정리운동을 철저히 하고, 운동으로 인한 상해를 입지 않도록 주의한다.

CHAPTER 04 적중예상문제

01 코로나바이러스감염증-19(COVID-19)처럼 많은 나라에서 대유행하는 감염병의 발생 양상은?

① 유행성(Epidemic)
② 토착성(Endemic)
③ 산발성(Sporadic)
④ 계절성(Seasonal)
⑤ 전 세계성(Pandemic)

> **해설**
> **감염병의 발생 양상**
>
> | 유행성 (Epidemic) | 특정 질병이 평상시 기대하였던 수준 이상으로 발생하는 양상 |
> |---|---|
> | 토착성 (풍토성, Endemic) | 인구집단에서 현존하는 일상적인 양상
예 간흡충, 폐흡충, 사상충증 |
> | 전 세계성 (범발성, Pandemic) | 여러 국가와 지역에서 동시에 발생하는 양상
예 코로나 19, 신종플루 |
> | 산발성 (Sporadic) | 시간이나 지역에 따른 질병의 경향을 예측할 수 없는 양상
예 렙토스피라증 |

02 다음 중 감염경로(전파양식)가 같은 것끼리 묶인 것은? ★

① 성병 – 페스트
② 콜레라 – 홍역
③ 장티푸스 – 발진열
④ 말라리아 – 황열
⑤ 파라티푸스 – 발진티푸스

> **해설**
> ④ 말라리아와 황열은 모두 매개곤충인 모기에 의한 생물학적 전파이다.
> ① 성병은 육체적 접촉에 의한 직접 전파인 반면, 페스트(흑사병)는 매개곤충인 쥐벼룩에 의한 생물학적 전파이다.
> ② 콜레라는 식품을 통한 경구침입에 의한 비활성 전파인 반면, 홍역은 기침이나 재채기, 대화를 통한 비말감염에 의한 직접 전파이다.
> ③ 장티푸스는 식품을 통한 경구침입에 의한 비활성 전파인 반면, 발진열은 매개곤충인 벼룩에 의한 생물학적 전파이다.
> ⑤ 파라티푸스는 식품을 통한 경구침입에 의한 비활성 전파인 반면, 발진티푸스는 매개곤충인 이에 의한 생물학적 전파이다.

정답 01 ⑤ 02 ④

03 다음 중 발진티푸스, 페스트, 말라리아, 일본뇌염 등의 공통점은 무엇인가? ★

① 수인성감염병
② 호흡기감염병
③ 인수공통감염병
④ 곤충매개감염병
⑤ 동물매개감염병

> **해설**
> ④ 발진티푸스는 이, 페스트는 쥐벼룩, 말라리아와 일본뇌염은 모기 등 매개곤충에 의해 전파된다.

04 장티푸스 관리의 가장 근원적인 대책은?

① 치료기술 강화
② 환자의 치료사업
③ 환경위생의 향상
④ 건강보험의 확대
⑤ 환자의 격리수용

> **해설**
> ③ 장티푸스는 소화기계 감염병으로 환경위생이 가장 우선적으로 필요하다.

05 인수공통감염병은?

① 결핵
② 콜레라
③ 장티푸스
④ 세균성 이질
⑤ 급성회백수염

> **해설**
> ① 결핵은 인수공통감염병으로, 소결핵균에 감염된 소에서 나온 살균되지 않은 우유를 생식으로 섭취하면 사람도 감염되므로 철저한 우유 살균이 필요하다.

정답 03 ④ 04 ③ 05 ①

06 다음 중 접촉지수가 잘못 연결된 것은?

① 두창 – 95%
② 성홍열 – 5%
③ 백일해 – 60~80%
④ 디프테리아 – 10%
⑤ 소아마비 – 0.1%

> **해설**
> 감수성 지수
> • 대부분 급성 호흡기질환에 국한됨
> • 천연두(두창)·홍역(95%) > 백일해(60~80%) > 성홍열(40%) > 디프테리아(10%) > 소아마비(0.1%)
> ※ 소아마비는 현성 대 불현성 감염의 비율이 1 : 1000이다.

07 감염병발생의 주요 3인자는?

① 병인, 숙주, 환경
② 환경, 감수성, 면역
③ 병인, 숙주, 물리적 요인
④ 생물학적 요인, 환경, 숙주
⑤ 병인, 생물학적 요인, 화학적 요인

> **해설**
> ① 감염병 발생의 주요 3인자는 역학적 삼각형 모형에서 제시되는 병인, 숙주, 환경 등이다.

08 예방접종 질병 중에서 호흡기계 감염병으로 짝지어진 것은?

① 수두, 풍진
② 한센병, 파상풍
③ 백일해, 디프테리아
④ 장티푸스, 세균성이질
⑤ 홍역, 유행성간염

> **해설**
> ③ 호흡기계 감염병은 두창, 홍역, 백일해, 성홍열, 디프테리아, 소아마비 등이 대표적이며, 소화기계 감염병은 세균성이질, 장티푸스, 파라티푸스, 유행성간염, 폴리오, 콜레라 등이 대표적이다.

09 다음 중 세균성 감염병으로만 묶인 것은?

① 두창, 홍역
② 폴리오, 풍진
③ 콜레라, 장티푸스
④ 유행성간염, 일본뇌염
⑤ 황열, 유행성이하선염

> **해설**
> 병원체에 의한 감염병 분류
>
> | | |
> |---|---|
> | 세균성 감염병 | 디프테리아, 결핵, 장티푸스, 콜레라, 세균성이질, 페스트, 파라티푸스, 성홍열, 백일해, 매독, 임질, 한센병 |
> | 리케차성 감염병 | 쯔쯔가무시증, 발진티푸스, 발진열, 참호열, 록키산 홍반열, Q열 |
> | 바이러스성 감염병 | 일본뇌염, 유행성이하선염, 홍역, 폴리오(소아마비), 천연두(두창), 유행성간염, 독감, 광견병, 황열, 풍진 |

10 다음 중 병후보균자에 속하는 질병은?

① 홍역
② 풍진
③ 백일해
④ 세균성이질
⑤ 유행성이하선염

> **해설**
> 병후보균자(회복기보균자)
> 임상증상 소실 후에도 병원체를 계속 배출하는 자(예 장티푸스, 이질)

11 병원체가 감염된 숙주에게 현성질환을 일으키는 능력은?

① 독력
② 병원력
③ 감염력
④ 전파력
⑤ 면역력

> **해설**
> 병원력
> • 병원체가 숙주에게 현성질환을 일으키는 능력
> • 발병자수 / 전체 감염자수

정답 09 ③ 10 ④ 11 ②

12 면역의 종류에서 면역혈청, 항독소에 관한 면역은?

① 인공능동면역
② 인공수동면역
③ 자연능동면역
④ 자연수동면역
⑤ 자연외부면역

> **해설**
> **면역의 종류**
>
> | 자연능동면역 | | 질병 이환 후 면역 |
> |---|---|---|
> | 자연수동면역 | | 모체면역, 태반면역 |
> | 인공능동면역
(예방접종 후 면역) | 생균백신 | 홍역, 결핵, 황열, 탄저, 두창, 풍진, 폴리오(Sabin), 수두, 광견병, 볼거리 등 |
> | | 사균백신 | 장티푸스, 파라티푸스, 콜레라, 페스트, 백일해, 일본뇌염, 폴리오(Salk), B형간염 등 |
> | | 순화독소 | 디프테리아, 파상풍 등 |
> | 인공수동면역 | | 면역혈청, 항독소 접종 후 면역, 감마글로불린 접종 후 면역 |

13 다음 중 개달물로 모두 조합된 것은?

가. 완구	나. 주사기바늘
다. 의복	라. 모기

① 라
② 가, 다
③ 나, 라
④ 가, 나, 다
⑤ 가, 나, 다, 라

> **해설**
> ④ 비활성 전파란 식품, 물, 생활용구, 완구, 수술기구 등 무생물을 통한 전파를 말한다. 이때 손수건, 완구, 의복, 헌책, 수술기구 등은 개달물(介達物)이라 불리며, 매개체 자체는 숙주 내부로 들어가지 않고 병원체를 운반하는 수단으로서만 작용하는 물질을 말한다.

14 예방접종을 통하여 백신(Vaccine)을 투여함으로써 얻어지는 면역은? ★

① 자연능동면역
② 자연수동면역
③ 인공능동면역
④ 인공수동면역
⑤ 인공집단면역

> **해설**
> ③ 예방접종을 통하여 백신(Vaccine)을 투여함으로써 얻어지는 면역은 인공능동면역으로, 백신의 종류는 생균백신, 사균백신, 순화독소가 있다.

15 생균백신으로 면역이 생기는 질병은?

① 광견병
② 백일해
③ 파상풍
④ B형간염
⑤ 디프테리아

> **해설**
> ① 생균백신으로 면역이 생기는 질병은 홍역, 결핵, 황열, 탄저, 두창, 풍진, 폴리오(Sabin), 수두, 광견병, 볼거리 등이다.

16 모체로부터 출생 시 태반이나 모유를 통해 받는 면역은?

① 자연능동면역
② 자연수동면역
③ 인공능동면역
④ 인공수동면역
⑤ 인공선천면역

> **해설**
> ② 모체로부터 출생 시 태반이나 모유를 통해 받는 면역은 자연수동면역이다.

정답 14 ③ 15 ① 16 ②

17 인공능동면역을 위한 예방접종 시 사균을 이용하는 것으로 묶여진 것은?

① 콜레라, 파라티푸스, 홍역
② 장티푸스, 광견병, 백일해
③ 파상풍, 파라티푸스, 백일해
④ 콜레라, 디프테리아, 파상풍
⑤ 장티푸스, 파라티푸스, 일본뇌염

> **해설**
> 백신의 종류
>
> | 생균백신
(Living Vaccine) | • 병원미생물의 독력을 약하게 만든 생균의 현탁액
• 홍역, 결핵, 회백수염, 황열, 폴리오(Sabin), 탄저, 두창, 광견병 등 |
> |---|---|
> | 사균백신
(Killed Vaccine) | • 미생물을 물리적·화학적으로 죽인 균
• 장티푸스, 파라티푸스, 콜레라, 백일해, 일본뇌염, 폴리오(Salk), 페스트, 발진티푸스, 인플루엔자 등 |
> | 순화독소
(Toxoid) | • 세균의 체외독소를 변질시켜 독성을 약하게 만든 것
• 디프테리아, 파상풍 등 |

18 질병이환 후 영구면역을 획득하는 질병은?

① 매독
② 홍역
③ 트라코마
④ 말라리아
⑤ 세균성이질

> **해설**
> ② 질병이환 후 영구면역(현성감염)을 획득하는 질병으로 두창, 홍역, 수두, 유행성이하선염, 백일해, 성홍열, 발진티푸스, 장티푸스, 페스트, 황열 등이 있다.

19 검역감염병 감염자의 격리기간은?

① 완치될 때까지
② 환자가 원할 때까지
③ 감염병이 사라질 때까지
④ 질병증상이 없어질 때까지
⑤ 병원체를 배출하지 않을 때까지

> **해설**
> ⑤ 검역감염병 감염자는 병원체를 배출하지 않을 때까지 격리한다.

20 수인성 감염병에 대한 설명으로 옳은 것은?

① 치명률이 높다.
② 발병률이 높다.
③ 잠복기가 비교적 짧다.
④ 발병률은 낮지만, 치명률은 높다.
⑤ 치명률이 낮고, 2차 감염자가 적다.

> **해설**
> 이 문제는 수인성 감염병과 우유계 감염병을 구분하는 문제이다.
>
> 수인성 감염병과 우유계 감염병의 특징
>
> | 수인성 감염병 | 우유계 감염병 |
> | --- | --- |
> | • 환자 발생이 폭발적이어서 2~3일 내에 환자발생 급증
• 환자 발생은 급수지역 내에 한정되어 있고, 급수원에 오염원이 존재
• 사회경제적 특성(연령, 성별, 직업 등)의 차이에 따른 이환율의 차이가 없음
• 이환율과 치명률이 낮은 것이 보통이며, 2차 감염자가 적음
• 계절과 무관하게 발생하고, 가족집적성은 일반적으로 낮음 | • 환자 발생지역이 우유배달지역과 동일
• 잠복기가 비교적 짧음
• 발병률과 치명률이 높은 특징이 있음 |

21 다음은 감염병 생성의 6가지 과정이다. 빈칸에 들어갈 알맞은 것은?

> 병원체 → 병원소 → 병원소로부터 병원체 탈출 → 전파 → (　　) → 숙주의 감수성 및 면역성

① 직접전파
② 간접전파
③ 신숙주에 침입
④ 병원체의 탈출
⑤ 신숙주에의 탈출

해설
감염병 생성 6가지 과정
- 병원체 : 세균, 바이러스, 클라미디아, 진균, 리케차, 기생충
- 병원소 : 인간·동물·기타 병원소
- 병원소로부터 병원체 탈출
- 전파 : 직접 전파(접촉, 기침, 재채기의 비말핵에 의한 전파 등), 간접전파
- 신숙주에 침입 : 소화기, 호흡기, 점막 등
- 숙주의 감수성 및 면역성

22 생물학적 전파 중 발육형에 해당하는 감염병은?

① 뎅기열　　② 발진열
③ 재귀열　　④ 말라리아
⑤ 사상충증

해설
활성전파체에 의한 생물학적 전파양식

전파 형식	세부 내용
증식형 전파	• 매개곤충에 의한 생물학적 전파양식에 따라 단순히 병원체 수만 증가 • 쥐벼룩(페스트), 모기(일본뇌염, 황열, 뎅기열), 이(발진티푸스, 재귀열), 벼룩(발진열)
발육형 전파	• 병원체가 발육만 함 • 모기(사상충증)
발육·증식형 전파	• 병원체가 증식과 발육을 함께 함 • 모기(말라리아), 체체파리(수면병)
배설형 전파	• 곤충 위장관에 증식, 곤충의 대변과 함께 나와 숙주의 상처 난 피부를 통하여 전파 • 이(발진티푸스), 벼룩(발진열, 페스트)
경란형 전파	• 병원체가 충란을 통해 균을 다음 세대까지 전파 • 진드기(록키산 홍반열, 재귀열)

23 질병명과 매개체의 연결이 옳은 것은?

① 황열 – 모기
② 재귀열 – 파리
③ 발진티푸스 – 쥐
④ 페스트 – 진드기
⑤ 발진열 – 학질모기

> **해설**
> **질병명과 매개체**
> - 모기 : 말라리아, 뎅기열, 유행성 뇌염, 황열, 사상충 등
> - 파리 : 장티푸스, 파라티푸스, 이질, 콜레라, 디스토마, 화농성 질환, 한센병, 기생충병 등
> - 벼룩 : 페스트, 발진열 등
> - 이 : 발진티푸스, 재귀열, 참호열 등
> - 진드기 : 야토병, 록키산 홍반열(참진드기), 쯔쯔가무시병(털진드기)

24 병원소로부터 병원체의 기계적 탈출과 관련이 있는 것은?

① 기침
② 분변
③ 주사기
④ 토사물
⑤ 피부의 상처

> **해설**
> **병원소로부터 병원체 탈출 경로**
> - 호흡기계 : 객담, 기침, 재채기
> - 소화기계 : 분변, 토사물
> - 비뇨기계 : 소변, 냉
> - 개방병소 : 상처, 농창
> - 기계적 탈출 : 흡혈성 곤충, 주사

25 「감염병의 예방 및 관리에 관한 법률」에서 필수예방접종을 시행하는 사람은?

① 시 · 도지사
② 질병관리청장
③ 보건복지부장관
④ 건강보험심사평가원
⑤ 특별자치도지사 또는 시장 · 군수 · 구청장

> **해설**
> 필수예방접종(「감염병의 예방 및 관리에 관한 법률」 제24조 제1항)
> 특별자치시장 · 특별자치도지사 또는 시장 · 군수 · 구청장은 다음 질병에 대하여 관할 보건소를 통하여 필수예방접종을 실시하여야 한다.
>
> 디프테리아, 폴리오, 백일해, 홍역, 파상풍, 결핵, B형간염, 유행성이하선염, 풍진, 수두, 일본뇌염, b형헤모필루스인플루엔자, 폐렴구균, 인플루엔자, A형간염, 사람유두종바이러스 감염증, 그룹 A형 로타바이러스 감염증, 그 밖에 질병관리청장이 감염병의 예방을 위하여 필요하다고 인정하여 지정하는 감염병

26 질병발생의 역학적 인자에 대한 모형으로 옳은 것은?

① 삼각형 모형설
② 원인망 모형설
③ 수레바퀴 모형설
④ 거미줄 모형설
⑤ 단일원인 모형설

> **해설**
> ① 질병발생의 역학적 인자는 병인, 숙주, 환경인데, 이는 삼각형 모형설에서 기인하였다.

27 중동호흡기증후군(MERS)처럼 음압격리와 같은 높은 수준의 격리가 필요한 감염병은 어디에 해당하는가?

① 제1급감염병
② 제2급감염병
③ 제3급감염병
④ 제4급감염병
⑤ 기생충감염병

> **해설**
> ① 제1급감염병이란 생물테러감염병 또는 치명률이 높거나 집단 발생의 우려가 커서 발생 또는 유행 즉시 신고하여야 하고, 음압격리와 같은 높은 수준의 격리가 필요한 감염병을 말한다(「감염병의 예방 및 관리에 관한 법률」 제2조 제2호).

정답 25 ⑤ 26 ① 27 ①

28 국제공중보건의 비상사태에 대비하기 위하여 감시대상으로 정한 질환은?

① 제1급감염병
② 제2급감염병
③ 제3급감염병
④ 지정감염병
⑤ 세계보건기구 감시대상 감염병

> **해설**
>
> 세계보건기구 감시대상 감염병(「질병관리청장이 지정하는 감염병의 종류 고시」 제4호)
> 세계보건기구가 국제공중보건의 비상사태에 대비하기 위하여 감시대상으로 정한 질환으로서 질병관리청장이 고시하는 감염병을 말한다.
>
> 두창, 폴리오, 신종인플루엔자, 중증급성호흡기증후군(SARS), 콜레라, 폐렴형 페스트, 황열, 바이러스성 출혈열, 웨스트나일열

29 제1급감염병이면서 검역감염병인 것은?

① 결핵
② AIDS
③ 일본뇌염
④ 장티푸스
⑤ 중증급성호흡기증후군(SARS)

> **해설**
>
> 제1급감염병과 검역감염병
> - 제1급감염병 : 에볼라바이러스병, 마버그열, 라싸열, 크리미안콩고출혈열, 남아메리카출혈열, 리프트밸리열, 두창, 페스트, 탄저, 보툴리눔독소증, 야토병, 신종감염병증후군, 중증급성호흡기증후군(SARS), 중동호흡기증후군(MERS), 동물인플루엔자 인체감염증, 신종인플루엔자, 디프테리아(「감염병의 예방 및 관리에 관한 법률」 제2조 제2호)
> - 검역감염병 : 콜레라, 페스트, 황열, 중증급성호흡기증후군(SARS), 동물인플루엔자 인체감염증, 신종인플루엔자, 중동호흡기증후군(MERS), 에볼라바이러스병, 그 외의 감염병으로서 외국에서 발생하여 국내에 들어올 우려가 있거나 우리나라에서 발생하여 외국으로 번질 우려가 있어 질병관리청장이 긴급 검역조치가 필요하다고 인정하여 고시하는 감염병(「검역법」 제2조 제1호)

정답 28 ⑤ 29 ⑤

30 인수공통감염병과 그 감염원의 연결이 잘못된 것은?

① 탄저 – 양
② 결핵 – 돼지
③ 브루셀라 – 소
④ 렙토스피라 – 쥐
⑤ 살모넬라 – 고양이

> **해설**
> 동물매개질병(인수공통감염병)
>
> | | |
> |---|---|
> | 소 | 결핵, 탄저, 광우병, 파상열(Brucellosis), 살모넬라증 |
> | 돼지 | 일본뇌염, 탄저, 살모넬라증 |
> | 양 | 큐열, 탄저 |
> | 개 | 광견병(Rabies), 톡소포자충증(톡소플라스마증) |
> | 말 | 탄저, 유행성뇌염, 살모넬라증 |
> | 쥐 | 페스트, 발진열, 살모넬라증, 렙토스피라증(Leptospirosis), 쯔쯔가무시병 |
> | 고양이 | 살모넬라증, 톡소포자충증(톡소플라스마증) |

31 바이러스성 경구감염병에 해당하는 것은?

① 성홍열
② 콜레라
③ 장티푸스
④ A형간염
⑤ 디프테리아

> **해설**
> 경구감염병의 분류
>
> | | |
> |---|---|
> | 세균에 의한 것 | 세균성이질, 장티푸스, 파라티푸스, 콜레라, 성홍열, 디프테리아, 파상열 |
> | 바이러스에 의한 것 | 감염성 설사증, 유행성간염(A형간염), 급성회백수염(폴리오) |
> | 원생동물에 의한 것 | 아메바성이질 |
> | 리케차에 의한 것 | Q열, 발진열, 발진티푸스, 쯔쯔가무시증 |

32 디프테리아, 인플루엔자, 장티푸스와 관련된 역학의 시간적 현상은? ★

① 추세 변화
② 일시유행
③ 순환 변화
④ 계절적 변화
⑤ 범발적 변화

> **해설**
> **역학의 4대 현상 중 시간적 현상**
> • 추세(장기) 변화 : 어떤 질병을 수십 년간 관찰하였을 때 증가 혹은 감소의 경향을 보여주는 것을 말한다. 장티푸스(30~40년), 디프테리아(20~24년), 인플루엔자(약 30년) 등이 있다.
> • 순환(주기) 변화 : 수년의 간격으로 질병의 발생이 반복되는 경우를 말한다. 예로 인플루엔자 A(2~3년), 인플루엔자 B(4~6년), 백일해(2~4년), 홍역(2~3년) 등이 있다.
> • 계절적 변화 : 1년을 주기로 질병이 발생하는 것을 말한다. 여름철에 소화기계 및 겨울철의 호흡기계 질병이 유행하는 경우를 들 수 있다.
> • 단기 변화 : 시간별, 날짜별 혹은 주 단위로 질병발생 양상이 변화하는 것을 말한다. 주로 급성감염병의 집단발생 시 이러한 양상을 보인다.
> • 불규칙 변화 : 외래 감염병이 국내에 침입할 시 돌발적으로 유행하는 경우로 콜레라가 그 예이다.

33 병원체 탈출 유형 중 모기와 같은 흡혈성 곤충이 물거나 피를 빨 때 직·간접적으로 병원체가 탈출하는 것은? ★

① 기계적 탈출
② 소화기계 탈출
③ 호흡기계 탈출
④ 개방병소 탈출
⑤ 비뇨생식기계 탈출

> **해설**
> **기계적 탈출**
> 모기와 같은 흡혈성 곤충이 물거나 피를 빨 때, 채혈을 할 때(주삿바늘에 묻어) 병원체가 직·간접적으로 병원소에서 탈출하는 것을 말한다(예 발진열, 발진티푸스, 말라리아, 매독균, 유행성간염 등).

정답 32 ① 33 ①

34 다음 설명에 해당하는 만성질환은?

- '침묵의 살인자'라고 불린다.
- 어떤 현성질병으로 보기보다는 이로 인해 유발될 질병의 사전예방을 위한 지표로서의 의미가 크다.
- 주요 병발증으로는 뇌졸중, 동맥경화, 신장장애, 망막장애가 있다.

① 암
② 고혈압
③ 부정맥
④ 당뇨병
⑤ 뇌전증

해설
① 암 : 인체 내의 세포가 각종 원인에 의해 무제한 증식하여 형성되는 악성종양
③ 부정맥 : 심장이 정상적으로 뛰지 않는 것
④ 당뇨병 : 인슐린의 분비량이 부족하거나 정상적인 기능이 이루어지지 않는 등의 대사
⑤ 뇌전증 : 반복적인 발작을 특징으로 하는 만성적인 뇌 장애

35 우리나라에서는 악성 신생물(암)로 인한 사망률이 계속 증가하고 있다. 다음 중 남녀 전체 암 사망률이 가장 높은 것은?

① 폐암
② 위암
③ 간암
④ 대장암
⑤ 갑상선암

해설
2022년 암사망률 통계(인구 10만 명당)
- 전체 : 폐암(36.3명) > 간암(19.9명) > 대장암(17.9명) > 췌장암(14.3명) > 위암(13.9명)
- 남자 : 폐암(53.7명) > 간암(29.1명) > 대장암(20.6명)
- 여자 : 폐암(18.9명) > 대장암(15.2명) > 췌장암(13.7명)

정답 34 ② 35 ①

36 암관리법령상 암 종류별 검진주기 및 연령기준 등에 대한 설명으로 옳은 것은?

① 검진주기가 가장 긺 – 위암으로 3년
② 여성만을 대상으로 함 – 대장암으로 50세 이상의 여성
③ 검진주기가 가장 짧음 – 간암으로 5개월
④ 검진연령이 가장 높음 – 폐암으로 54세 이상
⑤ 검진연령이 가장 낮음 – 자궁경부암으로 30세 이상

> **해설**
> 암의 종류별 검진주기와 연령기준 등(「암관리법」 시행령 별표 1 준용)

암의 종류	검진주기	연령기준 등
위암	2년	40세 이상의 남·여
간암	6개월	40세 이상의 남·여 중 간암 발생 고위험군
대장암	1년	50세 이상의 남·여
유방암	2년	40세 이상의 여성
자궁경부암	2년	20세 이상의 여성
폐암	2년	54세 이상 74세 이하의 남·여 중 폐암 발생 고위험군

37 당뇨병에 관한 설명으로 옳은 것은?

① 성인당뇨는 인슐린 보충치료가 가장 중요하다.
② 소아당뇨는 인슐린 생성장애가 가장 큰 원인이다.
③ 당뇨환자는 다량의 식습관으로 인해 비만이 이어진다.
④ 신장의 인슐린 분비저하로 인한 기능저하가 발생한다.
⑤ 75g 경구 당부하 검사에서 2시간째 혈당치가 126mg/dL 이상이 기준이다.

> **해설**
> ① 소아당뇨(제1형 당뇨병)는 인슐린 보충치료가 가장 중요하다. 성인당뇨는 식이요법과 운동요법이 가장 중요하다.
> ③ 당뇨환자는 비만이 이어지는 것이 아니라 체중이 감소된다.
> ④ 췌장(이자)의 인슐린 분비저하로 인한 기능저하가 발생한다.
> ⑤ 75g 경구 당부하 검사에서 2시간째 혈당치가 200mg/dL 이상이 당뇨병 기준이다.

정답 36 ④ 37 ②

CHAPTER 05 환경 및 산업보건

제1절 환경위생

1 환경과 환경위생

(1) 환경(Environment)
① 환경이란 우주를 형성하고 있는 모든 요소들의 실체를 말한다.
② 인간환경이란 인간을 주체로 한 주위의 일체를 의미한다.
　㉠ 광의 : 우주를 형성하고 있는 모든 요소들의 실체를 의미함
　㉡ 협의 : 지구에 존재하는 모든 실체를 의미함

(2) 환경보건
WHO의 환경위생전문학회는 "환경보건이란 인간의 신체발육, 건강 및 생존에 유해한 영향을 미치거나 미칠 가능성이 있는 인간의 물리적 환경에 있어서의 제반요소를 통제하는 것이다"라고 정의하였다.

(3) 환경위생학의 영역

자연환경	이화학적 환경 : 공기, 물, 토양, 광선, 소리 등
	생물학적 환경 : 동물, 식물, 위생곤충, 미생물 등
사회적 환경	인위적 환경 : 의복, 식생활, 주거, 위생시설, 산업시설 등
	문화적 환경 : 정치, 사회, 문화, 경제 등
환경요소	공기(기온기습, 기류, 기압), 물, 토양, 광선, 위생곤충, 의복, 위생시설 등
환경인자	• 위도, 고도, 지형, 수륙분포, 해류 등 • 환경요소에 영향을 미치어 환경변화를 일으키는 것으로, 환경요소를 결정하는 조건

(4) 환경오염
① 정의 : 인간의 행위로 환경의 구성성분과 상태가 변화해서 자연상태의 경우보다 인간이 그 환경을 사용하는 데 불합리하게 악화되었을 때이다. 즉, 환경오염은 생활과 산업활동에서 배출되는 매연, 분진, 가스, 악취, 하수, 폐수, 고형폐기물, 소음, 진동으로 인하여 대기, 수질, 토양, 해양수질이 오염되고 그것이 인간생활의 불편이나 보건상 피해, 동식물의 생육에 장해를 주거나 재산상의 손실을 입히는 현상을 말한다.
② 3P : Pollution(오염), Population(인구), Poverty(빈곤)
③ 현대 환경오염의 특징 : 다양화, 다발화, 누적화, 광역화, 생태학적 질서 파괴

(5) 환경보전운동 ★

주제	협약명	개최연도	내용
인간환경보호 지속가능발전	유엔인간환경회의 (스톡홀름회의)	1972년	스톡홀름에서 113개국 정상들이 '인간환경선언' 선포, '단 하나 뿐인 지구(The Only One Earth)'를 보전하자는 공동인식
	유엔환경개발회의	1992년	리우데자네이루에서 개최, '리우선언'과 '의제 21' 채택
해양오염	런던협약	1972년	폐기물의 해양투기로 인한 해양오염방지
오존층파괴	빈협약(비엔나협약)	1985년	오존층 파괴방지, 냉매규제
	몬트리올의정서	1987년	오존층 파괴방지, 냉매규제, 무역연계(수출입규제)
지구온난화 기후변화	리우회의	1992년	지구온난화의 국제적 공동대응을 위한 기후변화협약(UNFCCC) 채택
	교토의정서(COP3)	1997년	지구온난화 방지, 온실가스 배출량 감축목표 설정
	코펜하겐협정(COP15)	2009년	지구평균기온 상승폭을 산업화 이전 대비 2℃ 이내로 제한
	파리협약 ★ (COP21)	2015년	• 각국이 자발적으로 이산화탄소 감축량 목표 설정 • 산업화 전 대비, 지구의 기온상승을 2℃ 아래로 유지하고 나아가 1.5℃ 아래로 낮추기 위해 노력하기로 함
유해폐기물	바젤협약	1989년	핵물질 등 유해폐기물의 국가 간 수출입과 처리 규제
생물멸종위기	CITES(워싱턴협약)	1973년	워싱턴에서 개최, 멸종위기 야생동식물 거래규제
	생물다양성협약 (바이오안정성의정서)	1992년	유엔환경개발회의(리우회의)에서 채택, 생물다양성의 보전, 생물자원의 지속가능한 이용 등 합의
습지보호	람사르협약	1971년	물새 서식지인 습지보호와 지속가능한 이용에 관한 국제조약
사막화방지	사막화방지협약	1994년	파리에서 채택, 사막화 방지를 통한 지구환경보호

2 기후와 온열환경

(1) 기후

① 기후 : 어느 지역 하루의 기상상태를 일기(Weather)라 하며, 기후는 일기의 연간 평균상태를 표시한 대기현상의 종합적인 상태를 말한다.
② 기후요소(Climate Element) : 기후를 구성하는 요소로 기온, 기습, 기류, 기압, 복사량 등이 있으며, 이 중 기후 3요소라고 하면 기온, 기습, 기류를 말한다.
③ 기후인자(Climate Factor) : 기후요소에 영향을 미쳐 기후의 변화를 일으키게 하는 것으로, 위도, 해발고도, 지형, 수륙분포, 해류 등을 들 수 있다.

(2) 기후순화(Climate Acclimatization)

① 새로운 환경에 적응하고 이주한 지역의 기후에 대해 기질적·기능적으로 적응하게 되는 것을 말한다.
② 기후순화(기후순응)의 종류
  ㉠ 대상적 순화 : 새로운 환경조건에 대해 세포나 기관이 적응하는 현상
  ㉡ 자극적 순화 : 환경자극에 의해 저하되었던 기능이 회복됨으로써 적응하는 현상
  ㉢ 수동적 순화 : 약한 개체가 최적의 기후를 찾아서 순응해가는 현상

③ 고온순화
  ㉠ 인간이 40℃ 이상의 고온환경에 갑자기 노출되면 땀의 분비속도가 느려지고, 피부온도·직장온도는 증가하며, 심박동수는 증가하게 된다.
  ㉡ 그러나 이러한 환경에 계속적으로 노출되면(즉, 고온순화가 되면), 심박동수, 직장온도 및 피부온도는 다시 정상으로 회복되고, 땀 분비량만 증가하게 되어 정상적인 생리대사가 이루어진다.
  ㉢ 또한 고온순화가 되면 알도스테론(Aldosterone)이라는 호르몬의 분비가 증가하여 땀 속의 염분농도가 감소하게 된다. 즉, 같은 양의 땀을 흘리더라도 고온에 순화된 사람은 염분손실이 적게 되어 그만큼 내부적 항상성(Homeostasis)이 유지된다.

(3) 온열환경

① 온열조건 : 사람은 항온동물로서 항상 체내 열을 생산 방출하여 체온을 조절하는데, 물리적 체온조절로서 방열에 영향을 미치는 외적 환경조건으로 기온, 기습, 기류, 복사열을 4대 온열인자라 한다.

② 기온
  ㉠ 생물이 생존하는 데 가장 중요한 기후요소로서 대기의 온도를 말한다.
  ㉡ 기온은 일반적으로 지상 1.5m에서의 건구온도를 측정한다.
    • 보건학적 지적온도 : 18±2℃
    • 의복으로 조절할 수 있는 체온 : 10~26℃

③ 기습
  ㉠ 일정 온도의 공기 중에 수증기가 포함될 수 있는 정도로서 일반적으로 상대습도를 말한다.
  ㉡ 일반적으로 공기는 1~3%의 수증기를 함유하고 있다.
  ㉢ 보건학적 습도란 습도수준이 40~70%로, 습도가 높으면 피부질환, 낮을 때는 호흡기질환에 잘 걸린다.

절대습도	현재 공기 1m³ 중에 함유된 수증기량 또는 수증기 장력
상대습도 (비교습도)	• 현재 공기 1m³가 포화상태에서 함유할 수 있는 수증기량(F)과 현재 그 공기 중에 함유되어 있는 수증기량(f)의 비를 %로 나타낸 것 • 상대습도(%) = 절대습도/포화습도 × 100
포화습도	일정 공기가 함유할 수 있는 수증기량의 한계에 달했을 때(포화상태)의 공기 중 수증기량(g)이나 수증기 장력(mmHg)을 뜻함
포차	포화습도와 절대습도의 차

④ 기류
  ㉠ 기동 또는 바람이라 하며, 공기의 흐름을 말하는 것으로 주로 기압과 기온의 차에 의해서 형성된다.
  ㉡ 기류의 단위 : m/sec 또는 knot(1m/sec = 2knot)
  ㉢ 기류의 종류
    • 무풍 : 0.1m/sec 이하의 기류
    • 쾌적기류 : 실내 0.2~0.3m/sec, 실외 1.0m/sec 이하의 기류
    • 불감기류 : 0.5m/sec 이하의 기류

② 기류 측정

실내 기류 측정	카타온도계
실외 기류 측정	풍차온도계

⑩ 기류(바람)의 보건학적 의의
- 신체방열 작용 촉진
- 신진대사 촉진
- 옥내의 자연환기 원동력
- 공기성분의 평등화
- 기후변화의 원동력

⑤ 복사열
㉠ 적외선에 의한 열로 태양광선, 난로 등의 발열체에서 발생한다.
㉡ 대류나 전도와 같은 현상을 거치지 않고 열이 직접 전달되었기 때문에 열의 전달이 순간적으로 발생한다.
㉢ 거리의 제곱에 비례해서 온도가 감소하며, 복사열은 흑구온도계로 측정한다.

(4) 온열지수

감각온도	• 기온, 기습, 기류의 3인자가 인체에 종합적으로 작용하여 얻어지는 온도로, '유효온도', '체감온도'라고도 한다. • 쾌적 감각온도 : 다수(50% 이상)에게 쾌적감을 줄 수 있는 감각온도의 범위로, 여름에는 64~79°F, 겨울에는 60~74°F이다. • 최적 감각온도 : 최대수(97% 이상)가 쾌감을 느낄 수 있는 감각온도선으로, 여름 71°F(21.7°C), 겨울 66°F(19°C)이다.
카타냉각력	• 기온, 기습, 기류를 종합해서 인체에서 열을 빼앗는 힘으로, 그 공기가 가지고 있는 냉각력을 의미한다. • 물리적 변화를 표시하므로 기후조건을 표시하는 좋은 지수의 하나로 공기의 쾌적도와 기류측정에 사용한다. • 카타온도계는 불감기류와 같은 미풍을 정확히 측정할 수 있다는 장점이 있다.
쾌감대	• 쾌감대(Comfort Zone)는 적당한 착의상태에서 느낄 수 있는 온열조건이다. • 습도 60~65%, 기온 17~18°C, 기류 0.2~0.3m/sec 수준이다.

불쾌지수	• 불쾌지수(Discomfort Index)는 기온, 기습의 영향으로 인체가 느끼는 불쾌감을 숫자로 표시(기류, 복사열이 고려되지 않음)한 것이다.
	• 불쾌지수(DI) = (건구온도°C + 습구온도°C) × 0.72 + 40.6 = (건구온도°F + 습구온도°F) × 0.4 + 5
	• 불쾌지수의 구분
	  - 70 : 10% 정도가 불쾌감
	  - 75 : 50% 정도가 불쾌감
	  - 80 : 대부분의 사람이 불쾌감
	  - 85 이상 : 견딜 수 없는 상태

3 일광과 공기

(1) 일광

① 6,000°C의 태양이 열핵 반응을 일으켜 복사선을 방출하는 전자파로, 적외선이 52%, 가시광선이 34%, 자외선이 5%를 차지한다.

② 일광의 종류

적외선	• 태양광선의 약 52%로, 가시광선보다 파장이 긴 전자기파
	• 범위는 780~3,000nm(7,800~30,000Å)이며, 열선(熱線)으로 온실효과 유발
	• 종류
	  – 근적외선 : 7,500~30,000Å
	  – 중적외선 : 30,000~300,000Å
	  – 원적외선 : 300,000~1,000,000(1.2×107)Å
	• 인체 장애 : 혈관확장, 피부홍반, 괴사, 두통, 현기증, 일사병, 열사병, 백내장

가시광선	• 태양광선의 약 34%로, 4,000~7,500Å의 광선
	• 눈의 망막 자극으로 명암과 색깔을 구별
	• 조명부족과 조명과다 등으로 질병을 유발
	  – 적당한 조도 : 100~10,000Lux
	  – 조명부족 : 안정피로증상, 근시, 안구진탕증
	  – 조명과다 : 시력장애, 시야협착, 망막변성

자외선 ★	• 태양광의 약 5%로, 가시광선보다 짧은 파장으로 눈에 보이지 않는 빛
	• 근자외선 : 3,200~4,000Å
	  – 오존(O_3), Aldehyde, PAN(Peroxyacetyl Nitrate) 등의 광화학산화물 생성
	  – 3,500~4,000Å 자외선은 질소산화물(NO_x)과 Olefin계 탄화수소와 광화학반응
	• 중자외선 : 2,800~3,200Å
	  – 건강선(Dorno선) : 2,800~3,200Å
	  – 전신작용 : 적혈구·백혈구·혈소판 증가, 호흡량 증가
	  – 비타민 D 생성 : 소아구루병 예방
	• 원자외선 : 10~2,800Å → 살균소독(공기살균에 최적, 수술실 등의 소독에 사용)
	• 생물학적 작용
	  – 피부에 대한 작용 : 홍반작용, 부종, 수포형성, 멜라닌색소 침착, 피부비후증, 피부암
	  – 눈에 대한 작용 : 결막염, 각막염, 전기성 안염, 설안염, 백내장
	  – 전신작용 : 적혈구, 백혈구, 혈소판 증가, 혈압강하, 신진대사촉진, 두통, 피로, 흥분, 피부결핵 및 관절염 치료 작용
	  – 비타민 D 생성 : 소아의 구루병 예방

(2) 공기

① 공기는 지구를 둘러싸고 있는 대기의 하부 층을 구성하고 있는 기체이다.

② 생명체의 필수물질로 성인인 경우 1일 13kL가 필요하다.

③ 지구의 열평형(Heat Balance) 유지를 위해 필요하다.

공기의 조성(단위 : %)

성분	화학성분	체적백분율	성분	화학성분	체적백분율
질소	N_2	78.10	헬륨	He	0.0005
산소	O_2	20.93	크립톤	Kr	미량
아르곤	Ar	0.93	크세논	Xe	미량
이산화탄소	CO_2	0.03	오존	O_3	미량
네온	Ne	0.0018	—	—	—

④ 공기의 성상

산소 (O₂)	• 구성비 : 체적 20.93% • 성인 1일 공기를 12~13kL정도 호흡(1일 0.52~0.65kL) • 위생적 산소 허용농도 : 15~50%(일반적으로 21%) • 결핍 시 : 11~12% 이하의 경우 저산소증(Hypoxia)으로, 근육통, 이명, 두통, 구토 증상, 10% 이하일 경우 호흡곤란, 7% 이하인 경우 질식사한다. • 고농도 시 : 산소중독(Oxygen Poisoning)으로 폐부종, 충혈, 호흡억제, 폐출혈, 흉통, 서맥 증상 • 하수구 맨홀 작업 시 산소 부족으로 질식사를 유발할 수 있음
질소 (N₂)	• 구성비 : 체적 78.1%, 인체에 영향을 주지 않는 불활성가스이나 감압 시 손상 • 4기압 이상 : 중추신경계 영향, 마취작용 • 10기압 초과 : 의식상실 • 급격한 기압 강하 : 잠함병(Caisson Disease)
이산화탄소 (CO₂)	• 구성비 : 0.03%, 무색, 무취, 비독성 가스, 약산성 • 서한도(恕限度) : 0.1%(1,000ppm) • 실내공기의 오염 지표 • 농도 : 7%(호흡 곤란), 10% 이상(의식상실과 사망) • 피해 : 온실효과(지구 온도 상승)
일산화탄소 (CO) ★★	• 성상 : 무색, 무미, 무취의 맹독성 가스, 비중이 0.976으로 공기보다 가볍고, 불완전 연소 시 발생함 • 서한량 : 0.01%(100ppm, 8시간 기준), 실내공기질 기준 0.001%(10ppm) • 일산화탄소 중독 : Hb와 결합력이 산소에 비해 200~300배(약 250배) 강함

인체 내 혈중에 용해된 COHb량의 피해중독 증상

혈중 COHb 농도(%)	중독 증상
0~10	증상 없음
10~20	강한 두통, 피부혈관 확장, 전두부 긴박감
20~30	현기증, 약간의 호흡곤란
30~40	심한 두통, 구역, 구토, 시력저하
40~50	근력감퇴, 허탈, 호흡·맥박의 증진
50~60	가사, 호흡·맥박증진·혼수, 경련
60~70	혼수, 경련, 심장박동 및 호흡의 미약
70~80	맥박이 약하고 호흡이 느리며, 호흡정지 사망
80 이상	즉사

⑤ 공기의 자정작용(Self Purification) ★

  ㉠ 공기 자체의 희석작용

  ㉡ 강우, 강설에 의한 공기 중의 용해성 가스나 분진의 세정작용

  ㉢ 산소(O₂), 오존(O₃) 및 과산화수소(H₂O₂) 등에 의한 산화작용

  ㉣ 자외선에 의한 살균작용

  ㉤ 식물의 탄소동화작용에 의한 CO₂와 O₂ 교환작용

> **실내공기**
> - 보건학적 실내기온 : 18±2℃
> - 보건학적 실내습도 : 40~70%(15℃에서는 70%, 18~20℃에서는 60%, 21~23℃에서는 50%, 24℃ 이상에서는 40%가 적당하며, 40% 이하이면 건조하다)
> - 보건학적 실내기류 : 실내 0.2~0.3m/sec, 실외 1m/sec
> - CO_2의 양이 실내공기의 불쾌감을 결정하는 요인이다.

⑥ 다중이용시설 실내공간 오염물질의 종류(「실내공기질 관리법」 시행규칙 별표 2와 3)

의료기관, 산후조리원, 노인요양시설, 어린이집, 실내 어린이놀이시설의 실내공기질 기준은 다음과 같다.

실내공기질 유지기준		실내공기질 권고기준	
미세먼지(PM-10)(μg/㎥)	75 이하	이산화질소(ppm)	0.05 이하
초미세먼지(PM-25)(μg/㎥)	35 이하	라돈(Bq/㎥)	148 이하
이산화탄소(ppm)	1,000 이하	총휘발성유기화합물(μg/㎥)	400 이하
폼알데하이드(μg/㎥)	80 이하		
총부유세균(CFU/㎥)	800 이하	곰팡이(CFU/㎥)	500 이하
일산화탄소(ppm)	10 이하		

⑦ 군집독(Crowd Poisoning)
  ㉠ 환기가 불충분한 상태로, 밀폐된 공간에 다수인이 장시간 있을 때 불쾌감, 권태감, 두통, 구토, 현기증을 일으키는 생리적 이상 상태를 군집독이라고 한다.
  ㉡ 원인 : 이화학적 공기조성의 변화(예 고온, 고습, 무기류, 악취, 유해가스, 분진 등)와 환기불량으로 발생한다.
  ㉢ 예방 : 환기

4 물

(1) 물의 기능과 중요성

① 성인은 하루에 약 2~3L의 물을 섭취하며, 체중의 60~70%가 물로 구성된다.
② 세포 내 : 약 40%, 조직 내 : 약 20%, **혈액 중 : 약 5%**
③ 1~2% 부족하면 갈증, 10% 소실되면 신체 이상 초래, 20~22% 소실되면 생명 위험
④ 생명의 주요 구성 성분인 동시에 세포활동, 호흡, 땀의 배설 등 생명유지의 중요한 기능을 수행하는 기본물질(예 음식물의 소화, 운반, 영양분의 흡수, 노폐물의 배설, 호흡, 순환, 체온조절 등)이다.
⑤ 물 사용량은 문화생활의 척도

(2) 수인성 질병의 전염원

① 수인성 질병의 종류 : 장티푸스, 파라티푸스, 콜레라, 세균성이질, 아메바성이질, 렙토스피라증, 여시니아증, 급성회백수염(폴리오), 유행성간염 등

② 수인성 감염병의 특징
  ㉠ 유행지역과 음료수 사용지역이 일치
  ㉡ 집단적 또는 폭발적으로 발생(2~3일 이내 폭발적 발생)
  ㉢ 음료수 중에서 원인 병원체를 검출
  ㉣ 비교적 잠복기가 길고 치명률, 2차 감염률이 낮음(가족 집적성 낮음)
  ㉤ 성별, 직업 및 연령에 차이가 없음
  ㉥ 계절과는 비교적 무관하게 발생(일부 교재에는 계절에 관계없이 발생하나, 여름에 많이 발생한다고 되어 있음)
  ㉦ 우유로 인한 감염병은 환자발생지역이 우유배달지역과 동일하고 잠복기가 비교적 짧으며, 발병률과 치명률이 높은 것이 수인성 감염병과의 차이점이다.

> **Mills-Reincke 현상**
> 1893년 미국의 Mills가 메사추세스주 로렌스시에서 물을 여과·급수하였는데 그 결과 장티푸스, 이질, 설사, 장염 등의 환자와 사망자가 감소하였으며 일반사망률도 떨어졌다. 같은 해 독일의 Reincke도 함부르크시에서 강물을 여과하여 공급한 결과 같은 결과를 얻게 되어 그 후에 이 현상을 Mills-Reincke 현상이라 하였다.

(3) 먹는물의 수질기준(「먹는물 수질기준 및 검사 등에 관한 규칙」 별표 1)

① 미생물에 관한 기준
  ㉠ 일반세균은 1mL 중 100CFU(Colony Forming Unit)를 넘지 아니할 것
  ㉡ 총 대장균군·대장균·분원성 대장균군은 100mL에서 검출되지 아니할 것
  ㉢ 분원성 연쇄상구균·녹농균·살모넬라 및 쉬겔라는 250mL에서 검출되지 아니할 것
  ㉣ 아황산환원혐기성포자형성균은 50mL에서 검출되지 아니할 것
  ㉤ 여시니아균은 2L에서 검출되지 아니할 것

> **대장균군**
> - 미생물(병원성)의 오염을 추측할 수 있음
> - 대장균 지수(Coli Index) : 대장균군을 검출할 수 있는 최소 검수량의 역수
> - MPN(최적확수) : 검수 100mL당 대장균수(일반적으로 이것을 사용함)

② 건강상 유해영향 무기물질에 관한 기준 : 하단의 물질은 각각의 기준을 넘지 않아야 한다.

납	0.01mg/L	불소	1.5mg/L
비소	0.01mg/L	셀레늄	0.01mg/L
수은	0.001mg/L	시안	0.01mg/L
크롬	0.05mg/L	암모니아성 질소	0.5mg/L
질산성 질소	10mg/L	카드뮴	0.005mg/L
붕소	1.0mg/L	브론산염	0.01mg/L
스트론튬	4mg/L	우라늄	30μg/L

③ 건강상 유해영향 유기물질에 관한 기준 : 하단의 물질은 각각의 기준을 넘지 않아야 한다.

페놀	0.005mg/L	다이아지논	0.02mg/L
파라티온	0.06mg/L	페니트로티온	0.04mg/L
카바릴	0.07mg/L	1,1,1-트리클로로에탄	0.1mg/L
테트라클로로에틸렌	0.01mg/L	트리클로로에틸렌	0.03mg/L
디클로로에틸렌	0.02mg/L	벤젠	0.01mg/L
톨루엔	0.7mg/L	에틸벤젠	0.3mg/L
크실렌	0.5mg/L	1,1-디클로로에틸렌	0.03mg/L
사염화탄소	0.002mg/L	1,2-디브로모-3-클로로프로판	0.003mg/L
1,4-다이옥산	0.05mg/L	—	—

④ 소독제 및 소독부산물질에 관한 기준 : 하단의 물질은 각각의 기준을 넘지 않아야 한다. 다만, 샘물·먹는샘물·염지하수·먹는염지하수·먹는해양심층수 및 먹는물공동시설의 물의 경우에는 적용하지 아니한다. ★

잔류염소(유리잔류염소)	4.0mg/L	총트리할로메탄	0.1mg/L
클로로포름	0.08mg/L	브로모디클로로메탄	0.03mg/L
디브로모클로로메탄	0.1mg/L	클로랄하이드레이트	0.03mg/L
디브로모아세토니트릴	0.1mg/L	디클로로아세토니트릴	0.09mg/L
트리클로로아세토니트릴	0.004mg/L	포름알데히드	0.5mg/L
할로아세틱에시드(디클로로아세틱에시드, 트리클로로아세틱에시드 및 디브로모아세틱에시드의 합)			0.1mg/L

⑤ 심미적 영향물질에 관한 기준 : 하단의 물질은 각각의 기준을 넘지 않아야 한다. 냄새와 맛은 소독으로 인한 냄새와 맛 이외의 냄새와 맛이 있어서는 안 된다.

경도(硬度)	1,000mg/L (수돗물의 경우 300mg/L)	과망간산칼륨 소비량	10mg/L
동	1mg/L	색도	5도
세제(음이온 계면활성제)	0.5mg/L	수소이온 농도	pH 5.8 이상 pH 8.5 이하
아연	3mg/L	염소이온	250mg/L
증발잔류물(수돗물의 경우)	500mg/L	철	0.3mg/L
망간	0.3mg/L (수돗물의 경우 0.05mg/L)	탁도	1NTU (Nephelometric Turbidity Unit)
황산이온	200mg/L	알루미늄	0.2mg/L

⑥ 방사능에 관한 기준(염지하수의 경우에만 적용) : 하단의 물질은 각각의 기준을 넘지 않아야 한다.

세슘(Cs-137)	4.0mBq/L	스트론튬(Sr-90)	3.0mBq/L
삼중수소	6.0Bq/L	—	—

※ Bq(베크렐) : 방사능 측정단위

(4) 먹는물 수질검사 항목 및 기준(동 규칙 제4조)

① 냄새, 맛, 색도, 탁도(濁度), 수소이온 농도 및 잔류염소에 관한 검사 : 매일 1회 이상

② 일반세균, 총 대장균군, 대장균 또는 분원성 대장균군, 암모니아성 질소, 질산성 질소, 과망간산칼륨 소비량 및 증발잔류물에 관한 검사 : 매주 1회 이상. 다만, 일반세균, 총 대장균군, 대장균 또는 분원성 대장균군을 제외한 항목에 대하여 지난 1년간 수질검사를 실시한 결과 수질기준의 10퍼센트를 초과한 적이 없는 항목에 대하여는 매월 1회 이상

③ 미생물, 건강상 유해영향 무기물질, 건강상 유해영향 유기물질에 관한 검사 및 심미적 영향물질에 관한 검사 : 매월 1회 이상. 다만, 일반세균, 총 대장균군, 대장균 또는 분원성 대장균군, 암모니아성 질소, 질산성 질소, 과망간산칼륨 소비량, 냄새, 맛, 색도, 수소이온 농도, 염소이온, 망간, 탁도 및 알루미늄을 제외한 항목에 대하여 지난 3년간 수질검사를 실시한 결과 수질기준의 10퍼센트를 초과한 적이 없는 항목에 대하여는 매 분기 1회 이상

④ 소독제 및 소독부산물질에 관한 검사 : 매 분기 1회 이상. 다만, 총 트리할로메탄, 클로로포름, 브로모디클로로메탄 및 디브로모클로로메탄은 매월 1회 이상

> **트리할로메탄 ★**
> 먹는물의 수질기준 항목 중 하나로, 유기물질과 염소가 반응하여 생성되며, 동물실험 결과 발암성이 있는 것으로 알려져 있다.

(5) 물의 정화

① 물의 자정 작용(Self-purification) ★
   ㉠ 물리적 작용 : 희석작용, 침전작용
   ㉡ 화학적 작용 : 폭기에 의한 산화작용(유기물 분해), 자외선에 의한 살균작용
   ㉢ 생물학적 작용 : 미생물에 의한 유기물 분해, 수중생물에 의한 식균작용

② 물의 정수법
   ㉠ 상수의 6단계 정수과정 : 취수 → 도수 → 정수 → 송수 → 배수 → 급수
   ㉡ 정수방법 : 침전, 여과, 소독

③ 정수처리과정

완속사여과법 (Slow Sand Filtration)	• 영국식 여과법 • 보통침전 후 여과하며 그 속도는 3~6m/day • 수중 부유물 등 이물질은 모래층의 상부에서 제거 • 여과막 청소는 1~2개월마다 사면 대치
급속사여과법 (Rapid Sand Filtration)	• 미국식 여과법 • 약품침전 실시[황산알루미늄($Al_2(SO_4)_3$)] • 여과 속도는 50~200m/day(120m/day) • 수중 부유물 등 이물질은 모래층 전체에서 제거 • 여과지 청소는 1~2일마다 역류세척

(6) 물의 소독(Disinfection)

① 소독의 종류 : 열처리법, 자외선소독법, 오존소독법, 염소소독법

② 염소소독

　㉠ 염소소독의 규정(「수도법」 시행규칙 제22조의2 제3호)

　　수도꼭지의 먹는물 유리잔류염소가 항상 0.1mg/L 이상(결합잔류염소 0.4mg/L)이 되도록 할 것. 다만, 병원성미생물에 오염되었거나 오염우려가 있는 경우 유리잔류염소가 0.4mg/L 이상(결합잔류염소 1.8mg/L) 이상이 되도록 할 것

　㉡ 염소소독의 장단점

장점	단점
• 강한 소독력이 있다. • 강한 잔류효과를 가진다. • 조작이 간편하다. • 경제적이다.	• 강한 냄새가 난다. • Trihalomethane(THM) 생성에 의한 독성이 있다.

　㉢ 염소의 소독력

　　• 유리잔류염소 : $Cl_2 + H_2O \rightarrow HCl + HOCl$(차아염소산) = pH 4

　　　$HOCl \rightarrow H^+ + OCl^-$ = pH 7

　　　살균력은 $Cl_2 > HOCl > OCl^-$

　　• 결합잔류염소 : $HOCl + NH_3 \rightarrow NH_2Cl + H_2O$(Monochloramine)

　　　$HOCl + NH_2Cl \rightarrow NHCl_2 + H_2O$(Dichloramine)

　　　$HOCl + NHCl_2 \rightarrow NCl_2 + H_2O$(Trichloramine)

　㉣ 불연속점 염소처리(Break Point Chlorination)

　　물에 주입되는 염소는 유기물의 산화로 잔류 염소가 0 가까이 감소되다가 산화가 끝나면 증가하게 되는데, 이 전환점을 불연속점이라고 한다. 불연속점 이전의 잔류 염소는 결합잔류염소, 이후에 잔존하는 염소를 유리잔류염소라고 한다.

　㉤ 염소요구량

　　불연속점 이전까지의 소요된 염소량 또는 수중 유기물을 산화하는 데 필요한 염소량

　㉥ 부활현상

　　염소소독 후 상수의 세균은 일방적으로 감소하나 일정 시간 후에는 세균이 평상시보다 증가하는 현상(불연속점 후 염소처리 필요)

잔류염소 ★
- 결합잔류염소 : 수중에 암모니아 화합물이 존재할 경우, 클로라민(Chloramine)의 형태로 존재
- 염소주입량 = 염소요구량 + 잔류염소량
- 상수도 염소소독 시 유리잔류염소량 기준
  - 0.1ppm(수도꼭지 기준) 이상, 4.0ppm(정수장 기준)을 넘지 아니할 것

③ 특수정수법

조류제거법		주로 황산동($CuSO_4 \cdot 5H_2O$)을 사용(0.6~1.2mg/L), 염소 등을 이용
경수연화법	일시경수	$Ca(HCO_3)_2$, $Mg(HCO_3)_2$을 함유한 경수는 끓임 → 연수
	영구경수	• $CuSO_4$, $MgCl_2$을 함유한 경수 • 석회소다법, 제올라이트(Zeolite)법으로 연수를 만듦
불소주입법		• 치아 유효 : 0.6~1.5mg/L • 불소 과다(2~3mg/L) : 반상치 • 불소 과소(0.6mg/L) : 우식치 • 불소 제거 : 황산알루미늄법
철제거		• 폭기법을 이용하면 불용성인 수산화제이철이 되어 침전여과 • $2Fe(HCO_3) + H_2O + O_2 \rightarrow 2Fe(OH)_3 \downarrow + 4CO_2$
망간제거법		폭기법을 이용하면 불용성인 수산화망간을 만들어 침전여과

수중불소와 치아의 영향
• 불소주입법 : 상수도에 불소를 주입하여 충치예방을 목적으로 하는 특수정수법이다.
• 불소 과다 시 반상치, 불소 과소 시 치아우식증(우식치, 충치)이 나타난다.
• 수돗물불소농도조정사업 : 치아우식증(충치)을 예방하기 위해 수돗물의 불소이온농도를 0.8ppm(mg/L)으로 조정하여 공급하는 사업이다.
• 수돗물불소농도조정사업에서 시·도지사, 시장·군수·구청장 또는 한국수자원공사사장이 유지하려는 수돗물불소농도는 0.8ppm으로 하되, 그 허용범위는 최대 1.0ppm, 최소 0.6ppm으로 한다(「구강보건법」 시행규칙 제4조 제2항).

(7) 하수처리

① 하수는 생활에 의하여 생기는 오수(예 가정하수, 산업폐수, 축산폐수, 농업폐수 등)를 말한다.
② 하수도의 분류
  ㉠ 합류식 : 가정하수와 천수(예 비, 눈, 우박 등)를 함께 운반하는 방식
  ㉡ 분류식 : 가정하수와 천수를 별도로 운반하는 방식
  ㉢ 합류식과 분류식의 장단점

구분	장점	단점
합류식	• 건설비가 적게 든다. • 수리, 점검, 청소가 용이하다. • 빗물에 의해 하수가 희석되므로 하수처리가 용이하다.	• 하수가 범람하면 비위생적이다. • 건기에 물이 부패되어 악취가 발생한다.
분류식	• 합류식과 반대로 하수가 범람해도 위생적이며, 건기에 물이 부패되는 현상이 적다. • 환경보건 측면에서 유리하다.	• 건설비가 많이 든다. • 검사보수가 어렵다. • 환기곤란으로 폭발위험이 있다.

③ 하수처리 과정
  ㉠ 예비처리 : 스크린 설치, 침사, 침전, 여과, 분쇄, 중화
  ㉡ 본처리(생물학적 처리)
    • 혐기성 분해 처리(혐기성균에 의한 부패작용) : 분뇨처리

부패조 (Septic Tank)	냄새가 많이 나고 소규모 분뇨 및 하수처리에 사용
임호프조 (Imhoff Tank)	부패조 개량 – 고체, 액체의 분리 및 부패 작용 – 메탄가스(CH_4)

    • 호기성 분해 처리(호기성균에 의한 산화작용)

활성오니법	처리면적이 적어도 가능하며 경제적(충분한 공기공급 필요)
살수여상법	파리 및 악취 발생이 심하며, 높은 수압이 필요(산업폐수처리, 분뇨, 소화 처리 후 탈리액의 처리에 이용)
그 외	기타 접촉여상법, 산화지법, 관개법 등

  ㉢ 오니처리 : 육상투기, 해양투기, 소각, 퇴비화, 사상건조법, 소화법, 오니건조 후 비료화 등
  ㉣ 활성오니법과 살수여상법의 비교

활성오니법	살수여상법
• 고도로 숙련된 기술이 필요하다. • 경제적이다. • 처리면적이 적어도 가능하다. • 도시하수처리에 용이하다.	• 수량이 갑자기 변화해도 처리가 용이하다. • 높은 수압이 필요하다. • 파리 및 악취가 발생한다. • 산업폐수나 분뇨소화 처리 후 탈리액을 처리하는 데 용이하다.

④ 하수오염도 측정

생물화학적 산소요구량	• BOD(Biochemical Oxygen Demand) • 하수의 유기물을 산화하는 데 소모되는 산소의 손실량으로, 20℃에서 5일간 측정 • 유기성 오염이 심한 하천일수록 BOD가 높음 • 물고기 서식 한계 : 5ppm 이하 • 1단계 BOD = 탄소 BOD(20℃에서 7~10일) • 2단계 BOD = 질소 BOD(20℃에서 90~100일)
용존산소량	• DO(Dissolved Oxygen) • 물에 녹아 있는 유리산소량을 말하며 물의 오염상태를 나타내는 하나의 지표로서 온도가 낮을수록, 압력이 높을수록 용존산소는 높음 • DO가 높은 물은 천수, 지표수, 복류수, 지하수 • DO가 부족(5ppm 이하)하게 되면 수중에 서식하는 어패류의 생존을 위협하게 됨 • 유기물 유입이 많으면 용존산소의 과다소비로 인한 산소의 결핍으로 혐기성 상태가 되어 H_2S, NH_3, CH_4 등을 발생시킴 • 20℃에서 물의 포화용존산소량 : 9.2ppm
화학적 산소요구량	• COD(Chemical Oxygen Demand) • 유기물질을 화학적으로 산화시킬 때 소모된 산화제의 양에 상당하는 산소량 • 수중의 유기물질을 간접적으로 측정하는 방법(유독성 폐수측정)이기도 함 • 산화제로는 과망간산칼륨, 중크롬산칼륨 등을 주로 사용 • COD는 측정기간이 짧은데, 약 2시간 이내면 측정이 가능 • 미생물을 통한 측정이 아니므로 미생물이 자라기 힘든 조건의 폐수에 대하여도 COD 값을 측정할 수 있음

5 소음, 진동, 소독

(1) 소음(Noise Disturbance)

① 소음은 원하지 않는 불유쾌한 소리(Unwanted Sound)를 말한다.
② 가청음역은 20~20,000Hz, 언어구성 주파수는 250~3,000Hz이다.
③ 소음의 단위

Decibel (dB)	음의 세기 : 음파의 전파 방향에 수직한 단위면적을 단위시간에 통과하는 음의 압력
Phon	음의 고저도와 감도 : 소리의 청감의 단위. 1,000Hz를 기준으로 해서 나타난 dB을 phon이라 함
Sone	음의 감각량 : 소음 감각 크기의 양적 단위이며, 1,000Hz의 순음이 40dB의 음일 때 1Sone이라 함

④ 소음의 허용기준과 규제기준
　㉠ 소음의 허용기준 : 1일 8시간 기준 90dB를 넘지 않을 것
　㉡ 소음규제는 소음평가치(NRN) : 우리나라 기준 50dB(A) 이하
　㉢ 소음측정 위치 : 1.2~1.5m

⑤ 소음의 영향
　㉠ 불쾌감과 수면장애
　㉡ 대화장애와 작업능률 저하
　㉢ 청력장애
　㉣ 노이로제, 혈압상승, 신진대사 증가, 위장관 운동 억제 등

(2) 진동(Vibration)

① 진동은 기계, 기구의 사용으로 인하여 발생하는 강한 흔들림 등을 의미한다.
② 진동원 : 착암기, 굴착기, 분쇄기 등을 말한다.
③ 진동 단위 : 진동가속도레벨(VAL)은 진동의 물리량을 데시벨(dB)로 나타낸 것으로, 배출허용기준은 60dB이다.
④ 진동에 의한 신체장애

전신 진동장애	• 위장하수, 내장하수, 두통, 불쾌감, 불안, 동통, 생리불순, 스트레스 등의 신체장애를 말한다. • 주로 교통기관 승무원, 기중기 운전공, 발전기 조작원 등에게서 발생한다.
국소 진동장애	• 레이노증후군 : 차가운 환경에 노출되거나 감정상의 스트레스를 받을 때, 갑작스러운 혈관수축으로 사지의 작은 말초동맥이나 세동맥이 일시적으로 폐쇄되는 증상을 총칭한다. • 수완진동증후군 : 진동형 공구를 지속적으로 이용함으로써 발생하는 레이노 현상(Raynaud's Phenomenon)의 2차적 형태로, 국소진동에 의한 말초순환장해, 감각 및 운동신경장해, 근골격계 장해 등 세 종류 장해를 말한다. • 채석장이나 광산 등에서 압축공기를 이용한 기구나 드릴을 오랫동안 사용한 근로자와 전기톱을 사용하는 근로자, 진동기계를 많이 다루는 착암공에게 나타난다.

(3) 소독

① 소독의 정의

소독	병원미생물을 파괴시켜 감염력이나 증식력을 없애는 것
방부	병원미생물의 발육과 그 작용을 제거 또는 정지시켜 부패나 발효를 방지하는 것
멸균	모든 미생물을 박멸하는 것
소독력의 강도	멸균, 소독, 방부처리

② 소독방법

소독법		세부 내용
건열멸균법	화염멸균법	불꽃소독, 20초 이상 접촉 → 금속류, 유리봉, 백금루프, 도자기류
	건열멸균법	건열멸균기 사용, 170℃에서 1~2시간 처리
습열멸균법	자비소독법	100℃에서 15~20분 처리 → 주사기, 식기류, 의류
	고압증기멸균법	• 고압증기멸균기 사용 ★ • 10Lbs(115.5℃) : 30분, 15Lbs(121.5℃) : 20분, 20Lbs(126.5℃) : 15분간 처리 → 아포형성균의 멸균에 최적
석탄산 (Phenol)		• 3% 수용액 ★ → 환자의 오염, 의류, 용기, 오물, 실험대 소독에 적합 • 소독제의 살균력은 석탄산계수로 표시 → 석탄산계수 = 소독약의 희석배수/석탄산의 희석배수
알코올		메틸 75%, 에틸 70% → 포자균에 효과, 피부, 기구소독에 적합
크레졸		3% 수용액, 석탄산보다 2배 큰 소독력 → 손, 오물, 객담의 소독에 적합
과산화수소		3% 수용액 → 상처, 구내염, 인두염, 상처소독에 적합
승홍		0.1% 수용액 → 피부소독, 금속 부식성이 강함, 음식기구, 장난감 소독에 부적합
생석회		결핵균, 아포형성균 이외 균에 유효, 변소소독, 하수, 토사물 소독에 적합
역성비누		0.01~0.1% 수용액 → 무독, 무해, 무미, 무자극성으로 조리기구, 식기류 소독에 적합

제2절 환경오염

1 대기오염

(1) 대기오염의 정의

세계보건기구(WHO)의 정의에 의하면 "대기오염(Air Pollution)이란 실외의 대기 중에 인공적으로 오염물질이 혼입되어 그 양, 질, 농도, 지속시간이 상호작용하여 다수의 지역주민에게 불쾌감을 일으키거나, 보건상에 위해를 끼치며, 인류의 생활이나 식물의 생장을 방해하는 상태를 말한다."고 하였다.

(2) 대기오염물질

1차 오염물질	• 직접 대기로 방출되는 물질로, 아침, 저녁, 밤에는 대기 중 농도가 증가하고, 낮에는 대기 중 농도 감소 (1차 오염물질이 자외선과 반응하여 2차 오염물질을 형성하기 때문) • 오전 9시경 증가, 12시경 감소, 오후 6시경 증가 • CO, CO_2, H_2, S, NH_3, Pb, Zn, Hg, SiO_2, 중금속 산화물 등
2차 오염물질	• 1차 오염물질 간 또는 1차 오염물질과 다른 물질이 반응하여 생성된 물질 • 외부의 광합성도, 반응물질의 농도, 지형, 습도 등에 영향 받음 • 태양광선(자외선)이 있는 낮에는 대기 중 농도 증가 • 낮 12시경 증가, 오후 2시경 가장 높음, 오후 4시 이후 감소 • O_3, PAN, H_2O_2, PBN 등
광화학 스모그	광화학 산화물이 황산 Mist, CO, 기타 유기물과 혼합되어 대기오염을 초래하는 상태

> 열섬현상 ★
> • 도시 중심부의 기온이 주변 지역보다 현저히 높게 측정됨
> • 대기오염물질이 상승하여 먼지지붕을 형성함

(3) 주요 대기오염사건

사건	환경	피해	원인
Meuse Valley (1930년 12월)	분지, 무풍상태, 기온역전, 연무발생, 공장지대 (철·금속·유리·아연공장)	평상시 사망자의 10배, 급성호흡기질환 발생, 호흡곤란	아황산가스, 황산불소 화합물, 일산화탄소, 미세입자
Donora (1948년 10월)	분지, 무풍지대, 기온역전, 연무발생, 공장지대 (철·전선·황산·아연공장)	20여 명 사망, 6,000여 명 호흡기 질환	아황산가스 및 아황산 미세입자 혼합, SO_2
London (1952년 12월)	하천평지, 무풍상태, 기온역전, 연무발생, 90% 이상의 습도, 인구조밀	만 명 이상의 사망, 심폐성질환 다발, 만성기관지염, 천식기관지확장증, 폐섬유증 환자에게 치명적	석탄 연소 시의 아황산가스, 미립 Aerosol, SO_2
Los Angeles (1954년)	해안분지, 기온역전, 인구증가, 자동차 수 증가, 석유계 연료소비 증가	눈, 코, 기도, 폐 등 점막이 지속적 반복성 자극, 일상생활의 불쾌감, 가축·식물·과실의 손해, 건축물의 손해	자동차 배기가스, CO, SO_2, SO_3, NO_2, O_3, Aldehyde, Keton, Acrolein, Nitrolefin, Formaldehyde, 광화학스모그
Poza Rica (1950년 11월)	가스공장 조작사고로 인한 황화 수소가스 다량 누출, 기온역전	22명 사망, 급성중독자 320명, 호흡기 및 중추신경계에 영향, 호흡곤란, 점막자극	황화수소 가스
횡빈(橫濱) (1946년 겨울)	무풍상태, 농연무 발생, 공업지대	심한 천식 발생	원인 불명이나 요코하마 주변 공업지대에서 배출된 공단 대기오염물질을 원인으로 추측

(4) 대기오염에 영향을 미치는 기상조건

① 기온감률 : 지상으로부터 상공으로 올라감에 따라 온도가 저하하는 저하율을 말한다(-1℃/100m).
② 기온역전 : 찬 공기 위에 따뜻한 공기가 있는 것으로, **지상고도에 따라 기온이 상승하는 현상**이다.
③ 방사성 역전 : 야간에 대지가 복사에 의해서 냉각되면 따뜻한 공기 밑에 차가운 공기층이 생겨 대지가 태양에 의해 뜨거워질 때까지 공기의 수직운동이 정지하는 현상을 말한다.
④ 침강성 역전 : 고기압에 의해 야기, 고기압 지역의 공기가 단열압축을 받아 가열되어 따뜻한 공기층을 형성한다. 이것이 뚜껑과 같이 작용하여 오염물질이 보다 위에 있는 차가운 공기 중으로 이동이 안 되는 경향이 있다.

(5) 매연의 배출허용기준

① 매연 배출량의 측정 : 링겔만 비탁표(0~5도)
② 매연농도(검댕량) = 도수 × 20%
③ 허용기준 : 2도(40%) 이하

(6) 대기오염의 영향

① 인간 : 만성 기관지염, 기관지천식, 폐기종, 인후두염, 시야방해, 악취, 불쾌감 유발
② 식물 : SO_2는 잎을 고사시킴, 성장장애 유발 및 생리대사 장애를 일으킴
③ 동물 : 우유 분비량 및 닭의 산란율을 감소시킴
④ 재산상 피해 : SO_2는 석조건물 및 양철을 부식시킴
⑤ 산성비 : pH 5.6 미만일 때, 황산화물(SO_x), 질소산화물(NO_x), 탄소산화물이 원인
⑥ 오존층의 파괴 : $CFCl_3$ 등 화합물로 인한 오존층 파괴 자외선량 증가로 피부암, 결막염 등 질병을 발생시킴
⑦ 온실효과(Green House Effect)
  ㉠ 온실효과는 화석연료의 사용량 증가로 CO_2 배출량의 증가를 일으켜 지표면의 온도가 높아지게 되는 현상을 말한다.
  ㉡ 온실가스는 대기에 존재하는 기체 중에서 지구의 복사열인 적외선을 흡수했다가 다시 지구로 방출하는 특성으로 인해 온실효과를 일으키는 기체를 말한다.
  ㉢ 지구온난화를 대비하기 위하여 1997년 교토의정서에서 이산화탄소(CO_2), 메탄(CH_4), 아산화질소(N_2O), 수소불화탄소(HFCs), 과불화탄소(PFCs), 육불화황(SF_6)을 6대 온실가스로 정의하였다.
  ㉣ 2015년 파리(Paris) 기후협약(COP-21, Conference of the Parties)에서 각 국가들은 온실가스 배출량 감축을 합의했으며, 2021년 글래스고(Glasgow) 기후협약에서는 온실가스 감축 세부 이행 규칙을 완성했다.

(7) 대기의 환경기준(「환경정책기본법」 시행령 별표 1)

구분	기준	측정방법
아황산가스 (SO₂)	• 연간 평균치 0.02ppm 이하 • 24시간 평균치 0.05ppm 이하 • 1시간 평균치 0.15ppm 이하	자외선형광법(Pulse U.V. Fluorescence Method)
일산화탄소 (CO)	• 8시간 평균치 9ppm 이하 • 1시간 평균치 25ppm 이하	비분산적외선분석법(Non-Dispersive Infrared Method)
이산화질소 (NO₂)	• 연간 평균치 0.03ppm 이하 • 24시간 평균치 0.06ppm 이하 • 1시간 평균치 0.1ppm 이하	화학발광법(Chemiluminescence Method)
미세먼지 (PM-10)	• 연간 평균치 50㎍/㎥ 이하 • 24시간 평균치 100㎍/㎥ 이하	베타선흡수법(β-Ray Absorption Method)
초미세먼지 (PM-2.5)	• 연간 평균치 15㎍/㎥ 이하 • 24시간 평균치 35㎍/㎥ 이하	중량농도법 또는 이에 준하는 자동측정법
오존(O₃)	• 8시간 평균치 0.06ppm 이하 • 1시간 평균치 0.1ppm 이하	자외선광도법(U.V. Photometric Method)
납(Pb)	연간 평균치 0.5㎍/㎥ 이하	원자흡광광도법(Atomic Absorption Spectrophotometry)
벤젠	연간 평균치 5㎍/㎥ 이하	가스크로마토그래피(Gas Chromatography)

※ 1시간 평균치는 999천분위수의 값이 그 기준을 초과해서는 안 되고, 8시간 및 24시간 평균치는 99백 분위수의 값이 그 기준을 초과해서는 안 된다.
※ 미세먼지(PM-10)는 입자의 크기가 10㎛ 이하인 먼지를 말한다.
※ 초미세먼지(PM-2.5)는 입자의 크기가 2.5㎛ 이하인 먼지를 말한다.

(8) 대기오염경보 단계별 대기오염물질의 농도기준(「대기환경보전법」 시행규칙 별표 7) ★

대상물질	경보단계	발령기준	해제기준
미세먼지 (PM-10)	주의보	기상조건 등을 고려하여 해당지역의 대기자동측정소 PM-10 시간당 평균농도가 150㎍/㎥ 이상 2시간 이상 지속인 때	주의보가 발령된 지역의 기상조건 등을 검토하여 대기자동측정소의 PM-10 시간당 평균농도가 100㎍/㎥ 미만인 때
	경보	기상조건 등을 고려하여 해당지역의 대기자동측정소 PM-10 시간당 평균농도가 300㎍/㎥ 이상 2시간 이상 지속인 때	경보가 발령된 지역의 기상조건 등을 검토하여 대기자동측정소의 PM-10 시간당 평균농도가 150㎍/㎥ 미만인 때는 주의보로 전환
초미세먼지 (PM-2.5)	주의보	기상조건 등을 고려하여 해당지역의 대기자동측정소 PM-2.5 시간당 평균농도가 75㎍/㎥ 이상 2시간 이상 지속인 때	주의보가 발령된 지역의 기상조건 등을 검토하여 대기자동측정소의 PM-2.5 시간당 평균농도가 35㎍/㎥ 미만인 때
	경보	기상조건 등을 고려하여 해당지역의 대기자동측정소 PM-2.5 시간당 평균농도가 150㎍/㎥ 이상 2시간 이상 지속인 때	경보가 발령된 지역의 기상조건 등을 검토하여 대기자동측정소의 PM-2.5 시간당 평균농도가 75㎍/㎥ 미만인 때는 주의보로 전환

오존	주의보	기상조건 등을 고려하여 해당지역의 대기자동측정소 오존농도가 0.12ppm 이상인 때	주의보가 발령된 지역의 기상조건 등을 검토하여 대기자동측정소의 오존농도가 0.12ppm 미만인 때
	경보	기상조건 등을 고려하여 해당지역의 대기자동측정소 오존농도가 0.3ppm 이상인 때	경보가 발령된 지역의 기상조건 등을 고려하여 대기자동측정소의 오존농도가 0.12ppm 이상 0.3ppm 미만인 때는 주의보로 전환
	중대경보	기상조건 등을 고려하여 해당지역의 대기자동측정소 오존농도가 0.5ppm 이상인 때	중대경보가 발령된 지역의 기상조건 등을 고려하여 대기자동측정소의 오존농도가 0.3ppm 이상 0.5ppm 미만인 때는 경보로 전환

※ 해당 지역의 대기자동측정소 PM-10 또는 PM-2.5의 권역별 평균 농도가 경보단계별 발령기준을 초과하면 해당 경보를 발령할 수 있다.
※ 오존 농도는 1시간당 평균농도를 기준으로 하며, 해당 지역의 대기자동측정소 오존 농도가 1개소라도 경보단계별 발령기준을 초과하면 해당 경보를 발령할 수 있다.

2 수질오염

(1) 수질오염의 정의
① 수질오염이란 폐기물의 양이 증가하여 물의 자정능력이 상실되는 상태를 말한다.
② 수질오염은 물이 천연적으로 가지고 있는 물리적 · 화학적 · 생물학적 또는 세균학적 특성이 자연적이나 인위적인 요인이 상호연관되어 물 이용상의 지장을 가져오거나 환경의 변화를 야기하여 수중생물에 영향을 주는 상태를 말한다.

(2) 수질오염의 발생원

도시하수	가정하수, 산업폐수 등이 있는데 병원균, 부유물, 유기물질 등이 있다.
공장폐수	공장에서 배출하는 유 · 무기물질, 산알칼리성, 고온폐수, 색도가 높은 폐수 등이 있다.
농경하수	화학비료, 살충제(BHC, DDT, 유기인제 등), 제초제 등이 하천에 유입되어 어족을 사멸시킨다.
축산폐수	축산에 의한 배설물로 인해 부영양화의 주원인이 된다.
광산폐수	채탄 시의 미분탄, 용해성 유독물질, 탄광의 산성 폐액은 하천 및 해수를 오염시킨다.

(3) 수질오염의 영향
① 부영양화 및 적조 현상
  ㉠ 도시하수나 농경지의 비료, 합성세제 등 다양한 영양염류(N, P)가 유입되어 대량의 조류(Algae)나 수생 생물(동식물성 Plankton)이 과도로 번식된 상태이다.
  ㉡ 염분농도 저하, 해류의 정체, 질소, 인 등의 영양염류의 증가로 해역에 적갈색의 색소를 갖는 식물성 Plankton이 과도로 번식하여 바닷물이 적색을 띠는 현상이다.
② 수중의 용존산소량(DO)이 고갈됨으로써 수중생물의 폐사와 생태계 교란을 야기한다.

(4) 주요 수질오염사건

구분	이타이이타이병	미나마타병	가네미사건
발생 연도	1945	1952	1968
발생 지역	일본 도야마현	일본 구마모토현	일본 가네미시
원인 물질	카드뮴(Cd)	메틸수은(Hg)	PCB
장애	발병자 258명 중 128명 사망, 심한 요통, 고관절통, 보행장애, 골연화증, 신장기능장애 등	발병자 111명 중 47명 사망, 사지마비, 시청각 기능 이상, 언어장애, 정신이상, 보행장애, 선천적 신경장애 등	피부질환, 기형아, 사산, 피부암 등

(5) 수질오염의 지표

① pH(수소이온농도) : pH값은 0~14까지 있다. 25℃에서 pH 7.0이면 용액 중성, pH 7.0 이상은 알칼리성, pH 7.0 이하는 산성이다.

② 생물화학적 산소요구량(BOD) : 물속의 유기물질이 호기성 상태에서 미생물에 의해 분해되어 안정화하는 데 소비되는 산소량으로 보통 20℃에서 5일간 측정한 BOD를 mg/L 또는 ppm으로 표시한다. BOD가 높다는 것은 분해 가능한 유기물질이 많이 함유되어 있다는 것을 의미하며, 이는 하수의 오염도가 높다는 것을 의미한다.

③ 용존산소량(DO) : 물속에 용해되어 있는 산소량, mg/L 또는 ppm으로 표시한다. 수온이 낮을수록, 기압이 높을수록 증가한다. 수중에서 생물이 생존하기 위해 용존산소량은 5ppm 이상, BOD는 5ppm 이하 수준이다.

④ 화학적 산소요구량(COD) : 유기물질을 강력한 산화제($KMnO_4$)로 화학적으로 산화시킬 때, 소모된 산화제의 양에 상당하는 산소량 공장폐수의 오염을 알고자 할 때 적당하다.

⑤ 부유물질(SS) : 유기물과 무기물을 함유하는 입경 0.1μm 이상 2mm 이하의 불용해성 고형물질로, 탁도의 원인이다. 유기물인 경우 부패하여 혐기성 상태로 만들고 어류를 폐사시키거나 수중식물의 광합성에 장애를 준다. 단위는 mg/L 또는 ppm을 사용한다.

3 기타 환경오염

(1) 토양오염

① 토양오염이란 토양 속에 다양한 오염물질이 함유되어 오염되는 현상이다. 폐수·하수·폐기물의 투기, 농약·비료의 살포 등에 의해서 오염된다.

② 유기성폐기물 매립장이나 축사 분뇨야적장에서 발생하는 유기성물질과 농약, 비료, 폐금속광산 등에서 발생하는 중금속 등이 토양 속에 오랫동안 잔류해 있다가 독성작용을 일으킨다.

③ 토양 자정능력 상실로 인한 농업·임업 등에서의 생산성 저하와 지하수·하천 오염, 오염된 토양에서 경작된 농작물에 의한 인간의 건강상 피해가 있다.

④ 토양오염물질
  ㉠ 토양 중에서 분해되지 않고 잔류성이 강한 물질로, 농작물의 생육과 사람의 건강에 악영향을 미치는 물질을 말한다.
  ㉡ 「토양환경보전법」 규정에 의한 토양오염물질(「토양환경보전법」 시행규칙 별표 1)

> 카드뮴 및 그 화합물, 구리 및 그 화합물, 비소 및 그 화합물, 수은 및 그 화합물, 납 및 그 화합물, 6가크롬화합물, 아연 및 그 화합물, 니켈 및 그 화합물, 불소화합물, 유기인화합물, 폴리클로리네이티드비페닐, 시안화합물, 페놀류, 벤젠, 툴루엔, 에틸벤젠, 크실렌, 석유계총탄화수소, 트리클로로에틸렌, 테트라클로로에틸렌, 벤조(a)피렌, 1,2-디클로로에탄, 다이옥신(퓨란 포함), 그밖에 위 물질과 유사한 토양오염물질로서 토양오염의 방지를 위하여 특별히 관리할 필요가 있다고 인정되어 환경부장관이 고시하는 물질

(2) 소음공해

① 소음의 종류

공장소음	공장시설은 한번 설치되면 반영구적으로 사용하므로 인근 지역에 계속 피해를 줄 수 있다.
교통소음	• 교통소음은 그 배출원이 자동차, 기차 등으로 발생 소음도가 매우 크고 그 피해지역도 광범위하다. • 도로망 확장과 차량 보유대수의 급격한 증가로 도시 소음원의 큰 부분을 차지하고 있다.
생활소음	생활소음 배출원은 확성기 소음, 건설 공사장의 작업 소음, 소규모 공장의 작업 소음, 유흥업소 심야 소음 등 매우 다양하다.
항공기소음	최근 항공기 운항항로 신설 및 운항회수의 급격한 증가로 인하여 항공기소음 피해가 사회적 문제로 대두되고 있다.

② 소음의 영향

소음의 종류	소음도	인체에 끼치는 영향
벽시계 소리	30dB	쾌적
냉장고 소리	40dB	수면 깊이 낮아짐
보통 음성	50dB	정신력·집중력 저하, TV, 라디오, 전화 등 청취장애
전화벨 소리	60dB	말초혈관 수축, 부신피질 호르몬 감소
도로변 소음	70dB	청력손실이 일어나기 시작함
철도변 소음	80dB	양수막 조기파열 현상의 발현 가능
자동차 경적음	100dB	소변량 증가, 난청이 발생함

제3절 산업보건관리

1 산업보건의 개요

(1) 산업보건의 정의[1950년 세계보건기구(WHO)와 국제노동기구(ILO)의 산업보건합동위원회]

산업보건이란 모든 직업에서 일하는 근로자들이 육체적·정신적·사회적인 건강을 고도로 유지·증진하며, 작업조건으로 인한 질병을 예방하고 건강에 유해한 취업을 방지하여 근로자를 생리적·심리적으로 적합한 작업환경으로 배치하는 것이라고 정의한다.

(2) 산업보건의 목표(1950년 WHO와 ILO의 산업보건합동위원회)

① 모든 직업에서 일하는 근로자들의 육체적·정신적·사회적인 건강을 고도로 유지·증진한다.
② 산업장에서의 작업조건으로 인한 질병을 예방한다.
③ 취업하는 동안에 근로자들이 건강에 해를 끼치게 될 유해인자에 노출되는 일이 없도록 보호한다.
④ 근로자를 생리적·심리적으로 적합한 작업환경으로 배치한다.

(3) 산업보건의 역사

① 그리스의 히포크라테스(Hippocrates) : 질병과 직업 간의 관련성을 제시하였다.
② 로마시대의 갈렌과 셀수스(Galen & Celsus) : 광산을 위시한 각종 직업에서의 직업병을 기술하였고, Galen은 연(납)중독의 증상을 관찰·보고하였다.
③ 이탈리아의 라마찌니(Ramazzini) : 산업보건의 시조이다. 《근로자의 질병》이라는 저서를 통해서 직업과 직업병의 관계를 규명함으로써 직업병에 대한 과학적인 체계를 확립하였다.
④ 독일의 프랭크(John Peter Frank) : 《완전한 의학적 경찰제도》에서 산업보건의 중요성을 강조하였다. 특히 모성보호에 많은 역점을 두고 있다.
⑤ 영국의 관련 법령 제정
　㉠ 1802년 노동법의 시초라 볼 수 있는 「도제의 건강과 풍기에 관한 법률」이 제정되었다.
　㉡ 1819년 공장법 제정(1833년 세부내용 확정) : 하루 12시간 이하의 노동금지, 9세 이하 어린이의 고용금지, 근로감독관의 임명 등이 규정되었다.
⑥ 독일 : 비스마르크(Bismarck)가 노동자 질병보험법(1883), 공장재해보험법(1884)을 창시하였다.
⑦ 1919년 국제노동기구(ILO)가 발족하였다.

(4) 우리나라의 산업보건

① 「근로기준법」 제정·공포 : 1953년
② 「산업재해보상보험법」 제정·공포 : 1963년
③ 「산업안전보건법」 제정·공포 : 1981년
④ 산업재해예방 및 산업안전보건정책을 관장하는 행정부처는 고용노동부이다.

2 산업재해

(1) 「산업안전보건법」상 산업재해

① 산업재해란 노무를 제공하는 사람이 업무에 관계되는 건설물·설비·원재료·가스·증기·분진 등에 의하거나 작업 또는 그 밖의 업무로 인하여 사망 또는 부상하거나 질병에 걸리는 것을 말한다(법 제2조 제1호).

② 중대재해란 산업재해 중 사망 등 재해 정도가 심하거나 다수의 재해자가 발생한 경우로서 고용노동부령으로 정하는 재해를 말한다(법 제2조 제2호, 동법 시행규칙 제3조).
  ㉠ 사망자가 1명 이상 발생한 재해
  ㉡ 3개월 이상의 요양을 요하는 부상자가 동시에 2명 이상 발생한 재해
  ㉢ 부상자 또는 직업성 질병자가 동시에 10명 이상 발생한 재해

(2) 산업재해의 원인

① 환경 요인 : 시설물의 미비와 불량, 부적절한 공구, 조명 불량, 고온, 저온, 소음, 진동, 유해 가스 등
② 인적 요인 : 작업 미숙, 작업 지식 부족, 불량한 복장, 허약한 체력 등

(3) 산업재해지표

① 국제노동기구(ILO)가 권장하는 재해지표는 건수율, 도수율, 강도율이다.

② 건수율(Incidence Rate)
  ㉠ 조사기간 중의 산업체 종업원 1,000명당 재해발생건수를 표시하는 것으로 천인율 또는 발생률이라고도 한다.
  ㉡ 산업재해의 발생상황을 총괄적으로 파악하는 데는 적합하나, 작업시간이 고려되지 않는 결점이 있다.
  ㉢ 건수율 = $\dfrac{재해건수}{평균\ 실근로자수} \times 1,000$

③ 도수율(Frequency Rate)
  ㉠ 발생상황을 파악하기 위한 표준적인 지표로서 연 100만 작업시간당 재해발생건수를 말한다.
  ㉡ 도수율 = $\dfrac{재해건수}{연\ 근로시간수} \times 1,000,000$

④ 강도율(Severity Rate)
  ㉠ 연 1,000 작업시간당 손실작업일수로서 재해에 의한 손상의 정도를 나타내는 것을 말한다.
  ㉡ 강도율 = $\dfrac{손실작업일수}{연\ 근로시간수} \times 1,000$

⑤ 평균손실일수
  ㉠ 재해건수당 평균 작업손실 규모가 어느 정도인가를 나타내는 지표이다.
  ㉡ 평균손실일수 = $\dfrac{손실근로일수}{재해건수} \times 1,000$

(4) 산업재해 예방의 원칙

① 예방가능의 원칙 : 천재지변을 제외한 모든 인재는 원칙적으로 예방 가능하다.
② 원인연계의 원칙 : 사고는 자연적으로 이유 없이 발생하는 것이 아니며, 반드시 원인이 있어 그 원인에 의해서 사고로 발전하는 것이다.
③ 손실우연의 원칙 : 손실의 유무는 조건 및 상황에 따라 달라지므로 우연에 의해서 정해진다.
④ 대책선정의 원칙 : 재해의 원인은 각각 다르므로 원인을 정확히 규명하여 대책을 선정·적용하여야 한다.

3 산업 피로

(1) 산업 피로의 의의

수면이나 휴식을 취하지 못한 채 과로 등이 누적되어 작업을 계속할 경우 정신 기능 및 작업 수행 능력이 저하되는 것을 말한다.

(2) 산업 피로의 원인

① 작업적 요인 : 작업환경 불량, 근로시간 연장, 휴식시간 부족, 작업방법 및 작업조건의 불합리 등
② 신체적 요인 : 신체적으로 부적합한 노동이나 수면 부족, 과음 등으로 인한 체력 저하, 불건강 등
③ 심리적 요인 : 작업에 대한 불안, 작업의욕 상실, 인간관계의 마찰이나 가정불화 등

(3) 산업 피로의 방지 대책

① 정신적·신체적 특성에 따른 적정 배치
② 충분한 수면과 휴식으로 건강을 유지
③ 작업 환경의 안정화, 작업 방법의 합리화
④ 작업 강도와 시간의 적정 분배
⑤ 음주와 약제의 남용을 억제

4 직업병

(1) 작업환경과 직업병

고열환경	열중증(열경련·열허탈·열쇠약·울열증 등), 열성발진
저온환경	참호족, 침수족, 동상
고압환경	잠함병
저압환경	고산병, 항공병
조명불량	안구진탕증, 근시, 안정피로
소음	소음성 난청
분진	진폐증(규폐증, 석면폐증, 활석폐증, 탄폐증, 농부폐증), 폐기종
공업중독	연(납)중독, 카드뮴중독, 수은중독
진동	레이노병, 청색증

(2) 열중증

① 원인 : 고온·고습 환경에서 작업 시 발생한다.
② 종류
  ㉠ 열사병(울열증)
    • 원인 : 체온 조절의 부조화로 일어나며, 체온 또는 뇌온이 상승하여 중추신경 장애를 일으킨다.
    • 치료 : 냉실에 안정시킨 다음 두부를 차게 하고, 시원한 음료수를 공급하며, 생리적 식염수를 정맥 주사로 투여한다.
  ㉡ 열허탈증 : 말초신경의 이상으로 혈액 순환계가 정상기능을 하지 못하여 혈관신경의 부조절, 심박출량의 감소, 피부 혈관의 확장, 탈수 등이 발생한다.
  ㉢ 열경련증 : 많은 발열로 인한 체내의 수분과 염분의 손실로 발생한다.
  ㉣ 열쇠약증 : 고온 작업환경에서 비타민 B_1의 결핍으로 만성적인 열 소모 시 발생한다.
  ㉤ 피부 장애(땀띠) : 통풍이 안 되고 땀이 피부에 오래 젖어 있으면 홍반성 발진이 발생한다.
③ 예방 대책
  ㉠ 비만자, 순환기 장애자, 음주자는 고온 작업을 금지
  ㉡ 근로자의 적정 배치와 작업·휴식 시간을 적정 배분
  ㉢ 열작용의 방지를 위한 환기 및 송풍 설비 구비
  ㉣ 충분한 휴식과 수면
  ㉤ 음료수, 발한 방지 및 식염·소다 등 공급, 비타민 B, C 섭취

(3) 진폐증

① 먼지가 폐 속에 침착하여 호흡기능을 저하시키는 각종 폐질환이다.
② 가장 큰 영향을 미치는 입자 크기는 0.5~5μm이다.
③ 종류
  ㉠ 규폐증 : 진폐증 가운데 폐 조직의 섬유화를 일으키는 대표적인 것으로 작업 시 유리규산(SiO_2)의 흡입으로 발생한다.
  ㉡ 석면폐증 : 소화용제, 절연체, 내화직물, 타일생산 등에 쓰이는 석면에 의해 발생한다.
  ㉢ 탄폐증 : 경력 10~20년의 광부에게 탄가루에 의해서 많이 발생한다.
  ㉣ 면폐증 : 솜 저장실, 솜의 가공 및 직물 생산 장소 등에서 발생하는 만성 호흡기 질환이다.

(4) 잠함병(감압병) ★

① 원인 : 이상 고압 환경에서의 작업으로 질소(N_2) 성분이 체외로 배출되지 않고 체내에서 질소 기포를 형성, 신체 각 부위에 공기전색증을 일으킨다.
② 작업 : 해저공, 교량공, 잠수부 등에게 발생한다.
③ 예방 대책
  ㉠ 1기압 감압 시마다 20분 이상이 걸리도록 서서히 감압
  ㉡ 고압 환경에서의 작업 시간 단축과 충분한 휴식
  ㉢ 감압 후 혈액 순환을 원활히 하기 위한 적당한 운동
  ㉣ 적임자를 취업시키고, 고지방성 음식과 음주 금지

(5) 방사선 장애

① 전리방사선 : 인체에 유해하며, 주로 체외에서 작용한다. 일반적으로 α선, β선은 투과력이 작고 전리 작용은 강하며 X선, γ선은 투과력은 크지만 자체의 전리작용은 없다.

② 전리방사선의 장애
  ㉠ 백혈병, 악성 종양 및 돌연변이
  ㉡ 피부의 건조 및 피부 점막의 궤양
  ㉢ 조혈 기능 및 생식 기능의 장애
  ㉣ X-선 백내장(수정체의 혼탁 현상)
  ㉤ 염색체와 유전자에 축적작용

③ 작업 : X-ray, 라듐, 동위 원소를 사용·조사·치료를 하는 직업과 X선 촬영 기사, X선 및 전리방사선을 이용하는 실험실 업무 등

(6) 직업성 난청

① 원인 : 두부 외상 또는 각종 공업 중독, 공업하의 작업, 재해사고의 결과 및 소음 작업
② 건강한 사람이 들을 수 있는 음역 : 20~20,000Hz
③ 소음성 난청의 초기증상 음역 : 4,000Hz(C5-dip)
④ 소음성 난청 음역 : 3,000~6,000Hz
⑤ 8시간 기준 작업장 소음 허용한계 : 90dB
⑥ 귀마개보다 귀덮개를 사용할 때 소음 차단에 효과적이다.

(7) 진동 장애

① 작업
  ㉠ 착암기, 병타기, 연마기 등을 사용하는 직업에 나타나는 국소적 장애(레이노 현상)이다.
  ㉡ 교통 기관의 승무원, 분쇄기 사용자, 발전소 등의 직업에는 전신적 장애가 나타난다.

② 레이노 현상(Raynaud's Phenomenon)
  ㉠ 진동 공구 사용 시 발생되는 현상이다.
  ㉡ 사지, 특히 손가락의 국소성 혈관 경련에 의한 동통 및 지각 이상을 초래한다.
  ㉢ 증상 : 손가락의 간헐적인 창백 현상인 청색증(Cyanosis)

(8) VDT 증후군(Visual Display Terminal Syndrome)

① 사무자동화를 통해 영상표시 단말기 사용이 늘면서 VDT 작업자들에게 나타나는 근골격계의 건강장해, 안과적인 장해, 전자파 장해, 기타 스트레스성 질환 등을 포함한 VDT 증후군이 새로운 사회문제로 대두되고 있다.

② 작업
  ㉠ 대형설비를 갖춘 공장의 통제실에서 화면을 통해 자료를 감시·조정하는 작업
  ㉡ 컴퓨터를 이용하여 자료를 입력, 출력, 검색 등 프로그램을 활용하는 작업
  ㉢ 대형 슈퍼마켓 등에서 캐시어로 계산업무를 하는 작업
  ㉣ 각종 타자 작업

③ 증상
- ㉠ 경견완증후군 : 뒷머리, 목, 어깨, 팔, 손 및 손가락의 어느 부분 혹은 전체에 걸쳐 결림, 저림, 아픔 등의 불편함이 나타나는 것
- ㉡ 안정피로 : 작업을 계속하는 과정에서 시력감퇴, 복시, 안통, 두통 등이 유발되는 것
- ㉢ 정신신경장애 : 낮은 피로감, 기상 시 피로감, 두통 등의 증상
- ㉣ 피부증상 : 발진

(9) 금속 장애

① 망간(Mn) 중독
- ㉠ 작업 : 망간광의 채굴 작업 및 분쇄 작업, 강철 및 건전지의 제조
- ㉡ 증상 : 무표정한 안면, 보행 장애

② 카드뮴(Cd) 중독
- ㉠ 작업 : 카드뮴의 정련 및 가공업, 도금 작업, 카드뮴 전지, 합성 수지, 도료, 안료 등의 제조
- ㉡ 증상 : 이타이이타이병

③ 비소(As) 중독
- ㉠ 작업 : 살충제, 제초제, 도료, 의약품 및 유리 공장 작업
- ㉡ 증상 : 흑피증

④ 크롬(Cr^{6+}) 중독
- ㉠ 작업 : 크롬 도금 작업, 크롬산염을 촉매로 취급하는 작업
- ㉡ 증상 : 폐기종, 진폐증, 만성 카타르, 폐충혈, 기관지염, 비중격천공증

⑤ 연(납, Pb, Lead) 중독
- ㉠ 작업 : 자동차의 배출 가스, 노후 페인트, 농약, 인쇄소, 용접 작업
- ㉡ 증상
  - 무기연의 피해 : 안면 창백 현상, 사지의 신경 마비 등
  - 유기연의 피해 : 빈혈, 불면증, 체온 저하, 혈압 저하 등

⑥ 수은(Hg) 중독
- ㉠ 작업 : 온도계, 폭약, 수은 램프, 전기 제품 및 전기 제조, 의약품 작업
- ㉡ 증상 : 중추 신경 마비, 말초 신경 마비, 신경염, 고혈압, 미나마타병 등

⑦ 크롬(Cr) : 비중격천공 증상

⑧ 벤젠(Benzene) : 조혈기능 장애, 빈혈 증상

⑨ 트리클로로에틸렌(TCE ; Trichloroethylene) : 스티븐슨증후군(면역계통의 장애로 인한 피부질환 및 독성간염)

(10) 기타

① 부적절한 조명 : 근시(조도가 낮을 때), 안구진탕증(탄광부)

② 적외선에 의한 백내장

5 산업보건관리

(1) 작업환경관리

① 작업환경개선 4대 원칙 : 대치, 격리, 환기, 교육
  ㉠ 대치 : 위험한 작업환경을 안전한 것으로 변경하는 것인데, 대치에는 공정의 변경, 시설의 변경, 물질의 변경 등이 있다.
  ㉡ 격리 : 작업자와 유해인자 사이에 장벽(Barrier)을 놓아 분리시키는 것으로, 격리저장, 위험시설의 격리, 차열, 공정과정의 격리, 개인보호구 착용 등이 있다.
  ㉢ 환기(제거) : 근로자가 유해물질을 흡입하지 않도록 유해물질을 외부로 배출·제거시키는 것을 말한다. 환기는 국소환기와 전체환기로 나뉜다.
  ㉣ 교육 : 작업장에 있는 작업자, 감독자, 기술자, 관리자 모두에게 안전보건 및 보건교육을 실시한다.
② 유해인자로부터 보호순서 : 대치 → 환기(제거) → 보호구 착용
③ 유해물질의 허용기준(노출기준)
  ㉠ 시간가중 평균노출기준(TWA ; Time Weighted Average) : 하루 8시간 작업을 기준으로 하여 유해인자의 측정치에 발생시간을 곱하여 8시간으로 나눈 값을 말한다.
  ㉡ 단시간 노출기준(STEL ; Short Term Exposure Limit) : 근로자가 1회에 15분간 유해인자에 노출되는 경우의 기준으로 이 기준 이하에서는 1회 노출간격이 1시간 이상인 경우 1일 작업시간 동안 4회까지 노출이 허용될 수 있는 기준을 말한다. 이 노출기준은 시간가중 평균노출기준(TWA)에 대한 보완기준이며, 주로 만성중독이나 고농도에서 급성중독을 초래하는 유해물질에 적용된다.
  ㉢ 최고 노출기준(천정값 노출기준, C ; Ceiling) : 근로자가 1일 작업시간 동안 잠시라도 노출되어서는 안 되는 기준을 말하며, 노출기준 앞에 'C'를 붙여 표시한다. 실제로 순간농도 측정은 불가능하므로 보통 15분간 측정한다. 이 기준은 자극성 가스나 독작용이 빠른 물질에 적용된다.

(2) 근로자 건강진단

① 일반건강진단 : 상시근로자의 건강관리를 위하여 주기적으로 실시하는 검진
② 특수건강진단 : 인체에 유해한 특정한 인자에 노출되는 근로자의 건강관리를 위하여 실시하는 검진
③ 배치전건강진단 : 특수건강진단 대상업무 배치 전에 업무적합성 평가를 위하여 하는 검진
④ 수시건강진단 : 특수건강진단 대상 업무 중 해당 유해인자에 의한 건강장해를 의심하게 하는 증상이나 의학적 소견이 있는 근로자에게 실시하는 검진
⑤ 임시건강진단 : 특수건강진단 대상 유해인자 또는 그 밖의 유해인자에 의한 중독 여부, 질병에 걸렸는지 여부 또는 질병의 발생원인 등을 확인하기 위해 실시하는 검진

⑥ 근로자 건강진단 건강관리 구분

일반건강진단		특수건강진단/배치전건강진단/수시건강진단/임시건강진단	
구분	의미	구분	의미
A	건강관리상 의학적 및 직업적 사후관리 조치 불필요(정상자)	A	건강관리상 의학적 및 직업적 사후관리 조치 불필요(정상자)
B	경미한 이상소견이 있으나 의학적 직업적 사후관리 조치 불필요(정상자로 분류)		
C	건강관리상 적절한 의학적 및 직업적 사후관리 조치 필요(요관찰자)	C1	직업적 예방을 위하여 적절한 의학적 및 직업적 사후관리 조치 필요(직업병요관찰자)
		C2	일반질병 예방을 위하여 적절한 의학적 및 직업적 사후관리 조치 필요(일반질병요관찰자)
D1	직업병의 소견이 있어 적절한 의학적 및 직업적 사후관리 조치 필요(직업병유소견자)	D1	직업병의 소견이 있어 적절한 의학적 및 직업적 사후관리 조치 필요(직업병유소견자)
D2	일반질병의 소견이 있어 적절한 의학적 및 직업적 사후관리 조치 필요(일반질병유소견자)	D2	일반질병의 소견이 있어 적절한 의학적 및 직업적 사후관리 조치 필요(일반질병유소견자)
R	1차 건강진단 실시결과에서 이상 소견이 있어 2차 건강진단 실시 필요(질환의심자)	※ 특수건강진단 실시 도중 퇴직 등의 사유로 건강진단을 종료하지 못해 건강관리 구분을 판정하지 못한 경우에는 'U'로 판정	

제4절 산업안전

1 안전 및 안전교육의 이해

(1) 안전의 정의(Marland 등, 1973)

안전이란 인간의 행동수정에 의하여 야기된 조건 또는 상태이며 혹은 위험가능성을 낮출 수 있도록 물리적인 환경을 고안하여 사고를 감소시키는 것을 의미한다.

(2) 안전교육의 원리

① **일회성의 원리** : 안전교육은 시행착오나 반복된 경험을 통하여 배울 수 없는 지식으로서 단 1회 교육 실시 여부에 따라 생존과 사망을 결정할 수 있는 특성을 지니고 있다.
② **지역적 특수성의 원리** : 안전교육은 지형, 산업, 인구구조, 지역적 특수성을 고려하여 실시해야 한다.
③ **인성교육의 원리** : 안전교육은 인격에 관한 교육으로서 자신의 생명뿐만 아니라 타인의 생명도 존중할 수 있도록 하는 교육이다. 따라서 스스로를 존경하고 타인을 배려·존중할 수 있는 인성교육이 수반되어야 한다.
④ **실천교육의 원리** : 안전교육은 안전에 관한 지식 전달에 그쳐서는 안 되며, 안전에 관한 올바른 태도 및 습관을 갖도록 하는 교육 및 실천교육이 반드시 수반되어야 한다.

2 사고 이론

(1) 하인리히(Heinrich)의 사고 이론

① 재해의 피라미드모형

㉠ 50,000건의 사고통계를 분석한 하인리히(Heinrich)의 연구결과에 의하면, 상해가 전무하였거나 극히 미미한 상해가 수반된 사고가 중·경상해를 합친 사고보다 10배나 더 많다.

㉡ 재해의 피라미드모형으로 설명하면 적어도 300번 이상 아슬아슬한 미상해(Near-miss)를 반복하던 사람이 경상도 입게 되고 때로는 중상을 입거나 사망에 이른다.

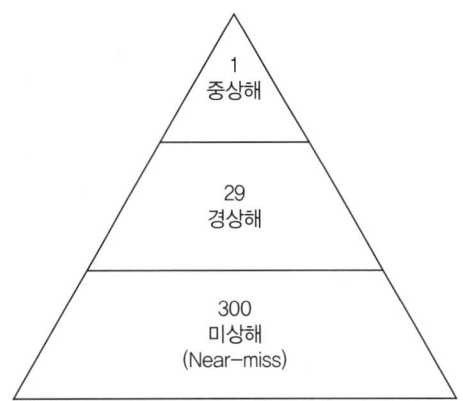

㉢ 사고예방에 대하여 기술하고자 할 때 사고의 원인에 대한 논의는 필수적이다. 그러나 어떤 사고에 대하여 단일 원인은 거의 없으며 일반적으로 여러 원인이 복합적으로 작용한다. 이를 크게 구분하면 인적요인(Human Factor)과 물적요인(Mechanical Factor), 환경요인(Environmental Factor)으로 나뉘는데, 사고의 88%는 인적요인에서 비롯하고 나머지 10%는 불완전한 물적요인에 의해 발생하며, 불가항력으로 발생하는 사고는 단지 2%에 불과하다(Heinrich, 1980).

② 도미노이론(Sequence of Accident, 연쇄모형)

㉠ 도미노 하나가 연쇄적으로 넘어지려 할 때, 핵심 도미노를 없애면 연쇄성은 중단된다. 즉, 주위환경의 물리적 위험성과 인간의 불안전행동(사고요인들)을 제거한다면 사고와 부상을 예방할 수 있다.

㉡ 사고의 연쇄과정
- 사고를 낸 사람이 처해 온 환경과 내력(Genetic and Social Environment)
- 개인의 심신결함(Fault by Person)
- 불안전한 상태와 불안전한 행동(Unsafe Status and Unsafe Act)
- 사고(Accident, Undesired Events)
- 인명 및 재산피해(Injury or Damage)

[사고연쇄성에 대한 5가지 사고인자]

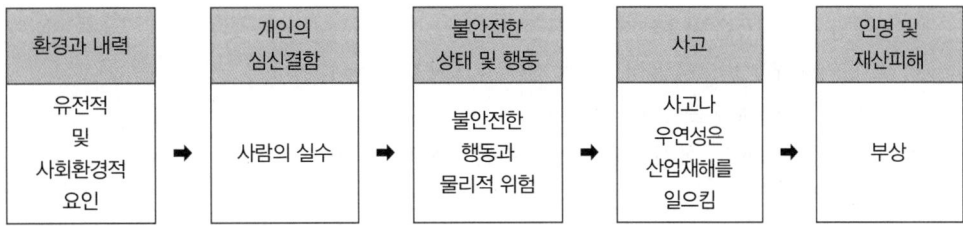

(2) 버드(Bird)의 사고 이론

① 버드는 재해사고 발생 5단계 이론을 제시하고 있다.
  ㉠ 통제의 부족(관리 결여)
  ㉡ 기본적 원인
  ㉢ 직접 원인(징후)
  ㉣ 사고 발생
  ㉤ 재해 초래

[버드(Bird)의 재해사고 발생 5단계]

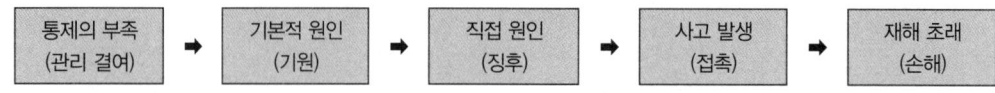

② 버드는 하인리히처럼 5개의 손실요인이 연쇄적으로 반응하여 재해를 일으킨다고 보았다.
③ 그는 사고 발생의 첫 단계를 전문적 관리기능의 부족이라고 여겼다.
④ 사고의 발생 가능성은 사회구조적인 요인은 물론 개인적인 건강, 기능 수준 및 정서상태의 불안정에 따른 개인적 요인들에 의해 일어나는 경향이 크다.
⑤ 개인적인 위험 요인을 미리 예방하거나 제거하면 사고를 효율적으로 예방할 수 있음을 크게 시사한다.

3 화재 · 전기 · 가스안전

(1) 화재 시 행동요령

① 화재발생 신고 및 전파
  ㉠ 큰 소리와 경보기구를 이용해 주위에 알린다.
  ㉡ 소방서에 침착하고 정확하게 화재 발생위치와 화재 종류를 신고한다.
② 화재 초기조치 요령
  ㉠ 소화기로 진화하지 못했을 경우에는 즉시 밖으로 대피한다.
  ㉡ 가스화재 시 안전밸브를 잠근다.
  ㉢ 전기화재 시 전기의 흐름을 차단한다.
③ 피난요령
  ㉠ 노약자를 우선으로 대피시키고 불길의 반대 방향으로 피한다.
  ㉡ 젖은 수건으로 코와 입을 감싼 후 호흡량을 적게 하여 대피한다.
  ㉢ 귀중품이나 사람을 찾기 위해 다시 들어가지 않는다.

(2) 감전의 예방

① 젖은 손으로 전기기구를 만지지 않도록 한다.
② 불량한 전기제품은 사용하지 않도록 한다.
③ 코드를 뺄 때는 반드시 플러그의 몸체를 잡고 빼도록 한다.
④ 플러그는 완전하게 꽂아서 사용한다.
⑤ TV 안테나는 전력선에서 멀리 떨어진 곳에서 설치해야 한다.

(3) 액화석유가스(LPG ; Liquefied Petroleum Gas)

① 정의 : 「액화석유가스의 안전관리 및 사업법」에서는 '프로판·부탄을 주성분으로 한 가스를 액화한 것(기화된 것을 포함)'이라고 정의하고 있다.

② LPG의 일반적 성질
  ㉠ 상온·상압에서는 기체이지만 상온에서는 비교적 저압에서 액화시킬 수 있다.
  ㉡ 순수한 LPG는 무색, 무취이다. 다만, 에틸렌은 약간의 꽃향기가 있다.
  ㉢ 액체 상태는 물보다 가볍고(비중 0.5), 기체 상태는 공기보다 무겁다.

③ LPG의 안전관리
  ㉠ 용기와 조정기는 옥외의 통풍이 잘되는 장소에 설치하고, 주변에 연소하기 쉬운 물질을 두지 않을 것
  ㉡ 가스 배관이 움직이지 않도록 고정할 것
  ㉢ 소비자가 가스누설 등의 이상을 발견한 경우에는 용기밸브를 잠그고 환기를 시킨 후 즉시 판매업자에 통보하여 수리 등의 조치를 할 것
  ㉣ 호스의 균열 등을 조기 발견하여 교체할 것
  ㉤ 야간 또는 사용 종료 시에는 필히 중간밸브 또는 용기의 밸브를 잠글 것

(4) 액화천연가스(LNG ; Liquefied Natural Gas)

① 정의 : LNG란 지하(유정)에서 뽑아 올린 가스로서, 유정가스(Wet Gas) 중에서 메탄성분만을 추출(抽出)한 천연가스이다. 이 천연가스는 수송 및 저장을 위해 $-162°C$로 냉각하여 그 부피를 1/600로 줄인 무색투명한 초저온 액체를 말하며, 공해물질이 거의 없고 열량이 높아 경제적이며 주로 도시가스 및 발전용 연료로 사용된다.

② LNG의 일반적 성질
  ㉠ LNG의 비점은 $-162°C$이며 비점 이하의 저온에서 단열용기에 저장할 수 있다.
  ㉡ 기화한 가스는 약 $-113°C$ 이하에서는 건조된 공기보다 무거우나 그 이상의 온도에서는 공기보다 가볍다.
  ㉢ LNG는 메탄을 주성분으로 에탄·프로판·부탄류·펜탄류 등의 저급지방족 탄화수소와 질소가 소량 함유되어 있다.

③ LNG의 안전관리
  ㉠ LNG가 공기 중에 누설·유출할 때에는 일반적으로 저온으로 인한 공기 중 수분의 응축으로 안개가 생기므로, 이것에 의해 가스의 누설을 눈으로 확인할 수 있다.
  ㉡ LNG로부터 기화한 가스는 메탄이 주성분으로 에탄·프로판 등을 포함한다. 따라서 그 자체에는 독성이 없으나 이들은 단순 질식성 가스이므로 고농도로 존재할 경우에는 공기 중의 산소농도 저하에 의한 산소결핍증에 주의하여야 한다.

4 응급처치

(1) 응급처치의 원칙

① 대상자 주위에 여러 사람이 있을 때는 응급처치 교육을 가장 많이 받은 사람의 지시에 따라 응급처치를 시행한다.
② 본인과 주위 사람의 안전에 주의를 기울인다.

③ 침착하고 신속하게 적절한 대처를 한다.
④ 긴급을 요하는 대상자를 우선으로 처치한다.
⑤ 증상별로 적절한 응급처치를 시행한다.
⑥ 가급적 대상자를 옮기지 않도록 하고 옮길 시에는 적절한 운반법을 활용한다.
⑦ 전문 의료인에게 인계할 때까지 응급처치를 중단하지 않는다.
⑧ 대상자에게 손상을 입힌 화학약품, 약물, 잘못 먹은 음식뿐만 아니라 구토물 등도 병원으로 함께 가져간다.
⑨ 대상자의 증거물이나 소지품을 보존한다.

(2) 재해별 응급처치

① 골절
  ㉠ 골절 환자를 함부로 옮기거나 다친 곳을 건드려 부러진 뼈끝이 신경, 혈관 또는 근육을 손상시키거나 피부를 뚫어 복합골절을 유발하는 일이 없도록 한다.
  ㉡ 골절부위에 출혈이 있으면 직접압박으로 출혈을 방지하고 부목을 대기 전에 소독을 먼저 시행한다.
  ㉢ 뼈가 외부로 노출된 경우 억지로 뼈를 안으로 밀어 넣으려 하지 않는다. 만약 뼈가 안으로 들어간 경우에는 반드시 의료진에게 알려야 한다.
  ㉣ 골절 환자는 가능한 한 움직이지 않도록 해야 한다. 골절부위를 손으로 지지하여 더 이상의 변형과 통증이 유발되지 않도록 해야 하며, 환자가 편안함을 느끼는 자세를 취해준다.

② 폐쇄성 연부조직 손상(타박상, 혈종)
  ㉠ 활동을 중지하고 휴식한다.
  ㉡ 손상부위에 얼음물(냉포)로 찜질한다.
  ㉢ 손상부위를 압박붕대 등으로 적절히 압박한다.
  ㉣ 손상부위를 심장 높이보다 높게 거상한다.
  ㉤ 부목으로 손상 부위를 고정한다.

③ 개방성 연부조직 손상(찰과상, 열상, 피부 벗겨짐, 찔림, 절단 등)
  ㉠ 상처부위의 의복을 제거할 경우 의복을 벗겨 제거하기보다 가위로 잘라서 제거한다.
  ㉡ 심한 통증과 2차적 추가 손상 예방을 위해 상처부위를 과도하게 움직이지 않도록 한다.
  ㉢ 상처부위에 직접 멸균거즈를 대고 압박하여 지혈하도록 하고, 심장 높이보다 위로 유지한다. 출혈이 어느 정도 감소하거나 지혈되면 상처부위에 멸균거즈를 대고 압박붕대를 감아 계속 압박한다.
  ㉣ 오염이 있는 경우 멸균거즈로 상처를 덮어 더는 오염되지 않도록 하고 이물질을 직접 제거하지 않도록 한다.
  ㉤ 손상부위 통증 감소 및 추가손상 예방을 위해 부목으로 고정한다.
  ㉥ 피부가 부분적으로 벗겨졌다면 제자리에 위치시키고 멸균거즈로 덮은 후 붕대를 감는다.

④ 기도폐쇄에 의한 질식
  ㉠ 의식이 있는 경우
    • 기도가 완전 폐쇄된 상태가 아니라면, 기침을 유도한다.
    • 환자가 앉아 있거나 서 있을 때는 환자 뒤에 서서 한 손으로 환자의 가슴을 받치고, 다른 한 손으로는 환자의 등(양 어깨뼈의 중간부위)을 빠르고 세게 수차례 친다.

- 환자가 누워 있을 때는 환자를 옆으로 눕히고 가슴 부위에 시술자의 무릎이 닿도록 다가가 앉아 환자의 등 부위를 빠르고 세게 친다.
- 위의 방법으로도 기도가 뚫리지 않으면 환자를 세우고 뒤로부터 갈비뼈 밑에 양팔을 두르고 두 손으로 환자의 배꼽 위 부위를 잡은 후 안쪽으로 세게 당겨주기를 몇 차례 실시한다.

ⓒ 의식이 없는 경우
- 환자를 단단하고 평평한 바닥에 바로 눕힌다.
- 환자의 의식이 있는지 확인한다. 어깨를 가볍게 두드리면서 큰 목소리로 "여보세요, 괜찮으세요?"라고 물어본다. 의식 확인 후 반응이 없으면 119에 신고하여 도움을 요청한다.
- 환자의 호흡이 없거나 비정상적이라면 심정지가 발생한 것으로 판단하고 심폐소생술을 실시한다.

⑤ 화상

㉠ 열상화상
- 환자를 화재지역에서 대피시켜 열과 연기 흡입으로 인한 손상을 막는다.
- 그을린 의복은 제거한다.
- 화상이 국소적이라면 찬물에 담그거나 젖은 찬 붕대로 덮고, 화상이 광범위하다면 건조한 소독 거즈나 화상 거즈로 화상부위를 덮는다.
- 만약 환자가 심한 화상으로 인해 의식을 잃거나 맥박과 호흡이 희미해지면 쇼크로 인해 위험하므로 빨리 119로 연락하거나 가까운 병원으로 이송한다.

㉡ 화학화상(피부와 접촉되었을 때)
- 장갑을 착용하고 환자의 손상된 부위를 물로 씻어주며 옷은 제거하고 통증이 사라진 후에도 10분 이상 씻는다.
- 산성 물질은 20~30분 이상, 알칼리성 물질은 1시간 이상 현장에서 세척한다.
- 생석회, 소다회와 같은 마른 고형 화학물질은 물과 합쳐지면 더욱 심한 조직 손상을 유발하므로 씻기 전에 반드시 고형 화학물질을 솔 등을 이용하여 털어낸 후 씻어준다.
- 화학물질이 피부 깊숙이 침투할 수 있으므로 씻을 때는 높은 압력의 물을 사용하지 않는다.
- 화학물질을 씻어낸 후에는 건조한 소독 거즈로 열상화상 환자와 같이 화상 부위를 덮어주고 환자를 병원으로 이송한다.

⑥ 뇌진탕
㉠ 머리, 경추, 척추 등이 움직이지 않도록 한다.
㉡ 이송을 할 경우에도 전신 고정이 이루어진 상태로 이동해야 한다.
㉢ 들것에 누인 자세에서 머리를 30° 올려주거나 15cm 정도 올려준다. 다만 척추 손상이 의심되는 경우에는 바로 누인 자세가 적절하다.
㉣ 경련이 있는 경우 주변의 위험한 물건을 치우거나 침대에서 떨어지지 않도록 부드럽고 확실하게 몸을 고정시킨다.
㉤ 우선 환자를 안정시키면서 몸을 죄는 옷의 단추를 풀어 주어 통풍이 되게 한다.
㉥ 의식이 정상적으로 돌아오길 기다린다. 만약 구토, 기억 소실, 지속되는 두통 및 어지러움, 시력악화 등의 증상을 호소한다면 뇌출혈 등 중대한 외상의 가능성이 있으므로 즉시 병원에 가서 의사를 진료를 받는다.

CHAPTER 05 적중예상문제

01 인체 내 혈중에 용해된 COHb량의 피해중독 증상에서 현기증, 약간의 호흡곤란이 나타나기 시작할 때의 결합량은?

① 5~10%
② 10~20%
③ 20~30%
④ 40~50%
⑤ 70~80%

해설

인체 내 혈중에 용해된 COHb량의 피해중독 증상

혈중 COHb 농도(%)	중독 증상
0~10	증상 없음
10~20	강한 두통, 피부혈관 확장, 전두부 긴박감
20~30	현기증, 약간의 호흡곤란
30~40	심한 두통, 구역, 구토, 시력저하
40~50	근력감퇴, 허탈, 호흡·맥박의 증진
50~60	가사, 호흡·맥박증진·혼수, 경련
60~70	혼수, 경련, 심장박동 및 호흡의 미약
70~80	맥박이 약하고 호흡이 느리며, 호흡정지 사망
80 이상	즉사

01 ③ 정답

02 다음 중 자외선의 생물학적 영향으로 올바른 것만 묶은 것은? ★

> 가. 피부색소 침착 나. 혈압 상승
> 다. 비타민 D 생성 라. 백혈구 감소

① 라
② 가, 나
③ 가, 다
④ 가, 나, 다
⑤ 가, 나, 다, 라

> **해설**
> 자외선의 생물학적 영향으로 옳은 것은 피부색소 침착, 혈압 강하, 비타민 D 생성, 백혈구 증가이다.

03 병원이나 식품종사자의 손소독용으로 주로 사용하는 소독제는?

① 역성비누
② 액화가스
③ 에틸알코올
④ 석탄산 비누
⑤ 요오드 팅크

> **해설**
> 역성비누(Invert Soap)
> 역성비누는 분자 중의 양이온이 활성화되어 살균력이 강하며, 무미·무해하여 식품소독에 좋다. 또한, 자극성이나 독성이 없고, 침투력도 강하다. 특히 포도상구균, 결핵균, 이질균 속 등에 유효하며, 0.001~0.1%액을 사용한다.

04 산소변동 범위 중 호흡곤란이 생기는 산소량의 범위는?

① 7% 이하
② 7% 이상
③ 10% 이하
④ 10% 이상
⑤ 30% 이상

> **해설**
> ③ 저산소증(Hypoxia)은 산소가 부족한 상태에서 일어나는 증상으로, 산소량이 10% 정도가 되면 호흡곤란이 오고, 7% 이하가 되면 질식사 하게 된다.

05 공기 중 이산화탄소의 서한량 지표는?

① CO_2 − 1%
② CO_2 − 0.01%
③ CO_2 − 0.1%
④ CO_2 − 10%
⑤ CO_2 − 20%

> **해설**
> ③ CO_2는 실내에 다수인이 밀집해 있을 때 농도가 증가하므로 실내공기 오염의 지표로 널리 사용된다. 위생학적 허용농도(서한량)는 일반적으로 1,000ppm, 0.1%로 하고 광산의 경우에는 0.1~1.5%로 한다.

06 불쾌지수를 구하는 공식은? (단, 섭씨기온으로 구함)

① (습구온도 + 건구온도) × 0.72 + 40.6
② (습구온도 − 건구온도) × 0.72 + 40.6
③ (습구온도 / 건구온도) × 0.72 + 40.6
④ (습구온도 / 건구온도) × 40.6 + 0.72
⑤ (건구온도 − 습구온도) × 40.6 + 0.72

> **해설**
> 불쾌지수(DI)란 기온, 기습의 영향에 의해 인체가 느끼는 불쾌감을 숫자로 표시(기류, 복사열이 고려되지 않음)한 것이다.
>
> **불쾌지수를 구하는 공식**
> DI = [건구온도(℃) + 습구온도(℃)] × 0.72 + 40.6 = [건구온도(℉) + 습구온도(℉)] × 0.4 + 15

07 온열요소를 구성하는 것은?

① 기온, 기압, 지형
② 기압, 기온, 기습
③ 기온, 기습, 기류, 지형
④ 기온, 기습, 기류, 복사열
⑤ 기온, 기류, 복사량, 일조량

> **해설**
> ④ 인간은 항온동물로 열생산과 방열을 통해 항상 37℃ 전후의 체온을 유지하는데, 방열작용에 영향을 주는 인자로는 기후요소 중 기온, 기습, 기류, 복사열을 들 수 있다. 흔히 이들을 4대 온열요소 또는 4대 온열인자라 한다.

08 다음 중 눈에 보이지 <u>않는</u> 파장으로 화학작용과 살균작용을 하는 것은?

① 적외선
② 자외선
③ 엑스선
④ 가시광선
⑤ 감마선

> **해설**
> ② 자외선은 태양광의 스펙트럼을 사진으로 찍었을 때 가시광선보다 짧은 파장으로, 눈으로 볼 수는 없으나 화학작용이 강하므로 화학선이라고도 한다. 생리적 작용이 강하고 살균작용을 한다.

09 기온역전 현상에 대한 설명으로 옳은 것은?

① 기온이 낮아지는 현상이다.
② 순수한 열섬현상을 의미한다.
③ 기온이 변화하지 않는 현상이다.
④ 상층부의 기온이 하층부의 기온보다 높다.
⑤ 상층부의 기압이 하층부의 기압보다 높다.

> **해설**
> ④ 기온역전이란 찬 공기 위에 따뜻한 공기가 있는 것으로, 지상고도에 따라 기온이 상승하는 현상이다.

10 오존경보가 발령되는 오존농도는?

① 시간당 0.3ppm
② 시간당 50ppm
③ 시간당 0.12ppm
④ 시간당 0.15ppm
⑤ 시간당 0.001ppm

> **해설**
> ① 오존농도가 1시간 평균 0.12ppm(0.12×10^{-6}) 이상일 때는 주의보를, 0.3ppm(0.3×10^{-6}) 이상일 때는 경보를, 0.5ppm(0.5×10^{-6}) 이상일 때는 중대경보를 발령한다(「대기환경보전법」 시행규칙 별표 7).

11 대기오염과 가장 관련성이 큰 질환은?

① 성인병
② 호흡기계 질환
③ 순환기계 질환
④ 소화기계 질환
⑤ 생식기계 질환

> **해설**
> ② 호흡기계 질환은 대기오염과 밀접한 연관성이 있다. 공기의 오염도가 낮을수록 호흡기계 질환의 발생 빈도는 낮아진다.

12 대기오염 물질 중에서 눈에 자극을 주는 것은?

① CO
② CO_2
③ NO
④ SO_2
⑤ Na

> **해설**
> **아황산가스(SO_2)**
> 무색의 자극성 있는 유독기체로서 눈에 자극적이며, 물에 녹기 쉽다. 연료 중에 포함된 황성분이 공기 중의 산소와 결합하여 형성되는 대기오염물질로서 부식성이 강하다. 인체의 상부기도 점막을 자극하여 기침을 일으키며, 심할 경우 폐렴 등의 증상이 나타난다. 식물에는 잎에 백화현상 등의 피해를 주며 산성비의 원인물질 중의 하나이다.

13 다음 설명과 연관된 대기오염 사건은?

- 석탄 연소 시의 아황산가스, 미립 Aerosol, SO_2가 원인이다.
- 환경적으로 하천 평지, 무풍상태, 기온역전으로 연무가 발생하고, 습도가 90% 이상이다.
- 만 명 이상이 사망했으며, 만성기관지염, 천식 기관지확장증, 폐섬유증 환자에게 치명적이다.

① 도노라 – 공장 매연
② 보팔 – 살충제 유독가스
③ 런던 스모그 – 석탄가스
④ LA 스모그 – 자동차 배기가스
⑤ 멕시코 포자리카 – 황화수소가스

해설

세계적인 대기오염사건

사건	환경	피해	원인
Meuse Valley (1930년 12월)	분지, 무풍상태, 기온역전, 연무발생, 공장지대 (철·금속·유리·아연공장)	평상시 사망자의 10배, 급성호흡기질환 발생, 호흡곤란	아황산가스, 황산불소 화합물, 일산화탄소, 미세입자
Donora (1948년 10월)	분지, 무풍지대, 기온역전, 연무발생, 공장지대 (철·전선·황산·아연공장)	20여 명 사망, 6,000여 명 호흡기 질환	아황산가스 및 아황산 미세입자 혼합, SO_2
London (1952년 12월)	하천평지, 무풍상태, 기온역전, 연무발생, 90% 이상의 습도, 인구조밀	만 명 이상의 사망, 심폐성질환 다발, 만성기관지염, 천식기관지확장증, 폐섬유증 환자에게 치명적	석탄 연소 시의 아황산가스, 미립 Aerosol, SO_2
Los Angeles (1954년)	해안분지, 기온역전, 인구증가, 자동차 수 증가, 석유계 연료소비 증가	눈, 코, 기도, 폐 등 점막이 지속적 반복성 자극, 일상생활의 불쾌감, 가축·식물·과실의 손해, 건축물의 손해	자동차 배기가스, CO, SO_2, SO_3, NO_2, O_3, Aldehyde, Keton, Acrolein, Nitrolefin, Formaldehyde, 광화학스모그
Poza Rica (1950년 11월)	가스공장 조작사고로 인한 황화수소가스 다량 누출, 기온역전	22명 사망, 급성중독자 320명, 호흡기 및 중추신경계에 영향, 호흡곤란, 점막자극	황화수소 가스
보팔 가스 참사 (1984년 12월)	인구밀집 지역, 위험한 화학물질 공장에 대한 안전관리미비, 사고 후 비상대책 부족	당시 3,700여 명 사망, 사고 이후 후유증으로 2만 명 이상 사망추정, 공기오염과 상수도오염으로 암, 호흡곤란, 기형아 출산, 만성적인 폐질환, 눈병, 정신적인 피해	맹독성 살충제(메틸이소시안) 가스 대량 누출

정답 13 ③

14 다음 중 급속여과의 특징인 것은?

① 3m/day, 사면대치
② 역류세척, 약품침전
③ 120m/day, 사면대치
④ 탁도가 높을 때 불리
⑤ 색도가 높을 때 불리

> **해설**
> **급속여과**
> 급속여과지는 완속여과지보다 큰 유효경 0.45~0.7mm의 모래를 사용하며 모래층의 두께는 60~70cm가 적당하다. 그 밑의 자갈층에는 모래가 침입하지 않도록 상부에 세립자의 자갈을 깔고 하층으로 갈수록 큰 자갈을 깔아준다. 여과막이 빨리 두터워지므로 보통 1일 1회 역류세척한다. 급속여과 시 여과속도로 적당한 것은 120~150m/day로 완속여과의 40배 정도이다. 급속여과의 장점은 수원의 탁도·색도가 높거나, 수조류·철분양 등이 많을 때 적당하며, 추운 지방이나 대도시에서 이용하기 적당하다는 것이다.

15 물을 여과하여 공급함으로써 장티푸스와 같은 수인성 감염병이 감소하는 현상은?

① 코흐(Koch) 현상
② 스노우(Snow) 현상
③ 파스퇴르(Pasteur) 현상
④ 페텐코퍼(Pettenkofer) 현상
⑤ 밀스-라인케(Mills-Reincke) 현상

> **해설**
> **Mills-Reincke 현상**
> 1893년 미국의 Mills가 메사추세스주 로렌스시에서 물을 여과·급수하였는데 그 결과 장티푸스, 이질, 설사, 장염 등의 환자와 사망자가 감소하였으며 일반사망률도 떨어졌다. 같은 해 독일의 Reincke도 함부르크시에서 강물을 여과하여 공급한 결과 같은 결과를 얻게 되어 그 후에 이 현상을 Mills-Reincke 현상이라 하였다.

16 염소소독으로 발생하는 발암물질은?

① 벤젠
② 질산은
③ 탄화수소
④ 질산성 질소
⑤ 트리할로메탄

> **해설**
> ⑤ 동물실험 결과 트리할로메탄(THM)은 발암성 물질로 알려졌다. 염소소독에서의 트리할로메탄의 생성이 이루어지는데, 이를 최소화하는 것이 중요하다.

17 수돗물 정화과정으로 순서가 알맞은 것은?

① 여과 → 침사 → 소독 → 침전
② 침전 → 여과 → 폭기 → 소독
③ 소독 → 여과 → 침전 → 침사
④ 침전 → 침사 → 소독 → 여과
⑤ 침전 → 폭기 → 여과 → 소독

> **해설**
> ② 일반적으로 정수는 침전 → 여과 → 폭기 → 소독의 순서로 실시한다.

18 대장균지수(Coli Index)란?

① 물 50mL 중 대장균 검출수
② 물 100mL 중 대장균 검출수
③ 대장균을 검출한 최소 검수량
④ 불순물을 검출한 최소 검수량
⑤ 대장균을 검출한 최소 검수량의 역수

> **해설**
> ⑤ 대장균군은 일반적으로 그 자체가 직접 유해하지는 않다. 대장균의 검출은 다른 미생물이나 분변의 오염을 추측할 수 있으며, 검출방법이 간단하고 정확하기 때문에 수질오염의 지표로서 중요성이 있다. 우리나라는 시료 10mL씩 5본이 전부 음성이어야 한다고 규정하고 있으나 일반적으로는 시료 100mL당 대장균수, 즉 최적확수(MPN ; Most Probable Number)가 사용된다. 그리고 대장균지수(Coli Index)가 사용되는데, 이는 대장균을 검출한 최소 시료량의 역수(逆數)로 나타내는 것이다.

19 물속에 유기물질을 산화하는 산소의 양을 나타내는 것으로서, 수질오염의 지표가 되는 것은?

① DO
② SS
③ Na
④ BOD
⑤ COD

> **해설**
> ④ BOD는 유기물이 호기성 미생물에 의해 20℃에서 5일간 생물학적 분해될 때 필요한 산소량으로, 수질오염의 가장 중요한 지표이다. 단위는 mg/L 또는 ppm으로 표시한다.

정답 17 ② 18 ⑤ 19 ④

20 적조현상이 증가하면 용존산소(DO)는 어떻게 되는가?

① 증가한다. ② 감소한다.
③ 변화없다. ④ 증가하다 감소한다.
⑤ 감소하다 증가한다.

> **해설**
> ② 적조현상은 일반적으로 미세한 식물성 플랑크톤이 바다에 무수히 발생해서 해수가 적색을 띠는 현상을 말하며, 해역오염의 중요한 문제점으로 수산물의 피해를 가져온다. 또한 DO의 부족현상을 야기하여 수중생물이 생존에 위협을 받고 적조생물이 어패류의 아가미에 부착해서 질식사를 일으키게 된다.

21 산업재해 예방 및 산업안전 보건정책을 담당하는 중앙행정기관은?

① 환경부 ② 국토교통부
③ 고용노동부 ④ 보건복지부
⑤ 산업통상자원부

> **해설**
> ① 환경부 : 자연환경, 생활환경의 보전, 환경오염방지, 수자원의 보전·이용·개발 및 하천에 관한 사무를 관장
> ② 국토교통부 : 국토종합계획의 수립·조정, 국토의 보전·이용 및 개발, 도시·도로 및 주택의 건설, 해안 및 간척, 육운·철도 및 항공에 관한 사무를 관장
> ④ 보건복지부 : 생활보호·자활지원·사회보장·아동·노인·장애인·보건위생·의정 및 약정에 관한 사무를 관장
> ⑤ 산업통상자원부 : 상업·무역·공업·통상, 통상교섭 및 통상교섭에 관한 총괄·조정, 외국인 투자, 중견기업, 산업기술 연구개발정책 및 에너지·지하자원에 관한 사무를 관장

22 작업시간당 재해발생건수를 나타내는 것은? ★

① 도수율 ② 강도율
③ 건수율 ④ 중독률
⑤ 천인율

> **해설**
> ② 연 1,000명의 작업시간당 손실작업일수
> ③ 산업재해 발생상황을 총괄적으로 파악할 수 있는 지표
> ④ 평균 손실일수
> ⑤ 1,000명을 기준으로 한 재해발생건수

23 산업재해지표 중 근로시간에 따른 도수율을 구할 때의 상수는?

① 100 ② 1,000
③ 10,000 ④ 100,000
⑤ 1,000,000

> **해설**
> 도수율 = $\dfrac{재해건수}{연\ 근로시간수} \times 1,000,000$

24 소음성 난청에서 청력손실이 심해지는 C5-dip 현상이 일어나는 주파수는?

① 5kHz ② 4kHz
③ 3kHz ④ 2kHz
⑤ 0.1kHz

> **해설**
> 소음성 난청의 초기에는 소음의 주파수보다 1/2 음계의 높은 주파수에 대한 손실이 크지만 주로 4,000Hz(cps, c/s)를 중심으로 청력손실이 가장 크며, 이 현상을 C5-dip라고 한다.

25 작업자가 고온 순화된 후 나타나는 생리적 현상은?

① 시야 감소
② 땀 분비량 감소
③ 직장온도 증가
④ 땀 염분농도 감소
⑤ 심박동수 증가

> **해설**
> **고온순화**
> 인체가 외부로부터 과한 열을 받으면 열 조절의 균형이 깨지고 인체 온도가 상승하는 열 스트레스가 나타난다. 열 스트레스의 초기 반응은 땀 분비 증가, 말초혈관 확장 등이 있다. 열 스트레스가 지속되면 생리적 적응 과정이 나타나는데, 이를 고온순화라 한다. 1~6주간 고온에 노출 시 최대 땀 분비량이 시간당 2~3L로 증가하고, 염분농도가 감소하며 소변 내 염분 배출을 최소화한다. 고온순화는 열 스트레스에 노출되고 나서 4~7일 후 시작되어 12~14일에 완성되고 열 스트레스가 사라져도 약 2주간 지속되다가 1개월 후 사라진다.

정답 23 ⑤ 24 ② 25 ④

26 다음 중 고온 환경과 관계없는 질병은?

① 열허탈증 ② 열사병
③ 열경련 ④ 열쇠약
⑤ 진폐증

> **해설**
> **열중증**
> 매우 고온·고습한 환경에서의 작업이나 복사열이 강하게 인체에 작용하는 경우, 열방산이 적은 조건에서 발생한다.
> • 급성 증상 : 열경련, 열사병, 열허탈증
> • 만성적 증상 : 열쇠약

27 레이노병(Raynaud's Disease)이 자주 발생하는 작업장은?

① 고온공구 사용 작업장
② 진동공구 사용 작업장
③ 자외선기기 사용 작업장
④ 소음기기 사용 작업장
⑤ 조명기기 사용 작업장

> **해설**
> **레이노병(Raynaud's Disease)**
> • 진동 공구 사용 시 발생되는 현상이다.
> • 사지, 특히 손가락의 국소성 혈관 경련에 의한 동통 및 지각 이상을 초래한다.
> • 손가락의 간헐적인 창백 현상인 청색증(Cyanosis)이 나타난다.

28 다음 중 1급 발암물질인 라돈이 가장 많이 발생하는 것은?

① 페인트 ② 목재
③ 플라스틱 ④ 축전지
⑤ 화강암

> **해설**
> **라돈(Rn)**
> • 화강암, 석고보드, 시멘트, 석면 등에서 발생하며, 이 중 화강암에서 가장 많이 발생한다.
> • 1급 발암물질로 폐암, 위암, 소아 백혈병을 유발한다.

29 다음 중 비중격천공증을 일으키는 중금속으로 옳은 것은?

① 망간 ② 크롬
③ 비소 ④ 아연
⑤ 주석

> **해설**
> 크롬에 중독되면 손톱바닥, 손등, 안면 등에 발진과 구진이 나타나며, 발진이 궤양으로 발전한다. 특히 분진이나 미스트로 접촉하기가 쉬워 비출혈과 가피형성을 반복하게 되고 심해지면 비중격천공증이 나타난다.

30 방한화의 알맞은 방한력(CLO)은?

① 4 CLO ② 2 CLO
③ 1 CLO ④ 2.5 CLO
⑤ 10 CLO

> **해설**
> **방한력(CLO)**
> 열차단력을 말하는데, 방한력의 단위는 CLO를 사용한다. 1 CLO는 기온 21℃(70°F), 기습 50% 이하, 기류 10cm/sec에서 신진대사율이 50kcal/m²/h로 피부온도가 33℃(92°F)로 유지될 때의 의복 방한력을 말한다. 방한력이 가장 좋은 것은 4~4.5 CLO이고, 방한화 2.5 CLO, 방한장갑 2 CLO, 보통 작업복 1 CLO이다.

31 다수인이 밀집된 강당처럼 외부공기 유입이 어려운 곳에서 실시할 수 없는 인공환기법은?

① 평형환기법 ② 배기환기법
③ 송기환기법 ④ 풍력환기법
⑤ 수직환기법

> **해설**
> **인공환기방법**
> • 공기조정법(Carrier System)은 공기의 온도, 습도, 기류를 인공적으로 조절하는 방법으로 공기의 온도와 습도를 조절할 수 있고, 배기의 오염물을 처리하는 여과시설을 일반적으로 갖추고 있기 때문에 보건학적으로 가장 이상적인 방법이다.
> • 배기환기법(Exhaust Ventilation)은 선풍기 또는 Fan에 의해 흡입 배기하는 방법으로, 오염물 배기나 처리에 유효하다.
> • 송기환기법(Plenum Ventilation)은 선풍기 또는 Fan에 의해서 신선한 외부공기를 불어넣는 방법으로 실내 오염공기가 흩어져서 불쾌감을 초래하기도 한다. 오염물 제거에는 효과가 없으나 신선한 공기를 공급하여 주며 오염물을 희석시킨다.
> • 평형환기법(Balanced Ventilation)은 배기식과 송기식을 병용한 환기방법이다. 평형환기법으로 고려할 점은 건축구조와의 관련, 실내의 미관, 실내의 열원과의 문제, 진애, 소음 등이다.

정답 29 ② 30 ④ 31 ④

32 하인리히(Heinrich)법칙에서 큰 재해가 1건 있었다면 경상해가 일어난 건수는?

① 5건
② 29건
③ 100건
④ 300건
⑤ 500건

> **해설**
> 하인리히(Heinrich)법칙
> 하인리히는 산업 안전에 대하여 1:29:300 법칙을 주장하였다. 중상해가 1건 있었다면 경상해가 29번 있었고, 경미한 사고는 300번 있었다는 내용을 통하여 경미하고 사소한 것이 큰 재난을 야기하고, 작은 사고는 연쇄적 사고로 이어진다고 하였다.
>
>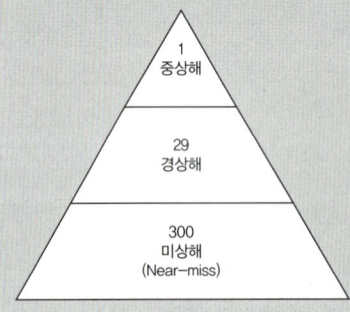

33 인체에 유해한 특정 인자에 노출되는 근로자의 건강관리를 위하여 실시하는 검진은? ★

① 일반건강검진
② 수시건강검진
③ 특수건강검진
④ 배치전건강검진
⑤ 임시건강진단

> **해설**
> ① 일반건강진단 : 상시근로자의 건강관리를 위하여 주기적으로 실시하는 검진
> ② 수시건강진단 : 특수건강진단 대상 업무 중 해당 유해인자에 의한 건강장해를 의심하게 하는 증상이나 의학적 소견이 있는 근로자에게 실시하는 검진
> ④ 배치전건강진단 : 특수건강진단 대상업무 배치 전에 업무적합성 평가를 위하여 하는 검진
> ⑤ 임시건강진단 : 특수건강진단 대상 유해인자 또는 그 밖의 유해인자에 의한 중독 여부, 질병에 걸렸는지 여부 또는 질병의 발생원인 등을 확인하기 위해 실시하는 검진

34 물리적 장벽을 이용하여 작업자의 유해물질 노출량을 줄이는 방법은?

① 환기
② 조정
③ 대치
④ 교육
⑤ 격리

> **해설**
> **작업환경 개선의 원칙**
> • 대치 : 위험한 작업환경을 안전한 것으로 변경하는 것인데, 대치에는 공정의 변경, 시설의 변경, 물질의 변경 등이 있다.
> • 격리 : 작업자와 유해인자 사이에 장벽(Barrier)을 놓아 분리시키는 것으로, 격리저장, 위험시설의 격리, 차열, 공정과정의 격리, 개인보호구 착용 등이 있다.
> • 환기(제거) : 근로자가 유해물질을 흡입하지 않도록 유해물질을 외부로 배출·제거시키는 것을 말한다. 환기는 국소환기와 전체환기로 나뉜다.
> • 교육 : 작업장에 있는 작업자, 감독자, 기술자, 관리자 모두에게 안전보건 및 보건교육을 실시한다.

35 한 공장에서 금속제품의 세척에 사용하는 트리클로로에틸렌을 계면활성제로 변경하였다. 이에 해당하는 작업환경 관리대책은?

① 교육
② 격리
③ 공정대치
④ 물질대치
⑤ 국소환기

> **해설**
> 위험한 작업환경을 안전한 것으로 변경하는 관리대책은 대치이다. 대치에는 공정의 변경, 시설의 변경, 물질의 변경 등이 있는데 유해물질인 트리클로로에틸렌을 계면활성제로 변경한 것은 물질의 변경이므로 물질대치에 해당한다.

정답 34 ⑤ 35 ④

CHAPTER 06 식품과 건강

제1절 식품위생

1 식품위생의 개념

(1) 식품위생의 정의
① WHO 환경위생전문위원회(1955)에서 "식품위생이란 식품의 생육, 생산 또는 제조에서 최종적으로 사람에게 섭취될 때까지의 모든 단계에 있어서 안정성, 완전성(완전무결성) 및 건전성을 확보하기 위한 모든 수단을 의미한다."라고 하였다.
② 식품위생의 대상범위에 음식물(의약품 제외)과 음식물과 관련된 첨가물·기구·용기·포장 등을 모두 포함시키고 있다.

(2) 식품위생의 행정기구
① 중앙기구
    ㉠ 식품의약품안전처 : 식품위생에 관한 업무 총괄, 기획, 조사 등의 주관과 지방위생기구 지휘, 감독
    ㉡ 농림축산식품부 : 농축산물과 수산물의 품질 관리
② 지방기구
    ㉠ 지방자치기관의 보건사회국 보건위생과 : 식품위생 행정업무
    ㉡ 시·군·구 보건소 : 건강진단과 위생강습, 식중독의 역학조사 등
    ㉢ 시·도 보건환경연구원 : 지방의 식품위생검사 및 과학적 시험검사

2 식품위생관리

(1) 식품안전관리인증기준(HACCP)
① HACCP(Hazard Analysis and Critical Control Point)는 식품의 원재료 생산에서부터 제조, 가공, 보존, 유통, 조리단계를 거쳐 최종 소비자가 섭취하기 전까지의 각 단계에서 발생할 우려가 있는 위해요소를 규명한다. 또한, 이를 중점적으로 관리하기 위한 중요관리점을 결정하여 자율적이며 체계적이고 효율적인 관리로 식품의 안전성을 확보하기 위한 과학적인 위생관리체계라 할 수 있다.

[식품 위해요소]

구분	위해요소
생물학적 위해요소	• 식중독균(Salmonella spp, E. coli O157 : H7, S. aureus, B. cereus, L. monocytogenes, V. parahaemolyticus, C. botulinum, Shigella, C. perfringens, Y. enterocolitica, C. jejuni) • 부패미생물, 일반세균, 대장균군, 효모, 곰팡이, 바이러스 등
화학적 위해요소	• 중금속, 잔류농약, 잔류수의약품, 호르몬제 • 잔류용제, 사용금지 또는 기준설정, Aflatoxin • 환경호르몬, 다이옥신, PCB, DOP, 비식용 화학물질 등
물리적 위해요소	유해성 이물(돌, 유리, 금속, 머리카락 등)

〈자료 : 식품의약품안전처, 식품안전관리인증기준(HACCP)〉

② HACCP은 위해 방지를 위한 **사전 예방적** 식품안전관리체계로서, 원료부터 유통의 전 과정을 체계적으로 관리한다. 이를 통해 식품위생 수준을 향상시키고, 종합적인 위생관리체계를 유지할 수 있다.

(2) HACCP의 원칙

원칙	내용	세부내용
원칙1	위해요소 분석	원재료, 제조공정 등에 대하여 생물학적 · 화학적 · 물리적 위해요소 분석
원칙2	중요관리점(CCP) 결정	식품의 위해를 방지 제거하거나 안전성을 확보할 수 있는 단계 또는 공정 설정
원칙3	CCP 한계기준 설정	위해관리의 허용기준 및 실천 여부에 대한 판단기준 설정
원칙4	모니터링 체계 확립	관리기준의 준수 및 확인 여부를 검증하기 위한 관찰, 측정 또는 시험검사
원칙5	개선조치 방법 수립	모니터링 결과 관리기준에서 벗어날 경우에 대비한 개선 조치방법의 설정
원칙6	검증절차 및 방법 수립	HACCP 시스템이 적정하게 실행되고 있음을 검증하기 위한 방법 및 절차 설정
원칙7	문서화 및 기록유지	HACCP의 계획대로의 실천 여부에 대한 기록유지와 문서화 관리

〈자료 : 식품의약품안전처, 식품안전관리인증기준(HACCP)〉

(3) HACCP의 도입효과

① 식품업계 측면
  ㉠ 일반적인 효과
    • 정부주도형 위생관리에서 벗어나 자율적으로 위생관리를 수행할 수 있는 체계적인 위생관리기법의 확립
    • 예상되는 위해요인을 과학적으로 규명하고 이를 효과적으로 제어함으로써 위생적이고 안전성이 충분히 확보된 식품의 생산 · 조리
    • 위해가 발생될 수 있는 단계를 사전에 선정하여 집중적으로 관리함으로써 위생관리체계의 효율성을 극대화
    • 적용 초기에는 시설 · 설비 및 집중적 관리를 위한 인력과 소요예산 증대가 예상되나, 장기적으로는 소비자의 신뢰성 향상, 제품 불량률과 반품 · 폐기량 감소 등으로 경제적인 이익도모

ⓒ 실질적인 효과
- 만들어진 식품의 안전성이 보증되기 때문에 타사와의 경쟁력 강화
- HACCP 도입은 전 종업원의 협력이 필요하게 되므로 조직 전체의 의식 향상
- 식품 원료의 체계적 관리 및 조리 과정, 종업원 개인위생 관리 등으로 식중독 예방
- 과학적으로 뒷받침된 자료에 근거하기 때문에 과거와 같이 경험이나 직감에 의존하는 위생관리보다 안정된 제품의 제조 가능
- HACCP 적용업소는 지정제품에 마크를 표시할 수 있으며, 그 품목에 대한 광고가 가능하므로 소비자의 선택과 신뢰성 향상

② 소비자 측면
  ㉠ HACCP에 의해 안전하고 위생적으로 생산된 제품을 소비자들에게 자신 있게 제공 가능
  ㉡ HACCP 마크 표시를 통하여 소비자가 스스로 판단하여 안전한 식품 선택 가능

③ 정부 측면
  ㉠ 효율적인 식품 감시 활동
  ㉡ 공중보건 향상으로 의료비 절감
  ㉢ 원활한 국제 식품 교역

3 식품의 변질 ★

(1) 식품변질의 의의

식품변질(Spoilage)이란 식품을 그대로 방치했을 때 외관, 관능적 및 내용적으로 적당치 않은 상태가 되는 것을 말한다. 여기에는 수분 함량이 높은 식품에서 수분이 증발하여 건조 상태가 되거나, 광선·공기에 의한 산화 또는 식품 자체의 효소작용으로 식품 본래의 향미·색 및 영양 성분이 바뀌는 물리·화학적 변화가 포함된다.

(2) 식품변질의 종류

① 부패 : 단백질이 혐기적인 조건에서 미생물에 의해 변질되어 아민, 암모니아, 악취 등이 발생하는 현상이다.
② 변패 : 탄수화물, 지방 등이 미생물에 의해 변질되는 현상이다.
③ 발효 : 미생물에 의하여 단백질, 지방, 주로 탄수화물이 분해되어 그 결과 우리 생활에 유용하게 이용되는 현상이다.
④ 산패(Rancidity) : 유지가 공기 속의 산소·빛·세균·효소·열·습기 따위의 작용에 의하여 여러 가지 산화물을 만드는 현상이다.
⑤ 유지의 자동산화 : 상온에서 산소가 존재하면 자연스럽게 나타나는 현상으로 하이드로과산화물(Hydroperoxide)이 생성되어 식품에 악영향을 끼친다.

(3) 부패의 판정(초기 부패)

① 관능 검사 : 시각, 촉각, 미각, 후각 등으로 검사하는 방법이다.
② 물리적 검사 : 식품의 경도·점성, 탄력성, 전기저항 등을 측정하는 방법으로 짧은 시간에 간단히 결과를 얻을 수 있다.

③ **생물학적 검사** : 일반세균수를 측정하여 선도를 측정하는 방법으로 식품 1g 또는 1mL당 $10^7 \sim 10^8$이면 초기 부패로 본다. 10^5 이하는 안전하다.

④ **화학적 검사**

㉠ 휘발성 염기질소(VBN) : 단백질 식품은 신선도 저하와 함께 Amine이나 NH_3 등을 생성한다(30~40mg%).

㉡ Trimethylamine(TMA) : 어패류의 Trimethylamine Oxide가 환원되어 Trimethylamine을 생성한다(3~4mg%, 비린내 원인물질).

㉢ 히스타민 : 세균에 의해서 생성된 히스티딘이 탈탄산작용에 의해 히스타민으로 되어 어육 중에 축적된다.

㉣ K값 : 뉴클레오티이드의 분해 생성물(ATP, ADP, AMP, IMP Hypoxanthine 등)을 측정하여 계산한다(어패류의 초기 변화를 조사).

㉤ pH : 부패로 인해 염기성 물질이 생성되어 중성 또는 알칼리성으로 이행한다(pH 6.0~6.2).

4 식품의 보존

(1) 식품의 보존 목적

① 식품의 신선도 유지
② 식품 가치 유지
③ 원활한 유통, 수송, 비축 등의 조치
④ 식품변질 사고를 미연에 방지
⑤ 영양가 유지

(2) 식품의 보존방법

식품의 변질을 막기 위해서는 미생물의 오염을 방지하거나 오염된 미생물의 증식과 발육을 억제하는 것이 중요하다. 미생물의 번식과 발육에 관계되는 것으로 온도, 습도, 영양분 및 pH 등이 가장 중요한 요소이다. 식품의 보전은 미생물의 번식을 억제하거나 살균하여 보존하게 되는데, 보존방법으로는 물리적 방법·화학적 방법·복합처리 방법(물리·화학적 방법) 및 생물학적 방법이 있다.

① **물리적 보존**

㉠ 가열법 : 가열은 열로써 식품에 있는 미생물을 죽이거나 효소를 파괴하여 미생물의 작용을 저지하여 식품의 변질을 방지해 보존하는 방법이다. 일반적으로 포자를 형성하지 않는 미생물은 60~65℃에서 30분이면 사멸되나 포자균은 120℃에서 20분간 가열할 필요가 있다.

㉡ 냉장법 : 식품을 0~10℃로 보존하는 방법으로 일반 식품의 단기간 저장에 널리 이용되나 장기간 보존에는 적당하지 않다. 특히 육류나 어패류를 장기간 냉장 보관하면 변질되기 쉽고, 채소류는 -2℃ 이하로 저장하면 조직이 파괴된다. 또한 과일류는 당분이 많아 -1℃ 이하에서 냉장하는 것은 좋지 않다.

㉢ 냉동법 : 냉동은 0℃ 이하로 저장하는 방법을 말하는데, 장기간 보존할 수 있지만 식품의 조직에 변화를 준다. 이 방법은 미생물의 증식을 억제할 수는 있지만 사멸은 기대하기 어렵다.

ⓔ 건조법(Drying) : 식품을 건조하면 식품 중의 가용성 고형성분의 농도가 커지고 삼투압이 높아지는데, 미생물은 삼투압에 대하여 저항성이 약하므로 생육하지 못한다. 일반적으로 세균은 수분함유량 15% 이하에서는 번식하지 못하나 곰팡이는 13% 이하에서도 번식이 가능하므로 곰팡이의 생육이 불가능할 정도로 건조하여 저장하여야 한다. 탈수법에는 일광건조법과 인공건조법이 있으며, 인공건조법에는 고온건조법·열풍건조법·냉동건조법·배건법(焙乾法)·분무건조법·감압건조법이 있다.

ⓜ 자외선 및 방사선 이용법(Radiation) : 조사(照射)살균법에는 자외선과 방사선이 사용되고 있다. 이 방법은 살균 중 발열이 적으므로 식품을 그대로 살균할 수가 있어 냉온살균법 또는 무열살균법이라 하기도 한다.
- 자외선 살균법 : 자외선의 살균작용 유효파장은 2,500~2,700Å 사이이며, 오존을 발생하여 일종의 산화작용으로 식품표면의 세균을 살균하지만 내부에 있는 세균에 대한 살균효과는 없다. 따라서 기구, 식품의 표면, 청량음료 및 분말식품에 한한다.
- 방사선 살균법 : 방사선 α, β, γ선 중 **γ선의 살균력이 가장 강하며** 우리나라에서는 주로 Co60이 사용되고 있다.

ⓗ 움 저장(Cell Storage) : 감자, 고구마, 채소류 및 과일 등을 움 속(지하)에 온도를 약 10℃로 유지하면서 저장하는 방법이다.

② 화학적 보존
  ㉠ 방부제 첨가법(Antiseptics) : 식염, 초산, 알코올 등의 정균작용을 이용하여 식품을 보존하는 방법이다.
  ㉡ 염장법(Salting) : 식품에 소금을 넣으면 삼투압이 높아져서 식품이 탈수되어 건조상태가 된다. 미생물도 원형질의 분리를 일으키므로 미생물의 생육이 억제된다. 보통 10~20%의 소금 농도를 유지하나 호염균(Halophilic Bacteria, 식염내성균)도 있으므로 절대적인 보존법은 아니며, 산과 병행하면 효과가 크다.
  ㉢ 당장법(Sugaring) : 식품을 설탕으로 저장하는 방법으로 일반적으로 40~50%의 농도로 사용하나 호당성균(Saccharophilic Bacteria)도 있으므로 산과 병행하면 효과적이다.
  ㉣ 훈증법 및 훈연법(Smoking) : 식품을 훈증제로 처리하여 곤충의 충란이나 미생물을 사멸하는 방법으로 곡류의 저장 등에 사용한다. 훈증제로는 Chloropicrine, CHCl₃, NO₂가 널리 사용되는데, 인체에 유독하므로 사용할 때에 주의하여야 한다. 훈연(Smoking)은 목재를 불완전 연소하여 연기를 식품에 침투시켜 저장성을 높이는 방법으로 육류와 어류의 저장과 가공에 응용된다. 훈연제로는 수지가 적은 침엽수(참나무, 떡갈나무, 벚나무 등)가 좋다. 연기 중의 Aldehyde, Alcohol, Phenol, Acetone 등은 식품의 육조직에 침입하여 미생물의 발육을 억제한다. 또한, 훈연으로 식품이 건조되면 저장성이 높아진다. 훈연법에는 온훈법, 냉훈법 및 액훈법이 있다.
  ㉤ 산장법(Pikling) : pH가 낮은 초산, 젖산을 이용하여 식품을 저장하는 방법이다. 세균은 pH 4.9 이하가 되면 생육하지 못하고 효모는 pH 3.1에서 생육이 저지된다. 일반적으로 같은 pH에서도 유기산이 무기산보다 미생물의 번식을 저지하는 효과가 크다.
  ㉥ 보존료 첨가법 : 합성보존료나 산화제를 사용하여 보존하는 방법으로 식품위생법의 사용 용도와 사용 식품량에 맞도록 사용하여야 한다. 합성보존제는 인체에 대해 독성이 없고, 미량으로서 효과가 있어야 하며, 무색·무미·무취해야 하고, 식품에 어떤 변화가 없어야 하며, 사용방법이 간편하고 가격이 저렴해야 한다.

(3) 우유 위생

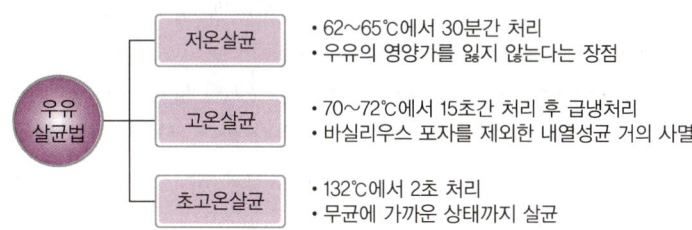

5 식품의 첨가

(1) 식품첨가물

① **식품첨가물의 정의** : 식품첨가물이란 식품의 상품적 가치를 높이고, 식욕증진·영양강화 및 보존 등의 목적으로 사용하는 물질로서 화학적 합성품을 말한다. FAO와 WHO의 합동 식품첨가물 전문위원회에서는 식품첨가물이란 '식품의 외관, 향미, 조직 또는 저장성을 높이기 위하여 식품에 보통 미량으로 첨가되는 비영양성물질'이라고 정의하였다.

② 우리나라의 「식품위생법」에서 식품첨가물이란 '식품을 제조·가공·조리 또는 보존하는 과정에서 감미, 착색, 표백 또는 산화방지 등을 목적으로 식품에 사용되는 물질. 이 경우 기구·용기·포장을 살균·소독하는 데에 사용되어 간접적으로 식품으로 옮아갈 수 있는 물질'이라고 정의하고 있다.

③ **식품첨가물의 구비조건**
  ㉠ 인체에 유해한 영향을 미치지 않을 것
  ㉡ 식품의 제조가공에 **필수불가결**할 것
  ㉢ 사용 목적에 따른 효과를 **소량으로도 충분**히 나타낼 것
  ㉣ 식품의 영양, 이화학적 성질 등에 영향을 주지 않을 것
  ㉤ 식품의 화학분석 등에 의해서 그 첨가물질을 확인할 수 있을 것
  ㉥ 식품의 **상품가치를 향상**시킬 것 등

(2) 식품첨가물의 분류와 사용기준

① 우리나라의 식품첨가물의 분류는 식품첨가물의 사용 목적에 따라 구분하고 있으며, 현재로 지정된 첨가물은 화학적 합성품 370여 종, 천연첨가물 50여 종이다.

② 사용 목적에 따라 다음과 같이 분류할 수 있다.
  ㉠ 식품의 기호성을 높이고 관능을 만족시키는 것
  ㉡ 식품의 변질을 방지하는 것
  ㉢ 식품의 영양을 강화하는 것
  ㉣ 식품의 품질을 개량하여 일정하게 유지하는 것
  ㉤ 식품제조에 필요한 것
  ㉥ 기타 등

(3) 식품첨가물의 종류 및 특성

① 우리나라는 「식품위생법」에서 첨가물을 6종류로 분류하고 있고, 미국의 국립과학기술원 및 국립연구협의회 산하 식품보호위원회에서는 식품첨가물을 기능과 용도에 따라 40종으로 분류하고 있다.

② 식품첨가물의 목적에 따라 다음과 같이 분류한다.

- ㉠ 보존료(Chemical Preservatives) : 식품의 변질 및 부패를 방지하고 식품의 신선도를 보존하여 영양가의 손실을 방지하는 데 사용되는 물질을 보존료라 한다. 사용이 허가된 보존료의 종류와 사용식품은 디히드로초산(버터, 마가린), 소르빈산(치즈, 된장 등), 안식향산나트륨(청량음료, 간장) 등이 있다.
- ㉡ 살균료(Bacteriocides, Germicides) : 식품의 부패 원인균 또는 감염병균 등을 사멸시키기 위하여 식품에 첨가 또는 제조 시에 사용한다. 허용 살균료는 표백분, 차아염소산 나트륨 및 에틸렌 옥사이드 등이 있다.
- ㉢ 산화방지제(Antioxidants) : 공기 중의 산소에 의한 변질을 방지하기 위하여 사용하는 첨가제가 산화방지제이다. 산화방지제로는 디부틸 히드록시 톨루엔, L-아스코르빈산(비타민 C), DL-α토코페롤(비타민 E) 등이 있다.
- ㉣ 착색료(Coloring Matters) : 색소는 자연색소가 바람직하나, 여러 가지 이유로 합성착색료를 사용한다. 합성색소로는 타르 색소, 비타르 색소 등이 있다.
- ㉤ 조미료(Seasonings) : 식품의 고유한 맛만으로 충족하지 못할 경우 맛을 좋게 하고자 첨가하는 물질을 조미료라 하는데, 단맛·신맛·짠맛·쓴맛을 4원미(元味)라 한다. 매운맛·풍미(風味)·떫은맛·청량미 등은 4원미의 복합미이다. 조미료는 핵산계, 아미노산계, 유기산계로 구분되어 있다.
- ㉥ 감미료(Nonnutritive Sweetners) : 합성 감미료는 당질 이외의 감미를 가진 화학적 합성품을 총칭하는 것으로서 영양가가 없다. 인체에 해로운 것이 많아 식품으로 사용할 수 있는 것은 매우 한정되어 있다.
- ㉦ 기타 : 이외에도 사용 목적에 따라 식품의 색을 유지하거나 발색시키는 발색제, 유색물질을 무색으로 만드는 표백제, 밀가루 개량제(Maturing Agents), 미각의 자극 및 식욕의 증진 목적으로 신맛을 내게 하는 산미료, 착향료, 빵·과자 등에 첨가하여 연하게 하는 팽창제, 비타민·무기질·아미노산 등을 강화하는 강화제 등이 있다.

> **제2절** 식중독 및 기생충

1 식중독

(1) 식중독의 의의

① 정의
  ㉠ 미생물, 유독물질, 유해 화학물질 등이 음식물에 첨가되거나 오염되어 발생한다.
  ㉡ 급성위장염 등의 생리적 이상을 초래한다.
② 발생 시기 : 세균의 발육이 왕성하여 식품이 부패되기 쉬운 6~9월 사이 발생한다.
③ 원인
  ㉠ 비브리오, 살모넬라, 포도상구균 등의 식중독 세균에 노출(부패)된 음식물을 섭취하여 발생한다.
  ㉡ 세균성 식중독이 전체 식중독의 80% 이상을 차지한다.
④ 환자의 증상 : 일반적으로 설사와 복통, 그 밖에 구토, 발열, 두통 등이 나타난다.

(2) 식중독의 종류 ★

분류		종류
세균성 식중독	감염형	살모넬라, 장염비브리오, 병원성대장균, 캄필로박터, 여시니아, 리스테리아
	독소형	포도상구균, 보툴리누스, 바실러스 세레우스
	중간형	웰치균
화학성 식중독		유해성 금속물질, 농약, 유해성 첨가물
자연독 식중독		동물성, 식물성, 곰팡이독

2 세균성 식중독

(1) 감염형 식중독

① 살모넬라 식중독
  ㉠ 원인균 : Salmonella typhimurium, Sal. enteritidis 등이 있다.
    • 그람음성, 무포자, 간균, 주모성 편모, 통성혐기성
    • 돼지, 소, 닭, 쥐, 개, 고양이 등의 장내세균
    • 생육 최적 온도 : 37℃, 최적 pH : 7~8
  ㉡ 원인식품 : 육류 및 그 가공품, 우유 및 유제품, 채소, 샐러드, 달걀 등
  ㉢ 잠복기 및 증상 : 12~24시간의 잠복기를 거치며 설사, 복통, 구토, 발열 등의 증상이 나타난다.
  ㉣ 예방 : 식품을 60℃에서 약 20분간 가열하여 섭취하고 저온 보관한다.
② 장염비브리오 식중독
  ㉠ 원인균 : Vibrio parahaemolyticus
    • 해수세균의 일종(3~5% 소금물 생육)
    • 그람음성, 무포자, 간균, 통성혐기성, 단모성 편모, 호염성

- 최적온도에서 세대시간은 약 10~12분(증식 속도 가장 빠름)
- 생육 최적 온도 : 30~37℃, 최적 pH : 7~8
ⓒ 원인식품 : 어패류(주로 하절기)
ⓒ 잠복기 및 증상 : 10~18시간의 잠복기를 거치며 구토, 복통, 설사(혈변), 약간의 발열 증상이 나타난다.
ⓔ 예방 : **여름철 어패류 생식을 금한다.** 식품을 60℃에서 30분 가열하고 냉장 보관한다. 또한, 민물 세척하여 교차오염을 방지한다.

③ 병원성대장균 식중독
ⓐ 원인균 : 가축이나 인체에 서식하는 Escherichia coli 중 인체에 감염되어 나타나는 균주
- 그람음성, 무포자, 간균, 주모성 편모, 호기성 또는 통성혐기성
- 유당을 분해하여 산과 가스를 생성
- 장관출혈성 대장균(EHEC, Verotoxin 생성, 용혈성요독증후군 유발, E.coli O157 : H7균 해당)
- 장관독소원성 대장균(ETEC, 장독소 생성)
- 장관침투성 대장균(EIEC)
- 장관응집성 대장균(EAEC)
- 장관병원성 대장균(EPEC)
ⓒ 원인식품 : 우유(주원인), 햄버거, 샐러드, 소고기 등
ⓒ 증상 : 설사(혈변), 복통, 두통, 발열이 나타난다.
ⓔ 예방 : 식품과 음료수를 철저히 살균처리하고, 환자와 가축을 잘 관리하여 식품과 물이 오염되지 않도록 주의한다.

④ 캄필로박터 식중독
ⓐ 원인균 : Campylobacter jejuni
- 그람음성, 무포자, 나선형 간균, 미호기성, 편모
- 생육 최적 온도 : 42~43℃
- 수백 정도의 소량 균수로도 식중독 유발
ⓒ 원인식품 : 오염된 육류나 살균하지 않은 우유 등
ⓒ 잠복기 및 증상 : 2~7일의 잠복기를 거치며, 설사, 복통, 두통, 발열(38~39℃) 등의 증상이 나타나고, 길랭-바레증후군 증상을 동반할 수 있다.
ⓔ 예방 : 적절한 가열살균이 가장 중요하다.

⑤ 여시니아 식중독
ⓐ 원인균 : Yersinia enterocolitica
- 장내세균, 그람음성, 무포자, 간균, 주모성 편모, 통성혐기성
- 저온조건 및 진공포장 상태에서도 증식 가능
ⓒ 원인식품 : 오염된 식육이나 우유, 보균동물의 배설물에 의한 2차오염 식품, 음료수 등
ⓒ 잠복기 및 증상 : 2~3일의 잠복기를 거치며, 패혈증, 복통, 설사, 관절염 등의 증상이 나타난다.
ⓔ 예방 : 식육의 교차 오염을 방지하고, 식품을 65℃ 이상으로 가열한다.

⑥ 리스테리아 식중독
  ㉠ 원인균 : Listeria monocytogenes
    • 그람양성, 간균, 주모성 편모, 통성혐기성
    • 저온(5℃) 및 염분이 높은 조건에서도 증식 가능
    • 냉동조건에서 생존
  ㉡ 원인식품 : 치즈, 아이스크림, 핫도그, 식육 및 그 가공품 등
  ㉢ 잠복기 및 증상 : 2일~3주의 잠복기를 거치며, 발열, 구토, 뇌수막염, 패혈증, 유산 등의 증상이 나타난다.
  ㉣ 예방 : 식품을 충분히 가열하고, 2차오염을 방지한다.

(2) 독소형 식중독

① 황색포도상구균 식중독
  ㉠ 원인균 : Staphylococcus aureus
    • 화농성질환의 대표적인 원인균
    • 그람양성, 무포자, 통성혐기성, 내염성, 비운동성
    • 장독소(Enterotoxin) 생성(내열성이 강해 120℃에서 30분간 처리해도 파괴가 안 됨)
    • 생육 최적 온도 : 30~37℃
  ㉡ 원인식품 : 유가공품, 김밥, 도시락, 식육제품 등
  ㉢ 잠복기 및 증상 : 1~6시간(평균 3시간으로 세균성 식중독 중 가장 짧음)의 잠복기를 거치며, 구토, 복통, 설사 등의 증상이 나타난다. 발열은 거의 없다.
  ㉣ 예방 : 화농성 질환자의 식품취급을 금하고, 식품을 저온에서 보관하며 청결을 유지한다.

② 보툴리누스 식중독
  ㉠ 원인균 : Clostridium botulinum
    • 그람양성, 간균, 주모성 편모, 내열성의 포자 형성, 편성혐기성
    • 신경독소(Neurotoxin) 생성(열에 약하여 100℃에서 1~2분, 80℃에서 30분 이내 가열하면 비활성화)
  ㉡ 원인식품 : 불충분하게 가열살균 후 밀봉 저장한 식품(통조림, 소시지, 병조림, 햄 등) 등
  ㉢ 잠복기 및 증상 : 12~36시간의 잠복기를 거치며, 현기증, 두통, 신경계 마비, 호흡 곤란 등이 나타나며 높은 치명률(40% 내외)이 특징이다.
  ㉣ 예방 : 식품을 120℃에서 4분 혹은 100℃에서 30분 가열한다. 식품을 위생적으로 가공처리·보관하는 것이 중요하다.

③ 바실러스 세레우스 식중독
  ㉠ 원인균 : Bacillus cereus
    • 그람양성, 간균, 주모성 편모, 통성혐기성
    • 장독소(Enterotoxin) 생성(설사독소와 구토독소)
  ㉡ 원인식품 : 동·식물성 단백질 식품, 수프, 소스(설사형), 전분질 식품(구토형) 등
  ㉢ 잠복기 및 증상 : 설사형은 8~16시간의 잠복기를 거치며 복통, 설사 등이 나타나고, 구토형은 1~5시간의 잠복기를 거치며 메스꺼움, 구토 등의 증상이 나타난다.
  ㉣ 예방 : 식품을 즉시 섭취하고, 냉장 또는 60℃ 보온을 유지한다.

(3) 기타 세균성 식중독

① 웰치균 식중독(감염독소형, 중간형 식중독)
   ㉠ 원인균 : Clostridium perfringens
   - 그람양성, 간균, 포자 형성, 편성혐기성, 무편모, 비운동성
   - 가스괴저균
   - A, B, C, D, E, F형 중 A, F형이 식중독의 원인균이다.
   - 가열조리 후에도 식품에 증식하기 쉽다.
   ㉡ 원인식품 : 단백질성 식품 등
   ㉢ 잠복기 및 증상 : 8~20시간의 잠복기를 거치며, 복통, 설사 등의 증상이 나타난다.
   ㉣ 예방 : 식품을 즉시 섭취하고, 2차오염을 방지한다.

② 알레르기성 식중독
   ㉠ 원인균 : Morganella morganii
   - 사람이나 동물의 장내에 상주
   - Histidine decarboxylase 생성 → Histidine 분해 → Histamine 생성 → 알레르기 유발
   ㉡ 원인식품 : 등푸른 생선(꽁치, 고등어, 정어리, 참치 등) 등
   ㉢ 잠복기 및 증상 : 30분 전후의 잠복기를 거치며, 안면홍조 및 발진(두드러기) 등의 증상이 나타난다.
   ㉣ 예방 : 신선한 등푸른 생선을 구입해야 하고, 상온에 생선을 오래 두지 말아야 한다.

③ 장구균 식중독
   ㉠ 원인균 : Enterococcus faecalis
   ㉡ 원인식품 : 치즈, 우유, 소시지, 햄, 곡류
   ㉢ 잠복기 및 증상 : 5~10시간의 잠복기를 거치며, 설사, 복통, 구토 등의 증상이 나타난다.

(4) 세균성 식중독의 특징

① 많은 양의 세균이나 독소에 의해 발생한다.
② 2차 감염이 없다.
③ 식품에서 사람으로 최종 감염된다(식중독은 종말감염).
④ 감염형 식중독은 세균 자체에 의한 것이고, 대부분 급성위장염 증상이 많다.
⑤ 감염형 식중독은 원인 식품에 기인하고 균의 양이 발병에 영향을 준다.
⑥ 면역이 생기지 않는다.
⑦ 잠복기가 짧다(경구감염병보다 잠복기가 짧음).
⑧ 세균의 적온은 25~37℃이다.

3 화학성 식중독

(1) 중금속에 의한 식중독

유해 중금속	특징
수은(Hg)	• 콩나물 재배 시의 소독제(유기수은제) • 수은을 포함한 공장폐수로 인한 어패류의 오염 • 미나마타병 : 지각이상, 시야협착, 보행곤란
납(Pb)	• 통조림의 땜납, 도자기나 법랑용기의 안료 • 납 성분이 함유된 수도관, 납 함유 연료의 배기가스 등 • 빈혈, 구토, 복통, 사지마비(급성), 피로, 지각상실, 시력장애, 체중감소
카드뮴(Cd)	• 도자기, 법랑용기의 안료 • 도금합금 공장, 광산 폐수에 의한 어패류와 농작물의 오염 • 이타이이타이병 : 신장장애, 폐기종, 골연화증, 단백뇨 등
비소(As)	• 식품첨가물 중 불순물로 혼입, 도자기, 법랑용기의 안료 • 비소제 농약을 밀가루로 오용하는 경우 • 급성 중독 : 발열, 구토, 복통, 경련 • 만성 중독 : 흑피증, 피부각질화, 중추신경 장애
구리(Cu)	• 구리로 만든 식기, 주전자, 냄비 등의 부식(녹청) • 채소류 가공품에 엽록소 발색제(황산구리)를 남용 시
아연(Zn)	• 아연 도금한 조리기구나 통조림으로 산성식품을 취급 시 • 간세포 괴사, 구토, 현기증
주석(Sn)	• 주석 도금한 통조림통에 산성 과일제품을 담을 시 • 구토, 복통, 설사
6가크롬 (Cr^{6+})	• 도금공장 폐수나 광산 폐수에 오염된 물을 음용 시 • 비중격천공, 폐기종
안티몬(Sb)	• 에나멜 코팅용 기구, 법랑용기 • 구토, 설사, 복통, 호흡곤란

(2) 농약에 의한 식중독

농약	특징
유기인제	• 파라티온, 마라티온, 다이아지논, EPN • 신경증상, 혈압상승, 근력감퇴, 전신경련 유발 • 콜린에스테라아제의 저해작용
유기염소제	• DDT, BHC 등의 살충제와 2,4-D, PCP 등의 제초제 • 잔류성이 큰 농약으로 신경중추의 지방조직에 축적되어 신경계의 이상 증상, 복통, 설사, 구토, 두통, 시력 감퇴, 전신 권태, 손발의 경련 유발
유기수은제	• 종자소독용 농약 • 중추신경장애 증상인 경련, 시야 축소, 언어장애 유발
유기불소제	• 쥐약, 깍지벌레·진딧물의 살충제 • 체내 아코니타제(Aconitase)의 활성 저해 → 구연산의 체내 축적에 따른 심장장애와 중추신경이상 증상
비소제	• 비산납, 비산석회 등의 농약 • 목구멍과 식도의 수축, 위통, 구토, 설사, 혈변, 소변량 감소, 갈증 유발
카바메이트제	• 살충제 및 제초제 농약 → 유기염소제 대체용 • 콜린에스테라아제의 작용억제에 따른 신경자극의 비정상 작용

(3) 유해성 식품첨가물에 의한 식중독

유해성 식품첨가물		특징
유해성 착색료	아우라민 (Auramine)	• 황색의 염기성 타르색소 • 과자, 단무지, 카레가루 등 • 두통, 구토, 사지 마비, 맥박 감소, 두근거림
	로다민 B (Rhodamine-B)	• 분홍색의 염기성 타르색소 • 어묵, 과자, 토마토케첩, 얼음과자 등 • 색소뇨와 전신착색, 오심, 구토, 설사, 복통
	파라니트로아닐린 (p-nitroaniline)	• 황색의 지용성 색소 • 혈액독, 신경독, 두통, 혼수, 황색뇨 배설
	실크스칼렛 (Silk Scarlet)	적색의 수용성 타르색소
유해성 감미료	둘신 (Dulcin)	• 설탕의 약 250배 감미도 • 혈액독, 간장·신장장애
	시클라메이트 (Cyclamate)	• 설탕의 40~50배 감미도 • 발암성(방광암)
	에틸렌글리콜 (Ethylene Glycol)	엔진의 부동액
	파라니트로올소토루이딘 (p-nitro-o-toluidine)	설탕의 약 200배 감미도, 살인당, 원폭당
	페릴라틴 (Perillartine)	설탕의 약 2,000배 감미도, 신장염
유해성 표백제	롱갈리트 (Rongalite)	• 발암성 • 아황산이 유리되어 나오므로 강한 표백력 • 물엿, 연근의 표백 • 상당량의 Formaldehyde가 유리되어 신장을 자극
	삼염화질소	과거 밀가루 표백과 숙성에 사용
	형광표백제	과거 국수나 어육제품 표백에 사용
유해성 보존료	붕산	• 햄, 베이컨, 마가린 • 대사장애, 소화장애
	불소화합물	• 육류, 우유, 알코올 음료 • 구토, 복통, 경련, 호흡장애
	승홍	• 주류 • 구토, 복통, 신장장애
	폼알데하이드 (HCHO)	• 주류, 장류 • 단백질 불활성화, 두통, 구토, 식도 괴사

4 자연독에 의한 식중독

(1) 동물성 식중독

① 복어독

㉠ 독성 물질 : 테트로도톡신(Tetrodotoxin)
- 복어의 알과 생식선(난소·고환), 간, 내장, 피부 등에 함유되어 있다.
- 독성이 강하고 물에 녹지 않으며 열에 안정적이다.
- 복어의 독은 내인성이다.

㉡ 중독 증상
- 식후 30분~5시간 만에 발병한다.
- 중독 증상이 단계적으로 진행(혀의 지각 마비, 구토, 감각 둔화, 보행 곤란)된다.
- 골격근의 마비, 호흡 곤란, 의식 혼탁, 의식 불명, 호흡이 정지되어 사망한다.
- 진행 속도가 빠르고 해독제가 없어 높은 치사율(60%)이 특징이다.

㉢ 예방법
- 전문조리사만이 요리하도록 한다.
- 난소·간·내장 부위는 먹지 않는다.
- 독이 가장 많은 산란 직전(5~6월)에는 특히 주의한다.
- 유독부의 폐기를 철저히 해야 한다.

② 조개류독

독성물질	베네루핀(Venerupin)	삭시톡신(Saxitoxin)
조개류	모시조개, 바지락, 굴	대합조개, 섭조개, 홍합
독소	열에 안정한 간 독소	열에 안정한 마비성 패독소
치사율	50%	10%
유독 시기	2~4월	5~9월
중독 증상	출혈 반점, 간 기능 저하, 토혈, 혈변, 혼수	혀·입술 마비, 호흡 곤란

③ 기타 어패류독

㉠ 테트라민 중독 : 육식성 고둥의 타액선에 들어 있는 테트라민(Tetramine)을 제거해야 한다.
㉡ 수랑 중독 : 수루가톡신(Surugatoxin), 네오수루가톡신(Neosurugatoxin) 등이 있다.
㉢ 시구아테라 중독 : 열대나 아열대 해역에 사는 어패류의 시구아톡신(Ciguatoxin), 시구아테린(Ciguaterin) 독성분에 의하여 중독된다.

(2) 식물성 식중독

① 독버섯

㉠ 독버섯의 독성분 : 일반적으로 무스카린(Muscarine)에 의한 경우가 많고, 그 밖에 무스카리딘(Muscaridine), 팔린(Phaline), 아마니타톡신(Amanitatoxin), 콜린(Choline), 뉴린(Neurine) 등이 있다.

㉡ 중독 증상
- 위장염 증상(구토, 설사, 복통) : 무당버섯, 화경버섯

- 콜레라 증상(경련, 헛소리, 탈진, 혼수상태) : 알광대버섯, 독우산광대버섯, 흰알광대버섯
- 뇌 및 중추신경 장애증상(광증, 침 흘리기, 땀 내기, 근육 경련, 혼수 상태) : 마귀광대버섯, 광대버섯, 땀버섯

ⓒ 특징
- 색이 아름답고 선명하다.
- 매운맛이나 쓴맛이 있다.
- 유즙을 분비하고 점성이 있다.
- 공기 중에서 변색하고 악취가 난다.

② 감자
　㉠ 독성 물질
- 솔라닌(Solanine)으로 감자의 발아 부위와 녹색 부위에 많이 함유되어 있다.
- 가열에 안정적이다.
- Cholinesterase의 작용을 억제하여 독작용을 일으킨다.
- 썩은 감자에는 셉신(Sepsine)이 생성되어 중독된다.

　㉡ 중독 증상
- 식후 2~12시간 경과 후 증상이 나타난다.
- 구토, 설사, 복통, 두통, 발열(38~39℃), 팔다리 저림, 언어 장애 등의 증상이 있다.

③ 기타 식물성 자연독
　㉠ 목화씨(면실유) : 고시폴(Gossypol)
　㉡ 피마자 : 리신(Ricin), 리시닌(Ricinine), 알레르겐(Allergen)
　㉢ 청매 : 아미그달린(Amygdalin, 시안배당체)
　㉣ 대두, 팥 : 사포닌(Saponin)
　㉤ 미치광이풀 : 아트로핀(Atropine)
　㉥ 오디, 부자, 초오 : 아코니틴(Aconitine)
　㉦ 맥각 : 에르고톡신(Ergotoxin)
　㉧ 벌꿀 : 안드로메도톡신(Andromedotoxin)
　㉨ 독맥(독보리) : 테뮬린(Temuline)
　㉩ 독미나리 : 시큐톡신(Cicutoxin)
　㉪ 고사리 : 프타퀼로시드(Ptaquiloside)
　㉫ 소철 : 사이카신(Cycasin)
　㉬ 붓순나무 : 시키민(Shikimin), 시키미톡신(Shikimitoxin)
　㉭ 꽃무릇 : 리코린(Lycorine)
　㉮ 수수 : 듀린(Dhurrin, 시안배당체)

(3) 곰팡이독(Mycotoxin)

① 아플라톡신(Aflatoxin) 중독
　㉠ 아스퍼질러스 플라버스(Aspergillus Flavus) 곰팡이
　㉡ 쌀·보리 등의 탄수화물이 풍부한 곡류와 땅콩 등의 콩류에 침입하여 아플라톡신 독소를 생성한다.
　㉢ 수분 16% 이상, 습도 80% 이상, 온도 25~30℃의 환경일 때 전분질성 곡류에서 생성된다.

② 인체에 간장독(간암)을 일으킨다.
⑩ $B_1 > M_1 > G_1 > M_2 > B_2 > G_2$ 순으로 독성이 강하다.
⑪ 자외선, 방사선에 불안정하다.
⑫ Aflatoxin은 물에 극히 불용성이다.
⑬ 아세톤이나 Chloroform에 녹고, 강산·강알칼리에 의해 분해된다.
⑭ 열에 대해서는 안정하여 270~280℃ 이상 가열하지 않으면 분해되지 않아 식품가공과정의 열처리에도 남아 있다.

② 황변미 중독
㉠ 페니실리움(Penicillium)속 푸른 곰팡이가 저장 중인 쌀에 번식하여 발생한다.
㉡ 시트리닌(Citrinin – 신장독), 시트레오비리딘(Citreoviridin – 신경독), 이슬란디톡신(Islanditoxin – 간장독), 루테오스카이린(Luteoskyrin – 간장독) 등의 독소를 생성한다.
㉢ 쌀 저장 시 습기가 차면 생성된다.

③ 맥각 중독
㉠ 맥각균(Claviceps Purpurea)이 보리·밀·호밀 등의 씨방에 기생한다.
㉡ 에르고톡신(Ergotoxin)·에르고타민(Ergotamine) 등의 독소를 생성한다.
㉢ 인체에 간장독을 발병한다.
㉣ 많이 섭취할 경우 구토·복통·설사를 유발한다.
㉤ 임산부에게는 유산·조산을 일으킬 수 있다.

④ 붉은곰팡이(Fusarium) 곰팡이독
㉠ 맥류나 옥수수에 Fusarium속의 곰팡이가 기생하면 붉은곰팡이병이 발생한다.
㉡ Sporofusarin(식중독성 무백혈구증 유발), Zearalenone(발정증후군), T-2 Toxin(피부독), Fumonisin(말의 뇌백질연화증, 돼지의 폐수종, 사람의 식도암 유발) 등의 독소를 함유한다.

⑤ 기타 곰팡이독
㉠ Aspergillus Versicolor가 Sterigmatocystin(간장독)을 생산한다.
㉡ Asp. ochraceus가 Ochratoxin(간장독)을 생산한다.
㉢ Penicillium Rubrum이 Rubratoxin(간장독)을 생산한다.
㉣ Pen. patulum이 Patulin(신경독)을 생산한다.

5 식품과 기생충

(1) 채소류에서 감염되는 기생충

① 회충
㉠ 대변에서 나온 충란이 감염된다.
㉡ 음식과 함께 인체로 들어가서 장에서 약 15시간 안에 탈피하여 장간막을 뚫고 간으로 침입, 소장에 기생한다.
㉢ 증상 : 심한 때에는 복통, 권태, 피로감, 두통, 발열 등의 증상이 나타난다.
㉣ 어린이는 이미증을 나타내며, 맹장이나 수담관 등에 침입하여 장폐색증, 복막염을 발생시킬 수 있다.
㉤ 예방법 : 주위환경 청결, 집단구충 등이 필요하다.

② 십이지장충(구충)
　　㉠ **경구감염**이 주된 경로이지만 유충이 경피적으로 침입하여 발생할 수 있다.
　　㉡ 유충이 **입 또는 피부**를 통하여 혈관, 림프관을 타고 폐로 당도한다.
　　㉢ 기낭에 들어간 후 기관지, 인두를 거쳐 작은창자의 점막층에 부착 기생한다.
　　㉣ 증상 : 채독증(메스꺼움, 구토, 기침), 심한 빈혈, 두근거림, 전신 권태, 부종, 피부 건조, 손톱의 변화 등의 증상이 나타난다.
　　㉤ 예방법 : **경피** 감염되므로 밭이나 논에 맨발로 다니지 않는다.
③ 편충
　　㉠ 흙속의 충란이 감염형으로 변한다.
　　㉡ 음식과 함께 경구적으로 감염되고 소장상부에서 부화하여 대장, 특히 맹장 부위에 정착한다.
　　㉢ 증상 : 무증상이나 빈혈, 신경 증상, 맹장염 등의 증상이 나타난다.
　　㉣ 예방법 : 회충 예방과 같이 주위환경을 청결히 하고 집단구충 등이 필요하다.
④ 요충
　　㉠ 자가감염, 집단감염이 나타난다.
　　㉡ 성충은 장에서 나와 항문 주위에 산란하는데, 주로 밤에 출몰(주로 맹장 주위에 기생)한다.
　　㉢ 증상 : 항문 주위의 가려움, 긁힘, 습진, 피부염, 불면증, 신경증 등의 증상이 나타난다.
　　㉣ 가족이 모두 구충을 실시하고 손·항문 근처·속옷 등을 깨끗하게 유지한다.
⑤ 동양모양선충
　　㉠ 구충보다 피부감염력은 약하며 작은창자에 기생한다.
　　㉡ 소화기계 증상과 빈혈 등의 증상이 나타난다.
　　㉢ 예방법 : 십이지장충과 같다.

(2) 육류에서 감염되는 기생충
　① 무구조충(민촌충)
　　㉠ 소고기로 감염된다.
　　㉡ 증상 : 복통, 소화 불량, 오심, 구토 등 소화기계 증상이 나타난다.
　　㉢ 예방법 : 소고기를 충분히 익혀서 섭취한다.
　② 유구조충(갈고리촌충)
　　㉠ 돼지고기로 감염된다.
　　㉡ 증상 : 성충 감염에 의한 증상은 소화 불량, 설사, 영양 불량 등의 증상이 나타난다.
　　㉢ 예방법 : 돼지고기를 생식으로 먹지 않는다.
　③ 선모충
　　㉠ 돼지, 쥐, 고양이, 사람 등 다숙주성 기생충이다.
　　㉡ 덜 익힌 돼지고기 등의 섭취를 통해 감염된다.
　　㉢ 증상 : 부종, 고열, 근육통, 호흡장애 등이 생기고 횡격막이나 심근을 침해할 때는 사망에 이를 수 있다.
　　㉣ 예방법 : 돼지고기를 생식으로 먹지 않는다.

(3) 어패류에서 감염되는 기생충

① 간디스토마(간흡충, 피낭유충)
  ㉠ 제1중간숙주 : 민물에 사는 왜우렁이, 제2중간숙주 : 담수어(참붕어, 잉어)
  ㉡ 사람이 유충이 있는 어육을 생식하면 감염된다.
  ㉢ 인체의 십이지장에서 탈낭하여 유약충이 되며 이것은 총수담관을 거쳐 담관에 기생한다.
  ㉣ 증상 : 간 비대, 복수, 황달, 야맹증, 간경화, 위장 장애, 담즙 색소 양성 등의 증상이 나타난다.
  ㉤ 예방법 : 담수어와 제2중간숙주를 생식으로 먹지 않는다.

② 폐디스토마(폐흡충, 피낭유충)
  ㉠ 제1중간숙주 : 다슬기, 제2중간숙주 : 게나 가재 등 갑각류
  ㉡ 사람이 생식하면 십이지장에서 탈낭하여 복강 내로 들어왔다가 횡격막을 거쳐 폐에 들어가 작은 기관지 부근에서 성충으로 발전한다.
  ㉢ 증상 : 전신경련, 발작, 실어증, 시력 장애 등의 증상이 나타난다.
  ㉣ 예방법 : 게나 가재의 생식을 금하고 유행 지역의 생수를 음용하지 않는다.

③ 요코가와흡충
  ㉠ 제1중간숙주 : 다슬기, 제2중간숙주 : 잉어, 붕어, 은어 등 담수어
  ㉡ 사람이 담수어를 생식하면 감염되고 공장(空腸) 상부에 기생한다.
  ㉢ 증상 : 복통, 설사, 식욕 이상, 두통, 신경 증세, 만성 장염 등의 증상이 나타난다.
  ㉣ 예방법 : 담수어, 은어의 생식을 금한다.

④ 광절열두조충(긴촌충)
  ㉠ 제1중간숙주 : 물벼룩, 제2중간숙주 : 연어, 송어, 농어 등 담수어
  ㉡ 인체의 소장 상부에 기생하며 열에는 약해서 50℃에서 몇 분 후 사멸한다.
  ㉢ 증상 : 복통·설사 등의 소화기 장애, 빈혈, 영양 장애 등의 증상이 나타난다.
  ㉣ 예방법 : 농어, 연어 등의 반담수어나 담수어의 생식을 피하고 완전히 익혀 먹는다.

⑤ 유극악구충
  ㉠ 제1중간숙주 : 물벼룩, 제2중간숙주 : 민물어류(가물치, 메기 등), 최종숙주 : 개, 고양이
  ㉡ 사람은 제2중간숙주에 의해 감염된다.
  ㉢ 증상 : 피하조직에 이동하여 피부 종양, 복통, 구토, 발열 등의 증상이 나타난다.
  ㉣ 예방법 : 가물치나 메기 등의 생식을 금한다.
  ㉤ 특징 : 종말숙주는 개, 고양이 등이며, 사람에게 유충이 기생하더라도 종말숙주가 아니므로 성충이 되지 못한다.

⑥ 아니사키스(고래회충)
  ㉠ 제1중간숙주 : 크릴새우 등 소갑각류, 제2중간숙주 : 고등어, 대구, 오징어 등, 최종숙주 : 바다포유류
  ㉡ 예방법 : 해산 어류의 생식을 금하며 유충은 저온에서 저항력이 약하므로 냉동 처리도 효과적이다.

⑦ 만손열두조충(스파르가눔)
  ㉠ 제1중간숙주 : 물벼룩, 제2중간숙주 : 개구리, 뱀, 조류, 최종숙주 : 개, 고양이
  ㉡ 예방법 : 뱀, 개구리의 생식을 금한다.

(4) 기생충 예방법

① 분변오염을 막고, 주기적인 구충검사를 실시한다.
② 기생충에 감염된 식품을 검사하고, 육류와 어패류는 충분히 가열 후 섭취한다.
③ 채소류는 흐르는 물에 씻어 섭취한다.
④ 도마와 칼 등 조리기구의 청결히 유지하고 열탕소독한다.

제3절 보건영양

1 보건영양의 개념

(1) 영양의 정의(WHO)

생명체가 생명을 유지하고 성장·발육하기 위해서 외부로부터 여러 가지 음식물을 섭취하여 건강한 체조직을 구성하고 에너지를 발산시켜 생명현상을 유지하는 과정이다.

(2) 보건영양(국민영양사업)의 목표와 내용

국민영양사업의 목표는 올바른 식생활을 통해서 국민 건강상태의 향상과 질병예방을 도모하는 데 있다. 국민영양사업의 목표 설정은 나라마다 다소 다를 수 있으나 일반적으로 다음의 내용을 포함한다.
① 영양소 결핍으로 인한 질병예방
② 임산부, 조산아 및 영유아 영양관리
③ 영양소 과잉 및 불균형으로 인한 비만증과 과소체중 관리
④ 성인병 관리
⑤ 노인의 영양관리 등

2 영양소

(1) 영양소의 개념 및 기능

① 영양소(Nutrient)란 생물의 성장과 생활을 계속 영위할 수 있도록 하는 물질이다. 생리학적으로 우리가 섭취하는 식품은 에너지 생성, 조직 형성과 대치 및 수많은 조절물질을 획득하거나 생산하는 데 이용되며 크게 열량소와 조절소로 구분할 수 있다.
② 열량소에는 에너지원이 되는 단백질(Protein), 탄수화물(Carbohydrate), 지방(Fat) 등이 있고, 조절소에는 무기질(Mineral)과 비타민(Vitamin)이 있다.
③ 비타민을 제외한 4종의 영양소를 구성소라 하고, 여기에 비타민을 더해 5대 영양소라 한다. 신체 구성의 60%를 차지하는 물도 영양소로서 신체기능조절에 중요한 역할을 하므로 이를 포함하여 6대 영양소라고도 한다.
④ 6대 영양소는 탄수화물, 단백질, 지방, 비타민, 무기질, 물로 정의된다.

⑤ 영양소의 3대 기능
  ㉠ 신체의 열량공급 작용
  ㉡ 신체조직의 구성
  ㉢ 신체의 생리 기능조절 작용

(2) 각종 영양소의 종류와 특성

① 단백질(Protein) ★
  ㉠ 구성원소 : C, H, O, N, P, S
  ㉡ 체내역할
    • 체조직의 구성물질이다.
    • 효소와 호르몬의 성분이다.
    • 면역과 항독물질의 성분이다.
    • 체내 생리작용의 조절기능 및 열량공급원(4kcal/g)이다.
  ㉢ 필수아미노산 : 사람의 체내에서 합성되지 않는 아미노산으로 반드시 외부에서 섭취해야 한다.
  ㉣ 1일 체중 1kg당 소요량 : 1.25g(1.3~1.6g)
  ㉤ 단백질 부족증(Kwashioker) : 발육부진, 신체소모증(Marasmus), 부종, 빈혈, 지방간 초래, 질병에 대한 저항력이 감소하며 주로 아프리카 지역에 많이 발생한다.

② 지방(Fat)
  ㉠ 구성원소 : C, H, O
  ㉡ 체내역할
    • 열량공급원(9kcal/g)이다.
    • 피부 탄력 및 부드러움을 유지한다.
    • 체내의 열량을 저장한다.
    • 지용성 비타민(A, D, E, K)의 운반 작용을 한다.
  ㉢ 구성물질 : 지방산과 글리세린, Vitamin A, D를 함유한다.
  ㉣ 부족 시 : 허약, 빈혈, 거친 피부, 질병에 대한 저항력이 감퇴한다.

③ 탄수화물(Carbohydrate)
  ㉠ 구성원소 : C, H, O
  ㉡ 체내역할
    • C, H, O는 열량공급원(4kcal/g)이다.
    • 이용률이 가장 높아서 95%가 열량원으로 이용한다.
    • 피로 회복에 유효하며, 주요 에너지원이다.
    • 단백질 절약작용(탄수화물이 부족하면 단백질이 열량원으로 작용)
  ㉢ 부작용
    • 부족 시 : 지방질만으로 열량을 보급하면 산성의 연소 중간산물이 생겨 산혈증(Acidosis)을 초래하므로 전 열량의 10% 이상은 탄수화물로 공급한다.
    • 과다 시 : 지방축적, 비만증의 원인이 된다.
    • 성인 칼로리 권장량(FAO) : 남자 2,700kcal, 여자 2,100kcal

④ 무기염류(Mineral)

종류	주요 작용	함유식품
칼슘(Ca)	뼈, 치아의 구성성분	우유, 시금치, 달걀
철분(Fe)	Hb의 주요성분, 체내 저장이 안 되어 음식물로 보충	간, 시금치
아이오딘(I)	갑상선 호르몬의 주요성분	미역, 다시마
인(P)	골신경의 구성성분	우유, 달걀, 치즈
나트륨(Na)	체액의 성분, 삼투압 조절	소금
염소(Cl)	• 체액과 위액의 구성성분, 삼투압 조절 • 부족 시 열중증 및 무력감 발생	소금
칼륨(K)	세포 작용에 관여	채소
마그네슘(Mg)	뼈 성분, 신경작용에 관여	어류

⑤ 비타민(Vitamin)

㉠ 체내에서 합성되지 못한다.

㉡ 미량으로 생리작용을 조절한다.

㉢ 비타민 B Group은 조효소로 작용하거나 보결 분자단의 구성요소 역할을 한다.

	종류	결핍증	함유식품
지용성	A(레티놀)	야맹증, 각막건조증	간유, 버터, 우유
	D(칼시페롤)	뼈 발육불량, 골연화증, 구루병	간유, 달걀, 표고버섯
	E(토코페롤)	불임증	식물의 배젖
	K	혈액응고 지연, 출혈병	녹색 식물잎
수용성	B_1	각기병, 식욕 저하	신경엄 효모, 겨
	B_2	구순염, 설염, 눈충혈	우유, 간, 효모
	B_6	피부염	쌀겨, 효모, 간
	B_{12}	악성빈혈	간, 김, 파래
	C	괴혈병	과일

CHAPTER 06 적중예상문제

01 다음 중 식품으로 인한 위해를 사전에 방지하는 예방적 식품안전관리체계는?

① GMP
② HACCP
③ GAPP
④ GMO
⑤ WHO

> **해설**
> ② 식품안전관리인증기준(HACCP)은 식품의 원재료 생산에서부터 제조, 가공, 보존, 유통, 조리단계를 거쳐 최종 소비자가 섭취하기 전까지의 각 단계에서 발생할 우려가 있는 위해요소를 규명한다. 또한, 이를 중점적으로 관리하기 위한 중요관리점을 결정하는 위생관리체계이다.
> ① 우수건강기능식품제조기준
> ③ 잔류농약을 분석하는 경우 신뢰성 있는 결과를 얻기 위해 분석자, 시설 및 방법 등에 대한 적절한 실험기준
> ④ 유전자재조합체
> ⑤ 세계보건기구

02 식품안전관리인증기준(HACCP)에서 화학적 위해요소는?

① 기생충
② 살모넬라균
③ 살균소독제
④ 플라스틱 조각
⑤ 간염바이러스

> **해설**
> ① 기생충 : 생물학적 위해요소
> ② 살모넬라균 : 생물학적 위해요소
> ④ 플라스틱 조각 : 물리적 위해요소
> ⑤ 간염바이러스 : 생물학적 위해요소

정답 01 ② 02 ③

03 부패의 판정방법 중 관능적 판정방법의 시험항목에 해당하지 않는 것은?

① 냄새의 발생 유무
② 조직의 변화상태
③ 색깔의 변화상태
④ Histamine 생성 유무
⑤ 불쾌한 맛의 발생 유무

> **해설**
> Histamine 생성 유무는 화학적 판정방법이다.

04 당질이나 지방질의 식품이 미생물에 의해 분해되어 변질되는 현상은?

① 변패
② 부패
③ 발효
④ 산패
⑤ 갈변

> **해설**
> **식품변질의 종류**
> • 변패 : 탄수화물, 지방 등이 미생물에 의해 변질되는 현상이다.
> • 부패 : 단백질이 혐기적인 조건에서 미생물에 의해 변질되어 아민, 암모니아, 악취 등이 발생하는 현상이다.
> • 발효 : 미생물에 의하여 단백질, 지방, 주로 탄수화물이 분해되어 그 결과 우리 생활에 유용하게 이용되는 현상이다.
> • 산패 : 유지가 공기 속의 산소 · 빛 · 세균 · 효소 · 열 · 습기 따위의 작용에 의하여 여러 가지 산화물을 만드는 현상이다.
> • 갈변 : 식품이 효소나 비효소적인 영향으로 갈색으로 변하는 현상이다.

05 단백질 식품의 부패 시 생성되는 물질은?

① 케톤(Ketone)
② 아민(Amine)
③ 알코올(Alcohol)
④ 엔테로톡신(Enterotoxin)
⑤ 아마니타톡신(Amanitatoxin)

> **해설**
> ② 단백질 식품의 부패 시 아민류, 암모니아, 황화수소, 인돌, 스카톨 등이 발생한다.

06 산패와 관련된 것이 아닌 것은?

① 세균
② 산소
③ 발효
④ 효소
⑤ 탄산가스

> **해설**
> 산패(Rancidity)는 산소 · 빛 · 세균 · 효소 · 열 · 습기 등의 작용에 의해 유지의 화학변화가 이루어지는 현상을 말한다. 이 효과가 부정적이라면 산패라 하고, 그 외에는 발효라고 본다.

07 부패의 정의로 옳은 것은?

① 비타민이 분해되어 저분자 물질이 된다.
② 지방이 공기 중의 산소에 의해 변질된다.
③ 무기질이 수소이온농도의 변화에 의해서 변질된다.
④ 단백질이 혐기적인 조건에서 미생물에 의해 변질된다.
⑤ 탄수화물이 미생물의 작용을 받아 알코올을 생성한다.

> **해설**
> **부패**
> 식품 중 단백질과 질소화합물을 함유한 식품성분이 혐기적인 조건에서 미생물의 작용으로 분해되어 악취와 유해물질을 생성하여 식품 가치를 잃어버리는 현상이다.

08 식품의 신선도를 유지하고 영양가의 손실을 방지하는 데 사용하는 식품첨가물은?

① 살균료
② 착색료
③ 조미료
④ 보존료
⑤ 감미료

> **해설**
> 보존료는 식품의 변질 및 부패를 방지하고 식품의 신선도를 보존하여 영양가의 손실을 방지하는 데 사용되는 물질이다. 사용이 허가된 보존료에는 디히드로초산, 소르빈산, 안식향산나트륨 등이 있다.

정답 06 ⑤ 07 ④ 08 ④

09 pH가 낮은 초산, 젖산을 이용하여 식품을 저장하는 방법은?

① 염장법
② 당장법
③ 산장법
④ 건조법
⑤ 훈증법

> **해설**
> 산장법(Pikling)은 pH가 낮은 초산, 젖산을 이용하여 식품을 저장하는 방법이다. 일반적으로 같은 pH에서도 유기산이 무기산보다 미생물의 번식을 저지하는 효과가 크다.

10 식품보관 방법 중 물리적 방법에 해당하는 것은?

① 염장법
② 당장법
③ 산저장법
④ 저온살균법
⑤ 방부제 처리

> **해설**
> 물리적 보존법에는 냉동·냉장법, 가열살균법, 탈수건조법, 자외선 조사, 방사선 조사, 밀봉법 등이 있다.

11 세균성 식중독 중 독소형 식중독은?

① 캠필로박터 식중독
② 여시니아 식중독
③ 살모넬라 식중독
④ 보툴리누스 식중독
⑤ 장염비브리오 식중독

> **해설**
> **식중독의 분류**
>
> | 분류 | | 종류 |
> |---|---|---|
> | 세균성 식중독 | 감염형 | 살모넬라, 장염비브리오, 병원성대장균, 캠필로박터, 여시니아, 리스테리아 |
> | | 독소형 | 포도상구균, 보툴리누스, 바실러스 세레우스 |
> | | 중간형 | 웰치균 |
> | 화학성 식중독 | | 유해성 금속물질, 농약, 유해성 첨가물 |
> | 자연독 식중독 | | 동물성, 식물성, 곰팡이독 |

12 다음 중 감염형 식중독에 해당하는 것은?

① 복어 식중독
② 웰치균 식중독
③ 살모넬라 식중독
④ 포도상구균 식중독
⑤ 보툴리누스균 식중독

> **해설**
> 살모넬라 식중독은 Salmonella typhimurium, Sal. enteritidis 등의 균에 감염되어 나타나는 감염형 식중독이다.

13 잠복기가 짧고 손에 상처가 있는 식품취급자를 통하여 감염되기 쉬운 식중독은?

① 살모넬라균 식중독
② 포도상구균 식중독
③ 프로테우스 식중독
④ 장염비브리오 식중독
⑤ 보툴리누스균 식중독

> **해설**
> 포도상구균은 화농성 질환의 대표적인 원인균으로 엔테로톡신을 생성해 식중독을 일으킨다. 화농성 질환자는 식품취급을 절대로 금해야 한다.

14 다음의 특성을 가진 식중독은?

- 세균성 감염형 식중독
- 원인식품 : 어패류, 생선회, 수산식품
- 주증상 : 복통, 설사, 발열, 구토 등 전형적인 급성 위장염 증상

① 웰치균 식중독
② 살모넬라 식중독
③ 보툴리누스 식중독
④ 장염비브리오 식중독
⑤ 황색 포도상구균 식중독

> **해설**
> 장염비브리오 식중독(Vibrio Food Poisoning)의 원인균은 Vibrio parahaemolyticus이며, 3% 식염수에서 생존한다. 잠복기는 8~20시간(평균 12시간)이며, 급성 위장염(복통, 설사, 구토증 유발)을 일으킨다. 주로 7~9월에 발생(여름에 국한해서 발생)하며 원인식품은 어패류, 해산물 등이다.

15 신경독소를 생성하여 중추신경에 이상을 일으키는 식중독균은?

① 비브리오균 ② 살모넬라균
③ 에리조나균 ④ 포도상구균
⑤ 보툴리누스균

> **해설**
> 보툴리누스(Botulinus)균 식중독의 원인식품은 통조림, 소시지, 유제품 등이고, 원인물질은 Neurotoxin이라는 신경독소이다. 잠복기는 12~36시간 정도이며, 중추신경장애, 시력장애(복시, 동공산대), 호흡곤란, 언어장애, 반신마비 등의 증상이 나타나고 치명률이 높다.

16 김밥 도시락을 먹고 귀가한 학생들이 구토, 설사 및 복통을 호소하였다. 도시락은 당일 충분히 가열 조리되었다고 할 때 의심할 수 있는 질환은? ★

① 살모넬라 식중독 ② 알러지성 식중독
③ 포도상구균 식중독 ④ 보툴리누스 식중독
⑤ 장염비브리오 식중독

> **해설**
> 포도상구균 식중독(Staphylococcal Food Poisoning)의 원인균은 황색포도상구균이며, 식중독 원인물질은 포도상구균이 생성하는 독소 Enterotoxin이다. 잠복기는 2~3시간 정도이며, 구토, 설사, 복통(급성 위장염 증상) 등의 증상이 나타나고, 치명률은 1% 이하이다. 원인식품은 유제품, 김밥, 떡, 도시락 등(늦은 봄과 가을에 발생) 등이 있다.

17 영유아에게 발생하면 매우 위험한 식중독으로 심한 점액성 설사와 복통을 동반하는 식중독은?

① 살모넬라 ② 보툴리누스
③ 장염비브리오 ④ 병원성대장균
⑤ 황색 포도상구균

> **해설**
> 병원성대장균 식중독(E. Coli Poisoning)의 원인균은 Escherichia Coli O-157이며, 잠복기는 10~30시간 정도로 특히 영유아에게 위험하다. 감염경로는 가축, 사람, 자연환경 등에 광범위하게 분포하며, 환자, 보균자, 동물의 배설물이 주된 감염원이다. 어린이에게 급속하게 확산되는 경향이 있으며, 증상은 심한 설사(점액성설사), 복통 등이다.

18 장염비브리오 식중독에 관한 설명으로 옳은 것은?

① 원인균은 열에 대한 적응력이 강하다.
② 식중독은 3~5월에 가장 많이 발생한다.
③ 여름철 어패류를 생식하면 걸리기 쉽다.
④ 이 식중독은 독소형으로 치사율이 높다.
⑤ 원인균은 20% 전후의 식염농도에서 잘 발육한다.

> **해설**
> **장염비브리오 식중독**
> • 식중독의 원인균은 Vibrio parahaemolyticus로 3~5% 식염농도에서 잘 발육한다. 그람음성의 무포자 간균, 통성혐기성균이다.
> • 감염형 식중독으로 7~9월에 집중적으로 발생하며, 원인식품은 해산물이나 어패류 등이다.
> • 주증상은 복통과 설사이며 약간의 발열 증상이 나타나고 심하면 사망할 수도 있다.

19 청매의 유독물질로 옳은 것은?

① 리신(Ricin)
② 고시폴(Gossypol)
③ 사포닌(Saponin)
④ 에르고톡신(Ergotoxin)
⑤ 아미그달린(Amygdalin)

> **해설**
> ① 피마자, ② 면실유, ③ 대두·팥, ④ 맥각의 유독물질에 해당한다.

20 유독화된 섭조개와 홍합에 있는 독소의 성분은?

① Tetrodotoxin   ② Solanine
③ Muscarin   ④ Saxitoxin
⑤ Cicutoxin

> **해설**
> **조개류의 독**
> • 홍합·섭조개 : 삭시톡신(Saxitoxin)
> • 바지락 : 베네루핀(Venerupin)

정답 18 ③ 19 ⑤ 20 ④

21 복어를 먹고 난 후 입술 및 혀끝의 지각마비, 발성불능, 운동장애를 일으키는 독소는?

① Solanine
② Tetrodotoxin
③ Ergotoxin
④ Amygdaline
⑤ Venerupin

> **해설**
> 복어중독의 원인독은 Tetrodotoxin으로 복어 알과 생식선(난소 · 고환), 간, 내장, 피부 등에 함유되어 있다. 독성이 강하고 물에 녹지 않으며 열에 안정적이며 내인성이다.

22 발아된 감자의 자연독 성분은?

① Solanine
② Sepsine
③ Gossypol
④ Amygdaline
⑤ Cicutoxin

> **해설**
> 감자의 독소
> • 발아부위와 녹색부위에 함유된 독소 : Solanine
> • 부패한 부위에 함유된 독소 : Sepsine

23 자연독 식중독과 독성분의 연결이 잘못된 것은?

① 감자 – 솔라닌
② 맥류 – 아미그달린
③ 목화씨 – 고시폴
④ 복어 – 테트로도톡신
⑤ 버섯 – 무스카린

> **해설**
> ② 맥류(맥각) – 에르고톡신, 에르고타민

21 ② 22 ① 23 ②

24 다음의 설명에 해당하는 기생충은?

> • 경구감염과 경피감염이 일어난다.
> • 채소류를 통하여 감염된다.
> • 경구감염으로 채독증을 일으킨다.

① 요충
② 편충
③ 회충
④ 무구조충
⑤ 십이지장충

해설
① 요충 : 채소류 감염, 집단감염, 스카치테이프 검출법
② 편충 : 채소류 감염, 경구감염, 채찍 모양
③ 회충 : 채소류 감염, 경구감염
④ 무구조충 : 육류(소고기) 감염

25 다음 중 육류로부터 감염되는 기생충은?

① 회충
② 편충
③ 간흡충
④ 선모충
⑤ 아니사키스

해설
육류로부터 감염되는 기생충은 무구조충(소고기), 유구조충(돼지고기), 선모충(돼지고기) 등이 있다.

정답 24 ⑤ 25 ④

26 오징어, 고등어 등 해산어류를 생식으로 섭취했을 때 감염될 수 있는 기생충은?

① 무구조충
② 유구조충
③ 아니사키스
④ 유극악구충
⑤ 요코가와흡충

> **해설**
> 아니사키스
> • 제1중간숙주 : 크릴새우 등 소갑각류
> • 제2중간숙주 : 고등어, 대구, 오징어 등
> • 최종숙주 : 바다포유류
> • 예방법 : 해산 어류의 생식을 금하며 유충은 저온에서 저항력이 약하므로 냉동 처리도 효과적

27 기생충과 매개되는 식품을 바르게 연결한 것은?

① 무구조충 – 돼지고기
② 간흡충 – 가재
③ 아니사키스 – 오징어
④ 폐흡충 – 송어
⑤ 유구조충 – 소고기

> **해설**
> ① 무구조충 – 소고기
> ② 간흡충 – 참붕어
> ④ 폐흡충 – 게, 가재
> ⑤ 유구조충 – 돼지고기

28 인체조직을 구성하고 효소와 호르몬을 생성하며 열량이 4kcal/g인 것은? ★

① 탄수화물
② 비타민
③ 단백질
④ 무기질
⑤ 비타민 C

> **해설**
> 단백질의 구성 기본성분은 아미노산(Amino Acid)으로 단백질은 동식물 조직에 있는 모든 세포의 구조적·기능적 특성을 위해 필수 역할을 담당한다. 주요 작용은 체조직의 구성물질, 효소와 호르몬의 성분, 면역과 항독물질의 성분, 체내 생리작용의 조절기능 및 열량공급원 등이다.

29 체내에서 인(P)의 기능에 대한 설명으로 옳은 것은?

① 해독작용을 담당한다.
② 혈액 응고 기능을 담당한다.
③ 수분 평형 기능을 담당한다.
④ 삼투압 조절 기능을 담당한다.
⑤ 산·염기 평형 기능을 담당한다.

> **해설**
> 인(P)은 뼈와 치아 형성, 산·염기 평형의 기능을 담당하며, 결핍 시 골격통증, 식욕감퇴가 발생한다.

30 결핍 시 각기병을 유발하는 비타민은?

① 엽산
② 비타민 C
③ 비타민 A
④ 비타민 B_1
⑤ 비타민 B_{12}

> **해설**
> 비타민 B_1 결핍 시 각기병, 식욕저하가 나타난다.

정답 28 ③ 29 ⑤ 30 ④

CHAPTER 07 보건관리

제1절 보건행정

1 보건행정의 의의

(1) 정의

① 보건행정(Health Administration)이란 공중보건의 목적을 달성하기 위하여 공중보건의 원리를 적용하여 행정조직을 통하여 행하는 일련의 과정이다.
② 국민의 생명연장, 질병예방, 육체적 및 정신적 안녕 및 사회적 효율을 도모할 수 있도록 하기 위한 공적인 행정활동을 의미한다.
③ W.G. Smillie(1947)는 "보건행정이란 공적(Official) 또는 사적(Non-official) 기관이 사회복지를 위하여 공중보건의 원리와 기법을 응용하는 것이다."라고 정의하였다.
④ 공중보건의 목적을 달성하기 위해서는 개인이나 민간 조직의 보건행정 활동만으로는 불가능하므로, 국가나 지방조직으로 된 공공기관의 책임하에 보건과 행정의 형식을 하나로 묶어서 활동하는 것이다.

(2) 보건행정조직의 원리

① 목적의 원리 : 모든 사업은 명확한 목적 아래 세밀한 계획이 필요하며, 그 조직의 장기적인 목적과 하부조직의 단기적 목적이 명확하게 설정되어 있어야 한다.
② 조정의 원리 : 조정이란 조직운영에 중요한 요소로서 조직원의 집단노력을 질서 정연하게 배정하여 공동목표 달성하기 위한 행동통일의 수단이며, 과정이다.
③ 분업·전문화의 원리 : 조직의 목적을 실현하기 위하여 조직원 개인이나 하부조직에 업무내용을 분담시키는 원칙을 말하며, 전문화, 기능화, 동질화의 뜻이 포함되어 있다.
④ 명령통일의 원리 : 조직상의 모든 명령은 한 사람의 상위자에 의해서 내려져야 한다는 원리이다.
⑤ 계층제의 원리 : 권한과 책임의 정도에 따라 직무를 등급화함으로써 상하 계층 간 직무상의 지휘, 복종관계가 이루어지도록 하는 원리이다.
⑥ 통솔범위의 원리 : 한 사람의 상급자가 효과적으로 감독할 수 있는 이상적인 부하의 수를 정하는 원칙을 말한다. 일반적으로 상부관리층에서는 1명의 장 밑에 4~8명, 하부의 감독층에서는 8~15명 정도가 적당하다.
⑦ 동등한 권한과 책임의 원리 : 권한과 책임은 일치되어 권한 없이 책임만 진다거나 책임은 없고 권한만 남용하는 일이 없도록 한다.

(3) 보건행정의 특성 ★

① **공공성 및 사회성** : 보건행정은 공공복지와 집단의 건강을 증진하는 공공이익을 위한 공공성이 있어 이윤추구를 핵심으로 하는 사행정과는 구별된다. 또한, 행정행위의 목적이 공공복지와 집단적 건강을 추구함으로써 사회전체 구성원을 위한 사회적 건강향상에 있으므로 사회적 성격을 가진다.

② **봉사성** : 공공행정이 소극적인 질서 유지로부터 적극적으로 사회정의에 입각하여 국민의 행복과 복지를 위해 직접 개입하고 간섭하는 봉사행정으로 변하고 있으며, 사회보장에 관한 영역이 확장되는 것 또한 국민에게 적극적으로 봉사하는 행정의 단면을 볼 수 있다. 특히 복지국가의 개념이 강화될수록 봉사적 측면이 강화되며, 지역사회 주민의 욕구와 수요를 반영하여 시대와 환경의 변화에 부응해야 한다.

③ **조장성 및 교육성** : 조장성과 교육성은 보건행정의 자율적이고 지방분권적인 성격을 강조하는 뜻이다. 보건행정은 지역사회 주민의 자발적인 참여 없이는 그 성과를 기대하기 어려우므로 지역사회 주민의 자발적인 참여를 기대하는 방향으로 전환함으로써 목적을 달성한다.

④ **과학성 및 기술성** : 보건행정에서 응용되는 과학적 지식은 보건의료사업을 기획, 집행 및 통제함으로써 국민의 건강증진을 달성하는 기능을 수행한다. 즉, 지역사회 건강증진을 위하여 이용되고 실천적이며 실제적인 기술을 제공해야 한다. 따라서 보건행정은 과학행정인 동시에 기술행정이라 할 수 있다.

2 보건행정의 범위와 기술적 원천

(1) 보건행정의 범위

① 보건행정의 범위는 각 국가의 역사적 배경과 사회, 정치적 이념 등에 따라 차이가 있다. 전통적으로 자유방임적인 체제를 지니고 있는 국가에서는 보건행정에 관해서도 민간주도적이며 국가의 간섭이 최소화되어 있다. 반면, 형평을 강조하는 체제의 국가에서는 국가주도적으로 완전한 개입을 해왔다.

② 보건행정이 공중보건에 관한 내용을 행정적으로 계획, 조정, 통제하는 일련의 과정으로 볼 때 범위에 포함되어야 할 사업으로는 보건교육, 보건통계, 보건간호, 학교보건, 산업보건, 모자보건, 구강보건, 감염병 관리 및 역학, 정신보건, 보건검사, 환경위생, 식품위생, 영양개선, 성인병 관리, 지역사회보건, 국제보건사업 등이 있다.

세계보건기구(WHO)	미국 보건협회	Hanlon	Emerson
· 보건관계 기록의 보존 · 대중에 대한 보건교육 · 환경위생 · 감염병 관리 · 모자보건 · 의료 · 보건간호	· 보건자료의 기록과 분석 · 보건교육과 홍보 · 감독과 통제 · 직접적 환경 서비스 · 개인보건서비스의 실시 · 보건시설의 운영 · 사업과 자원 간의 조정	· 음식물 관리, 환경오염 관리, 구충 및 구서 · 감염병 관리 · 연구와 평가, 의료인력 관리, 자원과 시설의 효율적 운영	· 보건통계 · 보건교육 · 환경위생 · 감염병 관리 · 모자보건 · 보건검사사업

(2) 보건행정의 기술적 원칙

보건행정의 기본이 되는 공중보건의 목적이 달성되기 위해서는 행정활동이 원활하게 이루어져야 하며, 이를 위해서는 과학적인 기술이 필연적인 것으로 다음과 같은 기술적 접근 방법이 중요하다.

① **생태학적 고찰** : 공중보건사업에 있어 기초가 되는 것은 인구의 파악 및 장래 인구추계 등 인구를 수적으로 파악하고 인구집단에 대한 생태학적인 특성을 조사하여 그 사항을 정확하게 파악하는 것이다. 즉, 인구집단의 성별·연령별 구성 및 사회문화적 특성 등을 고려하여야만 보건행정이나 사업수행에 활용할 자료가 되는 것이다.

② **역학적 기초** : 인간 집단을 대상으로 질병의 양상 등을 파악하는 것으로 보건행정에 있어서 역학적 기초자료의 확보는 기본적인 사항으로 매우 중요하다. 그러므로 질병발생의 숙주적·환경적 및 병인적인 상호관계를 규명하여 보건행정 활동에 적용할 수 있는 기초자료가 마련되어야 한다.

③ **의학적 기초** : 의학은 질병에 대한 자연과학적인 규명과 치료를 기본으로 하는 것으로 보건사업 수행에 의학적 접근은 필수불가결하다. 의학적 기초는 예방의학적 입장, 종합적 보건봉사 및 의료봉사라는 입장에서 주로 적용되며, 의학적 연구 결과의 발전은 보건행정의 수행에 큰 영향을 미친다.

④ **환경위생학적인 기초** : 질병이나 건강관리에 있어서 인간을 중심으로 대책을 강구하는 것이 의학이라면, 발생요인을 외적 또는 환경요소를 중심으로 연구하는 학문이 환경위생학이라 할 수 있다. 환경위생의 내용은 위생공학, 생물학, 화학, 물리학, 위생곤충학, 수의학 등의 원리나 방법이 서로 연결되어 있다.

3 관리과정

(1) 행정 관리과정의 이해

일반적으로 인구집단 고유의 목표를 달성하기 위해서는 합리적인 협동이 필요하고, 합리적 협동을 위해서는 조직과 관리가 필요하게 된다.

(2) 관리와 관리과정

① 관리(Management)란 미리 정해진 목표를 달성하기 위하여 인적·물적 자원을 활용하여 공식조직체 내에서 행해지는 과정의 상호작용의 집합으로 정의된다.

② 관리과정은 Input(투입) - Process(과정) - Output(산출)의 과정으로 이루어지는데, 어떤 자원을 어느 정도 투입하여 어떠한 전환과정을 거쳐 보건의료 서비스를 생산·배분하여야 가장 효율적으로 건강증진에 이바지할 수 있는가를 결정하는 것이다.

4 귤릭(Gulick)의 조직행정 관리과정 ★

귤릭(Gulick)은 조직행정의 행정적 기능을 각 과정의 영문 앞글자를 이용하여 'POSDCoRB'로 표현하였다.

(1) 기획(Planning)

① 기획이란 목표를 설정하고 목표에 도달하기 위하여 필요한 단계를 구성하고 설정하는 관리 과정이다.

② 기획은 미래에 대한 전망과 목표, 방침과 절차를 설정하고, 사업수행의 순서와 체계를 정하는 등의 활동이다.

(2) 조직(Organizing)

① 조직이란 2명 이상이 공동의 목표달성을 위하여 노력하는 협동체를 말한다.

② 조직과정이란 공동의 목표를 달성하기 위하여 업무를 분담하는 과정이다.

③ **비공식조직(Informal Organization)의 중요성** : 공식조직과 공존하며, 분리할 수 없다. 비공식조직의 본질은 필연적으로 발생하며, 소규모 집단을 형성하고, 조직에 긍정적인 면과 부정적인 면을 갖고 있으며, 자연스럽게 조직된다. 그 형태는 지연, 학연, 취미 등에 따라 형성된다.

(3) 인사(Staffing)

인사관리의 전문화, 인사관리 기관의 독립, 직원의 적절한 근무평가 등의 과학화와 직원 신분보장 및 징계의 공정한 관리 등이 인사관리의 중요한 기능이다.

(4) 지휘(Directing)

행정관리에서는 명령체계의 일원성이 중요하다. 명령은 직속 상위직 이외의 어느 곳에서도 행하지 않도록 해야 하며, 지휘의 일원화를 위하여 직선조직의 참모조직의 적절한 운영구조로 체계를 구성할 필요가 있다.

(5) 조정(Coordinating)

조정이란 조직이나 기관의 공동목표 달성을 위한 조직원 또는 부서 간의 협의, 회의, 토의 등을 통하여 행동통일을 가져오도록 집단적인 노력을 하게 하는 관리활동이다.

(6) 보고(Reporting)

조직체의 모든 사업활동이 효율적으로 관리되려면 보고내용이 정확하고 성실하게 운영되어야 한다.

(7) 예산(Budgeting)

사업수행의 원동력은 예산이라 할 수 있으므로, 예산의 적정한 계획과 확보 및 효율적인 관리 등은 사업의 성패와 절대적 관계가 있다.

제2절 보건행정체계

1 보건의료체계

(1) 보건의료체계

① 보건의료는 국민의 건강을 보호·증진하기 위하여 국가, 지방자치단체, 보건의료기관 또는 보건의료인 등이 행하는 모든 활동을 의미한다.
② 보건의료체계(National Health System)는 국민의 건강을 회복, 유지, 증진시키는 일차적인 목적을 달성하기 위해 행하는 모든 활동이다.
③ 보건의료체계를 구축하는 것은 국민의 건강증진 및 삶의 질 향상을 위한 국가의 의무라고 볼 수 있다.

(2) 보건의료체계 구성요소

보건의료체계는 의료자원의 개발, 자원의 조직화, 의료서비스의 제공, 재정적 지원, 정책 및 관리 5가지 요소로 구성되어 있으며, 국가는 각각의 구성요소를 바탕으로 보건의료체계를 구축한다.

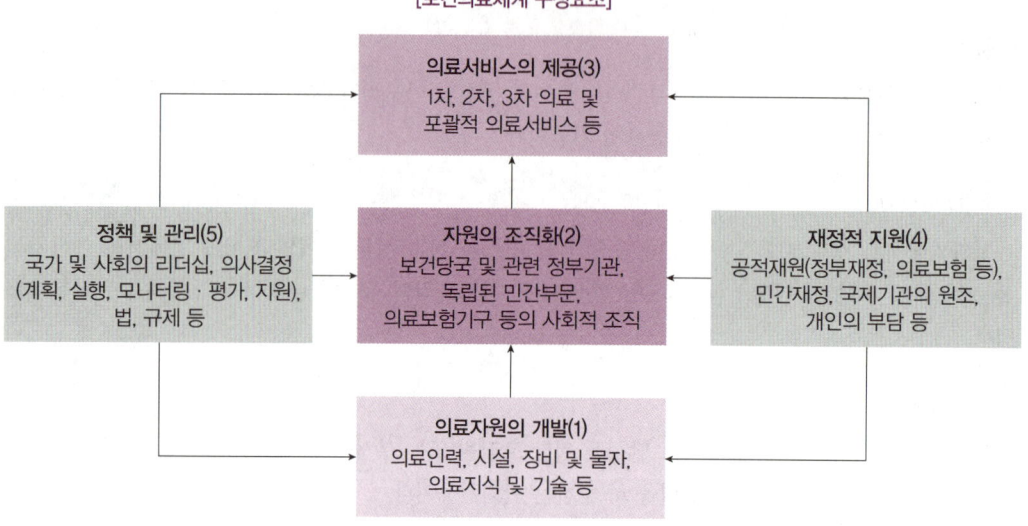

[보건의료체계 구성요소]

(3) 보건의료의 사회·경제적 특성

① **정보의 비대칭성**: 질병의 원인이나 치료법, 의약품 등에 관한 지식과 정보는 매우 전문적이라 의료인력을 제외한 소비자는 거의 알지 못한다. 이러한 현상을 정보의 비대칭성 또는 소비자의 무지(Consumer Ignorance)라고 한다.

② **수요 예측 불확실성**: 일반적인 상품의 수요는 소비자의 구매 의지로 결정되지만 의료에 대한 수요는 질병이 발생해야 나타나기 때문에 수요를 예측하기 어렵고 불확실하다.

③ **외부효과의 존재**
  - 외부효과(External Effect)는 한 사람의 행위가 다른 사람에게 일방적으로 이익을 주거나 손해를 끼치는 경우를 말한다.
  - 보건의료 분야의 외부효과 사례로는 개인의 질병이 다른 주체에게 영향을 미치는 감염성 질환 등이 있다.

④ **우량재(Merit Goods)**
  - 우량재는 인간의 생존에 필수적이며 인간이 인간다운 생활을 하기 위해 반드시 향유되어야 하는 재화를 의미하는데, 의식주와 기초교육이 대표적이다.
  - 의료서비스 역시 인간의 생존에 필수적인 재화이며, 이 때문에 국가에서는 건강권을 기본권으로 보장한다.

⑤ **경쟁의 제한**: 의료서비스는 공급자 간의 경쟁을 제한하여 독과점을 형성한다. 국가는 의료서비스를 관리하고 질 향상을 위해 공급 경쟁에 개입해야 하는 정당성이 있다. 면허제도는 의료시장에서 법적 독점권을 부여하는 장치이다.

⑥ 소비재와 투자재의 혼재
- 소비자는 의료서비스를 구매하고 진료비를 지출하므로 이는 소비자의 소비로 분류된다.
- 개인이 건강을 회복하는 데 지출하는 비용은 근로자의 생산성 증가와 산업발전에 긍정적으로 기여하므로 국가 차원에서 의료서비스에 대한 지출은 투자라고도 볼 수 있다.

2 국내 중앙 보건행정조직

(1) 중앙 보건행정
① 보건사업은 정부의 책임하에 수행하는 경우와 지방자치단체의 책임하에 수행하는 것으로 나뉜다.
② 우리나라 보건행정의 중앙조직은 대통령-국무총리-보건복지부로 이루어지며, 보건과 관계되는 지방조직은 행정안전부 산하에 소속된 보건소가 담당한다.
③ 보건복지부는 일반 보건행정을 담당하고 그 외 교육부는 학교보건행정, 고용노동부는 산업보건행정, 환경부는 환경보건행정 등을 담당하며 협력을 통해 보건사업을 수행한다.

(2) 중앙 보건행정조직
① 보건복지부
  ㉠ 우리나라 보건행정조직의 중앙조직
  ㉡ 업무 : 저출산·고령화, 보건위생, 방역, 의정, 약정, 생활보호, 자활지원, 아동, 장애인 및 사회보장에 관한 사무 관장 등
② 질병관리청 ★
  ㉠ 보건복지부 소속 중앙행정기관
  ㉡ 업무 : 감염병 대응 및 예방, 감염병에 대한 진단 및 조사연구, 효율적인 만성질환 관리, 보건의료 연구개발 역량 확보 등
③ 그 외 보건복지부 소속기관에는 국립망향의동산관리원, 국립소록도병원, 국립정신건강센터, 국립결핵병원, 국립재활원, 오송생명과학단지지원센터, 건강보험분쟁조정위원회사무국 등이 있다.

3 국내 지방 보건행정조직

(1) 지방보건행정
우리나라 보건행정의 중앙조직은 보건복지부를 중심으로 이루어져 있으나, 보건과 관계되는 지방조직은 행정안전부 산하에 소속되어 있다. 특별시, 광역시 등과 도청 수준에는 보건사회국과 시·도립 병원이 있으며, 시·군·구 수준에는 보건소와 시립병원, 읍·면 수준에는 보건지소가 있고, 동·리 단위에는 보건진료소가 설치되어 있다.

(2) 지방 보건행정조직
① 시·도 보건행정조직
  ㉠ 보건에 관한 지방행정조직은 시·도마다 약간의 차이가 있다.
  ㉡ 대체적으로 보건의료정책과, 건강증진과, 식품안전과, 생활보건과, 동물보호과, 사회복지과, 여성정책과, 보건과, 위생과 등을 두고 있다.

② 시·군·구 보건행정조직 : 보건소
  ㉠ 보건행정의 말단 사업수행기관
  ㉡ 보건소장의 지휘감독 : 시장, 군수, 구청장
  ㉢ 보건소의 설치 기준
    • 시·군·구에 1개소씩 설치한다.
    • 읍·면에 보건지소를 설치한다.
    • 리·동에 보건진료소를 설치한다.
  ㉣ 보건소의 기능 및 업무(「지역보건법」 제11조) ★
    • 건강 친화적인 지역사회 여건의 조성
    • 지역보건의료정책의 기획, 조사·연구 및 평가
    • 보건의료인 및 보건의료기관 등에 대한 지도·관리·육성과 국민보건 향상을 위한 지도·관리
    • 보건의료 관련 기관·단체, 학교, 직장 등과의 협력체계 구축
    • 지역주민의 건강증진 및 질병예방·관리를 위한 다음의 지역보건의료서비스의 제공
      − 국민건강증진·구강건강·영양관리사업 및 보건교육
      − 감염병의 예방 및 관리
      − 모성과 영유아의 건강유지·증진
      − 여성·노인·장애인 등 보건의료 취약계층의 건강유지·증진
      − 정신건강증진 및 생명존중에 관한 사항
      − 지역주민에 대한 진료, 건강검진 및 만성질환 등의 질병관리에 관한 사항
      − 가정 및 사회복지시설 등을 방문하여 행하는 보건의료 및 건강관리사업
      − 난임의 예방 및 관리

> **보건소 관련 기관**
> • 보건소 : 지역주민의 건강을 증진하고 질병을 예방·관리하기 위하여 시·군·구에 1개소씩 설치된 기관
> • 보건지소 : 보건소 업무수행을 위해 읍·면마다 1개소씩 설치된 기관(추가 설치 가능)
> • 보건진료소(보건분소) : 의사가 배치되어 있지 아니하고 계속하여 의사의 배치가 곤란할 것으로 예상되는 의료취약지역 안에서 보건진료 전담공무원을 배치하는 기관
> • 보건진료 전담공무원 : 보건진료소에서 근무하는 간호사·조산사
> • 보건의료원 : 보건소 중 병원의 요건을 갖춘 보건소
> • 건강생활지원센터 : 보건소의 업무 중에서 특별히 지역주민의 만성질환 예방 및 건강한 생활습관 형성을 지원하기 위하여 읍·면·동(보건소가 설치된 읍·면·동 제외)마다 1개씩 설치

(3) 우리나라 보건소제도 변천과정

① 「보건소법」의 제정 : 1951년 대민 보건사업을 위해 보건진료소를 전국 각지에 설치하였으며 처음으로 보건소법이 공포된 것은 1956년 12월 13일이다. 그러나 그 이후 이 법에 의한 보건소는 설치되지 않았기에 이 법은 폐지되고, 1962년 9월 24일에 새로운 「보건소법」이 제정되어 189개의 보건소를 설치하였다. 따라서 실질적인 보건소제도는 1962년부터 시작되었다고 할 수 있다. 2023년 기준 보건소는 261개소가 있다.

② 「지역보건법」의 제정 : 1996년 7월 1일부터는 「지역보건법」의 시행으로 종전의 「보건소법」이 폐지되고 기존의 보건소는 「지역보건법」에 의해 설치된 것으로 본다고 규정하고 있다. 다만, 보건소 설치기준은 대통령이 정하는 기준에 따라 지방자치단체의 조례로 정하도록 규정하고 있다.

제3절 의료보장

1 사회보장

(1) 사회보장의 정의

국가가 국민 각자의 생활을 전체 국민의 입장에서 수호하고 개인소득으로만 생활할 수 없는 국민에게 그 생활을 지켜주는 제도이다.

① 독일 Achinger의 정의 : 무지의 예방, 질병과 질환으로부터의 보호, 도시와 주택대책, 실업대책 등을 포함한 공공부조와 사회보험

② 제1회 미국 사회보장회의에서의 정의 : 현대의 정신적·도덕적·생리적 수준을 유지·향상시키는 동시에 다음 세대가 지향할 길을 마련해주고 생산에 참여하지 못하는 일부 국민에 대한 구제수단으로서 가치의 합리적인 배분과 적용

③ W. Beveridge의 정의 : 실업, 질병 또는 재해에 의한 수입중단사태에 대처하고, 노령에 의한 퇴직이나 사망에 의한 부양의 상실에 대비. 또한, 출생·사망·결혼 등과 관련된 특별지출을 감당하기 위한 소득 보장

> **사회보장**
> - 사회보장제도의 창시자 : Bismark(독일)
> - 최초의 사회보장법 : 1935년 미국
> - 우리나라의 「근로기준법」 : 1953년 제정·공포
> - 우리나라 최초의 사회보장법 : 1963년 제정·공포
> - 우리나라의 「산업안전보건법」 : 1981년 제정·공포

(2) 사회보장의 기능

① 인간다운 생활 보장
② 사회복지 증진
③ 소득재분배
④ 정치적·소비적 기능

(3) 사회보장의 종류 ★

① **사회보험** : 소득의 감소나 활동능력의 상실 시 소요자금 일부 또는 전부를 보험에 의존한다.
　㉠ 소득보장 : 연금보험, 고용보험, 산재보험
　㉡ 의료보장 : 건강보험, 산재보험, 노인장기요양보험
② **공공부조** : 조세를 중심으로 한 일반재정에 의지한다.
　㉠ 소득보장 : 기초생활보장
　㉡ 의료보장 : 의료급여
③ **사회서비스** : 소득에 관계없이 국가나 지방자치단체에서 직접적인 서비스를 한다.
　㉠ 사회복지서비스 : 노령연금, 장애자연금 등 해당자 모두에게 실시
　㉡ 보건의료서비스 : 환경위생사업, 위생적인 급수사업, 감염병관리사업 등 불특정 다수인에 실시

2 건강보험

(1) 국민건강보험(사회보험의 일종)

① **건강보험 실시**
　㉠ 1977년 7월 최초로 실시하였다(500인 이상 사업장 근로자부터 적용).
　㉡ 1989년 7월 전국민에게 적용하였다(전국민 의료보험).
　㉢ 건강보험 관리기관 : 국민건강보험공단(2000년 7월 통합)
② **보험자** : 국민건강보험공단
③ **적용 대상** : 국내에 거주하는 국민
　㉠ 직장가입자 : 사업장의 근로자 및 사용자와 공무원 및 교직원, 그리고 그 피부양자
　㉡ 지역가입자 : 직장가입자와 그 피부양자를 제외한 가입자
④ **적용 예외**
　㉠ 제외 : 의료수급권자, 유공자 등 의료보호대상자
　㉡ 정지 : 국외에 체류하는 경우, 현역병, 전환복무된 사람 및 군간부후보생, 교도소, 그 밖에 이에 준하는 시설에 수용되어 있는 경우
⑤ **보험재정**
　㉠ 수입 : 보험료, 정부지원금, 기타 수입(연체금, 부당이득금, 기타징수금)
　㉡ 지출 : 보험급여비, 운영관리비 등
⑥ **보험급여**
　㉠ 현물급여 : 가입자 및 피부양자의 질병·부상·출산 등과 관련하여 서비스를 받는 경우로 요양급여(진찰·검사, 약제·치료재료의 지급, 처치·수술 기타의 치료, 예방·재활, 입원, 간호, 이송) 등이 해당한다.
　㉡ 현금급여 : 요양비, 장애인 보조기기, 본인부담액 상한제, 임신·출산 진료비 등을 현금급여로 받는 경우를 의미한다.
　㉢ 건강검진 : 질병의 조기발견을 위해 일반건강검진, 암검진 및 영유아건강검진 등으로 구분하여 실시하고 있으며 무료로 실시한다. ★

- 일반건강검진 : 직장가입자, 세대주인 지역가입자, 40세 이상인 지역가입자 및 40세 이상인 피부양자 → 건강검진 횟수 : 2년마다 1회 이상 실시(생산직종사자는 1년에 1회)
- 암검진 : 「암관리법」 시행령 별표 1 암의 종류별 검진주기와 연령 기준 등에 해당하는 사람
- 영유아건강검진 : 6세 미만의 가입자 및 피부양자
⑦ 요양기관 : 의료기관, 약국, 한국희귀·필수의약품센터, 보건소·보건의료원 및 보건지소, 보건진료소
⑧ 본인일부부담금 : 요양급여를 받는 자가 비용의 일부를 본인이 부담하는 것으로, 의료이용의 남용을 방지하여 건강보험의 재정 안정성을 도모할 수 있다.
⑨ 건강보험심사평가원 : 요양급여비용 심사, 요양급여의 적정성을 평가한다.
⑩ 건강보험의 특성★
  ㉠ 법률에 의한 강제가입
  ㉡ 부담능력에 따른 보험료의 차등부담(형평부과)
  ㉢ 보험급여의 균등한 수혜
  ㉣ 보험료 납부의 강제성
  ㉤ 단기보험

(2) 진료비 지불체계

① 진료비 지불체계 : 제1자(피보험자 = 보험가입자), 제2자(의료기관), 제3자(보험자 = 국민건강보험공단)
② 진료비 지불방법
  ㉠ 인두제 : 일정 지역의 주민 수에 일정 금액을 곱하여 이에 상응하는 보수를 지급하는 방식이다.
    - 장점 : 국민 총 의료비 억제효과, 행정 단순화, 의사수입 안정
    - 단점 : 환자 선택권 제한, 후송의뢰 증가, 불친절하고 형식적인 서비스
  ㉡ 행위별수가제 : 제공된 의료서비스의 단위당 가격에 서비스의 양을 곱한 만큼 보상하는 방식으로, 한국, 미국, 일본 등 자유경쟁 시장주의의 국가에서 이용한다.
    - 장점 : 신뢰도·책임감 보장, 의료인의 자율성 보장, 높은 의료 수준, 의학발전 촉진
    - 단점 : 과잉진료, 고급의료에 치중, 행정 복잡화, 인기·비인기 진료과목 발생
  ㉢ 봉급제 : 의료인의 능력에 의한 지급방식으로, 서비스 양이나 제공받는 사람의 수에 상관없이 일정 기간에 따라 보상을 받는다.
    - 장점 : 수입 안정, 의사 간 불필요한 경쟁 억제
    - 단점 : 진료와 수입 간 직접적 연계가 없으므로 환자에 대한 관심 저하, 관료주의화가 되기 쉬움
  ㉣ 포괄수가제(DRG, 진단별 환자군) : 질병별로 단일 수가를 적용하는 방식으로 서비스의 행위 양과는 무관하며 병명에 따라 진료비를 지불한다.
    - 장점 : 의료비 상승 통제, 과잉진료 억제, 경영과 진료의 효율화
    - 단점 : 병원 입장에서 의료비 경감을 위한 서비스 제공 최소화, 질적 수준 저하
  ㉤ 총액계약제 : 보험자 측과 의사단체 간 협의로 총액을 미리 정해 놓는 제도이다.
    - 장점 : 총 의료비 억제, 진료비 과잉청구 억제
    - 단점 : 교섭 실패 시 의료공급의 혼란 초래, 첨단의료시설 도입에 대한 동기 저하

> - 우리나라의 진료비 지불제도 : 행위별수가제
> - 우리나라 건강보험에서의 진료비 지불체계 : 제3자 지불제

3 의료급여

(1) 실시 연도
① 1977년 1월 「생활보호법」에 의거 시행
② 1977년 12월 「의료보호법」 제정 시행
③ 2005년 5월 「의료급여법」 전면개정 시행

(2) 목적
의료급여는 국민기초생활보장 대상자 등 일정 수준 이하의 저소득층을 대상으로 그들이 자력으로 의료문제를 해결할 수 없는 경우 국가재정으로 의료혜택을 주는 공적 부조제도이다.

(3) 의료급여 수급권자의 종류 및 선정방법
「의료급여법」에 의하여 수급자는 1종 및 2종 수급권자로 구분하며, 보건복지부장관이 정한 기준에 따라 시장·군수·구청장이 수급권자의 인정 기준에 따라 수급권자를 정한다.

(4) 진료체계
의료급여환자는 「의료급여법」 시행규칙에 의한 제1차 의료급여기관 → 제2차 의료급여기관 → 제3차 의료급여기관에서 단계적으로 진료하는 체계이다.

4 산업재해보상보험

(1) 실시 연도
1964년 1월에 사회보장제도로 최초로 시행되었다.

(2) 목적
산업재해보상보험은 근로자의 업무상 재해를 신속하고 공정하게 보상하며, 재해근로자의 재활 및 사회복귀를 촉진하기 위하여 이에 필요한 보험시설을 설치·운영하고, 재해예방과 그 밖에 근로자의 복지증진을 위한 사업을 시행하여 근로자보호에 이바지하는 것을 목적으로 실시한다.

(3) 산재급여
① 요양급여
② 휴업급여
③ 장해급여
④ 간병급여
⑤ 유족급여
⑥ 상병보상연금
⑦ 장의비
⑧ 직업재활급여

> 사회보험 실시순서 : 산업재해보상보험(1964) → 의료보험(1977) → 국민연금(1988) → 고용보험(1995) → 국민건강보험(2000) → 노인장기요양보험(2008)

CHAPTER 07 적중예상문제

01 다음 중 보건행정조직의 원리가 아닌 것은?

① 목적의 원리
② 조정의 원리
③ 통합의 원리
④ 계층제의 원리
⑤ 분업의 원리

> **해설**
> 보건행정조직의 원리
> • 목적의 원리
> • 조정의 원리
> • 분업·전문화의 원리
> • 명령통일의 원리
> • 계층제의 원리
> • 통솔범위의 원리
> • 동등한 권한과 책임의 원리

02 조직원이나 하부 조직에 업무 내용을 분담하는 원리는?

① 조정의 원리
② 목적의 원리
③ 분업의 원리
④ 명령통일의 원리
⑤ 통솔범위의 원리

> **해설**
> ① 조정의 원리 : 공통의 목표 달성을 위해 조직원의 행동을 통일함
> ② 목적의 원리 : 조직의 장기적인 목적과 하부조직의 단기적인 목적이 명확해야 함
> ④ 명령통일의 원리 : 하급자는 한 사람의 상급자로부터 명령을 받음
> ⑤ 통솔범위의 원리 : 감독자가 효과적으로 통솔할 수 있도록 범위를 규정함

정답 01 ③ 02 ③

03 보건행정의 특징이 아닌 것은? ★

① 봉사성
② 공공성 및 사회성
③ 조장성 및 교육성
④ 과학성 및 기술성
⑤ 응급성 및 수동성

> **해설**
> 보건행정의 특성(특징)
> - 봉사성 : 국민의 행복과 복지를 위해 직접 개입하고 간섭하는 봉사행정
> - 공공성 및 사회성 : 행정행위가 공공복지와 집단적 건강을 추구
> - 조장성 및 교육성 : 보건행정의 자율적이고 지방분권적인 성격을 강조
> - 과학성 및 기술성 : 과학행정인 동시에 기술행정

04 지역사회 주민의 자발적인 참여를 유도하는 보건행정의 특성은?

① 사회성
② 기술성
③ 조장성
④ 합법성
⑤ 봉사성

> **해설**
> 보건행정의 특성
> - 공공성 및 사회성 : 지역사회 전체 집단의 건강을 추구함
> - 봉사성 : 국민에게 적극적으로 서비스를 제공함
> - 조장성 및 교육성 : 지역사회 주민의 자발적인 참여 없이는 성과를 기대하기 어려우므로 조장 및 교육을 실시하여 목적을 달성함
> - 과학성 및 기술성 : 과학행정인 동시에 기술행정임

05 각 사업팀의 업무 내용을 중재하여 원활한 업무 수행을 유도하는 과정은 귤릭(Gulick)의 관리과정 중 어디에 속하는가?

① 기획
② 조직
③ 지휘
④ 인사
⑤ 조정

> **해설**
> 조정(Coordinating)이란 조직이나 기관의 공동목표 달성을 위한 조직원 또는 부서 간의 협의, 회의, 토의 등을 통하여 행동통일을 가져오도록 집단적인 노력을 하게 하는 관리활동이다.

06 귤릭(Gulick)의 POSDCoRB 과정 중 다음과 관련된 것은?

> • 미래에 대한 전망
> • 목표 설정
> • 방침과 절차 설정
> • 사업수행의 순서와 체계 설정

① 조직
② 기획
③ 보고
④ 지휘
⑤ 예산

> **해설**
> 기획(Planning)이란 목표를 설정하고 목표에 도달하기 위하여 필요한 단계를 구성하고 설정하는 관리 과정이다.

07 보건행정의 기획과정에서 가장 먼저 생각해야 할 사항은?

① 사업계획서 작성
② 사업목표 설정
③ 사업예산 확보
④ 추후사업의 결과 반영
⑤ 사업 필요성과 미래에 대한 전망

> **해설**
> 기획과정에서 가장 우선으로 생각해야 할 사항은 사업의 필요성과 향후 전망이다.

08 국가보건의료체계의 5가지 구성요소가 아닌 것은? ★

① 재정적 지원
② 사회적 지원
③ 자원의 조직화
④ 의료자원의 개발
⑤ 의료서비스의 제공

> **해설**
> 국가보건의료체계의 5요소는 의료자원의 개발, 자원의 조직화, 의료서비스의 제공, 재정적 지원, 정책 및 관리이다.

정답 06 ② 07 ⑤ 08 ②

09 다음의 내용과 관련된 국가보건의료체계 구성요소는?

> · 의료인력
> · 장비 및 물자
> · 의료지식 및 기술

① 재정적 지원
② 자원의 조직화
③ 정책 및 관리
④ 의료자원의 개발
⑤ 의료서비스의 제공

해설
국가보건의료체계 구성요소
· 의료자원의 개발 : 의료인력, 시설, 장비 및 물자, 의료지식 및 기술
· 자원의 조직화 : 보건당국 및 관련 정부기관, 독립된 민간부문, 의료보험기구 등의 사회적 조직
· 의료서비스의 제공 : 1차, 2차, 3차 의료 및 포괄적 의료서비스
· 재정적 지원 : 공적재원(정부재정, 의료보험 등), 민간재정, 국제기관의 원조, 개인의 부담
· 정책 및 관리 : 국가 및 사회의 리더십, 의사결정(계획, 실행, 모니터링·평가, 지원), 법, 규제

10 보건의료의 경제적인 측면에서 가격탄력성이 0인 것은 무엇 때문인가?

① 외부 효과성
② 소비자의 무지
③ 공급자의 독점성
④ 결과의 불확실성
⑤ 서비스를 투자한 만큼 산출

해설
가격탄력성이 0이라는 것은 가격에 따라 수요가 변화하지 않는 것을 의미한다. 이는 의료서비스가 소비자에 의해 선택되기보다 공급자인 의사에 의해 주도되기 때문이다.

11 다음에 해당하는 보건의료의 사회·경제적 특성은?

> 의료서비스는 인간의 생존에 필수적이며 인간이 인간다운 생활을 하기 위하여 반드시 향유되어야 하는 재화이다.

① 우량재
② 외부효과
③ 경쟁의 제한
④ 정보의 비대칭성
⑤ 수요 예측 불확실성

해설
우량재는 인간의 생존에 필수적이며 인간이 인간다운 생활을 하기 위해 반드시 향유되어야 하는 재화를 의미한다. 의료서비스 역시 인간의 생존에 필수적인 재화이며, 이에 따라 국가에서는 건강권을 기본권으로 보장한다.

12 보건복지부 소속 중앙행정기관으로 감염병 대응의 역량을 강화하고, 효과적인 만성질환관리를 하는 곳은?

① 보건소
② 국립재활원
③ 질병관리청
④ 국립중앙의료원
⑤ 식품의약품안전처

해설
보건복지부로부터 위임을 받아 사무를 집행했던 질병관리본부가 독자적 권한을 갖는 질병관리청으로 승격(2020년)되었다. 질병관리청에서는 감염병이나 만성질환 등에 관한 업무를 담당한다.

13 우리나라 보건의료체계의 특성으로 거리가 먼 것은?

① 공공보건 의료의 취약성
② 보건행정의 일원적 구조
③ 민간의료기관 간 기능분화 부족
④ 정부 부처 간 조직이나 기술 협력
⑤ 공공의료와 민간의료체계 연계 미흡

해설
우리나라 보건의료체계는 보건복지부(의료기술 및 관리지원)와 행정안전부(전반적인 행정관리)가 이원적으로 관리하고 있다.

정답 11 ① 12 ③ 13 ②

14 공중보건사업을 중앙정부 책임하에 시행하는 이유에 해당하는 사항이 <u>아닌</u> 것은?

① 정부에서 해야만 하는 업무내용이 있기 때문에
② 보건사업의 중첩이나 낭비를 피할 수 있기 때문에
③ 지역사회 특성에 맞는 사업을 선택할 수 있기 때문에
④ 단위별 사업만으로는 효과가 적은 경우가 있기 때문에
⑤ 지역사회 사업만으로는 수행이 어려운 경우가 있기 때문에

> **해설**
> 보건행정의 상당 부분을 중앙정부 책임하에 수행하는 이유
> - 감염병 관리처럼 지역단위만으로는 불가능하거나 의미가 없는 것이 있음
> - 정부 각 부처 간의 조직이나 기술인력의 협력 없이는 불가능한 보건사업이 있음
> - 보건사업의 중첩을 피함
> - 법적 규제만으로는 불가능한 보건사업들이 있음

15 지역사회 보건의료계획의 내용이 <u>아닌</u> 것은?

① 보건의료의 전달체계
② 보건의료의 장단기 공급대책
③ 산업장 근로 보건에 관한 사항
④ 지역보건의료에 관련된 통계수집 및 정리
⑤ 인력·조직·재정 등 보건의료자원의 조달 및 관리

> **해설**
> 지역보건의료계획의 내용
> - 보건의료수요 측정
> - 보건의료에 관한 장단기 공급대책
> - 인력·조직·재정 등 보건의료자원의 조달 및 관리
> - 보건의료의 전달체계
> - 지역보건의료에 관련된 통계의 수집 및 정리 등

16 「지역보건법」상 보건소의 업무가 아닌 것은?

① 건강 친화적인 지역사회 여건의 조성
② 산업보건, 학교보건, 환경보건의 전담
③ 보건의료인에 대한 지도 · 관리 · 육성
④ 지역주민에 대한 지역보건의료서비스의 제공
⑤ 보건의료 관련 기관 · 단체, 학교, 직장 등과의 협력체계 구축

> **해설**
> 산업보건은 고용노동부, 학교보건은 교육부, 환경보건은 환경부에서 담당한다.

17 의료 취약지역에서 보건진료 전담공무원으로 하여금 의료행위를 하게 하기 위하여 설치 · 운영하는 보건의료시설은?

① 보건소
② 보건지소
③ 보건의료원
④ 보건진료소
⑤ 건강생활지원센터

> **해설**
> 보건진료소
> 「농어촌의료법」에 따라 설치된 보건의료시설로, 의사가 배치되어 있지 아니하고 계속하여 의사를 배치하기 어려울 것으로 예상되는 의료 취약지역에서 보건진료 전담공무원으로 하여금 의료행위를 하게 하기 위하여 시장 · 군수가 설치 · 운영한다.

18 다음 중 지역보건행정의 말단기관으로 옳은 것은? (지역명 예시 포함)

① 보건복지부
② 질병관리청
③ 강남구 보건소
④ 강남구청 보건과
⑤ 서울특별시 보건정책과

> **해설**
> 우리나라의 보건행정의 말단 사업수행기관은 보건소이다. 보건소는 시 · 군 · 구에 1개소씩 설치하도록 규정하고 있다.

정답 16 ② 17 ④ 18 ③

19 사회보장제도에서 공공부조에 속하는 것은? ★

① 의료급여
② 고용보험
③ 국민연금
④ 국민건강보험
⑤ 노인복지서비스

> **해설**
> ②·③·④ 사회보험
> ⑤ 사회서비스

20 의료보장체계 중 세금으로 해결하는 공공부조는?

① 국민연금
② 고용보험
③ 의료급여
④ 국민건강보험
⑤ 산업재해보상보험

> **해설**
> 공공부조 중 의료보장체계에 속하는 것은 의료급여이다.

21 사회보험에 해당하는 것은?

① 재해구호
② 의료급여
③ 국민건강보험
④ 노인복지서비스
⑤ 국민기초생활보장

> **해설**
> **사회보장의 체계**
> • 사회보험 : 보험료와 일반재정수입에 의존
>   예 소득보장(연금보험, 고용보험, 산재보험), 의료보장(건강보험, 산재보험, 노인장기요양보험)
> • 공공(공적)부조 : 조세를 중심으로 한 일반재정에 의존
>   예 기초생활보장, 의료급여
> • 사회서비스 : 노인복지, 아동복지, 가정복지, 장애인복지

정답 19 ① 20 ③ 21 ③

22 우리나라 건강보험제도의 특징으로 **틀린** 것은?

① 강제보험이다.
② 제3자 지불보험이다.
③ 균형예산의 단기보험이다.
④ 사후치료의 원칙을 적용한다.
⑤ 균일기여의 원칙을 적용한다.

> **해설**
> 건강보험은 재산과 소득비례원칙에 따라 차등적으로 보험료가 부과된다.

23 「국민건강보험법」상 요양급여행위가 **아닌** 것은?

① 이송
② 입원
③ 예방 · 재활
④ 약제 · 치료재료의 지급
⑤ 증명서 발급을 목적으로 하는 진료

> **해설**
> 가입자와 피부양자의 질병, 부상, 출산 등에 대하여 진찰 · 검사, 약제 · 치료재료의 지급, 처치 · 수술 및 그 밖의 치료, 예방 · 재활, 입원, 간호, 이송의 요양급여를 실시한다(「국민건강보험법」 제41조 제1항).

24 피보험자나 피부양자의 질병, 부상 또는 분만의 경우에 받는 의료서비스의 종류는?

① 현금급여
② 임의급여
③ 현물급여
④ 법정급여
⑤ 간이급여

> **해설**
> 급여는 현물급여와 현금급여로 구분하는데, 현물급여는 질병, 분만 등의 의료서비스를 직접 받는 경우를 뜻하고, 현금급여는 요양비, 장애인 보조기기, 본인부담액 상한제, 임신 · 출산 진료비 등의 비용을 현금으로 받는 경우를 뜻한다.

정답 22 ⑤ 23 ⑤ 24 ③

25 노인장기요양보험제도에서 실시하는 급여내용이 아닌 것은?

① 주간보호
② 방문요양
③ 야간보호
④ 요양병원 간병비
⑤ 노인성질환 치료비

> **해설**
> 노인성질환 치료비는 국민건강보험제도에서 제공하는 급여내용이다.

26 국가가 일반조세를 가지고 모든 국민에게 의료서비스를 제공하는 것은?

① 의료부조
② 공적 부조
③ 국민건강보험
④ 국민보건서비스
⑤ 사회복지서비스

> **해설**
> 국민보건서비스는 일반조세를 가지고 모든 국민에게 의료서비스를 제공한다.

27 건강보험체계에서 보험자는?

① 보건소
② 의료기관
③ 보건복지부
④ 국민건강보험공단
⑤ 건강보험심사평가원

> **해설**
> 우리나라 국민보험의 보험자는 국민건강보험공단에서 담당하고 있다.

정답 25 ⑤ 26 ④ 27 ④

28 우리나라에서 국민의료 이용량 증가에 가장 큰 영향을 미친 요인은?

① 경제력 증가
② 노인인구 증가
③ 의료보험 도입
④ 고가장비 도입
⑤ 의료기관평가사업 실시

> **해설**
> 우리나라 국민의료에 가장 큰 영향을 미친 것은 의료보험의 도입이며, 이를 통해 의료서비스 양이 급격히 증가하였다.

29 진단명에 따라 진료비가 결정되는 제도는?

① 봉급제
② 인두제
③ 성과불제
④ 포괄수가제
⑤ 행위별수가제

> **해설**
> **포괄수가제(Case Payment)**
> 의사에게 환자나 진료일당 또는 병원별 단가를 정하여 보상하는 방법이다. 빈도가 높고 납득이 갈 만한 질환에 대해 진료행위별 합산을 해서 진료비를 계산하지 않고 진단명별로 수가를 결정한다. 일반적으로 외래환자는 방문당으로 수가를 정하고, 입원인 경우에는 진단군(DRG ; Diagnosis Related Groups)에 따라 중증도와 진료과목 등을 고려하여 수가를 적용한다.

30 환자에게 의료비용의 일부를 부담하게 함으로써 의료서비스의 남용을 억제하고 의료비를 절감하려는 것은?

① 선수금
② 미수금
③ 상환금
④ 대지급금
⑤ 본인일부부담금

> **해설**
> **본인일부부담금**
> 요양급여를 받는 자 본인이 비용의 일부를 부담하는 것으로, 의료이용의 남용을 방지하여 건강보험의 재정 안정성을 도모할 수 있다.

정답 28 ③ 29 ④ 30 ⑤

31 우리나라에서 채택하고 있는 진료비의 지불체계는?

① 굴신제
② 환불제
③ 공제제
④ 직접지불제
⑤ 제3자 지불제

> **해설**
> **제3자 지불제**
> 제1자(피보험자 = 보험가입자), 제2자(의료기관), 제3자(보험자 = 국민건강보험공단)

32 행위별수가제의 특징으로 옳지 않은 것은?

① 행정적으로 간편하다.
② 의학발전을 촉진시킨다.
③ 전문적 치료가 가능하다.
④ 의료인의 자율성이 보장된다.
⑤ 의료인과 환자 간의 신뢰가 높다.

> **해설**
> 행위별수가제는 행정적으로 복잡하여 관리비가 많이 든다.

제3과목
보건교육학

CHAPTER 01 건강증진보건교육의 이해

CHAPTER 02 건강증진보건교육이론

CHAPTER 03 건강증진보건교육방법

CHAPTER 04 분야별 건강증진보건교육사업

합격의 공식
시대에듀

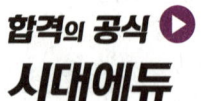 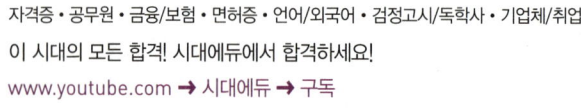 

CHAPTER 01 건강증진보건교육의 이해

제1절 보건교육의 개념

1 보건교육의 개념 변천

(1) 1960년 Mayhew Derryberry

보건교육을 실천하기 위해서 지식, 태도, 목적, 지각, 사회적 상태, 권력구조, 문화적 전통 및 대중의 관점의 중요성을 강조하였다.

(2) 1966년 Dorothy Nyswander

사회적 정의, 개인의 통제력, 자기결정의 중요성을 강조하였다.

(3) 1972년 William Griffiths

개인에게 영향을 미치는 조직과 사회적 상태나 조건을 강조하였다.

(4) 1980년 Lalonde 보고서

생활습관의 변화를 강조하였다.

2 보건교육의 정의 ★★

(1) WHO(세계보건기구)

① 광의의 보건교육 : 건강에 관한 지식, 신념, 태도, 행동에 영향을 주는 개인(보건교육의 최소단위), 집단, 지역사회에서의 모든 경험, 노력의 과정이다.
② 협의의 보건교육 : 기술과 경험, 과정 중 계획된 것이다.

(2) 미국의 학교보건교육용어제정위원회 정의

개인 또는 집단의 건강에 관여하는 지식, 태도, 행동이 변화하도록 영향을 주는 모든 경험의 종합이다.

(3) 1972년 Griffiths

최적의 건강행동과 실제 건강행동 간 차이를 줄이려는 노력이다.

(4) 1976년 Simond

개인, 집단, 조직 내에서 건강을 위해 행동을 유익한 행동으로 변화시키는 데 목표를 둔다.

(5) 1980년 Ross 등
직·간접적으로 건강행위에 영향을 주는 행위나 문제점에 중점을 둔 계획된 변화의 교육과정이다.

(6) 1980년 Green 등(가장 많이 인용)
건강에 이로운 행동을 자발적으로 실천할 수 있도록 계획한 모든 학습경험이다.

(7) 1985년 미국의 보건교육사준비와 실천을 위한 국가정책위원회
개인의 건강과 다른 사람의 건강에 영향을 주기 위해 올바른 결정을 내릴 수 있도록 개별적 혹은 집단적 행동을 하는 것을 돕는 과정이다.

(8) 보건교육 정의의 결론
① 개인, 집단, 조직, 지역사회가 건강과 관련된 지식, 태도를 형성하여 건강을 실천할 수 있도록 영향을 주는 모든 경험의 종합이다.
② 건강에 대한 지식, 태도, 기술을 향상시키기 위해 체계적인 전략을 세워 개인, 집단, 지역사회 발전을 도모하기 위한 조직적인 사회교육이며 문화운동이다.
③ 보건문제 해결을 위해 행동과학을 적용한 실천학문이며, 개인과 지역사회 스스로 건강증진능력을 갖도록 직접적으로 도와주는 수단이다. ★

3 보건교육학의 정의(2004년 손애리)
교육학적으로 접근하여 건강증진, 질병, 장애 및 조기사망 예방목적으로 자발적 행동변화를 촉구하는 사회과학의 한 분야로서 생물학, 환경학, 물리학 및 의학적 학문 위에서 발전된 학문이다.

4 보건교육의 목적 ★

(1) 제1차 공중보건교육전문위원회가 제시한 목적
① 최적의 건강상태를 완전히 구현하기 위해 개인이나 집단의 구성원으로서 자기 스스로 해야 할 일을 수행할 수 있는 능력을 갖도록 돕는다.
② 건강이 지역사회의 귀중한 재산임을 인식하도록 한다.
③ 보건사업의 발전을 이룩하고, 이것을 활용하도록 한다.

(2) 미국의 국제보건교육표준위원회(1995)가 제시한 보건교육의 목표
① 건강증진, 질병예방과 관련된 개념의 이해
② 정확한 정보 및 건강증진서비스에 접근할 수 있는 능력 함양
③ 건강개선, 건강위험요소 감소 능력
④ 문화, 매체, 기술 등이 건강에 미치는 영향 인지
⑤ 건강개선을 위한 의사소통 기술 함양
⑥ 건강개선을 위한 목표 설정, 의사결정기술의 능력 함양
⑦ 개인, 가족, 지역사회의 건강을 위한 지원활동 유도

제2절 건강증진의 개념

1 건강증진의 개념

(1) 건강증진의 정의

① 1970년대 미국 공중보건국의 정의 : 건강한 사람들이 자신들의 안녕을 유지, 증진시킬 수 있는 생활습관을 개발할 수 있도록 개인과 지역사회의 방법들을 개발하는 활동이다.
② 1980년대 L. W. Green의 정의 : 건강에 유익한 행동을 유도하기 위한 보건교육, 그리고 건강과 관련된 조직적·경제적·환경적인 지원의 조합이다.
③ 세계보건기구(WHO)의 정의 : 개인이나 지역사회에 건강 결정 인자들에 대한 통제를 증가시켜 스스로 건강을 향상하도록 하는 과정이다.
④ 1986년 오타와 헌장, 제1차 건강증진 국제회의의 정의 : 사람들이 자신들의 건강관리 능력을 향상시켜 건강을 개선시킬 수 있도록 하는 과정이다.
⑤ 건강증진의 종합된 정의 : 건강에 유익한 생활양식 및 환경으로 변화시키고 예방서비스를 개선하여 건강잠재력을 함양하고 적극적 건강향상을 도모하는 것이다.

2 건강증진 활동의 목적

(1) 국민건강을 보장하는 건강증진정책 수립

① 건강증진정책(법 제정, 재정적 조치, 과세와 조직의 변화)을 통해 안전하고 건강한 상품과 서비스, 건강한 공공서비스, 깨끗하고 쾌적한 환경을 향유하도록 한다.
② 비 보건의료 부문에서 국민건강보장정책 수립의 장애 요소를 파악하고 제거하는 방법을 확인한다(여성 보건 지원정책, 영양, 금주, 금연정책, 환경 관련 정책).

(2) 정책 수립과 실천을 뒷받침할 수 있는 사회환경 조성과 전략

① 사회생태학적 접근방법 적용 : 생활 습관, 일하는 방식, 여가 선용 방식의 변화
② 생활환경, 작업환경의 변화
③ 자연환경, 인공환경의 보호
④ 천연자원의 보호

(3) 환경조성을 효과적으로 추진하기 위해 지역사회 조직활동의 강화

① 이 과정에서 가장 중요한 것은 지역사회의 역량, 주인의식, 자신의 노력의 조절이다.
② 지역사회 개발 : 지역사회 내 인적·물적 자원 이용, 자조와 사회적 지지 강화, 대중의 참여도 증가, 융통성 있는 체계 개발을 위해 노력한다.
③ 건강에 관련된 정보와 계속적인 학습 기회를 제공한다.

(4) 건강 유지 증진을 위한 기술 개발
① 건강정보제공과 교육, 기술증진, 개인적·사회적 발달을 지원한다.
② 개인, 가족이 자신의 건강과 환경의 조절능력, 선택능력을 습득한다.
③ 인생의 각 단계 대비, 질병과 상해의 대응방법을 습득한다.

(5) 보건의료서비스의 방향 전환
① 개인, 지역사회, 보건의료 전문가, 보건의료기관, 정부의 보건의료서비스 체계 확립을 위해 협력한다.
② 임상적 치료 서비스에서 건강증진 방향으로 전환한다.
③ 전문가의 교육과 훈련의 변화, 건강 관련 연구에 관심이 요구된다.

3 건강증진 모델

(1) 타나힐(Tannahill)의 건강증진 모델
① 건강증진의 3가지 영역 : 보건교육, 예방, 건강보호
  ㉠ 보건교육 : 현대적 의미의 보건교육은 적극적으로 건강을 향상시키고, 불건강을 예방하고 감소시킬 목적으로 행하는 일련의 의사소통 활동이다.
  ㉡ 예방의 4가지 영역
    - 건강문제 발생 예방
    - 조기발견과 그 진행 예방
    - 합병증 예방
    - 재발 예방
      예) 폐렴구균 백신접종, 자궁경부암 조기검진, 당뇨 환자 발견
  ㉢ 건강보호 : 사람들의 환경에서 건강위험요인 제거, 건강의 유익한 환경 제공, 불건강행동감소, 적극적 건강상태 증진을 위해 생활양식을 갖도록 기회를 제공한다.
② Tannahill의 건강증진모델에서의 건강증진의 7가지 영역
  이 모델의 건강증진실현을 위한 7가지 영역들은 광범위한 수단과 방법을 제시해 주고 있으며 서로 연결되어 있다. 건강증진의 중요한 원칙은 역량강화에 있다. ★
  ㉠ 예방사업 : 예방접종, 자궁경부암 선별검사
  ㉡ 예방적 보건교육 : 불건강을 예방하기 위한 생활양식의 변화 유도
  ㉢ 예방적 건강보호 : 건강보호 차원에서 소개된 법률·정책·규칙의 제정과 시행, 상수도의 불소 투입, 어린이 보호구역 내에서 시속 30km 이하를 유지하는 법령의 제정
  ㉣ 예방적 건강보호를 위한 보건교육 : 대중들에게 도움이 되는 사회적 환경 조성, 안전벨트 착용
  ㉤ 적극적 보건교육 : 개인이 적극적으로 건강의 기초를 세우도록 행동을 변화시키는 노력
  ㉥ 적극적 건강보호 : 직장 내에서 흡연금지, 여가시설 마련
  ㉦ 적극적 건강보호를 목적으로 하는 보건교육 : 대중이나 정책결정자들에게 적극적 건강보호 수단의 중요성 인식과 이들에 대한 지원을 보장받기 위한 노력

제3절 국내 건강증진 정책 및 사업

1 보건교육과 건강증진과의 관계

(1) 보건교육의 궁극적 목적은 건강증진이다.

(2) 보건교육과 건강증진은 상호불가분의 관계를 갖고 있다.

(3) 건강증진과 질병예방을 위한 3가지 사업활동

　① 교육적 수단으로서 보건교육을 통한 생활양식의 개선
　　㉠ 올바른 건강인식, 건강에 유익한 활동, 실천에 필요한 지식과 정보를 제공함에 따른 동기부여
　　㉡ 생활방식 개선
　　㉢ 금연, 절주, 운동, 영양
　　㉣ 스트레스 관리 및 휴식
　　㉤ 칫솔질 등 개인위생 관리

　② 환경적 수단으로서 건강 생활환경 조성
　　㉠ 건강한 생활환경 조성
　　㉡ 건강증진시설 확충 : 운동, 레저시설, 위생 안전시설
　　㉢ 위해 환경요소 규제 : 담배 판매·광고 규제, 금연구역 지정
　　㉣ 건강 보호, 상수도 불소화, 의약품 안전관리

　③ 예방의학적 수단으로서 질병 위험요인의 조기 발견관리를 위한 예방 서비스 강화
　　㉠ 질병 위험요인의 조기 발견관리
　　㉡ 건강검진, 체력관리
　　㉢ 처방 및 건강 생활지도
　　㉣ 건강 상담, 교육
　　㉤ 고위험자 등록관리
　　㉥ 기타 예방 서비스 제공

2 「국민건강증진법」 : 1995년에 제정 ★

(1) 국민건강증진사업의 목표

　① 질병의 조기사망률 감소　　② 인구집단 간의 건강격차 완화
　③ 건강수명연장　　　　　　　④ 건강형평성 제고

(2) 4대 사업과제

　① 건강생활실천 확산 : 금연, 절주, 운동, 영양 등
　② 예방중심 건강관리 : 암, 만성병, 감염병 관리, 정신보건, 구강보건 등
　③ 인구집단별 건강관리 : 모자보건, 노인보건, 근로자보건, 학교보건 등
　④ 건강환경 조성 : 식품안전, 음용수, 공기, 지역사회환경 등

(3) 사업전략

인프라 확충과 효과적 관리를 통해 보건의료서비스와 건강보호를 연계한 건강증진전략이다.
① 건강행태변화 추진
② 건강 관련 사회환경변화 추진
③ 예방보건서비스 확충
④ 건강위해환경에 대한 조치

3 건강증진의 철학

(1) 1974년 캐나다 라론드 보고

건강을 결정하는 요인은 60% 이상이 올바른 생활방식이다.

(2) 1978년 구소련 알마아타 선언 ★

일차보건의료 개념을 제창하였고, 치료 중심의 의료에서 예방을 강조하였다.

(3) 1986년 캐나다 오타와 헌장 채택

건강증진에 사회적 환경의 개선을 포함시켰다.

4 건강증진의 원칙

(1) 대상은 지역사회주민 전체이다.

(2) 지역사회주민의 자발적인 지역적 활동 등을 병행한다.

(3) 효과적이며 구체적인 지역사회주민의 적극적인 참여를 독려한다.

(4) 일차보건의료전문가들이 중요한 역할을 담당한다.

(5) 기본적으로 건강과 사회분야에서의 활동이다.

5 건강증진 목표와 전략

(1) 건강증진의 중요성 ★
① 21세기에는 생활환경 및 사회구조가 다양해짐에 따라 건강위해요인이 증가하고 재해, 사고, 중독 등 응급의료서비스의 요구가 증가되었다.
② 만성퇴행성질환의 증가로 주택서비스, 장기요양, 장기이식, 인공장기 등 새로운 보건의료서비스의 요구가 다양해졌다.
③ 병원균의 변종 출현, 약품내성에 따른 기존 감염병의 존속·신종·재출현, 감염병의 확산 등 감염병 질환관리 역시 중요한 분야로 등장하였다.
④ 건강증진의 궁극적 목표는 상병이환율 감소, 조기사망률 감소, 건강수명 연장, 건강장수, 삶의 질 향상 도모에 있다.

(2) 건강증진의 실행목표

① 지역 건강증진서비스의 활성화
② 국민들의 건강생활실천을 유도하기 위한 사회적 환경여건 구성과 범국민운동 전개
③ 중앙의 보건교육개발센터 설치를 통한 교육홍보활동 강화
④ 주요 만성퇴행성질환의 관리체계 강화와 보건기관과 단체의 예방사업 활성화
⑤ 학교보건교육의 강화
⑥ 기초통계, 생산 및 조사연구의 활성화
⑦ 국민건강증진기금의 확보를 통한 사업의 생활화

(3) 건강증진 3대 전략(1986년 오타와 헌장, 제1차 건강증진 국제회의) ★

① 옹호(Advocacy) : 건강에 대한 관심을 불러일으키고, 보건의료의 수요를 충족할 수 있는 건강한 보건정책을 수립
② 가능화(Enabling) : 자신의 건강을 결정하는 요인들을 통제할 능력을 가지고 있어 건강의 잠재력을 최대한으로 성취할 수 있게 함
③ 조정(중재, Mediation) : 건강증진은 건강 부문 단독으로만 보장할 수 없고 정부, 여타 사회와의 조정된 활동을 필요로 하므로, 건강을 추구하는 과정에서 야기되는 상반되는 이해관계를 조정하는 역할을 함

(4) 5대 활동 요소(1986년 오타와 헌장, 제1차 건강증진 국제회의) ★

① 건강한 공공정책 수립 : 정책입안자들이 정책결정결과가 건강에 미치는 영향을 인식하게 함으로써 국민건강에 대한 책임 수용, 입법조치·재정지원·조세·조직변화, 안전하고 건전한 상품과 서비스 개발, 보다 건강한 공공서비스, 보다 쾌적하고 청결한 생활환경 보장 등
② 지지적 환경의 조성 : 안전하고 동기조성적이며 만족과 즐거움을 줄 수 있는 직장환경과 생활환경 조성, 자연보호·자원보존·건강지향적 환경조성
③ 지역사회 활동의 강화 : 지역사회 주민들이 더 나은 건강을 누리기 위해 일상의 삶에서 건강의 우선순위를 세우고, 건강문제를 해결하기 위해 개인적·집단적 의사결정에 적극 참여하고 지역사회를 효과적으로 조직화하며, 건강 관련 활동을 더욱 활성화
④ 개인기술의 개발 : 건강을 위한 정보 및 교육의 제공과 일상생활에 필요한 여러 기술을 강화함으로써 자신의 건강과 이를 둘러싼 여러 형태의 환경을 잘 관리하며, 건강에 유익한 선택을 할 수 있는 능력 개발, 여러 질환이나 상해 등에 대처할 수 있는 능력 개발, 생애주기에 따른 건강증진활동을 전 생애의 각 단계별로 준비
⑤ 보건의료의 방향 재설정 : 알맞은 서비스 개발, 전문인력 훈련과정에 건강증진 교육 포함, 보건의료부문 역할은 건강증진방향으로 전환, 건강증진 책임은 공동의 몫이므로 함께 보건의료체계 구축

6 국가 음주폐해예방사업(2024년)

(1) 추진방향

① 목적
　㉠ 성인의 절주와 청소년, 임산부 금주를 통한 음주폐해 예방
　㉡ 주류 접근성 제한, 과도한 주류광고 및 미디어 노출 제한 등 음주조장환경 개선

② 목표
　㉠ 2030년까지 성인 고위험음주율, 중·고등학생 현재음주율 등 대상별 음주행태 개선
　㉡ 공공장소 금주구역 지정, 주류광고 기준 강화 등 음주조장환경 개선
③ 추진전략 ★

지역사회 건강증진, 교육 및 홍보	• 고위험 음주 감소와 절주실천을 위한 홍보 • 청소년 금주를 위한 홍보 • 인구집단별 고위험음주예방 교육 및 상담
음주문제예방 (조기선별, 상담 및 연계 지원)	보건소, 직장, 민간전문단체의 고위험음주자 조기선별, 상담 및 연계 지원
음주조장환경 개선	• 청소년에 대한 주류판매 단속 강화 • 공공장소 음주제한 • 주류광고/음주장면 등 음주조장환경 모니터링 운영 및 제재조치 • 음주폐해예방을 위한 관련 법·제도 개선
모니터링 체계 및 거버넌스 구축	• 지표생산을 위한 연구조사 개선 • 인력 교육훈련 양성체계 구축 • 국제협력 및 정책개발 • 공공장소 음주 실태 및 주류광고 규제 모니터링 조사 • 거버넌스 구축

제4절 보건교육사의 역할

1 보건교육사의 정의

(1) 미국보건교육용어제정위원회(2001)의 정의

개인, 집단, 지역사회의 건강보호와 유지를 위한 교육전략과 정책, 진행, 중재, 시스템의 발전을 돕는 방법을 적절하게 사용할 수 있도록 특수하게 훈련을 받아 다양한 역할수행을 담당하는 전문인력을 말한다.

(2) Mico와 Ross(1975)/손애리(2001)의 정의

개인, 기관, 사회변화에 보건교육이라는 계획된 접근을 시도하는 사람을 뜻한다.

2 보건교육사의 역할

(1) 미국의 전문보건교육사

① 1917년 미국 하버드대학 보건교육이 처음으로 전공과로 설립
② 1918년 미국 하버드대학 보건교육 교과과정 시작
③ 1920년 미국 콜롬비아대학 사범대학 보건교육학부 교과과정 운영
④ 1927년 미국 학교보건협회 설립
⑤ 1937년 미국 보건교육협회 발족

⑥ 1971년 미국 보건교육이사회 구성(민간과 연방정부에서 국민건강증진 방안 모색 노력)
⑦ 1976년 국가보건정보와 국민건강증진법
  "건강한 사람과 건강증진 및 질병예방을 위한 목표 전략" 보고서 발간
⑧ 1977년 보건교육연합단체
  "보건교육수행표준과 행동권고지침의 필요성 및 현황" 보고서 발간
⑨ 1978년 국가특별조사단 설립, 보건교육사의 훈련과 실습에 관한 워크숍 개최
⑩ 1988년 미국 보건교육자격심사위원회(NCHEC)가 보건교육사 양성기관으로 발전
⑪ 1989년 미국에서 처음으로 보건교육사 국가시험 실시, 1,588명의 CHES가 배출
⑫ 1990년 644명 합격, 2006년 기준 1만 6,000명이 활동

(2) 교육제도
① 250개 이상의 단과대학 및 종합대학에서 보건교육학사 교육과정 실시
② 250여개 중 2/3가 석사학위 프로그램 운영
③ 250여개 중 1/5이 박사학위 프로그램 운영

(3) CHES(전문보건교육사)의 7대 책임 ★
① 보건교육을 위한 개인과 지역사회의 요구도 사정
② 보건교육 전략, 중재, 프로그램 기획
③ 보건교육 전략, 중재, 프로그램 수행
④ 보건교육과 관련된 평가와 연구 수행
⑤ 보건교육 전략, 중재, 프로그램 관리·행정
⑥ 보건교육 정보원으로서의 활동
⑦ 건강과 보건교육을 위한 지원 및 의사소통

(4) 보건교육 장소별 보건교육사의 역할
① 보건의료기관에서의 보건교육사의 역할
  ㉠ 환자 개인의 건강정보 수집
  ㉡ 환자 스스로가 치료에 대한 의사결정에 참여할 권리가 있음을 인식
  ㉢ 환자 자신이 자기관리에 대한 책임 인식
  ㉣ 임상적 병원절차에 대해 알 권리 인식
  ㉤ 선택가능한 다른 치료, 외래·입원서비스의 가능 여부, 관련 사항, 문제점 파악
  ㉥ 동의를 토대로 한 치료 전 지도교육
  ㉦ 치료에 대해 긍정적 생각을 갖도록 교육 실시
② 산업장에서의 보건교육사의 역할
  ㉠ 근로자를 대상으로 금연, 음주, 약물, 스트레스, 가족문제, 경제문제 등 건강위험요인 감소를 위한 상담 및 교육실시
  ㉡ 보건교육프로그램의 계획, 실행, 평가, 행정적 절차 담당
  ㉢ 표준화된 프로그램 실행
  ㉣ 컴퓨터를 이용한 보건지도

③ 지역사회에서의 보건교육사의 역할
    ㉠ 지역사회의 지원단체 최대한 활용
    ㉡ 만성퇴행성질환, 흡연·음주, 체중, 콜레스테롤 조절, 운동, 직장의 건강증진 등의 관리
    ㉢ 의사소통 방법, 기술에 익숙

(5) 일본의 건강교육사
  ① 건강교육사의 임무
     건강교육 장려, 공중위생 향상, 국민의 건강과 복지증진
  ② 건강교육사의 종류
     ㉠ 실천건강교육사
     ㉡ 전문건강교육사
  ③ 건강교육사의 역할
     ㉠ 실천건강교육사 : 학교, 직장, 지역, 의료, 복지 등 현장에서 건강교육 실시·평가
     ㉡ 전문건강교육사 : 건강교육의 연구, 프로그램 개발 및 관리, 실천건강교육사의 양성·지도

(6) 우리나라의 보건교육사
  ① 1995.1.5. 법률 제4914호로 「국민건강증진법」 신규 제정
  ② 1995.9.1. 제11조 보건교육의 관장
     ㉠ 제12조 보건교육의 실시
     ㉡ 제13조 보건교육의 평가
     ㉢ 제14조 보건교육의 개발에 대한 규정을 통해 보건교육 기반 조성
  ③ 2009.1.1. 법률 제6983호로 보건교육전문가 양성 목적으로 국민건강증진법 내에 보건교육사 제도 신설

3 보건교육의 목표

자신의 건강은 자신이 지켜야 한다는 긍정적인 태도를 갖고 자신의 건강을 지킴과 동시에 자신이 속한 지역사회가 발전하는 데 건강이 중요한 재산이며 목표임을 인식한다. 또한, 지역사회의 건강은 지역사회주민 공동노력으로 스스로 건강문제를 해결하도록 하는 데 있다.

4 보건교육의 중요성

(1) 보건교육은 질병예방사업에 가장 으뜸이 되는 수단이다.

(2) 건강문제발생의 원인은 40%가 건강에 대한 지식결여라는 점에서 보건교육의 중요성을 더욱 실감할 수 있다.

(3) 보건교육사업의 결과는 질적·양적으로 쉽게 측정할 수 없으나, 일단 성공하면 그 결과는 영구적으로 건강유지증진의 기본이 된다.

5 보건교육의 학습과정에 필요한 요건

(1) 교육적 가치가 있어야 한다.

(2) 대상자가 교육을 받을 마음의 자세가 되어 있어야 한다.

(3) 대상자가 교육을 받을 만한 동기가 있으면 더욱 효과적이다.

6 보건교육계획 시 고려해야 할 점

(1) 보건교육계획은 전체 보건사업계획과 함께 수립되어야 한다.

(2) 사전에 지역사회의 진단이 요구되며, 주민과 함께 이루어져야 한다.

(3) 지역사회 내 인적·물적 자원을 파악하고 지도자를 발견한다.

(4) 공공기관 등 여러 기관의 협조를 얻어야 한다.

(5) 뚜렷한 목표와 목표 달성을 위한 구체적 계획이 수립되어야 한다.

(6) 시범사업부터 실시하여 점차 확대실시한다.

(7) 보건교육계획은 지속적이어야 한다.

(8) 계획은 반드시 실천되어야 한다.

(9) 보건요원은 팀워크의 일원으로 역할을 해야 한다.

(10) 충분한 예산이 뒷받침되어야 한다.

(11) 보건교육 후 반드시 평가해야 한다.

7 보건교육을 실시할 때 주의사항

(1) 주의를 집중시킨다.

(2) 흥미를 갖도록 한다.

(3) 의욕을 북돋아 준다.

(4) 배운 결과가 유익하다는 확신을 갖게 한다.

(5) 행동의 변화를 가져오도록 한다.

(6) 만족을 느끼게 한다.

(7) 대상자 이해능력의 한계를 고려한다.

CHAPTER 01 적중예상문제

01 다음 활동에 해당하는 보건교육사의 역량은?

- 학습관 주변을 금연구역으로 지정해야 한다고 신문에 기고하였다.
- 전문직 단체의 참여가 중요함을 주장하였다.

① 요구도 진단
② 프로그램 개발
③ 프로그램 수행
④ 프로그램 평가
⑤ 보건교육에 대한 옹호 및 의사소통

> **해설**
> 지역사회에서 보건교육사의 주요 임무는 지역사회의 지원단체를 최대한 활용하여 건강과 보건교육을 위한 지원을 이끌어 내는 의사소통을 하는 것이다.

02 다음에서 보건교육사가 준수한 윤리원칙은?

대상자가 참여할 수 있는 '직장 내 건강조사'에 대해 안내하고, 조사에 참여하는 것으로 동의한 이후에도 대상자가 원하면 바로 중단할 수 있다는 점을 안내한 후, 동의서에 서명을 받았다.

① 정의의 원칙
② 선행의 원칙
③ 악행금지의 원칙
④ 자율성 존중의 원칙
⑤ 상담자의 비밀을 지킬 원칙

> **해설**
> 개인은 누구나 자신의 일을 결정할 자율권을 가지며, 그것이 타인에게 피해를 주지 않는 한 어느 누구도 그 권리를 침해받아서는 안 된다는 '자율성 존중의 원칙'에 관한 내용이다.

03 다음에 해당하는 보건교육의 목표는?

> 우울증 극복을 위한 생활지침을 개발한 후 팸플릿을 제작하였다.

① 건강 지식의 습득
② 건강위험요소 감소 능력
③ 개인의 건강을 위한 지원활동 유도
④ 기술 등이 건강에 미치는 영향 인지
⑤ 건강개선을 위한 의사소통 기술 함양

해설
미국 국제보건표준위원회가 제시한 보건교육의 목표
- 건강증진, 질병예방과 관련된 개념의 이해
- 정확한 정보 및 건강증진서비스에 접근할 수 있는 능력 함양
- 건강개선, 건강위험요소 감소 능력
- 문화, 매체, 기술 등이 건강에 미치는 영향 인지
- 건강개선을 위한 의사소통 기술 함양
- 건강개선을 위한 목표 설정, 의사결정기술의 능력 함양
- 개인, 가족, 지역사회의 건강을 위한 지원활동 유도

04 다음에 해당하는 사회적 지지의 유형은?

> 보건교육사는 비만인 중년여성에게 모바일 앱을 이용하여 효과적으로 체중조절을 할 수 있는 방법을 알려주었다.

① 정서적 지지
② 물질적 지지
③ 정보적 지지
④ 평가적 지지
⑤ 옹호적 지지

해설
사회적 지지의 종류
- 정보적 지지 : 충고, 제안, 정보제공
- 정서적 지지 : 공감, 사랑, 신뢰, 보살핌
- 물질적 지지 : 물질적 도움, 서비스
- 평가적 지지 : 간접적인 의견제공, 확인(지지), 사회비교

정답 03 ① 04 ③

05 다음 중 보건교육의 정의를 설명한 것은?

① 건강관리에 대한 정보나 지식을 전달하는 것
② 알고 있는 건강지식과 실천의 차이를 줄이는 것
③ 보건지식의 전달로 잘못된 건강습관을 개선하는 것
④ 질병을 예방하고 건강을 증진시켜 오래 살도록 하기 위한 것
⑤ 개인, 가족, 지역사회, 국가의 일원으로 자신의 건강을 자신이 지킨다는 책임감을 갖도록 하는 것

> **해설**
> 보건교육은 개인과 지역사회 스스로 건강증진능력을 갖도록 직접적으로 도와주는 수단이다.

06 보건교육 준비 시 반드시 고려해야 할 사항을 모두 고른 것은?

① 대상자 선정, 방법 및 매체의 선정
② 대상자 선정, 분위기 조성, 시행 후 평가
③ 대상자 선정, 교육내용 결정, 시행 후 평가
④ 교육내용 결정, 장소 결정, 방법 선택, 시행 후 평가
⑤ 장소 및 대상자 선정, 교육내용 결정, 방법 및 매체 선택, 시행 후 평가

> **해설**
> 보건교육 준비 시 고려사항
> - 교육 장소
> - 교육 대상자
> - 교육내용 결정
> - 교육방법의 선택
> - 매체 선택
> - 시행 후 평가

07 보건교육의 최소단위로 가장 올바른 것은?

① 개인
② 임산부
③ 질환자
④ 보건교육사
⑤ 지역사회주민 전체

> **해설**
> 보건교육의 최소단위는 개인이다.

08 다음을 통해 이룰 수 있는 건강증진의 목표는?

> • 담뱃세 인상
> • 청소년 대상 담배 판매 금지 및 담배 광고 규제

① 건강 환경 구축
② 건강 인식 개선
③ 건강증진정책 실시
④ 지역사회 활동 강화
⑤ 건강 행동 기술 습득

해설
법 제정, 재정적 조치, 과세와 조직의 변화 등 건강증진정책을 통한 건강증진 활동에 관한 설명이다.

건강증진 활동 목적
• 국민건강을 보장하는 건강증진정책 수립
• 정책 수립과 실천을 뒷받침할 수 있는 사회환경 조성
• 환경조성의 효과적 추진을 위한 지역사회 조직활동 강화
• 건강 유지 증진을 위한 기술 개발
• 보건의료서비스의 방향 전환

09 다음에 해당하는 오타와 헌장의 건강증진 전략은?

> 성별, 소득, 인종, 계층에 상관없이 누구나 자신의 건강잠재력을 최대한 달성하도록 동등한 기회를 보장한다.

① 지지(Support)
② 옹호(Advocacy)
③ 중재(Mediation)
④ 교육(Education)
⑤ 가능화(Enabling)

해설
건강증진 3대 전략(1986년 오타와 헌장)
• 옹호(Advocacy) : 건강에 대한 관심을 불러일으키고, 보건의료의 수요를 충족할 수 있는 건강한 보건정책을 수립
• 가능화(Enabling) : 자신의 건강을 결정하는 요인들을 통제할 능력을 가지고 있어 건강의 잠재력을 최대한으로 성취할 수 있게 함
• 조정(중재, Mediation) : 건강을 추구하는 과정에서 야기되는 상반되는 이해관계를 조정함

정답 08 ③ 09 ⑤

10 괄호 안에 들어갈 적당한 말은?

> (   )은/는 보건문제 해결을 위해 행동과학을 적용한 실천학문이며, 개인과 지역사회 스스로 건강증진능력을 갖도록 직접적으로 도와주는 수단이다.

① 보건행정
② 보건교육
③ 건강증진
④ 보건통계
⑤ 환경보건

해설

보건교육
개인, 집단, 조직, 지역사회가 건강과 관련된 지식, 태도를 형성하여 건강을 실천할 수 있도록 영향을 주는 모든 경험의 종합이며 건강에 대한 지식, 태도, 기술을 향상시키기 위해 체계적인 전략을 세워 개인, 집단, 지역사회 발전을 도모하기 위한 조직적인 사회교육 문화운동이다.

11 보건교육의 내용으로 옳지 않은 것은?

① 모아가정 방문교육
② 구강건강에 관한 사항
③ 영양 및 식생활에 관한 사항
④ 금연·절주 등 건강생활의 실천에 관한 사항
⑤ 만성퇴행성질환 등 질병의 예방에 관한 사항

해설

보건교육의 내용(「국민건강증진법」 시행령 제17조)
• 금연·절주 등 건강생활의 실천에 관한 사항
• 만성퇴행성질환 등 질병의 예방에 관한 사항
• 영양 및 식생활에 관한 사항
• 구강건강에 관한 사항
• 공중위생에 관한 사항
• 건강증진을 위한 체육활동에 관한 사항
• 그 밖에 건강증진사업에 관한 사항

12 대학생을 대상으로 하는 금연전략 중 다음에 해당하는 건강증진 접근전략은?

> 대학 전체를 금연구역으로 지정하도록 제안한다.

① 행동적 접근
② 치료적 접근
③ 생태학적 접근
④ 생의학적 접근
⑤ 사회환경적 접근

해설
정책수립과 실천을 뒷받침할 수 있는 사회환경적 접근 전략이다.

13 건강증진의 개념으로 옳은 것은?

① 특정 질병의 예방
② 건강보호와 동일한 개념
③ 불건강의 위험을 조기 발견·관리로 제한
④ 최적의 건강상태를 위한 생활양식의 개선
⑤ 대상자의 건강을 지금 그대로 유지시키는 것

해설
건강증진의 개념
- 최적의 건강상태를 위한 생활양식의 개선
- 자신의 건강에 대한 통제력 강화
- 건강관리 능력 향상
- 기초적인 질병의 예방
- 대상자의 건강을 지금보다 더 나은 상태로 하는 것
- 질병예방수준을 넘어서 건강을 향상시키려는 적극적 활동

14 1974년 캐나다의 라론드 보고서에 의한 건강결정요인은?

① 치료중심의 의료
② 예방중심의 의료
③ 올바른 생활습관
④ 사회적 환경의 개선
⑤ 국가의 적극적인 예산지원

해설
라론드 보고서에 의하면 건강을 결정하는 요인은 올바른 생활습관에 있다.

정답 12 ⑤ 13 ④ 14 ③

15 건강증진 활동 목적에 포함되는 내용에서 제외되는 것은?

① 건강한 공공정책의 수립
② 지역사회 조직활동 강화
③ 건강을 지원하는 사회환경 조성
④ 획일적 보건교육프로그램 기획
⑤ 보건의료서비스의 방향 전환

> **해설**
> 건강증진 활동 목적
> • 국민건강을 보장하는 건강한 공공정책 수립
> • 정책수립과 실천을 뒷받침할 수 있는 사회환경 조성
> • 환경조성의 효과적 추진을 위한 지역사회 조직활동 강화
> • 건강유지 증진을 위한 기술 개발
> • 보건의료서비스의 방향 전환

16 다음에 해당하는 타나힐(Tannahill) 건강증진모형의 구성 요소는?

> • 독감 예방접종
> • 자궁경부암 조기 검진
> • 고혈압 환자 발견

① 예방
② 건강보호
③ 보건교육
④ 예방적 건강보호
⑤ 예방적 보건교육

> **해설**
> 예방의 4가지 영역
> • 질병 또는 특정 건강문제 발생의 예방
> • 질병 또는 특정 건강문제의 조기 발견과 그 진행 예방
> • 질병 또는 건강문제로 발생하는 합병증 예방
> • 질병 또는 특정 건강문제의 재발 예방

17 다음 ( ) 안에 들어갈 알맞은 말은?

> 예방접종, 자궁경부암 선별검사, 선천성장애 선별검사는 ( )이다.

① 예방사업
② 건강증진사업
③ 적극적 건강보호사업
④ 소극적 건강보호사업
⑤ 예방적 건강보호사업

해설
건강증진의 7가지 영역
- 예방사업 : 예방접종, 자궁경부암 선별검사, 선천성장애 선별검사
- 예방적 보건교육 : 불건강 예방을 위한 생활양식 변화 유도
- 예방적 건강보호 : 충치예방을 위한 상수도의 불소 투입
- 예방적 건강보호를 위한 보건교육 : 안전벨트 착용의 의무화
- 적극적 보건교육 : 개인의 건강 기초 수립을 위한 행동변화를 시키는 보건교육
- 적극적 건강보호 : 직장 내의 흡연금지 규칙 시행
- 적극적 건강보호 목적을 위한 보건교육 : 적극적 건강보호수단의 중요성 인식

18 건강증진의 개념에서 제외되는 것은?

① 보건교육의 궁극적 목적은 건강증진이다.
② 건강증진의 중요한 원칙은 역량강화에 있다.
③ 건강증진에 필요한 기술과 자신감 개발은 외부 힘의 영향을 받는다.
④ 훌륭한 예방서비스의 제공, 건강한 환경조성은 역량강화에 도움이 된다.
⑤ 보건교육, 예방, 건강보호를 통해 적극적으로 건강을 향상시키려는 노력이다.

해설
건강증진에 필요한 기술과 자신감의 개발은 내부 힘의 영향을 받는다.

19 건강증진의 원칙에 포함되는 것은?

① 건강증진사업은 독자적인 사업이다.
② 건강증진사업은 국가의 주도에 따른 사업이다.
③ 건강증진사업의 주체는 지방자치단체의 장이다.
④ 지역사회주민의 적극적 참여가 이루어져야 한다.
⑤ 지역사회주민 중 특정 인구집단을 대상으로 한다.

> **해설**
> ① 건강증진사업은 상호보완적인 사업이다.
> ② 건강증진사업은 국가주도형 사업이 아니다.
> ③·⑤ 건강증진사업의 주체는 지역사회주민 전체이다.

20 국민건강증진사업에서 국민건강증진의 궁극적 목적은?

① 연구개발
② 예방서비스의 접근 제고
③ 건강생활 실천수준 제고
④ 건강한 생활환경여건 조성
⑤ 삶의 질 제고와 건강수명 연장

> **해설**
> 국민건강증진사업의 주체는 국민 스스로이며 궁극적 목적은 삶의 질 향상이다.

21 건강증진활동에 있어서 가장 중요시해야 할 것은?

① 개인의 유전적 소인
② 개인의 경제상태
③ 개인의 교육상태
④ 개인의 생활습관 및 행태
⑤ 개인의 성격 및 심리상태

> **해설**
> 건강증진활동의 가장 중요한 요소는 개인의 생활습관의 변화와 변화된 행태이다.

정답 19 ④ 20 ⑤ 21 ④

22 국민들의 건강수준을 향상시키기 위하여 1995년에 제정된 법은?

① 「국민건강보험법」
② 「국민건강증진법」
③ 「사회보장기본법」
④ 「산업재해보상보험법」
⑤ 「농어촌 등 보건의료를 위한 특별조치법」

> **해설**
> 우리나라에서는 1995년 국민건강수준 향상을 위해 「국민건강증진법」이 제정되었다.

23 「국민건강증진법」상 건강증진사업에 해당되지 않는 것은?

① 보건교육
② 구강건강관리
③ 질병의 치료 및 재활사업
④ 보건문제에 대한 조사연구
⑤ 질병의 조기발견을 위한 검진 및 처방

> **해설**
> 건강증진사업은 예방사업이다.

24 건강증진사업의 목표는 건강수명연장이다. 건강수명을 가장 잘 설명한 것은?

① 평균수명과 동의어이다.
② 육체적으로 이상이 없는 기간의 수명이다.
③ 어떤 질병에도 감염되지 않은 기간의 수명이다.
④ 사회적 기능을 충실히 할 수 있는 기간의 수명이다.
⑤ 육체적·정신적으로 건강하고 자신의 역할에 충실할 수 있는 기간의 수명이다.

> **해설**
> 건강수명이란 육체적·정신적으로 건강하고 자신의 역할에 충실할 수 있는 기간의 수명이다.

정답 22 ② 23 ③ 24 ⑤

25 건강증진활동과 거리가 먼 것은?

① 금연과 절주
② 적절한 운동
③ 적절한 휴식
④ 영양의 과잉공급
⑤ 주기적인 건강진단

> **해설**
> 영양의 과잉공급이 아닌 적절한 영양섭취, 비만관리, 체중조절이 건강증진활동에 포함된다.

26 건강증진사업의 가장 중요한 핵심은?

① 보건교육
② 보건행정
③ 개인위생
④ 보건영양
⑤ 보건법규

> **해설**
> 건강증진사업의의 가장 중요한 핵심은 보건교육이다.

27 다음 중 건강증진의 목적으로 가장 적절한 것은?

① 집단에서의 건강증진을 향상하고자 하는 노력
② 질병을 예방하여 치료비를 절감하고자 하는 노력
③ 사람들이 오래 살려는 욕망으로 건강을 지키려는 노력
④ 사람들이 스스로 건강을 관리하고 향상시키는 능력 증진
⑤ 질병을 예방하여 만족스러운 삶을 추구하고자 하는 노력

> **해설**
> 건강증진의 의의
> - 건강증진(광의) : 건강을 위한 행동과 환경의 변화를 일으킬 수 있도록 만드는 건강교육과 그와 관련된 조직적·정치적·경제적 활동의 복합체
> - 건강증진(협의) : 사람들이 스스로 건강을 관리하고 향상시키는 능력을 증진시키는 과정

정답 25 ④ 26 ① 27 ④

28 다음과 같은 내용의 보건교육을 설정하는 인구집단은?

> - 음주 예방교육 강화
> - 금연 교육프로그램 개발, 보급
> - 성과 건강

① 영아
② 중학생
③ 중년
④ 노년
⑤ 유아

> **해설**
> 중학생의 영역별 보건교육의 내용
> - 일상생활과 건강
> - 약물 오남용 및 흡연 · 음주 예방
> - 정신건강
> - 사고 방지와 응급처치
> - 질병 예방과 관리
> - 성과 건강
> - 사회와 건강

29 청소년기 대상자 중심의 건강증진사업으로 적절한 것은?

① 우울증 극복
② 정신건강 증진
③ 허약에 대한 적응
④ 음주 및 약물중독 예방
⑤ 만성질환으로 인한 장애 지연

> **해설**
> ① · ② · ③ · ⑤ 노년기의 건강증진사업이다.

30 다음 중 운동시설이나 자전거도로를 조성하는 것이 속하는 분야는?

① 건강보호
② 질병예방
③ 건강증진
④ 보건교육
⑤ 예방접종

> **해설**
> 건강증진의 개념은 보건교육, 예방, 건강보호의 영역을 포괄한다.

정답 28 ② 29 ④ 30 ③

CHAPTER 02 건강증진보건교육이론

제1절 개인의 건강행동 변화

1 건강의 개념

(1) 정의(1948년 WHO)

단지 질병이 없고 허약하지 않을 뿐 아니라 신체적 · 정신적 · 사회적으로 안녕한 상태를 말한다.

(2) 건강의 결정 요소

① 생물학적 요인 : 유전된 능력, 노화작용, 신체 각 기관의 조직
② 환경적 요인 : 공기, 물, 안전한 식품 및 위생, 쓰레기 처리, 저소음, 운송체계, 사회적 환경
③ 생활습관 : 문화, 사회적 지지
④ 보건의료조직 : 의사, 보건소, 병원 등에 대한 보건의료대책

2 병의 구분

(1) 질환

① 특별한 임상증후가 있다.
② 특별한 병인과정을 포함한 의학적 가설이다.
③ 병인, 영양결핍, 생리적 부적합성과 관련이 있다.
④ 의사가 진단하고 치료하는 대상이다.
⑤ 병리적 변화를 수반한다.

(2) 질병(병감)

① 스스로 느끼는 생리적 문제에 대한 사회적 · 심리적 현상이다.
② 질환의 경험이다.
③ 신체적 변화로 인해 느끼는 아픔과 관련된 느낌이다.
④ 건강한 상태로부터 벗어나 있는 것을 경험하는 것이다.
⑤ 진단은 객관적이나 건강상태는 주관적 경험이다.

(3) 병

① 다른 사람들이 아프다고 여겨지는 사람의 타당성을 인정하는 것이다.
② 그 사회 안에서 특별한 '지위'나 '역할'이 적용된다.

3 보건행동과 건강행동

(1) 보건행동
① 임상적 개선, 생리적 회복을 의미하며 예방행동, 병감행동, 환자역할행동으로 사용한다.
② 보건행동은 예방행동, 병감행동, 환자역할행동, 사회적 건강행동으로 분류한다.

(2) 건강행동
① 의지가 담긴 행동
② 나의 건강상태를 인식하는 것
③ 건강의 악화나 개선에 영향을 주는 행동
④ 질병이나 사고로부터의 회복 또는 불능을 예방하는 행동
⑤ 한 개인의 건강행동은 가족, 사회, 사회적 관습, 제도 및 문화에 영향을 받음

(3) 예방행동(1966년 Kasl과 Cobb) ★
질병에 대한 어떤 증상이 없는 사람이 계속 건강한 상태를 유지할 목적으로 취하는 행동을 말한다.
① 일차적 예방행동
  ㉠ 건강유지증진을 위해서 취하는 행동
  ㉡ 예방접종, 예방을 위한 영양제 복용
  ㉢ 비의료적 행동(민간요법 적용) : 충분한 수면시간, 규칙적인 아침식사, 간식 안 먹기, 체중관리, 신체활동, 음주조절, 금연
② 이차적 예방행동
  ㉠ 질병을 조기발견하여 그 영향을 최소화하도록 촉진하는 행동
  ㉡ 1979년 Harris와 Guten은 '건강보호행동'이라고 함

(4) 병감행동
① Kasl과 Cobb
  자신이 건강한지에 대해 불확실하다고 생각하는 사람이 자신의 건강상태를 알아내고자 하는 행동이다. 만약 건강하지 않다면 어떤 행동을 취해야 할지 알아내려고 노력하는 행동이다.
② Mechanic과 Suchman
  치료를 찾는 행동, 도움을 구하는 행동이다.
③ Mechanic의 모델
  도움이 필요한지에 대한 개인의 인식으로 도움을 청할 것인지 내버려 둘 것인지에 대한 결정 및 상담자의 선택이다.

(5) 환자 역할 행동
① 질병이 있다고 간주되는 사람이 취하는 행동이다.
② 환자 역할 행동의 특성
  ㉠ 사회적 의무수행이 면제된다.
  ㉡ 자신의 상태에 대해 책임지지 않는다.
  ㉢ 스스로 회복할 수 없으며, 건강한 사람의 권리를 누릴 수 없다.
  ㉣ 능력 있는 사람의 도움이 요구된다.

(6) 사회적 건강행동
① 개인이 그들 자신을 위해 하는 일과 대조하여 총체적으로 건강에 관여하는 행동이다.
② 보건교육의 장려, 식품안전의 확인, 전문가에게 자격증을 주는 것 등이 포함된다.

제2절 개인 간 상호작용을 통한 건강행동 변화

1 개인의 건강행동 변화를 위한 이론과 모형

보건교육·건강증진 프로그램 개발에 건강행동 이론이 적용되어야 하는 이유는 습관화된 사람의 행동이 개인의 다양한 내·외적 요인들과 복잡하게 상호작용하면서 사람의 행동특성을 결정하기 때문이다. 따라서 보건교육을 효과적으로 수행하고 보건교육의 효과성을 바르게 평가하기 위해서는 개인의 건강행동에 대해 바르게 이해하는 것이 필요하다.

(1) 인지조화론 ★
① 인간은 자신이 가지고 있는 지식, 태도 및 행동이 서로 조화를 이루고 있는 상태를 선호한다는 이론이다.
② 전통적 보건교육의 기반으로 최근에는 건강상담에서 동기유발상담의 기본 원리로 적용된다.

> **인지조화론 활용사례**
> 보건교육사는 인지조화 이론을 활용하여 피교육자의 마스크 착용을 유도하였다.
> • 보건교육사는 피교육자가 마스크 착용을 긍정적으로 생각하지만 착용률은 낮음을 확인하였다.
> • 피교육자에게 마스크를 착용하지 않는 이유를 발견하게 하였다.
> • 피교육자에게 마스크 착용의 거부감을 해소하기 위한 변화를 시도하도록 하였다.

(2) 건강신념 모형(기대-가치 모형, HBM ; The Health Belief Model) ★★
① 건강신념 모형은 '신념'이 건강을 추구하는 행동에 중요한 역할을 한다고 가정한다.
② 건강행동의 실천 여부는 특정 행동이 특정한 결과를 가져올 것이라는 가능성에 대한 인식과 특정한 결과에 부여한 개인의 주관적 가치에 의해 결정된다는 이론이다.
③ 인지된 감수성, 심각성, 유익성, 장애요인의 구성요소, 행동의 계기를 포함하여 건강행동을 설명하는 가장 영향력 있고 널리 이용되는 이론이다.

> **베커와 로젠스톡(Becker & Rosenstoc) 모형**
> 사람들이 건강을 추구하는 행동(건강행동)을 할 것인지 예측하고자 하는 네 가지 신념이다. 이러한 믿음이 클수록 건강을 보호하거나 추구하려는 행동을 더 많이 한다고 예측할 수 있다.

> **건강신념 모형의 구성요소 ★**
> - 인지된(=지각된) 감수성
>   - 자신이 질병이나 장애에 취약함을 지각하는 것
>   - 자신이 질병이나 장애에 아주 취약하다는 믿음
>   - (적용사례) 보건교육사는 '모유수유 경험이 없는 50대 여성에게 유방암에 걸릴 가능성이 높다'는 것을 설명하였다.
> - 인지된(=지각된) 심각성
>   - 질병이나 장애가 심각함을 지각하는 것
>   - 질병이나 장애가 매우 심각하다는 믿음
>   - (적용사례) 건강신념 모형을 적용하여 75세 노인에게 폐렴의 위협에 대해 인식하게 하였다('인지된 감수성' 요소도 적용한 사례임).
> - 인지된(=지각된) 유익성
>   - 건강을 증진하는 행동이 이득이 됨을 지각하는 것
>   - 건강을 증진하려는 행동을 통해 실제로 이득을 얻는다는 믿음
> - 인지된(=지각된) 장애요인
>   - 건강을 증진하는 행동에 장애가 되는 것(예 경제적 비용)을 지각하는 것
>   - 건강을 증진하려는 행동을 가로막는 장애물을 뛰어넘을 수 있다는 믿음
>   - (적용사례) 의료기관에의 접근성이 떨어지는 지역 주민들을 위하여 이동 결핵검진 차량 대여 계획을 수립하였다.
>   ※ 행동의 계기 : 의사나 보건교육사의 권고, TV나 라디오와 같은 대중매체의 캠페인 등 다양한 방법으로 동기를 얻어 건강에 대한 진단이나 치료 등을 결심하는 것
>
> **신념을 저해하는 요소**
> - 건강을 증진하려는 행동을 통해 얻을 수 있는 이득보다 그로 인한 위험이 더 크다고 생각하는 경우
> - 자신의 건강을 비현실적으로 낙관하는 경우
> - 경제적 어려움 때문에 진료비를 내기 어렵거나 보험 비가입 등의 문제로 병원에 가기 어려운 경우

(3) 합리적 행위이론(The Theory of Reasoned Action)

① 에이젠과 피시바인(Ajzen & Fishbein)이 주장한 이론으로, 사람들이 어떤 행동(행위)을 하려고 결정하기 전에 관련된 정보를 합리적이고 체계적으로 사용하며 행동의 결과에 대해 신중히 고려하여 비로소 행동한다고 가정한다.

② 행동을 직접적으로 결정하는 것은 행동을 하려는 '의도'이다. 이러한 의도에는 두 가지 요인이 영향을 미치는데, '행동에 대한 태도'와 '주관적 규범'이다.

(4) 계획된 행동이론(The Theory of Planned Behavior)

① 에이젠(Ajzen)은 합리적 행위이론에 '지각된 행동 통제력'이라는 개념을 추가하여 계획된 행동이론으로 확장했다.

② 즉, 사람들이 행동을 하려는 의도에 영향을 미치는 심리적 변인인 '행동에 대한 태도'와 '주관적 규범' 이외에 자신의 행동을 통제할 수 있다고 지각하는 정도(지각된 행동 통제력)가 영향을 미치며, 이 변인은 행동에도 또한 직접적인 영향을 준다.

③ 사람들은 자신이 더 많은 자원과 기회를 가졌다고 믿을수록 자신의 행동을 통제할 수 있다고 더 강하게 믿는다.

④ 합리적 행동이론(계획된 행동이론)은 행동을 위한 의사결정을 설명하는 일반적인 이론으로 건강 관련 행동을 예측하는 데 널리 사용된다.

(5) 귀인이론 ★

① 특이한 상황이나 예측이 불가능했던 경우 어떠한 원인이 사건을 발생시켰는지 설명하고 이해하려는 믿음으로 이 믿음은 동기를 유발하여 어떻게 행동할 것인지 방향을 제시한다.
② 다양한 보건교육문제에 적용이 가능하다.
③ 특정 상황에서 사람들이 자신의 영향력, 통제력을 행사하려는 경향이 있다는 이론이다.
④ 피임, 성교육 등 다양한 보건교육문제에 적용이 가능하다.

(6) 범이론적 모형(예방채택과정 모형, The Precaution Adoption Process Model) ★

① 사람들이 자신의 건강을 보호하기 위해 새롭고 복잡한 예방행동을 시작할 때 자신의 취약성에 관한 신념의 몇 단계를 거친다고 가정한다.
② 변화단계, 변화과정, 의사결정균형, 자기효능감 등 네 가지 구성개념으로 이루어져 있다.
③ 행동변화단계는 계획 전 단계, 계획단계, 준비단계, 행동단계, 유지단계를 거치게 된다는 점을 주장한다.

> **변화단계의 예(흡연)**
> - 계획 전 단계 : 흡연하고 있으며 앞으로도 금연할 계획이 없음
> - 계획단계 : 흡연하고 있으며 앞으로 6개월 이내에 금연할 계획
> - 준비단계 : 지금은 흡연하고 있으나 앞으로 1개월 이내에 금연할 계획
> - 행동단계 : 현재 금연을 실천하고 있으나 실천한 지 6개월이 되지 않음
> - 유지단계 : 현재 금연을 실천하고 있으며 실천한 지 6개월 이상 되었음

④ 개인이 어떻게 건강행동을 시작하고 이를 유지하는가에 대한 행동변화의 원칙과 과정을 설명하는 통합적인 모형이다.
⑤ 사람들은 이 단계를 꼭 순서대로 이동하는 것은 아니며 때로는 순서를 바꾸어 옮겨 가기도 한다.
⑥ 초기의 범이론적 모형은 주로 흡연대상연구에 적용되었고 점차 만성적 건강문제를 가지고 있는 사람에게도 적용하게 되었다.
⑦ 차별화된 보건교육프로그램의 필요성을 강조한 이론이다.

> **변화과정 10가지**
> - 인지적 변화과정
>   - 인식제고(의식상승, Consciousness Raising) : 문제행위에 대한 새로운 정보를 찾고, 타인을 관찰한 뒤 자신의 상황에 비추어 정보를 해석하는 것(예 미디어활동, 피드백, 설명 등)
>   - 극적전환(정서적 각성, Emotional Arousal) : 불건강행위 위험요소와 함께하는 부정적인 감정(두려움, 불안, 걱정)을 경험하고 표출함으로써 변화에 대한 양가감정을 해소시킴(예 이완, 역할극, 사이코드라마, 심리극, 우울감 해결 등)
>   - 환경재평가(Environmental Reevaluation) : 개인의 건강습관 존재 유무가 어떻게 사회적 환경에 영향을 미치는지를 정서적·인지적으로 사정하고 고려하는 과정(예 불건강행위의 사회적 영향 인식, 감정이입훈련, 글쓰기 등)
>   - 사회적 해방(Social Liberation) : 사회 내 생활방식에 대한 개인의 인식. 사회적으로 행동이행에 대한 대안이나 환경적 기회를 증가시키고 행동을 하는 것이 바람직하다는 인식과 환영하는 분위기를 조성하는 단계(예 힘 북돋우기, 정책의 개입 등)
>   - 자기재평가(자아재평가, Self Reevaluation) : 계획단계에서 준비단계로 이동할 때 자신의 가치관과 신념에 따라 자신의 행동을 정서적·인지적으로 재평가하는 과정

- 행위적 변화과정
  - 자극통제(자극조절, Stimulus Control) : 행동을 방해하는 원인이 되는 사람이나 상황을 조절하고 이를 극복할 대안을 시도하여 행동을 일으키는 선행적 상황을 조성하는 과정(예 환경의 재구성, 고위험 신호 피하기 등)
  - 조력관계(지원관계형성, Helping Relationship) : 문제행위를 변화시키려고 시도하는 동안에 타인의 도움을 신뢰하고 수용하여 지지관계를 형성하는 것(예 자조모임, 사회적 지지, 자유적 연대 등)
  - 역조건형성(대체행동형성, Counter Conditioning) : 행동단계나 유지단계에서 문제행위를 긍정적 행위나 경험으로 대체할 수 있는 능력이나 대처방법 및 기술[예 이완요법, 둔감하게 하기(탈감각), 긍정적인 자기주장 등]
  - 강화관리(Reinforcement Management) : 긍정적인 행위변화에 대한 보상을 늘리고, 불건강행동에 대한 보상을 감소시킴(예 조건부계약, 공공연하거나 은밀하게 강화 등)
  - 자기해방(자기선언, Self Liberation) : 변화하겠다고 결심하고 다른 사람에게 그 결심을 공개함으로써 의지를 더욱 강화시키고 확실한 책임을 갖도록 함(예 의사결정치료, 의미치료, 결심 알리기, 금연선언하기 등)

2 개인 간 수준의 보건행동변화를 위한 이론과 모형

(1) 사회인지이론 ★

상황을 변별하여 반응하는 개인의 사회인지적 역량을 강조하는 이론이다.

① 상호결정론
  ㉠ 특정 행동을 습득·유지하는 방법을 설명하는 사회학습이론의 기본적인 전제이다.
  ㉡ 개인, 행동, 환경의 3요소는 끊임없이 상호작용을 한다는 이론이다.
   • 개인적 요인 : 자기효능감, 결과기대의 중요성 강조
   • 행동적 요인 : 자기 규제 행동 기술의 중요성 강조
   • 환경적 요인 : 강화와 관찰학습의 중요성 강조

② 자기효능이론
  ㉠ 행동에 영향을 미치는 가장 중요한 개인의 인지활동은 자기효능감과 결과에 대한 기대이다.
  ㉡ 특정행동에 대한 자기효능감이 높고 그 행동을 했을 경우 그 결과에 대한 기대가 긍정적일수록 특정행동을 수행할 가능성이 높다.
  ㉢ 자기효능감의 강화 요소는 수행경험, 대리경험, 언어적 설득, 생리적 상태이다.
  ㉣ 결과의 기대는 과거경험, 타인에 대한 관찰, 프로그램에 대한 정보로부터 형성된다.

③ 환경의 영향
  ㉠ 환경은 개인의 특정 기능을 수행하는 사회적·물리적 상황을 제시하며, 행동을 장려 또는 억제한다.
  ㉡ 행동이란 개인의 현재 상태를 반영한 것으로 개인과 환경에 영향을 줄 수 있다.
  ㉢ 강화와 관찰학습의 중요성을 강조한다.
   • 관찰학습의 단계 : 주의집중과정, 기억과정, 운동재생과정, 습득과정
   • 강화의 3가지 측면 : 인지된 결과, 대리강화, 자기강화

④ 자기 규제 행동
　㉠ 개인이 목표를 달성하기 위해 사고, 감정, 행동을 체계적으로 관리하고 통제하는 것이다.
　㉡ 자기 규제 행동의 하위과정
　　• 자기관찰 : 자신의 수행을 체계적으로 점검하는 것
　　• 자기판단(평가) : 목표나 기준과 자신의 수행을 체계적으로 비교하는 것
　　• 자기반응 : 행동 결과와 개인적 과정을 포함하고 행동적 자기반응, 개인적 자기반응, 환경적 자기반응으로 나누어진다.
⑤ 적용
사회인지이론은 모델링, 기술훈련, 자기모니터링, 계약의 방법으로 보건교육프로그램의 개발에 적용된다.
　㉠ 특정 집단의 행동목표를 위한 적절한 모델 선정에 유용(모델링) : 학습자가 모델과 목표 행동에 주의집중 → 목표 행동에 대한 학습자의 긍정적인 생각 → 모델링 후 즉시 행동으로 연습 → 행동 결과에 대한 인위적인 보상과 긍정적 해석
　㉡ 목표 행동을 효과적으로 수행하기 위한 기술훈련 수행(기술훈련)
　㉢ 필요한 변화를 생각하고 구체적인 목표를 설정하는 데 이용(자기모니터링)
　㉣ 사회적 영향을 주는 행동을 변화시키는 기술(계약) : 두 사람 이상이 계약에 동의, 수행할 구체적 행동 명시, 성공적인 수행을 측정할 방법과 기준 설정, 성공적 수행을 위한 보상 내용을 명시하고 서명

(2) 사회적 관계망과 사회적 지지이론

개인이 속한 사회적 특성과 그 관계 속에서 주고받는 지지적 행동들이 개인의 건강에 영향을 미친다는 이론이다.

① 기본개념
　㉠ 사회적 관계망 : 개인을 둘러싸고 있는 사회관계의 망상조직이며, 사회적 지지를 제공하는 사람들 간의 연계
　㉡ 사회적 지지 : 어려움에 처했을 때 가족, 친구, 이웃 등 사회적 관계망에 있는 구성원들이 심리적·물리적으로 도움을 제공하는 것
② 사회적 관계망과 사회적 지지의 특성
　㉠ 사회적 관계망의 구조
　　• 사람들 간의 특성 : 상호작용, 강도, 복잡성
　　• 관계망 전체의 특성 : 동질성, 지리적 분포도, 조밀도
　㉡ 사회적 지지의 종류
　　사회적 지지는 스트레스가 건강에 미치는 악영향에 대한 감수성을 경감시켜 주는 사회심리적 보호요인의 역할을 수행한다.
　　• 정서적 지지 : 공감, 사랑, 신뢰, 보살핌
　　• 물질적 지지 : 물질적 도움, 서비스
　　• 정보적 지지 : 충고, 제안, 정보 제공
　　• 평가적 지지 : 간접적인 의견 제공, 확인(지지), 사회비교

ⓒ 적용
- 기존의 사회적 연계 강화
- 새로운 사회적 연계 개발
- 자연적 도움자를 활용한 관계망 강화
- 지역사회 역량 강화 및 문제해결을 통한 관계망 강화

② 기존의 사회적 연계 강화의 중재방법
- 효과적인 지지의 동원
- 체계에 대한 접근
- 수혜를 위한 기술훈련

⑩ 새로운 사회적 연계 개발방법
- 멘토
- 조언자
- 친구
- 자조그룹 형성

(3) 정보처리와 설득적 커뮤니케이션

① 효과적인 의사소통은 믿음, 태도, 행동을 변화시킬 수 있다.
② 커뮤니케이션의 목적은 주로 정보제공이다.
③ 보건커뮤니케이션은 설득의 요소를 많이 갖는다.
④ 설득적 커뮤니케이션의 목적은 인식, 태도의 형성, 행동을 일깨워 준다.

> 설득적 커뮤니케이션의 5가지 요소(McGuire, 1984)
> **집단이 전달하는 메시지를 믿도록 하는 것에 영향을 미치는 요소**
> - 정보원 : 신뢰성, 호감도, 권력
> - 메시지 : 형태, 내용, 구성, 이성, 감정, 공포감, 이미지, 연상(암시적 의미), 호소의 형태, 내용, 모순, 불일치
> - 경로 : 전달매체, 양식
> - 수신자 : 인구학적 요인은 대상집단의 연령, 성, 인종 등의 특성을 갖고 사회심리학적 요인은 현재의 지식, 믿음, 태도, 능력, 기술, 기대, 귀인 등의 특성을 가짐
> - 목적 또는 결과 : 시기조정, 영역, 목표

3 집단과 지역사회수준의 보건행동변화를 위한 이론과 모형

(1) 혁신의 전파

① 혁신의 개념
  ㉠ 혁신이란 새로운 생각, 태도, 행동, 정책, 프로그램을 의미한다.
  ㉡ 보건분야의 혁신 : 운동, 저지방식이, 안전벨트 착용, 절주행동
  ㉢ 사회적 수준의 혁신 : 직장에서의 금연정책

② 혁신의 전파와 관련된 대상집단의 특성
  ㉠ 혁신자 : 혁신전파과정에서 중요한 역할을 하는 사람을 지칭한다.
    • 전인구의 3%
    • 독립적이고 변화를 좋아하며 위험을 감수
    • 지역사회에서 존경받는 인물이 아님
    • 일반대중보다는 다른 혁신자와 의사소통
    • 새로운 아이디어 실행, 혁신의 유용성에 대한 테스트결과 제공
  ㉡ 조기수용자 : 사회경제적 지위가 높고, 커뮤니케이션 네트워크를 가지고 있다.
    • 전인구의 14%
    • 지역사회에서 존경받는 인물, 여론주도자
    • 다른 사람들이 혁신을 채택하도록 영향력 행사
  ㉢ 조기다수자 : 동료들과 자주 접촉하나 지도력을 발휘하지 않는다.
    • 전인구의 34%
    • 조기수용자와 후기다수자의 중간단계
    • 조기수용자들의 시도 결과 판단 후 채택하는 경향
    • 혁신과 관련된 새로운 규범을 형성하는 시점에 나타남
    • 여론주도자와 대중매체의 영향을 받아 혁신
  ㉣ 후기다수자 : 하나의 규범이 정착할 때까지 기다리는 경향이 있다.
    • 전인구의 34%
    • 변화에 회의적인 집단
    • 주로 동료에 의해 영향을 받음
  ㉤ 최후수용자 : 혁신에 회의적이고 위험에 반대하는 경향이 있다.
    • 전인구의 16%
    • 전통적·보수적이며 사회경제상태나 교육수준이 비교적 낮음
    • 사회적·지리적 이동 잦음
    • 제한된 커뮤니케이션 네트워크를 가지는 경향
  ㉥ 여론주도자 : 개혁을 이끄는 힘이 가장 크다.
    • 모델역할
    • 사회적 기준형성 역할

③ 혁신의 단계
  ㉠ 인식단계 : 혁신의 존재와 상대적 이익에 대한 인식 단계
  ㉡ 관심단계
    • 혁신에 대한 개인적 관심을 보이는 단계
    • 개인적 관심은 신용할 만한 정보원에 의해 수집된 정보에 의함
  ㉢ 시도단계 : 수용자들이 경험을 통해서 혁신의 중요성을 인지하고 시도하는 단계
  ㉣ 결정단계 : 시도로 얻은 경험과 혁신을 수용하는 다른 사람의 반응에 근거하여 혁신의 계속, 중단, 재창조를 결정하는 단계
  ㉤ 수용단계 : 혁신을 지속하며 자신의 생활양식으로 통합하는 단계

(2) PRECEDE-PROCEED Model ★

① 개념 및 정의
  ㉠ Green과 Kreuter는 1980년대에 건강행위를 변화시키는 프로그램을 개발하고 기획하는 것을 목적으로 단계적 진단과정인 PRECEDE 모형을 제시하였고, 1991년 이를 기본으로 건강증진의 계획과 수행 및 평가를 위한 PRECEDE-PROCEED 모형을 제시하였다.
  ㉡ 건강증진사업의 기획을 위한 모형으로서 프로그램 개발, 실행, 평가와 관련된 일련의 단계를 제시하는 모형이다.
  ㉢ 1970년대 초 PRECEDE 단계가 개발되었다.
  ㉣ 1980년대 PROCEED가 부분적으로 개발되었다.
  ㉤ 대상자 중심에서 지역사회 전체를 대상으로 하며 산업장, 의료기관, 학교에서 많이 이용된다.
  ㉥ 보건교육, 건강증진프로그램 개발 시 자주 활용되는 프로그램으로 성과 및 결과에 초점을 두는 모형이다.

② 의미
  ㉠ PRECEDE-PROCEED는 영어의 첫 글자를 따서 만든 것으로 Predisposing, Reinforcing and Enabling Constructs in Educational Diagnosis and Evaluation, Policy, Regulatory and Organizational Constructs in Educational and Environmental Development를 줄인 것이다.
    • PRECEDE
      – Predisposing – Reinforcing
      – Enabling – Constructs in
      – Educational – Diagnosis
      – Evaluation
    • PROCEED
      – Policy – Regulatory
      – Organizational – Constructs in
      – Educational – Environmental
      – Development

③ PRECEDE-PROCEED 모형의 단계 ★
  ㉠ 1단계 : 사회적 진단 → 지역사회주민의 사회문제, 삶의 질을 파악하는 단계이다.
    사회적 지표(인구구조, 행복지수 자부심, 실업률, 복지상태)
  ㉡ 2단계 : 역학적 진단 → 우선순위를 정하여 가장 큰 건강문제를 규명하고 지역사회가 추구하는 목적이나 사회문제들과 관련된 구체적인 보건목표와 보건문제를 파악하는 단계이다.

> 역학 및 의학적 자료를 이용한 보건문제 우선순위 결정
> 유전요인, 구체적인 보건관련 행동요인, 환경요인으로 구분·파악하여 우선순위 결정
> • 유전요인
>   - 유전자와 질병위험요인
>   - 생리상태와의 관련성 확대
> • 행동요인
>   - 특정 건강문제로부터 보호
>   - 발생위험을 증가시키는 개인이나 집단의 행동양식 순응
>   - 소비형식
>   - 대처능력
>   - 예방적인 자기관리
>   - 사용빈도
>   - 지속정도
> • 환경요인
>   - 경제
>   - 물리적 환경
>   - 서비스
>   - 사회적 환경
>   - 접근가능성
>   - 이용가능성
>   - 형평성

  ㉢ 3단계 : 행태 및 환경진단
    • 행태 및 환경진단은 2단계에서 확인한 건강문제와 관련되는 건강 관련 행태와 기타요인들을 발견하는 것이다.
    • 기타요인은 기후, 작업환경, 보건의료시설의 충분성 등 환경요인과 행태요인 및 유전, 나이, 성별, 기존 질병 등 개인요인을 포함한다.
    • 특히 각 행태요인의 상대적 중요성과 변화 가능성을 판단하는 것이다.
    • 2단계에서 발견한 건강문제 각각에 대하여 행태진단을 완료하는 것이 매우 중요하다.
    • 행태요인은 순응, 소비행태, 극복, 스스로 돌보기, 이용행태, 예방행태 등의 빈도, 지속성, 질과 범위 등이 있다.
    • 환경요인은 사회적·경제적·물리적 인자들의 접근성, 형평성, 기능성 등이 있다.

- ㉣ 4단계 : 교육 및 생태적 진단
  - 보건행동에 영향을 미칠 수 있는 요인 : 소인성 요인, 가능요인, 강화요인
  - 소인성 요인(성향요인)
    - 변화하고자 하는 동기를 강화 또는 방해하는 개인, 집단의 지식, 태도, 믿음, 가치관, 인식을 말한다.
    - 직접적인 의사소통으로 변화가 가능하다.
  - 가능요인(촉진요인)
    - 바람직한 행동 및 환경변화를 촉진 또는 저해할 수 있는 기술을 말한다.
    - 자원
    - 장애 등의 모든 요인
    - 보건의료기술
    - 자원의 이용 및 접근가능성
    - 법
    - 정책
    - 보상
    - 피드백
  - 강화요인
    - 사회적 혜택(인정), 신체적 혜택(안락감, 편리함, 불편감 해소, 고통해소, 외모향상), 물질적 보상으로 구분한다. 따라서 소인성 요인을 파악하면 학습목표를 설정할 수 있고 가능요인, 강화요인을 파악하면 조직 및 자원과 관련된 목표개발이 가능하다.
    - 학습자의 행동을 통해 받는 보상이나 피드백
    - 간접적인 의사소통의 변화 가능
    - 사회적 지지
    - 동료집단의 영향
    - 보건교육사와의 상담
- ㉤ 5단계 : 행정 및 정책진단
  - 변경 가능한 정책, 규칙 등을 파악하는 단계이다.
  - 보건교육프로그램의 개발, 실행에 필요한 조직적 및 행정적 역량과 자원을 검토해 보는 단계이다.
  - 자원, 정책, 능력, 시간적 제약 등은 지역사회 또는 국가적 차원의 다른 기관이나 조직단체들과 협력함으로써 해결한다.
  - 행정, 정책적 진단을 통해 프로그램 진행에 필요한 자원을 사정한다.
  - 필요한 인력 및 예산을 추정하고 활용 가능한 자원을 파악한다.
  - 사업진행에 방해가 되는 요인을 검토한다.
    - 직원의 태도
    - 기존정책의 목적과 일치 여부
    - 지역사회 장애요인
  - 중재구성 : 프로그램을 통해 예상되는 변화와 성과에 적절한 전략과 중재요소를 조화롭게 구성하는 단계이다.

ⓗ 6단계 : 프로그램 실행
- 구체적인 방법과 전략을 선정하여 실행하는 단계이다.
- 프로그램 성공을 보장하는 요소
  - 훌륭한 계획, 정책 및 조직단체의 지원
  - 충분한 재정
  - 프로그램을 실행하는 인력에 대한 훈련 및 감독
  - 계속적인 과정평가
  - 경험
  - 대상집단의 요구에 대한 민감성
  - 상황변화에 대한 융통성

ⓐ 7, 8, 9단계 : 프로그램 평가
- 7단계 : 과정평가
  프로그램을 통해 제공되는 모든 것과 교육대상자를 평가한다.
- 8단계 : 영향평가
  - 대상의 보건행동, 행동의 소인성 요인, 가능요인, 강화요인, 환경적 요인을 평가한다.
  - 3단계, 4단계에서 제시된 것이 프로그램 영향평가의 기초가 된다.
- 9단계 : 성과평가
  기획단계에서 설정된 건강상태나 삶의 질을 나타내는 지표들의 변화를 평가한다.

(3) MATCH

① 개념 및 정의
ⓐ 1980년대에 개발되었으며 다양한 차원에서 지역사회 보건문제에 영향을 주도록 고안된 모형이다.
ⓑ 생태학적 관점을 기반으로 한다.
ⓒ 건강문제에 대한 행동적 요인, 환경적 요인, 보호요인이 파악된 후, 우선순위가 결정될 때 적용할 수 있는 모형이다.
ⓓ 우선순위 결정에서 효과적인 프로그램 개발로 가는 편리한 방법이라고 볼 수 있다.

② MATCH의 단계
ⓐ 1단계 : 목적설정
- 목적설정은 다음의 요인에 의거하여 설정한다.
  - 건강문제의 정도
  - 건강문제의 상대적 중요도
  - 문제변화의 가능성 고려
  - 우선순위 대상집단 선정 후 건강문제와 관련된 건강행동파악
  - 건강행동, 환경요인과 관련된 목적 파악(자원의 유무, 접근성, 실천에 대한 장애요인 포함)

ⓒ 2단계 : 중재기획
- 중재대상, 중재목표, 중재목표에 대한 매개변인 파악 후 중재방법 선정
- 중재활동대상 : 개인적 · 환경적 조건에 영향력을 행사하는 사람, 사회적 차원
- 중재목표 : 건강행동요인, 환경적 요인, 중재대상 고려 선정
- 중재목표 매개변인 : 지식, 태도, 기술, 경험, 강화 등
- 중재방법 : 교육, 훈련, 상담, 정책 주장, 컨설팅, 지역사회조직, 사회마케팅, 사회적 행동

ⓒ 3단계 : 프로그램 개발
- 프로그램 개발 요소
  - 대상집단의 하위집단
  - 중재차원
  - 환경이나 구조단위
  - 중재방법
  - 전달경로
- 활동계획과 중재지침 개발 후 구체적 계획 설정, 자료개발

ⓔ 4단계 : 실행준비
- 중재실행의 준비단계
- 변화 채택 → 변화의 필요성, 변화의 준비 → 환경적 지원 → 효과에 대한 증거 제시 → 여론 주도자 파악 → 변화의 필요성 수용 → 의사결정자와 좋은 관계 유지 → 수행자의 선정, 훈련, 관리, 감독

ⓜ 5단계 : 평가
- 과정평가 수행
  - 프로그램 실행계획의 유용성
  - 실행의 정도와 질
  - 즉각적 학습성과에 대한 프로그램 실행의 효과 측정
- 영향평가 : 매개인들의 지식, 태도, 실천, 건강행동, 환경적 요인 측정
- 성과평가 : 행동 및 환경요인 변화의 장기적인 유지 여부 검토 → 성과가 나타나기까지 긴 기간 요구

CHAPTER 02 적중예상문제

01 건강의 결정요인에 포함되지 <u>않는</u> 것은?

① 생활 습관
② 지역 주민
③ 보건의료 대책
④ 쓰레기 처리 환경
⑤ 인종, 성별 등 유전적 인자

> **해설**
> 건강의 결정요인
> • 생물학적 요인 : 유전, 노화, 신체 각 기관의 조직
> • 환경적 요인 : 공기, 물, 안전한 식품 및 위생, 쓰레기 처리, 저소음, 운송체계, 사회적 환경
> • 생활습관 : 문화, 사회적 지지
> • 보건의료조직 : 의사, 보건소, 병원 등에 대한 보건의료 대책

02 다음 중 1차적 예방에 해당되는 것은?

① 재활 및 물리치료
② 위암 수술 후 방사선요법
③ 질병의 조기발견 및 조기치료
④ 잔여기능의 확대 및 사회복귀
⑤ 정기적인 건강검진으로 건강의 유지증진

> **해설**
> 1차적 예방행동
> • 정기적인 건강검진으로 건강의 유지증진
> • 예방접종
> • 산전관리
> • 비만관리
> • 안전벨트 착용

정답 01 ② 02 ⑤

03 2차적 예방에 속하는 것은?

① 비만관리
② 식이요법
③ 산전관리
④ 물리치료
⑤ 예방접종

> **해설**
> 2차적 예방행동
> • 질병의 조기발견, 조기치료
> • 약물요법
> • 식이요법
> • 위암 수술 후 방사선요법

04 3차적 예방에 속하는 것은?

① 물리치료
② 방사선요법
③ 주말에 여행하기
④ 수술요법, 약물요법
⑤ 규칙적인 생활, 걷기

> **해설**
> 3차적 예방행동
> • 잔여기능의 확대
> • 사회복귀
> • 물리치료
> • 재활

05 흡연이 폐암 발생의 위험을 높이니 금연을 시도해 보라는 보건교육사의 말에 내담자가 가족 중에 암에 걸린 사람이 아무도 없고, 금연으로 인한 스트레스가 건강에 더 해롭다고 생각한다고 반응한다면, 이 대화에서 사용된 내담자의 방어기제는?

① 억제
② 승화
③ 합리화
④ 분리
⑤ 주지화

> **해설**
> 방어기제는 스트레스 상황에 직면했을 때 자신을 보호하기 위해 표현하는 무의식적 심리 기제를 말한다. 이 중 '합리화'는 받아들이고 싶지 않거나 피하고 싶은 상황에서 다른 이유를 들어 지금의 상태를 설명하는 방식의 방어기제이다.

정답 03 ② 04 ① 05 ③

06 Kasl과 Cobb의 건강관련 행동이론에 따를 때, 다음 A의 행동에 해당하는 것은?

> 50대 남자 A는 평소 계속된 두통의 원인을 찾기 위해 병원을 방문하였다. A는 하루에 담배 2갑을 피우는 Heavy-smoker이다.

① 질병행동
② 건강행동
③ 환자역할행동
④ 사회적 건강행동
⑤ 예방행동 + 환자역할행동

해설
사례에서 50대 남자 A가 평소 계속된 두통의 원인을 찾기 위해 병원을 방문한 행태는 질병행동(Illness Behavior)으로 볼 수 있다.

---

07 다음에서 보건교육사가 제공한 사회적 지지의 유형은? ★

> 금연을 시작한 지 얼마 안 된 내담자에게 보건교육사가 언어적·비언어적 소통을 통해 관심과 공감을 표현하였다.

① 정서적 지지
② 정보적 지지
③ 평가적 지지
④ 물질적 지지
⑤ 교육적 지지

해설
정서적 지지의 유형에는 공감, 사랑, 신뢰, 보살핌 등이 있다.

08 다음 중 병감행동(Illness Behavior)의 예는?

① 자동차 승차 시 안전벨트를 착용하였다.
② 평소 계속된 기침의 원인을 알아보고자 동네의원을 방문하였다.
③ 관절염으로 인한 극심한 통증을 완화하기 위해 물리치료를 받았다.
④ 평소 질병예방을 위해 아침을 거르지 않고 삼시세끼를 챙겨 먹었다.
⑤ 부모가 아이를 보건소에 데려가 정기적으로 예방접종을 하게 하였다.

> **해설**
> ① · ④ · ⑤는 건강행동(예방행동), ③은 환자역할행동에 해당한다.
>
> **카슬과 콥(Kasl & Cobb, 1966)의 건강 관련 행동이론**
> - 건강행동(예방행동, Health Behavior) : 아무런 증상이 없을 때 질병을 예방하고 찾아내기 위한 행위
> - 병감행동(질병행동, Illness Behavior) : 증상이 있을 때 진단을 얻고 적절한 치료책을 찾기 위한 행위
> - 환자역할행동(Sick Role Behavior) : 이미 진단이 내려진 질병이 있을 때 건강을 되찾고 질병의 진행을 중지시키기 위해 치료를 받는 행위
> - 사회적 건강행동(Social Health Behavior) : 보건교육의 장려, 식품안전의 확인, 전문가에게 자격증을 부여하는 것과 같이 개인적 차원이 아닌 사회적 차원에서 질병을 예방하고 건강을 유지하는 행위

09 다음에 해당하는 범이론적 모형의 변화과정은? ★

> 흡연을 하는 고등학생이 담배 포장지에 인쇄된 혐오스러운 사진을 보고 미래의 자신을 상상하며 금연하기로 결심하였다.

① 인식제고
② 극적전환
③ 자아재평가
④ 환경재평가
⑤ 사회적해방

> **해설**
> 범이론적 모형의 변화과정 중 계획단계에서 준비단계로 이동할 때 자신의 가치관과 신념에 따라 자신의 행동을 정서적 · 인지적으로 재평가하는 과정은 자기재평가(자아재평가, Self Reevaluation)이다.

10 인지조화론의 관점에서 금연을 유도하는 방법은? ★

① 금연캠페인을 실시한다.
② 금연필요성을 교육한다.
③ 금연 성공에 대해 보상을 제공한다.
④ 금연 결심을 주변에 알리도록 한다.
⑤ 흡연 관련 지식과 태도 간 불일치를 도출한다.

> **해설**
> 인지조화론
> - 개인 수준의 건강행동이론
> - 사람들은 지식, 태도, 행동 간의 서로 조화를 이루고 있는 상태를 선호한다는 것이 중심 이론
> - 전통적 보건교육의 기반
> - 개인의 동기부여상담에 적용

11 갱년기 호르몬 치료를 받고 있는 성인 여성에게 유방암에 대한 보건교육을 실시하였다. 다음 내용으로 형성될 수 있는 건강신념 모형의 구성요인은? ★

> 갱년기 여성 대상 연구 결과, 갱년기 증상을 완화하는 데 사용하는 호르몬 치료 복합제가 유방암 위험을 증가시킨다는 연구 결과가 나왔다.

① 자기효능감
② 인지된 감수성
③ 인지된 심각성
④ 인지된 유익성
⑤ 인지된 장애 요인

> **해설**
> 건강신념 모형의 구성요소
> - 인지된(=지각된) 감수성
>   - 자신이 질병이나 장애에 취약함을 지각하는 것
>   - 자신이 질병이나 장애에 아주 취약하다는 믿음
> - 인지된(=지각된) 심각성
>   - 질병이나 장애가 심각함을 지각하는 것
>   - 질병이나 장애가 매우 심각하다는 믿음
> - 인지된(=지각된) 유익성
>   - 건강을 증진하는 행동이 이득이 됨을 지각하는 것
>   - 건강을 증진하려는 행동을 통해 실제로 이득을 얻는다는 믿음
> - 인지된(=지각된) 장애요인
>   - 건강을 증진하는 행동에 장애가 되는 것(경제적 비용)을 지각하는 것
>   - 건강을 증진하려는 행동을 가로막는 장애물을 뛰어넘을 수 있다는 믿음

정답 10 ⑤ 11 ②

12 범이론적 모형의 핵심적인 구성 개념은?

① 변화단계
② 변화과정
③ 자기효능감
④ 행동적 과정
⑤ 의사결정균형

해설
범이론적 모형의 구성개념
- 변화단계 : 계획 전 단계, 계획단계, 준비단계, 행동단계, 유지단계 → 핵심적 구성 개념
- 변화과정 : 인지적 과정, 행동적 과정
- 의사결정균형
- 자기효능감

13 개인의 행동은 변화 5단계들 사이에서 순환적인 특성을 갖는다. 구체적인 행동변화가 잡혀 있는 단계를 무엇이라 하는가?

① 유지단계
② 계획단계
③ 준비단계
④ 행동단계
⑤ 계획 전 단계

해설
구체적인 행동변화계획이 잡혀 있는 단계를 준비단계라 한다.

정답 12 ① 13 ③

14 다음에 해당하는 범이론적 모형의 변화단계는? ★

> 고혈압 진단을 받은 B씨는 이번 달부터 매일 저녁 30분씩 달리기를 하고 있다.

① 구성단계
② 행동단계
③ 유지단계
④ 계획단계
⑤ 계획 전 단계

해설

변화 5단계는 계획 전 단계, 계획단계, 준비단계, 행동단계, 유지단계이다. 그중 문제에 제시된 내용은 행동단계에 해당한다.

변화단계의 예(흡연)
- 계획 전 단계 : 흡연하고 있으며 앞으로도 금연할 계획이 없음
- 계획단계 : 흡연하고 있으며 앞으로 6개월 이내에 금연할 계획
- 준비단계 : 지금은 흡연하고 있으나 앞으로 1개월 이내에 금연할 계획
- 행동단계 : 현재 금연을 실천하고 있으나 실천한 지 6개월이 되지 않음
- 유지단계 : 현재 금연을 실천하고 있으며 실천한 지 6개월 이상 되었음

15 다음에 해당하는 사회인지이론의 개념은? ★

> 고혈압으로 진단받은 중년 남성 B 씨는 스마트밴드를 활용하여 활동량과 심박수를 측정하고 운동할 때 활용하였다.

① 강화
② 모델링
③ 자기 규제
④ 상호결정
⑤ 자기효능감

해설

사회인지이론에서 개인이 목표를 달성하기 위해 사고, 감정, 행동을 체계적으로 관리하고 통제하는 것은 자기 규제 행동에 대한 설명이다.

자기 규제 행동의 하위과정
- 자기관찰 : 자신의 수행을 체계적으로 점검하는 것
- 자기판단(평가) : 목표나 기준과 자신의 수행을 체계적으로 비교하는 것
- 자기반응 : 행동결과와 개인적 과정을 포함하고 행동적 자기반응, 개인적 자기반응, 환경적 자기반응으로 나누어진다.

16 자기효능이론에서 행동에 영향을 미치는 가장 중요한 개인의 인지활동은?

① 강화, 관찰학습
② 개인, 행동, 환경
③ 자기효능감, 결과에 대한 기대
④ 자기관찰, 자기평가, 자기반응
⑤ 변화단계, 변화과정, 의사결정균형

> **해설**
> 자기효능이론에서 행동에 영향을 미치는 가장 중요한 인지활동은 자기효능감과 결과에 대한 기대이다.

17 개인이 속한 사회적 관계의 특성과 그 관계 속에서 주고받는 지지적 행동들이 개인의 건강에 영향을 미치게 된다는 이론을 무엇이라 하는가?

① 인지조화론
② 사회인지이론
③ 합리적 행동론
④ 사회적 관찰이론
⑤ 사회적 관계망과 사회적 지지이론

> **해설**
> 사회적 관계망과 사회적 지지이론은 개인이 속한 사회적 관계의 특성과 그 관계 속에서 주고받는 지지적 행동들이 개인의 건강에 영향을 미치게 된다는 이론이다.

18 사회적 관계망의 가장 중요한 기능은?

① 사회적 지지
② 다양한 기능
③ 정서의 친밀한 정도
④ 관계 속에서 오가는 자원과 지원
⑤ 사회적 지지를 제공하는 사람들 간의 연계

> **해설**
> 사회적 관계망의 가장 중요한 기능은 사회적 지지이다.

정답 16 ③ 17 ⑤ 18 ①

19 설득적 커뮤니케이션에 대한 설명으로 옳지 않은 것은?

① 프로그램 선정이 성공의 관건이다.
② 변수로는 정보원, 메시지, 경로, 수신자, 결과 등이 있다.
③ 목적은 대상집단이 전달받은 메시지를 믿도록 만드는 것이다.
④ 메시지의 효과는 정보원의 신뢰성, 호감도, 권력에 크게 영향을 받는다.
⑤ 메시지는 호소의 형태, 내용의 선정, 구성의 모순과 불일치 등이 관건이다.

> **해설**
> 성공의 관건은 대상 집단이 전달하는 메시지를 믿도록 만드는 것이다.

20 다음 사례에 해당하는 건강신념 모형의 구성요소는? ★

> 유방암검진 안내장을 받아보고 유방암검진의 필요성을 인식하게 되었다.

① 행동의 계기(Cues to Action)
② 인지된 유익성(Perceived Benefits)
③ 인지된 심각성(Perceived Severity)
④ 인지된 장애성(Perceived Barriers)
⑤ 인지된 감수성(Perceived Susceptibility)

> **해설**
> ① 행동의 계기 : 의사나 보건교육사의 권고, TV나 라디오와 같은 대중매체의 캠페인 등 다양한 방법으로 동기를 얻어 건강에 대한 진단이나 치료 등을 결심하는 것
> ② 인지된 유익성 : 건강을 증진하는 행동이 이득이 됨을 지각하는 것
> ③ 인지된 심각성 : 질병이나 장애가 심각함을 지각하는 것
> ④ 인지된 장애성 : 건강을 증진하는 행동에 장애가 되는 것을 지각하는 것
> ⑤ 인지된 감수성 : 자신이 질병이나 장애에 취약함을 지각하는 것

21 자기효능감을 높일 수 있는 방법으로 가장 옳지 <u>않은</u> 것은?

① 다른 사람과 비교한다.
② 24시간 금연체험, 선언문을 쓰게 한다.
③ 평소 시도하지 않았던 일을 시도해 본다.
④ 매일 긍정적인 것을 찾고 감사한다.
⑤ '아니요'라고 해야 할 일에 '예'라고 하지 않는다.

> **해설**
> 다른 사람과 비교하지 말고 다른 사람이 자신을 어떻게 생각하는지 신경 쓰지 않는다.

22 다음 중 체중조절단계의 순서로 올바른 것은?

① 태도 – 지식 – 행동 – 체중감소
② 지식 – 행동 – 태도 – 체중감소
③ 지식 – 태도 – 행동 – 체중감소
④ 행동 – 지식 – 태도 – 체중감소
⑤ 행동 – 태도 – 지식 – 체중감소

> **해설**
> 건강에 관한 지식, 태도, 행동의 변화를 통해 실천된다.

23 타나힐(Tannahill)의 건강증진 모델에서 건강증진 3영역은? ★

① 지식, 태도, 실천
② 지식, 태도, 믿음
③ 보건교육, 건강보호, 예방
④ 보건교육, 예방, 자기효능감
⑤ 보건교육, 의료체계, 생활습관

> **해설**
> 타나힐(Tannahill)의 건강증진 3영역으로 보건교육, 예방, 건강보호가 있다.

정답 21 ① 22 ③ 23 ③

24 다음 사례에 해당하는 계획된 행동론과 가장 관련이 깊은 구성요소는? ★

> 비만아동 D가 '내게 중요한 부모님과 학교선생님은 내가 체중조절 프로그램을 통해 살을 빼야 한다고 생각해'라고 했다.

① 행동의 계기(Cues to Action)
② 주관적 규범(Subjective Norm)
③ 인지된 감수성(Perceived Susceptibility)
④ 인지된 행동통제(Perceived Behavioral Control)
⑤ 행동에 대한 태도(Attitude Toward the Behavior)

해설

합리적 행동론과 계획된 행동론의 구성요소만 보기로 등장하는 것이 아니라 건강믿음 모형이나 다른 보건교육 이론의 구성요소들도 함께 등장하기 때문에 보건교육이론별 구성요소들을 정확하게 구별할 수 있어야 한다. 이 문제에서는 계획된 행동론의 구성요소를 묻고 있기 때문에 일단 행동의 계기, 인지된 감수성은 소거할 수 있다. 본인에게 중요한 사람들의 생각을 인지한다는 설명을 고려하면 ② 주관적 규범이 정답이다.

25 합리적 행동론(Theory of Reasoned Action)을 운동 프로그램에 적용할 때, 대상자가 운동을 수행함에 있어 어려움이나 용이함을 지각하는 정도를 나타내는 구성요소는? ★

① 보편성(Universality)
② 주관적 규범(Subjective Norm)
③ 인지된 유익성(Perceived Benefits)
④ 인지된 장애성(Perceived Barriers)
⑤ 인지된 행동통제(Perceived Behavioral Control)

해설

인지된 행동통제(Perceived Behavioral Control)
어떻게 하면 행동실천을 용이하게 할 수 있는지에 대해 개인이 인식하는 것을 말한다. 즉, 어떤 건강행동이나 건강증진 프로그램을 쉽게 실천할 수 있는지 혹은 그렇지 않은지에 대한 주관적 인식 정도를 말한다.

26 고등학생 F는 담배를 피우면 자신이 어른이 된 것 같은 느낌도 들고, 멋있어 보일 것 같기도 하여 담배를 좋게 생각하고 있다. 계획된 행동론(Theory of Planned Behavior)에서 이와 가장 관련이 깊은 구성요소는? ★

① 보편성(Universality)
② 주관적 규범(Subjective Norm)
③ 정서적 각성(Emotional Arousal)
④ 행동에 대한 태도(Attitude Toward the Behavior)
⑤ 인지된 행동 통제(Perceived Behavioral Control)

> **해설**
> 운동을 좋아하는 것과 싫어하는 것, 담배를 좋아하는 것과 싫어하는 것 등의 감정적·선호적 특성을 합리적 행동론 또는 계획된 행동론에서 행동에 대한 태도(Attitude Toward the Behavior)라고 표현한다. 이 문제에서 고등학생 F는 여러 이유로 담배를 좋아하고 있으므로 ④ 행동에 대한 태도(Attitude Toward the Behavior)가 정답이다.

27 다음은 보건교육사와 흡연에 관한 대상자와의 인터뷰이다. 범이론적 모형에 따를 때, 대상자의 현재의 변화단계는? ★

> • 보건교육사 : 흡연 여부와 앞으로의 금연 계획이 있으신지 궁금합니다.
> • 대   상   자 : 현재 금연을 실천하고 있으나 실천한 지 6개월이 되지 않았습니다.

① 유지단계
② 계획단계
③ 준비단계
④ 행동단계
⑤ 계획 전 단계

> **해설**
> ① 유지단계 : 현재 금연을 실천하고 있으며 실천한 지는 6개월 이상 되었습니다.
> ② 계획단계 : 흡연하고 있으며 앞으로 6개월 이내에 금연할 계획입니다.
> ③ 준비단계 : 지금은 흡연하고 있으나 앞으로 1개월 이내에 금연할 계획입니다.
> ⑤ 계획 전 단계 : 흡연하고 있으며 앞으로도 금연할 계획이 없습니다.

28
다음은 범이론적 모형(Trans-Theoretical Model)의 변화과정 중 하나에 대한 설명이다. 이에 해당하는 것은? ★

> 흡연자인 A가 자신의 흡연행위가 어떻게 물리적·사회적 환경에 영향을 미치는지를 정서적이고 인지적으로 인식하고 있는 상태

① 자극통제(Stimulus Control)
② 자아재평가(Self Reevaluation)
③ 인식제고(Consciousness Raising)
④ 대체행동형성(Counter Conditioning)
⑤ 환경재평가(Environmental Reevaluation)

해설
사례로 출제되므로 내용과 적용례를 잘 알아두어야 한다. 사회적·물리적 환경은 환경재평가에 해당한다. 또한 영어번역이 약간씩 상이하므로 용어들도 눈여겨봐야 한다.

변화과정 10가지
- 인지적 변화과정
  - 인식제고(의식상승, Consciousness Raising) : 문제행위에 대한 새로운 정보를 찾고, 타인을 관찰한 뒤 자신의 상황에 비추어 정보를 해석하는 것(예 미디어활동, 피드백, 설명 등)
  - 극적전환(정서적 각성, Emotional Arousal) : 불건강행위 위험요소와 함께하는 부정적인 감정(두려움, 불안, 걱정)을 경험하고 표출함으로써 변화에 대한 양가감정을 해소시킴(예 이완, 역할극, 사이코드라마, 심리극, 우울감 해결 등)
  - 환경재평가(Environmental Reevaluation) : 개인의 건강습관 존재 유무가 어떻게 사회적 환경에 영향을 미치는지를 정서적·인지적으로 사정하고 고려하는 과정(예 불건강행위의 사회적 영향 인식, 감정이입훈련, 글쓰기 등)
  - 사회적 해방(Social Liberation) : 사회 내 생활방식에 대한 개인의 인식, 사회적으로 행동이행에 대한 대안이나 환경적 기회를 증가시키고 행동을 하는 것이 바람직하다는 인식과 환영하는 분위기를 조성하는 단계(예 힘 북돋우기, 정책의 개입 등)
  - 자기재평가(자아평가, Self Reevaluation) : 계획단계에서 준비단계로 이동할 때 자신의 가치관과 신념에 따라 자신의 행동을 정서적·인지적으로 재평가하는 과정
- 행위적 변화과정
  - 자극통제(자극조절, Stimulus Control) : 행동을 방해하는 원인이 되는 사람이나 상황을 조절하고 이를 극복할 대안을 시도하여 행동을 일으키는 선행적 상황을 조성하는 과정(예 환경의 재구성, 고위험 신호 피하기 등)
  - 조력관계(지원관계형성, Helping Relationship) : 문제행위를 변화시키려고 시도하는 동안에 타인의 도움을 신뢰하고 수용하여 지지관계를 형성하는 것(예 자조모임, 사회적 지지, 자유적 연대 등)
  - 역조건형성(대체행동형성, Counter Conditioning) : 행동단계나 유지단계에서 문제행위를 긍정적 행위나 경험으로 대체할 수 있는 능력이나 대처방법 및 기술[예 이완요법, 둔감하게 하기(탈감작), 긍정적인 자기주장 등]
  - 강화관리(Reinforcement Management) : 긍정적인 행위변화에 대한 보상을 늘리고, 불건강행동에 대한 보상을 감소시킴(예 조건부계약, 공공연하거나 은밀하게 강화 등)
  - 자기해방(자기선언, Self Liberation) : 변화하겠다고 결심하고 다른 사람에게 그 결심을 공개함으로써 의지를 더욱 강화시키고 확실한 책임을 갖도록 함(예 의사결정치료, 의미치료, 결심 알리기, 금연선언하기 등)

28 ⑤ 정답

29 범이론적 모형에서 다음 사례와 관련된 기술은? ★

> 흡연자 B가 자신의 금연 결심을 혼자 마음 속에 담고 있는 것보다 대외적으로 이를 알리는 '금연선언식'이 금연에 효과적이라고 한다.

① 자기해방(Self Liberation)
② 사회적 해방(Social Liberation)
③ 자기재평가(Self Reevaluation)
④ 정서적 각성(Emotional Arousal)
⑤ 강화관리(Reinforcement Management)

해설
금연선언은 자기해방, 자기선언과 관련된다. 이미 많은 금연프로그램에 적용되고 있다.

30 사회 자체가 규칙적 운동실천행동을 촉진시키는 방향으로 변하고 있다는 것에 대한 개인의 인식과 관련된 범이론적 모형의 기술은?

① 자기해방(Self Liberation)
② 자기재평가(Self Reevaluation)
③ 사회적 해방(Social Liberation)
④ 지원관계형성(Helping Relationship)
⑤ 환경재평가(Environmental Reevaluation)

해설
사회적 해방과 자기 해방
- 사회적 해방(Social Liberation) : 사회 내 생활방식에 대한 개인의 인식. 사회적으로 행동이행에 대한 대안이나 환경적 기회를 증가시키고 행동을 하는 것이 바람직하다는 인식과 환영하는 분위기를 조성하는 단계(예 힘 북돋우기, 정책의 개입 등)
- 자기해방(자기선언, Self Liberation) : 변화하겠다고 결심하고 다른 사람에게 그 결심을 공개함으로써 의지를 더욱 강화시키고 확실한 책임을 갖도록 함(예 의사결정치료, 의미치료, 결심 알리기, 금연선언하기 등)

정답 29 ① 30 ③

CHAPTER 03 건강증진보건교육방법

제1절 건강증진방법의 유형

1 보건교육방법의 이해

(1) 보건교육방법의 개념

① 용어의 정의
- ㉠ 학습
  - 경험의 결과로 인해 어떤 개인의 지식, 행동, 태도가 비교적 지속적으로 변화되는 것이다.
  - 학습자의 지식구조, 행동, 경험이 변화의 주체가 되며 변화는 장기적이다.
- ㉡ 교수
  - 교사가 전달하는 학습경험을 말한다.
  - 교사의 의도에 따라 잠재적이고 우연적인 학습경험을 제공하는 것을 의미한다.
- ㉢ 수업
  - 사람을 포함한 모든 형태의 매체가 전달하는 학습경험이다.
  - 학습자가 계획된 학습목표를 달성할 수 있도록 체계적이고 계획적으로 정보와 교육환경을 제공하는 것이다.
- ㉣ 교수와 수업 : 학문이나 기술을 가르치는 행위이다.
- ㉤ 교육과정(교과과정) : 일정한 교육기관에서 교육과정을 마칠 때까지 요구되는 교육목표, 교육내용, 교육시간을 포함한 전체 계획이다.
- ㉥ 광의의 교육방법 : 교육의 과정으로 교육목적설정, 교육과정구성, 수업 또는 학습지도, 교육평가를 포함한다.
- ㉦ 협의의 교육방법 : 교육내용을 제시하는 형태로 교육형태, 교수방법, 수업방법, 교수전략이 포함된다.
- ㉧ 교육방법
  - 교육목표의 달성을 위해 선정된 교육내용을 학습자에게 효과적으로 전달하는 수단이다.
  - 교사가 학습자에게 학습과제를 가르치는 방법이다.
  - 과정 · 교육매체산출 중심의 기술이다.
- ㉨ 방법 : 목적을 달성하는 과정에서 발생하는 문제해결의 원리이다.
- ㉩ 전략 : 특정한 목적과 목표를 달성하기 위한 활동의 계획, 방법, 절차이다.
- ㉪ 교수전략 : 학습목표의 효과적 달성을 위해 교수-학습의 내용, 과정의 전반적 계획이다.
- ㉫ 교수기법 : 교수방법과 교수전략을 실현하려는 구체적 활동이다.

② 역사적 배경
　㉠ 1950년대 : 시각교육, 시청각교육 등 자연과학, 매체개념을 지지하였다.
　㉡ 1960년대 : 쌍방적 형식의 커뮤니케이션과 체제 개념의 교육체계를 중시하였다.
　㉢ 1970년대 : 행동주의 과학을 기초로 한 교수-학습효과 증진 교수법 연구, 행동과학의 지식과 방법을 조직적·과학적 적용 방안을 모색하였다.
　㉣ 1980년대~현재 : 인지주의적 접근, 학습자에 의한, 학습자를 위한 학습을 지향하고 있다.

2 보건교육방법의 분류

(1) Waldron과 Moore의 분류
① 대상자의 수, 학습자의 크기 기준
② 개인적 방법 : 독학, 도제제도, 인턴십, 개인교수 - 개인건강지도, 건강상담에 활용
③ 집단적 방법
　㉠ 소집단교육 : 브레인스토밍, 집단토의, 프로젝트 집단, 연구그룹 등
　㉡ 대집단교육 : 강연회, 심포지움, 패널토의, 포럼
④ 대중적 방법 : 원격교육, 교육방송, 인터넷을 활용한 온라인교육
⑤ 대중매체, 컴퓨터 활용

(2) Cranton과 Weston의 분류
① 교육과정의 주체 기준으로 분류
② 교육자 중심 방법 : 강의, 시범, 모델학습, 통제된 토론
③ 상호작용적 방법 : 집단토의, 학습토론, 그룹토론, 또래교육, 그룹프로젝트
④ 개인적 방법 : 프로그램수업, 컴퓨터보조학습 등
⑤ 경험적 방법 : 현장실습, 실험실방법, 역할극, 게임, 모의실험, 연습 등

(3) Reay의 분류
① 교육훈련방법 기준
② 집단기반훈련
③ 직무기반훈련
④ 교재기반 열린 학습
⑤ 테크놀로지 기반훈련
⑥ 발견학습

(4) Borich의 분류
① 교수개입 기준
② 지식습득 중심의 직접 교수법
③ 탐구와 문제해결 중심의 간접 교수법
④ 자기주도학습, 협동학습 등 직접-간접 교수법의 혼용에서 파생된 전략들

(5) 한정선 등의 분류
① 커뮤니케이션 기준　　　　② 강의
③ 개인교수형　　　　　　　　④ 실험형
⑤ 토론형　　　　　　　　　　⑥ 자율학습형

3 보건교육방법의 특성
Cranton과 Weston의 분류에 따른 교육방법의 특성은 다음과 같다.

(1) 상호작용적 학습

구분	집단토의, 상담	또래교육	분과교육
장점	• 지속적인 피드백 • 태도, 행동 수정 가능 • 동기유발 • 인지 및 정의적 학습 • 적은 인원에 적합	• 대상자의 참여 조장 • 대상자의 잠재력 활용 • 직접 경험한 사실을 현실성 있게 제시하므로 공감대 형성에 유리	적극적 참여 유도
단점	• 초점에서 벗어나기 쉬움 • 적극적 참여와 소극적 참여의 양상을 보일 수 있음 • 많은 시간 소요	• 세밀한 계획과 감시가 필요 • 교육기술 미숙으로 인한 부적절한 예시 및 정보제공 가능성	• 산만한 진행 • 시간낭비

(2) 교육자 중심의 학습

구분	강의	시범	모델학습
장점	• 다양한 정보전달 가능 • 빠른 시간 내 효율적 전달 • 교육자의 자료 조절 가능 • 낮은 수준 학습에 적합 • 많은 인원에 적합	• 원리의 명확한 이해 • 흥미 유발 • 이론과 실제의 적용 • 문제 진단	• 정의적 학습 촉진 • 아동에게 효과적
단점	• 대상자의 수동적 자세 • 과다한 정보가 제공되기 쉬움 • 지속적 흥미 부족 • 자료선택의 어려움	• 많은 시간 소요 • 인지적 측면은 다루지 못함 • 대상자의 수동적 자세	• 학습의 효율성 저하 • 정확한 학습목표의 상실

(3) 개별학습

구분	프로그램학습, 컴퓨터보조학습	개별연구
장점	• 학습능력에 따른 반복학습 가능 • 학습의 적정량 배분 가능 • 교수시간 절약	• 동기유발 용이 • 자주성, 책임감 개발 • 의사결정, 문제해결능력 개발 • 높은 수준의 학습 용이
단점	• 동기유발 정도에 따른 교육효과의 차이 • 재정적 투자 요망	• 피교육자의 부담이 큼 • 세밀한 계획과 평가기술의 요구

(4) 경험적 학습 ★

구분	현장경험, 실험실습	역할극, 시뮬레이션
장점	• 적극적 참여 유도 • 실제적 경험습득	• 특수상황에 대한 학습가능 • 전이학습 용이(실제와 유사한 환경을 만들어 그 환경에서 개념, 규칙, 원리를 스스로 깨우침)
단점	• 세밀한 계획과 평가 요구 • 관리, 평가의 어려움	• 예측이 불가능한 돌발상황 발생 • 많은 시간 소요

제2절 보건교육방법 및 매체

1 보건교육방법의 선정

(1) 보건교육방법 선정기준(교수-학습과정의 6가지 요소)

① 누가 : 교육자
② 무엇을 위해 : 교육목적
③ 누구에게 : 학습자
④ 무엇을 : 교육내용
⑤ 어떻게 : 교육방법
⑥ 어디서 : 교육환경

(2) 교육내용

① 교육내용이 학습자에게 요구하는 필요학습영역 : 지식, 태도, 실천(행동)
② 교육내용이 학습자에게 요구하는 결과유형 : 정답, 다양한 의견, 바람직한 해결방안 등
③ 교육내용의 수준 : 일반적, 전문적

(3) 교육대상

학습태도, 학습경험, 인원, 위치, 지속적인 교육의 필요성, 학습에 대한 기대치

(4) 교육자원

① 교육기술과 경험을 갖춘 인력의 지원
② 새로운 학습자원의 개발
③ 교육장소 확보
④ 교육시간 할당 등

(5) 교육평가방법
　① 관찰
　② 설문지
　③ 면접
　④ 여론조사

(6) 교육전략 및 기법, 매체의 선정
　① 전략개발
　　㉠ 교수-학습에 대한 철학
　　㉡ 교육대상자의 크기
　　㉢ 통제의 중심(교육자, 혼합, 학습자 주도)
　　㉣ 직무환경, 교육환경
　② 기법결정
　　㉠ 교육방법
　　㉡ 교육매체
　　㉢ 특정 교육활동
　③ 매체 선정
　　㉠ 학습의 유형
　　㉡ 교육대상의 특징
　　㉢ 교육상황
　　㉣ 교육자원의 이용가능성
　　㉤ 교육자의 전문적 기능
　　㉥ 자료의 효과성
　　㉦ 개발비용

(7) 교육매체 선택 시 고려사항
　① 공간성과 시간성
　② 속도
　③ 지속성
　④ 참여

(8) 교육매체의 효과를 높이는 전략(5P)
　① 자료에 대한 사전검토
　② 자료준비
　③ 환경준비
　④ 학습자준비
　⑤ 학습경험 제공

(9) 교육매체 선택 시 교육의 효과를 높이는 전략

① 매체의 집중성
② 내용의 집중성
③ 대상의 집중성
④ 시기의 집중성
⑤ 각종 매체의 다양한 보조

2 보건교육방법의 개발

(1) 보건교육방법 선정 시 고려사항

① 대상자 수
② 학습목표의 난이도
③ 대상자의 교육 정도
④ 실시 장소 및 시설
⑤ 대상자의 문화적 배경 : 미신, 행동규범, 습관, 전통, 종교적 신념

(2) 보건교육방법의 종류

① 일방적 보건교육방법
  ㉠ 종류 : 강의, 영화 상영, 전단, 회람, 포스터, 광고, 라디오, TV, 신문논설, 녹음기 사용
  ㉡ 장단점

장점	• 일시에 많은 사람에게 교육내용을 전달할 때 편리한 방법 • 시간, 경비가 절감됨
단점	• 설득력이 덜함 • 대상자의 교육 정도 파악이 어려움 • 대상자의 학습태도가 수동적

② 왕래식 보건교육방법
  ㉠ 종류 : 면접, 그룹토의, 연극실험, 교수강의
  ㉡ 장단점

장점	일방적 교육방법에 비해 효과적
단점	시간과 경비가 많이 소요됨

③ 대상 중심의 보건교육방법
  ㉠ 개별교육 : 개인적 접촉을 통해 교육하는 방법이다.
  • 종류 : 가정방문(노인면접상담에 효과적), 건강상담, 진찰, 전화상담, 우편면담
  • 대상 : 저소득층, 노인층, 비밀을 요하는 문제, 개인차가 클 때 ★
  • 장단점

장점	• 가장 효과적 • 가정방문이 가장 실제적인 교육
단점	많은 인원과 시간이 소요됨

- 면담 시 주의사항
  - 신뢰감을 형성하고 같은 문제에 대해 공감대를 형성하려 노력한다.
  - 대상자의 말을 경청한다.
  - 화제에서 벗어나지 않도록 급격한 질문은 피한다.
  - 대답을 강요하지 않는다.
  - 대상자의 의사를 충분히 표현하도록 한다.
  - 대상자가 주인공이라는 느낌을 갖도록 한다.
  - 부드럽고 조용한 분위기를 조성한다.
  - 대상자의 부정적인 감정도 수용한다.
  - 지시, 명령, 훈계, 설득, 충고 등은 피한다.
  - 대상자의 개인적 비밀을 보장한다.

ⓒ 집단교육 : 일정한 인원이 구성되어 있는 특정한 모임으로, 서로 접촉하면서 교육하는 방법이다.
- 종류 : 강의, 집단토의, 회의, 토론회, 강습회
- 장단점

장점	• 적은 경비로 많은 인원에게 행동 변화를 기대할 수 있음 • 서로의 경험을 나누게 되어 그릇된 보건습관을 바꾸는 계기가 될 수 있음
단점	• 집단 내의 합일점에 도달하기 어려움 • 사회자의 역량에 따라 성공이 좌우됨 • 장소, 대상자, 교육내용을 잘못 선정하면 비효과적임

- 강의 : 언어를 통한 학습으로 가장 전통적인 교육방법이다.

일방적인 의사전달방법	
장점	• 많은 정보를 조직하고 전달하기 쉬움 • 교육자 자신이 준비한 자료를 조절할 수 있음 • 학습 내용을 구두로 전달할 수 있음 • 학습흥미를 환기시켜 효과적으로 학습 동기를 유발시킬 수 있음 • 동시에 다수의 대상자를 상대로 교육할 수 있어 시간적·경제적 이점이 있음 • 많은 양의 학습 내용을 단시간에 제시할 수 있음 • 학습 내용을 바르게 전달할 수 있음 • 낮은 수준의 학습에 적합 • 질문을 사용하여 대상자의 참여를 조장할 수 있음
단점	• 수동적 학습 태도로 문제해결능력이 결여되기 쉬움 • 교사의 사전준비, 교사의 능력 한계 등이 의사전달의 질을 좌우함 • 강의시간이 길어지면 대상자의 주의 집중이 떨어짐 • 대상자가 학습 내용을 습득하는 정도를 파악하기 어려움 • 대상자의 개인차를 고려할 수 없음 • 시간이 많이 걸림 • 인지적 학습의 모든 면을 다루지 못함

ⓒ 집단토의(그룹토의)
- 정의 : 10~20명으로 구성된 참가자들이 특정 주제에 대해 자유롭게 의견을 교환하여 결론을 내리는 방법이다.
- 장단점

장점	• 지속적인 회환, 태도발달, 수정 가능 • 능동적인 참여를 통해 상호협동적 • 민주적 회의능력을 기를 수 있음 • 자신의 의사를 올바르게 전달하는 능력이 배양됨 • 적은 수의 대상에게 적합 • 높은 수준의 인지와 정의적 학습에 적합
단점	• 많은 대상자가 참여할 수 없음 • 토론유도기술이 부족하면 집단토의의 장점을 살릴 수 없음 • 초점에서 벗어나기 쉬움 • 지배적인 참여자와 소극적인 참여자가 있을 수 있음 • 시간이 많이 걸림

ⓔ 심포지엄(강연식 토의) ★
- 정의 : 동일한 주제에 대해 전문가 2~3명이 10~15분씩 발표한 후 사회자가 청중과의 질의응답을 통해 공개토론을 하면서 목표에 접근하는 교육방법이다.
- 장단점

장점	• 특별한 주제에 대해 깊이 있게 접근할 수 있음 • 의사전달능력에 따라 발표가 다채롭게 변화하며 진행될 수 있음 • 알고자 하는 주제의 전체적인 파악은 물론 부분적인 이해를 도움 • 발표자, 사회자, 청중 모두가 전문가들로 구성됨
단점	• 연사들의 발표내용에 중복이 있을 수 있음 • 발표시간과 질문시간의 제한으로 극소수 청중만이 참여할 수 있음

ⓜ 분단토의(버즈섹션) ★
- 정의 : 참석자 전체를 몇 개의 분단으로 나누어 토의시키고, 다시 전체회의에서 토의결과를 종합하는 방법이다.
- 적용
  - 참석자가 많을 경우
  - 분위기가 침체되었을 때
  - 변화가 요구될 때
- 장단점

장점	• 어떤 문제에 관하여 협동해서 문제를 다각적으로 해결할 수 있음 • 참석인원이 많아도 진행 가능 • 전체가 의견을 제시할 수 있음
단점	• 토론이 잘 조성되지 못할 경우 문제가 주제와 무관하게 다루어질 수 있음 • 학습자들의 준비가 없을 경우 무익함

ⓗ 패널토의(배심토의) ★
- 정의 : 4~6명(또는 3~7명)의 상반된 의견을 가진 전문가가 5~10분간 의견을 발표한 뒤 사회자의 진행에 따라 단상토론을 실시하고 청중의 질문을 받아 자유롭게 토론하는 것이다.
- 장단점

장점	제한된 시간 내에 많은 수의 전문가로부터 다양한 의견을 듣고 비판능력을 배양할 수 있음
단점	• 전문가 선정이 쉽지 않음 • 전문가 선정에 따른 경제적 부담이 있음 • 사회자의 능력에 따라 청중의 참여도가 좌우됨 • 전문가의 발표시간이 지연될 수 있음

ⓢ 공개토론회
- 어떤 문제에 대해 참가자가 새로운 지식을 얻을 수 있는 방법이다.
- 서로 반대 입장에 있는 전문가 두세 명이 각자의 입장에서 견해를 발표하고 발언이 끝나면 사회자가 이를 요약하여 청중에게 발표하고 청중으로부터 질의를 받는 방법이다.

ⓞ 시범교육
- 정의 : 보건사업에 있어서 가장 많이 쓰이는 방법이다. 이론과 함께 시각적으로 볼 수 있는 실물 사용이나 실제 장면을 만들어 지도하는 교육방법이다.
- 시범교육 시 주의사항
  - 시범 전에 전체 절차를 숙지한다.
  - 시범 전에 시범의 목적, 내용, 절차에 대해 간단히 설명한다.
  - 시범 전에 물품을 준비하고 기구가 잘 작동하는지 시험해 본다.
  - 모든 학습자가 시범을 잘 볼 수 있는 장소를 마련한다.
  - 시범의 동작과 절차는 정확하고 가장 보편적인 방법을 선택한다.
  - 한꺼번에 많은 내용을 알려 주지 않는다.
  - 어려운 동작이나 기술은 반복해서 보여준다.
  - 학습자들이 실습할 수 있는 시간을 충분히 주고 미숙한 부분을 교정해 준다.
  - 참가자 스스로 시범을 하도록 한다.
- 장단점

장점	• 학습자의 흥미와 동기유발이 쉬움 • 배운 내용을 실제에서 쉽게 적용할 수 있음
단점	• 소수에게만 적용 가능 • 대상자는 수동적 • 교육자가 숙달을 위해 많은 준비시간이 필요

ⓩ 사례연구
- 정의 : 대상자의 치료적 측면, 예방, 치료, 재활분야에 중점을 두고 행해진다.
- 장점 : 연구자가 대상자의 전체적 환경에 중점을 두고 대상자를 중심으로 한 교육경험의 기회를 제공하는데, 이 경험이 연구자의 계속적인 환자간호의 개념을 형성하게 된다.

ⓧ 브레인스토밍(묘안착상법, 팝콘회의) ★
- 정의
  - 번개처럼 떠오르는 기발한 생각을 잘 포착해 낸다는 뜻을 내포하고 있다.
  - 어떤 문제에 대해 구성원들이 여러 가지 아이디어를 제공하여 문제를 해결하거나 자유로운 토론을 통하여 적절한 방법을 모색하는 집단사고의 한 방법이다.
  - 문제와 관련된 아이디어나 생각은 모든 권위나 고정관념을 배제하고, 자유분방하게 제약 없이 발표할 수 있다.
  - 비판을 일절 하지 않으므로 심리적으로 안정감을 가질 수 있다.
  - 보통 12~15명 정도의 인원으로 10~20분 정도 이루어지는 비형식적 토의방법이다.
- 장단점

장점	• 참가자가 흥미를 느끼기 쉬움 • 어떤 문제든지 토론의 주제로 삼을 수 있음
단점	토론이 제대로 진행되지 않으면 시간낭비가 됨

㉠ 견학(현장답사) ★
- 정의 : 보건시설 등의 현장을 직접 방문하여 관찰함으로써 학습을 유도하는 교육방법이다.
- 장단점

장점	• 실물이나 실제상황을 직접 관찰하므로 사물관찰능력을 배양할 수 있음 • 다각도의 풍부한 경험으로 태도의 변화가 용이함 • 실제적용능력을 갖게 함
단점	• 많은 시간과 경비가 소모됨 • 목적으로 하는 상황의 전체를 볼 수 없음 • 견학장소로 활용되기 어려운 곳이 있음(분만실, 신생아실 등) • 견학장소와 사전협조가 되지 않으면 효과가 적음

㉣ 세미나
- 10명 내외의 소수학생들에게 교수 지도하에 토의, 연구 및 선정된 문제를 과학적으로 분석하기 위하여 이용되는 집회형식의 교육방법이다.
- 참가자 모두가 새로운 발견에 중점을 두도록 유도하는 토의방법이다.
- 비판적인 생각을 키울 수 있으며 개인적 활동에도 효과적으로 이용할 수 있다.

ⓔ 역할극 ★
- 정의 : 교육대상자들이 실제상황의 한 인물로 등장하여 연극하면서 건강문제와 관련된 어떤 상황을 분석하고 해결방안을 모색하여 학습목표에 도달하도록 하는 방법이다.
- 장단점

장점	• 흥미와 동기유발이 용이함 • 실제 활용 가능한 기술 습득에 효과적 • 대상자 수가 많아도 적용할 수 있음 • 현장견학과 동일한 효과를 낼 수 있음 • 사회성 및 교육기교 개발에 효과적 • 대상자들의 태도와 가치관을 재고할 기회 제공 • 의사소통 및 의사결정에 대한 경험 제공
단점	• 많은 준비시간이 소요됨 • 극중 인물 선택이 어려움 • 인물환경에 거리가 있으면 비효과적 • 교사의 세심한 주의가 요구됨

ⓗ 전시교육
- 정의 : 알리고자 하는 내용을 전시용 패널이나 액자로 제작한 다음 일정한 곳에 전시하여 주의집중을 유도하는 집단교육의 방법이다.
- 장단점

장점	• 전달하려는 핵심을 함축하여 보여줌으로써 이해가 쉬움 • 수시로 볼 수 있어 정보의 축적으로 교육목표 도달이 용이함
단점	전시장소 선정이 어려움

㉮ 프로젝트법 ★
- 정의 : 교사가 가르치는 지식이나 기술을 수동적으로 받아들이는 것이 아니라 학습자 스스로 자료를 수집, 계획, 시행함으로써 문제를 해결하는 데 필요한 지식, 태도, 기술을 포괄적으로 습득하는 학습방법이다.
  - 목적설정단계 : 흥미롭고 중요한 과제를 선정하고 문제해결을 위한 기본지식, 기술에 대해 생각해 보는 단계
  - 계획단계 : 학습자가 학습을 위한 바르고 자세한 계획을 수립하는 단계
  - 시행단계 : 계획을 단계별로 직접 교육하고 자료수집 후 해결방안을 창안해 내는 단계로, 학습자의 의욕과 흥미가 가장 집중되는 단계
  - 평가단계 : 학습자 자신의 자가 평가, 학습자 상호 간의 평가, 교사의 평가 순으로 이루어지며 학습자들 스스로 본인의 취약점을 찾아낼 수 있도록 교사는 평가를 지원해 주어야 함
- 장단점

장점	학습자들이 교육과정을 계획하고 실천하는 과정을 통해 자주성과 책임감이 발달하고 의사결정능력이 길러짐
단점	교사의 도움에 의존하며 수동적 주입식 교육에 노출되어 있던 학생의 경우 시간과 노력을 낭비할 수 있음, 학습 결과의 평가에 필요한 표준 설정이 어려워 평가의 신뢰도가 떨어짐

④ 매체 중심의 보건교육방법

의사전달을 유효하게 하기 위한 보조수단이며 불특정 다수인을 위한 보건교육방법이다.

㉠ 시각적 매체 : 전단, 소책자, 팸플릿, 포스터

• 장단점

장점	• 이동이 가능하고 매력적이며, 관심을 끎 • 발표 전, 발표 중, 발표 후 또는 미리 사용 가능 • 전달하고자 하는 내용을 한눈에 파악할 수 있음
단점	• 제작시간이 걸림 • 제한된 견해만 제공 • 휴대와 보관이 불편함 • 읽는 사람에게만 유용할 수 있음 • 내용이 많으면 질리기 쉽고, 청각적 자극이 없음 • 유행을 확인해야 하고 적절한 시기에 사용을 중단하는 경우가 많음 • 공간은 많고 글을 조금만 씀(보통 8단어 이하가 사용되고 색상선택이 중요함)

• 좋은 포스터의 조건
  - 사람의 마음을 끄는 내용
  - 아름다움
  - 균형 잡힌 구도
  - 움직임의 표현
  - 분명한 초점
  - 단순한 내용
  - 알기 쉬운 내용
  - 강한 호소력

㉡ 차트

• 발표의 보조수단이다.
• 그림, 만화, 도표 등을 넣고 어구는 간단명료하게 묘사한다.
• 여러 가지 색의 펜, 필름차트, 벽에 붙일 도구를 준비한다.
• 장단점

장점	• 용도가 넓고 이동이 용이하며 칠판과 같이 사용할 수 있음 • 발표 중 자연스럽게 준비가 가능함
단점	• 예술적 기능이나 글씨를 잘 쓰는 능력이 요구됨 • 대상자에게 제한된 견해만 제공할 수 있음

㉢ 실물표본, 모형

• 실물이 너무 작거나 너무 큰 경우 이용된다.
• 장단점

장점	모두가 흥미를 갖고, 알기 쉬우며, 주위를 집중시킬 수 있음
단점	• 부피가 크고 무거울 수 있음 • 이동과 보관이 어려움 • 비용이 높음 • 조작이 복잡함

ⓔ 투시물 환등기(OHP)
- 투시물을 영사기인 OHP에 의해 확대 영사하는 방법이다.
- 장단점

장점	• 어떤 크기의 집단에도 적용 가능하고 활용도 간편하여 효율적임 • 암막장치가 불필요(밝은 곳에서도 사용가능) • 대상자와 시선을 일치할 수 있고 다용도로 경제적으로 재사용 가능 • 다양한 기법을 활용(Overlap)할 수 있음
단점	• 부피가 크고 수업 도중 전구의 소모가 발생할 수 있음 • 한 가지만 사용 시 지루할 수 있음 • 투시물 준비 시 시간이 소요됨 • 투시물에 묻을 수 있는 기름과 지문을 조심해야 함 • 펜을 사기 전에 지워지는지 확인해야 함

ⓜ 인포그래픽
- 디자인 요소를 활용하여 정보, 데이터, 지식을 시각적으로 표현한 것이다.
- 정보를 빠르고 쉽게 표현하기 위해 사용하는 그래픽이다.
- 복잡하고 방대한 건강조사 결과를 한눈에 알기 쉽도록 함축적으로 시각화할 수 있다.

ⓗ 청각적 매체

전화	• 시간과 비용이 적게 듦 • 대상자의 부담을 덜어줌 • 접촉 시간의 구애를 적게 받음 • 서신보다 사무적이지 않음 • 가정상황의 전체적 파악 가능
녹음테이프	• 쉽게 구입이 가능하며, 학습기술이 청각적일 경우 이용하면 특별히 효과적 • 개인과 집단에 이용 가능 • 쉽게 이용 가능하고 비교적 저렴함 • 제작, 지우기, 재생 가능 • 보관 온도, 습도에 유의해야 함 • 테이프의 질이 좋은 것과 충분히 긴 것을 선택 • 한 가지 내용만으로는 무료할 수 있음 • 손상 또는 파손 가능성이 있음
방송	• 친근감이 있고 빠르게 많은 대상자에게 전달할 수 있음 • 시간이 지나면 내용을 기억하지 못함
라디오	• 많은 대상자에게 빠르게 내용 전달 가능 • 재미있게 각색하여 연극화하면 매우 효과적
강연회	• 연사의 일방적인 교육 • 시청각교재를 함께 활용하면 매우 효과적

ⓢ 시청각적 매체

인형극	• 오락적 요소가 강함 • 준비시간, 비용, 노력이 많이 듦 • 아이들 대상인 경우 효과적
실연 (Role Playing)	실제로 상황을 재연하여 실천해 보는 것으로 교육적 효과가 매우 큼
영화, 동영상	• 동적이며 일방식 교육방법의 보조적인 방법으로 바람직함 • 다양한 피교육자층을 보유 • 동적 생동감, 현장감 제공 • 학습동기유발, 정의적 영역의 태도형성에 효과적이고 내용전달은 청중의 크기와 무관함 • 긍정적인 마음 자세를 갖게 하고, 정서적으로 열중하게 함 • 비용이 많이 들고 파손이 쉬우며 기술적 능력을 요함 • 대형기구를 사용하고, 어두운 방이 필요하며, 시대에 금방 뒤처지게 됨 • 유치원생 대상으로 지진 발생 장소별 대피 요령 교육 시 적합
비디오테이프	• 실제 경험을 대신할 수 있는 방법 • 비교적 쉽게 장만할 수 있고 재생과 갱신이 쉬움 • 정지, 되돌리기가 가능하고, 많은 사람에게 익숙함 • VCR과 함께 준비해야 하며 많은 제작시간과 비용이 듦 • 화면의 크기가 제한되며 필름에 대한 기술적 기법이 요구됨 • 준비 시 경제적 부담이 될 수 있음
슬라이드, 필름스트립	• 환등기를 통해 확대투영하여 보여주는 교육보조자료 • 제작, 개선, 저장, 재배치가 쉬움 • 필름스트립은 비교적 저렴하고, 보관이 용이하며 개인 및 집단에 적합 • 대상자 수준에 맞추어 이용이 가능하고 강의 대신 사용에 효과적이며 주의집중에 좋음 • 강의 대상, 인원에 따라 조절 가능 • 움직임이 없고 색이 퇴색함 • 필름스트립은 개선하기 위해 다시 제작해야 함 • 그림과 해설의 일치가 요구됨 • 슬라이드 꽂이에 꽂는 법을 터득해야 함
멀티미디어	• 문자, 그림, 사진, 영상, 애니메이션, 음향, 음악, 출판 등이 컴퓨터 중심의 디지털방식으로 통합된 커뮤니케이션과 상호작용을 하는 복합다중매체 • 다양한 매체가 통합되어 있어 매체 간의 상호작용이 가능하고 다량의 정보가 수록됨 • 고화질의 음향과 영상이 제공되고 색인과 검색 가능 • 학습자가 편리한 시간에 가능한 장소에서 내용을 검색하며 자율학습, 반복학습에 효과적

시청각적 매체의 제약
- 최신형을 구입해야 한다.
- 지원계획이 필요하다.
- 기구를 사전에 조작해 봐야 한다.
- 사용 후 다시 사용할 수 있게 준비한다.
- 교사가 매체를 다루는 법을 배워야 한다.

학습자의 오감을 기준으로 한 교육매체의 분류 ★

분류		종류	특징
시각매체	비투사매체	그림, 모형, 디오라마, 실물, 차트, 사진, 그래프, 포스터, 만화, 칠판, 괘도 등	광학적·전기적 투사방법을 사용하지 않음
	투사매체	필름스트립, 슬라이드, OHP, 실물화상기 등	광학적·전기적 투사방법을 사용함
청각매체		카세테이프, 녹음기, CD, 레코드음반, 오디오카드, 라디오 등	청각적 정보 전달
시청각매체		영화, VCR, TV, 동영상 등	시각적·청각적 정보를 동시에 활용
컴퓨터활용매체		멀티미디어, 양방향 TV, 인터넷 등	컴퓨터를 기반으로 학습자와 상호작용이 가능함

※ 슬라이드, 필름스트립, OHP, 실물화상기를 시각매체로 분류하는 교재가 있고, 시청각매체로 분류하는 교재도 있다.

실물 매체의 특징
- 사실적 표현이 가능함
- 보관이 어려우며 파손의 위험이 있음
- 소규모 교육에 적합함

보건교육과 대중매체
- 활용 시 정확한 정보제공이 이루어져야 하며 다양한 계층이 이해할 수 있는 내용으로 정보를 제공해야 한다.
- 장단점

장점	시청각효과로 짧은 시간 내 신속하게, 불특정 다수의 다양한 계층에게 정보를 전달할 수 있는 동시성이 있음
단점	대상자의 반응도 관찰이 힘들고 일방적인 정보전달이 될 수 있으며, 제작비용이 높음

CHAPTER 03 적중예상문제

01 보건교육방법의 역사적 배경을 살펴본 것으로 옳지 <u>않은</u> 것은?

① 1950년대에는 시각교육 등 자연과학개념을 지지하였다.
② 1990년대 이후에는 시청각교육 등 매체개념을 지지하였다.
③ 1980년대 이후에는 인지주의적 접근, 학습자에 의한 학습을 지향하고 있다.
④ 1970년대에는 행동과학의 지식과 방법을 조직적·과학적으로 적용하였다.
⑤ 1960년대에는 쌍방적 형식의 커뮤니케이션과 체제개념의 교육체계 중시하였다.

> **해설**
> ② 1980년대 이후부터 현재까지는 인지주의적 접근, 학습자에 의한, 학습자를 위한 학습을 지향하고 있다. 시청각교육 등 매체개념을 지지한 것은 1950년대이다.

02 다음 상황에 적용된 보건교육방법은?

> 보건교육사가 보육기관에 다니고 있는 5~6세 유아 5~6명을 대상으로 감염병을 예방하기 위해 착용하는 마스크를 어떻게 이용하는지 실제로 연습할 수 있는 기회를 주었다.

① 상담
② 실습
③ 캠페인
④ 사례연구
⑤ 브레인스토밍

> **해설**
> 실습은 학습자들에게 충분한 시간을 주고 참가자 스스로 행동하도록 하거나 미숙한 부분을 교정해 줌으로써 흥미와 동기를 유발하는 보건교육방법이다.

03 다음 중 상호작용적 학습방법에 해당되는 것은?

① 역할극
② 현장실습
③ 강의, 시범
④ 집단토의, 상담
⑤ 또래교육, 강의

> **해설**
> ④ 집단토의, 상담, 또래교육, 분과토의 : 상호작용적 학습방법
> ① · ② 역할극, 현장실습 : 경험적 학습방법
> ③ 강의, 시범 : 교육자 중심의 학습방법

04 다음 중 집단토의의 장점은?

① 많은 인원에 적합
② 다양한 정보 전달 가능
③ 교육자의 자료조절 가능
④ 시간적 · 경제적 이점
⑤ 대상자의 태도와 행동 수정 가능

> **해설**
> ① · ② · ③ · ④ 강의의 장점이다.

05 다음 중 교육자 중심의 학습방법은?

① 시범
② 역할극
③ 시뮬레이션
④ 프로그램학습
⑤ 컴퓨터보조학습

> **해설**
> **교육자 중심의 학습방법**
> • 강의
> • 시범
> • 모델학습

06 다음 중 강의의 장점은?

① 긴 시간 소요
② 적은 인원에 적합
③ 학습자의 자료 조절 가능
④ 높은 수준의 학습에 적합
⑤ 빠른 시간 내 효율적 전달

> **해설**
> 강의는 빠른 시간 안에 효율적으로 내용을 전달할 수 있다는 장점을 갖는다.

07 시범에 대한 설명으로 옳은 것은?

① 짧은 시간 소요
② 문제해결능력 배양
③ 교육자의 흥미 유발
④ 원리의 명확한 이해 가능
⑤ 다각도의 의견을 통한 비판능력 생성

> **해설**
> 시범의 특징
> • 대상자의 흥미 유발
> • 이론의 실제 적용 용이
> • 원리의 명확한 이해 가능
> • 많은 시간 소요

정답 06 ⑤ 07 ④

08 다음은 무엇을 설명한 것인가?

> • 상호작용적 학습방법
> • 대상자의 적극적 참여 유도
> • 의사결정과 문제해결능력 배양
> • 많은 시간 소요

① 강의
② 상담
③ 시범
④ 분과토의
⑤ 모델학습

해설
분과토의의 특징
• 대상자의 적극적 참여 유도
• 학습전이 용이
• 의사결정, 문제해결능력 배양
• 협동정신, 지도력 함양
• 이해력 발달
• 많은 시간 소요

09 교육방법의 선정기준에서 제외되는 것은?

① 교육자
② 교육목적
③ 교육내용
④ 교육방법, 교육환경
⑤ 피교육자의 정치적 견해

해설
교육방법의 선정기준
• 교육내용
• 교육대상
• 교육자원
• 조직의 기대
• 교육전략 및 기법, 매체 선정
• 정치적 견해는 제외

10 다음 중 시각매체에 해당되는 것은?

① CD
② TV
③ VCR
④ 포스터
⑤ 멀티미디어

> **해설**
> 학습자의 오감을 기준으로 한 교육매체의 분류
>
> | 분류 | | 종류 | 특징 |
> |---|---|---|---|
> | 시각매체 | 비투사매체 | 그림, 모형, 디오라마, 실물, 차트, 사진, 그래프, 포스터, 만화, 칠판, 괘도 등 | 광학적·전기적 투사방법을 사용하지 않음 |
> | | 투사매체 | 필름스트립, 슬라이드, OHP, 실물화상기 등 | 광학적·전기적 투사방법을 사용함 |
> | 청각매체 | | 카세트테이프, 녹음기, CD, 레코드음반, 오디오카드, 라디오 등 | 청각적 정보 전달 |
> | 시청각매체 | | 영화, VCR, TV, 동영상 등 | 시각적·청각적 정보를 동시에 활용 |
> | 컴퓨터활용매체 | | 멀티미디어, 양방향 TV, 인터넷 등 | 컴퓨터를 기반으로 학습자와 상호작용이 가능함 |
>
> ※ 슬라이드, 필름스트립, OHP, 실물화상기를 시각매체로 분류하는 교재가 있고, 시청각매체로 분류하는 교재도 있다.

11 다음에 해당하는 교육매체는?

> • 축소 모형을 이용해 특정 장면이나 상황을 재현해 놓은 입체적 전시자료
> • 과거, 현재, 미래의 어떤 사건이나 장면을 묘사할 때 활용

① 괘도
② 팸플릿
③ 포스터
④ 카피보드
⑤ 디오라마

> **해설**
> 디오라마는 풍경이나 그림을 배경으로 두고 축소 모형을 설치하여 역사적 사건이나 도시 경관 등 특정한 장면을 만들거나 배치한 비투사매체이다.

정답 10 ④ 11 ⑤

12 비투사매체로 연결된 것은?

① 실물, 모형
② 모형, 슬라이드
③ 슬라이드, 칠판
④ 칠판, 필름스트립
⑤ 필름스트립, 슬라이드

> **해설**
> 슬라이드와 필름스트립은 투사매체이다.

13 좋은 포스터의 조건에 해당되지 않는 것은?

① 아름다운 것
② 움직임의 표현
③ 균형 잡힌 구도
④ 청각적 정보 전달
⑤ 사람의 마음을 끄는 내용

> **해설**
> **좋은 포스터의 조건**
> • 사람의 마음을 끄는 내용
> • 아름다움
> • 균형 잡힌 구도
> • 움직임의 표현
> • 분명한 초점
> • 단순한 내용
> • 알기 쉬운 내용
> • 강한 호소력

14 교육매체와 교육자료의 효과적 활용을 위해 적용하는 5P에 해당되는 것은?

① 조직의 기대
② 교육자 준비
③ 자료에 대한 사전검토
④ 자료에 대한 사후평가
⑤ 피교육자의 정치적 견해 확인

> **해설**
> **교육매체의 효과를 높이는 전략(5P)**
> • 자료에 대한 사전검토
> • 자료 준비
> • 환경 준비
> • 학습자 준비
> • 학습경험 제공

15 교육매체 선정 시 고려해야 할 사항으로 옳지 않은 것은?

① 공간성
② 시간성
③ 속도
④ 특수성
⑤ 참여

> **해설**
> 교육매체 선택 시 고려사항
> • 공간성
> • 시간성
> • 참여
> • 속도
> • 지속성

16 다음 중 교육매체 선택 시 교육의 효과를 높이는 전략은?

① 매체의 분산성
② 내용의 획일성
③ 대상의 보조성
④ 시기의 일관성
⑤ 각종 매체의 다양한 보조

> **해설**
> ① 매체의 집중성
> ② 내용의 집중성
> ③ 대상의 집중성
> ④ 시기의 집중성

17 A 기관에서 감염병이 유행했을 때 전국 보건소에 근무하는 보건교육사들을 대상으로 개정된 업무 지침의 내용을 빠른 시간에 알리려고 한다. 이때 적용할 적절한 보건교육방법은?

① 세미나
② e-러닝
③ 버즈세션
④ 패널토의
⑤ 프로젝트법

> **해설**
> e-러닝(전자학습)은 정보통신기술을 활용하여 언제, 어디서나, 누구나 원하는 수준별 맞춤 학습을 할 수 있는 교육방법이다.

정답 15 ④ 16 ⑤ 17 ②

18 보건교육 시 대중매체와 관련된 내용 중 옳은 것은?

① 집단결정에 도달하기 어렵다.
② 가장 효율적인 교육방법이다.
③ 다른 방법에 비해 비용이 적게 든다.
④ 개인사정이 고려된다는 장점이 있다.
⑤ 짧은 시간에 많은 사람에게 많은 정보를 보낼 수 있다.

> **해설**
>
> 대중매체
> • 장점 : 시청각효과, 짧은 시간 내 다양한 계층에게 정보 전달, 동시성
> • 단점 : 대상자 반응도에 관한 관찰 불가능, 일방적인 정보전달, 제작비용에 대한 경제적 부담
> • 활용 시 고려사항 : 다양한 계층이 이해할 수 있는 내용으로 정확한 정보 제공

19 면담의 원칙 중 옳지 않은 것은?

① 잘 청취한다.
② 화제에서 이탈하지 않는다.
③ 피면담자의 신뢰를 얻어야 한다.
④ 사전에 질문에 대한 답을 암시한다.
⑤ 비밀이 보장된다는 점을 인식시킨다.

> **해설**
>
> 면담의 조건으로는 청취, 신뢰, 비밀보장, 화제이탈 금지 등이 있다.

20 다음에 적용된 보건교육방법은? ★

> - 대상 : 남·여 대학생 10인 이하
> - 주제 : 데이트폭력 사례연구와 대처
> - 순서
>   – 데이트폭력 상황 가정
>   – 시나리오 작성 및 연기
>   – 해결방법 연구 및 피드백 교환

① 실습
② 역할극
③ 캠페인
④ 집단토의
⑤ 브레인스토밍

> **해설**
> 역할극은 교육대상자들이 실제상황의 한 인물로 등장하여 연극을 진행하면서 특정 상황을 분석하고 해결방안을 모색하여 학습목표에 도달하도록 하는 방법이다.

21 지역사회의 보건교육방법으로 파급효과가 가장 큰 홍보수단은? ★

① 강연회
② 대중매체
③ 가정방문
④ 공개토론
⑤ 심포지움

> **해설**
> 대중매체는 불특정 다수에게 효과적으로 교육내용을 전파할 수 있다.

정답 20 ② 21 ②

22 상황에 적합하고 실제적이며 효율적으로 보건교육을 실시할 수 있는 방법은?

① 기관방문　　　　　　　② 전화상담
③ 집담회　　　　　　　　④ 가정방문
⑤ 서면상담

> **해설**
> **가정방문**
> • 상황에 맞는 실제적 교육 가능
> • 가족 전체의 건강상태, 분위기 파악 용이

23 동일한 주제에 대해 전문가 2~3명이 자신의 견해를 발표한 후 사회자가 청중과의 질의응답을 통해 공개토론을 하면서 청중을 참여시키는 방법은? ★

① 강의　　　　　　　　　② 세미나
③ 심포지엄　　　　　　　④ 패널토의
⑤ 그룹토의

> **해설**
> **심포지엄**
> • 동일한 주제에 대해 전문가 2~3명이 10~15분씩 발표한 후 사회자가 청중과의 질의응답을 통해 공개토론을 하면서 목표에 접근하는 교육방법이다.
> • 특별한 주제에 대해 깊이 있게 접근할 수 있고, 의사전달능력에 따라 발표가 다채롭게 변화될 수 있다.
> • 연사들의 발표내용에 중복이 있을 수 있으며, 시간의 제한으로 극소수 청중만이 참여할 수 있다.

24 다음 학습 목표를 달성하는 데에 유용한 보건교육방법은?

> 대상자는 인슐린 자가주사법을 스스로 수행할 수 있다.

① 포럼　　　　　　　　　② 시범
③ 세미나　　　　　　　　④ 역할극
⑤ 브레인스토밍

> **해설**
> **시범**
> • 장점 : 원리의 정확한 이해, 흥미유발, 이론과 실제의 적용용이, 문제의 진단
> • 단점 : 많은 시간 소요, 인지적 측면은 다루지 못함, 소수인원에 적용, 비경제적

22 ④　23 ③　24 ②

25 한 주제에 대한 상반된 의견을 가진 전문가 몇 명이 토의를 하면서 청중의 질의응답을 받고 사회자가 이를 정리함으로써 내용을 파악하도록 하는 방법은? ★

① 워크숍
② 분단토의
③ 패널토의
④ 심포지엄
⑤ 집단토론회

> **해설**
> **패널토의(배심토의)**
> • 정의 : 4~6명(또는 3~7명)의 상반된 의견을 가진 전문가가 5~10분간 의견을 발표한 뒤 사회자의 진행에 따라 단상 토론을 실시하고, 청중의 질문을 받아 자유롭게 토론하는 것이다.
> • 장점 : 제한된 시간 내에 많은 수의 전문가로부터 다양한 의견을 듣고 비판능력을 배양할 수 있다.
> • 단점
> – 전문가 선정이 쉽지 않다.
> – 전문가 선정에 따른 경제적 부담이 있다.
> – 사회자의 능력에 따라 청중의 참여도가 좌우된다.
> – 전문가의 발표시간이 지연될 수 있다

26 보건교육을 통해 학습자가 변하기를 기대하는 학습영역은?

① 지식, 태도, 실천
② 지식, 태도, 평가
③ 지식, 해석, 태도
④ 자극, 해석, 수용
⑤ 자극, 반응, 평가

> **해설**
> 보건교육 변화과정 : 지식, 태도, 실천(행동)

27 실제와 유사한 환경을 만들어 그 환경에서 개념, 규칙, 원리를 스스로 발견하도록 하는 경험적 보건교육방법은? ★

① 시범
② 실험실습
③ 분과토의
④ 모델학습
⑤ 시뮬레이션

> **해설**
> **시뮬레이션**
> • 특수상황에 대한 학습이 가능하지만 많은 시간이 소요되거나 돌발상황이 발생할 수 있다.
> • 안전교육장을 방문한 초등학생을 대상으로 실제 화재 상황과 비슷한 가상 현장에서 대피 연습을 실시하는 경우 등을 예로 들 수 있다.

정답 25 ③ 26 ① 27 ⑤

28 보건교육방법 중 매체중심 교육이 아닌 것은?

① 신문
② 라디오
③ 포스터
④ 슬라이드
⑤ 강연 및 토론

> **해설**
> 강연 및 토론은 대상자 중심의 교육이다.

29 학습자들이 연기를 하면서 실제 그 상황에 처한 사람들의 입장이나 상황을 이해하고 해결방안을 모색하는 보건교육방법은? ★

① 역할극
② 강의
③ 시범
④ 집단토의
⑤ 분과토의

> **해설**
> 역할극은 경험적 학습방법으로, 학습자들이 실제상황의 한 인물로 등장하여 건강문제와 관련된 어떤 상황을 분석하고 해결방안을 모색하여 학습목표에 도달하도록 하는 방법이다.

30 노인 면접 상담으로 가장 적절한 방법은?

① 전화상담
② 우편상담
③ 가정방문
④ 개인면접
⑤ 서류상담

> **해설**
> 노인 대상 보건교육활동 시 가정을 방문하는 것이 가장 효율적이고 실제적이다.

28 ⑤ 29 ① 30 ③ **정답**

CHAPTER 04 분야별 건강증진보건교육사업

제1절 건강생활실천 및 질병예방 보건사업

1 학교보건교육

(1) 학교보건의 의미와 중요성 ★

① 정의
학생과 교직원의 최적의 건강유지 및 증진으로 교내생활의 안녕을 도모하고 학교교육의 능률향상을 위한 보조작용으로서 학교에서 이루어지는 보건사업이다.

② 대상
학생, 교직원, 가족, 지역사회

③ 목적
㉠ 궁극적 목적 : 학교교육의 능률향상을 통한 학교구성원의 건강유지 및 증진
㉡ 구체적 목적
- 학생과 교직원의 건강을 관리한다.
- 건강지식의 보급으로 태도변화와 실천을 통해 건강생활을 영위하게 한다.
- 감염성 질환의 예방, 환경 관리, 문제아 관리 등으로 심신안전을 도모한다.
- 학습능률을 향상시킨다.

④ 학교보건의 중요성
㉠ 학교는 지역사회의 중심체 역할을 한다.
㉡ 학교인구는 지역사회 총인구의 20~25% 이상을 차지한다.
㉢ 학생들에게 보건교육을 실시함으로써 학부모에게까지 건강지식, 건강정보를 전달한다.
㉣ 교직원은 지도적 입장에서 항상 학부모와 접촉을 시도해야 한다.
㉤ 학교보건사업은 지역사회보건사업 추진에 큰 역할을 담당한다.

⑤ 학교보건의 내용
㉠ 학교보건봉사
㉡ 학교환경위생
㉢ 학교보건교육
㉣ 학교급식관리
㉤ 학교정신보건
㉥ 지역사회와의 관계
㉦ 사고예방과 응급처치

⑥ 학교보건의 변천
  ㉠ 감염병관리기
  ㉡ 신체검사기
  ㉢ 포괄적 건강관리기
  ㉣ 학교보건교육과정기
⑦ 학교보건 사업내용
  ㉠ 학교보건교육 실시
  ㉡ 학교행사 실시
  ㉢ 학생병리검사 실시
  ㉣ 학교급식
  ㉤ 학교급수관리 및 환경위생
  ㉥ 보건실 운영
⑧ 학교보건인력
  ㉠ 학교보건의 대상 : 학생, 교직원, 가족
  ㉡ 학교보건의 1차 담당자 : 담임교사
  ㉢ 학교보건의 전문인력 : 보건교사
  ㉣ 학교보건의 행정책임자 : 학교장

(2) 학교보건교육의 의미와 중요성
  ① 정의
    학생 및 교직원들에게 건강의 소중한 가치를 알리고 심신의 발달과정을 이해하며 건강한 생활습관을 형성하여 자신의 건강관리능력을 향상시킴으로써, 궁극적으로 개인과 공동체의 삶의 질 제고에 필요한 자질을 갖도록 도와주는 교육과정이다.
  ② 개념
    ㉠ 미국 학교보건교육용어제정위원회 : 개인이나 집단의 건강과 관련된 지식·태도·행위에 영향을 미치도록 학습경험을 제공하는 과정이다.
    ㉡ Ruth Grout(미국 미네소타대학의 보건교육학자) : 우리들이 알고 있는 건강지식을 교육수단을 통해 개인 또는 지역사회가 바람직한 행동으로 바꾸어 가는 것이다.
    ㉢ Kaplan : 학생 개인이나 학교 전체의 건강과 관련된 지식, 태도 그리고 행위에 바람직한 영향을 주도록 학습경험을 제공하는 것이다.
    ㉣ Bruess : 학생 개인과 집단의 흥미와 요구에 따라 그들의 지식과 태도에 영향을 주기 위해 학습경험을 제공하는 과정이다.
    ㉤ 미국 미니에폴리스지역사회보건교육연구위원회 : 학생들이 긍정적인 건강행위를 채택하고 적용하도록 돕는 과정들과 경험들의 집합이다.
  ③ 학교보건교육의 중요성
    ㉠ 학교보건교육의 주된 대상자인 초·중·고등학교 학생들은 생의 주기에 있어 성장과 발달이 가장 왕성한 시기이므로 질병의 예방, 조기발견을 통해 적은 비용으로 큰 성과를 올릴 수 있다. 따라서 이 시기는 학교보건교육을 통해 건강한 생활양식의 습관화 및 학업수행능력의 기반을 갖출 수 있는 시기이다.

ⓒ 학교는 사회가 필요로 하는 건강한 인간을 육성하는 곳이다. 즉, 학교의 정규과정을 통해 건강과 건강행위에 대한 체계적이며 과학적인 지식, 기술, 태도, 실천능력을 함양할 수 있는 학습의 장소이며, 보건교육의 효율성을 높일 수 있는 곳이다.
ⓒ 학생인구는 전 인구의 1/4을 차지한다. 이들의 건강은 국가의 미래와 국민 전체의 건강유지증진을 위한 중요한 기반이 된다.
ⓔ 학교는 교육기관으로서 그 지역사회의 중심적인 위치에 있다. 그러므로 **학교보건교육은 가정 및 지역사회에 파급 효과가 크며, 국민 전체의 건강유지증진에 기여한다.**
ⓜ 고정된 장소에 밀집되어 있어 사업실시가 용이하다.

④ 미국학교보건협의회에서 규정한 학교보건의 특성
  ㉠ 유치원부터 12학년까지 계획적이고 연속성을 갖는 교과과정의 수립
  ㉡ 건강에 대한 의사결정기술의 발달 및 책임감을 형성하도록 하는 활동
  ㉢ 건강의 신체적·정서적·사회적 측면 통합

⑤ 학교보건교육의 목적
  ㉠ 궁극적 목적 : 학교건강증진사업을 통해 학생(초·중·고등학교)들의 질병과 사고를 예방하고, 건강에 대한 올바른 지식을 습득하게 하며, 건강한 태도 및 습관의 형성으로 성인기의 질병예방과 평생건강의 기틀을 형성하기 위함이다.
  ㉡ 구체적 목적
    • 건강에 대한 올바른 개념 습득
    • 스스로를 건강의 주체로 인식, 건강의 가치 인식
    • 일상생활에서 건강행동의 생활화
    • 물리적·사회적 환경이 건강에 미치는 영향을 알고 건강문제해결을 위한 생활기술 습득
    • 건강문제를 해결하기 위한 의사결정과 행동 실천

(3) 학교보건교육의 기본방향

① 학교보건의 현황
  ㉠ 비만율, 치주질환 등 체질의 저하, 흡연율, 음주율, 스트레스 인지율의 증가는 보건행태와 정신건강 수준이 저하되었음을 나타낸다.
  ㉡ 운동부족과 영양불균형으로 비만증가와 각종 체질의 저하현상이 나타났다.
  ㉢ 매년 흡연 연령이 저하되고 있고, 여학생의 흡연율은 성인 여성의 2배에 달한다.
  ㉣ 학년이 올라갈수록 음주율도 증가하고, 여학생의 음주율은 성인 여성의 음주율보다 높다.
  ㉤ 중고등학생들의 스트레스 인지율이 성인의 스트레스 인지율보다 높고, 20명 중 1명이 자살을 시도한 경험이 있으며, 남학생보다 여학생의 자살률이 높다.

② 제5차 국민건강증진종합계획(Health Plan 2030)에 제시된 학교보건
  ㉠ 목적
    학교건강증진사업을 통해 학생(초·중·고등학교)들의 질병과 사고를 예방하고, 건강에 대한 올바른 지식을 습득하게 하며 건강한 태도 및 습관의 형성으로 성인기의 질병예방과 평생건강의 기틀을 형성한다.

ⓒ 추진방향
- 학교보건교육의 강화를 통해 행동변화를 수반한 건강역량 향상
- 학생의 건강에 영향을 주는 가정, 지역사회 등을 포괄하는 학교보건사업 실시
- 교육부와 연계한 건강증진학교 조성 및 확대사업 실시

ⓒ 세부과제
- 발달단계에 따른 건강증진 교육의 내실화
- 건강유해요인 개선을 통한 건강한 교육환경조성

ⓔ 세부 추진계획

중점과제	세부 추진계획
학생건강지원기구의 설립	• 교육부 산하 총괄 기능의 학생건강지원기구와 각 시·도 교육청 산하에 1개의 기구 설립(서울시는 설립되어 있음) • 건강증진학교 시범학교 지원사업 실시 및 점진적(초 → 중 → 고) 확대 • 건강증진학교에 대한 평가기준 개발 및 주기적 평가를 통한 인증제 실시 • 건강증진학교 네트워크 형성 • 국제 건강증진학교 네트워크 결성을 통한 세계수준의 건강증진학교로 변모할 수 있도록 지원
학생들의 건강행태 및 건강상태의 개선	• 흡연예방사업, 음주예방사업, 비만예방 및 관리사업, 나트륨 섭취 감소 사업, 학교 스포츠클럽 활성화 사업, 약물사용 예방사업 등 • 건강증진학교 활성화를 통해 불건강한 보건행태를 감소 또는 예방할 수 있는 학교정책 개발 • 알레르기 질환을 보유한 학생의 응급처치 및 관리가 가능한 아토피 → 천식 안심학교 단계적 확대
학생들의 개인위생 실천율 증가	• 손씻기 강화사업 : 손씻기 교육 및 손씻기 시설 설치 • 칫(잇)솔질 활성화 및 강화사업 : 칫솔질 교육, 점심식사 후 칫솔질을 할 수 있는 환경조성
학생들의 정신건강 수준향상	• 자살예방사업 • 스트레스 인지 감소사업
학생들의 건강한 성태도 함양	• 건강한 성가치관 형성을 위한 발달 단계에 맞는 성교육 실시 • 학교 성교육 담당교사 전문성 제고를 위한 교사연수 실시
학생들의 손상예방 및 안전사고 발생 감소	• 안전사고 예방행동 실천율 향상 사업 : 안전사고 예방 교육, 교통안전 현장교육, 교통안전 캠페인, 안전벨트 및 헬멧(오토바이, 자전거, 인라인스케이트 등)과 보호대 착용 교육 실시 등 • 학교 내 안전사고 발생 감소사업 : 안전사고 유발 학교시설에 대한 안전장치 강화 • 학교손상 모니터링 시스템 구축
학생들의 인터넷 중독 감소 사업	• 인터넷 유해 사이트 차단 프로그램 보급 • 인터넷 게임중독 감소사업
건강한 학교 환경 조성	• 학교 건축물 석면 함유 조사 • 단계적 석면 함유 학교 건축물 개선 실시

③ 세계보건기구 학교보건교육전문가위원회의 권고사항
ⓐ 교육프로그램은 타당한 이론에 근거하는 원리와 지역적 요구에 대한 분석을 근거로 할 것
ⓑ 한 가지 방법보다 여러 전략의 복합적 활용이 효과적임
ⓒ 학생들의 참여가 필수적임
ⓓ 교사와 다른 교직원의 훈련
ⓔ 조기에 생활기술 실시
ⓕ 역할모델로서 교직원의 역할

④ 학교보건교육의 특성(미국 학교보건교육전문가단체 제시)
  ㉠ 학생들의 요구, 최신의 건강개념, 사회적 문제들을 기반으로 계획적이고 연속적인 교육과정 운영
  ㉡ 질병만을 다루지 않고 건강유지증진을 위한 동기를 유발하도록 고안된 교육
  ㉢ 자신의 건강을 위해 의사결정기술의 발달 및 책임감을 형성하도록 하는 활동
  ㉣ 학생들의 건강 관련 지식, 태도, 건강행동의 실천습관을 발달시키는 기회
  ㉤ 성장과 발달, 개인보건, 질병예방과 관리, 소비자보건, 지역사회보건, 환경보건, 가족생활, 영양, 안전과 사고예방, 약물의 오남용에 대한 연구를 위해 신체적·정서적 건강프로그램을 기획, 형성평가, 총괄평가, 효과적인 관리체계, 자원의 활용

⑤ 우리나라 학교보건교육의 문제점
  ㉠ 전문적인 보건교육사의 부재
  ㉡ 현행법상 학교보건교육담당자에 대한 불명확한 규명
  ㉢ 기존 보건교사의 전문보건교육과정 미이수
  ㉣ 기존 보건교사를 보건교과교사로 활용할 경우 보건실 보건서비스역할자 모호
  ㉤ 변화하는 학교보건문제를 해결하기 위한 정책개발 및 대응전략의 부재

(4) 학교보건교육과정의 단계
① 학교보건교육의 계획
  ㉠ 보건교육의 요구사정
  ㉡ 학습목표 설정
  ㉢ 학습내용 선정
  ㉣ 교육방법 선정
  ㉤ 교육매체 선정
  ㉥ 교육시간 배정
  ㉦ 평가기준 설정

② 학교보건교육
  ㉠ 보건교육의 요구사정 : 교육대상자들의 올바르지 못한 건강 관련 지식, 생활습관, 해결해야 할 건강문제를 색출하기 위한 것이다.
  ㉡ 보건교육 요구사정 시 이용할 수 있는 자료
    • 설문지
    • 조사, 관찰, 면담을 통해 수집된 자료
    • 학교보건평가기록
    • 학생건강검진자료
    • 지역사회진단결과 자료

③ 학습목표 설정
  ㉠ 학습목표는 학습자가 도달해야 하는 학습결과의 수준을 말한다.
  ㉡ Bloom의 학습목표의 분류 ★
    • 인지적 영역 : 암기, 이해, 적용, 분석, 조합의 지적능력 증진
    • 정의적 영역 : 인간의 태도, 느낌, 감정 등의 변화
    • 심동적 영역 : 인간의 기술능력의 변화

ⓒ 학습목표의 구성요소 : 대상, 교육내용, 변화의 기준 또는 조건
ⓔ 학습목표의 분류 : 일반적 학습목표와 구체적 학습목표로 구분
ⓜ 학습목표의 작성요령
- 일반적 학습목표 : ○○에 대한 중요성, 적절한 방법 선택, 활용
- 구체적 학습목표 : ○○의 중요성 설명, 방법의 종류 설명, 올바른 방법의 선택과 활용

④ 학습내용 선정
ⓐ 학습목표에 맞는 내용 선정
ⓑ 학습자 중심의 내용 선정

⑤ 교육방법 선정
ⓐ 토론식 수업, 모둠별 수업, 학생 중심의 쌍방향 의사소통수업 지향
ⓑ 강의, 조사, 토론, 실험, 실습, 드라마, 역할놀이, 모의놀이, 사례연구 등 다양한 교수법 활용
ⓒ 전체학습, 소집단학습, 개별학습 등 학습조직을 융통성 있게 활용
ⓓ 가정과의 연계지도
ⓔ 지역사회와 연계한 체험학습 실시, 지역사회 보건전문가와 협력수업 실시
ⓕ 학교와 지역사회 특수성, 행사, 계절별 질병발생상황을 고려하여 탄력적 운영

⑥ 교육매체 선정 : 학습과정에서 교사가 학습자에게 학습내용을 전달하는 수단
⑦ 교육시간 배정 : 교육 목표달성을 위한 적절한 시간 배정
⑧ 평가기준 설정(교육부 기준)
ⓐ 평가계획 평가
- 평가내용은 교과과정의 내용체계와 영역별 내용을 근거로 설정한다.
- 지식, 태도, 행동의 변화를 균형 있게 평가한다.
- 평가기준을 미리 제시하여 학습자들이 자신의 평가결과를 객관적으로 이해할 수 있게 한다.
ⓑ 평가목표와 평가내용
- 평가목표는 교육과정의 성격, 목표, 내용을 종합적으로 고려하여 설정한다.
- 인지적 · 정의적 · 행동적 측면을 고려하여 평가한다.
  - 건강과 건강수칙에 대한 이해
  - 건강 관련 지식과 건강증진을 위한 종합적 사고, 판단력
  - 건강증진을 위한 실천의지와 태도
  - 건강행동 실천력 평가
- 자기건강관리능력
  - 핵심개념이해능력
  - 영향분석능력
  - 지식활용능력
  - 대인 간 의사소통능력
  - 목표설정능력
  - 의사결정능력
  - 실생활 적용능력 평가

- 평가방법과 평가결과의 활용
  - **과정평가, 결과평가를 함께 실시**, 종합적이고 전인적인 평가 실시
  - 다양한 형태로 실시하여 결과를 문장으로 기록
  - 학생들의 건강행위를 지속적으로 수정하기 위한 지식제공
  - 건강증진에 대한 관심 증대
  - 건강수준을 향상시키는 자료로 활용
  - 평가결과를 보건수업의 목표, 내용, 방법 개선을 위한 근거자료와 수단으로 활용

2 지역사회 보건교육

(1) 개인과 가족의 이해

① Maslow의 인간의 기본욕구 5단계
  ㉠ 1단계 : 생리적 욕구
  ㉡ 2단계 : 안전과 안정의 욕구
  ㉢ 3단계 : 사랑과 소속의 욕구
  ㉣ 4단계 : 자아존중의 욕구
  ㉤ 5단계 : 자아실현의 욕구

② **가족의 정의** : 서로 정서적으로 관여되어 있고, 매우 밀접하게 살아가는 둘 혹은 그 이상의 사람으로 구성된 집단으로, 지역사회 보건사업 수행에 있어 가장 기초적인 단위이다(1992, Friedman).

③ **가족의 구조** : 전통가족, 혼합가족, 편부모 가족, 동거가족, 독신 성인 등 변화되는 가족 구조

④ **가족의 기능** : 신체적 기능, 경제적 기능, 생산적 기능, 애정적·대응적 기능, 사회화 기능

⑤ **가족의 생존과 지속을 위한 과업**
  ㉠ 쉴 곳, 음식, 의복, 건강관리 제공
  ㉡ 각 구성원의 욕구에 따라 자원(돈, 시간, 공간) 분배
  ㉢ 가정과 사회의 점점 더 성숙된 역할을 받아들여 사회구성원으로서의 사회화 확대
  ㉣ 상호작용, 의사소통, 감정의 표출을 사회적으로 승인된 방법으로 확립
  ㉤ 학교, 교회, 직장, 이웃 등 지역사회와 관계를 맺고 친척, 이웃, 친구를 위한 역할 확립
  ㉥ 사기를 북돋우고, 동기유지, 성취보상, 개인적·가족적 위기해결, 도달가능한 목표 설정, 가족의 충성심과 가치계발

⑥ **가족 건강의 위험요소**
  ㉠ 생활 형태에 따른 위험요소 : 성적 역할, 결혼, 영양, 치아관리, 가정환경, 정신사회학적 요소, 부적절한 돌봄, 부적절한 수입, 가족구성원 간의 갈등
  ㉡ 환경적 요소
    • 안전하고 깨끗한 생활상태 제공을 위한 지식이나 재정부족
    • 스트레스를 더하는 직업이나 사회적 긴장
    • 공기오염, 수질오염, 식품오염

ⓒ 발달적 요소
- 지원체계를 이용할 수 없는 새로운 아기를 가진 가족
- 혼자 살거나 고정된 수입이 없는 노인
- 개인적·경제적·교육적 자원이 부족한 10대의 미혼모

ⓔ 생물학적 요소 : 출생 시 결함, 정신발달 지연, 유전적 질병

⑦ 가족건강과 안녕증진을 위한 보건 중재 프로그램
ⓐ 부부와 출산가족 : 가족계획, 산전관리, 예방접종, 중독예방프로그램
ⓑ 학령기 아동을 가진 가족 : 시력, 청력조사, 구강보건, 부모지지집단, 감염병관리프로그램
ⓒ 청소년을 위한 가족 : 알코올 및 약물중독, 사고예방, 성교육, 영양, 정신건강프로그램
ⓓ 중년 성인을 가진 가족 : 고혈압, 운동, 스트레스 해소, 금연, 알코올, 우울에 대한 프로그램
ⓔ 노인을 가진 가족 : 만성질병 검진, 은퇴정보, 가정안전, 약물정보프로그램

(2) 지역사회의 이해

① **지역사회의 개념** : 지역사회는 개인과 가족의 건강증진과 질병예방에 강한 영향력을 가진다.
② **지역사회의 정의** : 보편적인 가치·흥미·요구를 가지고 비슷한 규칙을 가지며, 특별한 지리적 부분에 살고 있는 특별한 인구 또는 사람들의 집단으로서, 공동의식 및 상호관련성이 있다.
③ 건강과 질병에 영향을 주는 지역사회의 요소
ⓐ 유행하는 가치와 신념
ⓑ 보호, 안전, 미적 관심
ⓒ 건강관리 지원
ⓓ 교육과 레크리에이션 프로그램
ⓔ 교통과 의사소통시설
ⓕ 서비스와 상품의 생산

④ 건강에 영향을 미치는 지역사회의 환경적 요소
ⓐ 건강관리기관의 숫자와 이용도
ⓑ 주택공급, 경찰서, 소방서
ⓒ 저소득층 영아와 엄마, 노인을 위한 영양서비스와 학교급식프로그램
ⓓ 주택지역과 공업지역을 분리하는 경계규정
ⓔ 쓰레기처리서비스와 위치
ⓕ 대기오염, 수질오염 규정
ⓖ 식품위생지침서
ⓗ 보건교육서비스와 보급
ⓘ 레크리에이션의 기회
ⓙ 폭력범죄와 약물사용의 유행

(3) 문화와 민족성의 이해

① 문화의 개념
- ㉠ 문화는 특별한 집단에 있는 사람들에게 승인될 수 있는 방식으로 행동을 지도한다.
- ㉡ 문화는 개인 간의 상호작용을 통해 사회구조 내에서 형성되고 발전한다.
- ㉢ 문화는 형식적·비형식적 생활경험을 통해 새로운 세대에 의해 학습된다.
- ㉣ 언어는 문화를 전달하는 기본적인 수단이다.
- ㉤ 특별한 문화실행은 집단의 사회적·물리적 환경 때문에 일어난다.
- ㉥ 문화실행과 신념은 시간이 지나면서 적응되며, 그들의 요구를 만족시키는 한 남아 있다.
- ㉦ 문화는 집단 구성원들이 스스로를 보고, 기대를 가지며, 어떤 상황에 대하여 반응하는 방식에 영향을 준다.

② 민족성의 개념 : 문화집단이 공동으로 가지고 있는 보편적 유산에 기초한 정체감을 말한다.

③ 보건문제에 대해 문화적·민족적으로 영향을 주는 요인
- ㉠ 성역할 : 남성지배적, 여성지배적
- ㉡ 언어와 의사소통 : 언어의 특이성
- ㉢ 공간과 시간에 대한 지남력 : 개인적 공간과 시간
- ㉣ 식품과 영양 : 조리방식, 음식의 종류
- ㉤ 사회경제적 요소 : 빈곤
- ㉥ 가족지지 : 확대가족
- ㉦ 신체건강과 정신건강 : 생리적·심리적 특징
- ㉧ 민속요법 : 민속요법체계, 민속치료사

④ 건강관리체계의 문화적 기준
- ㉠ 신념 : 건강과 질병의 표준화된 정의, 기술의 절대성
- ㉡ 실행 : 건강유지와 질병예방, 매년 신체검진
- ㉢ 습관 : 기록, 전문용어의 빈번한 사용, 체계적인 접근과 문제 중심의 방법
- ㉣ 선호 : 신속성, 청결함의 체계화, 이행
- ㉤ 혐오 : 느림, 무질서와 혼란
- ㉥ 관습 : 독재체계와 관료체계에서 발견되는 잘못된 질서에 대한 직업적 고수와 존경하는 삶과 죽음을 보살피는 어떤 절차의 사용
- ㉦ 예식 : 신체검진, 외과적 절차, 방문객과 방문시간의 제한

(4) 지역사회 보건교육의 개념

① 지역사회조직 : 사람들이 어떤 집단행동을 하도록 도와주는 기관을 말한다.

② 지역사회 보건교육의 정의

지역사회 내 모든 주민들이 건강을 유지·증진하고 질병을 예방함으로써 적정기능수준의 건강을 형성하고 유지하는 데 필요한 지식, 태도, 습성 등을 바람직한 방향으로 변화시키는 교육과정이다.

③ 지역사회 보건교육의 목적
  ㉠ 지역사회 보건교육의 궁극적 목적
    • 지역사회주민을 대상으로 **지역사회주민의 건강문제 감소 및 건강수준을 개선시킨다.**
    • 지역사회주민의 건강행동을 증가시키고 위험요인과 유병률을 감소시킨다.
  ㉡ 지역사회 보건교육의 구체적 목적
    • 지식습득, 건강유지증진에 필요한 올바른 지식을 이해시킨다.
    • 보건의료서비스의 이용, 자기건강관리, 지역사회활동의 조직능력과 기술의 획득을 목표로 한다.
    • 지속적인 효과를 갖기 위한 훈련을 시행한다.
④ **지역사회 보건교육의 목표** : 지역사회주민이 자신의 건강은 자신이 지켜야 한다는 긍정적인 태도를 갖고 자신의 건강을 지킴과 동시에 자신이 속한 지역사회가 발전하는 데 건강이 중요한 재산이며 목표임을 인식한다. 또한, 지역사회주민 공동노력으로 스스로 건강문제를 해결하도록 하는 데 있다.
⑤ **지역사회 보건교육의 중요성**
  ㉠ 개인과 지역사회는 상호보완적이다.
  ㉡ 보건교육은 질병예방사업에 가장 으뜸이 되는 수단이다.
  ㉢ 건강지식 결여로 유발된 건강문제가 40% 이상을 차지하는 것을 볼 때 보건교육의 중요성을 더욱 실감할 수 있다.
  ㉣ 보건교육의 사업결과를 질적·양적으로 평가하는 것은 어렵지만, 일단 성공하면 그 결과는 영구적으로 건강유지증진의 기본이 된다.
⑥ **지역사회 보건교육자의 역할**
  ㉠ 지역사회 개발자로서의 역할
  ㉡ 조직자로서의 역할
  ㉢ 촉진자로서의 역할
  ㉣ 전문가로서의 역할
  ㉤ 지도자로서의 역할
  ㉥ 연구자로서의 역할
  ㉦ 교육자로서의 역할
  ㉧ 대변자로서의 역할
  ㉨ 사회마켓경영자로서의 역할
  ㉩ 정책형성자로서의 역할
  ㉪ 자문가로서의 역할

(5) 지역사회 보건교육의 기본방향

① **기본모델 및 원칙** : 지역사회 보건사업과 보건교육의 틀
  ㉠ 지역사회 건강문제의 우선순위 결정
  ㉡ 지역주민 건강의 요구도 사정
  ㉢ 보건교육의 우선순위 결정
  ㉣ 보건교육담당자에 대한 훈련
  ㉤ 지역사회 협력체계 구축

ⓑ 지역사회 보건요원 확보
　　　ⓢ 건강 관련 기술 습득
　　　ⓞ 건강문제 발생 감소
　　　ⓩ 건강규범에 대한 사회적 확산
　② 지역사회 보건교육의 모델
　　　㉠ 지역사회조직 : 대중매체, 보건 관련 서비스, 기타조직, 산업체, 기업체, 법규
　　　㉡ 보건교육 제공
　　　　　• 보건사업에 종사하는 모든 사람
　　　　　• 지역사회 지도자 : 공식적 지도자, 비공식적 지도자
　　　　　• 조기수용자
　　　　　• 주민 : 지식, 동기, 기술, 사회적 · 환경적 지지
　③ 지역사회 보건교육의 수행원칙
　　　㉠ 건강증진, 질병예방에 우선순위 결정
　　　㉡ 보건교육계획은 지역사회진단을 통한 실증적 자료를 이용하여 수립
　　　㉢ 보건교육계획을 지역사회 보건프로그램의 일부로 포함하여 상호조정
　　　㉣ 보건교육사업이 건강증진사업의 일환으로 다른 건강증진사업과 연계되어 추진
　　　㉤ 지역사회주민의 적극적 참여 유도
　　　㉥ 보건소의 조직을 이용, 특수전문인력 활용 유도
　　　㉦ 지역사회 내 보건 관련 민간조직의 적극적 참여 유도
　　　㉧ 지역사회 내 보건 관련 공공조직의 행정지원 유도
　④ 지역사회 보건교육프로그램의 영향
　　　㉠ 주민 사이에 전파효과가 큼
　　　㉡ 조기수용자를 통해 지역사회조직에 영향을 줌
　　　㉢ 지역사회 지도자에게 영향이 큼
　　　㉣ 건강행동이 증가
　　　㉤ 건강위험요인이 감소

3 지역사회 보건교육과정

(1) 진단

　① 사회적 · 역학적 진단
　　　㉠ 사회적 진단 : 인구현황, 사회적 통합성, 지리, 교통수단 등
　　　㉡ 역학적 진단 : 사망률, 이환율, 유병률, 발생률 등
　② 행위적 · 환경적 진단
　　　㉠ 행위적 진단 : 건강행동, 사회적 적응도, 예방행동 등
　　　㉡ 환경적 진단 : 사고유발환경, 방사선노출, 환경오염 등

③ 교육적 진단
　㉠ 개인속성요인 : 교육적 이득, 지식, 태도, 가치 등
　㉡ 강화요인 : 주민, 가족, 보건교육사의 태도, 행동 등
　㉢ 가능요인 : 의료기관의 이용가능성, 접근성, 사회경제적 수준 등
④ 행정적 진단 : 시간표 작성, 예산확보, 인력 및 시설확보 등

(2) 대상별 주제선정(지역사회 보건교육의 대상 및 주요 내용)

① 모아 : 산전관리, 안전분만, 산후관리, 가족계획, 피임법
　㉠ 영아 : 발달과 성장 및 정서적 애착
　　• 감염, 질병예방과 예방접종, 소아질환, 위생과 피부관리
　　• 영양과 수유방법, 사고예방, 소아질환
　㉡ 유아 : 사고예방, 배변, 배뇨훈련
　　• 부정감, 음식과 영양
　　• 위생과 치아건강
　　• 감염, 놀이습관
　　• 행동장애, 장애자관리
　㉢ 학령전기 : 사고예방과 안전, 감염
　　• 수면장애, 치아위생
　　• 놀이습관, 자아존중감 : 유치원 활동경험, 자율성
　㉣ 학령기 : 사고예방, 전염성질환의 예방과 관리
　　• 약물남용
　　• 신체건강, 과체중, 비만관리
　　• 정신건강, 학교공포, 우울, 자살
　　• 자아개념 : 독립적 활동, 사회적 상호작용
　㉤ 청소년 : 자극물질 남용, 교통사고, 자살
　　• 영양, 건강한 식습관, 과체중, 비만
　　• 성교육
　　• 자아존중감 : 또래집단 소속, 의사소통 개방, 사랑, 규율, 독립성
② 성인
　㉠ 개인위생, 평생건강관리, 건강증진
　㉡ 안전한 성생활, 임신과 출산, 가족계획, 피임
　㉢ 건강행동 : 금연, 절주, 체중조절, 운동, 예방접종
　㉣ 구강보건, 정신건강
　㉤ 건강위험요인 해소 : 스트레스, 약물남용, 불규칙한 식습관
　㉥ 비전염성질환 관리, 암 관리, 정기 건강검진
　㉦ 안전생활, 환경보건, 구충구서

③ 노인
- ㉠ 체력과 건강감퇴에 적응
- ㉡ 은퇴와 감소된 수입에 적응
- ㉢ 배우자의 건강변화에 적응
- ㉣ 동년배와의 애착형성
- ㉤ 새로운 사회적 역할의 선택과 적응
- ㉥ 만족스러운 생활설비의 확립
- ㉦ 만성질환
    - 노화, 정기건강검진, 치매예방, 노인성질환관리
    - 치아관리, 치주염, 변비
- ㉧ 사고예방, 우울증, 신체적 움직임, 금연, 금주, 스트레스관리, 영양관리
- ㉨ 죽음

(3) 주요 전략(행동변화 수준에 따른 전략)

① 개인의 행동변화 수준에 대한 전략
- ㉠ 자가테스트 방법 활용, 동기에 대한 자가진단
- ㉡ 위해성에 대한 정보제공, 교육용 홍보책자 배포

② 개인 간의 상호작용을 통한 행동변화 수준에 대한 전략
- ㉠ 주민토론회, 반상회 참석
- ㉡ ○○예방을 위한 주민대책수립
- ㉢ ○○피해상황에 대한 보고회 및 집단토의

③ 조직의 행동변화 수준에 대한 전략
- ㉠ 공공, 민간기관 내의 ○○운동 전개
- ㉡ ○○예방을 위한 지역자치행사 개최

④ 지역사회 행동변화 수준에 대한 전략 : 매스컴을 활용하여 ○○의 위해성과 이익홍보

(4) 지역사회 보건교육방법

지역사회주민을 대상으로 실시되는 보건교육방법은 주로 건강캠페인, 전시, 공개토론회 등이 있다.

① 건강캠페인
- ㉠ 목적
    - 비교적 짧은 기간 내에 건강에 대한 상식과 기술을 증진시킬 수 있다.
    - 특별한 문제에 대한 가치관을 증진시킨다.
    - 지역사회주민들이 '건강지식습득 → 태도변화 → 실천'을 하기 위한 지속적 관리가 요망된다.
- ㉡ 기간 : 수 일~한 달, 집중적으로 반복하여 많은 대상자에게 알리는 방법
- ㉢ 보조자료 : 포스터, 팸플릿, 라디오, 텔레비전 등
- ㉣ 장소 : 국가기관, 학교, 산업장, 지역사회 어디서나
- ㉤ 효과적인 활동을 위해 가정방문, 지역사회모임, 우편, 집단토의, 정기적 교육 실시
- ㉥ 추후관리 : 지역사회주민 스스로가 추후관리의 중요성을 인식하도록 하는 것이 관건

② 전시 : 건강에 관한 내용에 대상자의 관심을 주의집중시켜 변화에 도달하고자 하는 방법
  ㉠ 장점
    - 주의집중으로 흥미유발이 용이하다.
    - 교육내용의 핵심을 함축하여 이해를 돕는다.
    - 필요한 정보축적을 통해 교육목표의 도달이 용이하다.
  ㉡ 단점 : 전시장소 선정의 어려움, 전시내용의 변화에 따른 수정의 번거로움이 있다.
③ 공개토론회
  ㉠ 정의 : 1~3인 정도의 전문가, 자원인사가 10~20분 정도 공개연설을 한 후 청중과 질의응답 방식의 토의를 진행하는 방법이다.
  ㉡ 특징
    - 청중이 직접 토의에 참가한다.
    - 전문가에게 질의응답이 가능하다.

(5) 지역사회 보건교육의 평가지표
① 최종목표
  ㉠ 개인의 가치관을 중시한 척도(주관적 지표) : 자아실현도, 생활만족도, 생활충족도
  ㉡ 집단이나 객관성을 중시한 척도 : 평균수명 연장, 평균여명 연장, 사망률 저하, 이환율 저하, 증상호소율 저하, 증상의 개선도, 검사 이상률 저하, 생활습관 개선, 지식 및 의욕의 향상
② 수단의 실질적 목표
  ㉠ 최종목적 달성을 위한 수단으로서의 실질적 목표 : 수진율, 보급률, 가정방문횟수, 보건교육 횟수, 수료율, 입원율
  ㉡ 의료활동, 복지활동을 위한 수단
    - 경제적 지원
    - 서비스충실도
  ㉢ 기반체제 정비
    - 가족 및 친구 등으로 파급효과
    - 자조그룹의 질과 양
    - 사회네트워크의 질과 양
    - 보건의료, 복지시설과 인력정비체제시스템과 예산
    - 문화, 교육, 사회, 생활환경의 정비(1차 예방활동)

제2절 생활터별 보건사업

1 산업장 보건교육

(1) 산업보건의 개념

① 목적
  ㉠ 산업안전 및 보건에 관한 기준 확립
  ㉡ 책임소재를 명확히 함
  ㉢ 산업재해 예방
  ㉣ 쾌적한 작업환경 조성
  ㉤ 근로자의 안전과 보건유지 증진

② 목표
  ㉠ 근로자의 건강유지증진
  ㉡ 근로자의 안전유지증진
  ㉢ 산업재해 예방
  ㉣ 작업환경 정비 및 작업능률 향상

③ 관리대상
  ㉠ 대상 : 근로자와 작업환경
  ㉡ 최고행정기관 : 고용노동부 산업안전보건본부
  ㉢ 담당자 : 보건관리자

④ 사업장 보건관리자의 직무
  ㉠ 근로자 대상 보건교육 실시
  ㉡ 건강장애의 원인조사와 재발방지를 위한 예방적 조치
  ㉢ 산업위생시설 점검, 개선 및 설계에 관한 지도
  ㉣ 작업환경의 측정 및 평가
  ㉤ 보호장비 구비

⑤ 사업장 보건교육의 효과
  ㉠ 서비스의 질 개선 및 생산성 향상
  ㉡ 사회적 이미지 개선 및 경쟁력 강화

(2) 산업보건 관리

① 내용 : 작업환경관리
② 산업보건 관리의 목적
  ㉠ 직업병과 산업재해 방지
  ㉡ 근로자의 건강증진
  ㉢ 생산성 향상

③ 기본원칙
　㉠ 대치
　　• 물질의 변경
　　• 시설의 변경
　　• 공정의 변경
　　• 작업환경 개선
　㉡ 격리
　　• 저장물질의 격리
　　• 공정의 격리
　　• 시설의 격리
　　• 작업자의 격리
　㉢ 환기 : 깨끗한 공기로 희석
　㉣ 교육
　　• 작업장의 청결 및 정돈
　　• 직업병에서 스스로를 보호, 건강관리능력 증진
　㉤ 개인보호구 착용
④ 유해물질 침입 경로 : 호흡기, 피부, 소화기

(3) 근로자의 건강관리

① 목적
　㉠ 집단의 건강수준 파악
　㉡ 근로자의 건강관리
　㉢ 작업에 대한 근로자의 적합성 확인
　㉣ 사후 배치
　㉤ 산업재해보상의 근거
　㉥ 노동생산성 확보
② 건강진단 실시
　㉠ 일반건강진단
　㉡ 특수건강진단
　㉢ 배치 전 건강진단
　㉣ 수시건강진단
　㉤ 임시건강진단
③ 건강진단횟수
　㉠ 일반건강진단 : 연 1회
　㉡ 유해작업종사자 : 연 2회
　㉢ 사무직종사자 : 2년 1회
④ 근로시간 및 보호자
　㉠ 「근로기준법」: 1일 8시간 주 40시간, 휴식시간 제외
　㉡ 15세 미만자 : 채용하지 못함
　㉢ 임산부, 18세 미만자 : 도덕상·보건상 유해, 위험한 업종에 종사하지 못함

(4) 산업재해, 산업피로 및 직업병

① 산업재해
  ㉠ 정의 : 업무 도중 원하지도 않고, 계획하지도 않은 사건의 발생으로 인해 인적 · 경제적 손실이 초래되는 것을 말한다.
  ㉡ 발생 요소
    • 사용자 측 : 안전대책 · 예방대책 미비
    • 근로자 측 : 피로, 작업상 부주의 또는 실수, 숙련미달
  ㉢ 산업재해 발생빈도가 높은 시기
    • 여름, 겨울
    • 월, 금 오전 10~11시
    • 오후 2~3시
  ㉣ 산업재해지수 : 도수율, 건수율, 평균손실일수
  ㉤ 대책
    • 산업재해조사 : 책임소재 규명, 재해예방대책 강구
    • 경영자 측 대책
      - 안전관리체계의 확립
      - 재해방지대상 사업장의 철저한 지도감독
      - 기계설비개선
      - 근로환경개선
      - 근로조건개선
    • 안전보건관리와 훈련
      - 안전보건관리조직 정비
      - 근로자의 적재적소 배치
      - 안전위생의 표시, 게시, 포스터 부착
      - 신규 채용자, 일반 작업원, 간부요원별로 안전보건과 훈련 실시
      - 의료구급제도와 재해기록제도 실시

② 산업피로
  ㉠ 정의 : 정신적 · 신체적 · 신경적인 노동부하에 반응하는 생체의 태도로 회복되지 않고 축적되는 피로를 말한다.
  ㉡ 결과 : 생산성이 저하되고, 재해 발생 원인을 제공한다.
  ㉢ 대책
    • 작업부하의 개선
    • 노동시간 조정
    • 휴식 및 휴양 확보
    • 피로 징후의 조기 발견과 조치
    • 건강증진을 위한 대책 마련

③ 직업병
  ㉠ 정의 : 어떤 특정 직업에 종사하면서 재해에 의하지 않고, 불량한 작업환경이나 근로조건에서 장기간 작업하여 발생하는 질병을 의미한다.
  ㉡ 특성
   • 그 직업에 종사하고 있으면 누구나 질병에 이환할 가능성이 있다.
   • 만성경과에 걸쳐 발생하지만 예방이 가능하다.
   • 특수 직업에서 특수하게 발생, 특수검진으로 판정된다.
   • 직업병은 고정되어 있는 것이 아니라 그 시대의 산업 추이에 따라 변한다.
  ㉢ 대책
   • 발생원인 규명
   • 생산기술, 작업환경 개선
   • 개인보호구 착용
   • 채용 시 건강진단으로 적재적소 배치
   • 정기건강진단 실시 : 이상상태 조기발견, 적절한 조치 강구
   • 보건교육 실시 : 개인위생 철저, 유해물질 폭로 예방

(5) 산업장 보건교육의 개념
직업과 관련된 건강과 안정에 대한 근로자의 지식, 태도, 기술, 행동을 향상시키려는 의도된 전략이며, 산업장의 안전보건을 개발할 수 있는 개인, 집단, 조직, 지역사회의 역량이다.

(6) 산업장 안전보건교육의 중요성
① 학습의 효과가 크다.
② 대상자의 참여율이 높다.
③ 장기적 연구 및 평가가 가능하다.
④ 연령상 건강에 대한 관심이 높아지는 시기이다.
⑤ 건강증진 프로그램을 시행하는 데 협력 가능한 인원이 있다.
⑥ 산업재해 발생에 행동과 관련된 인적 요인의 영향이 크다.
⑦ 이직률 감소와 비용 절감 효과가 있다.

(7) 산업장 보건교육의 효과
① 질병 발생으로 인한 결근율 감소
② 직장 내 작업 중 안전사고의 위험률 감소
③ 질병과 사고로 인한 의료비 지출 감소
④ 근로자의 건강수준 향상으로 인한 생산성 증가
⑤ 산업장의 이미지 쇄신효과
⑥ 근로자의 신뢰, 긍정적 인식, 이직률 감소와 직무만족도 향상

(8) 산업장 안전보건교육의 법적 규정
① 대상 : 근로자와 안전 보건관리 책임자
② 유형 : 정기교육, 신규 채용 시 교육, 작업내용 변경 시 교육, 특별교육

③ 시간 : 대상 및 유형에 따라 다르게 규정
④ 내용 : 대상 및 유형에 따라 다르게 규정

(9) 산업장 보건교육의 기본방향
① 보건교육을 통해 근로자의 작업 관련 위해 환경 요소에 대한 경각심을 고취한다.
② 위해 관련 관리 방법을 습득한다.
③ 업무상 사고의 예방과 대처 방법을 습득한다.
④ 업무상 질병에 대한 예방과 대처 방법을 숙지한다.
⑤ 근로자 스스로가 각 작업조건에 필요한 안전 보건관리에 대해 적절하게 선택적으로 대처하고 적용할 수 있는 능력을 함양한다.

(10) 산업장 보건교육의 유형
① 산업장 안전보건교육 : 「산업안전보건법」 제29조~제33조에 규정
② 근로자교육 : 정기교육, 채용 시 교육, 직업내용 변경 시 교육, 특별교육, 건설업 기초 안전·보건교육
③ 안전보건관리책임자 등 교육 : 신규교육, 보수교육

(11) 산업장 보건교육 과정
① 보건교육의 요구도 파악
  ㉠ 다각적 측면으로 요구도 자료수집 및 검토
  ㉡ 대상자의 참여도와 흥미도 파악
  ㉢ 산업장 내의 다양한 의견 간 요구도 조정
  ㉣ 활용 가능한 자원과 협력관계 파악 : 지역사회 내 보건의료기관, 민간단체, 공공기관
② 보건교육의 주제 선정
  ㉠ 산업장 보건 주제 선정 시 고려해야 할 3가지 요소
    • 보건문제
    • 위험행동
    • 위험집단
  ㉡ 위험집단 선정기준
    • 예방적 접근
    • 치료적 접근
    • 비용-이익적 접근
③ 주제에 부합하는 목표 설정
④ 프로그램 실시 후 목표 달성 여부에 대한 평가 구성

(12) 보건교육프로그램의 세부 내용 개발의 지침
① 문제해결 중심의 접근방법
② 대상자 참여 증대 중심의 접근방법
③ 지역사회 참여 증대와 개발을 활용하는 접근방법
④ 단일 목적을 위한 다각적인 중재방법 동원

2 환자보건교육

(1) 인간의 이해

① Roy의 이론 : 인간은 생물, 심리, 사회적 존재로서 생동하는 체계이며, 그의 환경과 계속적으로 내적 및 외적으로 상호작용하는 존재이다.

② Watson의 이론 : "돌봄과 사랑은 가장 보편적인 것이고, 가장 위대한 것이며, 가장 신비한 우주적인 힘을 가지고 있다."고 하였다.

   ㉠ Watson의 10가지 돌봄요소
- 인본주의적-이타적 가치체계 형성으로서의 돌봄 : 주는 행위에 대한 만족감과 헌신
- 믿음과 희망의 주입 요소 : 가장 기본적이며 다른 돌봄요소를 양양시킴
- 자신이나 타인의 민감성 배양 : 자신의 감정에 대한 근원적 민감성의 이해로 타인을 이해
- 조력-신뢰관계 개발 : 타인과의 도움-신뢰관계 및 라포(Rapport) 형성
- 긍정적·부정적 감정표현의 증진 및 수용
- 의사결정을 위한 과학적 문제해결방법의 체계적 사용
- 대인관계의 교수-학습 증진적 요소
- 지지적·보호적·교정적인 정신·신체·사회문화적·영적 환경 제공
- 인간적 욕구 만족에 대한 지지
- 실존적-현상학적 존재 수용 : 자신의 존재에 대한 문제에 직면하여 고유한 방법을 찾는 것

(2) 건강과 불건강

① 건강의 정의(1950년 WHO) : 단순히 질병이 없고, 허약하지 않고, 신체적·정신적·사회적으로 완전한 상태를 말한다.

② 건강-불건강의 연속선

   ㉠ 건강영역
- 최고수준의 건강
- 좋은 건강

   ㉡ 정상적인 건강

   ㉢ 불건강영역
- 불건강
- 죽음

③ 건강과 불건강에 영향을 주는 요소

   ㉠ 신체적 측면 : 유전적 요소, 인종, 성별, 연령, 발달단계
   ㉡ 정서적 측면 : 스트레스, 불안
   ㉢ 지적 측면 : 개인의 인식능력, 교육적 배경, 과거경험
   ㉣ 환경적 측면 : 주택, 위생, 기후, 대기오염, 음식물
   ㉤ 사회문화적 측면 : 개인의 경제적 수준, 생활양식, 가족·문화적 환경(건강관리, 식습관, 삶의 형태, 감정적 안정성)
   ㉥ 영적 측면 : 영적·종교적 믿음과 가치

④ 건강증진과 질병예방
  ㉠ 1차적 예방 : 건강증진과 질병의 특별한 보호책(예방주사, 산전관리, 가족계획사업, 치아관리교육, 사고예방교육)
  ㉡ 2차적 예방 : 건강에 문제점이 있는 대상자의 건강유지 및 부작용·불구예방에 역점
  ㉢ 3차적 예방 : 대상자의 건강을 최대한 기능의 단계로 회복, 재활

(3) 환자보건교육
① 환자보건교육의 개념
  ㉠ 목적 : 환자보건교육은 환자 및 보호자에게 질병관리를 할 수 있도록 구성한 교육프로그램이다. 질병예방, 질병치료, 질병악화의 감소, 손상이나 장애의 최소화를 목적으로 제공되는 교육이다. 궁극적으로는 환자 스스로가 자신의 생활습관을 변화시키는 데에 목적이 있다.
  ㉡ 환자보건교육의 중요성
    • 환자 개개인의 특수 건강상태에 대한 보건교육의 중요성 부각
    • 환자들의 건강상태에 대한 관심 증대
    • 건강정보를 얻고 싶어하는 요구 증대
  ㉢ 대상 : 환자, 환자 보호자, 질병위험군, 예방이 필요한 사람
  ㉣ 목표 : 2차 예방에 따른 교육, 질병증상에 따른 교육
  ㉤ 의료기관의 보건교육 목표
    • 대상자의 알 권리 충족
    • 약물복용 순응도 및 합병증 감소
    • 지역주민에게 질 높은 건강정보 제공
  ㉥ 내용 : 2, 3차 질병관리 및 예방활동을 의료인의 지도 아래 실시
    • 질병관리 및 건강생활습관의 구체화와 실천
    • 투약관리
    • 영양관리
    • 생활관리
    • 생활지침, 건강지침
  ㉦ 방법 : 환자상담, 질병관리 또는 질병예방을 위한 개별 및 집단교육
  ㉧ 기본방향
    • 환자 중심으로 전개(환자를 인격체로 보는 보건교육)
    • 환자 스스로가 질병의 심각성을 인식하여 질병을 관리하게 함
    • 질병의 치유환경에 빨리 적응하도록 적극 유도하고 실천하도록 독려함
    • 환자 스스로가 질병치료와 건강한 생활습관 형성에 적극적으로 참여하도록 함
  ㉨ 환자보건교육의 장애요인
    • 교육적 준비 부족 : 교육전문가의 자질, 가치관, 교육적 능력 부족
    • 전문가의 교육적 태도 : 회의적 인식, 부정적 태도와 인식
    • 환경의 제약 : 근무일정, 활동공간, 교육자원 부족, 행정지원 부족, 경제적 부담
    • 전략 부족 : 보건교육과정의 활성화, 체계적 전략 부족

② 환자보건교육담당자의 역할
　㉠ 환자보건교육의 교육적 특성
　　• 신뢰성 : 의료인 및 보건교육담당자는 환자로부터 신뢰를 받아야 한다.
　　• 시간적·공간적 접근성 : 적정시간에, 장소적인 측면에서는 정기적인 건강검진, 각종 질병관리 프로그램을 통해 접근성을 높일 수 있다.
　　• 준비성 : 환자의 행동변화를 이끌어내 환자의 생활습관과 건강행동을 유발할 수 있도록 체계적으로 준비한다.
　　　- 전문가로서 교육내용 준비
　　　- 홍보적인 기능과 의사소통기능 면에서의 자질 준비
　　　- 환자 자신이 건강행동과 질병관리기술을 습득할 수 있도록 교육 준비
　㉡ 환자보건교육의 원칙
　　• 환자보건교육프로그램은 병원의 입원환자만을 대상으로 하지 말고, 광범위한 영역의 환자를 고려하여 접근한다.
　　• 질병의 위험요인의 노출 정도, 발생 수준, 이환율 등을 고려하여 위험환경에 노출된 집단이나 사람들에 포괄적으로 접근한다.
　　• 산업장 건강진단프로그램, 특정 질환과 관련된 자조집단에 접근한다.
　㉢ 교육원칙
　　• 환자보건교육 요구 및 욕구의 검토
　　• 환자보건교육 정보의 적절성
　　• 환자보건교육 매체의 적합성
　　• 환자에 대한 조직의 참여와 정보공유
　　• 보건교육담당자 배치

③ 환자보건교육 계획과정
　㉠ 환자보건교육의 실시계획과정
　　• 1단계 : 환자선정 및 특성 파악
　　• 2단계 : 환자의 보건요구도 파악
　　• 3단계 : 환자보건교육 목적결정
　　• 4단계 : 보건교육 세부목표 구체화
　　• 5단계 : 이용 가능한 자원 파악
　　• 6단계 : 환자보건교육 내용 및 방법에 대한 계획
　　• 7단계 : 환자보건교육 평가방법 계획
　㉡ 환자보건교육의 수행원칙
　　• 기대되는 환자의 행동과 장애요인을 명확하게 파악
　　• 방법보다는 효과적·교육적·행위적 전략 필요
　　• 개별교육이 중재방법보다 효과적, 교육의 질에 중점
　　• 치료적 측면에서 의료인들 간의 효과적인 기술협력이 요구됨
　　• 환자들에게 지식보다는 행동에 초점을 맞춤
　　• 교육담당자는 바람직한 행동, 환자의 사회적 지지 강화, 환자의 건강증진에 대한 노력을 지속적으로 수행해야 함

④ 환자보건교육 평가방법
　㉠ 구조평가 : 인력, 시설 등 인프라구조의 평가
　㉡ 과정평가 : 문제점 관리, 세부목표별 지표의 달성 여부 평가
　㉢ 결과평가 : 질병관리율, 예방접종률
⑤ 환자권리장전
　㉠ 모든 환자는 존엄과 사랑으로 최상의 진료를 받을 권리가 있다.
　㉡ 모든 환자는 사회적 신분과 관계없이 최선의 진료를 받을 권리가 있다.
　㉢ 모든 환자는 의료진의 성실한 대우 및 친절한 안내를 받을 권리가 있다.
　㉣ 모든 환자는 의료진으로부터 질병의 상태, 치료계획 및 예후에 대한 설명을 들을 권리가 있다.
　㉤ 모든 환자는 진료에 대한 설명을 듣고 시행 여부를 선택할 권리가 있다.
　㉥ 모든 환자는 질병치료를 위한 새로운 의학적 시도나 교육에 대한 참여 여부를 선택할 권리가 있다.
　㉦ 모든 환자는 의료진이나 법적인 사람을 제외하고는 진료기록상의 비밀을 보장받을 권리가 있다.
　㉧ 모든 환자는 진료에 관련하여 알려진 사생활의 비밀을 보장받을 권리가 있다.
　㉨ 모든 환자는 의료진의 교육배경과 전문분야에 대하여 알 권리가 있다.
　㉩ 모든 환자는 진료비내역에 대하여 알 권리가 있다.

제3절 인구집단별 보건사업

1 생애주기의 개념

(1) 생애주기

인간이 태어나서 죽을 때까지의 전체적인 성장, 발달, 퇴화 등 하나의 과정을 말한다.

(2) 생애전환기

생애주기에서 특히 생물학적·사회적 역할변화로 개인 인생의 어떤 전환점이 되는 시기를 말한다.

2 생애주기별 보건교육

(1) 생애주기별 접근을 이용한 보건교육프로그램의 종류

① 성장과 발달학적 측면에서 본 생애주기별 보건교육
② 특정 건강 주제로 이루어지는 생애주기별 보건교육
③ 생애전환기를 지정하여 이루어지는 보건교육
④ 보건행동이론을 적용한 생애주기별 보건교육

(2) 생애주기별 접근을 이용한 보건교육방법의 이점 ★

① 보건교육을 위한 적절한 시기를 파악할 수 있다.
② 인간의 생애주기를 구분하여 집단별로 포괄적인 건강증진프로그램을 제공한다.
③ 연령별, 생물학적 요인별, 사회학적 역할변화에 따라 각 특성에 따른 다양한 보건교육을 제공할 수 있다.
④ 하나의 건강주제를 가지고 생애주기와 전환기에 따라 개인별 맞춤형 보건교육프로그램을 기획할 수 있다.
⑤ 행동이론을 생애주기별 접근방법에 적용하면 프로그램은 더욱 성공적일 것이다.

3 생애주기별 보건교육의 실제

(1) 성장과 발달이론에 근거한 생애주기의 구분

① 태아기(수정~탄생)
② 영아기(출생~만 1세)
③ 유아기(만 1~3세)
④ 학령전기(만 3~6세)
⑤ 학령기(만 6~12세)
⑥ 청년기(만 20세 또는 25~45세 또는 50세)
⑦ 중년기(만 45세 또는 50~65세 또는 70세)
⑧ 노년기(만 65세 또는 70세 이상)
⑨ 임종기(Dying and Death)

(2) 노년기를 위한 보건교육프로그램 개발 시 보건교육사가 고려해야 할 사항

① 사회적 관점에서 본 노화
　㉠ 노인의 편견, 고령자차별, 성차별, 인종차별
　㉡ 노화를 긍정적인 시각으로 바라보는 운동
② 노화과정이론
　생물학적·심리학적·사회학적·발달이론적 이론 포함
③ 노화와 더불어 오는 자연적인 생리변화
　심혈관, 내분비, 소화, 면역, 피부, 근골격계 등의 변화
④ 건강증진과 보호
　㉠ 제5차 국민건강증진 종합계획(HP 2030) 적용 : 생애주기별 접근, 인구집단별 건강관리, 건강생활 실천 확산, 예방중심의 성병관리, 안전환경보전
　㉡ 역학적 자료를 이용한 주요 질병과 사망요인 파악
　㉢ 건강행동변화를 위한 중재전략
⑤ 가족관계의 변화와 건강위험요인
　배우자 상실, 간병역할, 황혼이혼, 독거노인, 노인학대
⑥ 인지와 정서, 적응문제

⑦ 지역사회에서의 레저와 봉사활동 또는 노인그룹의 특정 활동
  주요 사망원인과 유병률, 발생률 감소 해결방안

(3) 특정 건강주제로 이루어지는 생애주기별 보건교육

① 아동·청소년(만 6~17세)
  ㉠ 적어도 하루 60분 이상 운동을 하도록 한다.
  ㉡ 신체활동촉진을 위한 운동 : 나이에 맞는 재미있고 다양한 운동을 하도록 한다.
  ㉢ 사춘기 : 근육, 뼈 강화운동을 하며 중간 정도의 유산소 운동이 적합하다. 개인의 선호도에 따라 다양한 운동을 선택하고, 구조화하지 않는다.

② 청·장년(만 18~64세)
  주당 최소한 2시간 반 이상 빨리 걷기, 수중운동, 자전거 타기(16km 이하), 테니스, 중간 강도의 유산소운동을 권장한다.

③ 노년기(65세 이상)
  ㉠ 평소 건강하고 신체활동이 왕성한 노인은 청·장년 운동지침을 참고하도록 한다.
    • 조기사망, 관상심장질환예방 : 150분/주, 중간 정도 운동
    • 유방암, 대장암 위험요인 감소 및 비만예방 : 300분/주, 중간 정도 유산소운동
    • 근육강화운동 : 2일 이상/주, 중간·강한 강도 수준의 운동
  ㉡ 자신의 체력수준을 고려하여 신체활동을 적절히 조절한다.
  ㉢ 노년기 인구집단의 보건교육 목표
    • 우울증 극복 및 정신건강 증진
    • 허약에 대한 이해와 적응
    • 만성질환으로 인한 기능장애 발생 지연

(4) 생애전환기를 지정하여 이루어지는 보건교육

① 사춘기
  ㉠ 약물, 흡연예방교육 실시
  ㉡ 성교육 실시

② 부모역할
  ㉠ 여성을 대상으로 모자보건교육 실시
  ㉡ 임산부교실 운영
  ㉢ 육아교실 운영
  ㉣ 남성을 대상으로 아버지교실 운영
  ㉤ 음주·흡연이 태아에 미치는 영향 교육 실시

③ 노년기
  ㉠ 간병인의 역할
  ㉡ 배우자 상실에 대한 건강위험행동 교육 실시
  ㉢ 생애전환기 건강진단 실시

(5) 보건행동이론을 적용한 생애주기별 보건교육

① 보건교육프로그램에 자주 적용되고 있는 이론
   ㉠ 건강신념모델(1974, Maiman & Becker, Rosenstock)
      - 가장 많이 활용되는 보건행동이론이다.
      - 임산부, 노인, 대학생에게 폭넓게 사용된다.
      - 기본 구성요소 : 인지된 심각성, 인지된 감수성, 인지된 유익성, 인지된 장애요인, 행동의 계기, 자기효능감, 기타 개인적 요소
   ㉡ 범이론적 모델 또는 단계변화이론
      - 기본개념 : 개인의 행동변화를 위해 여러 단계를 거친다.
      - 5단계로 이루어지며 사전계획, 계획, 준비, 실행, 유지단계의 각 단계에 따라 변화를 초래할 수 있는 중요한 요인들이 다르다.
      - 적절한 시기와 자기효능감을 매치시켜 성공적인 행동변화를 가져오게 한다.
      - 교육적 요소 : 수행시기를 구체적으로 제시하기 때문에 생애주기별 교육프로그램 적용에 효과적이다.
   ㉢ 합리적 행동이론 또는 계획된 행동이론
      - 계획된 행동이론은 합리적 행위이론을 확장한 이론이다.
      - 행동에 대한 의향, 태도와 함께 주관적 규범, 인지된 행동통제가 함께 작용하여 행동의향(Intention)을 결정한다.
   ㉣ 사회인지이론
      - 사회적 상황에서의 학습은 환경, 개인변인과 행동 간의 삼원적 상호작용에 의해 이루어진다.
      - 고등학생 대상 성교육 프로그램에는 건강신념 모델보다 사회인지이론이 적당하다.

② 생애주기에 따라 연령별, 생물학적 요인, 사회역할변화 등을 고려하는 이유
   ㉠ 같은 건강 또는 건강위험행동이라도 연령별로 다른 근거를 가지고 있다.
   ㉡ 건강 또는 건강위험요인들은 자연적으로 인간의 행동변화와 같이 변한다.
   ㉢ 한 인간의 행동 조절요인, 변화요인들이 생애기간에 따라 다르다.

CHAPTER 04 적중예상문제

01 다음 활동을 수행하는 생활터로 옳은 것은?

> ○○시 ○○구 마을 경로당을 이용하는 어르신들이 모임을 만들어 운동 경험담을 공유하면서 운동하지 않으면 근력이 점점 손실됨을 알았다.

① 학교
② 사업장
③ 공공기관
④ 지역사회
⑤ 보건의료기관

해설

지역사회는 보편적인 가치·흥미·요구를 가지고 비슷한 규칙을 가지며, 특별한 지리적 부분에 살고 있는 특별한 인구 또는 사람들의 집단으로서 공동의식 및 상호관련성이 있다.

02 건강증진학교의 영역에 따른 세부 활동 내용 중 다음 내용에 해당하는 영역은?

> • 안전한 환경 조성   • 위생시설과 급수   • 재활용품 이용

① 학교 건강서비스
② 건강한 학교 정책
③ 지역사회와의 연계
④ 학교의 물리적 환경
⑤ 개인 건강 기술과 활동 능력

해설

건강증진학교의 6개 영역
- 건강한 학교 정책 : 건강한 식품, 흡연·음주·약물, 건강형평성, 약품관리, 응급조치, 구충조절, 건강검진, 햇볕·자외선 차단, 감염성 질환 등
- 학교의 물리적 환경 : 교내외 건물, 운동장 및 시설, 전염병 방지를 위한 기본적인 편의시설, 안전한 급수 시설, 공기 정화, 건강에 영향을 미치는 생화학적 환경을 포함
- 학교의 사회적 환경 : 학교분위기, 보호·신뢰·친목적인 환경 조성, 장애아동에 대한 지원과 도움, 학생의 가치와 개별성을 존중한 포괄적인 환경제공 등
- 지역사회와의 연계 : 학교와 학생 가족 간의 연계, 학교와 지역사회 주요 단체, 개인의 연계를 포함하는 것
- 개인 건강기술과 활동능력 : 건강문제 관련 교과과정, 건강문제 해결 능력을 위한 교육과정, 건강증진학교에서의 교사 역할, 건강 관련 지식과 대중매체 이해 및 분석 능력 획득 등
- 학교 건강서비스 : 학생과 교직원이 이용할 수 있는 학교 보건 서비스, 학교 건강프로그램에 기여하는 지역건강서비스

정답 01 ④ 02 ④

03 사춘기 청소년을 대상으로 한 생애전환기 보건교육내용이 아닌 것은?

① 성교육
② 가족의 역할
③ 흡연에 대한 예방교육
④ 음주에 대한 예방교육
⑤ 약물사용에 대한 예방교육

> **해설**
> 사춘기 청소년 대상 보건교육내용
> • 흡연, 음주, 약물사용에 대한 예방교육
> • 성교육

04 제5차 국민건강증진종합계획에서 '아동·청소년 건강진단 및 건강서비스 사각지대 해소'를 포함하는 분야는?

① 건강생활실천
② 정신건강관리
③ 인구집단별 건강관리
④ 건강친화적 환경구축
⑤ 감염 및 기후변화성질환 예방관리

> **해설**
> 제5차 국민건강증진종합계획에서 '아동·청소년 건강진단 및 건강서비스 사각지대 해소'를 포함하는 분야는 '인구집단별 건강관리'이다.

05 B사는 일주일에 3일 이상 계단 오르기를 인증한 직원에게 포상하겠다는 내용을 발표하였다. 이는 어떤 대상 수준의 보건프로그램인가?

① 국가
② 조직
③ 개인
④ 개인 간
⑤ 지역사회

> **해설**
> 대상 수준에 따른 보건프로그램 유형
> • 개인 : 개인적 특성 고려(예 청소년 성교육, 금연 교육)
> • 개인 간 : 사회적 네트워크 강화, 집단 규범 변경(예 마을 주민이 함께 참여하는 운동 시간 설정)
> • 조직 : 조직의 건강 관련 문화 변화, 소속된 조직의 규범과 문화에 영향(예 조직 내 흡연 구역 제한 설정)
> • 지역사회 : 개인, 집단, 조직 간 네트워크 활용, 다양한 조직들 간 네트워크 형성에 집중(예 보건소·어린이집 연합회가 공동으로 '건강한 어린이집 인증제'를 실시하여 건강한 환경 요건을 갖추도록 유도)
> • 정책 : 국가 수준, 개발 및 활동 주체가 주로 정부, 법률 제정과 각종 규제조치 강화에 초점(예 안전띠 착용 의무화, 담배 및 주류 구입 연령 제한, 건강도시 조례 제정)

06 다음 활동을 수행하는 통합적 학교보건사업의 영역은?

> ○○ 초등학교는 학교 건축물의 석면 함유 실태를 조사하고 단계적으로 석면 함유 학교 건축물의 개선을 실시하였다.

① 보건교육
② 개인위생
③ 상담서비스
④ 건강한 학교 환경 조성
⑤ 건강행태 및 건강상태 개선

> **해설**
> 문제에서 설명하는 것은 학교보건사업의 영역 중 건강한 학교 환경을 조성하는 데 중점을 둔 영역이다.

정답 05 ② 06 ④

07 제5차 국민건강증진종합계획(HP 2030)에서 건강생활실천의 중점 과제가 아닌 것은?

① 금연
② 절주
③ 영양
④ 자살예방
⑤ 구강건강

> **해설**
> 건강생활실천의 중점 과제에는 금연, 절주, 영양, 신체활동, 구강건강이 포함된다. 자살예방은 정신건강관리에 해당한다.

08 다음 ( ) 안에 들어갈 말로 알맞은 것은?

> 지역사회 보건교육은 주로 ( )을/를 활용하는 ( )을 수행한다.

① 강연회, 집단보건교육
② 대중매체, 집단보건교육
③ 가정방문, 개별보건교육
④ 전화상담, 개별보건교육
⑤ 대중매체, 개별보건교육

> **해설**
> 지역사회 보건교육은 주로 대중매체를 활용하는 집단보건교육을 수행한다.

09 지역주민과 아동에게 올바른 잇솔질 등 개인위생 관리를 위한 바른 지식을 제공하는 것은?

① 구강보건교육
② 학교보건교육
③ 모자보건교육
④ 산업보건교육
⑤ 안전보건교육

> **해설**
> 구강보건교육의 목적은 지역주민과 아동에게 올바른 잇솔질 방법 교습 및 구강건강유지·관리를 위한 바른 지식을 제공하는 데 있다.

10 지역사회 보건사업의 대상은?

① 감염병환자
② 기초생활수급권자
③ 만성퇴행성질환자
④ 가정방문을 필요로 하는 대상자
⑤ 일정 지역에 거주하는 지역사회주민 전체

> **해설**
> 지역사회 보건사업의 대상은 일정 지역에 거주하는 지역사회주민 전체이다.

11 다음 ( ) 안에 들어갈 말로 알맞은 것은?

> 지역사회 보건사업은 ( )에 의하여 이루어진다.

① 보건복지부의 시책
② 지역사회주민의 요구
③ 지역사회단체장의 정책
④ 유관기관의 전문가
⑤ 그 지역 의료기관장의 의지

> **해설**
> 지역사회 보건사업은 지역사회주민의 요구에 의하여 이루어진다.

12 지역사회에서 보건교육담당자는?

① 보건소장
② 보건교육전문가
③ 학교교사, 보건교사
④ 의료인, 약사, 의료기사
⑤ 보건사업에 종사하는 모든 사람

> **해설**
> 지역사회의 보건교육담당자는 보건사업에 종사하는 모든 사람이다.

정답 10 ⑤ 11 ② 12 ⑤

13 다음 (   ) 안에 들어갈 말은?

> 1~3인의 전문가가 10~20분 공개연설을 한 후 이를 중심으로 청중과 질의응답하는 토의방식을 (   )(이)라 한다.

① 그룹토의
② 분단토의
③ 공개토론회
④ 패널토의
⑤ 심포지엄

해설
공개토론회는 1~3인의 전문가가 10~20분 공개연설을 한 후 이를 중심으로 청중과 질의응답하는 토의방식이다.

14 산업보건의 일차적 목적은 무엇인가?

① 품질관리
② 생산량 증가
③ 질병의 치료
④ 노조의 활성화
⑤ 근로자의 건강관리

해설
산업보건의 일차적 목적은 근로자의 건강관리이다.

15 우리나라의 산업장 근로자의 건강관리를 담당하는 최고행정기관은?

① 환경부
② 질병관리청
③ 보건복지부
④ 고용노동부
⑤ 산업통상자원부

해설
우리나라 산업장 근로자의 건강관리를 담당하는 최고행정기관은 고용노동부 산업안전보건본부이다.

16 산업장 보건관리자의 직무가 아닌 것은?

① 보호장비의 구비
② 작업환경의 측정 및 평가
③ 근로자를 대상으로 한 보건교육 실시
④ 산업위생시설 점검, 개선 및 설계에 관한 지도
⑤ 건강장애의 원인조사와 재발방지를 위한 의학적 조치

> **해설**
> 산업장 보건관리자의 직무
> • 근로자 대상 보건교육 실시
> • 건강장애의 원인조사와 재발방지를 위한 예방적 조치
> • 산업위생시설 점검, 개선 및 설계에 관한 지도
> • 작업환경의 측정 및 평가
> • 보호장비의 구비

17 산업장 보건교육 계획 시 요구도 파악과 무관한 것은?

① 대상자의 참여도 · 흥미도 파악
② 다각적 측면으로 요구도의 자료검토
③ 사업주와 경영진의 요구도 파악
④ 활용 가능한 자원의 파악과 협력관계 파악
⑤ 산업장 내 다양한 의견 사이의 요구도 조정

> **해설**
> 요구도 파악 시 고려사항
> • 다각적 측면의 요구도 자료검토
> • 대상자의 교육 참여도와 흥미도 파악
> • 산업장 내 다양한 측면의 요구도 조정
> • 활용 가능한 자원과 협력관계 파악

18 산업장 보건교육프로그램 내용개발의 접근방법에서 제외되는 것은?

① 업무 중심의 접근
② 문제해결 중심의 접근
③ 근로자의 참여증대 중심의 접근
④ 단일 목적을 위한 다각적 중재방법의 동원
⑤ 지역사회 참여증대와 개발을 활용하는 접근

> **해설**
> 산업장 보건교육프로그램의 내용개발 접근법
> • 문제해결 중심의 접근
> • 대상자 참여증대와 유지방법 고려
> • 지역사회 참여증대와 개발방법 고려
> • 가능한 한 다각적인 중재방법 동원

19 산업장 근로자 채용 시 건강진단의 가장 중요한 목적은?

① 직업병 유무 판정
② 집단의 건강수준 파악
③ 정밀검사를 하기 위함
④ 건강상태에 따라 임금을 결정하기 위함
⑤ 근로자가 신체적·심리적으로 적합한 작업에 종사할 수 있도록 하기 위함

> **해설**
> 근로자를 적재적소에 배치하기 위함이다.

20 「근로기준법」상 보호연령은?

① 9세 이상, 12세 미만
② 10세 이상, 18세 미만
③ 11세 이상, 17세 미만
④ 15세 이상, 18세 미만
⑤ 12세 이상, 19세 미만

> **해설**
> 「근로기준법」상 보호연령은 15세 이상 18세 미만이다.

21 우리나라 「근로기준법」상 법정근로시간의 기준은?

① 1일 8시간, 주 40시간
② 1일 8시간, 주 44시간
③ 1일 8시간, 주 48시간
④ 1일 9시간, 주 45시간
⑤ 1일 9시간, 주 54시간

> **해설**
> 「근로기준법」상 법정근로시간은 1일 8시간, 주 40시간이다.

22 「근로기준법」상 도덕상 · 보건상 유해 또는 위험한 사업장에 근무할 수 없는 대상자는?

① 18세 미만자
② 고등학생 이하
③ 임산부와 청소년
④ 여자와 15세 미만자
⑤ 임산부와 18세 미만자

> **해설**
> 도덕상 · 보건상 유해 또는 위험한 사업장에 근무할 수 없는 자는 임산부와 18세 미만자이다.

23 산업장 보건교육계획 수립 시 제일 먼저 할 일은?

① 요구도 파악
② 대상자 참여
③ 지역사회 참여
④ 주제 및 목표 수립
⑤ 프로그램의 세부내용 개발

> **해설**
> **산업장 보건교육의 계획과정**
> 보건교육의 요구도 파악 → 보건교육의 주제 선정 → 주제에 부합하는 목표 설정 → 프로그램 실시 후 목표 달성 여부에 대한 평가 구성

정답 21 ① 22 ⑤ 23 ①

24 환자보건교육의 기본원칙에서 제외되는 것은?

① 환자의 행동과 장애요인의 파악
② 효과적, 교육적, 행위적 전략 필요
③ 보호자의 사회적 지지 강화
④ 의료인 간의 효과적인 기술협력
⑤ 지식보다는 취해야 할 행동에 초점

> **해설**
> 환자보건교육의 기본원칙
> • 기대되는 환자의 행동과 장애요인의 파악
> • 효과적, 교육적, 행위적 전략 필요
> • 의료인들 간의 기술협력
> • 취해야 할 행동에 초점
> • 교육담당자의 바람직한 행동의 지속적 수행
> • 환자의 사회적 지지 강화
> • 환자의 건강증진을 위해 노력

25 다음 중 환자보건교육의 궁극적 목적은?

① 질병의 예방
② 질병의 조기치료
③ 질병의 조기발견
④ 환자 스스로의 생활습관 변화
⑤ 건강에 대한 자기관리능력 습득

> **해설**
> 환자보건교육의 궁극적 목적은 환자 스스로가 자신의 생활습관을 변화시키도록 하는 것이다.

26 다음 ( ) 안에 들어갈 알맞은 말은?

> 2030 국민건강증진종합계획의 총괄 목표는 ( ), ( )이다.

① 건강수명 연장, 질병 감소
② 기대수명 연장, 생애주기 연장
③ 건강수명 연장, 건강형평성 제고
④ 기대수명 연장, 생애주기별 접근
⑤ 건강수명 연장, 건강지원환경조성

해설
2030 제5차 국민건강증진종합계획의 총괄 목표는 건강수명 연장, 건강형평성 제고이다.

27 생애주기별 보건교육의 장점이 아닌 것은? ★

① 보건교육을 위한 적절한 시기를 파악할 수 있다.
② 인간의 생애주기를 구분하여 개인별로 건강증진 프로그램을 제공한다.
③ 행동이론을 생애주기별 접근방법에 적용하면 프로그램은 더욱 성공적일 것이다.
④ 연령별, 생물학적 요인별, 사회학적 역할변화에 따라 다양한 보건교육을 제공할 수 있다.
⑤ 하나의 건강주제를 가지고 생애주기와 전환기에 따라 개인별 맞춤형 보건교육프로그램을 기획할 수 있다.

해설
생애주기별 보건교육은 인간의 생애주기를 구분하여 집단별로 포괄적인 건강증진 프로그램을 제공한다.

28 다음 중 사춘기 건강관리에 대한 지침에서 제외되는 것은?

① 반드시 운동프로그램을 구조화한다.
② 근육과 뼈를 강화시키는 운동을 선택한다.
③ 개인의 선호도에 따라 다양한 운동을 한다.
④ 일생에서 뼈가 가장 많이 성장하는 시기이다.
⑤ 중간 정도의 유산소운동으로 빠르게 걷기, 자전거 타기, 하이킹, 스케이트보드 등이 있다.

> **해설**
> 사춘기 건강관리지침
> • 근육과 뼈를 강화시키는 운동을 한다.
> • 개인선호도에 따라 다양한 운동을 선택하고 구조화하지 않는다.
> • 중간 정도의 유산소운동을 한다.

29 생애주기별 보건교육프로그램 구성 시 가장 많이 활용되는 보건행동이론은?

① 건강신념 모델
② 단계변화이론
③ 사회인지이론
④ 범이론적 모델
⑤ 합리적 행동이론

> **해설**
> 생애주기별 보건교육프로그램 구성 시 건강신념 모델을 가장 많이 활용한다.

30 다음 ( ) 안에 들어갈 알맞은 것은? ★

> 사람들이 앞으로 6개월 동안 행동변화의 의도가 없을 때를 (　　)라 한다.

① 유지단계　　　　　　　② 계획단계
③ 준비단계　　　　　　　④ 실행단계
⑤ 계획 전 단계

> **해설**
> 계획 전 단계란 사람들이 앞으로 6개월 동안 행동변화의 의도가 없을 때를 말한다.

28 ① 29 ① 30 ⑤

제4과목
보건의료법규

- CHAPTER 01　보건의료기본법
- CHAPTER 02　국민건강증진법
- CHAPTER 03　지역보건법
- CHAPTER 04　의료법
- CHAPTER 05　감염병의 예방 및 관리에 관한 법률
- CHAPTER 06　국민건강보험법

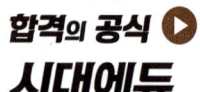
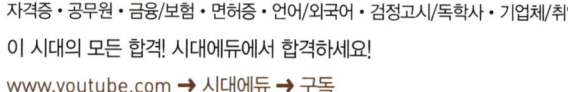

CHAPTER 01 보건의료기본법

보건의료기본법[시행 2025.12.21., 2024.12.20. 일부개정]
보건의료기본법 시행령[시행 2024.8.7., 2024.8.6. 일부개정]

1 총칙

(1) 목적(법 제1조)

이 법은 보건의료에 관한 국민의 권리·의무와 국가 및 지방자치단체의 책임을 정하고 보건의료의 수요와 공급에 관한 기본적인 사항을 규정함으로써 보건의료의 발전과 국민의 보건 및 복지의 증진에 이바지하는 것을 목적으로 한다.

(2) 기본 이념(법 제2조)

이 법은 보건의료를 통하여 모든 국민이 인간으로서의 존엄과 가치를 가지며 행복을 추구할 수 있도록 하고 국민 개개인이 건강한 삶을 영위할 수 있도록 제도와 여건을 조성하며, 보건의료의 형평과 효율이 조화를 이룰 수 있도록 함으로써 **국민의 삶의 질을 향상시키는 것을** 기본 이념으로 한다.

(3) 정의(법 제3조)

① 보건의료 : 국민의 건강을 보호·증진하기 위하여 국가·지방자치단체·보건의료기관 또는 보건의료인 등이 행하는 모든 활동을 말한다.
② 보건의료서비스 : 국민의 건강을 보호·증진하기 위하여 보건의료인이 행하는 모든 활동을 말한다.
③ 보건의료인 : 보건의료 관계 법령에서 정하는 바에 따라 **자격·면허 등을 취득하거나 보건의료서비스에 종사하는 것이 허용된 자**를 말한다.
④ 보건의료기관 : 보건의료인이 공중(公衆) 또는 특정 다수인을 위하여 보건의료서비스를 행하는 보건기관, 의료기관, 약국, 그 밖에 대통령령으로 정하는 기관을 말한다.
⑤ 공공보건의료기관 : 국가·지방자치단체, 그 밖의 공공단체가 설립·운영하는 보건의료기관을 말한다.
⑥ 보건의료정보 : 보건의료와 관련한 지식 또는 부호·숫자·문자·음성·음향·영상 등으로 표현된 모든 종류의 자료를 말한다.

(4) 국가와 지방자치단체의 책임(법 제4조)

① 국가와 지방자치단체는 국민건강의 보호·증진을 위하여 필요한 법적·제도적 장치를 마련하고 이에 필요한 재원(財源)을 확보하도록 노력하여야 한다.
② 국가와 지방자치단체는 모든 국민의 기본적인 보건의료 수요를 형평에 맞게 충족시킬 수 있도록 노력하여야 한다.

③ 국가와 지방자치단체는 식품, 의약품, 의료기기 및 화장품 등 건강 관련 물품이나 건강 관련 활동으로부터 발생할 수 있는 위해(危害)를 방지하고, 각종 국민건강 위해 요인으로부터 국민의 건강을 보호하기 위한 시책을 강구하도록 노력하여야 한다.
④ 국가와 지방자치단체는 민간이 행하는 보건의료에 대하여 보건의료 시책상 필요하다고 인정하면 행정적·재정적 지원을 할 수 있다.

(5) 보건의료인의 책임(법 제5조)
① 보건의료인은 자신의 학식과 경험, 양심에 따라 환자에게 양질의 적정한 보건의료서비스를 제공하기 위하여 노력하여야 한다.
② 보건의료인은 보건의료서비스의 제공을 요구받으면 정당한 이유 없이 이를 거부하지 못한다.
③ 보건의료인은 적절한 보건의료서비스를 제공하기 위하여 필요하면 보건의료서비스를 받는 자를 다른 보건의료기관에 소개하고 그에 관한 보건의료 자료를 다른 보건의료기관에 제공하도록 노력하여야 한다.
④ 보건의료인은 국가나 지방자치단체가 관리하여야 할 질병에 걸렸거나 걸린 것으로 의심되는 대상자를 발견한 때에는 그 사실을 관계 기관에 신고·보고 또는 통지하는 등 필요한 조치를 하여야 한다.

(6) 환자 및 보건의료인의 권리(법 제6조)
① 모든 환자는 자신의 건강보호와 증진을 위하여 적절한 보건의료서비스를 받을 권리를 가진다.
② 보건의료인은 보건의료서비스를 제공할 때에 학식과 경험, 양심에 따라 환자의 건강보호를 위하여 적절한 보건의료기술과 치료재료 등을 선택할 권리를 가진다. 다만, 이 법 또는 다른 법률에 특별한 규정이 있는 경우에는 그러하지 아니하다.

(7) 보건의료정책과 사회보장정책과의 연계(법 제7조)
국가와 지방자치단체는 보건의료정책과 관련되는 사회보장정책이 연계되도록 하여야 한다.

(8) 국민의 참여(법 제8조)
국가와 지방자치단체는 국민의 권리·의무 등 국민생활에 중대한 영향을 미치는 보건의료정책을 수립·시행하려면 이해관계인 등 국민의 의견을 수렴하여야 한다.

(9) 다른 법률과의 관계(법 제9조)
보건의료에 관한 법률을 제정하거나 개정할 때에는 이 법에 부합되도록 하여야 한다.

2 보건의료에 관한 국민의 권리와 의무

(1) 건강권 등(법 제10조)
① 모든 국민은 이 법 또는 다른 법률에서 정하는 바에 따라 자신과 가족의 건강에 관하여 국가의 보호를 받을 권리를 가진다.
② 모든 국민은 성별, 나이, 종교, 사회적 신분 또는 경제적 사정 등을 이유로 자신과 가족의 건강에 관한 권리를 침해받지 아니한다.

(2) 보건의료에 관한 알 권리(법 제11조)

① 모든 국민은 관계 법령에서 정하는 바에 따라 국가와 지방자치단체의 보건의료시책에 관한 내용의 공개를 청구할 권리를 가진다.
② 모든 국민은 관계 법령에서 정하는 바에 따라 보건의료인이나 보건의료기관에 대하여 자신의 보건의료와 관련한 기록 등의 열람이나 사본의 교부를 요청할 수 있다. 다만, 본인이 요청할 수 없는 경우에는 그 배우자·직계존비속 또는 배우자의 직계존속이, 그 배우자·직계존비속 및 배우자의 직계존속이 없거나 질병이나 그 밖에 직접 요청을 할 수 없는 부득이한 사유가 있는 경우에는 본인이 지정하는 대리인이 기록의 열람 등을 요청할 수 있다.

(3) 보건의료서비스에 관한 자기결정권(법 제12조)

모든 국민은 보건의료인으로부터 자신의 질병에 대한 치료 방법, 의학적 연구 대상 여부, 장기이식(臟器移植) 여부 등에 관하여 충분한 설명을 들은 후 이에 관한 동의 여부를 결정할 권리를 가진다.

(4) 비밀보장(법 제13조)

모든 국민은 보건의료와 관련하여 자신의 신체상·건강상의 비밀과 사생활의 비밀을 침해받지 아니한다.

(5) 보건의료에 관한 국민의 의무(법 제14조)

① 모든 국민은 자신과 가족의 건강을 보호·증진하기 위하여 노력하여야 하며, 관계 법령에서 정하는 바에 따라 건강을 보호·증진하는 데에 필요한 비용을 부담하여야 한다.
② 누구든지 건강에 위해한 정보를 유포·광고하거나 건강에 위해한 기구·물품을 판매·제공하는 등 다른 사람의 건강을 해치거나 해칠 우려가 있는 행위를 하여서는 아니 된다.
③ 모든 국민은 보건의료인의 정당한 보건의료서비스와 지도에 협조한다.

3 보건의료발전계획의 수립·시행

(1) 보건의료발전계획의 수립 등(법 제15조)

① 보건복지부장관은 관계 중앙행정기관의 장과의 협의와 제20조에 따른 보건의료정책심의위원회의 심의를 거쳐 보건의료발전계획을 **5년마다 수립**하여야 한다.
② 보건의료발전계획에 포함되어야 할 사항은 다음과 같다.
　㉠ 보건의료발전의 기본 목표 및 그 추진 방향
　㉡ 주요 보건의료사업계획 및 그 추진 방법
　㉢ 보건의료자원의 조달 및 관리 방안
　㉣ 지역별 병상 총량의 관리에 관한 시책
　㉤ 보건의료의 제공 및 이용체계 등 보건의료의 효율화에 관한 시책
　㉥ 중앙행정기관 간의 보건의료 관련 업무의 종합·조정
　㉦ 노인·장애인 등 보건의료 취약계층에 대한 보건의료사업계획
　㉧ 보건의료 통계 및 그 정보의 관리 방안
　㉨ 그 밖에 보건의료 발전을 위하여 특히 필요하다고 인정되는 사항
③ 보건의료발전계획은 국무회의의 심의를 거쳐 확정한다.

(2) 주요 시책 추진방안의 수립·시행(법 제16조)

① 보건복지부장관과 관계 중앙행정기관의 장은 보건의료발전계획이 확정되면 이를 기초로 하여 보건의료와 관련된 소관 주요 시책의 추진방안을 매년 수립·시행하여야 한다.

② 관계 중앙행정기관의 장은 법 제16조에 따라 수립한 보건의료와 관련된 해당 연도 소관 주요 시책의 추진방안과 전년도 소관 주요 시책의 추진결과를 매년 2월 말까지 보건복지부장관에게 제출하여야 한다(시행령 제3조).

(3) 지역보건의료계획의 수립·시행(법 제17조)

특별시장·광역시장·도지사·특별자치도지사(이하 시·도지사) 및 시장·군수·구청장(자치구의 구청장)은 보건의료발전계획이 확정되면 관계 법령에서 정하는 바에 따라 지방자치단체의 실정을 감안하여 지역보건의료계획을 수립·시행하여야 한다.

(4) 계획 수립의 협조(법 제18조)

① 보건복지부장관, 관계 중앙행정기관의 장, 시·도지사 및 시장·군수·구청장은 보건의료발전계획과 소관 주요 시책 추진방안 및 지역보건의료계획의 수립·시행을 위하여 필요하면 관계 기관·단체 등에 대하여 자료 제공 등의 협조를 요청할 수 있다.

② ①에 따른 협조 요청을 받은 관계 기관·단체 등은 특별한 사유가 없으면 협조 요청에 따라야 한다.

(5) 국회에 대한 보고(법 제18조의2)

보건복지부장관은 매년 보건의료발전계획의 주요 내용, 제16조에 따른 해당 연도 주요 시책의 추진방안 및 전년도 추진실적을 확정한 후 지체 없이 국회 소관 상임위원회에 보고하여야 한다.

(6) 비용의 보조(법 제19조)

국가는 예산의 범위에서 지역보건의료계획의 시행에 필요한 비용의 전부 또는 일부를 지방자치단체에 보조할 수 있다.

(7) 보건의료정책심의위원회(법 제20조)

보건의료에 관한 주요 시책을 심의하기 위하여 보건복지부장관 소속으로 보건의료정책심의위원회(이하 위원회)를 둔다.

(8) 위원회의 구성(법 제21조)

① 위원회는 위원장 1명을 포함한 25명 이내의 위원으로 구성하되, 공무원이 아닌 위원이 전체 위원의 과반수가 되도록 하여야 한다.

② 위원장은 보건복지부장관으로 한다(시행령 제6조).
　㉠ 위원회의 위원장은 위원회를 대표하며, 위원회의 사무를 총괄한다.
　㉡ 위원회의 위원장이 부득이한 사유로 직무를 수행할 수 없는 경우에는 위원장이 지명하는 위원이 그 직무를 대행한다.

③ 위원은 다음의 사람 중에서 보건복지부장관이 임명 또는 위촉한다. 이 경우 ㉡에 따른 위원과 ㉢에 따른 위원은 같은 수로 구성한다.

㉠ 대통령령으로 정하는 관계 중앙행정기관 소속 공무원(시행령 제4조)
- 기획재정부차관
- 과학기술정보통신부차관
- 환경부차관
- 식품의약품안전처장
- 교육부차관
- 행정안전부차관
- 고용노동부차관

㉡ 보건의료 수요자를 대표하는 사람으로서 노동자단체, 소비자·환자 관련 시민단체(「비영리민간단체 지원법」 제2조에 따른 비영리민간단체) 등에서 추천하는 사람

㉢ 보건의료 공급자를 대표하는 사람으로서 「의료법」 제28조에 따른 의료인 단체(「간호법」 제18조에 따른 간호사중앙회를 포함), 「의료법」 제52조에 따른 의료기관단체, 「약사법」 제11조에 따른 약사회 등에서 추천하는 사람

㉣ 보건의료에 관한 학식과 경험이 풍부한 사람

④ 위원회의 회의를 효율적으로 운영하기 위하여 위원회에 실무위원회를 두고, 위원회의 심의사항을 보다 전문적으로 검토하기 위하여 분야별로 분과위원회를 둘 수 있다.

⑤ 이 법에서 규정한 것 외에 위원회·실무위원회 및 분과위원회의 구성·운영과 그 밖에 필요한 사항은 대통령령으로 정한다.

실무위원회의 구성 등(시행령 제12조)

① 실무위원회는 위원장 1명을 포함한 25명 이내의 위원으로 구성한다.

② 실무위원회의 위원장은 보건복지부 소속 고위공무원단에 속하는 공무원 중에서 보건복지부장관이 지명하고, 위원은 관계 중앙행정기관 및 보건복지부의 3급 또는 4급 공무원과 보건의료분야에 관한 학식과 경험이 풍부한 사람 중에서 보건복지부장관이 위촉한다.

③ 실무위원회 심의사항
　㉠ 위원회의 심의에 앞서 관계 중앙행정기관의 협의 등 사전검토가 필요한 사항
　㉡ 위원회로부터 심의 요청을 받은 사항
　㉢ 그 밖에 위원회의 위원장이 심의에 부치는 사항

④ 실무위원회의 위원장이 부득이한 사유로 직무를 수행할 수 없는 경우에는 보건복지부 소속 공무원인 위원이 직무를 대행한다.

⑤ 실무위원회에는 보건복지부 소속 공무원 중에서 보건복지부장관이 지명하는 간사 1명을 둔다.

⑥ 실무위원회의 회의 및 그 위원의 임기·해촉·직무 등에 관하여는 제5조, 제5조의2, 제6조 제1항, 제7조부터 제9조까지 및 제11조를 준용한다.

분과위원회의 구성 등(시행령 제13조)

분야별 분과위원회 구성과 분과위원회 위원장의 임명은 위원회의 위원장이 정하는 바에 따르며, 분과위원회의 회의 및 그 위원의 임기·해촉·직무 등에 관하여는 제5조, 제5조의2, 제6조 제1항, 제7조부터 제9조까지 및 제11조를 준용한다.

---

(9) 위원회의 심의사항(법 제22조)

① 보건의료발전계획
② 주요 보건의료제도의 개선
③ 주요 보건의료정책
④ 보건의료와 관련되는 국가 및 지방자치단체의 역할
⑤ 그 밖에 위원장이 심의에 부치는 사항

(10) 관계 행정기관의 협조(법 제23조)
① 위원회는 관계 행정기관에 대하여 보건의료에 관한 자료의 제출과 위원회의 업무에 관하여 필요한 협조를 요청할 수 있다.
② ①에 따른 요청을 받은 관계 행정기관은 특별한 사유가 없으면 요청에 따라야 한다.

(11) 수급추계위원회(법 제23조의2)
① 보건의료인력에 대하여 주기적으로 중장기 수급추계를 실시하고, 그 결과를 심의하기 위하여 보건복지부장관 소속으로 다음의 직종별로 수급추계위원회(이하 수급추계위원회)를 각각 둔다.
　㉠ 「의료법」 제2조에 따른 의사 · 치과의사 · 한의사
　㉡ 「간호법」 제2조에 따른 간호사
　㉢ 「약사법」 제2조에 따른 약사 및 한약사
　㉣ 「의료기사 등에 관한 법률」 제1조의2에 따른 의료기사
　㉤ 그 밖에 보건복지부령으로 정하는 보건의료인력
② 수급추계위원회는 다음의 사항을 심의한다.
　㉠ 해당 직종의 보건의료인력 국가 단위 수급추계
　㉡ 해당 직종의 보건의료인력 지역 단위 수급추계
　㉢ 전문과목 및 진료과목 구분이 있는 직종 중 보건복지부령으로 정하는 직종의 전문과목 및 진료과목별 수급추계
③ 수급추계위원회는 ②의 ㉠ 사항을 심의하는 경우 같은 항 ㉡ 및 ㉢의 지역 단위 수급추계, 전문과목 및 진료과목별 수급추계를 분석하여 그 결과를 반영하여야 한다.
④ 수급추계위원회는 위원장 1명을 포함하여 15명 이내의 위원으로 구성한다. 이 경우 수급추계위원회는 ⑥의 ㉠에 해당하는 위원이 과반수가 되도록 하여야 한다.
⑤ 수급추계위원회의 위원장은 ⑥의 ㉢ 위원 중에서 호선한다.
⑥ 수급추계위원회의 위원은 다음의 어느 하나에 해당하는 사람을 보건복지부장관이 위촉한다. 다만, 7일 이상의 기간을 정하여 위원 추천을 요청하였음에도 불구하고 다음의 단체 또는 기관으로부터 위원 추천이 없을 때에는 ④의 후단에도 불구하고 추천받은 위원 중에서 위촉하여 수급추계위원회를 운영할 수 있다.
　㉠ 보건의료 공급자를 대표하는 단체로서 ①에 따른 보건의료인력 직종별 단체 및 「의료법」 제52조에 따른 의료기관단체가 추천하는 전문가
　㉡ 보건의료 수요자를 대표하는 단체로서 노동자단체, 소비자 · 환자 관련 시민단체 등이 추천하는 전문가
　㉢ 보건의료 관련 학회, 연구기관 등이 추천하는 전문가
⑦ 수급추계위원회의 위원은 해당 직종별로 각각 위촉하되, ⑥의 ㉡ 및 ㉢에 해당하는 위원은 모든 직종별 수급추계위원회의 위원이 되도록 한다.
⑧ 수급추계위원회의 위원은 다음의 자격을 모두 갖추어야 한다.
　㉠ 경제학 · 보건학 · 통계학 · 인구학 등 수급추계 관련 분야를 전공한 사람
　㉡ 인력정책 또는 인력수급추계 분야에 대한 전문지식 및 연구실적이 풍부한 사람
　㉢ 대학의 조교수 이상이거나 연구기관의 연구위원 이상 또는 이와 동등한 자격을 갖춘 사람

⑨ 수급추계위원회는 업무를 효율적으로 수행하기 위하여 필요한 경우 분과위원회를 둘 수 있다.
⑩ 수급추계위원회는「공공기록물 관리에 관한 법률」제17조 제2항에 따라 회의록을 작성하여야 하며, 회의록, 안건, 수급추계 결과, 그 밖에 수급추계에 활용한 참고자료로서 보건복지부령으로 정하는 자료를 공개하여야 한다.
⑪ 수급추계위원회는 그 운영에 있어 독립성과 자율성이 보장되며, 보건복지부장관은 수급추계위원회의 운영에 필요한 예산 확보 등 수급추계위원회가 그 권한에 속하는 업무를 독립적으로 수행할 수 있도록 지원하여야 한다.
⑫ 그 밖에 ①에 따른 수급추계 방법과 주기, 수급추계위원회 및 ⑨에 따른 분과위원회의 구성·운영 등에 필요한 사항은 보건복지부령으로 정한다.
[※ 제23조의2 개정규정 중 의사를 제외한 직종의 수급추계에 관한 사항, 제23조의2 제2항의 제2호 및 제3호의 개정규정에 따른 수급추계에 관한 사항은 2027년 1월 1일부터 3년을 넘지 아니하는 범위에서 보건복지부령으로 정하는 시점에 시행한다.]

(12) 의료인력수급추계센터(법 제23조의3)

① 보건복지부장관은 수급추계위원회의 전문적 수급추계를 지원하기 위하여 다음의 어느 하나에 해당하는 기관을 의료인력수급추계센터(이하 수급추계센터)로 지정·운영할 수 있다.
  ㉠「정부출연연구기관 등의 설립·운영 및 육성에 관한 법률」에 따라 설립된 정부출연연구기관
  ㉡「공공기관의 운영에 관한 법률」에 따른 공공기관
② 보건복지부장관은 수급추계센터에 예산의 범위에서 사업 수행에 필요한 비용의 전부 또는 일부를 지원할 수 있다.

4 보건의료의 제공과 이용

[1] 보건의료의 제공 및 이용체계

(1) 보건의료의 제공 및 이용체계(법 제29조)

① 국가와 지방자치단체는 보건의료에 관한 인력, 시설, 물자 등 보건의료자원이 지역적으로 고루 분포되어 보건의료서비스의 공급이 균형 있게 이루어지도록 노력하여야 하며, 양질의 보건의료서비스를 효율적으로 제공하기 위한 보건의료의 제공 및 이용체계를 마련하도록 노력하여야 한다.
② 국가와 지방자치단체는 보건의료의 제공 및 이용체계를 구축하기 위하여 필요한 행정상·재정상의 조치와 그 밖에 필요한 지원을 할 수 있다.

(2) 응급의료체계(법 제30조)

국가와 지방자치단체는 모든 국민(국내에 체류하고 있는 외국인을 포함)이 응급 상황에서 신속하고 적절한 응급의료서비스를 받을 수 있도록 응급의료체계를 마련하여야 한다.

[2] 평생국민건강관리체계

(1) 평생국민건강관리사업(법 제31조)

① 국가와 지방자치단체는 생애주기(生涯週期)별 건강상 특성과 주요 건강위험요인을 고려한 평생국민건강관리를 위한 사업을 시행하여야 한다.

② 국가와 지방자치단체는 공공보건의료기관이 평생국민건강관리사업에서 중심 역할을 할 수 있도록 필요한 시책을 강구하여야 한다.
③ 국가와 지방자치단체는 평생국민건강관리사업을 원활하게 수행하기 위하여 건강지도·보건교육 등을 담당할 전문인력을 양성하고 건강관리정보체계를 구축하는 등 필요한 시책을 강구하여야 한다.

(2) 여성과 어린이의 건강증진(법 제32조)

국가와 지방자치단체는 여성과 어린이의 건강을 보호·증진하기 위하여 필요한 시책을 강구하여야 한다. 이 경우 여성의 건강증진시책에 연령별 특성이 반영되도록 하여야 한다.

(3) 노인의 건강증진(법 제33조)

국가와 지방자치단체는 노인의 질환을 조기에 발견하고 예방하며, 질병 상태에 따라 적절한 치료와 요양(療養)이 이루어질 수 있도록 하는 등 노인의 건강을 보호·증진하기 위하여 필요한 시책을 강구하여야 한다.

(4) 장애인의 건강증진(법 제34조)

국가와 지방자치단체는 선천적·후천적 장애가 발생하는 것을 예방하고 장애인의 치료와 재활이 이루어질 수 있도록 하는 등 장애인의 건강을 보호·증진하기 위하여 필요한 시책을 강구하여야 한다.

(5) 학교 보건의료(법 제35조)

국가와 지방자치단체는 학생의 건전한 발육을 돕고 건강을 보호·증진하며 건강한 성인으로 성장하기 위하여 요구되는 생활습관·정서 등을 함양하기 위하여 필요한 시책을 강구하여야 한다.

(6) 산업 보건의료(법 제36조)

국가는 근로자의 건강을 보호·증진하기 위하여 필요한 시책을 강구하여야 한다.

(7) 환경 보건의료(법 제37조)

국가와 지방자치단체는 국민의 건강을 보호·증진하기 위하여 쾌적한 환경의 유지와 환경오염으로 인한 건강상의 위해 방지 등에 필요한 시책을 강구하여야 한다.

(8) 기후변화 보건의료(법 제37조의2)

국가와 지방자치단체는 국민의 건강을 보호·증진하기 위하여 지구온난화 등 기후변화로 인한 건강상의 위해 방지와 기후변화에 대응한 건강관리 등에 필요한 시책을 강구하여야 한다.

(9) 기후변화에 따른 국민건강영향평가 등(법 제37조의3)

① 질병관리청장은 지구온난화 등 기후변화가 국민건강에 미치는 영향을 5년마다 조사·평가(이하 기후보건영향평가)하여 그 결과를 공표하고 정책수립의 기초자료로 활용하여야 한다.
② 질병관리청장은 기후보건영향평가에 필요한 기초자료 확보 및 통계의 작성을 위하여 실태조사를 실시할 수 있다.

③ 질병관리청장은 관계 중앙행정기관의 장, 지방자치단체의 장 및 보건의료 관련 기관이나 단체의 장에게 기후보건영향평가에 필요한 자료의 제공 또는 ②에 따른 실태조사의 협조를 요청할 수 있다. 이 경우 자료제공 또는 실태조사 협조를 요청받은 관계 중앙행정기관의 장 등은 정당한 사유가 없으면 이에 따라야 한다.

④ 기후보건영향평가와 실태조사의 구체적인 내용 및 방법 등에 필요한 사항은 대통령령으로 정한다.

> **기후보건영향평가의 내용 및 방법 등**(시행령 제13조의2)
> ① 국민건강에 영향을 미치는 기후변화의 유형, 내용 및 특성 등에 관한 사항
> ② 기후변화와 관련이 있는 질병·질환 등의 임상적 증상, 발생 추이 및 진료경과 등에 관한 사항
> ③ 기후변화와 관련이 있는 질병·질환 등의 성별·연령별·지역별 분포 및 특성 등에 관한 사항
> ④ 기후변화가 노인·장애인·임산부·어린이 등 보건의료 취약계층의 건강 및 생활 등에 미치는 영향
> ⑤ 그 밖에 ①부터 ④까지의 내용에 준하는 것으로서 기후변화가 국민건강에 미치는 영향을 고려하여 질병관리청장이 특히 필요하다고 인정하는 사항
>
> **실태조사의 내용 및 방법 등**(시행령 제13조의3)
> ① 기후변화에 따른 질병·질환 등의 발생 경로, 발생 현황 및 임상정보 등에 관한 사항
> ② 기후변화에 따른 질병·질환 등의 진단·검사·처방 등 진료정보에 관한 사항
> ③ 기후변화에 따른 질병·질환 등의 분석·연구와 관련된 각종 문헌 및 자료 등의 조사에 관한 사항
> ④ 기후변화에 따른 질병·질환 등과 관련하여 노인·장애인·임산부·어린이 등 보건의료 취약계층의 진료경과에 관한 사항
> ⑤ 그 밖에 ①부터 ④까지의 내용에 준하는 것으로서 질병관리청장이 실태조사를 위하여 특히 필요하다고 인정하는 사항

(10) 전담기관의 지정 등(법 제37조의4)

① 질병관리청장은 기후보건영향평가를 전문적으로 수행하기 위하여 다음의 어느 하나에 해당하는 기관을 기후보건영향평가 및 운영 업무를 전담하는 기관(이하 전담기관)으로 지정할 수 있다.
　㉠ **국공립 연구기관**
　㉡ 「고등교육법」 제2조에 따른 **학교**(부설 연구기관을 포함)
　㉢ 「정부출연연구기관 등의 설립·운영 및 육성에 관한 법률」 제2조에 따른 **정부출연연구기관**

② 전담기관은 기후보건영향평가 및 다음의 업무를 수행한다.
　㉠ 제37조의3 ②에 따른 실태조사 실시
　㉡ ㉠에 따른 조사에 필요한 관련 정보의 수집·관리 및 제공
　㉢ 그 밖에 대통령령으로 정하는 업무

③ 질병관리청장은 전담기관에 대하여 ②에 따른 업무를 수행하는 데 필요한 비용의 전부 또는 일부를 지원할 수 있다.

④ 질병관리청장은 전담기관이 ⑤에 따른 지정요건에 적합하지 아니하게 된 경우에는 지정을 취소할 수 있다.

⑤ 전담기관의 지정 및 지정취소의 요건·절차 등에 필요한 사항은 대통령령으로 정한다.

(11) 식품위생 · 영양(법 제38조)

국가와 지방자치단체는 국민의 건강을 보호 · 증진하기 위하여 식품으로 인한 건강상의 위해 방지와 국민의 영양 상태의 향상 등에 필요한 시책을 강구하여야 한다.

5 보건의료 통계 · 정보 관리

(1) 보건의료 통계 · 정보 관리시책(법 제53조)

국가와 지방자치단체는 보건의료에 관한 통계와 정보를 수집 · 관리하여 이를 보건의료정책에 활용할 수 있도록 필요한 시책을 수립 · 시행하여야 한다.

(2) 보건의료 정보화의 촉진(법 제54조)

국가와 지방자치단체는 보건의료 정보화를 촉진하기 위하여 필요한 시책을 강구하여야 한다.

(3) 보건의료 실태조사(법 제55조)

① 보건복지부장관은 국민의 보건의료 수요 및 이용 행태, 보건의료에 관한 인력 · 시설 및 물자 등 보건의료 실태에 관한 전국적인 조사를 5년마다 실시하고 그 결과를 공표하여야 한다. 다만, 보건의료정책 수립에 필요하다고 인정하는 경우에는 임시 보건의료 실태조사를 실시할 수 있다.

② 보건복지부장관은 실태조사를 위하여 관계 중앙행정기관, 지방자치단체 및 관계 기관 · 법인 · 단체에 자료의 제출 또는 의견의 진술을 요청할 수 있다. 이 경우 요청을 받은 자는 정당한 사유가 없으면 이에 협조하여야 한다.

③ 실태조사의 내용, 방법 및 공표 등에 필요한 사항은 대통령령으로 정한다.

> **보건의료 실태조사(시행령 제14조)**
> ① 보건의료 실태조사의 내용은 다음과 같다.
>   ㉠ 보건의료 수요 및 보건의료서비스의 이용 행태
>   ㉡ 보건의료에 관한 인력 · 시설 및 물자 등의 현황
>   ㉢ 그 밖에 보건복지부장관이 보건의료 실태조사를 위하여 필요하다고 인정하는 사항
> ② 보건복지부장관은 실태조사를 최근 3년간 보건의료에 관한 연구실적이 있는 연구기관, 법인 또는 단체에 의뢰하여 실시할 수 있다.
> ③ 보건복지부장관은 ①에 따른 실태조사의 결과를 보건복지부 인터넷 홈페이지에 60일 이상 공개해야 한다.

(4) 보건의료정보의 보급 · 확대(법 제56조)

보건복지부장관은 보건의료기관, 관련 기관 · 단체 등이 보유하고 있는 보건의료정보를 널리 보급 · 확대하기 위하여 필요한 시책을 강구하여야 한다.

(5) 보건의료정보의 표준화 추진(법 제57조)

보건복지부장관은 보건의료정보의 효율적 운영과 호환성(互換性) 확보 등을 위하여 보건의료정보의 표준화를 위한 시책을 강구하여야 한다.

CHAPTER 01 적중예상문제

01 「보건의료기본법」상 국민의 건강을 보호·증진하기 위해 국가·지방자치단체·보건의료기관, 보건의료인 등이 행하는 모든 활동은?

① 보건의료
② 보건의료기관
③ 보건의료정보
④ 보건의료서비스
⑤ 공공보건의료기관

> **해설**
> 용어의 정의(법 제3조)
> • 보건의료기관 : 보건의료인이 공중(公衆) 또는 특정 다수인을 위하여 보건의료서비스를 행하는 보건기관, 의료기관, 약국, 그 밖에 대통령령으로 정하는 기관
> • 보건의료정보 : 보건의료와 관련한 지식 또는 부호·숫자·문자·음성·음향·영상 등으로 표현된 모든 종류의 자료
> • 보건의료서비스 : 국민의 건강을 보호·증진하기 위하여 보건의료인이 행하는 모든 활동
> • 공공보건의료기관 : 국가·지방자치단체, 그 밖의 공공단체가 설립·운영하는 보건의료기관

02 「보건의료기본법」상 보건의료발전계획이 확정되면 지체 없이 시·도지사에게 통보해야 하는 자는?

① 대통령
② 행정안전부장관
③ 질병관리청장
④ 보건복지부장관
⑤ 관계 중앙행정기관의 장

> **해설**
> 보건복지부장관은 「보건의료기본법」 제15조 제3항에 따라 보건의료발전계획이 확정되면 지체 없이 관계 중앙행정기관의 장 및 특별시장·광역시장·특별자치시장·도지사·특별자치도지사(이하 시·도지사)에게 통보하여야 한다(영 제2조 제1항).

정답 01 ① 02 ④

03 「보건의료기본법」상 보건의료인의 책임으로 옳은 것은?

① 국민건강의 증진을 위한 법적·제도적 장치 마련
② 건강 관련 물품으로부터 발생할 수 있는 위해(危害) 방지
③ 환자에게 양질의 적정한 보건의료서비스를 제공하기 위한 노력
④ 모든 국민의 기본적인 보건의료 수요 충족을 위한 노력
⑤ 민간 보건의료에 대하여 보건의료 시책상 필요한 행정적·재정적 지원

> **해설**
> 보건의료인의 책임(법 제5조)
> - 보건의료인은 자신의 학식과 경험, 양심에 따라 환자에게 양질의 적정한 보건의료서비스를 제공하기 위하여 노력하여야 한다.
> - 보건의료인은 보건의료서비스의 제공을 요구받으면 정당한 이유 없이 이를 거부하지 못한다.
> - 보건의료인은 적절한 보건의료서비스를 제공하기 위하여 필요하면 보건의료서비스를 받는 자를 다른 보건의료기관에 소개하고 그에 관한 보건의료 자료를 다른 보건의료기관에 제공하도록 노력하여야 한다.
> - 보건의료인은 국가나 지방자치단체가 관리하여야 할 질병에 걸렸거나 걸린 것으로 의심되는 대상자를 발견한 때에는 그 사실을 관계 기관에 신고·보고 또는 통지하는 등 필요한 조치를 하여야 한다.

04 「보건의료기본법」상 보건의료에 관한 국민의 의무로 옳은 것은?

① 건강권
② 보건의료에 관한 알 권리
③ 신체·건강상의 비밀보장
④ 보건의료서비스와 지도에 협조
⑤ 보건의료서비스에 관한 자기결정권

> **해설**
> 보건의료에 관한 국민의 의무(법 제14조)
> - 모든 국민은 자신과 가족의 건강을 보호·증진하기 위하여 노력하여야 하며, 관계 법령에서 정하는 바에 따라 건강을 보호·증진하는 데에 필요한 비용을 부담하여야 한다.
> - 누구든지 건강에 위해한 정보를 유포·광고하거나 건강에 위해한 기구·물품을 판매·제공하는 등 다른 사람의 건강을 해치거나 해칠 우려가 있는 행위를 하여서는 아니 된다.
> - 모든 국민은 보건의료인의 정당한 보건의료서비스와 지도에 협조한다.

05 「보건의료기본법」상 보건의료발전계획에 포함되어야 할 사항으로 옳은 것은?

① 보건의료 수요
② 보건의료에 관한 인력 현황
③ 보건의료서비스의 이용 행태
④ 보건의료에 관한 시설 및 물자 현황
⑤ 보건의료 통계 및 그 정보의 관리 방안

> **해설**
> 보건의료발전계획에 포함되어야 할 사항(법 제15조 제2항)
> - 보건의료 발전의 기본 목표 및 그 추진 방향
> - 주요 보건의료사업계획 및 그 추진 방법
> - 보건의료자원의 조달 및 관리 방안
> - 지역별 병상 총량의 관리에 관한 시책
> - 보건의료의 제공 및 이용체계 등 보건의료의 효율화에 관한 시책
> - 중앙행정기관 간의 보건의료 관련 업무의 종합 · 조정
> - 노인 · 장애인 등 보건의료 취약계층에 대한 보건의료사업계획
> - 보건의료 통계 및 그 정보의 관리 방안
> - 그 밖에 보건의료 발전을 위하여 특히 필요하다고 인정되는 사항

06 「보건의료기본법」상 보건의료정책심의위원회 위원으로 임명 또는 위촉될 수 없는 자는?

① 교육부차관
② 환경부차관
③ 고용노동부차관
④ 보건복지부차관
⑤ 식품의약품안전처장

> **해설**
> 위원은 다음의 사람 중에서 보건복지부장관이 임명 또는 위촉한다. 이 경우 2. · 3.에 따른 위원은 같은 수로 구성한다(법 제21조 제3항, 영 제4조).
> 1. 대통령령으로 정하는 관계 중앙행정기관 소속 공무원 : 기획재정부차관, 교육부차관, 과학기술정보통신부차관, 행정안전부차관, 환경부차관, 고용노동부차관, 식품의약품안전처장
> 2. 보건의료 수요자를 대표하는 사람으로서 노동자단체, 소비자 · 환자 관련 시민단체(「비영리민간단체 지원법」 제2조에 따른 비영리민간단체) 등에서 추천하는 사람
> 3. 보건의료 공급자를 대표하는 사람으로서 「의료법」 제28조에 따른 의료인 단체(「간호법」 제18조에 따른 간호사중앙회를 포함), 「의료법」 제52조에 따른 의료기관단체, 「약사법」 제11조에 따른 약사회 등에서 추천하는 사람
> 4. 보건의료에 관한 학식과 경험이 풍부한 사람

정답 05 ⑤ 06 ④

07 「보건의료기본법」상 실무위원회의 심의사항으로 옳은 것은?

① 보건의료발전계획
② 주요 보건의료정책
③ 주요 보건의료제도의 개선
④ 위원회로부터 심의 요청을 받은 사항
⑤ 보건의료와 관련된 국가 및 지방자치단체의 역할

> **해설**
> 실무위원회의 심의사항(시행령 제12조 제3항)
> • 위원회의 심의에 앞서 관계 중앙행정기관의 협의 등 사전검토가 필요한 사항
> • 위원회로부터 심의 요청을 받은 사항
> • 그 밖에 위원회의 위원장이 심의에 부치는 사항

08 「보건의료기본법」상 평생국민건강관리체계에 속하지 않는 것은?

① 응급의료체계
② 학교 보건의료
③ 노인의 건강증진
④ 평생국민건강관리사업
⑤ 기후변화에 따른 국민건강영향평가

> **해설**
> ① 응급의료체계는 보건의료의 제공 및 이용체계에 관한 내용이고, ②·③·④·⑤ 외 여성과 어린이의 건강증진, 장애인의 건강증진, 산업 보건의료, 환경 보건의료, 기후변화 보건의료, 전담기관의 지정 등, 식품위생·영양은 평생국민건강관리체계에 관한 내용이다(법 제29조~제38조).

09 「보건의료기본법」상 질병관리청장이 기후보건영양평가의 결과를 공표하고 정책수립의 기초자료로 활용해야 하는 기간으로 옳은 것은?

① 1년마다
② 격년마다
③ 3년마다
④ 5년마다
⑤ 10년마다

> **해설**
> 질병관리청장은 지구온난화 등 기후변화가 국민건강에 미치는 영향을 5년마다 조사·평가(이하 기후보건영향평가)하여 그 결과를 공표하고 정책수립의 기초자료로 활용하여야 한다(법 제37조의2 제1항).

10 「보건의료기본법」상 국가가 국민의 건강 보호·증진을 위해 환경오염으로 인한 건강상의 위해 방지 시책을 강구해야 하는 사업은?

① 노인 건강증진
② 학교 보건의료
③ 환경 보건의료
④ 전담기관의 지정
⑤ 여성과 어린이의 건강증진

> **해설**
> 환경 보건의료(법 제37조)
> 국가와 지방자치단체는 국민의 건강을 보호·증진하기 위하여 쾌적한 환경의 유지와 환경오염으로 인한 건강상의 위해 방지 등에 필요한 시책을 강구하여야 한다.

11 「보건의료기본법」상 질병관리청장이 기후보건영향평가를 전문적으로 수행하기 위해 지정한 전담기관의 업무는?

① 기후보건영양평가에 필요한 실태조사
② 기후보건영양평가에 관한 적정성 평가
③ 기후보건영양평가에 관하여 위탁받은 업무
④ 기후보건영양평가 계획 및 그 추진에 대한 업무
⑤ 기후보건영양평가에 관한 조사 연구 및 국제협력

> **해설**
> 전담기관의 지정 등(법 제37조의4 제1항, 제2항)
> 질병관리청장은 기후보건영향평가를 전문적으로 수행하기 위하여 규정에 해당하는 기관을 기후보건영향평가 및 운영 업무를 전담하는 기관(전담기관)으로 지정할 수 있다. 전담기관은 기후보건영향평가 및 다음의 업무를 수행한다.
> 1. 제37조의3 제2항에 따른 실태조사 실시
> 2. 1.에 따른 조사에 필요한 관련 정보의 수집·관리 및 제공
> 3. 그 밖에 대통령령으로 정하는 업무

정답 10 ③ 11 ①

12 「보건의료기본법」상 위원회 위원의 해촉사유가 아닌 것은?

① 직무와 관련하여 비위사실이 있는 경우
② 심신장애로 인해 직무를 수행할 수 없는 경우
③ 직무태만으로 인해 위원으로 적합하다고 인정되는 경우
④ 위원 스스로 직무 수행이 곤란하다고 의사를 밝힌 경우
⑤ 품위손상, 그 밖의 사유로 위원으로 부적합하다고 인정된 경우

> **해설**
>
> 위원의 해촉(시행령 제5조의2)
> - 심신장애로 인하여 직무를 수행할 수 없게 된 경우
> - 직무와 관련된 비위사실이 있는 경우
> - 직무태만, 품위손상, 그 밖의 사유로 인하여 위원으로 적합하지 아니하다고 인정되는 경우
> - 위원 스스로 직무를 수행하는 것이 곤란하다고 의사를 밝히는 경우

13 「보건의료기본법」상 매년 보건의료발전계획의 주요 내용을 확정한 후 국회 소관 상임위원회에 보고해야 하는 자는?

① 시 · 도지사
② 보건의료인
③ 질병관리청장
④ 보건복지부장관
⑤ 국가와 지방자치단체

> **해설**
>
> 보건복지부장관은 매년 보건의료발전계획의 주요 내용, 제16조에 따른 해당 연도 주요 시책의 추진방안 및 전년도 추진 실적을 확정한 후 지체 없이 국회 소관 상임위원회에 보고하여야 한다(법 제18조의2).

14 「보건의료기본법」상 지역보건의료계획을 수립·시행해야 하는 자는?

① 대통령
② 시·도지사
③ 질병관리청장
④ 보건복지부장관
⑤ 관계 중앙행정기관의 장

> **해설**
> 지역보건의료계획의 수립·시행(법 제17조)
> 특별시장·광역시장·도지사·특별자치도지사(이하 시·도지사) 및 시장·군수·구청장(자치구의 구청장)은 보건의료발전계획이 확정되면 관계 법령에서 정하는 바에 따라 지방자치단체의 실정을 감안하여 지역보건의료계획을 수립·시행하여야 한다.

15 「보건의료기본법」상 보건의료정책심의위원회의 구성으로 옳은 것은?

① 위원장은 질병관리청장이 한다.
② 위원장의 직무 대행은 질병관리처장이 지명한다.
③ 공무원으로 구성된 위원이 전체의 과반수가 되게 한다.
④ 보건복지부장관은 환경부차관을 위원으로 임명·위촉한다.
⑤ 위원회는 위원장 1명을 제외한 25명의 위원으로 구성한다.

> **해설**
> ④ 위원은 기획재정부차관, 교육부차관, 과학기술정보통신부차관, 행정안전부차관, 환경부차관, 고용노동부차관, 식품의약품안전처장 중에서 보건복지부장관이 임명 또는 위촉한다(법 제21조 제3항, 시행령 제4조).
> ① 위원장은 보건복지부장관으로 한다(법 제21조 제2항).
> ② 위원장이 부득이한 사유로 직무를 수행할 수 없는 경우에는 위원장이 지명하는 위원이 그 직무를 대행한다(시행령 제6조 제2항).
> ③ 공무원이 아닌 위원이 전체 위원의 과반수가 되도록 하여야 한다(법 제21조 제1항).
> ⑤ 위원회는 위원장 1명을 포함한 25명 이내의 위원으로 구성한다(법 제21조 제1항).

정답 14 ② 15 ④

CHAPTER 02 국민건강증진법

> 국민건강증진법[시행 2026.1.1., 2025.3.18. 일부개정]
> 국민건강증진법 시행령[시행 2024.11.26., 2024.11.26. 타법개정]
> 국민건강증진법 시행규칙[시행 2024.7.10., 2024.7.10. 일부개정]

1 총칙

(1) 목적(법 제1조)
이 법은 국민에게 건강에 대한 가치와 책임의식을 함양하도록 건강에 관한 바른 지식을 보급하고 스스로 건강생활을 실천할 수 있는 여건을 조성함으로써 국민의 건강을 증진함을 목적으로 한다.

(2) 정의(법 제2조) ★
이 법에서 사용하는 용어의 정의는 다음과 같다.
① "국민건강증진사업"이라 함은 보건교육, 질병예방, 영양개선, 신체활동장려, 건강관리 및 건강생활의 실천 등을 통하여 국민의 건강을 증진시키는 사업을 말한다.
② "보건교육"이라 함은 개인 또는 집단으로 하여금 건강에 유익한 행위를 자발적으로 수행하도록 하는 교육을 말한다.
③ "영양개선"이라 함은 개인 또는 집단이 균형된 식생활을 통하여 건강을 개선시키는 것을 말한다.
④ "신체활동장려"란 개인 또는 집단이 일상생활 중 신체의 근육을 활용하여 에너지를 소비하는 모든 활동을 자발적으로 적극 수행하도록 장려하는 것을 말한다.
⑤ "건강관리"란 개인 또는 집단이 건강에 유익한 행위를 지속적으로 수행함으로써 건강한 상태를 유지하는 것을 말한다.
⑥ "건강친화제도"란 근로자의 건강증진을 위하여 직장 내 문화 및 환경을 건강친화적으로 조성하고, 근로자가 자신의 건강관리를 적극적으로 수행할 수 있도록 교육, 상담 프로그램 등을 지원하는 것을 말한다.

(3) 책임(법 제3조)
① 국가 및 지방자치단체는 건강에 관한 국민의 관심을 높이고 국민건강을 증진할 책임을 진다.
② 모든 국민은 자신 및 가족의 건강을 증진하도록 노력하여야 하며, 타인의 건강에 해를 끼치는 행위를 하여서는 아니 된다.

(4) 보건의 날(법 제3조의2) ★

① 보건에 대한 국민의 이해와 관심을 높이기 위하여 매년 4월 7일을 보건의 날로 정하며, 보건의 날부터 1주간을 건강주간으로 한다.
② 국가와 지방자치단체는 보건의 날의 취지에 맞는 행사 등 사업을 시행하도록 노력하여야 한다.

(5) 국민건강증진종합계획의 수립(법 제4조) ★

① 보건복지부장관은 국민건강증진정책심의위원회의 심의를 거쳐 국민건강증진종합계획(종합계획)을 5년마다 수립하여야 한다. 이 경우 미리 관계중앙행정기관의 장과 협의를 거쳐야 한다.
② 종합계획에 포함되어야 할 사항은 다음과 같다.
　㉠ 국민건강증진의 기본목표 및 추진방향
　㉡ 국민건강증진을 위한 주요 추진과제 및 추진방법
　㉢ 국민건강증진에 관한 인력의 관리 및 소요재원의 조달방안
　㉣ 국민건강증진기금의 운용방안
　㉤ 아동·여성·노인·장애인 등 건강취약 집단이나 계층에 대한 건강증진 지원방안
　㉥ 국민건강증진 관련 통계 및 정보의 관리 방안
　㉦ 그 밖에 국민건강증진을 위하여 필요한 사항

(6) 실행계획의 수립 등(법 제4조의2)

① 보건복지부장관, 관계중앙행정기관의 장, 특별시장·광역시장·특별자치시장·도지사·특별자치도지사(시·도지사) 및 시장·군수·구청장은 종합계획을 기초로 하여 소관 주요 시책의 실행계획(실행계획)을 매년 수립·시행하여야 한다.
② 국가는 실행계획의 시행에 필요한 비용의 전부 또는 일부를 지방자치단체에 보조할 수 있다.

(7) 계획수립의 협조(법 제4조의3)

① 보건복지부장관, 관계중앙행정기관의 장, 시·도지사 및 시장·군수·구청장은 종합계획과 실행계획의 수립·시행을 위하여 필요한 때에는 관계 기관·단체 등에 대하여 자료 제공 등의 협조를 요청할 수 있다.
② 협조요청을 받은 관계 기관·단체 등은 특별한 사유가 없는 한 이에 응하여야 한다.

(8) 국민건강증진정책심의위원회(법 제5조)

① 국민건강증진에 관한 주요 사항을 심의하기 위하여 보건복지부에 국민건강증진정책심의위원회(위원회)를 둔다.
② 위원회는 다음의 사항을 심의한다.
　㉠ 종합계획
　㉡ 국민건강증진기금의 연도별 운용계획안·결산 및 평가
　㉢ 2 이상의 중앙행정기관이 관련되는 주요 국민건강증진시책에 관한 사항으로서 관계중앙행정기관의 장이 심의를 요청하는 사항
　㉣ 「국민영양관리법」 제9조에 따른 심의사항
　㉤ 다른 법령에서 위원회의 심의를 받도록 한 사항
　㉥ 그 밖에 위원장이 심의에 부치는 사항

(9) 위원회의 구성과 운영(법 제5조의2) ★

① 위원회는 위원장 1인 및 부위원장 1인을 포함한 15인 이내의 위원으로 구성한다.
② 위원장은 보건복지부차관이 되고, 부위원장은 위원장이 공무원이 아닌 위원 중에서 지명한 자가 된다.
③ 위원은 국민건강증진·질병관리에 관한 학식과 경험이 풍부한 자, 「소비자기본법」에 따른 소비자단체 및 「비영리민간단체 지원법」에 따른 비영리민간단체가 추천하는 자, 관계공무원 중에서 보건복지부장관이 위촉 또는 지명한다. 또한, 보건복지부장관은 위원이 다음의 어느 하나에 해당하는 경우에는 해당 위원을 해촉(解囑)하거나 지명을 철회할 수 있다(시행령 제4조의2).
　㉠ 심신장애로 인하여 직무를 수행할 수 없게 된 경우
　㉡ 직무와 관련된 비위사실이 있는 경우
　㉢ 직무태만, 품위손상이나 그 밖의 사유로 인하여 위원으로 적합하지 아니하다고 인정되는 경우
　㉣ 위원 스스로 직무를 수행하는 것이 곤란하다고 의사를 밝히는 경우
④ 그 밖에 위원회의 구성·운영 등에 관하여 필요한 사항은 대통령령으로 정한다.

> **국민건강증진정책심의위원회 위원의 임기 및 운영 등(시행령 제4조)**
> ① 국민건강증진정책심의위원회(위원회) 위원의 임기는 2년으로 하되, 연임할 수 있다. 다만, 공무원인 위원의 임기는 그 재직기간으로 한다.
> ② 위원회의 위원장은 위원회를 대표하고 위원회의 사무를 총괄한다.
> ③ 위원회의 회의는 재적위원 과반수의 출석으로 개의하고 출석위원 과반수의 찬성으로 의결한다.
> ④ 위원회는 심의사항을 전문적으로 연구·검토하기 위하여 분야별로 전문위원회를 둘 수 있다.
> ⑤ 이 영에서 정한 것 외에 위원회의 운영에 관하여 필요한 사항은 위원회의 의결을 거쳐 위원장이 정한다.

(10) 한국건강증진개발원의 설립 및 운영(법 제5조의3) ★

① 보건복지부장관은 제22조에 따른 국민건강증진기금의 효율적인 운영과 국민건강증진사업의 원활한 추진을 위하여 필요한 정책 수립의 지원과 사업평가 등의 업무를 수행할 수 있도록 한국건강증진개발원(개발원)을 설립한다.
② 개발원은 다음의 업무를 수행한다.
　㉠ 국민건강증진 정책수립을 위한 자료개발 및 정책분석
　㉡ 종합계획 수립의 지원
　㉢ 위원회의 운영지원
　㉣ 기금의 관리·운용의 지원 업무
　㉤ 다음의 사업에 관한 업무
　　• 금연교육 및 광고, 흡연피해 예방 및 흡연피해자 지원 등 국민건강관리사업
　　• 건강생활의 지원사업
　　• 보건교육 및 그 자료의 개발
　　• 보건통계의 작성·보급과 보건의료 관련 조사·연구 및 개발에 관한 사업
　　• 질병의 예방·검진·관리 및 암의 치료를 위한 사업
　　• 국민영양관리사업
　　• 신체활동장려사업

- 구강건강관리사업
- 시·도지사 및 시장·군수·구청장이 행하는 건강증진사업
- 공공보건의료 및 건강증진을 위한 시설·장비의 확충
ⓑ 국민건강증진사업의 관리, 기술 지원 및 평가
ⓢ 「지역보건법」 제7조부터 제9조까지에 따른 지역보건의료계획에 대한 기술 지원
ⓞ 「지역보건법」 제24조에 따른 보건소의 설치와 운영에 필요한 비용의 보조
ⓩ 국민건강증진과 관련된 연구과제의 기획 및 평가
ⓒ 「농어촌 등 보건의료를 위한 특별조치법」 제2조의 공중보건의사의 효율적 활용을 위한 지원
ⓚ 지역보건사업의 원활한 추진을 위한 지원
ⓔ 그 밖에 국민건강증진과 관련하여 보건복지부장관이 필요하다고 인정한 업무
③ 개발원은 법인으로 하고, 주된 사무소의 소재지에 설립등기를 함으로써 성립한다.
④ 개발원은 다음을 재원으로 한다.
㉠ 국민건강증진기금
㉡ 정부출연금
㉢ 기부금
㉣ 그 밖의 수입금
⑤ 정부는 개발원의 운영에 필요한 예산을 지급할 수 있다.
⑥ 개발원에 관하여 이 법과 「공공기관의 운영에 관한 법률」에서 정한 사항 외에는 「민법」 중 재단법인에 관한 규정을 준용한다.

2 국민건강의 관리

(1) 건강친화 환경 조성 및 건강생활의 지원 등(법 제6조)

① 국가 및 지방자치단체는 건강친화 환경을 조성하고, 국민이 건강생활을 실천할 수 있도록 지원하여야 한다.
② 국가는 혼인과 가정생활을 보호하기 위하여 혼인 전에 혼인 당사자의 건강을 확인하도록 권장하여야 한다.
③ 건강확인의 내용 및 절차에 관하여 필요한 사항은 보건복지부령으로 정한다.

(2) 건강친화기업 인증(법 제6조의2)

① 보건복지부장관은 건강친화 환경의 조성을 촉진하기 위하여 건강친화제도를 모범적으로 운영하고 있는 기업에 대하여 건강친화인증을 할 수 있다.
② 인증을 받고자 하는 자는 대통령령으로 정하는 바에 따라 보건복지부장관에게 신청하여야 한다.
③ 인증을 받은 기업은 보건복지부령으로 정하는 바에 따라 인증의 표시를 할 수 있다.
④ 인증을 받지 아니한 기업은 인증표시 또는 이와 유사한 표시를 하여서는 아니 된다.
⑤ 국가 및 지방자치단체는 인증을 받은 기업에 대하여 대통령령으로 정하는 바에 따라 행정적·재정적 지원을 할 수 있다.
⑥ 인증의 기준 및 절차는 대통령령으로 정한다.

(3) 인증의 유효기간(법 제6조의3)

① 인증의 유효기간은 인증을 받은 날부터 3년으로 한다.
② 보건복지부장관은 건강친화 인증의 유효기간을 연장하려는 경우 건강친화인증의 기준에 따라 재심사하여 3년의 범위에서 연장할 수 있다(시행령 제9조의2).
③ 인증의 연장신청에 필요한 사항은 보건복지부령으로 정한다.

(4) 인증의 취소(법 제6조의4)

① 보건복지부장관은 인증을 받은 기업이 다음의 어느 하나에 해당하면 보건복지부령으로 정하는 바에 따라 그 인증을 취소할 수 있다. 다만, ㉠에 해당하는 경우에는 인증을 취소하여야 한다.
  ㉠ 거짓이나 그 밖의 부정한 방법으로 인증을 받은 경우
  ㉡ 인증기준에 적합하지 아니하게 된 경우
② 보건복지부장관은 ㉠에 따라 인증이 취소된 기업에 대해서는 그 취소된 날부터 3년이 지나지 아니한 경우에는 인증을 하여서는 아니 된다.
③ 보건복지부장관은 ①에 따라 인증을 취소하고자 하는 경우에는 청문을 실시하여야 한다.

(5) 건강도시의 조성 등(법 제6조의5)

① 국가와 지방자치단체는 지역사회 구성원들의 건강을 실현하도록 시민의 건강을 증진하고 도시의 물리적·사회적 환경을 지속적으로 조성·개선하는 도시(건강도시)를 이루도록 노력하여야 한다.
② 보건복지부장관은 지방자치단체가 건강도시를 구현할 수 있도록 건강도시지표를 작성하여 보급하여야 한다.
③ 보건복지부장관은 건강도시 조성 활성화를 위하여 지방자치단체에 행정적·재정적 지원을 할 수 있다.
④ 그 밖에 건강도시지표의 작성 및 보급 등에 관하여 필요한 사항은 보건복지부령으로 정한다.

(6) 광고의 금지 등(법 제7조)

① 보건복지부장관 또는 시·도지사는 국민건강의식을 잘못 이끄는 광고를 한 자에 대하여 그 내용의 변경 등 시정을 요구하거나 금지를 명할 수 있다.
② 보건복지부장관 또는 시·도지사가 광고내용의 변경 또는 광고의 금지를 명할 수 있는 광고는 다음과 같다.
  ㉠ 의학 또는 과학적으로 검증되지 아니한 건강비법 또는 심령술의 광고
  ㉡ 그 밖에 건강에 관한 잘못된 정보를 전하는 광고로서 대통령령이 정하는 광고
③ 광고내용의 기준, 변경 또는 금지절차 기타 필요한 사항은 대통령령으로 정한다.

(7) 금연 및 절주운동 등(법 제8조)

① 국가 및 지방자치단체는 국민에게 담배의 직접흡연 또는 간접흡연과 과다한 음주가 국민건강에 해롭다는 것을 교육·홍보하여야 한다.
② 국가 및 지방자치단체는 금연 및 절주에 관한 조사·연구를 하는 법인 또는 단체를 지원할 수 있다.
③ 「주류 면허 등에 관한 법률」에 의하여 주류제조의 면허를 받은 자 또는 주류를 수입하여 판매하는 자는 대통령령이 정하는 주류의 판매용 용기에 과다한 음주는 건강에 해롭다는 내용과 임신 중 음주는 태아의 건강을 해칠 수 있다는 내용의 경고문구를 표기하여야 한다.
④ ③에 따른 경고문구의 표시내용, 방법 등에 관하여 필요한 사항은 보건복지부령으로 정한다.

(8) 주류광고의 제한·금지 특례(법 제8조의2)

① 「주류 면허 등에 관한 법률」에 따라 주류 제조면허나 주류 판매업면허를 받은 자 및 주류를 수입하는 자를 제외하고는 주류에 관한 광고를 하여서는 아니 된다.
② 광고 또는 그에 사용되는 광고물은 다음의 사항을 준수하여야 한다.
   ㉠ 음주자에게 주류의 품명·종류 및 특징을 알리는 것 외에 주류의 판매촉진을 위하여 경품 및 금품을 제공한다는 내용을 표시하지 아니할 것
   ㉡ 직접적 또는 간접적으로 음주를 권장 또는 유도하거나 임산부 또는 미성년자의 인물, 목소리 혹은 음주하는 행위를 묘사하지 아니할 것
   ㉢ 운전이나 작업 중에 음주하는 행위를 묘사하지 아니할 것
   ㉣ 경고문구를 광고와 주류의 용기에 표기하여 광고할 것. 다만, 경고문구가 표기되어 있지 아니한 부분을 이용하여 광고를 하고자 할 때에는 경고문구를 주류의 용기하단에 별도로 표기하여야 한다.
   ㉤ 음주가 체력 또는 운동 능력을 향상시킨다거나 질병의 치료 또는 정신건강에 도움이 된다는 표현 등 국민의 건강과 관련하여 검증되지 아니한 내용을 주류광고에 표시하지 아니할 것
   ㉥ 그 밖에 대통령령으로 정하는 광고의 기준에 관한 사항
③ 보건복지부장관은 「주세법」에 따른 주류의 광고가 ②의 ㉠~㉥ 기준을 위반한 경우 그 내용의 변경 등 시정을 요구하거나 금지를 명할 수 있다.

(9) 절주문화 조성 및 알코올 남용·의존 관리(법 제8조의3)

① 국가 및 지방자치단체는 절주문화 조성, 음주폐해 예방 및 알코올 남용·의존의 예방 및 치료를 위하여 노력하여야 하며, 이를 위한 조사·연구 또는 사업을 추진할 수 있다.
② 보건복지부장관은 5년마다 「정신건강증진 및 정신질환자 복지서비스 지원에 관한 법률」 제10조에 따른 실태조사와 연계하여 알코올 남용·의존 실태조사를 실시하여야 한다.

(10) 금주구역 지정(법 제8조의4)

① 지방자치단체는 음주폐해 예방과 주민의 건강증진을 위하여 필요하다고 인정하는 경우 조례로 다수인이 모이거나 오고가는 관할구역 안의 일정한 장소를 금주구역으로 지정할 수 있다.
② 지정된 금주구역에서는 음주를 하여서는 아니 된다.
③ 특별자치시장·특별자치도지사·시장·군수·구청장은 지정된 금주구역을 알리는 안내표지를 설치하여야 한다. 이 경우 금주구역 안내표지의 설치 방법 등에 필요한 사항은 보건복지부령으로 정한다.

(11) 금연을 위한 조치(법 제9조) ★

① 「담배사업법」에 의한 지정소매인 기타 담배를 판매하는 자는 대통령령이 정하는 장소 외에서 담배자동판매기를 설치하여 담배를 판매하여서는 아니 된다.
② 규정에 따라 대통령령이 정하는 장소에 담배자동판매기를 설치하여 담배를 판매하는 자는 보건복지부령이 정하는 바에 따라 성인인증장치를 부착하여야 한다.
③ 다음의 공중이 이용하는 시설의 소유자·점유자 또는 관리자는 해당 시설의 전체를 금연구역으로 지정하고 금연구역을 알리는 표지를 설치하여야 한다. 이 경우 흡연자를 위한 흡연실을 설치할 수 있으며, 금연구역을 알리는 표지와 흡연실을 설치하는 기준·방법 등은 보건복지부령으로 정한다.

㉠ 국회의 청사
㉡ 정부 및 지방자치단체의 청사
㉢ 「법원조직법」에 따른 법원과 그 소속 기관의 청사
㉣ 「공공기관의 운영에 관한 법률」에 따른 공공기관의 청사
㉤ 「지방공기업법」에 따른 지방공기업의 청사
㉥ 「유아교육법」·「초·중등교육법」에 따른 학교[교사(校舍)와 운동장 등 모든 구역을 포함]
㉦ 「대안교육기관에 관한 법률」에 따른 대안교육기관(교사와 운동장 등 모든 구역을 포함)
㉧ 「고등교육법」에 따른 학교의 교사
㉨ 「의료법」에 따른 의료기관, 「지역보건법」에 따른 보건소·보건의료원·보건지소
㉩ 「영유아보육법」에 따른 어린이집
㉪ 「청소년활동 진흥법」에 따른 청소년수련관, 청소년수련원, 청소년문화의집, 청소년특화시설, 청소년야영장, 유스호스텔, 청소년이용시설 등 청소년활동시설
㉫ 「도서관법」에 따른 도서관
㉬ 「어린이놀이시설 안전관리법」에 따른 어린이놀이시설
㉭ 「학원의 설립·운영 및 과외교습에 관한 법률」에 따른 학원 중 학교교과교습학원과 연면적 1천제곱미터 이상의 학원
㉮ 공항·여객부두·철도역·여객자동차터미널 등 교통 관련 시설의 대기실·승강장, 지하보도 및 16인승 이상의 교통수단으로서 여객 또는 화물을 유상으로 운송하는 것
㉯ 「자동차관리법」에 따른 어린이운송용 승합자동차
㉰ 연면적 1천제곱미터 이상의 사무용건축물, 공장 및 복합용도의 건축물
㉱ 「공연법」에 따른 공연장으로서 객석 수 300석 이상의 공연장
㉲ 「유통산업발전법」에 따라 개설등록된 대규모점포와 같은 법에 따른 상점가 중 지하도에 있는 상점가
㉳ 「관광진흥법」에 따른 관광숙박업소
㉴ 「체육시설의 설치·이용에 관한 법률」에 따른 체육시설로서 1천 명 이상의 관객을 수용할 수 있는 체육시설과 같은 법 제10조에 따른 체육시설업에 해당하는 체육시설로서 실내에 설치된 체육시설
㉵ 「사회복지사업법」에 따른 사회복지시설
㉶ 「공중위생관리법」에 따른 목욕장
㉷ 「게임산업진흥에 관한 법률」에 따른 청소년게임제공업소, 일반게임제공업소, 인터넷컴퓨터게임시설제공업소 및 복합유통게임제공업소
㉸ 「식품위생법」에 따른 식품접객업 중 영업장의 넓이가 보건복지부령으로 정하는 넓이 이상인 휴게음식점영업소, 일반음식점영업소 및 제과점영업소와 같은 법에 따른 식품소분·판매업 중 보건복지부령으로 정하는 넓이 이상인 실내 휴게공간을 마련하여 운영하는 식품자동판매기 영업소
㉹ 「청소년보호법」에 따른 만화대여업소
㉺ 그 밖에 보건복지부령으로 정하는 시설 또는 기관

④ 특별자치시장·특별자치도지사·시장·군수·구청장은 「주택법」 제2조 제3호에 따른 공동주택의 거주 세대 중 2분의 1 이상이 그 공동주택의 복도, 계단, 엘리베이터 및 지하주차장의 전부 또는 일부를 금연구역으로 지정하여 줄 것을 신청하면 그 구역을 금연구역으로 지정하고, 금연구역임을 알리는 안내표지를 설치하여야 한다. 이 경우 금연구역 지정 절차 및 금연구역 안내표지 설치 방법 등은 보건복지부령으로 정한다.

⑤ 특별자치시장·특별자치도지사·시장·군수·구청장은 흡연으로 인한 피해 방지와 주민의 건강증진을 위하여 다음에 해당하는 장소를 금연구역으로 지정하고, 금연구역임을 알리는 안내표지를 설치하여야 한다. 이 경우 금연구역 안내표지 설치 방법 등에 필요한 사항은 보건복지부령으로 정한다.
  ㉠ 「유아교육법」에 따른 유치원 시설의 경계선으로부터 30미터 이내의 구역(일반 공중의 통행·이용 등에 제공된 구역을 말한다)
  ㉡ 「영유아보육법」에 따른 어린이집 시설의 경계선으로부터 30미터 이내의 구역(일반 공중의 통행·이용 등에 제공된 구역을 말한다)
  ㉢ 「초·중등교육법」에 따른 학교 시설의 경계선으로부터 30미터 이내의 구역(일반 공중의 통행·이용 등에 제공된 구역을 말한다)
⑥ 지방자치단체는 흡연으로 인한 피해 방지와 주민의 건강증진을 위하여 필요하다고 인정하는 경우 조례로 다수인이 모이거나 오고가는 관할 구역 안의 일정한 장소를 금연구역으로 지정할 수 있다.
⑦ 누구든지 ③부터 ⑥까지의 규정에 따라 지정된 금연구역에서 흡연하여서는 아니 된다.
⑧ 특별자치시장·특별자치도지사·시장·군수·구청장은 시설의 소유자·점유자 또는 관리자가 다음의 어느 하나에 해당하면 일정한 기간을 정하여 그 시정을 명할 수 있다.
  ㉠ 규정을 위반하여 금연구역을 지정하지 아니하거나 금연구역을 알리는 표지를 설치하지 아니한 경우
  ㉡ 금연구역을 알리는 표지 또는 흡연실의 설치 기준·방법 등을 위반한 경우

(12) 담배에 관한 경고문구 등 표시(법 제9조의2)

① 「담배사업법」에 따른 담배의 제조자 또는 수입판매업자(제조자 등)는 담배갑포장지 앞면·뒷면·옆면 및 대통령령으로 정하는 광고(판매촉진 활동을 포함)에 다음의 내용을 인쇄하여 표기하여야 한다. 다만, ㉠의 표기는 담배갑포장지에 한정하되 앞면과 뒷면에 하여야 한다.
  ㉠ 흡연의 폐해를 나타내는 내용의 경고그림(사진을 포함한다. 이하 같다)
  ㉡ 흡연이 폐암 등 질병의 원인이 될 수 있다는 내용 및 다른 사람의 건강을 위협할 수 있다는 내용의 경고문구
  ㉢ 타르 흡입량은 흡연자의 흡연습관에 따라 다르다는 내용의 경고문구
  ㉣ 담배에 포함된 나프탈아민, 니켈, 벤젠, 비닐 크롤라이드, 비소, 카드뮴의 발암성물질
  ㉤ 보건복지부령으로 정하는 금연상담전화의 전화번호
② 경고그림과 경고문구는 담배갑포장지의 경우 그 넓이의 100분의 50 이상에 해당하는 크기로 표기하여야 한다. 이 경우 경고그림은 담배갑포장지 앞면, 뒷면 각각의 넓이의 100분의 30 이상에 해당하는 크기로 하여야 한다.
③ 위에서 정한 사항 외의 경고그림 및 경고문구 등의 내용과 표기 방법·형태 등의 구체적인 사항은 대통령령으로 정한다. 다만, 경고그림은 사실적 근거를 바탕으로 하고, 지나치게 혐오감을 주지 아니하여야 한다.
④ 위의 규정에도 불구하고 전자담배 등 대통령령으로 정하는 담배에 제조자 등이 표기하여야 할 경고그림 및 경고문구 등의 내용과 그 표기 방법·형태 등은 대통령령으로 따로 정한다.

(13) 가향물질 함유 표시 제한(법 제9조의3)

제조자 등은 담배에 연초 외의 식품이나 향기가 나는 물질(가향물질)을 포함하는 경우 이를 표시하는 문구나 그림·사진을 제품의 포장이나 광고에 사용하여서는 아니 된다.

(14) 담배에 관한 광고의 금지 또는 제한(법 제9조의4)

① 담배에 관한 광고는 다음의 방법에 한하여 할 수 있다.
  ㉠ 지정소매인의 영업소 내부에서 보건복지부령으로 정하는 광고물을 전시(展示) 또는 부착하는 행위. 다만, 영업소 외부에 그 광고내용이 보이게 전시 또는 부착하는 경우에는 그러하지 아니하다.
  ㉡ 품종군별로 연간 10회 이내(1회당 2쪽 이내)에서 잡지[「잡지 등 정기간행물의 진흥에 관한 법률」에 따라 등록 또는 신고되어 주 1회 이하 정기적으로 발행되는 제책(製冊)된 정기간행물 및 「신문 등의 진흥에 관한 법률」에 따라 등록된 주 1회 이하 정기적으로 발행되는 신문과 「출판문화산업 진흥법」에 따른 외국간행물로서 동일한 제호로 연 1회 이상 정기적으로 발행되는 것(외국정기간행물)을 말하며, 여성 또는 청소년을 대상으로 하는 것은 제외]에 광고를 게재하는 행위. 다만, 보건복지부령으로 정하는 판매부수 이하로 국내에서 판매되는 외국정기간행물로서 외국문자로만 쓰여져 있는 잡지인 경우에는 광고게재의 제한을 받지 아니한다.
  ㉢ 사회·문화·음악·체육 등의 행사(여성 또는 청소년을 대상으로 하는 행사는 제외)를 후원하는 행위. 이 경우 후원하는 자의 명칭을 사용하는 외에 제품광고를 하여서는 아니 된다.
  ㉣ 국제선의 항공기 및 여객선, 그 밖에 보건복지부령으로 정하는 장소 안에서 하는 광고

② 제조자 등은 ①에 따른 광고를 「담배사업법」에 따른 도매업자 또는 지정소매인으로 하여금 하게 할 수 있다. 이 경우 도매업자 또는 지정소매인이 한 광고는 제조자 등이 한 광고로 본다.

③ 광고 또는 그에 사용되는 광고물은 다음의 사항을 준수하여야 한다.
  ㉠ 흡연자에게 담배의 품명·종류 및 특징을 알리는 정도를 넘지 아니할 것
  ㉡ 비흡연자에게 직접적 또는 간접적으로 흡연을 권장 또는 유도하거나 여성 또는 청소년의 인물을 묘사하지 아니할 것
  ㉢ 제9조의2(담배에 관한 경고문구 등 표시)에 따라 표기하는 흡연 경고문구의 내용 및 취지에 반하는 내용 또는 형태가 아닐 것
  ㉣ 국민의 건강과 관련하여 검증되지 아니한 내용을 표시하지 아니할 것. 이 경우 광고 내용의 사실 여부에 대한 검증 방법·절차 등 필요한 사항은 대통령령으로 정한다.

④ 제조자 등은 담배에 관한 광고가 ① 및 ③에 위배되지 아니하도록 자율적으로 규제하여야 한다.

⑤ 보건복지부장관은 문화체육관광부장관에게 ① 또는 ③을 위반한 광고가 게재된 외국정기간행물의 수입업자에 대하여 시정조치 등을 할 것을 요청할 수 있다.

(15) 금연지도원(법 제9조의5)

① 시·도지사 또는 시장·군수·구청장은 금연을 위한 조치를 위하여 대통령령으로 정하는 자격이 있는 사람 중에서 금연지도원을 위촉할 수 있다.

② 금연지도원의 직무는 다음과 같다.
  ㉠ 금연구역의 시설기준 이행 상태 점검
  ㉡ 금연구역에서의 흡연행위 감시 및 계도
  ㉢ 금연을 위한 조치를 위반한 경우 관할 행정관청에 신고하거나 그에 관한 자료 제공
  ㉣ 그 밖에 금연 환경 조성에 관한 사항으로서 대통령령으로 정하는 사항

③ 금연지도원은 ②의 직무를 단독으로 수행하려면 미리 시·도지사 또는 시장·군수·구청장의 승인을 받아야 하며, 시·도지사 또는 시장·군수·구청장은 승인서를 교부하여야 한다.

④ 금연지도원이 ②에 따른 직무를 단독으로 수행하는 때에는 승인서와 신분을 표시하는 증표를 지니고 이를 관계인에게 내보여야 한다.

⑤ 금연지도원을 위촉한 시·도지사 또는 시장·군수·구청장은 금연지도원이 그 직무를 수행하기 전에 직무 수행에 필요한 교육을 실시하여야 한다.

⑥ 금연지도원은 ②에 따른 직무를 수행하는 경우 그 권한을 남용하여서는 아니 된다.

⑦ 시·도지사 또는 시장·군수·구청장은 금연지도원이 다음의 어느 하나에 해당하면 그 금연지도원을 해촉하여야 한다.
  ㉠ ①에 따라 대통령령으로 정한 자격을 상실한 경우
  ㉡ ②에 따른 직무와 관련하여 부정한 행위를 하거나 그 권한을 남용한 경우
  ㉢ 그 밖에 개인사정, 질병이나 부상 등의 사유로 직무 수행이 어렵게 된 경우

⑧ 금연지도원의 직무범위 및 교육, 그 밖에 필요한 사항은 대통령령으로 정한다.

(16) 건강생활실천협의회(법 제10조)

① 시·도지사 및 시장·군수·구청장은 건강생활의 실천운동을 추진하기 위하여 지역사회의 주민·단체 또는 공공기관이 참여하는 건강생활실천협의회를 구성하여야 한다.

② 건강생활실천협의회의 조직 및 운영에 관하여 필요한 사항은 지방자치단체의 조례로 정한다.

(17) 보건교육의 관장(법 제11조)

보건복지부장관은 국민의 보건교육에 관하여 관계중앙행정기관의 장과 협의하여 이를 총괄한다.

(18) 보건교육의 실시 등(법 제12조)

① 국가 및 지방자치단체는 모든 국민이 올바른 보건의료의 이용과 건강한 생활습관을 실천할 수 있도록 그 대상이 되는 개인 또는 집단의 특성·건강상태·건강의식 수준 등에 따라 적절한 보건교육을 실시한다.

② 국가 또는 지방자치단체는 국민건강증진사업 관련 법인 또는 단체 등이 보건교육을 실시할 경우 이에 필요한 지원을 할 수 있다.

③ 보건복지부장관, 시·도지사 및 시장·군수·구청장은 ②의 규정에 의하여 보건교육을 실시하는 국민건강증진사업 관련 법인 또는 단체 등에 대하여 보건교육의 계획 및 그 결과에 관한 자료를 요청할 수 있다.

④ ①의 규정에 의한 보건교육의 내용은 대통령령으로 정한다.

(19) 보건교육사자격증의 교부 등(법 제12조의2) ★

① 보건복지부장관은 국민건강증진 및 보건교육에 관한 전문지식을 가진 자에게 보건교육사의 자격증을 교부할 수 있다.

② 다음의 1에 해당하는 자는 보건교육사가 될 수 없다.
  ㉠ 피성년후견인
  ㉡ 금고 이상의 실형의 선고를 받고 그 집행이 종료되지 아니하거나 그 집행을 받지 아니하기로 확정되지 아니한 자
  ㉢ 법률 또는 법원의 판결에 의하여 자격이 상실 또는 정지된 자

③ ①의 규정에 의한 보건교육사의 등급은 1급 내지 3급으로 하고, 등급별 자격기준 및 자격증의 교부절차 등에 관하여 필요한 사항은 대통령령으로 정한다.

보건교육사의 등급별 자격기준(시행령 별표 2) ★

등급	자격기준
보건교육사 1급	보건교육사 1급 시험에 합격한 자
보건교육사 2급	1. 보건교육사 2급 시험에 합격한 자 2. 보건교육사 3급 자격을 취득한 후 보건복지부장관이 정하여 고시하는 보건교육 업무에 3년 이상 종사한 자
보건교육사 3급	보건교육사 3급 시험에 합격한 자

④ 보건교육사 1급의 자격증을 교부받고자 하는 자는 국가시험에 합격하여야 한다.
⑤ 보건복지부장관은 보건교육사의 자격증을 교부하는 때에는 보건복지부령이 정하는 바에 의하여 수수료를 징수할 수 있다.
⑥ 자격증을 교부받은 사람은 다른 사람에게 그 자격증을 빌려주어서는 아니 되고, 누구든지 그 자격증을 빌려서는 아니 된다.
⑦ 누구든지 ⑥에 따라 금지된 행위를 알선하여서는 아니 된다.

(20) 국가시험(법 제12조의3)

① 국가시험은 보건복지부장관이 시행한다. 다만, 보건복지부장관은 국가시험의 관리를 대통령령이 정하는 바에 의하여 「한국보건의료인국가시험원법」에 따른 한국보건의료인국가시험원에 위탁할 수 있다.
② 보건복지부장관은 국가시험의 관리를 위탁한 때에는 그에 소요되는 비용을 예산의 범위 안에서 보조할 수 있다.
③ 보건복지부장관(국가시험의 관리를 위탁받은 기관을 포함)은 보건복지부령이 정하는 금액인 7만 8천 원을 응시수수료로 징수할 수 있다.
④ 시험과목·응시자격 등 자격시험의 실시에 관하여 필요한 사항은 대통령령으로 정한다.

응시수수료 반환(시행규칙 제7조의4 제3항)
- 응시수수료를 과오납한 경우 : 그 과오납한 금액의 전부
- 시험 시행기관의 귀책사유로 시험에 응시하지 못한 경우 : 납입한 응시수수료의 전부
- 응시원서 접수기간 내에 접수를 취소하는 경우 : 납입한 응시수수료의 전부
- 시험 시행일 전까지 응시자격심사 과정에서 응시자격 결격사유로 접수가 취소된 경우 : 납입한 응시수수료의 전부
- 응시원서 접수 마감일의 다음 날부터 시험 시행 20일 전까지 접수를 취소하는 경우 : 납입한 응시수수료의 100분의 60
- 시험 시행 19일 전부터 시험 시행 10일 전까지 접수를 취소하는 경우 : 납입한 응시수수료의 100분의 50

(21) 보건교육사의 채용 및 자격취소(법 제12조의4, 제12조의5)

① 보건교육사의 채용 : 국가 및 지방자치단체는 대통령령이 정하는 국민건강증진사업 관련 법인 또는 단체 등에 대하여 보건교육사를 그 종사자로 채용하도록 권장하여야 한다.
② 보건교육사의 자격취소 : 보건복지부장관은 보건교육사가 규정을 위반하여 다른 사람에게 자격증을 빌려준 경우에는 그 자격을 취소하여야 한다.

(22) 청문(법 제12조의6)

보건복지부장관은 자격을 취소하려는 경우에는 청문을 하여야 한다.

(23) 보건교육의 평가 및 개발 등(법 제13조, 제14조)

① 보건교육의 평가(법 제13조)
  ㉠ 보건복지부장관은 정기적으로 국민의 보건교육의 성과에 관하여 평가를 하여야 한다.
  ㉡ ㉠의 규정에 의한 평가의 방법 및 내용은 보건복지부령으로 정한다.
② 보건교육의 개발 등(법 제14조) : 보건복지부장관은 정부출연연구기관 등의 설립·운영 및 육성에 관한 법률에 의한 한국보건사회연구원으로 하여금 보건교육에 관한 정보·자료의 수집·개발 및 조사, 그 교육의 평가 기타 필요한 업무를 행하게 할 수 있다.

(24) 영양개선(법 제15조)

① 국가 및 지방자치단체는 국민의 영양상태를 조사하여 국민의 영양개선방안을 강구하고 영양에 관한 지도를 실시하여야 한다.
② 국가 및 지방자치단체는 국민의 영양개선을 위하여 다음의 사업을 행한다.
  ㉠ 영양교육사업
  ㉡ 영양개선에 관한 조사·연구사업
  ㉢ 기타 영양개선에 관하여 보건복지부령이 정하는 사업

(25) 국민건강영양조사 등(법 제16조) ★

① 질병관리청장은 보건복지부장관과 협의하여 국민의 건강상태·식품섭취·식생활조사 등 국민의 건강과 영양에 관한 조사(국민건강영양조사)를 정기적으로 실시한다.
② 특별시·광역시 및 도에는 국민건강영양조사와 영양에 관한 지도업무를 행하게 하기 위한 공무원을 두어야 한다.
③ 국민건강영양조사를 행하는 공무원은 그 권한을 나타내는 증표를 관계인에게 내보여야 한다.
④ 국민건강영양조사의 내용 및 방법, 그 밖에 국민건강영양조사와 영양에 관한 지도에 관하여 필요한 사항은 대통령령으로 정한다.

(26) 국민건강영양조사의 조사대상 및 조사항목(시행령 제20조, 제21조)

① 조사대상(시행령 제20조)
  ㉠ 질병관리청장은 보건복지부장관과 협의하여 매년 구역과 기준을 정하여 선정한 가구 및 그 가구원에 대하여 국민건강영양조사를 실시한다.
  ㉡ 질병관리청장은 보건복지부장관과 협의하여 노인·임산부 등 특히 건강 및 영양 개선이 필요하다고 판단되는 사람에 대해서는 따로 조사기간을 정하여 국민건강영양조사를 실시할 수 있다.

ⓒ 질병관리청장 또는 질병관리청장의 요청을 받은 시·도지사는 조사대상으로 선정된 가구와 조사대상이 된 사람에게 이를 통지해야 한다.

② **조사항목(시행령 제21조)**
  ㉠ 국민건강영양조사는 건강조사와 영양조사로 구분하여 실시한다.
  ㉡ 건강조사는 국민의 건강 수준을 파악하기 위하여 다음의 사항에 대하여 실시한다.
   • 가구에 관한 사항
   • 건강상태에 관한 사항
   • 건강행태에 관한 사항
  ㉢ 영양조사는 국민의 영양 수준을 파악하기 위하여 다음의 사항에 대하여 실시한다.
   • 식품섭취에 관한 사항
   • 식생활에 관한 사항
  ㉣ 조사사항의 세부내용은 보건복지부령으로 정한다.

(27) 국민건강영양조사원 및 영양지도원(시행령 제22조)
① 질병관리청장은 국민건강영양조사를 담당하는 사람(국민건강영양조사원)으로 건강조사원 및 영양조사원을 두어야 한다. 이 경우 건강조사원 및 영양조사원은 다음의 구분에 따른 요건을 충족해야 한다.

건강조사원	• 「의료법」 제2조 제1항에 따른 의료인 • 「약사법」 제2조 제2호에 따른 약사 또는 한약사 • 「의료기사 등에 관한 법률」 제2조 제1항에 따른 의료기사 • 「고등교육법」 제2조에 따른 학교에서 보건의료 관련 학과 또는 학부를 졸업한 사람 또는 이와 같은 수준 이상의 학력이 있다고 인정되는 사람
영양조사원	• 「국민영양관리법」 제15조에 따른 영양사(이하 영양사) • 「고등교육법」 제2조에 따른 학교에서 식품영양 관련 학과 또는 학부를 졸업한 사람 또는 이와 같은 수준 이상의 학력이 있다고 인정되는 사람

② 특별자치시장·특별자치도지사·시장·군수·구청장은 영양개선사업을 수행하기 위한 국민영양지도를 담당하는 사람(영양지도원)을 두어야 하며 그 영양지도원은 영양사의 자격을 가진 사람으로 임명한다. 다만, 영양사의 자격을 가진 사람이 없는 경우에는 의사 또는 간호사의 자격을 가진 사람 중에서 임명할 수 있다.
③ 국민건강영양조사원 및 영양지도원의 직무에 관하여 필요한 사항은 보건복지부령으로 정한다.
④ 질병관리청장 또는 특별자치시장·특별자치도지사·시장·군수·구청장은 국민건강영양조사원 또는 영양지도원의 원활한 업무 수행을 위하여 필요하다고 인정하는 경우에는 그 업무 지원을 위한 구체적 조치를 마련·시행할 수 있다.

> **영양지도원의 업무(시행규칙 제17조)** ★
> • 영양지도의 기획·분석 및 평가
> • 지역주민에 대한 영양상담·영양교육 및 영양평가
> • 지역주민의 건강상태 및 식생활 개선을 위한 세부 방안 마련
> • 집단급식시설에 대한 현황 파악 및 급식업무 지도
> • 영양교육자료의 개발·보급 및 홍보
> • 그 밖에 위의 규정에 준하는 업무로서 지역주민의 영양관리 및 영양개선을 위하여 특히 필요한 업무

(28) 신체활동장려사업(법 제16조의2, 제16조의3)

① 신체활동장려사업의 계획 수립·시행(법 제16조의2) : 국가 및 지방자치단체는 신체활동장려에 관한 사업 계획을 수립·시행하여야 한다.
② 신체활동장려사업(법 제16조의3)
　㉠ 국가 및 지방자치단체는 국민의 건강증진을 위하여 신체활동을 장려할 수 있도록 다음의 사업을 한다.
　　• 신체활동장려에 관한 교육사업
　　• 신체활동장려에 관한 조사·연구사업
　　• 그 밖에 신체활동장려를 위하여 대통령령으로 정하는 사업
　㉡ ㉠의 사업 내용·기준 및 방법은 보건복지부령으로 정한다.

(29) 구강건강사업(법 제17조, 제18조)

① 구강건강사업의 계획수립·시행(법 제17조) : 국가 및 지방자치단체는 구강건강에 관한 사업의 계획을 수립·시행하여야 한다.
② 구강건강사업(법 제18조)
　㉠ 국가 및 지방자치단체는 국민의 구강질환의 예방과 구강건강의 증진을 위하여 다음의 사업을 행한다.
　　• 구강건강에 관한 교육사업
　　• 수돗물불소농도조정사업
　　• 구강건강에 관한 조사·연구사업
　　• 아동·노인·장애인·임산부 등 건강취약계층을 위한 구강건강증진사업
　　• 기타 구강건강의 증진을 위하여 대통령령이 정하는 사업
　㉡ ㉠의 사업내용·기준 및 방법은 보건복지부령으로 정한다.

(30) 건강증진사업 등(법 제19조)

① 국가 및 지방자치단체는 국민건강증진사업에 필요한 요원 및 시설을 확보하고, 그 시설의 이용에 필요한 시책을 강구하여야 한다.
② 특별자치시장·특별자치도지사·시장·군수·구청장은 지역주민의 건강증진을 위하여 보건복지부령이 정하는 바에 의하여 보건소장으로 하여금 다음의 사업을 하게 할 수 있다.
　㉠ 보건교육 및 건강상담
　㉡ 영양관리
　㉢ 신체활동장려
　㉣ 구강건강의 관리
　㉤ 질병의 조기발견을 위한 검진 및 처방
　㉥ 지역사회의 보건문제에 관한 조사·연구
　㉦ 기타 건강교실의 운영 등 건강증진사업에 관한 사항
③ 보건소장이 ②의 규정에 의하여 ②의 ㉠ 내지 ㉤의 업무를 행한 때에는 이용자의 개인별 건강상태를 기록하여 유지·관리하여야 한다.
④ 건강증진사업에 필요한 시설·운영에 관하여는 보건복지부령으로 정한다.

(31) 시 · 도 건강증진사업지원단 설치 및 운영 등(법 제19조의2)

① 시 · 도지사는 실행계획의 수립 및 건강증진사업의 효율적인 업무 수행을 지원하기 위하여 시 · 도건강증진사업지원단(지원단)을 설치 · 운영할 수 있다.

② 시 · 도지사는 ①에 따른 지원단 운영을 건강증진사업에 관한 전문성이 있다고 인정하는 법인 또는 단체에 위탁할 수 있다. 이 경우 시 · 도지사는 그 운영에 필요한 경비의 전부 또는 일부를 지원할 수 있다.

③ 위에서 규정한 사항 외에 지원단의 설치 · 운영 및 위탁 등에 관하여 필요한 사항은 보건복지부령으로 정한다.

(32) 검진 및 검진결과의 공개금지(법 제20조, 제21조)

① 검진(법 제20조) : 국가는 건강증진을 위하여 필요한 경우에 보건복지부령이 정하는 바에 의하여 국민에 대하여 건강검진을 실시할 수 있다.

② 검진결과의 공개금지(법 제21조) : 건강검진을 한 자 또는 검진기관에 근무하는 자는 국민의 건강증진사업의 수행을 위하여 불가피한 경우를 제외하고는 정당한 사유없이 검진결과를 공개하여서는 아니된다.

3 국민건강증진기금

(1) 기금의 설치 등(법 제22조)

① 보건복지부장관은 국민건강증진사업의 원활한 추진에 필요한 재원을 확보하기 위하여 국민건강증진기금(기금)을 설치한다.

② 기금은 다음의 재원으로 조성한다.
  ㉠ 제23조(국민건강증진부담금의 부과 · 징수 등) 제1항의 규정에 의한 부담금
  ㉡ 기금의 운용 수익금

(2) 국민건강증진부담금의 부과 · 징수 등(법 제23조) ★

① 보건복지부장관은 「지방세법」에 따른 제조자 및 수입판매업자가 판매하는 담배(담배소비세가 면제되는 것, 담배소비세액이 공제 또는 환급되는 것은 제외)에 다음의 구분에 따른 부담금을 부과 · 징수한다.

  ㉠ 궐련 : 20개비당 841원
  ㉡ 전자담배
    • 니코틴 용액을 사용하는 경우 : 1밀리리터당 525원
    • 연초 및 연초 고형물을 사용하는 경우 : 궐련형은 20개비당 750원, 기타 유형은 1그램당 73원
  ㉢ 파이프담배 : 1그램당 30.2원
  ㉣ 엽궐련(葉卷煙) : 1그램당 85.8원
  ㉤ 각련(刻煙) : 1그램당 30.2원
  ㉥ 씹는 담배 : 1그램당 34.4원
  ㉦ 냄새 맡는 담배 : 1그램당 21.4원
  ㉧ 물담배 : 1그램당 1050.1원
  ㉨ 머금는 담배 : 1그램당 534.5원

② 제조자 및 수입판매업자는 매월 1일부터 말일까지 제조장 또는 보세구역에서 반출된 담배의 수량과 산출된 부담금의 내역에 관한 자료를 다음 달 15일까지 보건복지부장관에게 제출하여야 한다.

③ 보건복지부장관은 자료를 제출받은 때에는 그날부터 5일 이내에 부담금의 금액과 납부기한 등을 명시하여 해당 제조자 및 수입판매업자에게 납부고지를 하여야 한다.
④ 제조자 및 수입판매업자는 납부고지를 받은 때에는 납부고지를 받은 달의 말일까지 이를 납부하여야 한다.
⑤ 보건복지부장관은 부담금을 납부하여야 할 자가 납부기한 이내에 부담금을 내지 아니하는 경우 납부기한이 지난 후 10일 이내에 30일 이상의 기간을 정하여 독촉장을 발부하여야 하며, 체납된 부담금에 대해서는 「국세기본법」 제47조의4를 준용하여 가산금을 징수한다.
⑥ 보건복지부장관은 독촉을 받은 자가 그 기간 이내에 부담금과 가산금을 납부하지 아니한 때에는 국세체납처분의 예에 의하여 이를 징수한다.
⑦ 담배의 구분에 관하여는 담배의 성질과 모양, 제조과정 등을 기준으로 하여 대통령령으로 정한다.

(3) 부담금의 납부담보(법 제23조의2)
① 보건복지부장관은 부담금의 납부 보전을 위하여 대통령령이 정하는 바에 따라 제조자 및 수입판매업자에게 담보의 제공을 요구할 수 있다.
② 보건복지부장관은 담보제공의 요구를 받은 제조자 및 수입판매업자가 담보를 제공하지 아니하거나 요구분의 일부만을 제공한 경우 특별시장·광역시장·특별자치시장·특별자치도지사·시장·군수 및 세관장에게 담배의 반출금지를 요구할 수 있다.
③ 담배의 반출금지 요구를 받은 특별시장·광역시장·특별자치시장·특별자치도지사·시장·군수 및 세관장은 이에 응하여야 한다.

(4) 부담금 부과·징수의 협조(법 제23조의3)
① 보건복지부장관은 부담금의 부과·징수와 관련하여 필요한 경우에는 중앙행정기관·지방자치단체 그 밖의 관계 기관·단체 등에 대하여 자료제출 등의 협조를 요청할 수 있다.
② 협조요청을 받은 중앙행정기관·지방자치단체 그 밖의 관계 기관·단체 등은 특별한 사유가 없는 한 이에 응하여야 한다.
③ 위의 규정에 따라 보건복지부장관에게 제출되는 자료에 대하여는 사용료·수수료 등을 면제한다.

(5) 기금의 관리·운용(법 제24조) ★
① 기금은 보건복지부장관이 관리·운용한다.
② 보건복지부장관은 기금의 운용성과 및 재정상태를 명확히 하기 위하여 대통령령이 정하는 바에 의하여 회계처리하여야 한다.
③ 기금의 관리·운용 기타 필요한 사항은 대통령령으로 정한다.

(6) 기금의 사용 등(법 제25조) ★

① 기금은 다음의 사업에 사용한다.
- ㉠ 금연교육 및 광고, 흡연피해 예방 및 흡연피해자 지원, 절주교육 및 광고, 음주폐해 예방 등 국민건강관리사업
- ㉡ 건강생활의 지원사업
- ㉢ 보건교육 및 그 자료의 개발
- ㉣ 보건통계의 작성·보급과 보건의료 관련 조사·연구 및 개발에 관한 사업
- ㉤ 질병의 예방·검진·관리 및 암의 치료를 위한 사업
- ㉥ 국민영양관리사업
- ㉦ 신체활동장려사업
- ㉧ 구강건강관리사업
- ㉨ 시·도지사 및 시장·군수·구청장이 행하는 건강증진사업
- ㉩ 공공보건의료 및 건강증진을 위한 시설·장비의 확충
- ㉪ 기금의 관리·운용에 필요한 경비
- ㉫ 그 밖에 국민건강증진사업에 소요되는 경비로서 대통령령이 정하는 사업(시행령 제30조)
    - 만성퇴행성질환의 관리사업
    - 지도·훈련사업
    - 건강증진을 위한 신체활동 지원사업
    - 금연지도원 제도 운영 등 지역사회 금연 환경 조성 사업
    - 건강친화인증 기업 지원 사업
    - 절주문화 조성 사업

② 보건복지부장관은 기금을 ①의 ㉠~㉫ 사업에 사용함에 있어서 아동·청소년·여성·노인·장애인 등에 대하여 특별히 배려·지원할 수 있다.

③ 보건복지부장관은 기금을 ①의 ㉠~㉫ 사업에 사용함에 있어서 필요한 경우에는 보조금으로 교부할 수 있다.

CHAPTER 02 적중예상문제

01 「국민건강증진법」상 정의에서 국민건강증진사업에 속하는 것은?

① 건강보험
② 의료분업
③ 영양개선
④ 역학조사
⑤ 감염병 관리

> **해설**
> "국민건강증진사업"이라 함은 보건교육, 질병예방, 영양개선, 신체활동장려, 건강관리 및 건강생활의 실천 등을 통하여 국민의 건강을 증진시키는 사업을 말한다(법 제2조 제1호).

02 「국민건강증진법」의 제정연도는 언제인가? ★

① 1992년
② 1995년
③ 1997년
④ 1999년
⑤ 2001년

> **해설**
> 「국민건강증진법」은 1995년 1월 5일 법률 제4914호로 제정되었다.

정답 01 ③ 02 ②

03 「국민건강증진법」상 보건교육사의 결격사유에 해당하지 않는 것은?

① 피한정후견인
② 피성년후견인
③ 법원의 판결에 의하여 자격이 정지된 자
④ 금고형을 선고받고 집행이 종료되지 않은 자
⑤ 징역형을 선고받고 집행이 종료되지 않은 자

> **해설**
> 보건교육사의 결격사유(법 제12조의2 제2항)
> • 피성년후견인
> • 금고 이상의 실형의 선고를 받고 그 집행이 종료되지 아니하거나 그 집행을 받지 아니하기로 확정되지 아니한 자
> • 법률 또는 법원의 판결에 의하여 자격이 상실 또는 정지된 자

04 「국민건강증진법」상 국민건강증진종합계획에 포함되지 않는 사항은?

① 국민건강증진의 기본목표 및 추진방향
② 국민건강증진기금의 수혜대상 확대 방안
③ 국민건강증진을 위한 주요 추진과제 및 추진방법
④ 건강취약 집단이나 계층에 대한 건강증진 지원방안
⑤ 국민건강증진에 관한 인력의 관리 및 소요재원의 조달방안

> **해설**
> 국민건강증진종합계획에 포함해야 하는 사항(법 제4조 제2항)
> • 국민건강증진의 기본목표 및 추진방향
> • 국민건강증진을 위한 주요 추진과제 및 추진방법
> • 국민건강증진에 관한 인력의 관리 및 소요재원의 조달방안
> • 국민건강증진기금의 운용방안
> • 아동 · 여성 · 노인 · 장애인 등 건강취약 집단이나 계층에 대한 건강증진 지원방안
> • 국민건강증진 관련 통계 및 정보의 관리 방안
> • 그 밖에 국민건강증진을 위하여 필요한 사항

05 「국민건강증진법」상 국민건강증진종합계획의 수립에 대한 설명이다. (   ) 안에 들어갈 것으로 옳은 것은?

> (가)은/는 국민건강증진정책심의위원회의 심의를 거쳐 국민건강증진종합계획을 (나)마다 수립하여야 한다.

	(가)	(나)
①	보건소장	1년
②	시·도지사	2년
③	질병관리청장	3년
④	보건복지부장관	5년
⑤	식품의약품안전처장	7년

해설
보건복지부장관은 국민건강증진정책심의위원회의 심의를 거쳐 국민건강증진종합계획을 5년마다 수립하여야 한다. 이 경우 미리 관계 중앙행정기관의 장과 협의를 거쳐야 한다(법 제4조 제1항).

06 「국민건강증진법」상 국민건강증진정책심의위원회의 구성과 운영으로 옳지 않은 것은?

① 위원장은 보건복지부장관이 된다.
② 위원회는 15인 이내의 위원으로 구성한다.
③ 위원은 보건복지부장관이 위촉 또는 지명한다.
④ 위원의 임기는 2년으로 하되, 연임할 수 있다.
⑤ 위원회의 위원장은 위원회를 대표하고 위원회의 사무를 총괄한다.

해설
위원장은 보건복지부차관이 되고, 부위원장은 위원장이 공무원이 아닌 위원 중에서 지명한 자가 된다(법 제5조의2 제2항).

07 「국민건강증진법」상 국민건강증진기금의 효율적인 운영과 국민건강증진사업의 원활한 추진을 위하여 필요한 정책 수립의 지원과 사업평가 등의 업무를 수행하는 기관은?

① 한국보건의료연구원
② 한국보건산업진흥원
③ 한국건강증진개발원
④ 건강보험정책심의위원회
⑤ 국민건강증진정책심의위원회

> **해설**
> 보건복지부장관은 국민건강증진기금의 효율적인 운영과 국민건강증진사업의 원활한 추진을 위하여 필요한 정책 수립의 지원과 사업평가 등의 업무를 수행할 수 있도록 한국건강증진개발원을 설립한다(법 제5조의3 제1항).

08 「국민건강증진법」상 국민건강증진기금을 사용할 수 없는 사업은?

① 신체활동장려사업
② 국민건강관리사업
③ 영양개선에 관한 조사·연구사업
④ 기금의 관리·운용에 필요한 경비
⑤ 공공보건의료를 위한 시설·장비의 확충

> **해설**
> 국민건강증진기금의 사용(법 제25조 제1항)
> - 금연교육 및 광고, 흡연피해 예방 및 흡연피해자 지원, 절주교육 및 광고, 음주폐해 예방 등 국민건강관리사업
> - 건강생활의 지원사업
> - 보건교육 및 그 자료의 개발
> - 보건통계의 작성·보급과 보건의료 관련 조사·연구 및 개발에 관한 사업
> - 질병의 예방·검진·관리 및 암의 치료를 위한 사업
> - 국민영양관리사업
> - 신체활동장려사업
> - 구강건강관리사업
> - 시·도지사 및 시장·군수·구청장이 행하는 건강증진사업
> - 공공보건의료 및 건강증진을 위한 시설·장비의 확충
> - 기금의 관리·운용에 필요한 경비
> - 그 밖에 국민건강증진사업에 소요되는 경비로서 대통령령이 정하는 사업

09 「국민건강증진법」상 국민건강증진종합계획을 수립하여야 하는 자는?

① 보건소장
② 시 · 도지사
③ 질병관리청장
④ 보건복지부장관
⑤ 식품의약품안전처장

> **해설**
> 보건복지부장관은 제5조의 규정에 따른 국민건강증진정책심의위원회의 심의를 거쳐 국민건강증진종합계획을 5년마다 수립하여야 한다(법 제4조 제1항).

10 「국민건강증진법」상 국민건강증진정책심의위원회의 심의사항은?

① 국민건강 부과체계에 관한 사항
② 건강정책의 기본목표 및 추진방향
③ 건강증진의 중장기 재정 전망 및 운영
④ 건강보험정책의 기본목표 및 추진방향
⑤ 국민건강증진기금의 연도별 운용계획안 · 결산 및 평가

> **해설**
> **국민건강증진정책심의위원회 심의사항(법 제5조 제2항)**
> - 종합계획
> - 국민건강증진기금의 연도별 운용계획안 · 결산 및 평가
> - 2 이상의 중앙행정기관이 관련되는 주요 국민건강증진시책에 관한 사항으로서 관계중앙행정기관의 장이 심의를 요청하는 사항
> - 「국민영양관리법」 제9조에 따른 심의사항
> - 다른 법령에서 위원회의 심의를 받도록 한 사항
> - 그 밖에 위원장이 심의에 부치는 사항

정답 09 ④ 10 ⑤

11 「국민건강증진법」상 공중이 이용하는 시설의 소유자·점유자 또는 관리자가 금연구역을 알리는 표지를 설치하지 않아도 되는 곳은?

① 「법원조직법」에 따른 법원과 그 소속 기관의 청사
② 「지역보건법」에 따른 보건소·보건의료원·보건지소
③ 「어린이놀이시설 안전관리법」에 따른 어린이놀이시설
④ 「유통산업발전법」에 따른 상점가 중 지상에 있는 상점가
⑤ 공항·여객부두·철도역·여객자동차터미널 등 교통 관련 시설의 대기실·승강장, 지하보도

> **해설**
> ④ 지상에 있는 상점가는 금연구역을 지정하지 않아도 되고, 금역구역을 알리는 표지를 설치하지 않아도 된다. 「유통산업발전법」에 따라 개설등록된 대규모점포와 같은 법에 따른 상점가 중 지하도에 있는 상점가를 금연구역으로 지정하고 금연구역을 알리는 표지를 설치해야 한다(법 제9조 제4항 제18호).

12 「국민건강증진법」상 담배갑포장지에 반드시 표기하지 않아도 되는 것은?

① 금연상담전화의 전화번호
② 담배에 포함된 6종의 발암성물질
③ 흡연의 폐해를 나타내는 내용의 경고 그림
④ 흡연이 폐암 등 질병의 원인이 될 수 있다는 내용
⑤ 니코틴 흡입량이 흡연자의 흡연습관에 따라 다르다는 내용의 경고문구

> **해설**
> 담배에 관한 경고문구 표기 내용(법 제9조의2 제1항)
> - 흡연의 폐해를 나타내는 내용의 경고 그림(사진을 포함)
> - 흡연이 폐암 등 질병의 원인이 될 수 있다는 내용 및 다른 사람의 건강을 위협할 수 있다는 내용의 경고문구
> - 타르 흡입량은 흡연자의 흡연 습관에 따라 다르다는 내용의 경고문구
> - 담배에 포함된 나프틸아민, 니켈, 벤젠, 비닐 크롤라이드, 비소, 카드뮴의 발암성물질
> - 보건복지부령으로 정하는 금연상담전화의 전화번호(1544-9030)

11 ④ 12 ⑤

13 「국민건강증진법」상 보건교육사 시험에 관한 설명으로 옳은 것은?

① 매년 2회 이상 실시한다.
② 시험은 2급과 3급으로 치러진다.
③ 시험방법은 필기와 실기로 나눈다.
④ 시험위원에게는 예산의 범위에서 수당과 여비를 지급할 수 있다.
⑤ 시험관리기관의 장은 시험의 합격자에 대한 사항을 질병관리청장에게 통보한다.

> **해설**
> ① 보건복지부장관은 보건교육사 국가시험을 매년 1회 이상 실시한다(시행령 제18조의2 제1항).
> ② 보건교육사의 등급은 1급, 2급, 3급으로 한다(시행령 제18조 제1항 관련 별표 2).
> ③ 시험방법은 필기시험으로 하며, 시험의 합격자는 각 과목 4할 이상, 전과목 총점의 6할 이상을 득점한 자로 한다(시행령 제18조의2 제5항).
> ⑤ 시험관리기관의 장은 시험을 실시한 경우 합격자를 결정·발표하고, 그 합격자에 대한 사항을 보건복지부장관에게 통보하여야 한다(시행령 제18조의3 제3항).

14 「국민건강증진법」상 국가시험에 대한 설명이다. (　) 안에 들어갈 것으로 옳은 것은?

> 보건복지부장관은 보건교육사 국가시험 관리를 (　)에 위탁한다.

① 건강생활실천협의회
② 한국건강증진개발원
③ 건강보험정책심의위원회
④ 한국보건의료인국가시험원
⑤ 국민건강증진정책심의위원회

> **해설**
> 보건복지부장관은 시험의 관리를 「한국보건의료인국가시험원법」에 따른 한국보건의료인국가시험원에 위탁한다(시행령 제18조의2 제2항).

정답 13 ④ 14 ④

15 「국민건강증진법」상 국민건강영양조사에 대한 설명으로 옳지 <u>않은</u> 것은?

① 국민건강영양조사는 매년 실시한다.
② 건강조사와 영양조사로 구분하여 실시한다.
③ 조사를 행하는 공무원은 권한의 증표를 관계인에게 내보여야 한다.
④ 질병관리청장은 조사대상으로 선정된 가구와 사람에게 통지해야 한다.
⑤ 보건복지부장관은 시·도지사와 협의하여 국민건강영양조사를 실시한다.

> **해설**
> 질병관리청장은 보건복지부장관과 협의하여 매년 구역과 기준을 정하여 선정한 가구 및 그 가구원에 대하여 국민건강영양조사를 실시한다(시행령 제20조 제1항).

16 「국민건강증진법」상 보건교육에 포함되지 <u>않는</u> 것은?

① 공중위생에 관한 사항
② 급성질환 조기발견에 관한 사항
③ 건강증진을 위한 체육활동에 관한 사항
④ 금연·절주 등 건강생활의 실천에 관한 사항
⑤ 만성퇴행성질환 등 질병의 예방에 관한 사항

> **해설**
> **보건교육에 포함해야 하는 사항(시행령 제17조)**
> - 금연·절주 등 건강생활의 실천에 관한 사항
> - 만성퇴행성질환 등 질병의 예방에 관한 사항
> - 영양 및 식생활에 관한 사항
> - 구강건강에 관한 사항
> - 공중위생에 관한 사항
> - 건강증진을 위한 체육활동에 관한 사항
> - 그 밖에 건강증진사업에 관한 사항

17 「국민건강증진법」상 인증의 유효기간에 대한 설명이다. (   ) 안에 들어갈 내용으로 옳은 것은?

> 인증의 유효기간은 인증을 받은 날부터 (   )으로 하되, 대통령령으로 정하는 바에 따라 그 기간을 연장할 수 있다.

① 1년
② 2년
③ 3년
④ 4년
⑤ 5년

해설
인증의 유효기간은 인증을 받은 날부터 3년으로 하되, 대통령령으로 정하는 바에 따라 그 기간을 연장할 수 있다(법 제6조의3 제1항).

18 「국민건강증진법」상 보건복지부장관이 부과·징수하는 국민건강증진부담금으로 옳게 짝지어진 것은?

① 궐련 : 20개비당 525원
② 씹는 담배 : 1그램당 30.2원
③ 파이프담배 : 1그램당 85.8원
④ 냄새 맡는 담배 : 1그램당 21.4원
⑤ 전자담배 중 니코틴 용액을 사용하는 경우 : 1밀리리터당 841원

해설
국민건강증진부담금의 부과·징수(법 제23조 제1항 참조)
- 궐련 : 20개비당 841원
- 씹는 담배 : 1그램당 34.4원
- 파이프담배 : 1그램당 30.2원
- 전자담배 중 니코틴 용액을 사용하는 경우 : 1밀리리터당 525원

19 「국민건강증진법」상 국민건강증진기금의 관리·운용권자는?

① 대통령
② 질병관리청장
③ 보건복지부장관
④ 행정안전부장관
⑤ 식품의약품안전처장

> **해설**
> 보건복지부장관은 기금을 관리·운용한다. 보건복지부장관은 기금의 운용성과 및 재정상태를 명확히 하기 위하여 대통령령이 정하는 바에 의하여 회계처리하여야 한다(법 제24조 제1·2항).

20 「국민건강증진법」상 국민건강영양조사 중 영양조사에 해당하는 것은?

① 가구에 관한 사항
② 건강상태에 관한 사항
③ 식품섭취에 관한 사항
④ 건강행태에 관한 사항
⑤ 구강건강사업에 관한 사항

> **해설**
> 국민건강영양조사(시행령 제21조)
> - 건강조사 : 가구에 관한 사항, 건강상태에 관한 사항, 건강행태에 관한 사항
> - 영양조사 : 식품섭취에 관한 사항, 식생활에 관한 사항

21 「국민건강증진법」상 건강생활실천협의회를 구성하여야 하는 자는?

① 질병관리청장
② 보건복지부장관
③ 보건소장·보건지소장
④ 국민건강증진정책심의위원회
⑤ 시·도지사 및 시장·군수·구청장

> **해설**
> 시·도지사 및 시장·군수·구청장은 건강생활의 실천운동을 추진하기 위하여 지역사회의 주민·단체 또는 공공기관이 참여하는 건강생활실천협의회를 구성하여야 한다(법 제10조 제1항).

22 「국민건강증진법」상 국민건강영양조사원 중 건강조사원으로 임명될 수 있는 자는?

① 위생사
② 영양사
③ 물리치료사
④ 간호조무사
⑤ 요양보호사

> **해설**
> 국민건강영양조사원(시행령 제22조 제1항)
>
> | 건강조사원 | • 「의료법」 제2조 제1항에 따른 의료인(의사, 치과의사, 한의사, 조산사, 간호사)
• 「약사법」 제2조 제2호에 따른 약사 또는 한약사
• 「의료기사 등에 관한 법률」 제2조 제1항에 따른 의료기사(임상병리사, 방사선사, 물리치료사, 작업치료사, 치과기공사 및 치과위생사)
• 「고등교육법」 제2조에 따른 학교에서 보건의료 관련 학과 또는 학부를 졸업한 사람 또는 이와 같은 수준 이상의 학력이 있다고 인정되는 사람 |
> |---|---|
> | 영양조사원 | • 「국민영양관리법」 제15조에 따른 영양사
• 「고등교육법」 제2조에 따른 학교(대학, 산업대학, 교육대학, 전문대학, 원격대학, 기술대학, 각종 학교)에서 식품영양 관련 학과 또는 학부를 졸업한 사람 또는 이와 같은 수준 이상의 학력이 있다고 인정되는 사람 |

23 「국민건강증진법」상 금연지도원의 직무는?

① 금연기금의 운용 방안 점검
② 금연 추진과제 및 추진방법 점검
③ 금연 소요 재원의 조달 방안 점검
④ 금연 통계 및 정보 관리 방안 점검
⑤ 금연구역 시설 기준 이행 상태 점검

> **해설**
> 금연지도원의 직무(법 제9조의5 제2항)
> • 금연구역의 시설 기준 이행 상태 점검
> • 금연구역에서의 흡연행위 감시 및 계도
> • 금연을 위한 조치를 위반한 경우 관할 행정관청에 신고하거나 그에 관한 자료 제공
> • 그 밖에 금연 환경 조성에 관한 사항으로서 대통령령으로 정하는 사항(시행령 제16조의5 제2항)
> – 지역사회 금연홍보 및 금연교육 지원 업무
> – 지역사회 금연 환경 조성을 위한 지도 업무

정답 22 ③ 23 ⑤

24 「국민건강증진법」상 보건교육의 실시에 관한 설명으로 옳지 않은 것은?

① 개인 또는 집단의 특성·건강상태·건강의식 수준 등에 따라 교육을 실시한다.
② 국가 또는 지방자치단체는 보건교육을 실시할 경우 이에 필요한 지원을 할 수 있다.
③ 보건복지부장관은 국민의 보건교육에 관하여 질병관리청장과 협의하여 이를 총괄한다.
④ 보건복지부장관은 보건교육을 실시하는 단체 등에 대하여 보건교육 자료를 요청할 수 있다.
⑤ 보건교육에는 구강건강, 공중위생, 영양 및 식생활, 건강생활실천, 질병 예방, 체육활동, 건강증진 사업이 포함되어야 한다.

> **해설**
> ③ 보건복지부장관은 국민의 보건교육에 관하여 관계 중앙행정기관의 장과 협의하여 이를 총괄한다(법 제11조).

25 「국민건강증진법」상 국가 및 지방자치단체가 행할 구강건강사업이 아닌 것은?

① 수돗물식용가능 관련 사업
② 구강건강에 관한 교육사업
③ 구강건강에 관한 조사·연구사업
④ 충치예방을 위한 치아홈메우기사업
⑤ 건강취약계층을 위한 구강건강증진사업

> **해설**
> 국가 및 지방자치단체는 국민의 구강질환의 예방과 구강건강의 증진을 위하여 다음의 사업을 행한다(법 제18조 제1항).
> • 구강건강에 관한 교육사업
> • 수돗물불소농도조정사업
> • 구강건강에 관한 조사·연구사업
> • 아동·노인·장애인·임산부 등 건강취약계층을 위한 구강건강증진사업
> • 기타 구강건강의 증진을 위하여 대통령령이 정하는 사업(시행령 제23조)
>   - 충치예방을 위한 치아홈메우기사업
>   - 불소용액양치사업
>   - 구강건강의 증진을 위하여 보건복지부령이 정하는 사업

CHAPTER 03 지역보건법

지역보건법[시행 2025.3.21., 2024.9.20. 타법개정]
지역보건법 시행령[시행 2024.7.3., 2024.7.2. 일부개정]
지역보건법 시행규칙[시행 2025.3.21., 2025.3.21. 일부개정]

1 총칙

(1) 목적(법 제1조)

이 법은 보건소 등 지역보건의료기관의 설치·운영에 관한 사항과 보건의료 관련 기관·단체와의 연계·협력을 통하여 지역보건의료기관의 기능을 효과적으로 수행하는 데 필요한 사항을 규정함으로써 지역보건의료정책을 효율적으로 추진하여 지역주민의 건강증진에 이바지함을 목적으로 한다.

(2) 정의(법 제2조) ★

이 법에서 사용하는 용어의 뜻은 다음과 같다.
① "지역보건의료기관"이란 지역주민의 건강을 증진하고 질병을 예방·관리하기 위하여 이 법에 따라 설치·운영하는 보건소, 보건의료원, 보건지소 및 건강생활지원센터를 말한다.
② "지역보건의료서비스"란 지역주민의 건강을 증진하고 질병을 예방·관리하기 위하여 지역보건의료기관이 직접 제공하거나 보건의료 관련 기관·단체를 통하여 제공하는 서비스로서 보건의료인(「보건의료기본법」 제3조 제3호에 따른 보건의료인)이 행하는 모든 활동을 말한다.
③ "보건의료 관련 기관·단체"란 지역사회 내에서 공중(公衆) 또는 특정 다수인을 위하여 지역보건의료서비스를 제공하는 의료기관, 약국, 보건의료인 단체 등을 말한다.

(3) 국가와 지방자치단체의 책무(법 제3조)

① 국가 및 지방자치단체는 지역보건의료에 관한 조사·연구, 정보의 수집·관리·활용·보호, 인력의 양성·확보 및 고용 안정과 자질 향상 등을 위하여 노력하여야 한다.
② 국가 및 지방자치단체는 지역보건의료 업무의 효율적 추진을 위하여 기술적·재정적 지원을 하여야 한다.
③ 국가 및 지방자치단체는 지역주민의 건강 상태에 격차가 발생하지 아니하도록 필요한 방안을 마련하여야 한다.

(4) 지역사회 건강실태조사(법 제4조)

① 질병관리청장과 특별자치시장·특별자치도지사·시장·군수·구청장(구청장은 자치구의 구청장을 말하며, 이하 시장·군수·구청장)은 지역주민의 건강 상태 및 건강문제의 원인 등을 파악하기 위하여 매년 지역사회 건강실태조사를 실시하여야 한다.
② 질병관리청장은 ①에 따라 지역사회 건강실태조사를 실시할 때에는 미리 보건복지부장관과 협의하여야 한다.
③ 지역사회 건강실태조사의 방법, 내용 등에 필요한 사항은 대통령령으로 정한다.

> **지역사회 건강실태조사의 방법 및 내용(시행령 제2조)**
> ① 질병관리청장은 보건복지부장관과 협의하여 지역사회 건강실태조사(이하 지역사회 건강실태조사)를 매년 지방자치단체의 장에게 협조를 요청하여 실시한다.
> ② 협조 요청을 받은 지방자치단체의 장은 매년 보건소(보건의료원 포함)를 통하여 지역 주민을 대상으로 지역사회 건강실태조사를 실시하여야 한다. 이 경우 지방자치단체의 장은 지역사회 건강실태조사의 결과를 질병관리청장에게 통보하여야 한다.
> ③ 지역사회 건강실태조사는 표본조사를 원칙으로 하되, 필요한 경우에는 전수조사를 할 수 있다.
> ④ 지역사회 건강실태조사의 내용에는 다음의 사항이 포함되어야 한다.
>   ㉠ 흡연, 음주 등 건강 관련 생활습관에 관한 사항
>   ㉡ 건강검진 및 예방접종 등 질병 예방에 관한 사항
>   ㉢ 질병 및 보건의료서비스 이용 실태에 관한 사항
>   ㉣ 사고 및 중독에 관한 사항
>   ㉤ 활동의 제한 및 삶의 질에 관한 사항
>   ㉥ 그 밖에 지역사회 건강실태조사에 포함되어야 한다고 질병관리청장이 정하는 사항

(5) 자료 또는 정보의 처리 및 이용 등(법 제5조)

① 보건복지부장관은 지역보건의료기관(보건진료소를 포함)의 기능 및 업무를 수행하는 데 필요한 각종 자료 및 정보의 효율적 처리(「개인정보 보호법」 제2조 제2호의 처리)를 위하여 지역보건의료정보시스템을 구축·운영할 수 있다.
② 보건복지부장관은 지역보건의료정보시스템을 구축·운영하는 데 필요한 자료로서 다음의 어느 하나에 해당하는 자료 또는 정보를 처리할 수 있으며, 관계 중앙행정기관, 지방자치단체, 관련 기관·단체·법인·시설 등에 필요한 자료의 제공을 요청할 수 있다. 이 경우 요청을 받은 중앙행정기관, 지방자치단체, 관련 기관·단체·법인·시설 등의 장은 정당한 사유가 없으면 그 요청에 따라야 한다.
   ㉠ 지역보건의료서비스의 제공에 관한 자료
   ㉡ 지역보건의료서비스 제공의 신청, 조사 및 실시에 관한 자료
   ㉢ 그 밖에 지역보건의료기관의 기능을 수행하는 데 필요한 것으로서 대통령령으로 정하는 자료
③ 누구든지 정당한 접근 권한 없이 또는 허용된 접근 권한을 넘어 지역보건의료정보시스템의 정보를 훼손·멸실·변경·위조·유출하거나 검색·복제하여서는 아니 된다.
④ 보건복지부장관은 지역보건의료기관의 기능과 업무 수행에 필요한 각종 자료 및 정보의 효율적 처리를 위하여 지역보건의료정보시스템을 다음의 정보시스템과 전자적으로 연계하여 활용할 수 있다.
   ㉠ 「주민등록법」 제30조 제1항에 따른 주민등록전산정보자료를 처리하는 정보시스템
   ㉡ 「사회보장기본법」 제37조 제2항에 따른 사회보장정보시스템

ⓒ 「사회보장급여의 이용·제공 및 수급권자 발굴에 관한 법률」 제24조의2 제1항에 따른 사회서비스 정보시스템
ⓔ 「감염병의 예방 및 관리에 관한 법률」 제33조의4 제1항에 따른 예방접종통합관리시스템
ⓜ 「감염병의 예방 및 관리에 관한 법률」 제40조의5 제1항에 따른 감염병관리통합정보시스템
ⓗ 「건강검진기본법」 제3조 제4호에 따른 건강검진자료를 처리하는 정보시스템
ⓢ 「지방재정법」 제96조의2 제1항에 따른 정보시스템
ⓞ 「치매관리법」 제13조의2 제1항에 따른 치매정보시스템
ⓩ 그 밖에 대통령령으로 정하는 정보시스템

⑤ 보건복지부장관은 ①에 따라 지역보건의료정보시스템을 통해 처리하는 자료 또는 정보를 지역주민의 건강증진 및 질병의 예방·관리를 위하여 관계 중앙행정기관의 장과 특별시장·광역시장·도지사(이하 시·도지사) 또는 시장·군수·구청장에게 제공할 수 있다.

⑥ 시·도지사 또는 시장·군수·구청장은 필요한 경우 보건복지부장관으로부터 제공받은 자료 또는 정보를 서비스대상자 및 부양의무자의 동의를 받아 보건의료 관련 기관·단체 또는 의료인에게 제공할 수 있다. 이 경우 이용 목적을 고려하여 필요 최소한의 정보를 제공하여야 한다.

⑦ 관계 중앙행정기관의 장, 시·도지사 또는 시장·군수·구청장이 지역보건의료정보시스템을 이용하거나 연계하고자 하는 경우에는 지역보건의료정보시스템을 이용하여 처리하고자 하는 자료 또는 정보와 그 범위, 처리 목적·방식, 해당 자료 또는 정보의 보유기관 등을 특정하여 보건복지부장관과 미리 협의하여야 한다.

⑧ 규정된 사항 외에 지역보건의료정보시스템의 이용 범위·방법 및 절차 등은 대통령령으로 정한다.

(6) 지역보건의료심의위원회(법 제6조)

① 지역보건의료에 관한 다음의 사항을 심의하기 위하여 특별시·광역시·도(이하 시·도) 및 특별자치시·특별자치도·시·군·구(구는 자치구를 말하며, 이하 시·군·구)에 지역보건의료심의위원회(이하 위원회)를 둔다.
  ㉠ 지역사회 건강실태조사 등 지역보건의료의 실태조사에 관한 사항
  ㉡ 지역보건의료계획 및 연차별 시행계획의 수립·시행 및 평가에 관한 사항
  ㉢ 지역보건의료계획의 효율적 시행을 위하여 보건의료 관련 기관·단체, 학교, 직장 등과의 협력이 필요한 사항
  ㉣ 그 밖에 지역보건의료시책의 추진을 위하여 필요한 사항

② 위원회는 위원장 1명을 포함한 20명 이내의 위원으로 구성하며, 위원장은 해당 지방자치단체의 부단체장(부단체장이 2명 이상인 지방자치단체에서는 대통령령으로 정하는 부단체장을 말한다)이 된다. 다만, ④에 따라 다른 위원회가 위원회의 기능을 대신하는 경우 위원장은 조례로 정한다.

③ 위원회의 위원은 지역주민 대표, 학교보건 관계자, 산업안전·보건 관계자, 보건의료 관련 기관·단체의 임직원 및 관계 공무원 중에서 해당 위원회가 속하는 지방자치단체의 장이 임명하거나 위촉한다.

④ 위원회는 그 기능을 담당하기에 적합한 다른 위원회가 있고 그 위원회의 위원이 ③에 따른 자격을 갖춘 경우에는 시·도 또는 시·군·구의 조례에 따라 위원회의 기능을 통합하여 운영할 수 있다.

⑤ 위에서 규정한 사항 외에 위원회의 구성과 운영 등에 필요한 사항은 대통령령으로 정한다.

> **지역보건의료심의위원회의 구성과 운영(시행령 제3조)**
> ① 법 제6조 제2항 본문에서 "대통령령으로 정하는 부단체장"이란 「지방자치법」 시행령 제71조 제2항에 따른 행정부시장이나 행정부지사를 말한다. 이 경우 행정부시장이나 행정부지사가 2명 있는 지방자치단체는 행정(1)부시장이나 행정(1)부지사를 말한다.
> ② 법 제6조에 따른 지역보건의료심의위원회(이하 위원회)에 출석한 위원에게는 예산의 범위에서 수당과 여비를 지급할 수 있다. 다만, 공무원인 위원이 그 소관 업무와 직접 관련되어 참석하는 경우에는 그러하지 아니하다.
> ③ ① 및 ②에서 규정한 사항 외에 위원회의 구성과 운영에 필요한 사항은 해당 지방자치단체의 조례로 정한다.

2 지역보건의료계획의 수립·시행

(1) 지역보건의료계획의 수립 등(법 제7조)

① 시·도지사 또는 시장·군수·구청장은 지역주민의 건강증진을 위하여 다음의 사항이 포함된 지역보건의료계획을 4년마다 수립하여야 한다.
  ㉠ 보건의료 수요의 측정
  ㉡ 지역보건의료서비스에 관한 장기·단기 공급대책
  ㉢ 인력·조직·재정 등 보건의료자원의 조달 및 관리
  ㉣ 지역보건의료서비스의 제공을 위한 전달체계 구성 방안
  ㉤ 지역보건의료에 관련된 통계의 수집 및 정리

② 시·도지사 또는 시장·군수·구청장은 매년 지역보건의료계획에 따라 연차별 시행계획을 수립하여야 한다.

③ 시장·군수·구청장(특별자치시장·특별자치도지사는 제외)은 해당 시·군·구(특별자치시·특별자치도는 제외) 위원회의 심의를 거쳐 지역보건의료계획(연차별 시행계획 포함)을 수립한 후 해당 시·군·구의회에 보고하고 시·도지사에게 제출하여야 한다.

④ 특별자치시장·특별자치도지사 및 관할 시·군·구의 지역보건의료계획을 받은 시·도지사는 해당 위원회의 심의를 거쳐 시·도(특별자치시·특별자치도를 포함)의 지역보건의료계획을 수립한 후 해당 시·도의회에 보고하고 보건복지부장관에게 제출하여야 한다.

⑤ 지역보건의료계획은 「사회보장기본법」 제16조에 따른 사회보장 기본계획, 「사회보장급여의 이용·제공 및 수급권자 발굴에 관한 법률」에 따른 지역사회보장계획 및 「국민건강증진법」 제4조에 따른 국민건강증진종합계획과 연계되도록 하여야 한다.

⑥ 특별자치시장·특별자치도지사, 시·도지사 또는 시장·군수·구청장은 지역보건의료계획을 수립하는 데에 필요하다고 인정하는 경우에는 보건의료 관련 기관·단체, 학교, 직장 등에 중복·유사 사업의 조정 등에 관한 의견을 듣거나 자료의 제공 및 협력을 요청할 수 있다. 이 경우 요청을 받은 해당 기관은 정당한 사유가 없으면 그 요청에 협조하여야 한다.

⑦ 지역보건의료계획의 내용에 관하여 필요하다고 인정하는 경우 보건복지부장관은 특별자치시장·특별자치도지사 또는 시·도지사에게, 시·도지사는 시장·군수·구청장에게 각각 보건복지부령으로 정하는 바에 따라 그 조정을 권고할 수 있다.

⑧ 규정한 사항 외에 지역보건의료계획의 세부 내용, 수립 방법·시기 등에 관하여 필요한 사항은 대통령령으로 정한다.

지역보건의료계획의 세부 내용(시행령 제4조)
① 시·도지사 및 특별자치시장·특별자치도지사는 법 제7조 제1항에 따라 수립하는 지역보건의료계획에 다음의 내용을 포함시켜야 한다.
 ㉠ 지역보건의료계획의 달성 목표
 ㉡ 지역현황과 전망
 ㉢ 지역보건의료기관과 보건의료 관련 기관·단체 간의 기능 분담 및 발전 방향
 ㉣ 보건소의 기능 및 업무의 추진계획과 추진현황
 ㉤ 지역보건의료기관의 인력·시설 등 자원 확충 및 정비 계획
 ㉥ 취약계층의 건강관리 및 지역주민의 건강 상태 격차 해소를 위한 추진계획
 ㉦ 지역보건의료와 사회복지사업 사이의 연계성 확보 계획
 ㉧ 의료기관의 병상(病床)의 수요·공급
 ㉨ 정신질환 등의 치료를 위한 전문치료시설의 수요·공급
 ㉩ 특별자치시·특별자치도·시·군·구(구는 자치구를 말하며, 이하 시·군·구) 지역보건의료기관의 설치·운영 지원
 ㉪ 시·군·구 지역보건의료기관 인력의 교육훈련
 ㉫ 지역보건의료기관과 보건의료 관련 기관·단체 간의 협력·연계
 ㉬ 그 밖에 시·도지사 및 특별자치시장·특별자치도지사가 지역보건의료계획을 수립함에 있어서 필요하다고 인정하는 사항
② 시장·군수·구청장은 지역보건의료계획에 다음의 내용을 포함시켜야 한다.
 ㉠ ①의 ㉠부터 ㉦까지의 내용
 ㉡ 그 밖에 시장·군수·구청장이 지역보건의료계획을 수립함에 있어서 필요하다고 인정하는 사항

지역보건의료계획의 수립 방법 등(시행령 제5조)
① 시·도지사 또는 시장·군수·구청장은 지역보건의료계획을 수립하기 전에 지역 내 보건의료실태와 지역주민의 보건의료의식·행동양상 등에 대하여 조사하고 자료를 수집해야 한다.
② 시·도지사 또는 시장·군수·구청장은 지역 내 보건의료실태 조사 결과에 따라 해당 지역에 필요한 사업 계획을 포함하여 지역보건의료계획을 수립하되 국가 또는 특별시·광역시·도(이하 시·도)의 보건의료시책에 맞춰 수립하여야 한다.
③ 시·도지사 또는 시장·군수·구청장은 지역보건의료계획을 수립하는 경우에 그 주요 내용을 시·도 또는 시·군·구의 홈페이지 등에 2주 이상 공고하여 지역주민의 의견을 수렴하여야 한다.

지역보건의료계획의 제출 시기 등(시행령 제6조)
① 시장·군수·구청장(특별자치시장·특별자치도지사 제외)은 법 제7조 제3항에 따라 지역보건의료계획(연차별 시행계획 포함)을 계획 시행연도 1월 31일까지 시·도지사에게 제출하여야 한다.
② 시·도지사(특별자치시장·특별자치도지사 포함)는 법 제7조 제4항에 따라 지역보건의료계획을 계획 시행연도 2월 말일까지 보건복지부장관에게 제출하여야 한다.
③ 시장·군수·구청장은 지역 내 인구의 급격한 변화 등 예측하지 못한 보건의료환경 변화에 따라 지역보건의료계획을 변경할 필요가 있는 경우에는 시·군·구(특별자치시·특별자치도 제외) 위원회의 심의를 거쳐 변경한 후 시·군·구 의회에 변경 사실 및 변경 내용을 보고하고, 시·도지사에게 지체 없이 변경 사실 및 변경 내용을 제출하여야 한다.
④ 시·도지사(특별자치시장·특별자치도지사 포함)는 지역 내 인구의 급격한 변화 등 예측하지 못한 보건의료환경 변화에 따라 지역보건의료계획을 변경할 필요가 있는 경우에는 시·도(특별자치시·특별자치도 포함) 위원회의 심의를 거쳐 변경한 후 시·도 의회에 변경 사실 및 변경 내용을 보고하고, 보건복지부장관에게 지체 없이 변경 사실 및 변경 내용을 제출하여야 한다.

> **지역보건의료계획의 조정 권고(시행규칙 제2조)**
> ① 지역보건의료계획(연차별 시행계획 포함)의 내용에 대한 조정 권고가 필요한 경우는 다음의 어느 하나에 해당하는 경우로 한다.
>   ㉠ 지역보건의료계획의 내용이 관계 법령을 위반한 경우
>   ㉡ 지역보건의료계획의 내용이 국가 또는 특별시·광역시·특별자치시·특별자치도·도의 보건의료정책에 부합하지 아니하는 경우
>   ㉢ 지방자치단체의 생활권역과 행정구역이 서로 다름에도 불구하고 해당 지방자치단체에서 그 사실을 고려하지 아니한 경우
>   ㉣ 2개 이상의 지방자치단체에 걸친 광역보건의료행정에 대하여 해당 지방자치단체에서 그 사정을 고려하지 아니한 경우
>   ㉤ 지방자치단체 간 지역보건의료계획의 내용에 현저한 불균형이 있는 경우
> ② 보건복지부장관 또는 특별시장·광역시장·도지사(이하 시·도지사)는 지역보건의료계획의 조정 권고를 하는 경우에는 해당 지방자치단체의 장에게 관련 자료의 제출을 요구할 수 있다.

(2) 지역보건의료계획의 시행(법 제8조)

① 시·도지사 또는 시장·군수·구청장은 지역보건의료계획을 시행할 때에는 수립된 연차별 시행계획에 따라 시행하여야 한다.
② 시·도지사 또는 시장·군수·구청장은 지역보건의료계획을 시행하는 데에 필요하다고 인정하는 경우에는 보건의료 관련 기관·단체 등에 인력·기술 및 재정 지원을 할 수 있다.

(3) 지역보건의료계획 시행 결과의 평가(법 제9조)

① 지역보건의료계획을 시행한 때에는 보건복지부장관은 특별자치시·특별자치도 또는 시·도의 지역보건의료계획의 시행결과를, 시·도지사는 시·군·구(특별자치시·특별자치도 제외)의 지역보건의료계획의 시행 결과를 대통령령으로 정하는 바에 따라 각각 평가할 수 있다.
② 보건복지부장관 또는 시·도지사는 필요한 경우 평가 결과를 비용의 보조에 반영할 수 있다.

> **지역보건의료계획 시행 결과의 평가(시행령 제7조)**
> ① 시장·군수·구청장은 법 제9조 제1항에 따른 지역보건의료계획 시행 결과의 평가를 위하여 해당 시·군·구 지역보건의료계획의 연차별 시행계획에 따른 시행 결과를 매 시행연도 다음 해 1월 31일까지 시·도지사에게 제출하여야 한다.
> ② 시·도지사(특별자치시장·특별자치도지사 포함)는 지역보건의료계획 시행 결과의 평가를 위하여 해당 시·도 지역보건의료계획의 연차별 시행계획에 따른 시행 결과를 매 시행연도 다음 해 2월 말일까지 보건복지부장관에게 제출하여야 한다.
> ③ 보건복지부장관 또는 시·도지사는 제출받은 지역보건의료계획의 연차별 시행계획에 따른 시행 결과를 평가하려는 경우에는 다음의 기준에 따라 평가하여야 한다.
>   ㉠ 지역보건의료계획 내용의 충실성
>   ㉡ 지역보건의료계획 시행 결과의 목표달성도
>   ㉢ 보건의료자원의 협력 정도
>   ㉣ 지역주민의 참여도와 만족도
>   ㉤ 그 밖에 지역보건의료계획의 연차별 시행계획에 따른 시행 결과를 평가하기 위하여 보건복지부장관이 필요하다고 정하는 기준
> ④ 보건복지부장관 또는 시·도지사는 지역보건의료계획의 연차별 시행계획에 따른 시행 결과를 평가한 경우에는 그 평가 결과를 공표할 수 있다.

3 지역보건의료기관의 설치 · 운영

(1) 보건소의 설치(법 제10조)

① 지역주민의 건강을 증진하고 질병을 예방·관리하기 위하여 시·군·구에 1개소의 보건소(보건의료원 포함)를 설치한다. 다만, 시·군·구의 인구가 30만 명을 초과하는 등 지역주민의 보건의료를 위하여 특별히 필요하다고 인정되는 경우에는 대통령령으로 정하는 기준에 따라 해당 지방자치단체의 조례로 보건소를 추가로 설치할 수 있다.

② 동일한 시·군·구에 2개 이상의 보건소가 설치되어 있는 경우 해당 지방자치단체의 조례로 정하는 바에 따라 업무를 총괄하는 보건소를 지정하여 운영할 수 있다.

> **보건소의 추가 설치(시행령 제8조)**
> ① 보건소를 추가로 설치할 수 있는 경우는 다음의 어느 하나에 해당하는 경우로 한다.
>   ㉠ 해당 시·군·구의 인구가 30만 명을 초과하는 경우
>   ㉡ 해당 시·군·구의 「보건의료기본법」에 따른 보건의료기관 현황 등 보건의료 여건과 아동·여성·노인·장애인 등 보건의료 취약계층의 보건의료 수요 등을 고려하여 보건소를 추가로 설치할 필요가 있다고 인정되는 경우
> ② 보건소를 추가로 설치하려는 경우에는 「지방자치법」 시행령 제73조에 따른다. 이 경우 해당 지방자치단체의 장은 보건복지부장관과 미리 협의해야 한다.

(2) 보건소의 기능 및 업무(법 제11조)

① 보건소는 해당 지방자치단체의 관할 구역에서 다음의 기능 및 업무를 수행한다.
  ㉠ 건강 친화적인 지역사회 여건의 조성
  ㉡ 지역보건의료정책의 기획, 조사·연구 및 평가
  ㉢ 보건의료인 및 보건의료기관 등에 대한 지도·관리·육성과 국민보건 향상을 위한 지도·관리
  ㉣ 보건의료 관련 기관·단체, 학교, 직장 등과의 협력체계 구축
  ㉤ 지역주민의 건강증진 및 질병예방·관리를 위한 다음의 지역보건의료서비스의 제공
    • 국민건강증진·구강건강·영양관리사업 및 보건교육
    • 감염병의 예방 및 관리
    • 모성과 영유아의 건강유지·증진
    • 여성·노인·장애인 등 보건의료 취약계층의 건강유지·증진
    • 정신건강증진 및 생명존중에 관한 사항
    • 지역주민에 대한 진료, 건강검진 및 만성질환 등의 질병관리에 관한 사항
    • 가정 및 사회복지시설 등을 방문하여 행하는 보건의료 및 건강관리사업
    • 난임의 예방 및 관리

② 보건복지부장관이 지정하여 고시하는 의료취약지의 보건소는 ㉤의 '난임의 예방 및 관리' 중 대통령령으로 정하는 업무를 수행할 수 있다.

③ 보건소 기능 및 업무 등에 관하여 필요한 세부 사항은 대통령령으로 정한다.

> **보건소의 기능 및 업무의 세부 사항(시행령 제9조)**
> ① 지역보건의료정책의 기획, 조사·연구 및 평가의 세부 사항은 다음과 같다.
>   ㉠ 지역보건의료계획 등 보건의료 및 건강증진에 관한 중장기 계획 및 실행계획의 수립·시행 및 평가에 관한 사항
>   ㉡ 지역사회 건강실태조사 등 보건의료 및 건강증진에 관한 조사·연구에 관한 사항
>   ㉢ 보건에 관한 실험 또는 검사에 관한 사항
> ② 보건의료인 및 보건의료기관 등에 대한 지도·관리·육성과 국민보건 향상을 위한 지도·관리의 세부 사항은 다음과 같다.
>   ㉠ 의료인 및 의료기관에 대한 지도 등에 관한 사항
>   ㉡ 의료기사·보건의료정보관리사 및 안경사에 대한 지도 등에 관한 사항
>   ㉢ 응급의료에 관한 사항
>   ㉣ 「농어촌 등 보건의료를 위한 특별조치법」에 따른 공중보건의사, 보건진료 전담공무원 및 보건진료소에 대한 지도 등에 관한 사항
>   ㉤ 약사에 관한 사항과 마약·향정신성의약품의 관리에 관한 사항
>   ㉥ 공중위생 및 식품위생에 관한 사항
> ③ 법 제11조 제2항에서 "대통령령으로 정하는 업무"란 난임시술 주사제 투약에 관한 지원 및 정보 제공을 말한다.

(3) 보건의료원(법 제12조)

보건소 중 「의료법」 제3조 제2항 제3호 가목에 따른 병원의 요건을 갖춘 보건소는 보건의료원이라는 명칭을 사용할 수 있다.

(4) 보건지소의 설치(법 제13조, 시행령 제10조)

① 지방자치단체는 보건소의 업무수행을 위하여 필요하다고 인정하는 경우에는 대통령령으로 정하는 기준에 따라 해당 지방자치단체의 조례로 보건소의 지소(이하 보건지소)를 설치할 수 있다.
② 보건지소는 읍·면(보건소가 설치된 읍·면 제외)마다 1개씩 설치할 수 있다. 다만, 지역주민의 보건의료를 위하여 특별히 필요하다고 인정되는 경우에는 필요한 지역에 보건지소를 설치·운영하거나 여러 개의 보건지소를 통합하여 설치·운영할 수 있다.

(5) 건강생활지원센터의 설치(법 제14조, 시행령 제11조)

① 지방자치단체는 보건소의 업무 중에서 특별히 지역주민의 만성질환 예방 및 건강한 생활습관 형성을 지원하는 건강생활지원센터를 대통령령으로 정하는 기준에 따라 해당 지방자치단체의 조례로 설치할 수 있다.
② 건강생활지원센터는 읍·면·동(보건소가 설치된 읍·면·동 제외)마다 1개씩 설치할 수 있다.

(6) 지역보건의료기관의 조직(법 제15조)

① 지역보건의료기관의 조직은 대통령령으로 정하는 사항 외에는 「지방자치법」 제125조에 따른다.
② 보건소에 보건소장(보건의료원의 경우에는 원장) 1명을 두되, 의사 면허가 있는 사람 중에서 보건소장을 임용한다. 다만, 의사 면허가 있는 사람 중에서 임용하기 어려운 경우에는 「의료법」 제2조 제2항에 따른 치과의사·한의사·조산사,「간호법」 제12조에 따른 간호사,「약사법」 제2조 제2호에 따른 약사 또는 보건소에서 실제로 보건 등과 관련된 업무를 하는 공무원으로서 대통령령으로 정하는 자격을 갖춘 사람을 보건소장으로 임용할 수 있다.

(7) 전문인력의 적정 배치 등(법 제16조)

① 지역보건의료기관에는 기관의 장과 해당 기관의 기능을 수행하는 데 필요한 면허·자격 또는 전문지식을 가진 인력(이하 전문인력)을 두어야 한다.
② 시·도지사(특별자치시장·특별자치도지사 포함)는 지역보건의료기관의 전문인력을 적정하게 배치하기 위하여 필요한 경우 「지방공무원법」 제30조의2 제2항에 따라 지역보건의료기관 간에 전문인력의 교류를 할 수 있다.
③ 보건복지부장관과 시·도지사(특별자치시장·특별자치도지사 포함)는 지역보건의료기관의 전문인력의 자질 향상을 위하여 필요한 교육훈련을 시행하여야 한다.
④ 보건복지부장관은 지역보건의료기관의 전문인력의 배치 및 운영 실태를 조사할 수 있으며, 그 배치 및 운영이 부적절하다고 판단될 때에는 그 시정을 위하여 시·도지사 또는 시장·군수·구청장에게 권고할 수 있다.
⑤ 전문인력의 배치 및 임용자격 기준과 교육훈련의 대상·기간·평가 및 그 결과 처리 등에 필요한 사항은 대통령령으로 정한다.

> **전문인력 배치 및 운영 실태 조사(시행령 제20조)**
> ① 보건복지부장관은 지역보건의료기관의 전문인력 배치 및 운영 실태를 2년마다 조사하여야 하며, 필요한 경우에는 시·도 또는 시·군·구에 대하여 수시로 조사할 수 있다.
> ② 보건복지부장관은 실태 조사 결과 전문인력의 적절한 배치 및 운영에 필요하다고 판단하는 경우에는 시·도지사(특별자치시장·특별자치도지사 포함)에게 전문인력의 교류를 권고할 수 있다.

전문인력의 면허 또는 자격의 종류에 따른 최소 배치 기준(시행규칙 제4조 별표 2) ★

1. 보건소 (단위 : 명)

직종별 \ 구분	특별시의 구	광역시의 구, 인구 50만 명 이상인 시의 구 및 인구 30만 명 이상인 시	인구 30만 명 미만인 시	도농복합 형태의 시	군	보건의료원이 설치된 군
의사	3	3	2	2	1	6
치과의사	1	1	1	1	1	1
한의사	1	1	1	1	1	1
조산사	(1)	(1)	(1)	(1)	(1)	(1)
간호사	18	14	10	14	10	23
약사	3	2	1	1	1	2
임상병리사	4	4	3	4	2	4
방사선사	2	2	2	2	2	3
물리치료사	1	1	1	1	1	2
작업치료사	1	1	1	1	1	2
치과위생사	1	1	1	1	1	1
영양사	1	1	1	1	1	2
간호조무사	(2)	(2)	(2)	(2)	(2)	(6)
보건의료정보관리사	–	–	–	–	–	1
위생사	(3)	(3)	(2)	(2)	(2)	(2)
보건교육사	1	1	1	1	1	1
정신건강전문요원	1	1	1	1	1	1
정보처리기사 및 정보처리기능사	(1)	(1)	(1)	(1)	(1)	(1)
응급구조사	–	–	–	–	(1)	1

2. 보건지소 (단위 : 명)

구분	의사	치과의사	한의사	간호사 또는 간호조무사	치과위생사
보건지소	1	1	1	3	1
통합 보건지소	1 × 관할 읍·면수	1 × 관할 읍·면수	1 × 관할 읍·면수	3 × 관할 읍·면수	1 × 관할 읍·면수

(8) 방문건강관리 전담공무원(법 제16조의2)

① 방문건강관리사업을 담당하게 하기 위하여 지역보건의료기관에 보건복지부령으로 정하는 전문인력을 방문건강관리 전담공무원으로 둘 수 있다.
② 국가는 방문건강관리 전담공무원의 배치에 필요한 비용의 전부 또는 일부를 보조할 수 있다.

(9) 지역보건의료기관의 시설 · 장비 등(법 제17조)

① 지역보건의료기관은 보건복지부령으로 정하는 기준에 적합한 시설 · 장비 등을 갖추어야 한다.
② 지역보건의료기관의 장은 지역주민이 지역보건의료기관을 쉽게 알아볼 수 있고 이용하기에 편리하도록 보건복지부령으로 정하는 표시를 하여야 한다.

(10) 시설의 이용(법 제18조)

지역보건의료기관은 보건의료에 관한 실험 또는 검사를 위하여 의사 · 치과의사 · 한의사 · 약사 등에게 그 시설을 이용하게 하거나, 타인의 의뢰를 받아 실험 또는 검사를 할 수 있다.

(11) 지역보건의료기관 협의회(법 제18조의2)

① 지역보건의료기관은 2개 이상의 지방자치단체에 관련된 보건의료사업과 감염병 업무에 공동으로 대응하고, 관계 중앙행정기관 및 지역보건의료기관 상호 간에 소통과 업무의 효율성을 증진하기 위하여 지역보건의료기관 협의회를 구성할 수 있다.
② 지역보건의료기관의 장은 협의회를 구성하려면 관계 지역보건의료기관 간의 협의에 따라 규약을 정하여 전국 단위 협의회인 경우에는 보건복지부장관에게, 시 · 도(특별자치시 · 특별자치도 포함) 단위 협의회인 경우에는 특별자치시장 · 특별자치도지사 또는 시 · 도지사에게 이를 보고하여야 한다.
③ 협의회의 구성과 운영 등에 필요한 사항은 보건복지부령으로 정한다.

> **지역보건의료기관 협의회의 구성 · 운영(시행규칙 제7조의2)**
> ① 법 제18조의2 제1항에 따른 지역보건의료기관 협의회는 회장과 위원으로 구성한다.
> ② 협의회의 회장과 위원은 규약으로 정하는 바에 따라 관계 지역보건의료기관의 장 중에서 선임한다.
> ③ 회장은 협의회를 대표하며 회의를 소집하고 협의회의 사무를 총괄한다.
> ④ 협의회의 규약에는 다음의 사항이 포함돼야 한다.
>   ⊙ 협의회의 명칭 및 구성목적
>   ⓒ 협의회를 구성하는 지역보건의료기관
>   ⓒ 협의회의 조직과 회장 및 위원의 선임방법
>   ⓔ 협의회의 운영과 사무처리에 필요한 경비의 부담이나 지출방법
>   ⓜ 그 밖에 협의회의 구성과 운영에 필요한 사항
> ⑤ 지역보건의료기관의 장은 다음의 경우 전국 단위 협의회인 경우에는 보건복지부장관에게, 특별시 · 광역시 · 특별자치시 · 도 · 특별자치도 단위 협의회인 경우에는 시 · 도지사(특별자치시장 · 특별자치도지사 포함)에게 보고해야 한다.
>   ⊙ 협의회의 규약을 변경하려는 경우
>   ⓒ 협의회를 없애려는 경우

4 지역보건의료서비스의 실시

(1) 지역보건의료서비스의 신청(법 제19조)

① 지역보건의료서비스 중 보건복지부령으로 정하는 서비스를 필요로 하는 사람(이하 서비스대상자)과 그 친족, 그 밖의 관계인은 관할 시장·군수·구청장에게 지역보건의료서비스의 제공(이하 서비스 제공)을 신청할 수 있다.

② 시장·군수·구청장이 서비스 제공 신청을 받는 경우 조사하려 하거나 제출받으려는 자료 또는 정보에 관하여 서비스대상자와 그 서비스대상자의 1촌 직계혈족 및 그 배우자(이하 부양의무자)에게 다음의 사항을 알리고, 해당 자료 또는 정보의 수집에 관한 동의를 받아야 한다.
  ㉠ 법적 근거, 이용 목적 및 범위
  ㉡ 이용 방법
  ㉢ 보유기간 및 파기방법

③ 서비스 제공의 신청인은 서비스 제공 신청을 철회하는 경우 시장·군수·구청장에게 조사하거나 제출한 자료 또는 정보의 반환 또는 삭제를 요청할 수 있다. 이 경우 요청을 받은 시장·군수·구청장은 특별한 사유가 없으면 그 요청에 따라야 한다.

④ 서비스 제공의 신청·철회 및 고지·동의 방법 등에 관하여 필요한 사항은 보건복지부령으로 정한다.

(2) 신청에 따른 조사(법 제20조)

① 시장·군수·구청장은 서비스 제공 신청을 받으면 서비스대상자와 부양의무자의 인적사항·가족관계·소득·재산·사회보장급여 수급이력·건강상태 등에 관한 자료 및 정보에 대하여 조사하고 처리할 수 있다. 다만, 서비스대상자와 부양의무자에 대한 조사가 필요하지 아니하거나 그 밖에 대통령령으로 정하는 사유에 해당하는 경우는 제외한다.

② 시장·군수·구청장은 조사에 필요한 자료를 확보하기 위하여 서비스대상자 또는 그 부양의무자에게 필요한 자료 또는 정보의 제출을 요구할 수 있다.

③ 시장·군수·구청장은 조사를 위하여 주민등록전산정보·가족관계등록전산정보·금융·국세·지방세, 토지·건물·건강보험·국민연금·고용보험·산업재해보상보험·보훈급여 등 대통령령으로 정하는 관련 전산망 또는 자료를 이용하고자 하는 경우에는 관계 중앙행정기관, 지방자치단체, 관련 기관·단체·법인·시설 등에 협조를 요청할 수 있다. 이 경우 자료의 제출을 요청받은 중앙행정기관, 지방자치단체, 관련 기관·단체·법인·시설 등은 정당한 사유가 없으면 이에 따라야 한다.

④ 시장·군수·구청장은 ①의 사항을 확인하기 위하여 필요한 경우 그 권한을 표시하는 증표 및 조사기간, 조사범위, 조사담당자, 관계 법령 등이 기재된 서류를 제시하고 거주지 및 사실 확인에 필요한 관련 장소를 방문할 수 있다.

(3) 서비스 제공의 결정 및 실시(법 제21조)

① 시장·군수·구청장은 조사를 하였을 때에는 예산 상황 등을 고려하여 서비스 제공의 실시 여부를 결정한 후 이를 서면이나 전자문서로 신청인에게 통보하여야 한다.
② 시장·군수·구청장은 서비스 제공의 실시 여부를 결정할 때 조사한 자료·정보의 전부 또는 일부를 통하여 평가한 서비스대상자와 그 부양의무자의 소득·재산 수준 및 건강상태가 보건복지부장관이 정하는 기준 이하인 경우에는 관련 조사의 일부를 생략하고 서비스 제공의 실시를 결정할 수 있다.
③ 시장·군수·구청장은 서비스대상자에게 서비스 제공을 하기로 결정하였을 때에는 서비스 제공기간 등을 계획하여 그 계획에 따라 지역보건의료서비스를 제공하여야 한다.

(4) 정보의 파기(법 제22조)

① 시장·군수·구청장은 조사하거나 제출받은 정보 중 서비스대상자가 아닌 사람의 정보는 5년을 초과하여 보유할 수 없다. 이 경우 시장·군수·구청장은 정보의 보유기한이 지나면 지체 없이 이를 파기하여야 한다.
② 시장·군수·구청장은 정보가 지역보건의료정보시스템 또는 「사회보장기본법」 제37조 제2항에 따른 사회보장정보시스템에 수집되어 있는 경우 보건복지부장관에게 해당 정보의 파기를 요청할 수 있다. 이 경우 보건복지부장관은 지체 없이 이를 파기하여야 한다.
③ 시·도지사, 시장·군수·구청장, 보건의료 관련 기관·단체 또는 의료인은 제공받은 자료 또는 정보를 5년이 지나면 파기하여야 한다.

(5) 건강검진 등의 신고(법 제23조)

① 「의료법」 제27조 제1항의 어느 하나에 해당하는 사람이 지역주민 다수를 대상으로 건강검진 또는 순회진료 등 주민의 건강에 영향을 미치는 행위(이하 건강검진 등)를 하려는 경우에는 보건복지부령으로 정하는 바에 따라 건강검진 등을 하려는 지역을 관할하는 보건소장에게 신고하여야 한다.
② 의료기관이 「의료법」 제33조 제1항의 어느 하나에 해당하는 사유로 의료기관 외의 장소에서 지역주민 다수를 대상으로 건강검진 등을 하려는 경우에도 ①에 따른 신고를 하여야 한다.
③ 보건소장은 신고를 받은 경우에는 그 내용을 검토하여 이 법에 적합하면 신고를 수리하여야 한다.

CHAPTER 03 적중예상문제

01 「지역보건법」의 목적으로 옳지 <u>않은</u> 것은?

① 지역보건의료기관의 설치·운영
② 국민 전체의 건강증진에 이바지
③ 지역보건의료정책을 효율적으로 추진
④ 보건의료 관련 기관·단체와의 연계·협력
⑤ 지역보건의료기관의 기능을 효과적으로 수행

> **해설**
> 이 법은 보건소 등 지역보건의료기관의 설치·운영에 관한 사항과 보건의료 관련 기관·단체와의 연계·협력을 통하여 지역보건의료기관의 기능을 효과적으로 수행하는 데 필요한 사항을 규정함으로써 지역보건의료정책을 효율적으로 추진하여 지역주민의 건강증진에 이바지함을 목적으로 한다(법 제1조).

02 「지역보건법」상 지역보건의료기관이 <u>아닌</u> 것은? ★

① 보건소
② 보건지소
③ 보건진료소
④ 보건의료원
⑤ 건강생활지원센터

> **해설**
> ③ 보건진료소는 「농어촌 등 보건의료를 위한 특별조치법」상 지역보건의료기관이다.
> 지역보건의료기관이란 지역주민의 건강을 증진하고 질병을 예방·관리하기 위하여 이 법에 따라 설치·운영하는 보건소, 보건의료원, 보건지소 및 건강생활지원센터를 말한다(법 제2조 제1호).

03 「지역보건법」상 지역사회 건강실태조사에 대한 내용으로 옳은 것은?

① 지역사회 건강실태조사는 2년마다 실시하여야 한다.
② 지역사회 건강실태조사는 전수조사를 원칙으로 한다.
③ 사고 및 중독에 관한 사항은 지역사회 건강실태조사에 포함된다.
④ 지방자치단체의 장은 지역사회 건강실태조사의 결과를 보건복지부장관에게 통보하여야 한다.
⑤ 지방자치단체장은 지역사회 건강실태조사를 실시할 때에는 미리 질병관리청장과 협의하여야 한다.

> **해설**
> ① 질병관리청장과 특별자치시장·특별자치도지사·시장·군수·구청장은 지역주민의 건강 상태 및 건강문제의 원인 등을 파악하기 위하여 매년 지역사회 건강실태조사를 실시하여야 한다(법 제4조 제1항).
> ② 지역사회 건강실태조사는 표본조사를 원칙으로 하되, 필요한 경우에는 전수조사를 할 수 있다(시행령 제2조 제3항).
> ④ 지방자치단체의 장은 지역사회 건강실태조사의 결과를 질병관리청장에게 통보하여야 한다(시행령 제2조 제2항 후단).
> ⑤ 질병관리청장은 지역사회 건강실태조사를 실시할 때에는 미리 보건복지부장관과 협의하여야 한다(법 제4조 제2항).
>
> **지역사회 건강실태조사 내용에 포함해야 하는 사항(시행령 제2조 제4항)**
> • 흡연, 음주 등 건강 관련 생활습관에 관한 사항
> • 건강검진 및 예방접종 등 질병 예방에 관한 사항
> • 질병 및 보건의료서비스 이용 실태에 관한 사항
> • 사고 및 중독에 관한 사항
> • 활동의 제한 및 삶의 질에 관한 사항
> • 그 밖에 지역사회 건강실태조사에 포함되어야 한다고 질병관리청장이 정하는 사항

04 「지역보건법」상 지역사회 건강실태조사를 실시 주기는?

① 1년
② 2년
③ 3년
④ 4년
⑤ 5년

> **해설**
> 질병관리청장과 특별자치시장·특별자치도지사·시장·군수·구청장은 지역주민의 건강 상태 및 건강문제의 원인 등을 파악하기 위하여 매년 지역사회 건강실태조사를 실시하여야 한다(법 제4조 제1항).

05 「지역보건법」상 지역보건의료의 실태조사에 관한 사항을 심의하기 위해 설치하는 기관은?

① 건강생활지원센터
② 한국건강증진개발원
③ 지역보건의료심의위원회
④ 지역보건의료서비스위원회
⑤ 국민건강증진정책심의위원회

> **해설**
> 지역보건의료에 관한 다음의 사항을 심의하기 위하여 특별시·광역시·도 및 특별자치시·특별자치도·시·군·구에 지역보건의료심의위원회를 둔다(법 제6조 제1항).
> • 지역사회 건강실태조사 등 지역보건의료의 실태조사에 관한 사항
> • 지역보건의료계획 및 연차별 시행계획의 수립·시행 및 평가에 관한 사항
> • 지역보건의료계획의 효율적 시행을 위하여 보건의료 관련 기관·단체, 학교, 직장 등과의 협력이 필요한 사항
> • 그 밖에 지역보건의료시책의 추진을 위하여 필요한 사항

06 「지역보건법」상 지역보건의료심의위원회에 관한 설명으로 옳은 것은?

① 위원회는 보건복지부에 둔다.
② 위원장은 해당 지방자치단체의 단체장이 된다.
③ 다른 위원회와 기능을 통합하여 운영할 수 있다.
④ 위원회의 위원은 위원장이 임명하거나 위촉한다.
⑤ 위원장 1명을 포함한 10명 이내의 위원으로 구성한다.

> **해설**
> ③ 위원회는 그 기능을 담당하기에 적합한 다른 위원회가 있고 그 위원회의 위원이 자격을 갖춘 경우에는 시·도 또는 시·군·구의 조례에 따라 위원회의 기능을 통합하여 운영할 수 있다(법 제6조 제4항).
> ① 위원회는 지역보건의료에 관한 심의를 하기 위하여 특별시·광역시·도 및 특별자치시·특별자치도·시·군·구에 둔다(법 제6조 제1항).
> ② 위원장은 해당 지방자치단체의 부단체장이 된다(법 제6조 제2항).
> ④ 위원회의 위원은 지역주민 대표, 학교보건 관계자, 산업안전·보건 관계자, 보건의료 관련 기관·단체의 임직원 및 관계 공무원 중에서 해당 위원회가 속하는 지방자치단체의 장이 임명하거나 위촉한다(법 제6조 제3항).
> ⑤ 위원장 1명을 포함한 20명 이내의 위원으로 구성한다(법 제6조 제2항).

07 「지역보건법」상 지역보건의료계획의 수립에 대한 설명이다. (   ) 안에 들어갈 것으로 옳은 것은?

> 시·도지사 또는 시장·군수·구청장은 지역주민의 건강증진을 위하여 지역보건의료계획을 (   ) 마다 수립하여야 한다.

① 1년
② 2년
③ 3년
④ 4년
⑤ 5년

해설
시·도지사 또는 시장·군수·구청장은 지역주민의 건강증진을 위하여 지역보건의료계획을 4년마다 수립하여야 한다(법 제7조 제1항).

08 「지역보건법」상 지역보건의료계획 수립 시 포함사항이 아닌 것은?

① 보건의료 수요의 측정
② 지역보건의료계획의 시행 결과 평가
③ 지역보건의료에 관련된 통계의 수집 및 정리
④ 인력·조직·재정 등 보건의료자원의 조달 및 관리
⑤ 지역보건의료서비스의 제공을 위한 전달체계 구성 방안

해설
지역보건의료계획 수립 시 포함해야 하는 사항(법 제7조 제1항)
- 보건의료 수요의 측정
- 지역보건의료서비스에 관한 장기·단기 공급대책
- 인력·조직·재정 등 보건의료자원의 조달 및 관리
- 지역보건의료서비스의 제공을 위한 전달체계 구성 방안
- 지역보건의료에 관련된 통계의 수집 및 정리

09 「지역보건법」상 보건소가 설치되어 있는 지역단위는? ★

① 읍·면
② 시·도
③ 시·읍·면
④ 시·군·구
⑤ 특별시·광역시·시·군

해설
지역주민의 건강을 증진하고 질병을 예방·관리하기 위하여 시·군·구에 1개소의 보건소(보건의료원 포함)를 설치한다. 다만, 시·군·구의 인구가 30만 명을 초과하는 등 지역주민의 보건의료를 위하여 특별히 필요하다고 인정되는 경우에는 대통령령으로 정하는 기준에 따라 해당 지방자치단체의 조례로 보건소를 추가로 설치할 수 있다(법 제10조 제1항).

정답 07 ④ 08 ② 09 ④

10 「지역보건법」상 보건소의 기능 및 업무가 아닌 것은? ★

① 보건의료기관에 대한 인증 및 평가
② 건강 친화적인 지역사회 여건의 조성
③ 보건의료인에 대한 지도 · 관리 · 육성
④ 보건의료 관련 기관 · 단체와의 협력체계 구축
⑤ 가정 및 사회복지시설 등을 방문하여 행하는 보건의료사업

> **해설**
> 보건소의 기능 및 업무(법 제11조 제1항)
> - 건강 친화적인 지역사회 여건의 조성
> - 지역보건의료정책의 기획, 조사 · 연구 및 평가
> - 보건의료인 및 「보건의료기본법」에 따른 보건의료기관 등에 대한 지도 · 관리 · 육성과 국민보건 향상을 위한 지도 · 관리
> - 보건의료 관련 기관 · 단체, 학교, 직장 등과의 협력체계 구축
> - 지역주민의 건강증진 및 질병예방 · 관리를 위한 다음의 지역보건의료서비스의 제공
>   - 국민건강증진 · 구강건강 · 영양관리사업 및 보건교육
>   - 감염병의 예방 및 관리
>   - 모성과 영유아의 건강유지 · 증진
>   - 여성 · 노인 · 장애인 등 보건의료 취약계층의 건강유지 · 증진
>   - 정신건강증진 및 생명존중에 관한 사항
>   - 지역주민에 대한 진료, 건강검진 및 만성질환 등의 질병관리에 관한 사항
>   - 가정 및 사회복지시설 등을 방문하여 행하는 보건의료 및 건강관리사업
>   - 난임의 예방 및 관리

11 「지역보건법」상 보건소에서 병원기능을 하는 곳은? ★

① 보건병원   ② 보건의원
③ 보건지소   ④ 보건진료소
⑤ 보건의료원

> **해설**
> 보건소 중 「의료법」 제3조 제2항 제3호 가목에 따른 병원의 요건을 갖춘 보건소는 보건의료원이라는 명칭을 사용할 수 있다(법 제12조).

12 「지역보건법」상 지역보건의료기관 중 특별히 지역주민의 만성질환 예방 및 건강한 생활습관 형성을 지원하기 위하여 설치하는 것은? ★

① 보건지소
② 보건의료원
③ 보건진료소
④ 건강생활지원센터
⑤ 방문건강관리위원회

> **해설**
> 지방자치단체는 보건소의 업무 중에서 특별히 지역주민의 만성질환 예방 및 건강한 생활습관 형성을 지원하는 건강생활지원센터를 대통령령으로 정하는 기준에 따라 해당 지방자치단체의 조례로 설치할 수 있다(법 제14조). 건강생활지원센터는 읍·면·동(보건소가 설치된 읍·면·동은 제외)마다 1개씩 설치할 수 있다(시행령 제11조).

13 「지역보건법」상 지역보건의료기관 협의회의 구성·운영에 관한 설명으로 옳은 것은?

① 협의회는 회장, 부회장, 위원으로 구성한다.
② 회장은 협의회를 대표하며 협의회의 사무를 총괄한다.
③ 협의회의 회장은 지역보건의료심의위원 중에서 선임한다.
④ 협의회의 규약에는 협의회의 자원 확충에 대한 사항이 포함되어야 한다.
⑤ 지역보건의료기관의 장은 협의회를 없앨 때 전국 단위 협의회인 경우에는 시·도지사에게 보고한다.

> **해설**
> ① 지역보건의료기관 협의회는 회장과 위원으로 구성한다(시행규칙 제7조의2 제1항).
> ③ 협의회의 회장과 위원은 규약으로 정하는 바에 따라 관계 지역보건의료기관의 장 중에서 선임한다(시행규칙 제7조의2 제2항).
> ④ 협의회의 규약에는 협의회의 명칭 및 구성목적, 협의회를 구성하는 지역보건의료기관, 협의회의 조직과 회장 및 위원의 선임방법, 협의회의 운영과 사무처리에 필요한 경비의 부담이나 지출방법, 그 밖에 협의회의 구성과 운영에 필요한 사항이 포함돼야 한다(시행규칙 제7조의2 제4항).
> ⑤ 지역보건의료기관의 장은 협의회의 규약을 변경하려는 경우와 협의회를 없애려는 경우 전국 단위 협의회인 경우에는 보건복지부장관에게, 특별시·광역시·특별자치시·도·특별자치도 단위 협의회인 경우에는 시·도지사(특별자치시장·특별자치도지사를 포함)에게 보고해야 한다(시행규칙 제7조의2 제5항).

정답 12 ④ 13 ②

14 보건의료원에 관한 설명으로 옳은 것은? ★

① 30개 이상의 병상을 갖춘 곳
② 도서벽지 또는 취약지역에 세우는 보건기관
③ 「의료법」 규정에 의한 의원의 요건을 갖춘 곳
④ 의사가 진료할 수 있도록 완벽한 시설이 갖춰진 곳
⑤ 보건과 양호지도를 행할 수 있는 시설이 갖춰진 곳

> **해설**
> 보건소 중 「의료법」 제3조 제2항 제3호 가목에 따른 병원의 요건을 갖춘 보건소는 보건의료원이라는 명칭을 사용할 수 있다(법 제12조). 병원은 30개 이상의 병상을 갖추어야 한다(「의료법」 제3조의2).

15 「지역보건법」상 의과대학생들이 지역주민 다수를 대상으로 건강검진 또는 순회진료 등을 실시하려는 경우 누구에게 신고하여야 하는가? ★

① 시 · 도지사
② 관할 경찰서장
③ 관할 보건소장
④ 보건복지부장관
⑤ 시장 · 군수 · 구청장

> **해설**
> 「의료법」 제27조 제1항의 어느 하나에 해당하는 사람이 지역주민 다수를 대상으로 건강검진 또는 순회진료 등 주민의 건강에 영향을 미치는 행위를 하려는 경우에는 보건복지부령으로 정하는 바에 따라 건강검진 등을 하려는 지역을 관할하는 보건소장에게 신고하여야 한다(법 제23조 제1항).

16 「지역보건법」상 지역보건의료서비스의 제공은 누구에게 신청할 수 있는가? ★

① 읍 · 면장
② 시 · 도지사
③ 관할 보건소장
④ 보건복지부장관
⑤ 시장 · 군수 · 구청장

> **해설**
> 지역보건의료서비스 중 보건복지부령으로 정하는 서비스를 필요로 하는 사람과 그 친족, 그 밖의 관계인은 관할 시장 · 군수 · 구청장에게 지역보건의료서비스의 제공을 신청할 수 있다(법 제19조 제1항).

정답 14 ① 15 ③ 16 ⑤

17 「지역보건법」상 시장·군수·구청장이 지역보건의 서비스 제공 신청을 받는 경우 조사하려 하는 정보에 관하여 서비스대상자와 부양의무자에게 알리지 않아도 되는 사항은?

① 보유기간
② 파기 방법
③ 이용 방법
④ 서비스 경비
⑤ 이용 목적 및 범위

> **해설**
> 시장·군수·구청장이 서비스 제공 신청을 받는 경우 조사하려 하거나 제출받으려는 자료 또는 정보에 관하여 서비스대상자와 그 서비스대상자의 1촌 직계혈족 및 그 배우자(이하 부양의무자)에게 다음의 사항을 알리고, 해당 자료 또는 정보의 수집에 관한 동의를 받아야 한다(법 제19조 제2항).
> • 법적 근거, 이용 목적 및 범위
> • 이용 방법
> • 보유기간 및 파기 방법

18 「지역보건법」상 정보의 파기에 관한 내용이다. (　) 안에 들어갈 것으로 옳은 것은?

> 시장·군수·구청장은 조사하거나 제출받은 정보 중 서비스대상자가 아닌 사람의 정보는 (　)을 초과하여 보유할 수 없다.

① 2년　　　　　　　　　　　② 3년
③ 4년　　　　　　　　　　　④ 5년
⑤ 7년

> **해설**
> 시장·군수·구청장은 제20조에 따라 조사하거나 제출받은 정보 중 서비스대상자가 아닌 사람의 정보는 5년을 초과하여 보유할 수 없다. 이 경우 시장·군수·구청장은 정보의 보유기한이 지나면 지체 없이 이를 파기하여야 한다(법 제22조 제1항).

정답　17 ④　18 ④

19 「지역보건법」상 보건소의 기능 및 업무에서 지역보건의료정책의 기획, 조사·연구 및 평가의 세부 사항은?

① 응급의료에 관한 사항
② 공중위생 및 식품위생에 관한 사항
③ 보건에 관한 실험 또는 검사에 관한 사항
④ 의료인 및 의료기관에 대한 지도 등에 관한 사항
⑤ 약사에 관한 사항과 마약·향정신성의약품의 관리에 관한 사항

> **해설**
> 보건소의 기능 및 업무 중 지역보건의료정책의 기획, 조사·연구 및 평가의 세부 사항(시행령 제9조 제1항)
> • 지역보건의료계획 등 보건의료 및 건강증진에 관한 중장기 계획 및 실행계획의 수립·시행 및 평가에 관한 사항
> • 지역사회 건강실태조사 등 보건의료 및 건강증진에 관한 조사·연구에 관한 사항
> • 보건에 관한 실험 또는 검사에 관한 사항

20 「지역보건법」상 보건지소의 업무를 관장하고 소속 직원을 지휘·감독하는 자는?

① 위생사
② 보건소장
③ 보건진료원
④ 보건지소장
⑤ 건강생활지원센터장

> **해설**
> 보건지소에 보건지소장 1명을 두되, 지방의무직공무원 또는 임기제공무원을 보건지소장으로 임용한다. 보건지소장은 보건소장의 지휘·감독을 받아 보건지소의 업무를 관장하고 소속 직원을 지휘·감독하며, 보건진료소의 직원 및 업무에 대하여 지도·감독한다(시행령 제14조).

CHAPTER 04 의료법

> 의료법[시행 2025.12.21., 2024.12.20. 일부개정]
> 의료법 시행령[시행 2025.3.12., 2025.3.12. 타법개정]
> 의료법 시행규칙[시행 2025.3.11., 2025.3.11. 타법개정]

1 총칙

(1) 목적(법 제1조)

이 법은 모든 국민이 수준 높은 의료 혜택을 받을 수 있도록 국민의료에 필요한 사항을 규정함으로써 국민의 건강을 보호하고 증진하는 데에 목적이 있다.

(2) 의료인(법 제2조) ★

① 이 법에서 "의료인"이란 보건복지부장관의 면허를 받은 의사·치과의사·한의사·조산사 및 「간호법」에 따른 간호사(이하 간호사)를 말한다.
② 의료인은 종별에 따라 다음의 임무를 수행하여 국민보건 향상을 이루고 국민의 건강한 생활 확보에 이바지할 사명을 가진다.
  ⊙ 의사는 의료와 보건지도를 임무로 한다.
  ⓒ 치과의사는 치과 의료와 구강 보건지도를 임무로 한다.
  ⓒ 한의사는 한방 의료와 한방 보건지도를 임무로 한다.
  ② 조산사는 조산(助産)과 임산부 및 신생아에 대한 보건과 양호지도를 임무로 한다.
  ⑩ 간호사는 「간호법」 제12조의 업무를 임무로 한다.

(3) 의료기관(법 제3조)

① 이 법에서 "의료기관"이란 의료인이 공중(公衆) 또는 특정 다수인을 위하여 의료·조산의 업(이하 의료업)을 하는 곳을 말한다.
② 의료기관은 다음과 같이 구분한다.
  ⊙ 의원급 의료기관 : 의사, 치과의사 또는 한의사가 주로 외래환자를 대상으로 각각 그 의료행위를 하는 의료기관으로서 그 종류는 다음과 같다.
    • 의원
    • 치과의원
    • 한의원

ⓒ 조산원 : 조산사가 조산과 임산부 및 신생아를 대상으로 보건활동과 교육·상담을 하는 의료기관을 말한다.
　　　ⓒ 병원급 의료기관 : 의사, 치과의사 또는 한의사가 주로 입원환자를 대상으로 의료행위를 하는 의료기관으로서 그 종류는 다음과 같다.
　　　　• 병원
　　　　• 치과병원
　　　　• 한방병원
　　　　• 요양병원(「장애인복지법」 제58조 제1항 제4호에 따른 의료재활시설로서 제3조의2의 요건을 갖춘 의료기관을 포함)
　　　　• 정신병원
　　　　• 종합병원
　　③ 보건복지부장관은 보건의료정책에 필요하다고 인정하는 경우에는 의료기관의 종류별 표준업무를 정하여 고시할 수 있다.

(4) 병원 등(법 제3조의2)

병원·치과병원·한방병원 및 요양병원(이하 병원 등)은 30개 이상의 병상(병원·한방병원만 해당) 또는 요양병상(요양병원만 해당하며, 장기입원이 필요한 환자를 대상으로 의료행위를 하기 위하여 설치한 병상)을 갖추어야 한다.

(5) 종합병원(법 제3조의3)

　① 종합병원은 다음의 요건을 갖추어야 한다. ★
　　　⊙ 100개 이상의 병상을 갖출 것
　　　ⓒ 100병상 이상 300병상 이하인 경우에는 내과·외과·소아청소년과·산부인과 중 3개 진료과목, 영상의학과, 마취통증의학과와 진단검사의학과 또는 병리과를 포함한 7개 이상의 진료과목을 갖추고 각 진료과목마다 전속하는 전문의를 둘 것
　　　ⓒ 300병상을 초과하는 경우에는 내과, 외과, 소아청소년과, 산부인과, 영상의학과, 마취통증의학과, 진단검사의학과 또는 병리과, 정신건강의학과 및 치과를 포함한 9개 이상의 진료과목을 갖추고 각 진료과목마다 전속하는 전문의를 둘 것
　② 종합병원은 ①의 ⓒ 또는 ⓒ에 따른 진료과목(이하 필수진료과목) 외에 필요하면 추가로 진료과목을 설치·운영할 수 있다. 이 경우 필수진료과목 외의 진료과목에 대하여는 해당 의료기관에 전속하지 아니한 전문의를 둘 수 있다.

(6) 상급종합병원 지정(법 제3조의4) ★★

　① 보건복지부장관은 다음의 요건을 갖춘 종합병원 중에서 중증질환에 대하여 난이도가 높은 의료행위를 전문적으로 하는 종합병원을 상급종합병원으로 지정할 수 있다.
　　　⊙ 보건복지부령으로 정하는 20개 이상의 진료과목을 갖추고 각 진료과목마다 전속하는 전문의를 둘 것
　　　ⓒ 제77조 제1항에 따라 전문의가 되려는 자를 수련시키는 기관일 것

ⓒ 보건복지부령으로 정하는 인력·시설·장비 등을 갖출 것
　　　ⓓ 질병군별(疾病群別) 환자구성 비율이 보건복지부령으로 정하는 기준에 해당할 것
　② 보건복지부장관은 ①에 따른 지정을 하는 경우 ①의 ⓐ~ⓓ의 사항 및 전문성 등에 대하여 평가를 실시하여야 한다.
　③ 보건복지부장관은 ①에 따라 상급종합병원으로 지정받은 종합병원에 대하여 3년마다 ②에 따른 평가를 실시하여 재지정하거나 지정을 취소할 수 있다.
　④ 보건복지부장관은 평가업무를 관계 전문기관 또는 단체에 위탁할 수 있다.
　⑤ 상급종합병원 지정·재지정의 기준·절차 및 평가업무의 위탁 절차 등에 관하여 필요한 사항은 보건복지부령으로 정한다.

(7) 전문병원 지정(법 제3조의5)

　① 보건복지부장관은 병원급 의료기관 중에서 **특정 진료과목이나 특정 질환 등에 대하여 난이도가 높은 의료행위를 하는 병원을 전문병원으로 지정**할 수 있다.
　② 전문병원은 다음의 요건을 갖추어야 한다.
　　　ⓐ 특정 질환별·진료과목별 환자의 구성비율 등이 보건복지부령으로 정하는 기준에 해당할 것
　　　ⓑ 보건복지부령으로 정하는 수 이상의 진료과목을 갖추고 각 진료과목마다 전속하는 전문의를 둘 것
　　　ⓒ 최근 3년간 해당 의료기관 또는 그 개설자가 제64조 ①에 따른 3개월 이상의 의료업 정지나 개설 허가의 취소 또는 폐쇄 명령을 받은 사실이 없을 것
　③ 보건복지부장관은 전문병원으로 지정하는 경우 ②의 사항 및 진료의 난이도 등에 대하여 평가를 실시하여야 한다.
　④ 보건복지부장관은 전문병원으로 지정받은 의료기관에 대하여 3년마다 ③에 따른 평가를 실시하여 전문병원으로 재지정할 수 있다.
　⑤ 보건복지부장관은 지정받거나 재지정받은 전문병원이 다음의 어느 하나에 해당하는 경우에는 그 지정 또는 재지정을 취소할 수 있다. 다만, ⓐ에 해당하는 경우에는 그 지정 또는 재지정을 취소하여야 한다.
　　　ⓐ **거짓이나 그 밖의 부정한 방법으로 지정 또는 재지정을 받은 경우**
　　　ⓑ 지정 또는 재지정의 취소를 원하는 경우
　　　ⓒ ②의 ⓐ 또는 ⓑ의 요건에 해당하지 아니하여 제63조에 따른 시정명령을 받고 이를 이행하지 아니한 경우
　　　ⓓ 제64조 ①에 따라 의료업이 3개월 이상 정지되거나 개설 허가의 취소 또는 폐쇄 명령을 받은 경우
　　　ⓔ 전문병원에 소속된 의료인, 의료기관 개설자 또는 종사자가 제27조 ① 또는 ⑤를 위반하여 전문병원 지정을 계속 유지하는 것이 부적절하다고 인정되는 경우
　⑥ 보건복지부장관은 평가업무를 관계 전문기관 또는 단체에 위탁할 수 있다.
　⑦ 전문병원 지정·재지정의 기준·절차 및 평가업무의 위탁 절차 등에 관하여 필요한 사항은 보건복지부령으로 정한다.

2 의료인

[1] 자격과 면허

(1) 의료인과 의료기관의 장의 의무(법 제4조)

① 의료인과 의료기관의 장은 의료의 질을 높이고 의료 관련 감염(의료기관 내에서 환자, 환자의 보호자, 의료인 또는 의료기관 종사자 등에게 발생하는 감염)을 예방하며 의료기술을 발전시키는 등 환자에게 최선의 의료서비스를 제공하기 위하여 노력하여야 한다.
② 의료인은 다른 의료인 또는 의료법인 등의 명의로 의료기관을 개설하거나 운영할 수 없다.
③ 의료기관의 장은 「보건의료기본법」 제6조·제12조 및 제13조에 따른 환자의 권리 등 보건복지부령으로 정하는 사항을 환자가 쉽게 볼 수 있도록 의료기관 내에 게시하여야 한다. 이 경우 게시 방법, 게시 장소 등 게시에 필요한 사항은 보건복지부령으로 정한다.
④ 의료기관의 장은 환자와 보호자가 의료행위를 하는 사람의 신분을 알 수 있도록 의료인, 제27조 제1항 외의 부분 단서에 따라 의료행위를 하는 같은 항 제3호에 따른 학생, 「간호법」 제2조 제3호에 따른 간호조무사 및 「의료기사 등에 관한 법률」 제2조에 따른 의료기사에게 의료기관 내에서 대통령령으로 정하는 바에 따라 명찰을 달도록 지시·감독하여야 한다. 다만, 응급의료상황, 수술실 내인 경우, 의료행위를 하지 아니할 때, 그 밖에 대통령령으로 정하는 경우에는 명찰을 달지 아니하도록 할 수 있다.
⑤ 의료인은 일회용 의료기기(한 번 사용할 목적으로 제작되거나 한 번의 의료행위에서 한 환자에게 사용하여야 하는 의료기기로서 보건복지부령으로 정하는 의료기기)를 한 번 사용한 후 다시 사용하여서는 아니 된다.

환자의 권리와 의무(시행규칙 별표 1)

1. 환자의 권리

　가. 진료받을 권리
　　환자는 자신의 건강보호와 증진을 위하여 적절한 보건의료서비스를 받을 권리를 갖고, 성별·나이·종교·신분 및 경제적 사정 등을 이유로 건강에 관한 권리를 침해받지 아니하며, 의료인은 정당한 사유 없이 진료를 거부하지 못한다.

　나. 알 권리 및 자기결정권
　　환자는 담당 의사·간호사 등으로부터 질병 상태, 치료 방법, 의학적 연구 대상 여부, 장기이식 여부, 부작용 등 예상 결과 및 진료 비용에 관하여 충분한 설명을 듣고 자세히 물어볼 수 있으며, 이에 관한 동의 여부를 결정할 권리를 가진다.

　다. 비밀을 보호받을 권리
　　환자는 진료와 관련된 신체상·건강상의 비밀과 사생활의 비밀을 침해받지 아니하며, 의료인과 의료기관은 환자의 동의를 받거나 범죄 수사 등 법률에서 정한 경우 외에는 비밀을 누설·발표하지 못한다.

　라. 상담·조정을 신청할 권리
　　환자는 의료서비스 관련 분쟁이 발생한 경우, 한국의료분쟁조정중재원 등에 상담 및 조정 신청을 할 수 있다.

2. 환자의 의무

　가. 의료인에 대한 신뢰·존중 의무
　　환자는 자신의 건강 관련 정보를 의료인에게 정확히 알리고, 의료인의 치료계획을 신뢰하고 존중하여야 한다.

　나. 부정한 방법으로 진료를 받지 않을 의무
　　환자는 진료 전에 본인의 신분을 밝혀야 하고, 다른 사람의 명의로 진료를 받는 등 거짓이나 부정한 방법으로 진료를 받지 아니한다.

(2) 간호 · 간병통합서비스 제공 등(법 제4조의2)

① 간호 · 간병통합서비스란 보건복지부령으로 정하는 입원 환자를 대상으로 보호자 등이 상주하지 아니하고 간호사, 간호조무사 및 그 밖에 간병지원인력(이하 간호 · 간병통합서비스 제공인력)에 의하여 포괄적으로 제공되는 입원서비스를 말한다.
② 보건복지부령으로 정하는 병원급 의료기관은 간호 · 간병통합서비스를 제공할 수 있도록 노력하여야 한다.
③ 간호 · 간병통합서비스를 제공하는 병원급 의료기관(이하 간호 · 간병통합서비스 제공기관)은 보건복지부령으로 정하는 인력, 시설, 운영 등의 기준을 준수하여야 한다.
④ 「공공보건의료에 관한 법률」 제2조 제3호에 따른 공공보건의료기관 중 보건복지부령으로 정하는 병원급 의료기관은 간호 · 간병통합서비스를 제공하여야 한다. 이 경우 국가 및 지방자치단체는 필요한 비용의 전부 또는 일부를 지원할 수 있다.
⑤ 간호 · 간병통합서비스 제공기관은 보호자 등의 입원실 내 상주를 제한하고 환자 병문안에 관한 기준을 마련하는 등 안전관리를 위하여 노력하여야 한다.
⑥ 간호 · 간병통합서비스 제공기관은 간호 · 간병통합서비스 제공인력의 근무환경 및 처우 개선을 위하여 필요한 지원을 하여야 한다.
⑦ 국가 및 지방자치단체는 간호 · 간병통합서비스의 제공 · 확대, 간호 · 간병통합서비스 제공인력의 원활한 수급 및 근무환경 개선을 위하여 필요한 시책을 수립하고 그에 따른 지원을 하여야 한다.

(3) 의료인의 면허 대여 금지 등(법 제4조의3)

① 의료인은 제5조(의사 · 치과의사 및 한의사), 제6조(조산사) 및 「간호법」 제4조(간호사)에 따라 받은 면허를 다른 사람에게 대여하여서는 아니 된다.
② 누구든지 제5조, 제6조 및 「간호법」 제4조에 따라 받은 면허를 대여받아서는 아니 되며, 면허 대여를 알선하여서도 아니 된다.

(4) 의사 · 치과의사 및 한의사 면허(법 제5조)

① 의사 · 치과의사 또는 한의사가 되려는 자는 다음의 어느 하나에 해당하는 자격을 가진 자로서 의사 · 치과의사 또는 한의사 국가시험에 합격한 후 보건복지부장관의 면허를 받아야 한다.
  ㉠ 「고등교육법」 제11조의2에 따른 인정기관(이하 평가인증기구)의 인증(이하 평가인증기구의 인증)을 받은 의학 · 치의학 또는 한의학을 전공하는 대학을 졸업하고 의학사 · 치의학사 또는 한의학사 학위를 받은 자
  ㉡ 평가인증기구의 인증을 받은 의학 · 치의학 또는 한의학을 전공하는 전문대학원을 졸업하고 석사학위 또는 박사학위를 받은 자
  ㉢ 외국의 ㉠이나 ㉡에 해당하는 학교(보건복지부장관이 정하여 고시하는 인정기준에 해당하는 학교)를 졸업하고 외국의 의사 · 치과의사 또는 한의사 면허를 받은 자로서 예비시험에 합격한 자
② 평가인증기구의 인증을 받은 의학 · 치의학 또는 한의학을 전공하는 대학 또는 전문대학원을 6개월 이내에 졸업하고 해당 학위를 받을 것으로 예정된 자는 ①의 ㉠ 및 ㉡의 자격을 가진 자로 본다. 다만, 그 졸업예정시기에 졸업하고 해당 학위를 받아야 면허를 받을 수 있다.

③ ①에도 불구하고 입학 당시 평가인증기구의 인증을 받은 의학·치의학 또는 한의학을 전공하는 대학 또는 전문대학원에 입학한 사람으로서 그 대학 또는 전문대학원을 졸업하고 해당 학위를 받은 사람은 ①의 ㉠ 및 ㉡의 자격을 가진 사람으로 본다.

(5) 조산사 면허(법 제6조)

조산사가 되려는 자는 다음의 어느 하나에 해당하는 자로서 조산사 국가시험에 합격한 후 보건복지부장관의 면허를 받아야 한다.
① 간호사 면허를 가지고 보건복지부장관이 인정하는 의료기관에서 1년간 조산 수습과정을 마친 자
② 외국의 조산사 면허(보건복지부장관이 정하여 고시하는 인정기준에 해당하는 면허를 말한다)를 받은 자

(6) 결격사유 등(법 제8조) ★

다음의 어느 하나에 해당하는 자는 의료인이 될 수 없다. 다만, 간호사에 대하여는 「간호법」에서 정하는 바에 따른다.
① 「정신건강증진 및 정신질환자 복지서비스 지원에 관한 법률」 제3조 제1호에 따른 정신질환자. 다만, 전문의가 의료인으로서 적합하다고 인정하는 사람은 그러하지 아니하다.
② 마약·대마·향정신성의약품 중독자
③ 피성년후견인·피한정후견인
④ 금고 이상의 실형을 선고받고 그 집행이 끝나거나 그 집행을 받지 아니하기로 확정된 후 5년이 지나지 아니한 자
⑤ 금고 이상의 형의 집행유예를 선고받고 그 유예기간이 지난 후 2년이 지나지 아니한 자
⑥ 금고 이상의 형의 선고유예를 받고 그 유예기간 중에 있는 자

(7) 국가시험 등(법 제9조)

① 의사·치과의사·한의사 또는 조산사 국가시험과 의사·치과의사·한의사 예비시험(이하 국가시험 등)은 매년 보건복지부장관이 시행한다.
② 보건복지부장관은 국가시험 등의 관리를 대통령령으로 정하는 바에 따라 「한국보건의료인국가시험원법」에 따른 한국보건의료인국가시험원에 맡길 수 있다.
③ 보건복지부장관은 ②에 따라 국가시험 등의 관리를 맡긴 때에는 그 관리에 필요한 예산을 보조할 수 있다.
④ 국가시험 등에 필요한 사항은 대통령령으로 정한다.

(8) 응시자격 제한 등(법 제10조)

① 결격사유(법 제8조)의 어느 하나에 해당하는 자는 국가시험 등에 응시할 수 없다.
② 부정한 방법으로 국가시험 등에 응시한 자나 국가시험 등에 관하여 부정행위를 한 자는 그 수험을 정지시키거나 합격을 무효로 한다.
③ 보건복지부장관은 수험이 정지되거나 합격이 무효가 된 사람에 대하여 처분의 사유와 위반 정도 등을 고려하여 대통령령으로 정하는 바에 따라 그 다음에 치러지는 이 법에 따른 국가시험 등의 응시를 3회의 범위에서 제한할 수 있다.

(9) 면허 조건과 등록(법 제11조)
① 보건복지부장관은 보건의료 시책에 필요하다고 인정하면 제5조 및 제6조에 따른 면허를 내줄 때 3년 이내의 기간을 정하여 특정 지역이나 특정 업무에 종사할 것을 면허의 조건으로 붙일 수 있다.
② 보건복지부장관은 제5조 및 제6조에 따른 면허를 내줄 때에는 그 면허에 관한 사항을 등록대장에 등록하고 면허증을 내주어야 한다.
③ ②의 등록대장은 의사·치과의사·한의사·조산사를 구분하여 따로 작성·비치하여야 한다.
④ 면허등록과 면허증에 필요한 사항은 보건복지부령으로 정한다.

(10) 의료기술 등에 대한 보호(법 제12조)
① 의료인이 하는 의료·조산·간호 등 의료기술의 시행(이하 의료행위)에 대하여는 이 법이나 다른 법령에 따로 규정된 경우 외에는 누구든지 간섭하지 못한다.
② 누구든지 의료기관의 의료용 시설·기재·약품, 그 밖의 기물 등을 파괴·손상하거나 의료기관을 점거하여 진료를 방해하여서는 아니 되며, 이를 교사하거나 방조하여서는 아니 된다.
③ 누구든지 의료행위가 이루어지는 장소에서 의료행위를 행하는 의료인, 간호조무사 및 「의료기사 등에 관한 법률」 제2조에 따른 의료기사 또는 의료행위를 받는 사람을 폭행·협박하여서는 아니 된다.

(11) 의료기재 압류 금지(법 제13조)
의료인의 의료 업무에 필요한 기구·약품, 그 밖의 재료는 압류하지 못한다.

(12) 기구 등 우선공급(법 제14조)
① 의료인은 의료행위에 필요한 기구·약품, 그 밖의 시설 및 재료를 우선적으로 공급받을 권리가 있다.
② 의료인은 권리에 **부수(附隨)되는 물품, 노력, 교통수단**에 대하여서도 ①과 같은 권리가 있다.

(13) 진료거부 금지 등(법 제15조)
① 의료인 또는 의료기관 개설자는 진료나 조산 요청을 받으면 정당한 사유 없이 거부하지 못한다.
② 의료인은 응급환자에게 「응급의료에 관한 법률」에서 정하는 바에 따라 최선의 처치를 하여야 한다.

(14) 세탁물 처리(법 제16조)
① 의료기관에서 나오는 세탁물은 의료인·의료기관 또는 특별자치시장·특별자치도지사·시장·군수·구청장(자치구의 구청장)에게 신고한 자가 아니면 처리할 수 없다.
② 세탁물을 처리하는 자는 보건복지부령으로 정하는 바에 따라 위생적으로 보관·운반·처리하여야 한다.
③ 의료기관의 개설자와 의료기관세탁물처리업 신고를 한 자(이하 세탁물처리업자)는 세탁물의 처리업무에 종사하는 사람에게 보건복지부령으로 정하는 바에 따라 감염 예방에 관한 교육을 실시하고 그 결과를 기록하고 유지하여야 한다.
④ 세탁물처리업자가 보건복지부령으로 정하는 신고사항을 변경하거나 그 영업의 휴업(1개월 이상의 휴업)·폐업 또는 재개업을 하려는 경우에는 보건복지부령으로 정하는 바에 따라 특별자치시장·특별자치도지사·시장·군수·구청장에게 신고하여야 한다.
⑤ 세탁물을 처리하는 자의 시설·장비 기준, 신고 절차 및 지도·감독, 그 밖에 관리에 필요한 사항은 보건복지부령으로 정한다.

(15) 진단서 등(법 제17조) ★

① 의료업에 종사하고 직접 진찰하거나 검안(檢案)한 의사[이하 이 항에서는 검안서에 한하여 검시(檢屍) 업무를 담당하는 국가기관에 종사하는 의사를 포함한다], 치과의사, 한의사가 아니면 진단서 · 검안서 · 증명서를 작성하여 환자(환자가 사망하거나 의식이 없는 경우에는 직계존속 · 비속, 배우자 또는 배우자의 직계존속을 말하며, 환자가 사망하거나 의식이 없는 경우로서 환자의 직계존속 · 비속, 배우자 및 배우자의 직계존속이 모두 없는 경우에는 형제자매) 또는 「형사소송법」 제222조 제1항에 따라 검시(檢屍)를 하는 지방검찰청검사(검안서에 한함)에게 교부하지 못한다. 다만, 진료 중이던 환자가 최종 진료 시부터 48시간 이내에 사망한 경우에는 다시 진료하지 아니하더라도 진단서나 증명서를 내줄 수 있으며, 환자 또는 사망자를 직접 진찰하거나 검안한 의사 · 치과의사 또는 한의사가 부득이한 사유로 진단서 · 검안서 또는 증명서를 내줄 수 없으면 같은 의료기관에 종사하는 다른 의사 · 치과의사 또는 한의사가 환자의 진료기록부 등에 따라 내줄 수 있다.

② 의료업에 종사하고 직접 조산한 의사 · 한의사 또는 조산사가 아니면 출생 · 사망 또는 사산 증명서를 내주지 못한다. 다만, 직접 조산한 의사 · 한의사 또는 조산사가 부득이한 사유로 증명서를 내줄 수 없으면 같은 의료기관에 종사하는 다른 의사 · 한의사 또는 조산사가 진료기록부 등에 따라 증명서를 내줄 수 있다.

③ 의사 · 치과의사 또는 한의사는 자신이 진찰하거나 검안한 자에 대한 진단서 · 검안서 또는 증명서 교부를 요구받은 때에는 정당한 사유 없이 거부하지 못한다.

④ 의사 · 한의사 또는 조산사는 자신이 조산(助産)한 것에 대한 출생 · 사망 또는 사산 증명서 교부를 요구받은 때에는 정당한 사유 없이 거부하지 못한다.

⑤ ①부터 ④까지의 규정에 따른 진단서, 증명서의 서식 · 기재사항, 그 밖에 필요한 사항은 보건복지부령으로 정한다.

진단서의 기재 사항(시행규칙 제9조)

① 의사 · 치과의사 또는 한의사가 발급하는 진단서에는 다음의 사항을 적고 서명날인하여야 한다.
  ㉠ 환자의 성명, 주민등록번호 및 주소
  ㉡ 병명 및 「통계법」 제22조 제1항 전단에 따른 한국표준질병 · 사인 분류에 따른 질병분류기호(이하 질병분류기호)
  ㉢ 발병 연월일 및 진단 연월일
  ㉣ 치료 내용 및 향후 치료에 대한 소견
  ㉤ 입원 · 퇴원 연월일
  ㉥ 의료기관의 명칭 · 주소, 진찰한 의사 · 치과의사 또는 한의사(부득이한 사유로 다른 의사 등이 발급하는 경우에는 발급한 의사 등)의 성명 · 면허자격 · 면허번호

② 질병의 원인이 상해(傷害)로 인한 것인 경우에는 별지 제5호의3 서식에 따라 ①의 사항 외에 다음의 사항을 적어야 한다.
  ㉠ 상해의 원인 또는 추정되는 상해의 원인
  ㉡ 상해의 부위 및 정도
  ㉢ 입원의 필요 여부
  ㉣ 외과적 수술 여부
  ㉤ 합병증의 발생 가능 여부
  ㉥ 통상 활동의 가능 여부
  ㉦ 식사의 가능 여부
  ㉨ 상해에 대한 소견
  ㉩ 치료기간

③ 병명 기재는 「통계법」 제22조 제1항 전단에 따라 고시된 한국표준질병·사인 분류에 따른다.
④ 진단서에는 연도별로 그 종류에 따라 일련번호를 붙이고 진단서를 발급한 경우에는 그 부본(副本)을 갖추어 두어야 한다.

(16) 처방전(법 제17조의2)

① 의료업에 종사하고 직접 진찰한 의사, 치과의사 또는 한의사가 아니면 처방전[의사나 치과의사가 「전자서명법」에 따른 전자서명이 기재된 전자문서 형태로 작성한 처방전(이하 전자처방전)을 포함]을 작성하여 환자에게 교부하거나 발송(전자처방전에 한정)하지 못하며, 의사, 치과의사 또는 한의사에게 직접 진찰을 받은 환자가 아니면 누구든지 그 의사, 치과의사 또는 한의사가 작성한 처방전을 수령하지 못한다.
② ①에도 불구하고 의사, 치과의사 또는 한의사는 다음의 어느 하나에 해당하는 경우로서 해당 환자 및 의약품에 대한 안전성을 인정하는 경우에는 환자의 직계존속·비속, 배우자 및 배우자의 직계존속, 형제자매 또는 「노인복지법」 제34조에 따른 노인의료복지시설에서 근무하는 사람 등 대통령령으로 정하는 사람(이하 대리수령자)에게 처방전을 교부하거나 발송할 수 있으며 대리수령자는 환자를 대리하여 그 처방전을 수령할 수 있다.
 ㉠ 환자의 의식이 없는 경우
 ㉡ 환자의 거동이 현저히 곤란하고 동일한 상병(傷病)에 대하여 장기간 동일한 처방이 이루어지는 경우
③ 처방전의 발급 방법·절차 등에 필요한 사항은 보건복지부령으로 정한다.

(17) 처방전 작성과 교부(법 제18조)

① 의사나 치과의사는 환자에게 의약품을 투여할 필요가 있다고 인정하면 「약사법」에 따라 자신이 직접 의약품을 조제할 수 있는 경우가 아니면 보건복지부령으로 정하는 바에 따라 처방전을 작성하여 환자에게 내주거나 발송(전자처방전만 해당)하여야 한다.
② 처방전의 서식, 기재사항, 보존, 그 밖에 필요한 사항은 보건복지부령으로 정한다.
③ 누구든지 정당한 사유 없이 전자처방전에 저장된 개인정보를 탐지하거나 누출·변조 또는 훼손하여서는 아니 된다.
④ 처방전을 발행한 의사 또는 치과의사(처방전을 발행한 한의사 포함)는 처방전에 따라 의약품을 조제하는 약사 또는 한약사가 「약사법」 제26조 제2항에 따라 문의한 때 즉시 이에 응하여야 한다. 다만, 다음의 어느 하나에 해당하는 사유로 약사 또는 한약사의 문의에 응할 수 없는 경우 사유가 종료된 때 즉시 이에 응하여야 한다.
 ㉠ 「응급의료에 관한 법률」 제2조 제1호에 따른 응급환자를 진료 중인 경우
 ㉡ 환자를 수술 또는 처치 중인 경우
 ㉢ 그 밖에 약사의 문의에 응할 수 없는 정당한 사유가 있는 경우
⑤ 의사, 치과의사 또는 한의사가 「약사법」에 따라 자신이 직접 의약품을 조제하여 환자에게 그 의약품을 내어주는 경우에는 그 약제의 용기 또는 포장에 환자의 이름, 용법 및 용량, 그 밖에 보건복지부령으로 정하는 사항을 적어야 한다. 다만, 급박한 응급의료상황 등 환자의 진료 상황이나 의약품의 성질상 그 약제의 용기 또는 포장에 적는 것이 어려운 경우로서 보건복지부령으로 정하는 경우에는 그러하지 아니하다.

(18) 의약품정보의 확인(법 제18조의2)

① 의사 및 치과의사는 처방전을 작성하거나 의약품을 자신이 직접 조제하는 경우에는 다음의 정보(이하 의약품정보)를 미리 확인하여야 한다.
  ㉠ 환자에게 처방 또는 투여되고 있는 의약품과 동일한 성분의 의약품인지 여부
  ㉡ 식품의약품안전처장이 병용금기, 특정연령대 금기 또는 임부금기 등으로 고시한 성분이 포함되는지 여부
  ㉢ 그 밖에 보건복지부령으로 정하는 정보
② ①에도 불구하고 의사 및 치과의사는 급박한 응급의료상황 등 의약품정보를 확인할 수 없는 정당한 사유가 있을 때에는 이를 확인하지 아니할 수 있다.
③ 의약품정보의 확인방법·절차, 의약품정보를 확인할 수 없는 정당한 사유 등은 보건복지부령으로 정한다.

(19) 정보 누설 금지(법 제19조)

① 의료인이나 의료기관 종사자는 이 법이나 다른 법령에 특별히 규정된 경우 외에는 의료·조산 또는 간호업무나 진단서·검안서·증명서 작성·교부 업무, 처방전 작성·교부 업무, 진료기록 열람·사본 교부 업무, 진료기록부 등 보존 업무 및 전자의무기록 작성·보관·관리 업무를 하면서 알게 된 다른 사람의 정보를 누설하거나 발표하지 못한다.
② 의료기관 인증에 관한 업무에 종사하는 자 또는 종사하였던 자는 그 업무를 하면서 알게 된 정보를 다른 사람에게 누설하거나 부당한 목적으로 사용하여서는 아니 된다.

(20) 태아 성 감별 행위 등 금지(법 제20조)

① 의료인은 태아 성 감별을 목적으로 임부를 진찰하거나 검사하여서는 아니 되며, 같은 목적을 위한 다른 사람의 행위를 도와서도 아니 된다.

(21) 기록 열람 등(법 제21조)

① 환자는 의료인, 의료기관의 장 및 의료기관 종사자에게 본인에 관한 기록(추가기재·수정된 경우 추가기재·수정된 기록 및 추가기재·수정 전의 원본을 모두 포함)의 전부 또는 일부에 대하여 열람 또는 그 사본의 발급 등 내용의 확인을 요청할 수 있다. 이 경우 의료인, 의료기관의 장 및 의료기관 종사자는 정당한 사유가 없으면 이를 거부하여서는 아니 된다.
② 의료인, 의료기관의 장 및 의료기관 종사자는 환자가 아닌 다른 사람에게 환자에 관한 기록을 열람하게 하거나 그 사본을 내주는 등 내용을 확인할 수 있게 하여서는 아니 된다.
③ ②에도 불구하고 의료인, 의료기관의 장 및 의료기관 종사자는 다음의 어느 하나에 해당하면 그 기록을 열람하게 하거나 그 사본을 교부하는 등 그 내용을 확인할 수 있게 하여야 한다. 다만, 의사·치과의사 또는 한의사가 환자의 진료를 위하여 불가피하다고 인정한 경우에는 그러하지 아니하다.
  ㉠ 환자의 배우자, 직계 존속·비속, 형제·자매(환자의 배우자 및 직계 존속·비속, 배우자의 직계존속이 모두 없는 경우에 한정) 또는 배우자의 직계 존속이 환자 본인의 동의서와 친족관계임을 나타내는 증명서 등을 첨부하는 등 보건복지부령으로 정하는 요건을 갖추어 요청한 경우
  ㉡ 환자가 지정하는 대리인이 환자 본인의 동의서와 대리권이 있음을 증명하는 서류를 첨부하는 등 보건복지부령으로 정하는 요건을 갖추어 요청한 경우

ⓒ 환자가 사망하거나 의식이 없는 등 환자의 동의를 받을 수 없어 환자의 배우자, 직계 존속·비속, 형제·자매(환자의 배우자 및 직계 존속·비속, 배우자의 직계존속이 모두 없는 경우에 한정) 또는 배우자의 직계 존속이 친족관계임을 나타내는 증명서 등을 첨부하는 등 보건복지부령으로 정하는 요건을 갖추어 요청한 경우

ⓔ 「국민건강보험법」 제14조, 제47조, 제48조 및 제63조에 따라 급여비용 심사·지급·대상 여부 확인·사후관리 및 요양급여의 적정성 평가·가감지급 등을 위하여 국민건강보험공단 또는 건강보험심사평가원에 제공하는 경우

ⓜ 「의료급여법」 제5조, 제11조, 제11조의3 및 제33조에 따라 의료급여 수급권자 확인, 급여비용의 심사·지급, 사후관리 등 의료급여 업무를 위하여 보장기관(시·군·구), 국민건강보험공단, 건강보험심사평가원에 제공하는 경우

ⓑ 「형사소송법」 제106조, 제215조 또는 제218조에 따른 경우

ⓢ 「군사법원법」 제146조, 제254조 또는 제257조에 따른 경우

ⓞ 「민사소송법」 제347조에 따라 문서제출을 명한 경우

ⓩ 「산업재해보상보험법」 제118조에 따라 근로복지공단이 보험급여를 받는 근로자를 진료한 산재보험 의료기관(의사 포함)에 대하여 그 근로자의 진료에 관한 보고 또는 서류 등 제출을 요구하거나 조사하는 경우

ⓧ 「자동차손해배상 보장법」 제12조 제2항 및 제14조에 따라 의료기관으로부터 자동차보험진료수가를 청구받은 보험회사 등이 그 의료기관에 대하여 관계 진료기록의 열람을 청구한 경우

ⓚ 「병역법」 제11조의2 및 제77조의4 제6항에 따라 병무청장 또는 지방병무청장이 병역판정검사, 병적관리와 관련하여 질병 또는 심신장애의 확인을 위하여 필요하다고 인정하여 의료기관의 장에게 병역판정검사대상자 또는 같은 법 제77조의4 제1항 및 제5항에 따른 병적 관리 대상자의 진료기록·치료 관련 기록의 제출을 요구한 경우

ⓣ 「학교안전사고 예방 및 보상에 관한 법률」 제42조에 따라 공제회가 공제급여의 지급 여부를 결정하기 위하여 필요하다고 인정하여 「국민건강보험법」 제42조에 따른 요양기관에 대하여 관계 진료기록의 열람 또는 필요한 자료의 제출을 요청하는 경우

ⓟ 「고엽제후유의증 등 환자지원 및 단체설립에 관한 법률」 제7조 제3항에 따라 의료기관의 장이 진료기록 및 임상소견서를 보훈병원장에게 보내는 경우

ⓗ 「의료사고 피해구제 및 의료분쟁 조정 등에 관한 법률」 제28조 제1항 또는 제3항에 따른 경우

㉠ 「국민연금법」 제123조에 따라 국민연금공단이 부양가족연금, 장애연금 및 유족연금 급여의 지급심사와 관련하여 가입자 또는 가입자였던 사람을 진료한 의료기관에 해당 진료에 관한 사항의 열람 또는 사본 교부를 요청하는 경우

㉡ 다음의 어느 하나에 따라 공무원 또는 공무원이었던 사람을 진료한 의료기관에 해당 진료에 관한 사항의 열람 또는 사본 교부를 요청하는 경우
  • 「공무원연금법」 제92조에 따라 인사혁신처장이 퇴직유족급여 및 비공무상장해급여와 관련하여 요청하는 경우

- • 「공무원연금법」 제93조에 따라 공무원연금공단이 퇴직유족급여 및 비공무상장해급여와 관련하여 요청하는 경우
- • 「공무원 재해보상법」 제57조 및 제58조에 따라 인사혁신처장(같은 법 제61조에 따라 업무를 위탁받은 자를 포함)이 요양급여, 재활급여, 장해급여, 간병급여 및 재해유족급여와 관련하여 요청하는 경우
- ㉰ 「사립학교교직원 연금법」 제19조 제4항 제4호의2에 따라 사립학교교직원연금공단이 요양급여, 장해급여 및 재해유족급여의 지급심사와 관련하여 교직원 또는 교직원이었던 자를 진료한 의료기관에 해당 진료에 관한 사항의 열람 또는 사본 교부를 요청하는 경우
- ㉱ 다음의 어느 하나에 따라 군인 또는 군인이었던 사람을 진료한 의료기관에 해당 진료에 관한 사항의 열람 또는 사본 교부를 요청하는 경우
  - • 「군인연금법」 제54조 제2항에 따라 국방부장관이 퇴직유족급여와 관련하여 요청하는 경우
  - • 「군인 재해보상법」 제52조 제2항에 따라 국방부장관(같은 법 제54조에 따라 권한을 위임받거나 업무를 위탁받은 자 포함)이 공무상요양비, 장해급여 및 재해유족급여와 관련하여 요청하는 경우
- ㉲ 「장애인복지법」 제32조 제7항에 따라 대통령령으로 정하는 공공기관의 장이 장애 정도에 관한 심사와 관련하여 장애인 등록을 신청한 사람 및 장애인으로 등록한 사람을 진료한 의료기관에 해당 진료에 관한 사항의 열람 또는 사본 교부를 요청하는 경우
- ㉳ 「감염병의 예방 및 관리에 관한 법률」 제18조의4 및 제29조에 따라 질병관리청장, 시·도지사 또는 시장·군수·구청장이 감염병의 역학조사 및 예방접종에 관한 역학조사를 위하여 필요하다고 인정하여 의료기관의 장에게 감염병환자 등의 진료기록 및 예방접종을 받은 사람의 예방접종 후 이상반응에 관한 진료기록의 제출을 요청하는 경우
- ㉴ 「국가유공자 등 예우 및 지원에 관한 법률」 제74조의8 제1항 제7호에 따라 보훈심사위원회가 보훈심사와 관련하여 보훈심사대상자를 진료한 의료기관에 해당 진료에 관한 사항의 열람 또는 사본 교부를 요청하는 경우
- ㉵ 「한국보훈복지의료공단법」 제24조의2에 따라 한국보훈복지의료공단이 같은 법 제6조 제1호에 따른 국가유공자 등에 대한 진료기록 등의 제공을 요청하는 경우
- ㉶ 「군인사법」 제54조의6에 따라 중앙전공사상심사위원회 또는 보통전공사상심사위원회가 전공사상심사와 관련하여 전사자 등을 진료한 의료기관에 대하여 해당 진료에 관한 사항의 열람 또는 사본 교부를 요청하는 경우

④ 진료기록을 보관하고 있는 의료기관이나 진료기록이 이관된 보건소에 근무하는 의사·치과의사 또는 한의사는 자신이 직접 진료하지 아니한 환자의 과거 진료 내용의 확인 요청을 받은 경우에는 진료기록을 근거로 하여 사실을 확인하여 줄 수 있다.

⑤ ①, ③ 또는 ④의 경우 의료인, 의료기관의 장 및 의료기관 종사자는 「전자서명법」에 따른 전자서명이 기재된 전자문서를 제공하는 방법으로 환자 또는 환자가 아닌 다른 사람에게 기록의 내용을 확인하게 할 수 있다.

(22) 진료기록의 송부 등(법 제21조의2)

① 의료인 또는 의료기관의 장은 다른 의료인 또는 의료기관의 장으로부터 제22조 또는 제23조에 따른 진료기록의 내용 확인이나 진료기록의 사본 및 환자의 진료경과에 대한 소견 등을 송부 또는 전송할 것을 요청받은 경우 해당 환자나 환자 보호자의 동의를 받아 그 요청에 응하여야 한다. 다만, 해당 환자의 의식이 없거나 응급환자인 경우 또는 환자의 보호자가 없어 동의를 받을 수 없는 경우에는 환자나 환자 보호자의 동의 없이 송부 또는 전송할 수 있다.
② 의료인 또는 의료기관의 장이 응급환자를 다른 의료기관에 이송하는 경우에는 지체 없이 내원 당시 작성된 진료기록의 사본 등을 이송하여야 한다.
③ 보건복지부장관은 ① 및 ②에 따른 진료기록의 사본 및 진료경과에 대한 소견 등의 전송 업무를 지원하기 위하여 전자정보시스템(이하 진료기록전송지원시스템)을 구축·운영할 수 있다.
④ 보건복지부장관은 진료기록전송지원시스템의 구축·운영을 대통령령으로 정하는 바에 따라 관계 전문기관에 위탁할 수 있다. 이 경우 보건복지부장관은 그 소요 비용의 전부 또는 일부를 지원할 수 있다.
⑤ 업무를 위탁받은 전문기관은 다음의 사항을 준수하여야 한다.
　㉠ 진료기록전송지원시스템이 보유한 정보의 누출, 변조, 훼손 등을 방지하기 위하여 접근 권한자의 지정, 방화벽의 설치, 암호화 소프트웨어의 활용, 접속기록 보관 등 대통령령으로 정하는 바에 따라 안전성 확보에 필요한 기술적·관리적 조치를 할 것
　㉡ 진료기록전송지원시스템 운영 업무를 다른 기관에 재위탁하지 아니할 것
　㉢ 진료기록전송지원시스템이 보유한 정보를 제3자에게 임의로 제공하거나 유출하지 아니할 것
⑥ 보건복지부장관은 의료인 또는 의료기관의 장에게 보건복지부령으로 정하는 바에 따라 ①의 본문에 따른 환자나 환자 보호자의 동의에 관한 자료 등 진료기록전송지원시스템의 구축·운영에 필요한 자료의 제출을 요구하고 제출받은 목적의 범위에서 보유·이용할 수 있다. 이 경우 자료 제출을 요구받은 자는 정당한 사유가 없으면 이에 따라야 한다.
⑦ 그 밖에 진료기록전송지원시스템의 구축·운영 등에 필요한 사항은 보건복지부령으로 정한다.
⑧ 누구든지 정당한 사유 없이 진료기록전송지원시스템에 저장된 정보를 누출·변조 또는 훼손하여서는 아니 된다.
⑨ 진료기록전송지원시스템의 구축·운영에 관하여 이 법에서 규정된 것을 제외하고는 「개인정보 보호법」에 따른다.

(23) 진료기록의 전송 등 요청(법 제21조의3)

① 환자는 다른 의료기관으로 전원(轉院)하는 경우 의료인, 의료기관의 장 및 의료기관 종사자에게 본인에 관한 기록의 전부 또는 일부를 전원하는 의료기관에 전송 또는 송부(이하 전송 등)하여 줄 것을 요청할 수 있다. 이 경우 의료인, 의료기관의 장 및 의료기관 종사자는 정당한 사유가 없으면 이를 거부하여서는 아니 된다.
② 환자는 전송 등의 요청을 대리인에게 하게 할 수 있다.
③ 전송 등은 진료기록전송지원시스템 또는 그 밖에 대통령령으로 정하는 방법으로 할 수 있다.
④ 그 밖에 전송 등 요청의 방법·절차, 전송 등의 절차 및 기한, 대리인의 요건 등 진료기록의 전송 등에 필요한 사항은 보건복지부령으로 정한다.

[2] 권리와 의무

(1) 진료기록부 등(법 제22조)

① 의료인은 각각 진료기록부, 조산기록부, 간호기록부, 그 밖의 진료에 관한 기록(이하 진료기록부 등)을 갖추어 두고 환자의 주된 증상, 진단 및 치료 내용 등 보건복지부령으로 정하는 의료행위에 관한 사항과 의견을 상세히 기록하고 서명하여야 한다.

진료기록부 등의 기재 사항(시행규칙 제14조) ★	
진료기록부	• 진료를 받은 사람의 주소·성명·연락처·주민등록번호 등 인적사항 • 주된 증상. 이 경우 의사가 필요하다고 인정하면 주된 증상과 관련한 병력(病歷)·가족력(家族歷)을 추가로 기록할 수 있다. • 진단결과 또는 진단명 • 진료경과(외래환자는 재진환자로서 증상·상태, 치료내용이 변동되어 의사가 그 변동을 기록할 필요가 있다고 인정하는 환자만 해당) • 치료 내용(주사·투약·처치 등) • 진료 일시(日時)
조산기록부	• 조산을 받은 자의 주소·성명·연락처·주민등록번호 등 인적사항 • 생·사산별(生·死産別) 분만 횟수 • 임신 후의 경과와 그에 대한 소견 • 임신 중 의사에 의한 건강진단의 유무(결핵·성병에 관한 검사를 포함) • 분만 장소 및 분만 연월일시분(年月日時分) • 분만의 경과 및 그 처치 • 산아(産兒) 수와 그 성별 및 생·사의 구별 • 산아와 태아부속물에 대한 소견 • 산후의 의사의 건강진단 유무
간호기록부	• 간호를 받는 사람의 성명 • 체온·맥박·호흡·혈압에 관한 사항 • 투약에 관한 사항 • 섭취 및 배설물에 관한 사항 • 처치와 간호에 관한 사항 • 간호 일시(日時)

② 의료인이나 의료기관 개설자는 진료기록부 등[전자의무기록(電子醫務記錄)을 포함하며, 추가기재·수정된 경우 추가기재·수정된 진료기록부 등 및 추가기재·수정 전의 원본을 모두 포함]을 보건복지부령으로 정하는 바에 따라 보존하여야 한다.

> **진료기록부 등의 보존 기간(시행규칙 제15조) ★**
> • 2년 : 처방전
> • 3년 : 진단서 등의 부본(진단서·사망진단서 및 시체검안서 등을 따로 구분하여 보존할 것)
> • 5년 : 환자 명부, 검사내용 및 검사소견기록, 방사선 사진(영상물을 포함) 및 그 소견서, 간호기록부, 조산기록부
> • 10년 : 진료기록부, 수술기록

③ 의료인은 진료기록부 등을 거짓으로 작성하거나 고의로 사실과 다르게 추가기재·수정하여서는 아니 된다.
④ 보건복지부장관은 의료인이 진료기록부 등에 기록하는 질병명, 검사명, 약제명 등 의학용어와 진료기록부 등의 서식 및 세부내용에 관한 표준을 마련하여 고시하고 의료인 또는 의료기관 개설자에게 그 준수를 권고할 수 있다.

(2) 전자의무기록(법 제23조)

① 의료인이나 의료기관 개설자는 제22조의 규정에도 불구하고 진료기록부 등을 「전자서명법」에 따른 전자서명이 기재된 전자문서(이하 전자의무기록)로 작성·보관할 수 있다.
② 의료인이나 의료기관 개설자는 보건복지부령으로 정하는 바에 따라 전자의무기록을 안전하게 관리·보존하는 데에 필요한 시설과 장비를 갖추어야 한다.
③ 누구든지 정당한 사유 없이 전자의무기록에 저장된 개인정보를 탐지하거나 누출·변조 또는 훼손하여서는 아니 된다.
④ 의료인이나 의료기관 개설자는 전자의무기록에 추가기재·수정을 한 경우 보건복지부령으로 정하는 바에 따라 접속기록을 별도로 보관하여야 한다.

(3) 전자의무기록의 표준화 등(법 제23조의2)

① 보건복지부장관은 전자의무기록이 효율적이고 통일적으로 관리·활용될 수 있도록 기록의 작성, 관리 및 보존에 필요한 전산정보처리시스템(이하 전자의무기록시스템), 시설, 장비 및 기록 서식 등에 관한 표준을 정하여 고시하고 전자의무기록시스템을 제조·공급하는 자, 의료인 또는 의료기관 개설자에게 그 준수를 권고할 수 있다.
② 보건복지부장관은 전자의무기록시스템이 ①에 따른 표준, 전자의무기록시스템 간 호환성, 정보 보안 등 대통령령으로 정하는 인증 기준에 적합한 경우에는 인증을 할 수 있다.
③ 인증을 받은 자는 대통령령으로 정하는 바에 따라 인증의 내용을 표시할 수 있다. 이 경우 인증을 받지 아니한 자는 인증의 표시 또는 이와 유사한 표시를 하여서는 아니 된다.
④ 보건복지부장관은 다음의 어느 하나에 해당하는 경우에는 인증을 취소할 수 있다. 다만, ㉠에 해당하는 경우에는 인증을 취소하여야 한다.
  ㉠ 거짓이나 그 밖의 부정한 방법으로 인증을 받은 경우
  ㉡ ②에 따른 인증 기준에 미달하게 된 경우
⑤ 보건복지부장관은 전자의무기록시스템의 기술 개발 및 활용을 촉진하기 위한 사업을 할 수 있다.
⑥ 표준의 대상, 인증의 방법·절차 등에 필요한 사항은 대통령령으로 정한다.

(4) 진료정보 침해사고의 통지(법 제23조의3)

① 의료인 또는 의료기관 개설자는 전자의무기록에 대한 전자적 침해행위로 진료정보가 유출되거나 의료기관의 업무가 교란·마비되는 등 대통령령으로 정하는 사고(이하 진료정보 침해사고)가 발생한 때에는 보건복지부장관에게 즉시 그 사실을 통지하여야 한다.

② 보건복지부장관은 ①에 따라 진료정보 침해사고의 통지를 받거나 진료정보 침해사고가 발생한 사실을 알게 되면 이를 관계 행정기관에 통보하여야 한다.

(5) 진료정보 침해사고의 예방 및 대응 등(법 제23조의4)

① 보건복지부장관은 진료정보 침해사고의 예방 및 대응을 위하여 다음의 업무를 수행한다.
  ㉠ 진료정보 침해사고에 관한 정보의 수집·전파
  ㉡ 진료정보 침해사고의 예보·경보
  ㉢ 진료정보 침해사고에 대한 긴급조치
  ㉣ 전자의무기록에 대한 전자적 침해행위의 탐지·분석
  ㉤ 그 밖에 진료정보 침해사고 예방 및 대응을 위하여 대통령령으로 정하는 사항

② 보건복지부장관은 ①에 따른 업무의 전부 또는 일부를 전문기관에 위탁할 수 있다.

③ 업무를 수행하는 데 필요한 절차 및 방법, 업무의 위탁 절차 등에 필요한 사항은 보건복지부령으로 정한다.

(6) 부당한 경제적 이익 등의 취득 금지(법 제23조의5)

① 의료인, 의료기관 개설자(법인의 대표자, 이사, 그 밖에 이에 종사하는 자 포함) 및 의료기관 종사자는 「약사법」 제47조 제2항에 따른 의약품공급자로부터 의약품 채택·처방유도·거래유지 등 판매촉진을 목적으로 제공되는 금전, 물품, 편익, 노무, 향응, 그 밖의 경제적 이익(이하 경제적 이익 등)을 받거나 의료기관으로 하여금 받게 하여서는 아니 된다. 다만, 견본품 제공, 학술대회 지원, 임상시험 지원, 제품설명회, 대금결제조건에 따른 비용할인, 시판 후 조사 등의 행위(이하 견본품 제공 등의 행위)로서 보건복지부령으로 정하는 범위 안의 경제적 이익 등인 경우에는 그러하지 아니하다.

② 의료인, 의료기관 개설자 및 의료기관 종사자는 「의료기기법」 제6조에 따른 제조업자, 같은 법 제15조에 따른 의료기기 수입업자, 같은 법 제17조에 따른 의료기기 판매업자 또는 임대업자로부터 의료기기 채택·사용유도·거래유지 등 판매촉진을 목적으로 제공되는 경제적 이익 등을 받거나 의료기관으로 하여금 받게 하여서는 아니 된다. 다만, 견본품 제공 등의 행위로서 보건복지부령으로 정하는 범위 안의 경제적 이익 등인 경우에는 그러하지 아니하다.

③ 의료인, 의료기관 개설자(의료기관을 개설하려는 자 포함) 및 의료기관 종사자는 「약사법」 제24조의2에 따른 약국개설자로부터 처방전의 알선·수수·제공 또는 환자 유인의 목적으로 경제적 이익 등을 요구·취득하거나 의료기관으로 하여금 받게 하여서는 아니 된다.

(7) 요양방법 지도(법 제24조)

의료인은 환자나 환자의 보호자에게 요양방법이나 그 밖에 건강관리에 필요한 사항을 지도하여야 한다.

(8) 의료행위에 관한 설명(법 제24조의2)

① 의사·치과의사 또는 한의사는 사람의 생명 또는 신체에 중대한 위해를 발생하게 할 우려가 있는 수술, 수혈, 전신마취(이하 수술 등)를 하는 경우 ②에 따른 사항을 환자(환자가 의사결정능력이 없는 경우 환자의 법정대리인)에게 설명하고 서면(전자문서 포함)으로 그 동의를 받아야 한다. 다만, 설명 및 동의 절차로 인하여 수술 등이 지체되면 환자의 생명이 위험하여지거나 심신상의 중대한 장애를 가져오는 경우에는 그러하지 아니하다.

② ①에 따라 환자에게 설명하고 동의를 받아야 하는 사항은 다음과 같다.
  ㉠ 환자에게 발생하거나 발생 가능한 증상의 진단명
  ㉡ 수술 등의 필요성, 방법 및 내용
  ㉢ 환자에게 설명을 하는 의사, 치과의사 또는 한의사 및 수술 등에 참여하는 주된 의사, 치과의사 또는 한의사의 성명
  ㉣ 수술 등에 따라 전형적으로 발생이 예상되는 후유증 또는 부작용
  ㉤ 수술 등 전후 환자가 준수하여야 할 사항

③ 환자는 의사, 치과의사 또는 한의사에게 동의서 사본의 발급을 요청할 수 있다. 이 경우 요청을 받은 의사, 치과의사 또는 한의사는 정당한 사유가 없으면 이를 거부하여서는 아니 된다.

④ 동의를 받은 사항 중 수술 등의 방법 및 내용, 수술 등에 참여한 주된 의사, 치과의사 또는 한의사가 변경된 경우에는 변경 사유와 내용을 환자에게 서면으로 알려야 한다.

⑤ ① 및 ④에 따른 설명, 동의 및 고지의 방법·절차 등 필요한 사항은 대통령령으로 정한다.

(9) 신고(법 제25조)

① 의사·치과의사·한의사 및 조산사는 대통령령으로 정하는 바에 따라 **최초로 면허를 받은 후부터 3년마다 그 실태와 취업상황 등을 보건복지부장관에게 신고하여야** 한다.

② 보건복지부장관은 보수교육을 이수하지 아니한 의사·치과의사·한의사 및 조산사에 대하여 ①에 따른 신고를 반려할 수 있다.

③ 보건복지부장관은 ①에 따른 신고 수리 업무를 대통령령으로 정하는 바에 따라 관련 단체 등에 위탁할 수 있다.

(10) 변사체 신고(법 제26조)

의사·치과의사·한의사 및 조산사는 사체를 검안하여 변사(變死)한 것으로 의심되는 때에는 사체의 소재지를 관할하는 **경찰서장에게 신고하여야** 한다.

[3] 의료행위의 제한

(1) 무면허 의료행위 등 금지(법 제27조)

① 의료인이 아니면 누구든지 의료행위를 할 수 없으며 의료인도 면허된 것 이외의 의료행위를 할 수 없다. 다만, 다음의 어느 하나에 해당하는 자는 보건복지부령으로 정하는 범위에서 의료행위를 할 수 있다.
  ㉠ 외국의 의료인 면허를 가진 자로서 일정 기간 국내에 체류하는 자
  ㉡ 의과대학, 치과대학, 한의과대학, 의학전문대학원, 치의학전문대학원, 한의학전문대학원, 종합병원 또는 외국 의료원조기관의 의료봉사 또는 연구 및 시범사업을 위하여 의료행위를 하는 자
  ㉢ 의학·치과의학·한방의학 또는 간호학을 전공하는 학교의 학생

② 의료인이 아니면 의사·치과의사·한의사·조산사 또는 간호사 명칭이나 이와 비슷한 명칭을 사용하지 못한다.

③ 누구든지 「국민건강보험법」이나 「의료급여법」에 따른 본인부담금을 면제하거나 할인하는 행위, 금품 등을 제공하거나 불특정 다수인에게 교통편의를 제공하는 행위 등 영리를 목적으로 환자를 의료기관이나 의료인에게 소개·알선·유인하는 행위 및 이를 사주하는 행위를 하여서는 아니 된다. 다만, 다음의 어느 하나에 해당하는 행위는 할 수 있다.

　㉠ 환자의 경제적 사정 등을 이유로 개별적으로 관할 시장·군수·구청장의 사전승인을 받아 환자를 유치하는 행위

　㉡ 「국민건강보험법」 제109조에 따른 가입자나 피부양자가 아닌 외국인(보건복지부령으로 정하는 바에 따라 국내에 거주하는 외국인은 제외) 환자를 유치하기 위한 행위

④ ③의 ㉡에도 불구하고 「보험업법」 제2조에 따른 보험회사, 상호회사, 보험설계사, 보험대리점 또는 보험중개사는 외국인환자를 유치하기 위한 행위를 하여서는 아니 된다.

⑤ 누구든지 의료인이 아닌 자에게 의료행위를 하게 하거나 의료인에게 면허 사항 외의 의료행위를 하게 하여서는 아니 된다.

[4] 의료인 단체

(1) 중앙회와 지부(법 제28조)

① 의사·치과의사·한의사 및 조산사는 대통령령으로 정하는 바에 따라 각각 전국적 조직을 두는 의사회·치과의사회·한의사회 및 조산사회(이하 중앙회)를 각각 설립하여야 한다.

② 중앙회는 법인으로 한다.

③ ①에 따라 중앙회가 설립된 경우에는 의사·치과의사·한의사 및 조산사는 당연히 해당하는 중앙회의 회원이 되며, 중앙회의 정관을 지켜야 한다.

④ 중앙회에 관하여 이 법에 규정되지 아니한 사항에 대하여는 「민법」 중 사단법인에 관한 규정을 준용한다.

⑤ 중앙회는 대통령령으로 정하는 바에 따라 특별시·광역시·도와 특별자치도(이하 시·도)에 지부를 설치하여야 하며, 시·군·구(자치구만)에 분회를 설치할 수 있다. 다만, 그 외의 지부나 외국에 의사회 지부를 설치하려면 보건복지부장관의 승인을 받아야 한다.

⑥ 중앙회가 지부나 분회를 설치한 때에는 그 지부나 분회의 책임자는 지체 없이 특별시장·광역시장·도지사·특별자치도지사(이하 시·도지사) 또는 시장·군수·구청장에게 신고하여야 한다.

⑦ 각 중앙회는 제66조의2에 따른 자격정지 처분 요구에 관한 사항 등을 심의·의결하기 위하여 윤리위원회를 둔다.

⑧ 윤리위원회의 구성, 운영 등에 관한 사항은 대통령령으로 정한다.

(2) 설립 허가 등(법 제29조)

① 중앙회를 설립하려면 대표자는 대통령령으로 정하는 바에 따라 정관과 그 밖에 필요한 서류를 보건복지부장관에게 제출하여 설립 허가를 받아야 한다.

② 중앙회의 정관에 적을 사항은 대통령령으로 정한다.

③ 중앙회가 정관을 변경하려면 보건복지부장관의 허가를 받아야 한다.

(3) 협조 의무(법 제30조)

① 중앙회는 보건복지부장관으로부터 의료와 국민보건 향상에 관한 협조 요청을 받으면 협조하여야 한다.
② 중앙회는 보건복지부령으로 정하는 바에 따라 회원의 자질 향상을 위하여 필요한 보수(補修)교육을 실시하여야 한다.
③ 의사·치과의사·한의사 및 조산사는 ②에 따른 보수교육을 받아야 한다.

보수교육(시행규칙 제20조)

① 중앙회는 다음의 사항이 포함된 보수교육을 매년 실시하여야 한다.
  ㉠ 직업윤리에 관한 사항
  ㉡ 업무 전문성 향상 및 업무 개선에 관한 사항
  ㉢ 의료 관계 법령의 준수에 관한 사항
  ㉣ 선진 의료기술 등의 동향 및 추세 등에 관한 사항
  ㉤ 그 밖에 보건복지부장관이 의료인의 자질 향상을 위하여 필요하다고 인정하는 사항
② 의료인은 보수교육을 연간 8시간 이상 이수하여야 한다.
③ 보건복지부장관은 보수교육의 내용을 평가할 수 있다.
④ 각 중앙회장은 보수교육을 다음의 기관으로 하여금 실시하게 할 수 있다.
  ㉠ 설치된 지부(이하 지부) 또는 중앙회의 정관에 따라 설치된 의학·치의학·한의학·간호학 분야별 전문학회 및 전문단체
  ㉡ 의과대학·치과대학·한의과대학·의학전문대학원·치의학전문대학원·한의학전문대학원·간호대학 및 그 부속병원
  ㉢ 수련병원
  ㉣ 「한국보건복지인력개발원법」에 따른 한국보건복지인력개발원
  ㉤ 다른 법률에 따른 보수교육 실시기관
⑤ 각 중앙회장은 의료인이 보수교육 실시기관에서 보수교육을 받은 경우 그 교육이수 시간의 전부 또는 일부를 보수교육 이수시간으로 인정할 수 있다.
⑥ 다음의 어느 하나에 해당하는 사람에 대하여는 해당 연도의 보수교육을 면제한다.
  ㉠ 전공의
  ㉡ 의과대학·치과대학·한의과대학·간호대학의 대학원 재학생
  ㉢ 영 제8조에 따라 면허증을 발급받은 신규 면허취득자
  ㉣ 보건복지부장관이 보수교육을 받을 필요가 없다고 인정하는 사람
⑦ 다음의 어느 하나에 해당하는 사람에 대하여는 해당 연도의 보수교육을 유예할 수 있다.
  ㉠ 해당 연도에 6개월 이상 환자진료 업무에 종사하지 아니한 사람
  ㉡ 보건복지부장관이 보수교육을 받기가 곤란하다고 인정하는 사람
⑧ 보수교육이 면제 또는 유예되는 사람은 해당 연도의 보수교육 실시 전에 보수교육 면제·유예 신청서에 보수교육 면제 또는 유예 대상자임을 증명할 수 있는 서류를 첨부하여 각 중앙회장에게 제출하여야 한다.
⑨ 신청을 받은 각 중앙회장은 보수교육 면제 또는 유예 대상자 여부를 확인하고, 보수교육 면제 또는 유예 대상자에게 보수교육 면제·유예 확인서를 교부하여야 한다.

---

(4) 감독(법 제32조)

보건복지부장관은 중앙회나 그 지부가 정관으로 정한 사업 외의 사업을 하거나 국민보건 향상에 장애가 되는 행위를 한 때 또는 제30조 제1항에 따른 요청을 받고 협조하지 아니한 경우에는 정관을 변경하거나 임원을 새로 뽑을 것을 명할 수 있다.

3 의료기관

[1] 의료기관의 개설

(1) 개설 등(법 제33조) ★

① 의료인은 이 법에 따른 의료기관을 개설하지 아니하고는 의료업을 할 수 없으며, 다음의 어느 하나에 해당하는 경우 외에는 그 의료기관 내에서 의료업을 하여야 한다.
  ㉠ 「응급의료에 관한 법률」 제2조 제1호에 따른 응급환자를 진료하는 경우
  ㉡ 환자나 환자 보호자의 요청에 따라 진료하는 경우
  ㉢ 국가나 지방자치단체의 장이 공익상 필요하다고 인정하여 요청하는 경우
  ㉣ 보건복지부령으로 정하는 바에 따라 가정간호를 하는 경우

> **가정간호(시행규칙 제24조)**
> ① 의료기관이 실시하는 가정간호의 범위 : 간호, 검체의 채취(보건복지부장관이 정하는 현장검사 포함) 및 운반, 투약, 주사, 응급처치 등에 대한 교육 및 훈련, 상담, 다른 보건의료기관 등에 대한 건강관리에 관한 의뢰
> ② 가정간호를 실시하는 간호사는 「전문간호사 자격인정 등에 관한 규칙」에 따른 가정전문간호사이어야 한다.
> ③ 가정간호는 의사나 한의사가 의료기관 외의 장소에서 계속적인 치료와 관리가 필요하다고 판단하여 가정전문간호사에게 치료나 관리를 의뢰한 자에 대하여만 실시하여야 한다.
> ④ 가정전문간호사 등은 가정간호 중 검체의 채취 및 운반, 투약, 주사 또는 치료적 의료행위인 간호를 하는 경우에는 의사나 한의사의 진단과 처방에 따라야 한다. 이 경우 의사 및 한의사 처방의 유효기간은 처방일부터 90일까지로 한다.
> ⑤ 가정간호를 실시하는 의료기관의 장은 가정전문간호사를 2명 이상 두어야 한다.
> ⑥ 가정간호를 실시하는 의료기관의 장은 가정간호에 관한 기록을 5년간 보존하여야 한다.
> ⑦ 이 규칙에서 정한 것 외에 가정간호의 질 관리 등 가정간호의 실시에 필요한 사항은 보건복지부장관이 따로 정한다.

  ㉤ 그 밖에 이 법 또는 다른 법령으로 특별히 정한 경우나 환자가 있는 현장에서 진료를 하여야 하는 부득이한 사유가 있는 경우

② 다음의 어느 하나에 해당하는 자가 아니면 의료기관을 개설할 수 없다. 이 경우 의사는 종합병원·병원·요양병원·정신병원 또는 의원을, 치과의사는 치과병원 또는 치과의원을, 한의사는 한방병원·요양병원 또는 한의원을, 조산사는 조산원만을 개설할 수 있다.
  ㉠ 의사, 치과의사, 한의사 또는 조산사
  ㉡ 국가나 지방자치단체
  ㉢ 의료업을 목적으로 설립된 법인(이하 의료법인)
  ㉣ 「민법」이나 특별법에 따라 설립된 비영리법인
  ㉤ 「공공기관의 운영에 관한 법률」에 따른 준정부기관, 「지방의료원의 설립 및 운영에 관한 법률」에 따른 지방의료원, 「한국보훈복지의료공단법」에 따른 한국보훈복지의료공단

③ ②에 따라 의원·치과의원·한의원 또는 조산원을 개설하려는 자는 보건복지부령으로 정하는 바에 따라 시장·군수·구청장에게 신고하여야 한다.

④ ②에 따라 종합병원·병원·치과병원·한방병원·요양병원 또는 정신병원을 개설하려면 보건복지부령으로 정하는 바에 따라 제33조의2에 따른 시·도 의료기관개설위원회의 사전심의 및 본심의를 거쳐 시·도지사의 허가를 받아야 하고, 종합병원을 개설하려는 경우 또는 300병상 이상 종합병원의 의료기관 개설자가 병원급 의료기관을 추가로 개설하려는 경우에는 보건복지부령으로 정하는 바에 따라 시·도 의료기관개설위원회의 사전심의 단계에서 보건복지부장관의 승인을 받아야 한다. 이 경우 시·도지사는 개설하려는 의료기관이 다음의 어느 하나에 해당하는 경우에는 개설허가를 할 수 없다.
  ㉠ 시설기준에 맞지 아니하는 경우
  ㉡ 기본시책과 같은 조 제2항에 따른 수급 및 관리계획에 적합하지 아니한 경우
⑤ 개설된 의료기관이 개설 장소를 이전하거나 개설에 관한 신고 또는 허가사항 중 보건복지부령으로 정하는 중요사항을 변경하려는 때에도 ③ 또는 ④와 같다.
⑥ 조산원을 개설하는 자는 반드시 지도의사(指導醫師)를 정하여야 한다.
⑦ 다음의 어느 하나에 해당하는 경우에는 의료기관을 개설할 수 없다.
  ㉠ 약국 시설 안이나 구내인 경우
  ㉡ 약국의 시설이나 부지 일부를 분할·변경 또는 개수하여 의료기관을 개설하는 경우
  ㉢ 약국과 전용 복도·계단·승강기 또는 구름다리 등의 통로가 설치되어 있거나 이런 것들을 설치하여 의료기관을 개설하는 경우
  ㉣ 「건축법」 등 관계 법령에 따라 허가를 받지 아니하거나 신고를 하지 아니하고 건축 또는 증축·개축한 건축물에 의료기관을 개설하는 경우
⑧ 의사, 치과의사, 한의사 또는 조산사는 어떠한 명목으로도 둘 이상의 의료기관을 개설·운영할 수 없다. 다만, 2 이상의 의료인 면허를 소지한 자가 의원급 의료기관을 개설하려는 경우에는 하나의 장소에 한하여 면허 종별에 따른 의료기관을 함께 개설할 수 있다.
⑨ 의료법인 및 비영리법인(이하 의료법인 등)이 의료기관을 개설하려면 그 법인의 정관에 개설하고자 하는 의료기관의 소재지를 기재하여 대통령령으로 정하는 바에 따라 정관의 변경허가를 얻어야 한다(의료법인 등을 설립할 때에는 설립 허가). 이 경우 그 법인의 주무관청은 정관의 변경허가를 하기 전에 그 법인이 개설하고자 하는 의료기관이 소재하는 시·도지사 또는 시장·군수·구청장과 협의하여야 한다.
⑩ 의료기관을 개설·운영하는 의료법인 등은 다른 자에게 그 법인의 명의를 빌려주어서는 아니 된다.

(2) 의료기관개설위원회 설치 등(법 제33조의2)
① 의료기관 개설 허가에 관한 사항을 심의하기 위하여 시·도지사 소속으로 의료기관개설위원회를 둔다.
② ①의 의료기관개설위원회의 위원은 의사회·치과의사회·한의사회·조산사회 및 「간호법」 제18조에 따른 간호사중앙회의 의료인으로서 경험이 풍부한 사람과 의료기관단체의 회원으로서 해당 지역 내 의료기관의 개설·운영 등에 관한 경험이 풍부한 사람으로 한다.
③ 의료기관개설위원회의 구성과 운영에 필요한 사항과 그 밖에 필요한 사항은 보건복지부령으로 정한다.

(3) 실태조사(법 제33조의3)
① 보건복지부장관은 의료기관을 개설할 수 없는 자가 개설·운영하는 의료기관의 실태를 파악하기 위하여 보건복지부령으로 정하는 바에 따라 조사(이하 실태조사)를 실시하고, 위법이 확정된 경우 그 결과를 공표하여야 한다. 이 경우 수사기관의 수사로 위반한 의료기관의 위법이 확정된 경우도 공표 대상에 포함한다.

② 보건복지부장관은 실태조사를 위하여 관계 중앙행정기관의 장, 지방자치단체의 장, 관련 기관·법인 또는 단체 등에 협조를 요청할 수 있다. 이 경우 요청을 받은 자는 특별한 사정이 없으면 이에 협조하여야 한다.
③ 실태조사의 시기·방법 및 결과 공표의 방법 등에 관하여 필요한 사항은 보건복지부령으로 정한다.

(4) 원격의료(법 제34조) ★
① 의료인(의료업에 종사하는 의사·치과의사·한의사만 해당한다)은 제33조 ①에도 불구하고 컴퓨터·화상통신 등 정보통신기술을 활용하여 먼 곳에 있는 의료인에게 의료지식이나 기술을 지원하는 원격의료(이하 원격의료)를 할 수 있다.
② 원격의료를 행하거나 받으려는 자는 보건복지부령으로 정하는 시설과 장비를 갖추어야 한다.
③ 원격의료를 하는 자(이하 원격지의사)는 환자를 직접 대면하여 진료하는 경우와 같은 책임을 진다.
④ 원격지의사의 원격의료에 따라 의료행위를 한 의료인이 의사·치과의사 또는 한의사(이하 현지의사)인 경우에는 그 의료행위에 대하여 원격지의사의 과실을 인정할 만한 명백한 근거가 없으면 환자에 대한 책임은 ③에도 불구하고 현지의사에게 있는 것으로 본다.

(5) 의료기관 개설 특례(법 제35조)
① 제33조 ①·② 및 ⑧에 따른 자 외의 자가 그 소속 직원, 종업원, 그 밖의 구성원(수용자 포함)이나 그 가족의 건강관리를 위하여 부속 의료기관을 개설하려면 그 개설 장소를 관할하는 시장·군수·구청장에게 신고하여야 한다. 다만, 부속 의료기관으로 병원급 의료기관을 개설하려면 그 개설 장소를 관할하는 시·도지사의 허가를 받아야 한다.
② ①에 따른 개설 신고 및 허가에 관한 절차·조건, 그 밖에 필요한 사항과 그 의료기관의 운영에 필요한 사항은 보건복지부령으로 정한다.

(6) 준수사항(법 제36조)
의료기관을 개설하는 자는 보건복지부령으로 정하는 바에 따라 다음의 사항을 지켜야 한다.
① 의료기관의 종류에 따른 시설기준 및 규격에 관한 사항
② 의료기관의 안전관리시설 기준에 관한 사항
③ 의료기관 및 요양병원의 운영 기준에 관한 사항
④ 고가의료장비의 설치·운영 기준에 관한 사항
⑤ 의료기관의 종류에 따른 의료인 등의 정원 기준에 관한 사항
⑥ 급식관리 기준에 관한 사항
⑦ 의료기관의 위생 관리에 관한 사항
⑧ 의료기관의 의약품 및 일회용 의료기기의 사용에 관한 사항
⑨ 의료기관의 「감염병의 예방 및 관리에 관한 법률」 제41조 제4항에 따른 감염병환자 등의 진료 기준에 관한 사항
⑩ 의료기관 내 수술실, 분만실, 중환자실 등 감염관리가 필요한 시설의 출입 기준에 관한 사항
⑪ 의료인 및 환자 안전을 위한 보안장비 설치 및 보안인력 배치 등에 관한 사항
⑫ 의료기관의 신체보호대 사용에 관한 사항
⑬ 의료기관의 의료 관련 감염 예방에 관한 사항
⑭ 종합병원과 요양병원의 임종실 설치에 관한 사항

의료기관에 두는 의료인의 정원(시행규칙 별표 5) ★

구분	종합병원	병원	치과병원	한방병원	요양병원	의원	치과의원	한의원
의사	연평균 1일 입원환자를 20명으로 나눈 수 (이 경우 소수점은 올림). 외래환자 3명은 입원환자 1명으로 환산함	종합병원과 같음	추가하는 진료과목당 1명 (법 제43조 제2항에 따라 의과 진료과목을 설치하는 경우)	추가하는 진료과목당 1명 (법 제43조 제2항에 따라 의과 진료과목을 설치하는 경우)	연평균 1일 입원환자 80명까지는 2명으로 하되, 80명을 초과하는 입원환자는 매 40명마다 1명을 기준으로 함 (한의사를 포함하여 환산함). 외래환자 3명은 입원환자 1명으로 환산함	종합병원과 같음		
치과의사	의사의 경우와 같음	추가하는 진료과목당 1명 (법 제43조 제3항에 따라 치과 진료과목을 설치하는 경우)	종합병원과 같음	추가하는 진료과목당 1명 (법 제43조 제3항에 따라 치과 진료과목을 설치하는 경우)	추가하는 진료과목당 1명(법 제43조 제3항에 따라 치과 진료과목을 설치하는 경우)		종합병원과 같음	
한의사	추가하는 진료과목당 1명 (법 제43조 제1항에 따라 한의과 진료과목을 설치하는 경우)	추가하는 진료과목당 1명 (법 제43조 제1항에 따라 한의과 진료과목을 설치하는 경우)	추가하는 진료과목당 1명 (법 제43조 제1항에 따라 한의과 진료과목을 설치하는 경우)	연평균 1일 입원환자를 20명으로 나눈 수 (이 경우 소수점은 올림). 외래환자 3명은 입원환자 1명으로 환산함	연평균 1일 입원환자 40명마다 1명을 기준으로 함 (의사를 포함하여 환산함). 외래환자 3명은 입원환자 1명으로 환산함			한방병원과 같음
조산사	산부인과에 배정된 간호사 정원의 3분의 1 이상	종합병원과 같음 (산부인과가 있는 경우에만 둠)		종합병원과 같음 (법 제43조 제2항에 따라 산부인과를 설치하는 경우)	종합병원과 같음	병원과 같음		

구분	종합병원	병원	치과병원	한방병원	요양병원	의원	치과의원	한의원
간호사 (치과의료기관의 경우에는 치과위생사 또는 간호사)	연평균 1일 입원환자를 2.5명으로 나눈 수 (이 경우 소수점은 올림). 외래환자 12명은 입원환자 1명으로 환산함	종합병원과 같음	종합병원과 같음	연평균 1일 입원환자를 5명으로 나눈 수 (이 경우 소수점은 올림). 외래환자 12명은 입원환자 1명으로 환산함	연평균 1일 입원환자 6명마다 1명을 기준으로 함 (다만, 간호조무사는 간호사 정원의 3분의 2 범위 내에서 둘 수 있음). 외래환자 12명은 입원환자 1명으로 환산함	종합병원과 같음	종합병원과 같음	한방병원과 같음

> **의료기관에서 두어야 하는 의료인 외의 필요 인원(시행규칙 제38조 제2항)**
> ① 병원급 의료기관에는 약사 또는 한약사(법률 제8365호 「약사법」 전부개정법률 부칙 제9조에 따라 한약을 조제할 수 있는 약사 포함)를 두어야 한다.
> ② 입원시설을 갖춘 종합병원·병원·치과병원·한방병원 또는 요양병원에는 1명 이상의 영양사를 둔다.
> ③ 의료기관에는 보건복지부장관이 정하는 바에 따라 각 진료과목별로 필요한 수의 의료기사를 둔다.
> ④ 종합병원에는 보건복지부장관이 정하는 바에 따라 필요한 수의 보건의료정보관리사를 둔다.
> ⑤ 의료기관에는 보건복지부장관이 정하는 바에 따라 필요한 수의 간호조무사를 둔다.
> ⑥ 종합병원에는 「사회복지사업법」에 따른 사회복지사 자격을 가진 자 중에서 환자의 갱생·재활과 사회복귀를 위한 상담 및 지도 업무를 담당하는 요원을 1명 이상 둔다.
> ⑦ 요양병원에는 시설 안전관리를 담당하는 당직근무자를 1명 이상 둔다.

(7) 공중보건의사 등의 고용금지(법 제36조의2)

① 의료기관 개설자는 「농어촌 등 보건의료를 위한 특별조치법」에 따른 배치기관 및 배치시설이나 파견근무기관 및 시설이 아니면 공중보건의사에게 의료행위를 하게 하거나, 당직의료인으로 두어서는 아니 된다.

② 의료기관 개설자는 군병원 또는 병무청장이 지정하는 병원에서 직무와 관련된 수련을 실시하는 경우가 아니면 병역판정검사전담의사에게 의료행위를 하게 하거나 당직의료인으로 두어서는 아니 된다.

(8) 진단용 방사선 발생장치(법 제37조)

① 진단용 방사선 발생장치를 설치·운영하려는 의료기관은 보건복지부령으로 정하는 바에 따라 **시장·군수·구청장에게 신고**하여야 하며, 보건복지부령으로 정하는 안전관리기준에 맞도록 설치·운영하여야 한다.

② 의료기관 개설자나 관리자는 진단용 방사선 발생장치를 설치한 경우에는 보건복지부령으로 정하는 바에 따라 안전관리책임자를 선임하고, 정기적으로 검사와 측정을 받아야 하며, 방사선 관계 종사자에 대한 피폭관리(被曝管理)를 하여야 한다.

③ ②에 따라 안전관리책임자로 선임된 사람은 선임된 날부터 1년 이내에 질병관리청장이 지정하는 방사선 분야 관련 단체(이하 안전관리책임자 교육기관)가 실시하는 안전관리책임자 교육을 받아야 하며, 주기적으로 보수교육을 받아야 한다.

④ 진단용 방사선 발생장치의 범위·신고·검사·설치 및 측정기준 등에 필요한 사항은 보건복지부령으로 정하고, ③에 따른 안전관리책임자 교육 및 안전관리책임자 교육기관의 지정에 필요한 사항은 질병관리청장이 정하여 고시한다.

(9) 특수의료장비의 설치·운영(법 제38조)

① 의료기관은 보건의료 시책상 적정한 설치와 활용이 필요하여 보건복지부장관이 정하여 고시하는 의료장비(이하 특수의료장비)를 설치·운영하려면 보건복지부령으로 정하는 바에 따라 시장·군수·구청장에게 등록하여야 하며, 보건복지부령으로 정하는 설치인정기준에 맞게 설치·운영하여야 한다.

② 의료기관의 개설자나 관리자는 ①에 따라 특수의료장비를 설치하면 보건복지부령으로 정하는 바에 따라 보건복지부장관에게 정기적인 품질관리검사를 받아야 한다.

③ 의료기관의 개설자나 관리자는 ②에 따른 품질관리검사에서 부적합하다고 판정받은 특수의료장비를 사용하여서는 아니 된다.

④ 보건복지부장관은 품질관리검사업무의 전부 또는 일부를 보건복지부령으로 정하는 바에 따라 관계 전문기관에 위탁할 수 있다.

(10) 수술실 내 폐쇄회로 텔레비전의 설치·운영(법 제38조의2)

① 전신마취 등 환자의 의식이 없는 상태에서 수술을 시행하는 의료기관의 개설자는 수술실 내부에 「개인정보 보호법」 및 관련 법령에 따른 폐쇄회로 텔레비전을 설치하여야 한다. 이 경우 국가 및 지방자치단체는 폐쇄회로 텔레비전의 설치 등에 필요한 비용을 지원할 수 있다.

② 환자 또는 환자의 보호자가 요청하는 경우(의료기관의 장이나 의료인이 요청하여 환자 또는 환자의 보호자가 동의하는 경우 포함) 의료기관의 장이나 의료인은 전신마취 등 환자의 의식이 없는 상태에서 수술을 하는 장면을 ①에 따라 설치한 폐쇄회로 텔레비전으로 촬영하여야 한다. 이 경우 의료기관의 장이나 의료인은 다음의 어느 하나에 해당하는 정당한 사유가 없으면 이를 거부할 수 없다.

　㉠ 수술이 지체되면 환자의 생명이 위험하여지거나 심신상의 중대한 장애를 가져오는 응급 수술을 시행하는 경우

　㉡ 환자의 생명을 구하기 위하여 적극적 조치가 필요한 위험도 높은 수술을 시행하는 경우

　㉢ 「전공의의 수련환경 개선 및 지위 향상을 위한 법률」 제2조 제2호에 따른 수련병원 등의 전공의 수련 등 그 목적 달성을 현저히 저해할 우려가 있는 경우

　㉣ 그 밖에 ①부터 ③까지의 규정에 준하는 경우로서 보건복지부령으로 정하는 사유가 있는 경우

③ 의료기관의 장이나 의료인이 ②에 따라 수술을 하는 장면을 촬영하는 경우 녹음 기능은 사용할 수 없다. 다만, 환자 및 해당 수술에 참여한 의료인 등 정보주체 모두의 동의를 받은 경우에는 그러하지 아니하다.

④ ①에 따라 폐쇄회로 텔레비전이 설치된 의료기관의 장은 ②에 따라 촬영한 영상정보가 분실·도난·유출·변조 또는 훼손되지 아니하도록 보건복지부령으로 정하는 바에 따라 내부 관리계획의 수립, 저장장치와 네트워크의 분리, 접속기록 보관 및 관련 시설의 출입자 관리 방안 마련 등 안전성 확보에 필요한 기술적·관리적 및 물리적 조치를 하여야 한다.

⑤ 의료기관의 장은 다음의 어느 하나에 해당하는 경우를 제외하고는 ②에 따라 촬영한 영상정보를 열람(의료기관의 장 스스로 열람하는 경우 포함)하게 하거나 제공(사본의 발급 포함)하여서는 아니 된다.
   ㉠ 범죄의 수사와 공소의 제기 및 유지, 법원의 재판업무 수행을 위하여 관계 기관이 요청하는 경우
   ㉡ 「의료사고 피해구제 및 의료분쟁 조정 등에 관한 법률」 제6조에 따른 한국의료분쟁조정중재원이 의료분쟁의 조정 또는 중재 절차 개시 이후 환자 또는 환자 보호자의 동의를 받아 해당 업무의 수행을 위하여 요청하는 경우
   ㉢ 환자 및 해당 수술에 참여한 의료인 등 정보주체 모두의 동의를 받은 경우
⑥ 누구든지 이 법의 규정에 따르지 아니하고 ②에 따라 촬영한 영상정보를 탐지하거나 누출·변조 또는 훼손하여서는 아니 된다.
⑦ 누구든지 ②에 따라 촬영한 영상정보를 이 법에서 정하는 목적 외의 용도로 사용하여서는 아니 된다.
⑧ 의료기관의 개설자는 보건복지부장관이 정하는 범위에서 ②에 따라 촬영한 영상정보의 열람 등에 소요되는 비용을 열람 등을 요청한 자에게 청구할 수 있다.
⑨ 의료기관의 장은 ②에 따라 촬영한 영상정보를 30일 이상 보관하여야 한다.
⑩ 폐쇄회로 텔레비전의 설치 기준, 촬영의 범위 및 촬영 요청의 절차, 규정에 따른 사유의 구체적인 기준, 열람·제공의 절차, 보관기준 및 보관기간의 연장 사유 등에 필요한 사항은 보건복지부령으로 정한다.
⑪ 이 법에서 정한 것 외에 폐쇄회로 텔레비전의 설치·운영 등에 관한 사항은 「개인정보 보호법」에 따른다.

(11) 시설 등의 공동이용(법 제39조)
① 의료인은 다른 의료기관의 장의 동의를 받아 그 의료기관의 시설·장비 및 인력 등을 이용하여 진료할 수 있다.
② 의료기관의 장은 그 의료기관의 환자를 진료하는 데에 필요하면 해당 의료기관에 소속되지 아니한 의료인에게 진료하도록 할 수 있다.
③ 의료인이 다른 의료기관의 시설·장비 및 인력 등을 이용하여 진료하는 과정에서 발생한 의료사고에 대하여는 진료를 한 의료인의 과실 때문이면 그 의료인에게, 의료기관의 시설·장비 및 인력 등의 결함 때문이면 그것을 제공한 의료기관 개설자에게 각각 책임이 있는 것으로 본다.

(12) 폐업·휴업의 신고(법 제40조)
① 의료기관 개설자는 의료업을 **폐업하거나 1개월 이상 휴업**(입원환자가 있는 경우에는 1개월 미만의 휴업 포함)하려면 보건복지부령으로 정하는 바에 따라 관할 시장·군수·구청장에게 신고하여야 한다.
② 시장·군수·구청장은 신고에도 불구하고 「감염병의 예방 및 관리에 관한 법률」 제18조 및 제29조에 따라 질병관리청장, 시·도지사 또는 시장·군수·구청장이 감염병의 역학조사 및 예방접종에 관한 역학조사를 실시하거나 같은 법 제18조의2에 따라 의료인 또는 의료기관의 장이 질병관리청장, 시·도지사 또는 시장·군수·구청장에게 역학조사 실시를 요청한 경우로서 그 역학조사를 위하여 필요하다고 판단하는 때에는 의료기관 폐업 신고를 수리하지 아니할 수 있다.
③ 의료기관 개설자는 의료업을 폐업 또는 휴업하는 경우 보건복지부령으로 정하는 바에 따라 해당 의료기관에 입원 중인 환자를 다른 의료기관으로 옮길 수 있도록 하는 등 환자의 권익을 보호하기 위한 조치를 하여야 한다.

④ 시장·군수·구청장은 폐업 또는 휴업 신고를 받은 경우 의료기관 개설자가 환자의 권익을 보호하기 위한 조치를 취하였는지 여부를 확인하는 등 대통령령으로 정하는 조치를 하여야 한다.

> **폐업·휴업의 신고(시행규칙 제30조)**
> ① 법 제40조에 따라 의료기관의 개설자가 의료업을 폐업하거나 휴업하려면 별지 제18호 서식의 의료기관 휴업(폐업) 신고서에 다음의 서류를 첨부하여 관할 시장·군수·구청장에게 제출하여야 한다.
>   ㉠ 의료업의 폐업 또는 휴업에 대한 결의서(법인만 해당) 1부
>   ㉡ 영 제17조의2의 조치에 관한 서류
> ② 시장·군수·구청장은 매월의 의료기관 폐업신고의 수리 상황을 그 다음 달 15일까지 보건복지부장관에게 통보해야 한다.
> ③ 의원·치과의원·한의원 또는 조산원을 개설한 의료인이 부득이한 사유로 6개월을 초과하여 그 의료기관을 관리할 수 없는 경우 그 개설자는 폐업 또는 휴업 신고를 하여야 한다.

(13) 진료기록부 등의 이관(법 제40조의2)

① 의료기관 개설자는 폐업 또는 휴업 신고를 할 때 기록·보존하고 있는 진료기록부 등의 수량 및 목록을 확인하고 진료기록부 등을 관할 보건소장에게 넘겨야 한다. 다만, 의료기관 개설자가 보건복지부령으로 정하는 바에 따라 진료기록부 등의 보관계획서를 제출하여 관할 보건소장의 허가를 받은 경우에는 직접 보관할 수 있다.
② 관할 보건소장의 허가를 받아 진료기록부 등을 직접 보관하는 의료기관 개설자는 보관계획서에 기재된 사항 중 보건복지부령으로 정하는 사항이 변경된 경우 관할 보건소장에게 이를 신고하여야 하며, 직접 보관 중 질병, 국외 이주 등 보건복지부령으로 정하는 사유로 보존 및 관리가 어려운 경우 이를 대행할 책임자를 지정하여 보관하게 하거나 진료기록부 등을 관할 보건소장에게 넘겨야 한다.
③ 관할 보건소장의 허가를 받아 진료기록부 등을 직접 보관하는 의료기관 개설자는 보관 기간, 방법 등 보건복지부령으로 정하는 사항을 준수하여야 한다.
④ 관할 보건소장의 허가를 받아 진료기록부 등을 직접 보관하는 의료기관 개설자(②에 따라 지정된 책임자 포함)의 기록 열람 및 보존에 관하여는 제21조 및 제22조 제2항을 준용한다.
⑤ 그 밖에 진료기록부 등의 이관 방법, 절차 등에 필요한 사항은 보건복지부령으로 정한다.

(14) 진료기록보관시스템의 구축·운영(법 제40조의3)

① 보건복지부장관은 폐업 또는 휴업한 의료기관의 진료기록부 등을 보관하는 관할 보건소장 및 의료기관 개설자가 안전하고 효과적으로 진료기록부 등을 보존·관리할 수 있도록 지원하기 위한 시스템(이하 진료기록보관시스템)을 구축·운영할 수 있다.
② 폐업 또는 휴업한 의료기관의 진료기록부 등을 보관하는 관할 보건소장 및 의료기관 개설자는 진료기록보관시스템에 진료기록부 등을 보관할 수 있다.
③ ②에 따라 진료기록부 등을 진료기록보관시스템에 보관한 관할 보건소장 및 의료기관 개설자(해당 보건소 및 의료기관 소속 의료인 및 그 종사자 포함)는 직접 보관한 진료기록부 등 외에는 진료기록보관시스템에 보관된 정보를 열람하는 등 그 내용을 확인하여서는 아니 된다.
④ 보건복지부장관은 진료기록보관시스템의 구축·운영 업무를 관계 전문기관 또는 단체에 위탁할 수 있다. 이 경우 보건복지부장관은 진료기록보관시스템의 구축·운영 업무에 소요되는 비용의 전부 또는 일부를 지원할 수 있다.

⑤ 진료기록보관시스템의 구축·운영 업무를 위탁받은 전문기관 또는 단체는 보건복지부령으로 정하는 바에 따라 진료기록부 등을 안전하게 관리·보존하는 데에 필요한 시설과 장비를 갖추어야 한다.
⑥ 보건복지부장관은 진료기록보관시스템의 효율적 운영을 위하여 원본에 기재된 정보가 변경되지 않는 범위에서 진료기록부 등의 형태를 변경하여 보존·관리할 수 있으며, 변경된 형태로 진료기록부 등의 사본을 발급할 수 있다.
⑦ 누구든지 정당한 접근 권한 없이 또는 허용된 접근 권한을 넘어 진료기록보관시스템에 보관된 정보를 훼손·멸실·변경·위조·유출하거나 검색·복제하여서는 아니 된다.
⑧ 진료기록보관시스템의 구축 범위 및 운영 절차 등에 필요한 사항은 보건복지부령으로 정한다.

(15) 당직의료인(법 제41조)
① 각종 병원에는 응급환자와 입원환자의 진료 등에 필요한 당직의료인을 두어야 한다.
② 당직의료인의 수와 배치 기준은 병원의 종류, 입원환자의 수 등을 고려하여 보건복지부령으로 정한다.

(16) 의료기관의 명칭(법 제42조)
① 의료기관은 의료기관의 종류에 따르는 명칭 외의 명칭을 사용하지 못한다. 다만, 다음의 어느 하나에 해당하는 경우에는 그러하지 아니하다.
　㉠ 종합병원 또는 정신병원이 그 명칭을 병원으로 표시하는 경우
　㉡ 상급종합병원으로 지정받거나 전문병원으로 지정받은 의료기관이 지정받은 기간 동안 그 명칭을 사용하는 경우
　㉢ 개설한 의원급 의료기관이 면허 종별에 따른 종별 명칭을 함께 사용하는 경우
　㉣ 국가나 지방자치단체에서 개설하는 의료기관이 보건복지부장관이나 시·도지사와 협의하여 정한 명칭을 사용하는 경우
　㉤ 다른 법령으로 따로 정한 명칭을 사용하는 경우
② 의료기관의 명칭 표시에 관한 사항은 보건복지부령으로 정한다.
③ 의료기관이 아니면 의료기관의 명칭이나 이와 비슷한 명칭을 사용하지 못한다.

(17) 진료과목 등(법 제43조)
① 병원·치과병원 또는 종합병원은 한의사를 두어 한의과 진료과목을 추가로 설치·운영할 수 있다.
② 한방병원 또는 치과병원은 의사를 두어 의과 진료과목을 추가로 설치·운영할 수 있다.
③ 병원·한방병원·요양병원 또는 정신병원은 치과의사를 두어 치과 진료과목을 추가로 설치·운영할 수 있다.
④ 규정에 따라 추가로 진료과목을 설치·운영하는 경우에는 보건복지부령으로 정하는 바에 따라 진료에 필요한 시설·장비를 갖추어야 한다.
⑤ 규정에 따라 추가로 설치한 진료과목을 포함한 의료기관의 진료과목은 보건복지부령으로 정하는 바에 따라 표시하여야 한다. 다만, 치과의 진료과목은 종합병원과 보건복지부령으로 정하는 치과병원에 한하여 표시할 수 있다.

(18) 비급여 진료비용 등의 고지(법 제45조)

① 의료기관 개설자는 「국민건강보험법」 제41조 제4항에 따라 요양급여의 대상에서 제외되는 사항 또는 「의료급여법」 제7조 제3항에 따라 의료급여의 대상에서 제외되는 사항의 비용(이하 비급여 진료비용)을 환자 또는 환자의 보호자가 쉽게 알 수 있도록 보건복지부령으로 정하는 바에 따라 고지하여야 한다.

② 의료기관 개설자는 보건복지부령으로 정하는 바에 따라 의료기관이 환자로부터 징수하는 제증명수수료의 비용을 게시하여야 한다.

③ 의료기관 개설자는 ① 및 ②에서 고지·게시한 금액을 초과하여 징수할 수 없다.

> **비급여 진료비용 등의 고지(시행규칙 제42조의2)**
> ① 의료기관 개설자는 「국민건강보험법」 제41조 제4항에 따라 요양급여의 대상에서 제외되는 사항 또는 「의료급여법」 제7조 제3항에 따라 의료급여의 대상에서 제외되는 사항(이하 비급여 대상)의 항목과 그 가격을 적은 책자 등을 접수창구 등 환자 또는 환자의 보호자가 쉽게 볼 수 있는 장소에 갖추어 두어야 한다. 이 경우 비급여 대상의 항목을 묶어 1회 비용으로 정하여 총액을 표기할 수 있다.
> ② 의료기관 개설자는 비급여 대상 중 보건복지부장관이 정하여 고시하는 비급여 대상을 제공하려는 경우 환자 또는 환자의 보호자에게 진료 전 해당 비급여 대상의 항목과 그 가격을 직접 설명해야 한다. 다만, 수술, 수혈, 전신마취 등이 지체되면 환자의 생명이 위험해지거나 심신상의 중대한 장애를 가져오는 경우에는 그렇지 않다.
> ③ 의료기관 개설자는 진료기록부 사본·진단서 등 제증명수수료의 비용을 접수창구 등 환자 및 환자의 보호자가 쉽게 볼 수 있는 장소에 게시하여야 한다.
> ④ 인터넷 홈페이지를 운영하는 의료기관은 ① 및 ③의 사항을 ① 및 ③의 방법 외에 이용자가 알아보기 쉽도록 인터넷 홈페이지에 따로 표시해야 한다.
> ⑤ ①부터 ④까지에서 규정한 사항 외에 비급여 진료비용 등의 고지방법의 세부적인 사항은 보건복지부장관이 정하여 고시한다.

(19) 비급여 진료비용 등의 보고 및 현황조사 등(법 제45조의2)

① 의료기관의 장은 보건복지부령으로 정하는 바에 따라 비급여 진료비용 및 제증명수수료(이하 비급여 진료비용 등)의 항목, 기준, 금액 및 진료내역 등에 관한 사항을 보건복지부장관에게 보고하여야 한다.

② 보건복지부장관은 보고받은 내용을 바탕으로 모든 의료기관에 대한 비급여진료비용 등의 항목, 기준, 금액 및 진료내역 등에 관한 현황을 조사·분석하여 그 결과를 공개할 수 있다. 다만, 병원급 의료기관에 대하여는 그 결과를 공개하여야 한다.

③ 보건복지부장관은 비급여진료비용 등의 현황에 대한 조사·분석을 위하여 필요하다고 인정하는 경우에는 의료기관의 장에게 관련 자료의 제출을 명할 수 있다. 이 경우 해당 의료기관의 장은 특별한 사유가 없으면 그 명령에 따라야 한다.

④ 현황조사·분석 및 결과 공개의 범위·방법·절차 등에 필요한 사항은 보건복지부령으로 정한다.

(20) 제증명수수료의 기준 고시(법 제45조의3)

보건복지부장관은 현황조사·분석의 결과를 고려하여 제증명수수료의 항목 및 금액에 관한 기준을 정하여 고시하여야 한다.

(21) 환자의 진료의사 선택 등(법 제46조)

① 환자나 환자의 보호자는 종합병원·병원·치과병원·한방병원·요양병원 또는 정신병원의 특정한 의사·치과의사 또는 한의사를 선택하여 진료를 요청할 수 있다. 이 경우 의료기관의 장은 특별한 사유가 없으면 환자나 환자의 보호자가 요청한 의사·치과의사 또는 한의사가 진료하도록 하여야 한다.
② 진료의사를 선택하여 진료를 받는 환자나 환자의 보호자는 진료의사의 변경을 요청할 수 있다. 이 경우 의료기관의 장은 정당한 사유가 없으면 이에 응하여야 한다.
③ 의료기관의 장은 환자 또는 환자의 보호자에게 진료의사 선택을 위한 정보를 제공하여야 한다.
④ 의료기관의 장은 ①에 따라 진료하게 한 경우에도 환자나 환자의 보호자로부터 추가비용을 받을 수 없다.

(22) 의료 관련 감염 예방(법 제47조)

① 보건복지부령으로 정하는 일정 규모 이상의 병원급 의료기관의 장은 의료 관련 감염 예방을 위하여 감염관리위원회와 감염관리실을 설치·운영하고 보건복지부령으로 정하는 바에 따라 감염관리 업무를 수행하는 전담 인력을 두는 등 필요한 조치를 하여야 한다.
② 의료기관의 장은 「감염병의 예방 및 관리에 관한 법률」 제2조 제1호에 따른 감염병의 예방을 위하여 해당 의료기관에 소속된 의료인, 의료기관 종사자 및 「보건의료인력지원법」 제2조 제3호의 보건의료인력을 양성하는 학교 및 기관의 학생으로서 해당 의료기관에서 실습하는 자에게 보건복지부령으로 정하는 바에 따라 정기적으로 교육을 실시하여야 한다.
③ 의료기관의 장은 「감염병의 예방 및 관리에 관한 법률」 제2조 제1호에 따른 감염병이 유행하는 경우 환자, 환자의 보호자, 의료인, 의료기관 종사자 및 「경비업법」 제2조 제3호에 따른 경비원 등 해당 의료기관 내에서 업무를 수행하는 사람에게 감염병의 확산 방지를 위하여 필요한 정보를 제공하여야 한다.
④ 질병관리청장은 의료 관련 감염의 발생·원인 등에 대한 의과학적인 감시를 위하여 의료 관련 감염 감시 시스템을 구축·운영할 수 있다.
⑤ 의료기관은 ④에 따른 시스템을 통하여 매월 의료 관련 감염 발생 사실을 등록할 수 있다.
⑥ 질병관리청장은 ④에 따른 시스템의 구축·운영 업무를 대통령령으로 정하는 바에 따라 관계 전문기관에 위탁할 수 있다.
⑦ 질병관리청장은 ⑥에 따라 업무를 위탁한 전문기관에 대하여 그 업무에 관한 보고 또는 자료의 제출을 명할 수 있다.
⑧ 의료 관련 감염이 발생한 사실을 알게 된 의료기관의 장, 의료인, 의료기관 종사자 또는 환자 등은 보건복지부령으로 정하는 바에 따라 질병관리청장에게 그 사실을 보고(이하 자율보고)할 수 있다. 이 경우 질병관리청장은 자율보고한 사람의 의사에 반하여 그 신분을 공개하여서는 아니 된다.
⑨ 자율보고한 사람이 해당 의료 관련 감염과 관련하여 관계 법령을 위반한 사실이 있는 경우에는 그에 따른 행정처분을 감경하거나 면제할 수 있다.
⑩ 자율보고가 된 의료 관련 감염에 관한 정보는 보건복지부령으로 정하는 검증을 한 후에는 개인식별이 가능한 부분을 삭제하여야 한다.
⑪ 자율보고의 접수 및 분석 등의 업무에 종사하거나 종사하였던 사람은 직무상 알게 된 비밀을 다른 사람에게 누설하거나 직무 외의 목적으로 사용하여서는 아니 된다.
⑫ 의료기관의 장은 해당 의료기관에 속한 자율보고를 한 보고자에게 그 보고를 이유로 해고 또는 전보나 그 밖에 신분 또는 처우와 관련하여 불리한 조치를 할 수 없다.

⑬ 질병관리청장은 ④ 또는 ⑧에 따라 수집한 의료 관련 감염 관련 정보를 감염 예방·관리에 필요한 조치, 계획 수립, 조사·연구, 교육 등에 활용할 수 있다.
⑭ ①에 따른 감염관리위원회의 구성과 운영, 감염관리실 운영, ②에 따른 교육, ③에 따른 정보 제공, ⑤에 따라 등록하는 의료 관련 감염의 종류와 그 등록의 절차·방법 등에 필요한 사항은 보건복지부령으로 정한다.

감염관리위원회 및 감염관리실의 설치 등(시행규칙 제43조)

① 법 제47조 제1항에서 "보건복지부령으로 정하는 일정 규모 이상의 병원급 의료기관"이란 100개 이상의 병상을 갖춘 병원급 의료기관을 말한다.
② 법 제47조 제1항에 따른 감염관리위원회(이하 위원회)는 다음의 업무를 심의한다.
  ㉠ 의료 관련 감염에 대한 대책, 연간 감염예방계획의 수립 및 시행에 관한 사항
  ㉡ 감염관리요원의 선정 및 배치에 관한 사항
  ㉢ 감염병환자 등의 처리에 관한 사항
  ㉣ 병원의 전반적인 위생관리에 관한 사항
  ㉤ 의료 관련 감염 관리에 관한 자체 규정의 제정 및 개정에 관한 사항
  ㉥ 그 밖에 의료 관련 감염 관리에 관한 중요한 사항
③ 감염관리실은 다음의 업무를 수행한다.
  ㉠ 의료 관련 감염의 발생 감시
  ㉡ 의료 관련 감염 관리 실적의 분석 및 평가
  ㉢ 직원의 감염관리교육 및 감염과 관련된 직원의 건강관리에 관한 사항
  ㉣ 그 밖에 감염관리에 필요한 사항

위원회의 구성(시행규칙 제44조)

① 위원회는 위원장 1명을 포함한 7명 이상 15명 이하의 위원으로 구성한다.
② 위원장은 해당 의료기관의 장으로 하고, 부위원장은 위원 중에서 위원장이 지명한다.
③ 위원은 다음의 어느 하나에 해당하는 사람과 해당 의료기관의 장이 위촉하는 외부 전문가로 한다.
  ㉠ 감염관리실장
  ㉡ 진료부서의 장
  ㉢ 간호부서의 장
  ㉣ 진단검사부서의 장
  ㉤ 감염 관련 의사 및 해당 의료기관의 장이 필요하다고 인정하는 사람
④ ③의 ㉠~㉣에 해당하는 자는 당연직 위원으로 하되 그 임기는 해당 부서의 재직기간으로 하고, 위촉하는 위원의 임기는 2년으로 한다.

위원회의 운영(시행규칙 제45조)

① 위원회는 정기회의와 임시회의로 운영한다.
② 정기회의는 연 2회 개최하고, 임시회의는 위원장이 필요하다고 인정하는 때 또는 위원 과반수가 소집을 요구할 때에 개최할 수 있다.
③ 회의는 재적위원 과반수의 출석과 출석위원 과반수의 찬성으로 의결한다.
④ 위원장은 위원회를 대표하며 업무를 총괄한다.
⑤ 위원회는 회의록을 작성하여 참석자의 확인을 받은 후 비치하여야 한다.
⑥ 그 밖에 위원회의 운영에 필요한 사항은 위원장이 정한다.

> **감염관리실의 운영 등(시행규칙 제46조)**
> ① 감염관리실에서 감염관리 업무를 수행하는 사람의 인력기준 및 배치기준은 별표 8의2와 같다.
> ② ①에 따라 감염관리실(종합병원, 150개 이상의 병상을 갖춘 병원, 치과병원 또는 한방병원만 해당)에 두는 인력 중 1명 이상은 감염관리실에서 전담 근무해야 한다.
> ③ ①에 따라 감염관리실에서 근무하는 사람은 다음(별표 8의3)에서 정한 교육기준에 따라 교육을 받아야 한다.
> ㉠ 교육 내용 : 감염관리업무 개요 및 담당 인력의 역할, 감염관리 지침, 감시자료 수집 및 분석, 의료 관련 감염진단, 미생물학, 소독 및 멸균, 환경관리, 병원체별 감염관리, 분야별 감염관리, 역학통계, 임상미생물학, 유행조사, 감염 감소 중재전략, 격리, 감염관리사업 기획·평가 등 감염관리와 관련된 내용
> ㉡ 교육 이수 시간 : 매년 16시간 이상
> ㉢ 교육 기관 : 다음의 어느 하나에 해당하는 기관
>   • 국가나 지방자치단체
>   • 「의료법」 제28조에 따른 의사회 또는 간호사회
>   • 「한국보건복지인재원법」에 따른 한국보건복지인재원
>   • 그 밖에 감염관리 관련 전문 학회 또는 단체
> ※ 비고 : 감염관리실 근무 인력(감염관리 경력 3년 이상인 사람으로 한정)이 감염관리 관련 전문 학회에서 주관하는 학술대회 또는 워크숍에 매년 16시간 이상 참석한 경우에는 ㉠부터 ㉢까지의 규정에 따라 교육을 받은 것으로 본다.

(23) 입원환자의 전원(법 제47조의2)

의료기관의 장은 천재지변, 감염병 의심 상황, 집단 사망사고의 발생 등 입원환자를 긴급히 전원시키지 않으면 입원환자의 생명·건강에 중대한 위험이 발생할 수 있음에도 환자나 보호자의 동의를 받을 수 없는 등 보건복지부령으로 정하는 불가피한 사유가 있는 경우에는 보건복지부령으로 정하는 바에 따라 시장·군수·구청장의 승인을 받아 입원환자를 다른 의료기관으로 전원시킬 수 있다.

(24) 간병서비스의 관리·감독(법 제47조의3)

① 보건복지부령으로 정하는 일정 규모 이상의 병원급 의료기관의 장은 입원서비스 및 간병의 질 향상을 위하여 입원실 내에서 상주하여 환자를 간병하는 사람이 제공하는 간병서비스에 대한 관리·감독 방안을 마련하여야 한다.
② 보건복지부장관은 간병서비스 관리·감독에 관한 표준지침을 정하고 ①에 따른 의료기관의 장에게 이를 적용하도록 권장할 수 있다.

[2] 의료법인

(1) 설립 허가 등(법 제48조) ★
① 의료법인을 설립하려는 자는 대통령령으로 정하는 바에 따라 정관과 그 밖의 서류를 갖추어 그 법인의 주된 사무소의 소재지를 관할하는 시·도지사의 허가를 받아야 한다.
② 의료법인은 그 법인이 개설하는 의료기관에 필요한 시설이나 시설을 갖추는 데에 필요한 자금을 보유하여야 한다.
③ 의료법인이 재산을 처분하거나 정관을 변경하려면 시·도지사의 허가를 받아야 한다.
④ 이 법에 따른 의료법인이 아니면 의료법인이나 이와 비슷한 명칭을 사용할 수 없다.

(2) 임원(법 제48조의2) ★
① 의료법인에는 5명 이상 15명 이하의 이사와 2명의 감사를 두되, 보건복지부장관의 승인을 받아 그 수를 증감할 수 있다.
② 이사와 감사의 임기는 정관으로 정하되, 이사는 4년, 감사는 2년을 초과할 수 없다. 다만, 이사와 감사는 각각 연임할 수 있다.
③ 이사회의 구성에 있어서 각 이사 상호 간에 「민법」 제777조에 규정된 친족관계에 있는 사람이 그 정수의 4분의 1을 초과해서는 아니 된다.
④ 다음의 어느 하나에 해당하는 사람은 의료법인의 임원이 될 수 없다.
  ㉠ 미성년자
  ㉡ 피성년후견인 또는 피한정후견인
  ㉢ 파산선고를 받은 사람으로서 복권되지 아니한 사람
  ㉣ 금고 이상의 실형을 선고받고 그 집행이 끝나거나(집행이 끝난 것으로 보는 경우를 포함) 집행이 면제된 날부터 3년이 지나지 아니한 사람
  ㉤ 금고 이상의 형의 집행유예를 선고받고 그 유예기간 중에 있는 사람
⑤ 감사는 이사와 ③에 따른 특별한 관계에 있는 사람이 아니어야 한다.

(3) 부대사업(법 제49조)
① 의료법인은 그 법인이 개설하는 의료기관에서 의료업무 외에 다음의 부대사업을 할 수 있다. 이 경우 부대사업으로 얻은 수익에 관한 회계는 의료법인의 다른 회계와 구분하여 계산하여야 한다.
  ㉠ 의료인과 의료관계자 양성이나 보수교육
  ㉡ 의료나 의학에 관한 조사 연구
  ㉢ 「노인복지법」 제31조 제2호에 따른 노인의료복지시설의 설치·운영
  ㉣ 「장사 등에 관한 법률」 제29조 제1항에 따른 장례식장의 설치·운영
  ㉤ 「주차장법」 제19조 제1항에 따른 부설주차장의 설치·운영
  ㉥ 의료업 수행에 수반되는 의료정보시스템 개발·운영사업 중 대통령령으로 정하는 사업
  ㉦ 그 밖에 휴게음식점영업, 일반음식점영업, 이용업, 미용업 등 환자 또는 의료법인이 개설한 의료기관 종사자 등의 편의를 위하여 보건복지부령으로 정하는 사업
② ①의 ㉣·㉤ 및 ㉦의 부대사업을 하려는 의료법인은 타인에게 임대 또는 위탁하여 운영할 수 있다.

③ 부대사업을 하려는 의료법인은 보건복지부령으로 정하는 바에 따라 미리 의료기관의 소재지를 관할하는 시·도지사에게 신고하여야 한다. 신고사항을 변경하려는 경우에도 또한 같다.

> **부대사업(시행규칙 제60조)** ★
> 법 제49조 제1항 제7호에서 "휴게음식점영업, 일반음식점영업, 이용업, 미용업 등 환자 또는 의료법인이 개설한 의료기관 종사자 등의 편의를 위하여 보건복지부령으로 정하는 사업"이란 다음의 사업을 말한다.
> ① 휴게음식점영업, 일반음식점영업, 제과점영업, 위탁급식영업
> ② 소매업 중 편의점, 슈퍼마켓, 자동판매기영업 및 서점
> ③ 의류 등 생활용품 판매업 및 식품판매업(건강기능식품 판매업은 제외). 다만, 의료법인이 직접 영위하는 경우는 제외한다.
> ④ 산후조리업
> ⑤ 목욕장업
> ⑥ 의료기기 임대·판매업. 다만, 의료법인이 직접 영위하는 경우는 제외한다.
> ⑦ 숙박업, 여행업 및 외국인환자 유치업
> ⑧ 수영장업, 체력단련장업 및 종합체육시설업
> ⑨ 장애인보조기구의 제조·개조·수리업
> ⑩ 다음의 어느 하나에 해당하는 업무를 하려는 자에게 의료법인이 개설하는 의료기관의 건물을 임대하는 사업
>   ㉠ 이용업 및 미용업
>   ㉡ 안경 조제·판매업
>   ㉢ 은행업
>   ㉣ 의원급 의료기관 개설·운영(의료관광호텔에 부대시설로 설치하는 경우로서 진료과목이 의료법인이 개설하는 의료기관과 동일하지 아니한 경우로 한정)

(4) 「민법」의 준용(법 제50조)

의료법인에 대하여 이 법에 규정된 것 외에는 「민법」 중 재단법인에 관한 규정을 준용한다.

(5) 설립 허가 취소(법 제51조)

보건복지부장관 또는 시·도지사는 의료법인이 다음의 어느 하나에 해당하면 그 설립 허가를 취소할 수 있다.
① 정관으로 정하지 아니한 사업을 한 때
② 설립된 날부터 2년 안에 의료기관을 개설하지 아니한 때
③ 의료법인이 개설한 의료기관이 제64조에 따라 개설허가를 취소당한 때
④ 보건복지부장관 또는 시·도지사가 감독을 위하여 내린 명령을 위반한 때
⑤ 부대사업 외의 사업을 한 때

(6) 임원 선임 관련 금품 등 수수의 금지(법 제51조의2)

누구든지 의료법인의 임원 선임과 관련하여 금품, 향응 또는 그 밖의 재산상 이익을 주고받거나 주고받을 것을 약속해서는 아니 된다.

[3] 의료기관 단체

(1) 의료기관 단체 설립(법 제52조)

① 병원급 의료기관의 장은 의료기관의 건전한 발전과 국민보건 향상에 기여하기 위하여 전국 조직을 두는 단체를 설립할 수 있다.
② ①에 따른 단체는 법인으로 한다.

(2) 대한민국의학한림원(법 제52조의2)

① 의료인에 관련되는 의학 및 관계 전문분야(이하 의학 등)의 연구·진흥기반을 조성하고 우수한 보건의료인을 발굴·활용하기 위하여 대한민국의학한림원(이하 한림원)을 둔다.
② 한림원은 법인으로 한다.
③ 한림원은 다음의 사업을 한다.
　㉠ 의학 등의 연구진흥에 필요한 조사·연구 및 정책자문
　㉡ 의학 등의 분야별 중장기 연구 기획 및 건의
　㉢ 의학 등의 국내외 교류협력사업
　㉣ 의학 등 및 국민건강과 관련된 사회문제에 관한 정책자문 및 홍보
　㉤ 보건의료인의 명예를 기리고 보전(保全)하는 사업
　㉥ 보건복지부장관이 의학 등의 발전을 위하여 지정 또는 위탁하는 사업
④ 보건복지부장관은 한림원의 사업수행에 필요한 경비의 전부 또는 일부를 예산의 범위에서 지원할 수 있다.
⑤ 한림원에 대하여 이 법에서 정하지 아니한 사항에 관하여는 「민법」 중 사단법인에 관한 규정을 준용한다.
⑥ 한림원이 아닌 자는 대한민국의학한림원 또는 이와 유사한 명칭을 사용하지 못한다.
⑦ 한림원의 운영 및 업무수행에 필요한 사항은 대통령령으로 정한다.

4 신의료기술평가

(1) 신의료기술의 평가(법 제53조)

① 보건복지부장관은 국민건강을 보호하고 의료기술의 발전을 촉진하기 위하여 대통령령으로 정하는 바에 따라 신의료기술평가위원회의 심의를 거쳐 신의료기술의 안전성·유효성 등에 관한 평가(이하 **신의료기술평가**)를 하여야 한다.
② 신의료기술은 새로 개발된 의료기술로서 보건복지부장관이 안전성·유효성을 평가할 필요성이 있다고 인정하는 것을 말한다.
③ 보건복지부장관은 신의료기술평가의 결과를 「국민건강보험법」 제64조에 따른 건강보험심사평가원의 장에게 알려야 한다. 이 경우 신의료기술평가의 결과를 보건복지부령으로 정하는 바에 따라 공표할 수 있다.
④ 그 밖에 신의료기술평가의 대상 및 절차 등에 필요한 사항은 보건복지부령으로 정한다.

(2) 신의료기술평가위원회의 설치 등(법 제54조)

① 보건복지부장관은 신의료기술평가에 관한 사항을 심의하기 위하여 보건복지부에 신의료기술평가위원회(이하 위원회)를 둔다.
② 위원회는 위원장 1명을 포함하여 20명 이내의 위원으로 구성한다.
③ 위원은 다음의 자 중에서 보건복지부장관이 위촉하거나 임명한다. 다만, 위원장은 ㉠ 또는 ㉡의 자 중에서 임명한다.
  ㉠ 의사회·치과의사회·한의사회에서 각각 추천하는 자
  ㉡ 보건의료에 관한 학식이 풍부한 자
  ㉢ 소비자단체에서 추천하는 자
  ㉣ 변호사의 자격을 가진 자로서 보건의료와 관련된 업무에 5년 이상 종사한 경력이 있는 자
  ㉤ 보건의료정책 관련 업무를 담당하고 있는 보건복지부 소속 5급 이상의 공무원
④ 위원장과 위원의 임기는 3년으로 하되, 연임할 수 있다. 다만, ③의 ㉤에 따른 공무원의 경우에는 재임기간으로 한다.
⑤ 위원의 자리가 빈 때에는 새로 위원을 임명하고, 새로 임명된 위원의 임기는 임명된 날부터 기산한다.
⑥ 위원회의 심의사항을 전문적으로 검토하기 위하여 위원회에 분야별 전문평가위원회를 둔다.
⑦ 그 밖에 위원회·전문평가위원회의 구성 및 운영 등에 필요한 사항은 보건복지부령으로 정한다.

(3) 자료의 수집 업무 등의 위탁(법 제55조)

보건복지부장관은 신의료기술평가에 관한 업무를 수행하기 위하여 필요한 경우 보건복지부령으로 정하는 바에 따라 자료 수집·조사 등 평가에 수반되는 업무를 관계 전문기관 또는 단체에 위탁할 수 있다.

5 의료광고

(1) 의료광고의 금지 등(법 제56조) ★

① 의료기관 개설자, 의료기관의 장 또는 의료인(이하 의료인 등)이 아닌 자는 의료에 관한 광고(의료인 등이 신문·잡지·음성·음향·영상·인터넷·인쇄물·간판, 그 밖의 방법에 의하여 의료행위, 의료기관 및 의료인 등에 대한 정보를 소비자에게 나타내거나 알리는 행위. 이하 의료광고)를 하지 못한다.
② 의료인 등은 다음의 어느 하나에 해당하는 의료광고를 하지 못한다.
  ㉠ 평가를 받지 아니한 신의료기술에 관한 광고
  ㉡ 환자에 관한 치료경험담 등 소비자로 하여금 치료 효과를 오인하게 할 우려가 있는 내용의 광고
  ㉢ 거짓된 내용을 표시하는 광고
  ㉣ 다른 의료인 등의 기능 또는 진료 방법과 비교하는 내용의 광고
  ㉤ 다른 의료인 등을 비방하는 내용의 광고
  ㉥ 수술 장면 등 직접적인 시술행위를 노출하는 내용의 광고
  ㉦ 의료인 등의 기능, 진료 방법과 관련하여 심각한 부작용 등 중요한 정보를 누락하는 광고
  ㉧ 객관적인 사실을 과장하는 내용의 광고
  ㉨ 법적 근거가 없는 자격이나 명칭을 표방하는 내용의 광고
  ㉩ 신문, 방송, 잡지 등을 이용하여 기사(記事) 또는 전문가의 의견 형태로 표현되는 광고

㉠ 심의를 받지 아니하거나 심의받은 내용과 다른 내용의 광고
㉢ 외국인환자를 유치하기 위한 국내광고
㉣ 소비자를 속이거나 소비자로 하여금 잘못 알게 할 우려가 있는 방법으로 제45조에 따른 비급여 진료비용을 할인하거나 면제하는 내용의 광고
㉤ 각종 상장·감사장 등을 이용하는 광고 또는 인증·보증·추천을 받았다는 내용을 사용하거나 이와 유사한 내용을 표현하는 광고. 다만, 다음의 어느 하나에 해당하는 경우는 제외한다.
  • 의료기관 인증을 표시한 광고
  • 중앙행정기관·특별지방행정기관 및 그 부속기관, 지방자치단체 또는 공공기관으로부터 받은 인증·보증을 표시한 광고
  • 다른 법령에 따라 받은 인증·보증을 표시한 광고
  • 세계보건기구와 협력을 맺은 국제평가기구로부터 받은 인증을 표시한 광고 등 대통령령으로 정하는 광고
㉦ 그 밖에 의료광고의 방법 또는 내용이 국민의 보건과 건전한 의료경쟁의 질서를 해치거나 소비자에게 피해를 줄 우려가 있는 것으로서 대통령령으로 정하는 내용의 광고
③ 의료광고는 다음의 방법으로는 하지 못한다.
  ㉠ 「방송법」 제2조 제1호(텔레비전, 라디오, 데이터, 이동멀티미디어)의 방송
  ㉡ 그 밖에 국민의 보건과 건전한 의료경쟁의 질서를 유지하기 위하여 제한할 필요가 있는 경우로서 대통령령으로 정하는 방법
④ ②에 따라 금지되는 의료광고의 구체적인 내용 등 의료광고에 관하여 필요한 사항은 대통령령으로 정한다.
⑤ 보건복지부장관, 시장·군수·구청장은 ②의 ㉡부터 ㉤까지 및 ㉥부터 ㉦까지를 위반한 의료인 등에 대하여 처분을 하려는 경우에는 지체 없이 그 내용을 공정거래위원회에 통보하여야 한다.

(2) 의료광고의 심의(법 제57조) ★

① 의료인 등이 다음의 어느 하나에 해당하는 매체를 이용하여 의료광고를 하려는 경우 미리 의료광고가 규정에 위반되는지 여부에 관하여 기관 또는 단체의 심의를 받아야 한다.
  ㉠ 신문·인터넷신문 또는 정기간행물
  ㉡ 옥외광고물 중 현수막(懸垂幕), 벽보, 전단(傳單) 및 교통시설·교통수단에 표시(교통수단 내부에 표시되거나 영상·음성·음향 및 이들의 조합으로 이루어지는 광고 포함)되는 것
  ㉢ 전광판
  ㉣ 대통령령으로 정하는 인터넷 매체[이동통신단말장치에서 사용되는 애플리케이션(Application) 포함]
  ㉤ 그 밖에 매체의 성질, 영향력 등을 고려하여 대통령령으로 정하는 광고매체
② 다음의 기관 또는 단체는 대통령령으로 정하는 바에 따라 자율심의를 위한 조직 등을 갖추어 보건복지부장관에게 신고한 후 의료광고 심의 업무를 수행할 수 있다.
  ㉠ 의사회·치과의사회·한의사회
  ㉡ 소비자단체로서 대통령령으로 정하는 기준을 충족하는 단체

③ 의료인 등은 ①에도 불구하고 다음의 사항으로만 구성된 의료광고에 대해서는 보건복지부장관에게 신고한 기관 또는 단체(이하 자율심의기구)의 심의를 받지 아니할 수 있다.
   ㉠ 의료기관의 명칭·소재지·전화번호
   ㉡ 의료기관이 설치·운영하는 진료과목(제43조 제5항에 따른 진료과목을 말한다)
   ㉢ 의료기관에 소속된 의료인의 성명·성별 및 면허의 종류
   ㉣ 그 밖에 대통령령으로 정하는 사항
④ 자율심의기구는 심의를 할 때 적용하는 심의 기준을 상호 협의하여 마련하여야 한다.
⑤ 의료광고 심의를 받으려는 자는 자율심의기구가 정하는 수수료를 내야 한다.
⑥ 자율심의기구가 수행하는 의료광고 심의 업무 및 이와 관련된 업무의 수행에 관하여는 제29조 제3항, 제30조 제1항, 제32조, 제83조 제1항 및 「민법」 제37조를 적용하지 아니하며, 제2항 제2호에 따른 자율심의기구가 수행하는 의료광고 심의 업무 및 이와 관련된 업무의 수행에 관하여는 「민법」 제37조를 적용하지 아니한다.
⑦ 자율심의기구는 의료광고 제도 및 법령의 개선에 관하여 보건복지부장관에게 의견을 제시할 수 있다.
⑧ ①에 따른 심의의 유효기간은 심의를 신청하여 승인을 받은 날부터 3년으로 한다.
⑨ 의료인 등이 유효기간의 만료 후 계속하여 의료광고를 하려는 경우에는 유효기간 만료 6개월 전에 자율심의기구에 의료광고 심의를 신청하여야 한다.
⑩ 위의 규정에서 정한 것 외에 자율심의기구의 구성·운영 및 심의에 필요한 사항은 자율심의기구가 정한다.
⑪ 자율심의기구는 심의 관련 업무를 수행할 때에는 규정에 따라 공정하고 투명하게 하여야 한다.

(3) 의료광고에 관한 심의위원회(법 제57조의2)

① 자율심의기구는 의료광고를 심의하기 위하여 심의위원회를 설치·운영하여야 한다.
② 심의위원회의 종류와 심의 대상은 다음과 같다.
   ㉠ 의료광고심의위원회 : 의사, 의원, 의원의 개설자, 병원, 병원의 개설자, 요양병원(한의사가 개설한 경우 제외), 요양병원의 개설자, 정신병원, 정신병원의 개설자, 종합병원(치과 제외), 종합병원의 개설자, 조산사, 조산원, 조산원의 개설자가 하는 의료광고의 심의
   ㉡ 치과의료광고심의위원회 : 치과의사, 치과의원, 치과의원의 개설자, 치과병원, 치과병원의 개설자, 종합병원(치과만 해당), 종합병원의 개설자가 하는 의료광고의 심의
   ㉢ 한방의료광고심의위원회 : 한의사, 한의원, 한의원의 개설자, 한방병원, 한방병원의 개설자, 요양병원(한의사가 개설한 경우만 해당), 요양병원의 개설자가 하는 의료광고의 심의
③ 자율심의기구 중 의사회는 ②의 ㉠에 따른 심의위원회만, 치과의사회는 ②의 ㉡에 따른 심의위원회만, 한의사회는 ②의 ㉢에 따른 심의위원회만 설치·운영하고, 제57조 ②의 ㉡에 따른 자율심의기구는 ② ㉠~㉢의 어느 하나에 해당하는 심의위원회만 설치·운영할 수 있다.
④ 심의위원회는 위원장 1명과 부위원장 1명을 포함하여 15명 이상 25명 이하의 위원으로 구성한다. 이 경우 심의위원회 종류별로 다음의 구분에 따라 구성하여야 한다.
   ㉠ 의료광고심의위원회 : ⑤의 ㉡~㉧까지의 사람을 각각 1명 이상 포함하되, ⑤의 ㉣부터 ㉧까지의 사람이 전체 위원의 3분의 1 이상이 되도록 구성하여야 한다.

ⓒ 치과의료광고심의위원회 : ⑤의 ㉠ 및 ㉢부터 ㉣까지의 사람을 각각 1명 이상 포함하되, ⑤의 ㉣부터 ㉣까지의 사람이 전체 위원의 3분의 1 이상이 되도록 구성하여야 한다.
　　ⓓ 한방의료광고심의위원회 : ⑤의 ㉠·㉡ 및 ㉣부터 ㉣까지의 사람을 각각 1명 이상 포함하되, ⑤의 ㉣부터 ㉣까지의 사람이 전체 위원의 3분의 1 이상이 되도록 구성하여야 한다.
⑤ 심의위원회 위원은 다음의 어느 하나에 해당하는 사람 중에서 **자율심의기구의 장**이 위촉한다.
　㉠ 의사
　㉡ 치과의사
　㉢ 한의사
　㉣ 「약사법」 제2조 제2호에 따른 약사
　㉤ 「소비자기본법」 제2조 제3호에 따른 소비자단체의 장이 추천하는 사람
　㉥ 「변호사법」 제7조 제1항에 따라 같은 법 제78조에 따른 대한변호사협회에 등록한 변호사로서 대한변호사협회의 장이 추천하는 사람
　㉦ 「민법」 제32조에 따라 설립된 법인 중 여성의 사회참여 확대 및 복지 증진을 주된 목적으로 설립된 법인의 장이 추천하는 사람
　㉧ 「비영리민간단체 지원법」 제4조에 따라 등록된 단체로서 환자의 권익 보호를 주된 목적으로 하는 단체의 장이 추천하는 사람
　㉨ 그 밖에 보건의료 또는 의료광고에 관한 학식과 경험이 풍부한 사람
⑥ ①부터 ⑤까지의 규정에서 정한 것 외에 심의위원회의 구성 및 운영에 필요한 사항은 자율심의기구가 정한다.

(4) 의료광고 모니터링(법 제57조의3)

자율심의기구는 의료광고가 제56조 ①부터 ③까지의 규정을 준수하는지 여부에 관하여 모니터링하고, 보건복지부령으로 정하는 바에 따라 모니터링 결과를 보건복지부장관에게 제출하여야 한다.

6 감독

(1) 의료기관 인증(법 제58조)

① 보건복지부장관은 의료의 질과 환자 안전의 수준을 높이기 위하여 병원급 의료기관 및 대통령령으로 정하는 의료기관에 대한 인증(이하 의료기관 인증)을 할 수 있다.
② 보건복지부장관은 대통령령으로 정하는 바에 따라 의료기관 인증에 관한 업무를 의료기관평가인증원에 위탁할 수 있다.
③ 보건복지부장관은 다른 법률에 따라 의료기관을 대상으로 실시하는 평가를 통합하여 의료기관평가인증원으로 하여금 시행하도록 할 수 있다.

(2) 의료기관인증위원회(법 제58조의2)

① 보건복지부장관은 의료기관 인증에 관한 주요 정책을 심의하기 위하여 보건복지부장관 소속으로 의료기관인증위원회(이하 위원회)를 둔다.
② 위원회는 위원장 1명을 포함한 15인 이내의 위원으로 구성한다.

③ 위원회의 위원장은 보건복지부차관으로 하고, 위원회의 위원은 다음의 사람 중에서 보건복지부장관이 임명 또는 위촉한다.
  ㉠ 의료인 단체 및 의료기관단체에서 추천하는 자
  ㉡ 노동계, 시민단체(「비영리민간단체지원법」 제2조에 따른 비영리민간단체), 소비자단체(「소비자기본법」 제29조에 따른 소비자단체)에서 추천하는 자
  ㉢ 보건의료에 관한 학식과 경험이 풍부한 자
  ㉣ 시설물 안전진단에 관한 학식과 경험이 풍부한 자
  ㉤ 보건복지부 소속 3급 이상 공무원 또는 고위공무원단에 속하는 공무원
④ 위원회는 다음의 사항을 심의한다.
  ㉠ 인증기준 및 인증의 공표를 포함한 의료기관 인증과 관련된 주요 정책에 관한 사항
  ㉡ 의료기관 대상 평가제도 통합에 관한 사항
  ㉢ 의료기관 인증 활용에 관한 사항
  ㉣ 그 밖에 위원장이 심의에 부치는 사항
⑤ 위원회의 구성 및 운영, 그 밖에 필요한 사항은 대통령령으로 정한다.

(3) 의료기관 인증기준 및 방법 등(법 제58조의3)

① 의료기관 인증기준은 다음의 사항을 포함하여야 한다.
  ㉠ 환자의 권리와 안전
  ㉡ 의료기관의 의료서비스 질 향상 활동
  ㉢ 의료서비스의 제공과정 및 성과
  ㉣ 의료기관의 조직·인력관리 및 운영
  ㉤ 환자 만족도
② 인증등급은 인증, 조건부인증 및 불인증으로 구분한다.
③ 인증의 유효기간은 4년으로 한다. 다만, 조건부인증의 경우에는 유효기간을 1년으로 한다.
④ 조건부인증을 받은 의료기관의 장은 유효기간 내에 보건복지부령으로 정하는 바에 따라 재인증을 받아야 한다.
⑤ ①에 따른 인증기준의 세부 내용은 보건복지부장관이 정한다.

(4) 의료기관 인증의 신청 및 평가(법 제58조의4)

① 의료기관 인증을 받고자 하는 의료기관의 장은 보건복지부령으로 정하는 바에 따라 보건복지부장관에게 신청할 수 있다.
② ①에도 불구하고 요양병원(「장애인복지법」 제58조 제1항 제4호에 따른 의료재활시설로서 제3조의2에 따른 요건을 갖춘 의료기관 제외)의 장은 보건복지부령으로 정하는 바에 따라 보건복지부장관에게 인증을 신청하여야 한다.
③ ②에 따라 인증을 신청하여야 하는 요양병원이 조건부인증 또는 불인증을 받거나 인증기준을 충족하지 못하게 된 경우와 인증마크의 사용정지 또는 시정명령을 위반한 경우(제58조의10 제4호, 제5호)에 따라 인증 또는 조건부인증이 취소된 경우 해당 요양병원의 장은 보건복지부령으로 정하는 기간 내에 다시 인증을 신청하여야 한다.

④ 보건복지부장관은 인증을 신청한 의료기관에 대하여 의료기관 인증기준 및 방법 등(제58조의3 제1항)에 따른 인증기준 적합 여부를 평가하여야 한다. 이 경우 보건복지부장관은 보건복지부령으로 정하는 바에 따라 필요한 조사를 할 수 있고, 인증을 신청한 의료기관은 정당한 사유가 없으면 조사에 협조하여야 한다.

⑤ 보건복지부장관은 평가 결과와 인증등급을 지체 없이 해당 의료기관의 장에게 통보하여야 한다.

(5) 이의신청(법 제58조의5)

① 의료기관 인증을 신청한 의료기관의 장은 평가결과 또는 인증등급에 관하여 보건복지부장관에게 이의신청을 할 수 있다.

② 이의신청은 평가결과 또는 인증등급을 통보받은 날부터 30일 이내에 하여야 한다. 다만, 책임질 수 없는 사유로 그 기간을 지킬 수 없었던 경우에는 그 사유가 없어진 날부터 기산한다.

③ 이의신청의 방법 및 처리 결과의 통보 등에 필요한 사항은 보건복지부령으로 정한다.

(6) 인증서와 인증마크(법 제58조의6)

① 보건복지부장관은 인증을 받은 의료기관에 인증서를 교부하고 인증을 나타내는 표시(이하 인증마크)를 제작하여 인증을 받은 의료기관이 사용하도록 할 수 있다.

② 누구든지 인증을 받지 아니하고 인증서나 인증마크를 제작·사용하거나 그 밖의 방법으로 인증을 사칭하여서는 아니 된다.

③ 인증마크의 도안 및 표시방법 등에 필요한 사항은 보건복지부령으로 정한다.

(7) 인증의 공표 및 활용(법 제58조의7)

① 보건복지부장관은 인증을 받은 의료기관에 관하여 인증기준, 인증 유효기간 및 평가한 결과 등 보건복지부령으로 정하는 사항을 인터넷 홈페이지 등에 공표하여야 한다.

② 보건복지부장관은 평가 결과와 인증등급을 활용하여 의료기관에 대하여 다음에 해당하는 행정적·재정적 지원 등 필요한 조치를 할 수 있다.
    ㉠ 상급종합병원 지정
    ㉡ 전문병원 지정
    ㉢ 의료의 질 및 환자 안전 수준 향상을 위한 교육, 컨설팅 지원
    ㉣ 그 밖에 다른 법률에서 정하거나 보건복지부장관이 필요하다고 인정한 사항

③ ①에 따른 공표 등에 필요한 사항은 보건복지부령으로 정한다.

(8) 자료의 제공요청(법 제58조의8)

① 보건복지부장관은 인증과 관련하여 필요한 경우에는 관계 행정기관, 의료기관, 그 밖의 공공단체 등에 대하여 자료의 제공 및 협조를 요청할 수 있다.

② 자료의 제공과 협조를 요청받은 자는 정당한 사유가 없는 한 요청에 따라야 한다.

(9) 의료기관 인증의 사후관리(법 제58조의9)

보건복지부장관은 인증의 실효성을 유지하기 위하여 보건복지부령으로 정하는 바에 따라 인증을 받은 의료기관에 대하여 인증기준의 충족 여부를 조사할 수 있다.

(10) 의료기관 인증의 취소 등(법 제58조의10)

① 보건복지부장관은 인증을 받은 의료기관이 인증 유효기간 중 다음의 어느 하나에 해당하는 경우에는 의료기관 인증 또는 조건부인증을 취소하거나 인증마크의 사용정지 또는 시정을 명할 수 있다. 다만, ㉠ 및 ㉡에 해당하는 경우에는 인증 또는 조건부인증을 취소하여야 한다.
  ㉠ 거짓이나 그 밖의 부정한 방법으로 인증 또는 조건부인증을 받은 경우
  ㉡ 의료기관 개설 허가가 취소되거나 폐쇄명령을 받은 경우
  ㉢ 의료기관의 종별 변경 등 인증 또는 조건부인증의 전제나 근거가 되는 중대한 사실이 변경된 경우
  ㉣ 인증기준을 충족하지 못하게 된 경우
  ㉤ 인증마크의 사용정지 또는 시정명령을 위반한 경우
② ①의 ㉠에 따라 인증이 취소된 의료기관은 인증 또는 조건부인증이 취소된 날부터 1년 이내에 인증 신청을 할 수 없다.
③ ①에 따른 의료기관 인증 또는 조건부인증의 취소 및 인증마크의 사용정지 등에 필요한 절차와 처분의 기준 등은 보건복지부령으로 정한다.

(11) 의료기관평가인증원의 설립 등(법 제58조의11)

① 의료기관 인증에 관한 업무와 의료기관을 대상으로 실시하는 각종 평가 업무를 효율적으로 수행하기 위하여 의료기관평가인증원(이하 인증원)을 설립한다.
② 인증원은 다음의 업무를 수행한다.
  ㉠ 의료기관 인증에 관한 업무로서 의료기관평가인증원에 위탁받은 업무
  ㉡ 다른 법률에 따라 의료기관을 대상으로 실시하는 평가 업무로서 보건복지부장관으로부터 위탁받은 업무
  ㉢ 그 밖에 이 법 또는 다른 법률에 따라 보건복지부장관으로부터 위탁받은 업무
③ 인증원은 법인으로 하고, 주된 사무소의 소재지에 설립등기를 함으로써 성립한다.
④ 인증원에는 정관으로 정하는 바에 따라 임원과 필요한 직원을 둔다.
⑤ 보건복지부장관은 인증원의 운영 및 사업에 필요한 경비를 예산의 범위에서 지원할 수 있다.
⑥ 인증원은 보건복지부장관의 승인을 받아 의료기관 인증을 신청한 의료기관의 장으로부터 인증에 소요되는 비용을 징수할 수 있다.
⑦ 인증원은 업무 수행에 지장이 없는 범위에서 보건복지부령으로 정하는 바에 따라 교육, 컨설팅 등 수익사업을 할 수 있다.
⑧ 인증원에 관하여 이 법 및 「공공기관의 운영에 관한 법률」에서 정하는 사항 외에는 「민법」 중 재단법인에 관한 규정을 준용한다.

(12) 의료평가통합정보시스템의 구축·운영(법 제58조의12)

① 보건복지부장관은 이 법 및 다른 법률에 따라 의료기관을 대상으로 실시하는 평가, 인증, 지정 등에 관한 정보를 통합·연계하여 처리·기록 및 관리하는 시스템(이하 의료평가통합정보시스템)을 구축·운영할 수 있다.
② 보건복지부장관은 평가 수행기관, 지방자치단체, 관계 행정기관 및 단체 등 관계 기관의 장에게 의료평가통합정보시스템의 구축·운영에 필요한 자료 또는 정보의 제공 및 연계를 요청할 수 있다. 이 경우 요청을 받은 기관의 장은 정당한 사유가 없으면 이에 따라야 한다.

③ 보건복지부장관은 의료평가통합정보시스템의 구축·운영에 관한 업무의 전부 또는 일부를 관계 전문기관 또는 단체에 위탁할 수 있다.
④ ①부터 ③까지에서 규정한 사항 외에 의료평가통합정보시스템의 구축·운영, 정보의 제공 및 연계 요청 등에 필요한 사항은 보건복지부령으로 정한다.

(13) 지도와 명령(법 제59조)
① 보건복지부장관 또는 시·도지사는 보건의료정책을 위하여 필요하거나 국민보건에 중대한 위해(危害)가 발생하거나 발생할 우려가 있으면 의료기관이나 의료인에게 필요한 지도와 명령을 할 수 있다.
② 보건복지부장관, 시·도지사 또는 시장·군수·구청장은 의료인이 정당한 사유 없이 진료를 중단하거나 의료기관 개설자가 집단으로 휴업하거나 폐업하여 환자 진료에 막대한 지장을 초래하거나 초래할 우려가 있다고 인정할 만한 상당한 이유가 있으면 그 의료인이나 의료기관 개설자에게 업무개시 명령을 할 수 있다.
③ 의료인과 의료기관 개설자는 정당한 사유 없이 ②의 명령을 거부할 수 없다.

(14) 병상 수급계획의 수립 등(법 제60조)
① 보건복지부장관은 병상의 합리적인 공급과 배치에 관한 기본시책을 5년마다 수립하여야 한다.
② 시·도지사는 기본시책에 따라 지역 실정을 고려하여 특별시·광역시 또는 도 단위의 지역별·기능별·종별 의료기관 병상 수급 및 관리계획을 수립한 후 보건복지부장관에게 제출하여야 한다.
③ 보건복지부장관은 제출된 병상 수급 및 관리계획이 기본시책에 맞지 아니하는 등 보건복지부령으로 정하는 사유가 있으면 시·도지사와 협의하여 보건복지부령으로 정하는 바에 따라 이를 조정하여야 한다.

(15) 의료인 수급계획 등(법 제60조의2)
① 보건복지부장관은 우수한 의료인의 확보와 적절한 공급을 위한 기본시책을 수립하여야 한다.
② 기본시책은 「보건의료기본법」 제15조에 따른 보건의료발전계획과 연계하여 수립한다.

(16) 보고와 업무 검사 등(법 제61조)
① 보건복지부장관, 시·도지사 또는 시장·군수·구청장은 의료기관 개설자 또는 의료인에게 필요한 사항을 보고하도록 명할 수 있고, 관계 공무원을 시켜 그 업무 상황, 시설 또는 진료기록부·조산기록부·간호기록부 등 관계 서류를 검사하게 하거나 관계인에게서 진술을 들어 사실을 확인받게 할 수 있다. 이 경우 의료기관 개설자 또는 의료인은 정당한 사유 없이 이를 거부하지 못한다.
② ①의 경우에 관계 공무원은 권한을 증명하는 증표 및 조사기간, 조사범위, 조사담당자, 관계 법령 등이 기재된 조사명령서를 지니고 이를 관계인에게 내보여야 한다.
③ ①의 보고 및 ②의 조사명령서에 관한 사항은 보건복지부령으로 정한다.

(17) 자료제공의 요청(법 제61조의2)
① 보건복지부장관은 이 법의 위반 사실을 확인하기 위한 경우 등 소관 업무를 수행하기 위하여 필요한 경우에는 의료인, 의료기관의 장, 국민건강보험공단 및 건강보험심사평가원, 그 밖의 관계 행정기관 및 단체 등에 대하여 필요한 자료의 제출이나 의견의 진술 등을 요청할 수 있다.
② 자료의 제공 또는 협조를 요청받은 자는 특별한 사유가 없으면 이에 따라야 한다.

(18) 의료기관 회계기준(법 제62조)

① 의료기관 개설자는 의료기관 회계를 투명하게 하도록 노력하여야 한다.
② 100병상 이상의 병원급 의료기관으로서 보건복지부령으로 정하는 일정 규모 이상의 병원급 의료기관 개설자는 회계를 투명하게 하기 위하여 의료기관 회계기준을 지켜야 한다.
③ ②에 따른 의료기관 회계기준은 보건복지부령으로 정한다.

(19) 시정명령 등(법 제63조)

① 보건복지부장관 또는 시장·군수·구청장은 의료기관이 제15조 제1항, 제16조 제2항, 제21조 제1항 후단 및 같은 조 제2항·제3항, 제21조의3 제1항 후단, 제23조 제2항, 제34조 제2항, 제35조 제2항, 제36조, 제36조의2, 제37조 제1항·제2항, 제38조 제1항·제2항, 제38조의2, 제41조부터 제43조까지, 제45조, 제46조, 제47조 제1항, 제58조의4 제2항 및 제3항, 제62조 제2항을 위반한 때, 종합병원·상급종합병원·전문병원이 각각 제3조의3 제1항·제3조의4 제1항·제3조의5 제2항 제1호 또는 제2호에 따른 요건에 해당하지 아니하게 된 때, 의료기관의 장이 제4조 제5항을 위반한 때 또는 자율심의기구가 제57조 제11항을 위반한 때에는 일정한 기간을 정하여 그 시설·장비 등의 전부 또는 일부의 사용을 제한 또는 금지하거나 위반한 사항을 시정하도록 명할 수 있다.
② 보건복지부장관 또는 시장·군수·구청장은 의료인 등이 의료광고의 금지(제56조 제2항·제3항)를 위반한 때에는 다음의 조치를 명할 수 있다.
　㉠ 위반행위의 중지
　㉡ 위반사실의 공표
　㉢ 정정광고
③ ②의 ㉡·㉢에 따른 조치에 필요한 사항은 대통령령으로 정한다.

(20) 개설 허가 취소 등(법 제64조)

① 보건복지부장관 또는 시장·군수·구청장은 의료기관이 다음의 어느 하나에 해당하면 그 의료업을 1년의 범위에서 정지시키거나 개설 허가의 취소 또는 의료기관 폐쇄를 명할 수 있다. 다만, ㉢에 해당하는 경우에는 의료기관 개설 허가의 취소 또는 의료기관 폐쇄를 명하여야 하며, 의료기관 폐쇄는 규정에 따라 신고한 의료기관에만 명할 수 있다.
　㉠ 개설 신고나 개설 허가를 한 날부터 3개월 이내에 정당한 사유 없이 업무를 시작하지 아니한 때
　㉡ 의료인이 다른 의료인 또는 의료법인 등의 명의로 의료기관을 개설하거나 운영한 때
　㉢ 무자격자에게 의료행위를 하게 하거나 의료인에게 면허 사항 외의 의료행위를 하게 한 때
　㉣ 관계 공무원의 직무수행을 기피 또는 방해하거나 명령을 위반한 때
　㉤ 의료법인·비영리법인, 준정부기관·지방의료원 또는 한국보훈복지의료공단의 설립허가가 취소되거나 해산된 때
　㉥ 규정을 위반하여 의료기관을 개설한 때
　㉦ 규정을 위반하여 둘 이상의 의료기관을 개설·운영한 때
　㉧ 제33조 제5항·제7항·제9항·제10항, 제40조, 제40조의2 또는 제56조를 위반한 때. 다만, 의료기관 개설자 본인에게 책임이 없는 사유로 제33조 제7항 제4호를 위반한 때에는 그러하지 아니하다.
　㉨ 정당한 사유 없이 제40조 제1항에 따른 폐업·휴업 신고를 하지 아니하고 6개월 이상 의료업을 하지 아니한 때

ㅊ 제63조에 따른 시정명령(제4조 제5항 위반에 따른 시정명령을 제외)을 이행하지 아니한 때
ㅋ 「약사법」 제24조 제2항을 위반하여 담합행위를 한 때
ㅌ 의료기관 개설자가 거짓으로 진료비를 청구하여 금고 이상의 형을 선고받고 그 형이 확정된 때
ㅍ 준수사항을 위반하여 사람의 생명 또는 신체에 중대한 위해를 발생하게 한 때

② ①에 따라 개설 허가를 취소당하거나 폐쇄 명령을 받은 자는 그 취소된 날이나 폐쇄 명령을 받은 날부터 6개월 이내에, 의료업 정지처분을 받은 자는 그 업무 정지기간 중에 각각 의료기관을 개설·운영하지 못한다. 다만, ①의 ㅌ에 따라 의료기관 개설 허가를 취소당하거나 폐쇄 명령을 받은 자는 취소당한 날이나 폐쇄 명령을 받은 날부터 3년 안에는 의료기관을 개설·운영하지 못한다.

③ 보건복지부장관 또는 시장·군수·구청장은 의료기관이 ①에 따라 그 의료업이 정지되거나 개설 허가의 취소 또는 폐쇄 명령을 받은 경우 해당 의료기관에 입원 중인 환자를 다른 의료기관으로 옮기도록 하는 등 환자의 권익을 보호하기 위하여 필요한 조치를 하여야 한다.

(21) 면허 취소와 재교부(법 제65조)

① 보건복지부장관은 의료인이 다음의 어느 하나에 해당할 경우에는 그 면허를 취소할 수 있다. 다만, ㉠·ⓞ의 경우에는 면허를 취소하여야 한다.

㉠ 의료인의 결격사유(제8조)의 어느 하나에 해당하게 된 경우. 다만, 의료행위 중 「형법」 제268조의 죄를 범하여 다음(제8조 제4호부터 제6호까지)의 어느 하나에 해당하게 된 경우에는 그러하지 아니하다.
- 금고 이상의 실형을 선고받고 그 집행이 끝나거나 그 집행을 받지 아니하기로 확정된 후 5년이 지나지 아니한 자
- 금고 이상의 형의 집행유예를 선고받고 그 유예기간이 지난 후 2년이 지나지 아니한 자
- 금고 이상의 형의 선고유예를 받고 그 유예기간 중에 있는 자

㉡ 자격 정지 처분 기간 중에 의료행위를 하거나 3회 이상 자격 정지 처분을 받은 경우
㉢ ②에 따라 면허를 재교부받은 사람이 자격정지(제66조 제1항)의 어느 하나에 해당하는 경우
㉣ 제11조 제1항에 따른 면허 조건을 이행하지 아니한 경우
㉤ 제4조의3 제1항을 위반하여 면허를 대여한 경우
㉥ 제4조 제6항을 위반하여 사람의 생명 또는 신체에 중대한 위해를 발생하게 한 경우
㉦ 제27조 제5항을 위반하여 사람의 생명 또는 신체에 중대한 위해를 발생하게 할 우려가 있는 수술, 수혈, 전신마취를 의료인 아닌 자에게 하게 하거나 의료인에게 면허 사항 외로 하게 한 경우
ⓞ 거짓이나 그 밖의 부정한 방법으로 의료인 면허 발급 요건을 취득하거나 국가시험에 합격한 경우

② 보건복지부장관은 ①에 따라 면허가 취소된 자라도 취소의 원인이 된 사유가 없어지거나 개전(改悛)의 정이 뚜렷하다고 인정되고 대통령령으로 정하는 교육프로그램을 이수한 경우에는 면허를 재교부할 수 있다. 다만, ①의 ㉣에 따라 면허가 취소된 경우에는 취소된 날부터 1년 이내, ①의 ㉡·㉢에 따라 면허가 취소된 경우에는 취소된 날부터 2년 이내, ①의 ㉤·㉥·㉦ 또는 금고 이상의 실형을 선고받고 그 집행이 끝나거나 그 집행을 받지 아니하기로 확정된 후 5년이 지나지 아니한 자, 금고 이상의 형의 집행유예를 선고받고 그 유예기간이 지난 후 2년이 지나지 아니한 자, 금고 이상의 형의 선고유예를 받고 그 유예기간 중에 있는 자(제8조 제4호부터 제6호까지)에 따른 사유로 면허가 취소된 경우에는 취소된 날부터 3년 이내, 금고 이상의 실형을 선고받고 그 집행이 끝나거나 그 집행을 받지 아니하기로 확정된 후 5년이 지나지 아니한 자(제8조 제4호)에 따른 사유로 면허가 취소된 사람이 다시 제8조 제4호에 따른 사유로 면허가 취소된 경우에는 취소된 날부터 10년 이내에는 재교부하지 못하고, ①의 ㉧에 따라 면허가 취소된 경우에는 재교부할 수 없다.

(22) 자격정지 등(법 제66조)

① 보건복지부장관은 의료인이 다음의 어느 하나에 해당하면(제65조 ①의 ㉢에 해당하는 경우는 제외) 1년의 범위에서 면허자격을 정지시킬 수 있다. 이 경우 의료기술과 관련한 판단이 필요한 사항에 관하여는 관계 전문가의 의견을 들어 결정할 수 있다.
  ㉠ 의료인의 품위를 심하게 손상시키는 행위를 한 때
  ㉡ 의료기관 개설자가 될 수 없는 자에게 고용되어 의료행위를 한 때
  ㉢ 일회용 의료기기를 한 번 사용한 후 다시 사용하여서는 아니 되는 것(제4조 제6항)을 위반한 때
  ㉣ 진단서·검안서 또는 증명서를 거짓으로 작성하여 내주거나 진료기록부 등을 거짓으로 작성하거나 고의로 사실과 다르게 추가기재·수정한 때
  ㉤ 태아 성 감별 행위 등 금지(제20조)를 위반한 경우
  ㉥ 의료기사가 아닌 자에게 의료기사의 업무를 하게 하거나 의료기사에게 그 업무 범위를 벗어나게 한 때
  ㉦ 관련 서류를 위조·변조하거나 속임수 등 부정한 방법으로 진료비를 거짓 청구한 때
  ㉧ 부당한 경제적 이익 등의 취득 금지(제23조의5)를 위반하여 경제적 이익 등을 제공받은 때
  ㉨ 그 밖에 이 법 또는 이 법에 따른 명령을 위반한 때
② ①의 ㉠에 따른 행위의 범위는 대통령령으로 정한다.
③ 의료기관은 그 의료기관 개설자가 ①의 ㉦에 따라 자격정지 처분을 받은 경우에는 그 자격정지 기간 중 의료업을 할 수 없다.
④ 보건복지부장관은 의료인이 신고를 하지 아니한 때에는 신고할 때까지 면허의 효력을 정지할 수 있다.
⑤ ①의 ㉡을 위반한 의료인이 자진하여 그 사실을 신고한 경우에는 ①에도 불구하고 보건복지부령으로 정하는 바에 따라 그 처분을 감경하거나 면제할 수 있다.
⑥ 자격정지처분은 그 사유가 발생한 날부터 5년(자격정지처분의 경우에는 7년)이 지나면 하지 못한다. 다만, 그 사유에 대하여「형사소송법」제246조에 따른 공소가 제기된 경우에는 공소가 제기된 날부터 해당 사건의 재판이 확정된 날까지의 기간은 시효 기간에 산입하지 아니 한다.

(23) 중앙회의 자격정지 처분 요구 등(법 제66조의2)

각 중앙회의 장은 의사·치과의사·한의사 또는 조산사가 제66조 제1항 ㉠에 해당하는 경우에는 각 중앙회의 윤리위원회의 심의·의결을 거쳐 보건복지부장관에게 자격정지 처분을 요구할 수 있다.

(24) 과징금 처분(법 제67조)

① **보건복지부장관이나 시장·군수·구청장**은 의료기관이 제64조 ①의 ㉠~㉣의 어느 하나에 해당할 때에는 대통령령으로 정하는 바에 따라 의료업 정지 처분을 갈음하여 10억 원 이하의 과징금을 부과할 수 있으며, 이 경우 과징금은 **3회까지만 부과**할 수 있다. 다만, 동일한 위반행위에 대하여 「표시·광고의 공정화에 관한 법률」 제9조에 따른 과징금 부과처분이 이루어진 경우에는 과징금(의료업 정지 처분을 포함)을 감경하여 부과하거나 부과하지 아니할 수 있다.
② 과징금을 부과하는 위반 행위의 종류와 정도 등에 따른 과징금의 액수와 그 밖에 필요한 사항은 대통령령으로 정한다.
③ 보건복지부장관이나 시장·군수·구청장은 과징금을 기한 안에 내지 아니한 때에는 지방세 체납처분의 예에 따라 징수한다.

(25) 행정처분의 기준(법 제68조)

행정처분의 세부적인 기준은 보건복지부령으로 정한다.

(26) 의료지도원(법 제69조)

① 관계 공무원의 직무를 행하게 하기 위하여 보건복지부, 시·도 및 시·군·구에 의료지도원을 둔다.
② 의료지도원은 보건복지부장관, 시·도지사 또는 시장·군수·구청장이 그 소속 공무원 중에서 임명하되, 자격과 임명 등에 필요한 사항은 보건복지부령으로 정한다.
③ 의료지도원 및 그 밖의 공무원은 직무를 통하여 알게 된 의료기관, 의료인, 환자의 비밀을 누설하지 못한다.

CHAPTER 04 적중예상문제

01 「의료법」상 의료인으로 옳은 것은?

① 의사, 치과의사, 한의사, 조산사, 간호사
② 의사, 한의사, 조산사, 간호사, 응급구조사
③ 의사, 치과의사, 간호사, 의료기사, 작업치료사
④ 의사, 치과의사, 약사, 물리치료사, 조산사, 간호사
⑤ 의사, 치과의사, 한의사, 간호사, 간호조무사, 물리치료사, 요양보호사

> **해설**
> 「의료법」에서 의료인이란 보건복지부장관의 면허를 받은 의사·치과의사·한의사·조산사 및 「간호법」에 따른 간호사를 말한다(법 제2조 제1항).

02 「의료법」상 의료인의 업무가 옳게 짝지어진 것은?

① 의사 - 의료와 보건지도
② 의사 - 의료와 양호지도
③ 한의사 - 의료와 요양을 위한 간호
④ 치과의사 - 의료와 구강에 대한 양호간호
⑤ 조산사 - 의료와 건강증진을 위한 활동의 기획

> **해설**
> 의료인은 종별에 따라 다음의 임무를 수행하여 국민보건 향상을 이루고 국민의 건강한 생활 확보에 이바지할 사명을 가진다(법 제2조 제2항).
> - 의사는 의료와 보건지도를 임무로 한다.
> - 치과의사는 치과 의료와 구강 보건지도를 임무로 한다.
> - 한의사는 한방 의료와 한방 보건지도를 임무로 한다.
> - 조산사는 조산(助産)과 임산부 및 신생아에 대한 보건과 양호지도를 임무로 한다.
> - 간호사는 「간호법」 제12조의 업무를 임무로 한다.

01 ① 02 ①

03 「의료법」상의 의료기관이 아닌 것은?

① 조산원
② 요양병원
③ 치과의원
④ 한방병원
⑤ 보건의료원

> **해설**
> 보건소, 보건의료원, 보건지소 및 건강생활지원센터는 「지역보건법」상 기관이다.
>
> 의료기관(법 제3조 제2항)
> - 의원급 의료기관 : 의원, 치과의원, 한의원
> - 조산원
> - 병원급 의료기관 : 병원, 치과병원, 한방병원, 요양병원, 정신병원, 종합병원

04 「의료법」상 의원급 의료기관으로 옳게 짝지어진 것은?

① 의원, 조산원, 한의원
② 의원, 보건소, 조산원
③ 의원, 치과의원, 한의원
④ 의원, 치과의원, 보건지소
⑤ 의원, 한방병원, 보건의료원

> **해설**
> 의원급 의료기관은 의사, 치과의사 또는 한의사가 주로 외래환자를 대상으로 각각 그 의료행위를 하는 의원, 치과의원, 한의원을 말한다(법 제3조 제2항 제1호).

05 「의료법」상 한방병원이 갖추어야 할 병상의 개수는?

① 10개 이상
② 20개 이상
③ 30개 이상
④ 50개 이상
⑤ 100개 이상

> **해설**
> 병원·치과병원·한방병원 및 요양병원(이하 병원)은 30개 이상의 병상(병원·한방병원만 해당) 또는 요양병상(요양병원만 해당하며, 장기입원이 필요한 환자를 대상으로 의료행위를 하기 위하여 설치한 병상)을 갖추어야 한다(법 제3조의2).

정답 03 ⑤ 04 ③ 05 ③

06 「의료법」상 100병상 이상 300병상 이하인 종합병원이 설치해야 하는 필수진료과목은?

① 치과
② 피부과
③ 이비인후과
④ 진단검사의학과
⑤ 정신건강의학과

> **해설**
> 100병상 이상 300병상 이하인 종합병원의 경우에는 내과·외과·소아청소년과·산부인과 중 3개 진료과목, 영상의학과, 마취통증의학과와 진단검사의학과 또는 병리과를 포함한 7개 이상의 진료과목을 갖추고 각 진료과목마다 전속하는 전문의를 둘 것(법 제3조의3 제1항 제2호)

07 「의료법」상 상급종합병원으로 지정받은 종합병원에 대하여는 몇 년마다 한 번씩 재지정 여부를 평가하는가?

① 1년마다
② 2년마다
③ 3년마다
④ 4년마다
⑤ 5년마다

> **해설**
> 보건복지부장관은 상급종합병원으로 지정받은 종합병원에 대하여 3년마다 평가를 실시하여 재지정하거나 지정을 취소할 수 있다(법 제3조의4 제3항).

08 「의료법」상 정신병원을 개설하고자 하는 자가 갖추어야 하는 조건은?

① 시·도지사에게 신고
② 시·도지사의 허가
③ 보건복지부장관의 허가
④ 보건복지부장관에게 신고
⑤ 시장·군수·구청장에게 신고

> **해설**
> 종합병원·병원·치과병원·한방병원·요양병원 또는 정신병원을 개설하려면 보건복지부령으로 정하는 바에 따라 제33조의2에 따른 시·도 의료기관개설위원회의 사전심의 및 본심의를 거쳐 시·도지사의 허가를 받아야 한다(법 제33조 제4항).

09 「의료법」상 종합병원에 관한 설명으로 옳은 것은?

① 종합병원은 의사, 치과의사, 간호사만이 의료를 행할 수 있다.
② 치과는 300병상 이하인 종합병원의 필수진료과목에 포함된다.
③ 300병상을 초과하는 종합병원인 경우 10개 이상의 진료과목을 갖추어야 한다.
④ 종합병원은 필수진료과목 외에 필요하면 추가로 진료과목을 설치·운영할 수 있다.
⑤ 시·도지사는 종합병원 중에서 중증질환에 대해 난이도가 높은 의료행위를 전문적으로 하는 종합병원을 상급종합병원으로 지정할 수 있다.

> **해설**
> ① 종합병원은 의사, 치과의사, 또는 한의사가 주로 입원환자를 대상으로 의료행위를 하는 의료기관이다(법 제3조 제2항 제3호 바목).
> ② 치과는 300병상을 초과하는 종합병원의 필수진료과목에 해당한다(법 제3조의3 제1항).
> ③ 300병상을 초과하는 경우에는 내과, 외과, 소아청소년과, 산부인과, 영상의학과, 마취통증의학과, 진단검사의학과 또는 병리과, 정신건강의학과 및 치과를 포함한 9개 이상의 진료과목을 갖추고 각 진료과목마다 전속하는 전문의를 두어야 한다(법 제3조의3 제1항 제3호).
> ⑤ 보건복지부장관은 요건을 갖춘 종합병원 중에서 중증질환에 대하여 난이도가 높은 의료행위를 전문적으로 하는 종합병원을 상급종합병원으로 지정할 수 있다(법 제3조의4 제1항).

10 「의료법」상 특정 진료과목이나 특정 질환 등에 대하여 난이도가 높은 의료행위를 하는 병원은?

① 의원
② 한의원
③ 한방병원
④ 종합병원
⑤ 전문병원

> **해설**
> 보건복지부장관은 병원급 의료기관 중에서 특정 진료과목이나 특정 질환 등에 대하여 난이도가 높은 의료행위를 하는 병원을 전문병원으로 지정할 수 있다(법 제3조의5 제1항).

정답 09 ④ 10 ⑤

11 「의료법」상 치과병원은 입원환자 몇 명 이상을 수용할 수 있는 시설이 갖추어져야 하는가?

① 30병상
② 50병상
③ 80병상
④ 100병상
⑤ 제한이 없다.

> **해설**
> 치과병원의 경우에는 병상수에 관한 제한이 없다(시행규칙 별표 3).

12 「의료법」상 전문병원으로 지정될 수 있는 진료과목이 아닌 것은?

① 신경과
② 산부인과
③ 이비인후과
④ 소아청소년과
⑤ 정신건강의학과

> **해설**
> 전문병원의 지정기준(전문병원의 지정 및 평가 등에 관한 규칙 별표 1)
> • 질환별(10) : 관절, 뇌혈관, 대장항문, 수지접합, 심장, 알코올, 유방, 척추, 화상, 주산기
> • 진료과목별(6) : 산부인과, 소아청소년과, 신경과, 안과, 외과, 이비인후과

13 「의료법」에 관한 설명 중 옳은 것은?

① 요양병원은 외래환자를 대상으로 의료행위를 한다.
② 의사·치과의사·한의사 또는 조산사 국가시험은 매년 질병관리청장이 시행한다.
③ 의료인이란 의사, 치과의사, 한의사, 간호조무사, 조산사를 말한다.
④ 의료인의 의료 업무에 필요한 기구·약품, 그 밖의 재료는 압류하지 못한다.
⑤ 전문의가 의료인으로서 적합하다고 인정하더라도 정신질환자는 의료인이 될 수 없다.

> **해설**
> ① 요양병원은 의사, 치과의사 또는 한의사가 주로 입원환자를 대상으로 의료행위를 하는 의료기관이다(법 제3조 제2항 제3호).
> ② 의사·치과의사·한의사 또는 조산사 국가시험은 매년 보건복지부장관이 시행한다(법 제9조 제1항).
> ③ 의료인이란 의사, 치과의사, 한의사, 간호사, 조산사를 말한다(법 제2조 제1항).
> ⑤ 전문의가 의료인으로서 적합하다고 인정하는 사람은 정신질환자이더라도 의료인이 될 수 있다. 다만, 간호사에 대하여는 「간호법」에서 정하는 바에 따른다(법 제8조).

14 「의료법」상 상급종합병원의 지정 요건이 아닌 것은? ★

① 전문의가 되려는 자를 수련시키는 기관일 것
② 보건복지부령으로 정하는 인력·시설·장비 등을 갖출 것
③ 질병군별 환자의 구성비율이 보건복지부령으로 정하는 기준에 해당할 것
④ 20개 이상의 진료과목을 갖추고 각 진료과목마다 전속하는 전문의를 둘 것
⑤ 특정 진료과목이나 특정 질환 등에 대하여 난이도가 높은 의료행위를 하는 종합병원일 것

> **해설**
> 상급종합병원의 지정 요건(법 제3조의4 제1항)
> • 보건복지부령으로 정하는 20개 이상의 진료과목을 갖추고 각 진료과목마다 전속하는 전문의를 둘 것
> • 전문의가 되려는 자를 수련시키는 기관일 것
> • 보건복지부령으로 정하는 인력·시설·장비 등을 갖출 것
> • 질병군별 환자구성 비율이 보건복지부령으로 정하는 기준에 해당할 것

15 「의료법」상 의료인의 결격사유에 해당하지 않는 자는? ★

① 마약중독자
② 피성년후견인
③ 정신병원에서 치료를 받고 완치된 자
④ 「시체해부 및 보존에 관한 법률」을 위반하여 금고 이상의 형을 선고받고 집행 중인 자
⑤ 「모자보건법」을 위반하여 금고 이상의 형을 선고받고 그 형의 집행을 받지 아니하기로 확정되지 않은 자

> **해설**
> 정신질환자는 결격사유에 해당하지만, 정신병원에서 치료받은 경험이 있는 자는 결격사유에 해당하지 아니한다(법 제8조).

정답 14 ⑤ 15 ③

16 「의료법」상 응시자격 제한 등에 대한 설명이다. (   ) 안에 들어갈 것으로 옳은 것은?

> 부정한 방법으로 국가시험 등에 응시한 자나 국가시험 등에 관하여 부정행위를 한 자는 그 수험을 정지시키거나 합격을 무효로 한다. 이렇게 수험이 정지되거나 합격이 무효가 된 자는 그 다음에 치러지는 (   )의 국가시험 등에 응시할 수 없다.

① 1회
② 2회
③ 3회
④ 4회
⑤ 5회

해설
보건복지부장관은 수험이 정지되거나 합격이 무효가 된 사람에 대하여 처분의 사유와 위반 정도 등을 고려하여 대통령령으로 정하는 바에 따라 그 다음에 치러지는 이 법에 따른 국가시험 등의 응시를 3회의 범위에서 제한할 수 있다(법 제10조 제3항).

17 「의료법」상 한의사가 발급하는 진단서에 기재할 사항으로 옳지 <u>않은</u> 것은?

① 환자의 주소
② 질병분류기호
③ 발병 및 진단 연월일
④ 의료기관의 전화번호
⑤ 향후 치료에 대한 소견

해설
진단서 기재사항(시행규칙 제9조)
의사·치과의사 또는 한의사가 발급하는 진단서에는 다음의 사항을 적고 서명날인하여야 한다.
• 환자의 성명, 주민등록번호 및 주소
• 병명 및 「통계법」 제22조 제1항 전단에 따른 한국표준질병·사인 분류에 따른 질병분류기호(질병분류기호)
• 발병 연월일 및 진단 연월일
• 치료 내용 및 향후 치료에 대한 소견
• 입원·퇴원 연월일
• 의료기관의 명칭·주소, 진찰한 의사·치과의사 또는 한의사(부득이한 사유로 다른 의사 등이 발급하는 경우에는 발급한 의사 등)의 성명·면허자격·면허번호

18 「의료법」상 진료 중이던 환자가 최종 진료 시부터 몇 시간 이내에 사망한 경우 다시 진료하지 아니하더라도 진단서를 교부할 수 있는가?

① 24시간 이내
② 36시간 이내
③ 48시간 이내
④ 60시간 이내
⑤ 72시간 이내

> **해설**
> 진료 중이던 환자가 최종 진료 시부터 48시간 이내에 사망한 경우에는 다시 진료하지 아니하더라도 진단서나 증명서를 내줄 수 있다(법 제17조 제1항).

19 「의료법」상 의료인의 권리와 의무에 관한 설명 중 옳지 않은 것은?

① 의료업무에 필요한 의료기재는 압류하지 못한다.
② 의료기관에서 나오는 세탁물은 신고한 자가 아니면 처리할 수 없다.
③ 누구든지 의료기관의 의료용 시설·기재·약품, 그 밖의 기물 등을 파괴·손상하여 진료를 방해하여서는 안 된다.
④ 의료인은 응급환자를 다른 의료기관에 이송하는 경우에는 지체 없이 내원 당시 작성된 진료기록의 사본 등을 이송하여야 한다.
⑤ 의료인은 의료행위에 필요한 기구·약품, 그 밖의 시설 및 재료를 우선적으로 공급받을 권리가 있으나 권력에 부수되는 노력에 대해서는 같은 권리가 없다.

> **해설**
> 의료인은 의료행위에 필요한 기구·약품, 그 밖의 시설 및 재료를 우선적으로 공급받을 권리가 있으며, 권리에 부수(附隨)되는 물품, 노력, 교통수단에 대하여서도 같은 권리가 있다(법 제14조).

정답 18 ③ 19 ⑤

20 「의료법」상 진단서를 발급할 수 있는 의료인으로만 묶인 것은?

① 의사, 한의사, 치과의사
② 의사, 간호사, 치과의사
③ 간호사, 치과의사, 한의사
④ 조산사, 간호사, 치과의사
⑤ 의사, 간호사, 한의사, 치과의사

> **해설**
> 의료업에 종사하고 직접 진찰하거나 검안(檢案)한 의사, 치과의사, 한의사가 아니면 진단서 · 검안서 · 증명서를 작성하여 환자 또는 「형사소송법」 제222조 제1항에 따라 검시(檢屍)를 하는 지방검찰청검사(검안서에 한함)에게 교부하지 못한다(법 제17조 제1항 전단).

21 「의료법」상 출생증명서를 발급할 수 있는 자로 옳게 묶인 것은?

① 의사, 한의사, 조산사
② 의사, 간호사, 조산사
③ 의사, 한의사, 치과의사
④ 의사, 간호사, 치과의사
⑤ 의사, 조산사, 간호조무사

> **해설**
> 의료업에 종사하고 직접 조산한 의사 · 한의사 또는 조산사가 아니면 출생 · 사망 또는 사산 증명서를 내주지 못한다. 다만, 직접 조산한 의사 · 한의사 또는 조산사가 부득이한 사유로 증명서를 내줄 수 없으면 같은 의료기관에 종사하는 다른 의사 · 한의사 또는 조산사가 진료기록부 등에 따라 증명서를 내줄 수 있다(법 제17조 제2항).

22 「의료법」상 원칙적으로 환자에 관한 기록을 열람할 수 없는 자는?

① 환자의 부모
② 환자의 자녀
③ 환자의 형제
④ 환자의 조카
⑤ 환자의 배우자

> **해설**
> 원칙적으로 환자의 조카에게는 환자에 관한 기록을 열람할 수 있는 권리가 없다. 환자의 조카는 환자가 지정하는 대리인으로서 환자 본인의 동의서와 대리권이 있음을 증명하는 서류를 첨부하는 등 보건복지부령으로 정하는 요건을 갖추어 요청한 경우에만 가능하다(법 제21조 제3항 제2호).

23 진료의사가 부재중일 때 진단서 발급에 대한 내용으로 옳은 것은? ★

① 담당의사가 돌아올 때까지 기다려야 한다.
② 같은 병원 다른 의사에게 다시 진단을 받아 발급받는다.
③ 최종 진료 시로부터 48시간 이내에는 진단서를 받을 수 있다.
④ 같은 의료기관 내에서 의사 2명이 합의하면 진단서를 받을 수 있다.
⑤ 같은 의료기관에 종사하는 다른 의사가 진료기록부에 의해 교부할 수 있다.

> **해설**
> 환자 또는 사망자를 직접 진찰하거나 검안한 의사·치과의사 또는 한의사가 부득이한 사유로 진단서·검안서 또는 증명서를 내줄 수 없으면 같은 의료기관에 종사하는 다른 의사·치과의사 또는 한의사가 환자의 진료기록부 등에 따라 내줄 수 있다(법 제17조 제1항 후단).

24 사망증명서 또는 시체검안서를 교부할 수 있는 자로 묶인 것은?

① 의사, 한의사, 약사
② 의사, 한의사, 조산사
③ 의사, 치과의사, 한의사
④ 의사, 치과의사, 간호사
⑤ 의사, 치과의사, 간호사, 조산사

> **해설**
> 의료업에 종사하고 직접 진찰하거나 검안(檢案)한 의사, 치과의사, 한의사가 아니면 진단서·검안서·증명서를 작성하여 환자 또는 「형사소송법」 제222조 제1항에 따라 검시(檢屍)를 하는 지방검찰청검사(검안서에 한함)에게 교부하지 못한다(법 제17조 제1항 전단).

정답 23 ⑤ 24 ③

25 「의료법」상 의료기관에서 진료기록부에 기재하지 않아도 될 사항은?

① 진료비
② 진료 일시
③ 치료 내용
④ 환자의 주된 증상
⑤ 진료를 받은 자의 성명

> **해설**
> 진료기록부의 기재사항(시행규칙 제14조 제1호)
> - 진료를 받은 사람의 주소·성명·연락처·주민등록번호 등 인적사항
> - 주된 증상. 이 경우 의사가 필요하다고 인정하면 주된 증상과 관련한 병력·가족력을 추가로 기록할 수 있다.
> - 진단결과 또는 진단명
> - 진료경과(외래환자는 재진환자로서 증상·상태, 치료내용이 변동되어 의사가 그 변동을 기록할 필요가 있다고 인정하는 환자만 해당)
> - 치료 내용(주사·투약·처치 등)
> - 진료 일시(日時)

26 「의료법」상 간호기록부에 포함되지 않는 것은?

① 투약에 관한 사항
② 진료경과와 치료내용
③ 처치와 간호에 관한 사항
④ 섭취 및 배설물에 관한 사항
⑤ 체온, 혈압, 호흡에 관한 사항

> **해설**
> 간호기록부의 기재사항에는 간호를 받는 사람의 성명, 체온·맥박·호흡·혈압에 관한 사항, 투약에 관한 사항, 섭취 및 배설물에 관한 사항, 처치와 간호에 관한 사항, 간호 일시(日時) 등이 있다(시행규칙 제14조 제3호). 진료경과와 치료 내용은 진료기록부의 기재사항이다.

정답 25 ① 26 ②

27 「의료법」상 진료기록부와 수술기록의 보존기간은?

① 2년 ② 3년
③ 4년 ④ 5년
⑤ 10년

> **해설**
> 진료에 관한 기록의 보존기간(시행규칙 제15조)
>
> | 2년 | 3년 | 5년 | 10년 |
> |---|---|---|---|
> | 처방전 | 진단서 등의 부본 (진단서·사망진단서 및 시체검안서 등) | 환자 명부, 검사내용 및 검사소견기록, 방사선 사진(영상물 포함) 및 그 소견서, 간호기록부, 조산기록부 | 진료기록부, 수술기록 |

28 「의료법」상 의료인이나 의료기관 개설자가 3년 동안 보존해야 하는 것은?

① 환자 명부
② 간호기록부
③ 조산기록부
④ 사망진단서
⑤ 검사소견기록

> **해설**
> ① 환자 명부 : 5년
> ② 간호기록부 : 5년
> ③ 조산기록부 : 5년
> ⑤ 검사소견기록 : 5년

정답 27 ⑤ 28 ④

29 「의료법」상 의사·치과의사·한의사·조산사의 실태 및 취업상황 신고 시 신고주기와 신고대상자가 적절히 짝지어진 것은?

	(가)	(나)
①	3년	보건복지부장관
②	3년	시장·군수·구청장
③	4년	보건복지부장관
④	4년	시장·군수·구청장
⑤	5년	보건복지부장관

> **해설**
> 의사·치과의사·한의사·조산사는 대통령령으로 정하는 바에 따라 최초로 면허를 받은 후부터 3년마다 그 실태와 취업 상황 등을 보건복지부장관에게 신고하여야 한다(법 제25조 제1항).

30 「의료법」상 관할 경찰서장에게 즉시 신고하여야 하는 것은?

① 에이즈 진단 시
② 향정신성의약품의 도난 시
③ 변사체로 의심되는 사체를 검안한 때
④ 예방접종 이상 반응으로 사망한 사체 검안 시
⑤ 감염병으로 사망한 것으로 의심되는 사체 검안 시

> **해설**
> 의사·치과의사·한의사 및 조산사는 사체를 검안하여 변사(變死)한 것으로 의심되는 때에는 사체의 소재지를 관할하는 경찰서장에게 신고하여야 한다(법 제26조).

31 「의료법」상 의료법인이 개설하는 의료기관에서 의료업무 외에 부대사업으로 할 수 <u>없는</u> 것은?

① 여행업
② 수영장업
③ 슈퍼마켓
④ 외국인환자 유치업
⑤ 건강기능식품 판매업

> **해설**
> 의료법인이 개설하는 의료기관에서 의료업무 외에 의류 등 생활용품 판매업 및 식품판매업(건강기능식품 판매업은 제외)의 부대사업을 할 수 있다. 다만, 의료법인이 직접 영위하는 경우는 제외한다(시행규칙 제60조).

정답 29 ① 30 ③ 31 ⑤

32 「의료법」상 의료행위의 제한에 관한 설명 중 옳지 않은 것은?

① 의료인이 아니면 누구든지 의료행위를 할 수 없으며 의료인도 면허된 것 이외의 의료행위를 할 수 없다.
② 의료인이 아니면 의사 · 치과의사 · 한의사 · 조산사 또는 간호사 명칭이나 이와 비슷한 명칭을 사용하지 못한다.
③ 의학 · 치과의학 · 한방의학 또는 간호학을 전공하는 학교의 학생은 보건복지부령으로 정하는 범위에서 의료행위를 할 수 있다.
④ 외국의 의료인 면허를 가진 자로서 일정 기간 국내에 체류하는 자는 보건복지부령으로 정하는 범위에서 의료행위를 할 수 있다.
⑤ 의료인이 아니면 영리를 목적으로 환자를 의료기관이나 의료인에게 소개 · 알선 · 유인하는 행위 및 이를 사주하는 행위를 하여서는 아니 된다.

> **해설**
> 환자 소개 · 알선 · 유인 금지는 의료인의 경우에도 적용된다. 누구든지 「국민건강보험법」이나 「의료급여법」에 따른 본인부담금을 면제하거나 할인하는 행위, 금품 등을 제공하거나 불특정 다수인에게 교통편의를 제공하는 행위 등 영리를 목적으로 환자를 의료기관이나 의료인에게 소개 · 알선 · 유인하는 행위 및 이를 사주하는 행위를 하여서는 아니 된다(법 제27조 제3항 전단).

33 「의료법」상 의료인이 받아야 할 보수교육에 포함되는 사항이 아닌 것은?

① 직업윤리에 관한 사항
② 업무 전문성 향상에 관한 사항
③ 의료 관계 법령의 준수에 관한 사항
④ 의료인 또는 의료기관 개설자에 대한 훈련 사항
⑤ 선진 의료기술 등의 동향 및 추세 등에 관한 사항

> **해설**
> 중앙회는 다음의 사항이 포함된 보수교육을 매년 실시하여야 한다(시행규칙 제20조 제1항).
> • 직업윤리에 관한 사항
> • 업무 전문성 향상 및 업무 개선에 관한 사항
> • 의료 관계 법령의 준수에 관한 사항
> • 선진 의료기술 등의 동향 및 추세 등에 관한 사항
> • 그 밖에 보건복지부장관이 의료인의 자질 향상을 위하여 필요하다고 인정하는 사항

정답 32 ⑤ 33 ④

34 「의료법」상 의료인의 보수교육은 매년 몇 시간 이상 받아야 하는가?

① 8시간 이상
② 10시간 이상
③ 12시간 이상
④ 15시간 이상
⑤ 20시간 이상

> **해설**
> 중앙회는 보수교육을 매년 실시하여야 하며, 이 경우 교육시간은 연간 8시간 이상으로 한다(시행규칙 제20조 제1항·제2항).

35 「의료법」상 중앙회와 지부에 대한 설명으로 옳지 않은 것은?

① 중앙회는 법인으로 한다.
② 의료인은 당연히 해당하는 중앙회의 회원이 된다.
③ 외국에 의사회 지부를 설치하려면 보건복지부장관에게 신고하여야 한다.
④ 중앙회가 지부를 설치한 때에는 그 지부의 책임자는 지체 없이 시·도지사에게 신고한다.
⑤ 각 중앙회는 자격정지 처분 요구에 관한 사항 등을 심의·의결하기 위하여 윤리위원회를 둔다.

> **해설**
> 중앙회는 대통령령으로 정하는 바에 따라 특별시·광역시·도와 특별자치도(이하 시·도)에 지부를 설치하여야 하며, 시·군·구(자치구만을 말함)에 분회를 설치할 수 있다. 다만, 그 외의 지부나 외국에 의사회 지부를 설치하려면 보건복지부장관의 승인을 받아야 한다(법 제28조 제5항).

36 「의료법」상 가정간호에 대한 설명이다. (   ) 안에 들어갈 것으로 옳은 것은?

> 가정전문간호사는 가정간호 중 검체의 채취 및 운반, 투약, 주사 또는 치료적 의료행위인 간호를 하는 경우에는 의사나 한의사의 진단과 처방에 따라야 한다. 이 경우 의사 및 한의사 처방의 유효기간은 처방일부터 (   )까지로 한다.

① 30일
② 60일
③ 90일
④ 120일
⑤ 150일

해설
가정전문간호사는 가정간호 중 검체의 채취 및 운반, 투약, 주사 또는 치료적 의료행위인 간호를 하는 경우에는 의사나 한의사의 진단과 처방에 따라야 한다. 이 경우 의사 및 한의사 처방의 유효기간은 처방일부터 90일까지로 한다(시행규칙 제24조 제4항).

37 「의료법」상 의료기관을 개설할 수 없는 자는?

① 조산사
② 영리법인
③ 준정부기관
④ 지방자치단체
⑤ 한국보훈복지의료공단

해설
의료기관의 개설 등(법 제33조 제2항)
다음의 어느 하나에 해당하는 자가 아니면 의료기관을 개설할 수 없다. 이 경우 의사는 종합병원·병원·요양병원·정신병원 또는 의원을, 치과의사는 치과병원 또는 치과의원을, 한의사는 한방병원·요양병원 또는 한의원을, 조산사는 조산원만을 개설할 수 있다.
- 의사, 치과의사, 한의사 또는 조산사
- 국가나 지방자치단체
- 의료업을 목적으로 설립된 법인
- 「민법」이나 특별법에 따라 설립된 비영리법인
- 「공공기관의 운영에 관한 법률」에 따른 준정부기관, 「지방의료원의 설립 및 운영에 관한 법률」에 따른 지방의료원, 「한국보훈복지의료공단법」에 따른 한국보훈복지의료공단

정답 36 ③ 37 ②

38 「의료법」상 의료인이 의료기관 외에서 의료행위를 해야 할 때가 아닌 것은?

① 가정간호를 하는 경우
② 원격의료가 필요할 경우
③ 응급환자를 진료하는 경우
④ 환자의 요청에 따라 진료하는 경우
⑤ 국가의 장이 공익상 필요하다고 인정하여 요청하는 경우

> **해설**
> 의료기관의 개설 등(법 제33조 제1항)
> 의료인은 이 법에 따른 의료기관을 개설하지 아니하고는 의료업을 할 수 없으며, 다음의 어느 하나에 해당하는 경우 외에는 그 의료기관 내에서 의료업을 하여야 한다.
> - 「응급의료에 관한 법률」 제2조 제1호에 따른 응급환자를 진료하는 경우
> - 환자나 환자 보호자의 요청에 따라 진료하는 경우
> - 국가나 지방자치단체의 장이 공익상 필요하다고 인정하여 요청하는 경우
> - 보건복지부령으로 정하는 바에 따라 가정간호를 하는 경우
> - 그 밖에 이 법 또는 다른 법령으로 특별히 정한 경우나 환자가 있는 현장에서 진료를 하여야 하는 부득이한 사유가 있는 경우

39 「의료법」상 의료기관의 개설에 관한 기술 중 타당하지 않은 것은?

① 조산사는 조산원만을 개설할 수 있다.
② 치과의사는 치과병원·치과의원을 개설할 수 있다.
③ 의료기관의 개설은 의사·치과의사·한의사만이 가능하다.
④ 의사는 종합병원·병원·요양병원·의원을 개설할 수 있다.
⑤ 한의사는 한방병원·요양병원 또는 한의원을 개설할 수 있다.

> **해설**
> 의료기관 개설권자는 의사, 치과의사, 한의사, 조산사, 국가, 지방자치단체, 의료법인, 비영리법인, 준정부기관, 지방의료원, 한국보훈복지의료공단 등이고, 의사는 종합병원·병원·요양병원·정신병원 또는 의원을, 치과의사는 치과병원 또는 치과의원을, 한의사는 한방병원·요양병원 또는 한의원을, 조산사는 조산원만을 개설할 수 있다(법 제33조 제2항).

40 「의료법」상 원격의료가 가능한 자로만 나열된 것은? ★

① 의사 · 조산사 · 간호사
② 의사 · 조산사 · 한의사
③ 의사 · 치과의사 · 한의사
④ 의사 · 치과의사 · 간호사
⑤ 의사 · 치과의사 · 조산사

> **해설**
> 의료인(의료업에 종사하는 의사 · 치과의사 · 한의사만 해당)은 제33조 제1항에도 불구하고 컴퓨터 · 화상통신 등 정보통신기술을 활용하여 먼 곳에 있는 의료인에게 의료지식이나 기술을 지원하는 원격의료를 할 수 있다(법 제34조 제1항).

41 「의료법」상 의료기관 개설자가 지켜야 할 준수사항으로 옳지 않은 것은?

① 의료관광 관리에 관한 사항
② 급식관리 기준에 관한 사항
③ 의료기관의 위생 관리에 관한 사항
④ 의료기관의 신체보호대 사용에 관한 사항
⑤ 종합병원과 요양병원의 임종실 설치에 관한 사항

> **해설**
> **의료기관 개설자의 준수사항(법 제36조)**
> - 의료기관의 종류에 따른 시설기준 및 규격에 관한 사항
> - 의료기관의 안전관리시설 기준에 관한 사항
> - 의료기관 및 요양병원의 운영 기준에 관한 사항
> - 고가의료장비의 설치 · 운영 기준에 관한 사항
> - 의료기관의 종류에 따른 의료인 등의 정원 기준에 관한 사항
> - 급식관리 기준에 관한 사항
> - 의료기관의 위생 관리에 관한 사항
> - 의료기관의 의약품 및 일회용 의료기기의 사용에 관한 사항
> - 의료기관의 「감염병의 예방 및 관리에 관한 법률」 제41조 제4항에 따른 감염병환자 등의 진료 기준에 관한 사항
> - 의료기관 내 수술실, 분만실, 중환자실 등 감염관리가 필요한 시설의 출입 기준에 관한 사항
> - 의료인 및 환자 안전을 위한 보안장비 설치 및 보안인력 배치 등에 관한 사항
> - 의료기관의 신체보호대 사용에 관한 사항
> - 의료기관의 의료 관련 감염 예방에 관한 사항
> - 종합병원과 요양병원의 임종실 설치에 관한 사항

42 「의료법」상 의료기관을 개설한 자가 의료업을 휴·폐업하고자 할 때 누구에게 신고해야 하는가?

① 보건소장
② 시·도지사
③ 보건복지부장관
④ 고용노동부장관
⑤ 시장·군수·구청장

> **해설**
> 의료기관 개설자는 의료업을 폐업하거나 1개월 이상 휴업(입원환자가 있는 경우에는 1개월 미만의 휴업도 포함)하려면 보건복지부령으로 정하는 바에 따라 관할 시장·군수·구청장에게 신고하여야 한다(법 제40조 제1항).

43 「의료법」상 의료인이 의약품 도매상, 의료기기 판매업자 등으로부터 제공받을 수 있는 이익이 아닌 것은?

① 견본품 제공
② 시판 후 조사
③ 학술대회 지원
④ 판매촉진 지원
⑤ 임상시험 지원

> **해설**
> 의료인은 의약품공급업자로부터 의약품 채택·처방유도·거래유지 등 판매촉진을 목적으로 제공되는 금전, 물품, 편익, 노무, 향응, 그 밖의 경제적 이익을 받거나 의료기관으로 하여금 받게 하여서는 아니 된다. 다만, 견본품 제공, 학술대회 지원, 임상시험 지원, 제품설명회, 대금결제조건에 따른 비용할인, 시판 후 조사 등의 행위로서 보건복지부령으로 정하는 범위 안의 경제적 이익 등인 경우에는 그러하지 아니하다(법 제23조의5 제1항).

44 「의료법」상 의료기관이 폐업할 경우 진료에 관한 기록을 누구에게 이관하여야 하는가?

① 국가기록원
② 관할 구청장
③ 관할 보건소장
④ 관할 시·도지사
⑤ 보건복지부장관

> **해설**
> 의료기관 개설자는 폐업 또는 휴업 신고를 할 때 기록·보존하고 있는 진료기록부 등의 수량 및 목록을 확인하고 진료기록부 등을 관할 보건소장에게 넘겨야 한다. 다만, 의료기관 개설자가 보건복지부령으로 정하는 바에 따라 진료기록부 등의 보관계획서를 제출하여 관할 보건소장의 허가를 받은 경우에는 직접 보관할 수 있다(법 제40조의2 제1항).

45 「의료법」상 시·도지사의 허가사항이 아닌 것은?

① 한의원 개설
② 요양병원 개설
③ 치과병원 개설
④ 의료법인 설립
⑤ 의료법인의 정관 변경

> **해설**
> ① 의원·치과의원·한의원 또는 조산원을 개설하려는 자는 보건복지부령으로 정하는 바에 따라 시장·군수·구청장에게 신고하여야 한다(법 제33조 제3항).
> ②·③ 종합병원·병원·치과병원·한방병원·요양병원 또는 정신병원을 개설하려면 보건복지부령으로 정하는 바에 따라 제33조의2에 따른 시·도 의료기관개설위원회의 사전심의 및 본심의를 거쳐 시·도지사의 허가를 받아야 하고, 종합병원을 개설하려는 경우 또는 300병상 이상 종합병원의 의료기관 개설자가 병원급 의료기관을 추가로 개설하려는 경우에는 보건복지부령으로 정하는 바에 따라 시·도 의료기관개설위원회의 사전심의 단계에서 보건복지부장관의 승인을 받아야 한다(법 제33조 제4항).
> ④ 의료법인을 설립하려는 자는 대통령령으로 정하는 바에 따라 정관과 그 밖의 서류를 갖추어 그 법인의 주된 사무소의 소재지를 관할하는 시·도지사의 허가를 받아야 한다(법 제48조 제1항).
> ⑤ 의료법인이 재산을 처분하거나 정관을 변경하려면 시·도지사의 허가를 받아야 한다(법 제48조 제3항).

46 「의료법」상 종합병원에서 연평균 1일 입원환자가 200명, 외래환자가 600명일 때 필요한 간호사 수는?

① 100명
② 120명
③ 150명
④ 180명
⑤ 200명

> **해설**
> 종합병원 간호사 정원의 경우 연평균 1일 입원환자를 2.5명으로 나눈 수(이 경우 소수점은 올림). 외래환자 12명은 입원환자 1명으로 환산한다(시행규칙 별표 5).
> 200 ÷ 2.5 = 80, 600 ÷ 12 ÷ 2.5 = 20
> ∴ 간호사 정원은 100명이다.

47 「의료법」상 의료인 보수교육 면제자가 아닌 사람은?

① 전공의
② 군 복무 중인 자
③ 의과대학의 대학원 재학생
④ 면허증을 발급받은 신규 면허취득자
⑤ 보건복지부장관이 보수교육을 받을 필요가 없다고 인정하는 사람

> **해설**
> 보수교육 면제자 및 유예자(시행규칙 제20조 제6항·제7항)
> - 다음의 어느 하나에 해당하는 사람에 대하여는 해당 연도의 보수교육을 면제한다.
>   - 전공의
>   - 의과대학·치과대학·한의과대학·간호대학의 대학원 재학생
>   - 면허증을 발급받은 신규 면허취득자
>   - 보건복지부장관이 보수교육을 받을 필요가 없다고 인정하는 사람
> - 다음의 어느 하나에 해당하는 사람에 대하여는 해당 연도의 보수교육을 유예할 수 있다.
>   - 해당 연도에 6개월 이상 환자진료 업무에 종사하지 아니한 사람
>   - 보건복지부장관이 보수교육을 받기가 곤란하다고 인정하는 사람

48 「의료법」상 의료광고의 금지 대상이 아닌 것은?

① 외국인환자를 유치하기 위한 국내광고
② 다른 의료인 등의 기능 또는 진료 방법과 비교하는 내용의 광고
③ 신문, 방송, 잡지 등을 이용하여 기사 또는 전문가의 의견 형태로 표현되는 광고
④ 환자에 관한 치료경험담 등 소비자로 하여금 치료효과를 오인하게 할 우려가 있는 내용의 광고
⑤ 세계보건기구와 협력을 맺은 국제평가기구로부터 받은 인증을 표시한 광고 등 대통령령으로 정하는 광고

> **해설**
> 의료광고 규제방식이 네거티브 시스템(금지 대상만 규정하고 나머지는 모두 허용하는 시스템)으로 변경됨에 따라 금지 대상이 아니면 모두 허용된다. ①·②·③·④는 금지 대상이다(법 제56조 제2항).

49 「의료법」상 허용되는 의료광고의 방법에 해당하는 것은?

① 일간신문
② 라디오방송
③ 데이터방송
④ 텔레비전방송
⑤ 이동멀티미디어 방송

> **해설**
> 의료광고는 「방송법」 제2조 제1호 방송의 방법으로는 하지 못한다(법 제56조 제3항). 방송이라 함은 텔레비전방송·라디오방송·데이터방송·이동멀티미디어 방송을 말한다.

50 「의료법」상 환자의 권리가 아닌 것은?

① 진료받을 권리
② 알 권리 및 자기결정권
③ 비밀을 보호받을 권리
④ 상담·조정을 신청할 권리
⑤ 부정한 방법으로 진료를 받지 않을 권리

> **해설**
> 게시하여야 하는 환자의 권리와 의무(시행규칙 별표 1)
> • 환자의 권리 : 진료받을 권리, 알 권리 및 자기결정권, 비밀을 보호받을 권리, 상담·조정을 신청할 권리
> • 환자의 의무 : 의료인에 대한 신뢰·존중 의무, 부정한 방법으로 진료를 받지 않을 의무

정답 49 ① 50 ⑤

51 「의료법」상 의료기관의 인증에 대한 설명이다. (   ) 안에 들어갈 말로 옳은 것은?

> 의료기관 인증제도와 관련하여 인증전담기관은 (가)이고, 인증심의기관은 (나)이다.

	(가)	(나)
①	건강보험심사평가원	의료기관인증위원회
②	건강보험심사평가원	의료기관평가위원회
③	건강보험심사평가원	의료기관심사위원회
④	의료기관평가인증원	의료기관인증위원회
⑤	의료기관평가인증원	의료기관평가위원회

해설
의료기관 인증을 할 수 있는 자는 보건복지부장관이고, 이를 위탁받은 인증전담기관은 의료기관평가인증원이다. 또한 인증심의기관은 의료기관인증위원회이다(법 제58조, 제58조의2).

52 신의료기술평가에 대한 설명 중 옳지 <u>않은</u> 것은?

① 신의료기술의 안전성·유효성을 평가한다.
② 국민건강을 보호하고 의료기술의 발전을 촉진하기 위한 제도이다.
③ 보건복지부장관은 평가결과를 건강보험공단이사장에게 알려야 한다.
④ 신의료기술평가위원회의 위원장과 위원의 임기는 3년으로 하되, 연임할 수 있다.
⑤ 신의료기술평가위원회는 위원장 1인을 포함하여 20인 이내의 위원으로 구성한다.

해설
보건복지부장관은 신의료기술평가의 결과를 건강보험심사평가원의 장에게 알려야 한다(법 제53조 제3항).

정답 51 ④ 52 ③

53 「의료법」상 의료기관 인증기준 포함 사항이 아닌 것은?

① 환자 만족도
② 환자의 권리와 안전
③ 의료기관의 의료인 만족도
④ 의료서비스의 제공과정 및 성과
⑤ 의료기관의 조직 · 인력관리 및 운영

> **해설**
> 의료기관 인증기준은 환자의 권리와 안전, 의료기관의 의료서비스 질 향상 활동, 의료서비스의 제공과정 및 성과, 의료기관의 조직 · 인력관리 및 운영, 환자 만족도를 포함하여야 한다(법 제58조의3 제1항).

54 「의료법」상 면허증을 대여하여 면허가 취소된 경우 재교부 가능 시기는?

① 1년
② 2년
③ 3년
④ 4년
⑤ 5년

> **해설**
> 면허증을 빌려준 경우의 재발급 제한기간은 3년 이내이다(법 제65조 제2항).

55 「의료법」상 의료인에 대한 면허취소사유에 해당하는 것은? ★

① 면허증을 대여한 경우
② 부정한 방법으로 진료비를 거짓 청구한 경우
③ 의료인의 품위를 심하게 손상시키는 행위를 한 경우
④ 의료기사가 아닌 자에게 의료기사의 업무를 하게 한 경우
⑤ 의료기관 개설자가 될 수 없는 자에게 고용되어 의료행위를 한 경우

> **해설**
> ① 면허취소사유(법 제65조 제1항 제4호)
> ② 면허자격정지사유(법 제66조 제1항 제7호)
> ③ 면허자격정지사유(법 제66조 제1항 제1호)
> ④ 면허자격정지사유(법 제66조 제1항 제6호)
> ⑤ 면허자격정지사유(법 제66조 제1항 제2호)

56 「의료법」상 의료 관련 감염 예방에 관한 내용이다. ( ) 안에 들어갈 말로 옳은 것은?

> ( )개 이상의 병상을 갖춘 병원급 의료기관의 장은 의료 관련 감염 예방을 위하여 감염관리위원회와 감염관리실을 설치·운영하고 감염관리 업무를 수행하는 전담 인력을 두는 등 필요한 조치를 하여야 한다.

① 100
② 200
③ 300
④ 400
⑤ 500

> **해설**
> 100개 이상의 병상을 갖춘 병원급 의료기관(시행규칙 제43조 제1항)의 장은 의료 관련 감염 예방을 위하여 감염관리위원회와 감염관리실을 설치·운영하고 보건복지부령으로 정하는 바에 따라 감염관리 업무를 수행하는 전담 인력을 두는 등 필요한 조치를 하여야 한다(법 제47조 제1항).

57 「의료법」상 감염관리실 근무 인력의 교육기준으로 옳은 것은?

① 매년 20시간 이상 교육을 이수하여야 한다.
② 감염관리실 근무 인력은 경력 5년 이상인 사람으로 한정한다.
③ 종합병원 감염관리실에 두는 인력 중 2명 이상은 감염관리실에서 전담 근무해야 한다.
④ 교육내용에 감염관리업무 개요 및 담당 인력의 역할, 감염관리 지침, 미생물학, 역학통계, 임상미생물학, 유행조사 등이 포함된다.
⑤ 감염관리실에서 감염관리 업무를 수행하는 사람은 감염관리에 관한 경험 및 지식이 있는 의사, 간호사, 보건복지부장관이 인정하는 사람으로 한다.

> **해설**
> ① 매년 16시간 이상 교육을 이수하여야 한다(시행규칙 별표 8의3).
> ② 감염관리실 근무 인력은 감염관리 경력 3년 이상인 사람으로 한정한다(시행규칙 별표 8의3).
> ③ 감염관리실(종합병원, 150개 이상의 병상을 갖춘 병원, 치과병원 또는 한방병원만 해당)에 두는 인력 중 1명 이상은 감염관리실에서 전담 근무해야 한다(시행규칙 제46조).
> ⑤ 감염관리실에서 감염관리 업무를 수행하는 사람은 감염관리에 관한 경험 및 지식이 있는 의사, 간호사, 해당 의료기관의 장이 인정하는 사람으로 한다(시행규칙 별표 8의2).

58 「의료법」상 감염관리위원회의 심의사항으로 옳지 않은 것은?

① 병상수급계획의 수립에 관한 사항
② 병원의 전반적인 위생관리에 관한 사항
③ 감염관리요원의 선정 및 배치에 관한 사항
④ 연간 감염예방계획의 수립 및 시행에 관한 사항
⑤ 의료 관련 감염관리에 관한 자체 규정의 제정 및 개정에 관한 사항

> **해설**
> 감염관리위원회의 심의사항(시행규칙 제43조 제2항)
> • 의료 관련 감염에 대한 대책, 연간 감염예방계획의 수립 및 시행에 관한 사항
> • 감염관리요원의 선정 및 배치에 관한 사항
> • 감염병환자 등의 처리에 관한 사항
> • 병원의 전반적인 위생관리에 관한 사항
> • 의료 관련 감염관리에 관한 자체 규정의 제정 및 개정에 관한 사항
> • 그 밖에 의료 관련 감염관리에 관한 중요한 사항

정답 57 ④ 58 ①

CHAPTER 05 감염병의 예방 및 관리에 관한 법률

> 감염병의 예방 및 관리에 관한 법률[시행 2025.10.2., 2025.4.1. 일부개정]
> 감염병의 예방 및 관리에 관한 법률 시행령[시행 2024.9.15., 2024.9.10. 일부개정]
> 감염병의 예방 및 관리에 관한 법률 시행규칙[시행 2025.3.20., 2025.3.20. 일부개정]

1 총칙

(1) 목적(법 제1조)

이 법은 국민 건강에 위해(危害)가 되는 감염병의 발생과 유행을 방지하고, 그 예방 및 관리를 위하여 필요한 사항을 규정함으로써 국민 건강의 증진 및 유지에 이바지함을 목적으로 한다.

(2) 용어의 정의(법 제2조) ★

① **감염병** : 제1급감염병, 제2급감염병, 제3급감염병, 제4급감염병, 기생충감염병, 세계보건기구 감시대상 감염병, 생물테러감염병, 성매개감염병, 인수(人獸)공통감염병 및 의료 관련 감염병을 말한다.

② **제1급감염병** : 생물테러감염병 또는 치명률이 높거나 집단 발생의 우려가 커서 발생 또는 유행 즉시 신고하여야 하고, 음압격리와 같은 높은 수준의 격리가 필요한 감염병으로서 다음의 감염병을 말한다. 다만, 갑작스러운 국내 유입 또는 유행이 예견되어 긴급한 예방·관리가 필요하여 질병관리청장이 보건복지부장관과 협의하여 지정하는 감염병을 포함한다.

- 에볼라바이러스병
- 라싸열
- 남아메리카출혈열
- 두창
- 탄저
- 야토병
- 중증급성호흡기증후군(SARS)
- 동물인플루엔자 인체감염증
- 디프테리아
- 마버그열
- 크리미안콩고출혈열
- 리프트밸리열
- 페스트
- 보툴리눔독소증
- 신종감염병증후군
- 중동호흡기증후군(MERS)
- 신종인플루엔자

③ **제2급감염병** : 전파가능성을 고려하여 발생 또는 유행 시 24시간 이내에 신고하여야 하고, 격리가 필요한 다음의 감염병을 말한다. 다만, 갑작스러운 국내 유입 또는 유행이 예견되어 긴급한 예방·관리가 필요하여 질병관리청장이 보건복지부장관과 협의하여 지정하는 감염병을 포함한다.

- 결핵(結核)
- 홍역(紅疫)
- 장티푸스
- 세균성이질
- A형간염
- 유행성이하선염(流行性耳下腺炎)
- 폴리오
- b형헤모필루스인플루엔자
- 한센병
- 반코마이신내성황색포도알균(VRSA) 감염증
- E형간염
- 수두(水痘)
- 콜레라
- 파라티푸스
- 장출혈성대장균감염증
- 백일해(百日咳)
- 풍진(風疹)
- 수막구균 감염증
- 폐렴구균 감염증
- 성홍열
- 카바페넴내성장내세균목(CRE) 감염증

④ **제3급감염병** : 그 발생을 계속 감시할 필요가 있어 발생 또는 유행 시 24시간 이내에 신고하여야 하는 다음의 감염병을 말한다. 다만, 갑작스러운 국내 유입 또는 유행이 예견되어 긴급한 예방·관리가 필요하여 질병관리청장이 보건복지부장관과 협의하여 지정하는 감염병을 포함한다.

- 파상풍(破傷風)
- 일본뇌염
- 말라리아
- 비브리오패혈증
- 발진열(發疹熱)
- 렙토스피라증
- 공수병(恐水病)
- 후천성면역결핍증(AIDS)
- 크로이츠펠트-야콥병(CJD) 및 변종크로이츠펠트-야콥병(vCJD)
- 황열
- 큐열(Q熱)
- 라임병
- 유비저(類鼻疽)
- 중증열성혈소판감소증후군(SFTS)
- 매독(梅毒)
- B형간염
- C형간염
- 레지오넬라증
- 발진티푸스
- 쯔쯔가무시증
- 브루셀라증
- 신증후군출혈열(腎症侯群出血熱)
- 뎅기열
- 웨스트나일열
- 진드기매개뇌염
- 치쿤구니야열
- 지카바이러스 감염증

⑤ **제4급감염병** : 제1급감염병부터 제3급감염병까지의 감염병 외에 유행 여부를 조사하기 위하여 표본감시 활동이 필요한 다음의 감염병을 말한다. 다만, 질병관리청장이 지정하는 감염병을 포함한다.

- 인플루엔자
- 편충증
- 간흡충증
- 회충증
- 요충증
- 폐흡충증

- 장흡충증
- 임질
- 연성하감
- 첨규콘딜롬
- 메티실린내성황색포도알균(MRSA) 감염증
- 다제내성아시네토박터바우마니균(MRAB) 감염증
- 장관감염증
- 해외유입기생충감염증
- 사람유두종바이러스 감염증
- 수족구병
- 클라미디아감염증
- 성기단순포진
- 반코마이신내성장알균(VRE) 감염증
- 다제내성녹농균(MRPA) 감염증
- 급성호흡기감염증
- 엔테로바이러스감염증

⑥ **기생충감염병** : 기생충에 감염되어 발생하는 감염병 중 질병관리청장이 고시하는 감염병을 말한다(「질병관리청장이 지정하는 감염병의 종류 고시」 제3호).

- 회충증
- 요충증
- 폐흡충증
- 해외유입기생충감염증
- 편충증
- 간흡충증
- 장흡충증

⑦ **세계보건기구 감시대상 감염병** : 세계보건기구가 국제공중보건의 비상사태에 대비하기 위하여 감시대상으로 정한 질환으로서 질병관리청장이 고시하는 감염병을 말한다(「질병관리청장이 지정하는 감염병의 종류 고시」 제4호).

- 두창
- 신종인플루엔자
- 콜레라
- 황열
- 웨스트나일열
- 폴리오
- 중증급성호흡기증후군(SARS)
- 폐렴형 페스트
- 바이러스성 출혈열

⑧ **생물테러감염병** : 고의 또는 테러 등을 목적으로 이용된 병원체에 의하여 발생된 감염병 중 질병관리청장이 고시하는 감염병을 말한다(「질병관리청장이 지정하는 감염병의 종류 고시」 제5호).

- 탄저
- **페스트**
- 에볼라바이러스병
- 두창
- 보툴리눔독소증
- 마버그열
- 라싸열
- 야토병

⑨ **성매개감염병** : 성 접촉을 통하여 전파되는 감염병 중 질병관리청장이 고시하는 감염병을 말한다(「질병관리청장이 지정하는 감염병의 종류 고시」 제6호).

- 매독
- 클라미디아감염증
- 성기단순포진
- 사람유두종바이러스 감염증
- 임질
- 연성하감
- 첨규콘딜롬

⑩ 인수공통감염병 : 동물과 사람 간에 서로 전파되는 병원체에 의하여 발생되는 감염병 중 질병관리청장이 고시하는 감염병을 말한다(「질병관리청장이 지정하는 감염병의 종류 고시」 제7호).
- 장출혈성대장균감염증
- 브루셀라증
- 공수병
- 중증급성호흡기증후군(SARS)
- 큐열
- 중증열성혈소판감소증후군(SFTS)
- 일본뇌염
- 탄저
- 동물인플루엔자 인체감염증
- 변종크로이츠펠트-야콥병(vCJD)
- 결핵
- 장관감염증(살모넬라균 감염증, 캄필로박터균 감염증)

⑪ 의료 관련 감염병 : 환자나 임산부 등이 의료행위를 적용받는 과정에서 발생한 감염병으로서 감시활동이 필요하여 질병관리청장이 고시하는 감염병을 말한다(「질병관리청장이 지정하는 감염병의 종류 고시」 제8호).
- 반코마이신내성황색포도알균(VRSA) 감염증
- 반코마이신내성장알균(VRE) 감염증
- 메티실린내성황색포도알균(MRSA) 감염증
- 다제내성녹농균(MRPA) 감염증
- 다제내성아시네토박터바우마니균(MRAB) 감염증
- 카바페넴내성장내세균목(CRE) 감염증

⑫ 감염병환자 : 감염병의 병원체가 인체에 침입하여 증상을 나타내는 사람으로서 진단 기준에 따른 의사, 치과의사 또는 한의사의 진단이나 감염병병원체 확인기관의 실험실 검사를 통하여 확인된 사람을 말한다.

⑬ 감염병의사환자 : 감염병병원체가 인체에 침입한 것으로 의심이 되나 감염병환자로 확인되기 전 단계에 있는 사람을 말한다.

⑭ 병원체보유자 : 임상적인 증상은 없으나 감염병병원체를 보유하고 있는 사람을 말한다.

⑮ 감염병의심자 : 다음의 어느 하나에 해당하는 사람을 말한다.
  ㉠ 감염병환자, 감염병의사환자 및 병원체보유자(감염병환자 등)와 접촉하거나 접촉이 의심되는 사람(이하 접촉자)
  ㉡ 「검역법」 제2조 제7호 및 제8호에 따른 검역관리지역 또는 중점검역관리지역에 체류하거나 그 지역을 경유한 사람으로서 감염이 우려되는 사람
  ㉢ 감염병병원체 등 위험요인에 노출되어 감염이 우려되는 사람

⑯ 감시 : 감염병 발생과 관련된 자료, 감염병병원체·매개체에 대한 자료를 체계적이고 지속적으로 수집, 분석 및 해석하고 그 결과를 제때에 필요한 사람에게 배포하여 감염병 예방 및 관리에 사용하도록 하는 일체의 과정을 말한다.

⑰ 표본감시 : 감염병 중 감염병환자의 발생빈도가 높아 전수조사가 어렵고 중증도가 비교적 낮은 감염병의 발생에 대하여 감시기관을 지정하여 정기적이고 지속적인 의과학적 감시를 실시하는 것을 말한다.

⑱ 역학조사 : 감염병환자 등이 발생한 경우 감염병의 차단과 확산 방지 등을 위하여 감염병환자 등의 발생 규모를 파악하고 감염원을 추적하는 등의 활동과 감염병 예방접종 후 이상반응 사례가 발생한 경우나 감염병 여부가 불분명하나 그 발병원인을 조사할 필요가 있는 사례가 발생한 경우 그 원인을 규명하기 위하여 하는 활동을 말한다.

⑲ 예방접종 후 이상반응 : 예방접종 후 그 접종으로 인하여 발생할 수 있는 모든 증상 또는 질병으로서 해당 예방접종과 시간적 관련성이 있는 것을 말한다.
⑳ 고위험병원체 : 생물테러의 목적으로 이용되거나 사고 등에 의하여 외부에 유출될 경우 국민 건강에 심각한 위험을 초래할 수 있는 감염병병원체로서 보건복지부령으로 정하는 것을 말한다.
㉑ 관리대상 해외 신종감염병 : 기존 감염병의 변이 및 변종 또는 기존에 알려지지 아니한 새로운 병원체에 의해 발생하여 국제적으로 보건문제를 야기하고 국내 유입에 대비하여야 하는 감염병으로서 질병관리청장이 보건복지부장관과 협의하여 지정하는 것을 말한다.
㉒ 의료·방역 물품 : 「약사법」 제2조에 따른 의약품·의약외품, 「의료기기법」 제2조에 따른 의료기기 등 의료 및 방역에 필요한 물품 및 장비로서 질병관리청장이 지정하는 것을 말한다.

(3) 다른 법률과의 관계(법 제3조)
감염병의 예방 및 관리에 관하여는 다른 법률에 특별한 규정이 있는 경우를 제외하고는 이 법에 따른다.

(4) 국가 및 지방자치단체의 책무(법 제4조) ★
① 국가 및 지방자치단체는 감염병환자 등의 인간으로서의 존엄과 가치를 존중하고 그 기본적 권리를 보호하며, 법률에 따르지 아니하고는 취업 제한 등의 불이익을 주어서는 아니 된다.
② 국가 및 지방자치단체는 감염병의 예방 및 관리를 위하여 다음의 사업을 수행하여야 한다.
　㉠ 감염병의 예방 및 방역대책
　㉡ 감염병환자 등의 진료 및 보호
　㉢ 감염병 예방을 위한 예방접종계획의 수립 및 시행
　㉣ 감염병에 관한 교육 및 홍보
　㉤ 감염병에 관한 정보의 수집·분석 및 제공
　㉥ 감염병에 관한 조사·연구
　㉦ 감염병병원체(감염병병원체 확인을 위한 혈액, 체액 및 조직 등 검체를 포함) 수집·검사·보존·관리 및 약제내성 감시
　㉧ 감염병 예방 및 관리 등을 위한 전문인력의 양성
　㉨ 감염병 예방 및 관리 등의 업무를 수행한 전문인력의 보호
　㉩ 감염병 관리정보 교류 등을 위한 국제협력
　㉪ 감염병의 치료 및 예방을 위한 의료·방역 물품의 비축
　㉫ 감염병 예방 및 관리사업의 평가
　㉬ 기후변화, 저출산·고령화 등 인구변동 요인에 따른 감염병 발생조사·연구 및 예방대책 수립
　㉭ 한센병의 예방 및 진료 업무를 수행하는 법인 또는 단체에 대한 지원
　㉮ 감염병 예방 및 관리를 위한 정보시스템의 구축 및 운영
　㉯ 해외 신종감염병의 국내 유입에 대비한 계획 준비, 교육 및 훈련
　㉰ 해외 신종감염병 발생 동향의 지속적 파악, 위험성 평가 및 관리대상 해외 신종감염병의 지정
　㉱ 관리대상 해외 신종감염병에 대한 병원체 등 정보 수집, 특성 분석, 연구를 통한 예방과 대응 체계 마련, 보고서 발간 및 지침(매뉴얼 포함) 고시

③ 국가ㆍ지방자치단체(교육감 포함)는 감염병의 효율적 치료 및 확산방지를 위하여 질병의 정보, 발생 및 전파 상황을 공유하고 상호 협력하여야 한다.
④ 국가 및 지방자치단체는 「의료법」에 따른 의료기관 및 의료인단체(「간호법」 제18조에 따른 간호사중앙회를 포함)와 감염병의 발생 감시ㆍ예방을 위하여 관련 정보를 공유하여야 한다.

(5) 의료인 등의 책무와 권리(법 제5조)
① 「의료법」에 따른 의료인 및 의료기관의 장 등은 감염병환자의 진료에 관한 정보를 제공받을 권리가 있고, 감염병환자의 진단 및 치료 등으로 인하여 발생한 피해에 대하여 보상받을 수 있다.
② 「의료법」에 따른 의료인 및 의료기관의 장 등은 감염병환자의 진단ㆍ관리ㆍ치료 등에 최선을 다하여야 하며, 보건복지부장관, 질병관리청장 또는 지방자치단체의 장의 행정명령에 적극 협조하여야 한다.
③ 「의료법」에 따른 의료인 및 의료기관의 장 등은 국가와 지방자치단체가 수행하는 감염병의 발생 감시와 예방ㆍ관리 및 역학조사 업무에 적극 협조하여야 한다.

(6) 국민의 권리와 의무(법 제6조)
① 국민은 감염병으로 격리 및 치료 등을 받은 경우 이로 인한 피해를 보상받을 수 있다.
② 국민은 감염병 발생 상황, 감염병 예방 및 관리 등에 관한 정보와 대응방법을 알 권리가 있고, 국가와 지방자치단체는 신속하게 정보를 공개하여야 한다.
③ 국민은 의료기관에서 이 법에 따른 감염병에 대한 진단 및 치료를 받을 권리가 있고, 국가와 지방자치단체는 이에 소요되는 비용을 부담하여야 한다.
④ 국민은 치료 및 격리조치 등 국가와 지방자치단체의 감염병 예방 및 관리를 위한 활동에 적극 협조하여야 한다.

2 신고 및 보고

(1) 의사 등의 신고(법 제11조)
① 의사, 치과의사 또는 한의사는 다음의 어느 하나에 해당하는 사실(제16조 제6항에 따라 표본감시 대상이 되는 제4급감염병으로 인한 경우는 제외)이 있으면 소속 의료기관의 장에게 보고하여야 하고, 해당 환자와 그 동거인에게 질병관리청장이 정하는 감염 방지 방법 등을 지도하여야 한다. 다만, 의료기관에 소속되지 아니한 의사, 치과의사 또는 한의사는 그 사실을 관할 보건소장에게 신고하여야 한다.
  ㉠ 감염병환자 등을 진단하거나 그 사체를 검안(檢案)한 경우
  ㉡ 예방접종 후 이상반응자를 진단하거나 그 사체를 검안한 경우
  ㉢ 감염병환자 등이 제1급감염병부터 제3급감염병까지에 해당하는 감염병으로 사망한 경우
  ㉣ 감염병환자로 의심되는 사람이 감염병병원체 검사를 거부하는 경우
② 제16조의2에 따른 감염병병원체 확인기관의 소속 직원은 실험실 검사 등을 통하여 보건복지부령으로 정하는 감염병환자 등을 발견한 경우 그 사실을 그 기관의 장에게 보고하여야 한다.
③ ① 및 ②에 따라 보고를 받은 의료기관의 장 및 제16조의2에 따른 감염병병원체 확인기관의 장은 제1급감염병의 경우에는 즉시, 제2급감염병 및 제3급감염병의 경우에는 24시간 이내에, 제4급감염병의 경우에는 7일 이내에 질병관리청장 또는 관할 보건소장에게 신고하여야 한다.

④ 육군, 해군, 공군 또는 국방부 직할 부대에 소속된 군의관은 ①의 어느 하나에 해당하는 사실(제16조 제6항에 따라 표본감시 대상이 되는 제4급감염병으로 인한 경우는 제외)이 있으면 소속 부대장에게 보고하여야 하고, 보고를 받은 소속 부대장은 제1급감염병의 경우에는 즉시, 제2급감염병 및 제3급감염병의 경우에는 24시간 이내에 관할 보건소장에게 신고하여야 한다.

⑤ 제16조 제1항에 따른 감염병 표본감시기관은 제16조 제6항에 따라 표본감시 대상이 되는 제4급감염병으로 인하여 ①의 ㉠ 또는 ㉢에 해당하는 사실이 있으면 보건복지부령으로 정하는 바에 따라 질병관리청장 또는 관할 보건소장에게 신고하여야 한다.

⑥ ①부터 ⑤까지의 규정에 따른 감염병환자 등의 진단 기준, 신고의 방법 및 절차 등에 관하여 필요한 사항은 보건복지부령으로 정한다.

(2) 그 밖의 신고의무자(법 제12조)

① 다음의 어느 하나에 해당하는 사람은 제1급감염병부터 제3급감염병까지에 해당하는 감염병 중 보건복지부령으로 정하는 감염병이 발생한 경우에는 의사, 치과의사 또는 한의사의 진단이나 검안을 요구하거나 **해당 주소지를 관할하는 보건소장에게 신고하여야 한다**.

㉠ 일반가정에서는 세대를 같이하는 **세대주**. 다만, 세대주가 부재 중인 경우에는 그 **세대원**

㉡ 학교, 사회복지시설, 병원, 관공서, 회사, 공연장, 예배장소, 선박ㆍ항공기ㆍ열차 등 운송수단, 각종 사무소ㆍ사업소, 음식점, 숙박업소 또는 그 밖에 여러 사람이 모이는 장소로서 **보건복지부령으로 정하는 장소의 관리인, 경영자 또는 대표자**

㉢ 「약사법」에 따른 **약사ㆍ한약사 및 약국개설자**

② ①에 따른 신고의무자가 아니더라도 감염병환자 등 또는 감염병으로 인한 사망자로 의심되는 사람을 발견하면 보건소장에게 알려야 한다.

③ ①에 따른 신고의 방법과 기간 및 ②에 따른 통보의 방법과 절차 등에 관하여 필요한 사항은 보건복지부령으로 정한다.

(3) 보건소장 등의 보고 등(법 제13조)

① 제11조 및 제12조에 따라 신고를 받은 보건소장은 그 내용을 관할 **특별자치시장ㆍ특별자치도지사 또는 시장ㆍ군수ㆍ구청장에게 보고하여야 하며, 보고를 받은 특별자치시장ㆍ특별자치도지사는 질병관리청장에게, 시장ㆍ군수ㆍ구청장은 질병관리청장 및 시ㆍ도지사에게 이를 각각 보고하여야 한다**.

② ①에 따라 보고를 받은 질병관리청장, 시ㆍ도지사 또는 시장ㆍ군수ㆍ구청장은 제11조 제1항 제4호에 해당하는 사람(제1급감염병 환자로 의심되는 경우에 한정)에 대하여 감염병병원체 검사를 하게 할 수 있다.

③ ①에 따른 보고의 방법 및 절차 등에 관하여 필요한 사항은 보건복지부령으로 정한다.

(4) 인수공통감염병의 통보(법 제14조)

① 「가축전염병예방법」 제11조 제1항 제2호에 따라 신고를 받은 국립가축방역기관장, 신고대상 가축의 소재지를 관할하는 시장ㆍ군수ㆍ구청장 또는 시ㆍ도 가축방역기관의 장은 같은 법에 따른 가축전염병 중 다음의 어느 하나에 해당하는 감염병의 경우에는 **즉시 질병관리청장에게 통보**하여야 한다.

- 탄저
- 고병원성조류인플루엔자
- 광견병
- 그 밖에 대통령령으로 정하는 인수공통감염병

② ①에 따른 통보를 받은 질병관리청장은 감염병의 예방 및 확산 방지를 위하여 이 법에 따른 적절한 조치를 취하여야 한다.

③ ①에 따른 신고 또는 통보를 받은 행정기관의 장은 신고자의 요청이 있는 때에는 신고자의 신원을 외부에 공개하여서는 아니 된다.

④ ①에 따른 통보의 방법 및 절차 등에 관하여 필요한 사항은 보건복지부령으로 정한다.

(5) 감염병환자 등의 파악 및 관리(법 제15조)

보건소장은 관할구역에 거주하는 감염병환자 등에 관하여 제11조 및 제12조에 따른 신고를 받았을 때에는 보건복지부령으로 정하는 바에 따라 기록하고 그 명부(전자문서를 포함)를 관리하여야 한다.

> **감염병환자 등의 명부 작성 및 관리(시행규칙 제12조)**
> ① 보건소장은 법 제15조에 따라 감염병환자 등의 명부를 작성하고 이를 3년간 보관하여야 한다.
> ② 보건소장은 법 제15조에 따라 예방접종 후 이상반응자의 명부를 작성하고 이를 10년간 보관하여야 한다.

3 감염병감시 및 역학조사 등

(1) 감염병 표본감시 등(법 제16조) ★

① 질병관리청장은 감염병의 표본감시를 위하여 질병의 특성과 지역을 고려하여 「보건의료기본법」에 따른 보건의료기관이나 그 밖의 기관 또는 단체를 감염병 표본감시기관으로 지정할 수 있다.

② 질병관리청장, 시·도지사 또는 시장·군수·구청장은 ①에 따라 지정받은 감염병 표본감시기관(이하 표본감시기관)의 장에게 감염병의 표본감시와 관련하여 필요한 자료의 제출을 요구하거나 감염병의 예방·관리에 필요한 협조를 요청할 수 있다. 이 경우 표본감시기관은 특별한 사유가 없으면 이에 따라야 한다.

③ 질병관리청장, 시·도지사 또는 시장·군수·구청장은 ②에 따라 수집한 정보 중 국민 건강에 관한 중요한 정보를 관련 기관·단체·시설 또는 국민들에게 제공하여야 한다.

④ 질병관리청장, 시·도지사 또는 시장·군수·구청장은 표본감시활동에 필요한 경비를 표본감시기관에 지원할 수 있다.

⑤ 질병관리청장은 표본감시기관이 다음의 어느 하나에 해당하는 경우에는 그 지정을 취소할 수 있다.
㉠ ②에 따른 자료 제출 요구 또는 협조 요청에 따르지 아니하는 경우
㉡ 폐업 등으로 감염병 표본감시 업무를 수행할 수 없는 경우
㉢ 그 밖에 감염병 표본감시 업무를 게을리하는 등 보건복지부령으로 정하는 경우

⑥ ①에 따른 표본감시의 대상이 되는 감염병은 제4급감염병으로 하고, 표본감시기관의 지정 및 지정취소의 사유 등에 관하여 필요한 사항은 보건복지부령으로 정한다.

⑦ 질병관리청장은 감염병이 발생하거나 유행할 가능성이 있어 관련 정보를 확보할 긴급한 필요가 있다고 인정하는 경우 「공공기관의 운영에 관한 법률」에 따른 공공기관 중 대통령령으로 정하는 공공기관의 장에게 정보 제공을 요구할 수 있다. 이 경우 정보 제공을 요구받은 기관의 장은 정당한 사유가 없는 한 이에 따라야 한다.

⑧ ⑦에 따라 제공되는 정보의 내용, 절차 및 정보의 취급에 필요한 사항은 대통령령으로 정한다.

(2) 감염병병원체 확인기관(법 제16조의2)

① 다음의 기관(이하 감염병병원체 확인기관)은 실험실 검사 등을 통하여 감염병병원체를 확인할 수 있다.
  ㉠ 질병관리청
  ㉡ 질병대응센터
  ㉢ 「보건환경연구원법」 제2조에 따른 보건환경연구원
  ㉣ 「지역보건법」 제10조에 따른 보건소
  ㉤ 「의료법」 제3조에 따른 의료기관 중 진단검사의학과 전문의가 상근(常勤)하는 기관
  ㉥ 「고등교육법」 제4조에 따라 설립된 의과대학 중 진단검사의학과가 개설된 의과대학
  ㉦ 「결핵예방법」 제21조에 따라 설립된 대한결핵협회(결핵환자의 병원체를 확인하는 경우만 해당)
  ㉧ 「민법」 제32조에 따라 한센병환자 등의 치료·재활을 지원할 목적으로 설립된 기관(한센병환자의 병원체를 확인하는 경우만 해당)
  ㉨ 인체에서 채취한 검사물에 대한 검사를 국가, 지방자치단체, 의료기관 등으로부터 위탁받아 처리하는 기관 중 진단검사의학과 전문의가 상근하는 기관

② 질병관리청장은 감염병병원체 확인의 정확성·신뢰성을 확보하기 위하여 감염병병원체 확인기관의 실험실 검사능력을 평가하고 관리할 수 있다.

③ ②에 따른 감염병병원체 확인기관의 실험실 검사능력 평가 및 관리에 관한 방법, 절차 등에 관하여 필요한 사항은 보건복지부령으로 정한다.

(3) 실태조사(법 제17조)

① 질병관리청장, 시·도지사 및 시장·군수·구청장은 감염병의 예방 및 관리에 관한 정책을 효과적으로 수립·시행하기 위하여 다음의 구분에 따라 실태조사를 실시하고, 그 결과를 공표하여야 한다.
  ㉠ 감염병 및 내성균 발생 등에 대한 실태조사 : 질병관리청장 또는 시·도지사
  ㉡ 의료기관의 감염관리 현황에 대한 실태조사 : 질병관리청장, 시·도지사 또는 시장·군수·구청장

② 질병관리청장, 시·도지사 또는 시장·군수·구청장은 ①에 따른 조사를 위하여 의료기관 등 관계 기관·법인 및 단체의 장에게 필요한 자료의 제출 또는 의견의 진술을 요청할 수 있다. 이 경우 요청을 받은 자는 정당한 사유가 없으면 이에 협조하여야 한다.

③ ①에 따른 실태조사에 포함되어야 할 사항과 실태조사의 시기, 방법, 절차 및 공표 등에 관하여 필요한 사항은 보건복지부령으로 정한다.

실태조사의 방법 및 절차 등(시행규칙 제15조)
① 법 제17조 제1항에 따른 실태조사에 포함되어야 할 사항은 다음과 같다.
  ㉠ 의료기관 감염관리 실태조사
    • 「의료법」 제47조에 따라 의료기관에 두는 감염관리위원회와 감염관리실의 설치 · 운영 등에 관한 사항
    • 의료기관의 감염관리 인력 · 장비 및 시설 등에 관한 사항
    • 의료기관의 감염관리체계에 관한 사항
    • 의료기관의 감염관리 교육 및 감염예방에 관한 사항
    • 그 밖에 의료기관의 감염관리에 관하여 질병관리청장이 특히 필요하다고 인정하는 사항
  ㉡ 감염병 실태조사
    • 감염병환자 등의 연령별 · 성별 · 지역별 분포 등에 관한 사항
    • 감염병환자 등의 임상적 증상 및 경과 등에 관한 사항
    • 감염병환자 등의 진단 · 검사 · 처방 등 진료정보에 관한 사항
    • 감염병의 진료 및 연구와 관련된 인력 · 시설 및 장비 등에 관한 사항
    • 감염병에 대한 각종 문헌 및 자료 등의 조사에 관한 사항
    • 그 밖에 감염병의 관리를 위하여 질병관리청장이 특히 필요하다고 인정하는 사항
  ㉢ 내성균 실태조사
    • 항생제 사용 실태에 관한 사항
    • 내성균의 유형 및 발생경로 등에 관한 사항
    • 내성균의 연구와 관련된 인력 · 시설 및 장비 등에 관한 사항
    • 내성균에 대한 각종 문헌 및 자료 등의 조사에 관한 사항
    • 그 밖에 내성균의 관리를 위하여 질병관리청장이 특히 필요하다고 인정하는 사항
② 실태조사의 실시 주기는 다음의 구분에 따른다. 다만, 질병관리청장 또는 시 · 도지사가 필요하다고 인정하는 경우에는 ㉠ 및 ㉡에 해당하는 실태조사를 수시로 실시할 수 있다.
  ㉠ 의료기관의 감염관리 실태조사 : 3년
  ㉡ 감염병 실태조사 : 3년
  ㉢ 내성균 실태조사 : 매년
③ 실태조사의 방법
  ㉠ 감염병환자 등 또는 내성균과 관련된 환자에 대한 설문조사 및 검체(檢體) 검사
  ㉡ 의료기관의 진료기록부 등에 대한 자료조사
  ㉢ 국민건강보험 및 의료급여 청구 명세 등에 대한 자료조사
  ㉣ 일반 국민에 대한 표본 설문조사 및 검체 검사
④ 질병관리청장 또는 시 · 도지사는 실태조사를 전문연구기관 · 단체나 관계 전문가에게 의뢰하여 실시할 수 있다.
⑤ 질병관리청장 또는 시 · 도지사는 실태조사의 결과를 질병관리청 또는 시 · 도의 인터넷 홈페이지 등에 공표해야 한다.
⑥ ①부터 ⑤까지의 규정에서 정한 사항 외에 실태조사에 필요한 사항은 질병관리청장이 정한다.

(4) 역학조사(법 제18조)

① 질병관리청장, 시 · 도지사 또는 시장 · 군수 · 구청장은 감염병이 발생하여 유행할 우려가 있거나, 감염병 여부가 불분명하나 발병원인을 조사할 필요가 있다고 인정하면 지체 없이 역학조사를 하여야 하고, 그 결과에 관한 정보를 필요한 범위에서 해당 의료기관에 제공하여야 한다. 다만, 지역확산 방지 등을 위하여 필요한 경우 다른 의료기관에 제공하여야 한다.
② 질병관리청장, 시 · 도지사 또는 시장 · 군수 · 구청장은 역학조사를 하기 위하여 역학조사반을 각각 설치하여야 한다.

③ 누구든지 질병관리청장, 시·도지사 또는 시장·군수·구청장이 실시하는 역학조사에서 다음의 행위를 하여서는 아니 된다.
  ㉠ 정당한 사유 없이 역학조사를 거부·방해 또는 회피하는 행위
  ㉡ 거짓으로 진술하거나 거짓 자료를 제출하는 행위
  ㉢ 고의적으로 사실을 누락·은폐하는 행위
④ ①에 따른 역학조사의 내용과 시기·방법 및 ②에 따른 역학조사반의 구성·임무 등에 관하여 필요한 사항은 대통령령으로 정한다.

> **역학조사의 시기(시행령 제13조)**
> 법 제18조 제1항 및 제29조에 따른 역학조사는 다음의 구분에 따라 해당 사유가 발생하면 실시한다.
> ① 질병관리청장이 역학조사를 하여야 하는 경우
>   ㉠ 둘 이상의 시·도에서 역학조사가 동시에 필요한 경우
>   ㉡ 감염병 발생 및 유행 여부 또는 예방접종 후 이상반응에 관한 조사가 긴급히 필요한 경우
>   ㉢ 시·도지사의 역학조사가 불충분하였거나 불가능하다고 판단되는 경우
> ② 시·도지사 또는 시장·군수·구청장(자치구의 구청장)이 역학조사를 하여야 하는 경우
>   ㉠ 관할 지역에서 감염병이 발생하여 유행할 우려가 있는 경우
>   ㉡ 관할 지역 밖에서 감염병이 발생하여 유행할 우려가 있는 경우로서 그 감염병이 관할구역과 역학적 연관성이 있다고 의심되는 경우
>   ㉢ 관할 지역에서 예방접종 후 이상반응 사례가 발생하여 그 원인 규명을 위한 조사가 필요한 경우

(5) 역학조사의 요청(법 제18조의2)

① 「의료법」에 따른 의료인 또는 의료기관의 장은 감염병 또는 알 수 없는 원인으로 인한 질병이 발생하였거나 발생할 것이 우려되는 경우 질병관리청장, 시·도지사 또는 시장·군수·구청장에게 제18조에 따른 역학조사를 실시할 것을 요청할 수 있다.
② ①에 따른 요청을 받은 질병관리청장, 시·도지사 또는 시장·군수·구청장은 역학조사의 실시 여부 및 그 사유 등을 지체 없이 해당 의료인 또는 의료기관 개설자에게 통지하여야 한다.
③ ①에 따른 역학조사 실시 요청 및 ②에 따른 통지의 방법·절차 등 필요한 사항은 보건복지부령으로 정한다.

(6) 역학조사인력의 양성(법 제18조의3)

① 질병관리청장은 제60조의2에 따른 역학조사관 또는 수습역학조사관에 대하여 정기적으로 역학조사에 관한 교육·훈련을 실시할 수 있다.
② ①에 따른 대상별 교육·훈련 과정 및 그 밖에 필요한 사항은 보건복지부령으로 정한다.

(7) 자료제출 요구 등(법 제18조의4)

① 질병관리청장, 시·도지사 또는 시장·군수·구청장은 제18조에 따른 역학조사 등을 효율적으로 시행하기 위하여 관계 중앙행정기관의 장, 대통령령으로 정하는 기관·단체 등에 대하여 역학조사에 필요한 자료제출을 요구할 수 있다.
② 질병관리청장 또는 시·도지사는 감염병과 관련하여 「재난 및 안전관리 기본법」 제38조 제2항에 따른 주의 이상의 위기경보가 발령된 경우에는 역학조사를 효율적으로 시행하기 위하여 법인·단체·개인 등에 대하여 역학조사에 필요한 자료제출을 요구할 수 있다.

③ 질병관리청장은 제18조에 따른 역학조사를 실시하는 경우 필요에 따라 관계 중앙행정기관의 장에게 인력 파견 등 필요한 지원을 요청할 수 있다.

④ ① 및 ②에 따른 자료제출 요구 및 ③에 따른 지원 요청 등을 받은 자는 특별한 사정이 없으면 이에 따라야 한다.

⑤ ① 및 ②에 따른 자료제출 요구 및 ③에 따른 지원 요청 등의 범위와 방법 등에 관하여 필요한 사항은 대통령령으로 정한다.

(8) 감염병 교육의 실시(법 제18조의5)

① 국가기관의 장 및 지방자치단체의 장은 소속 공무원 및 직원 등에 대하여 감염병의 예방·관리 및 위기 대응을 위한 교육(이하 감염병 교육)을 연 1회 이상 실시하고, 그 결과를 질병관리청장에게 제출하여야 한다.

② 「공공기관의 운영에 관한 법률」 제4조에 따른 공공기관의 장은 소속된 임직원 및 종사자에게 감염병 교육을 실시할 수 있다.

③ 질병관리청장은 ① 및 ②에 따른 감염병 교육을 효과적으로 실시하기 위하여 관련 교육과정을 개발하여 보급하여야 한다.

④ ① 및 ②에 따른 감염병 교육의 대상과 범위, 내용 및 방법, ③에 따른 교육과정 개발 및 보급 등에 필요한 사항은 대통령령으로 정한다.

(9) 건강진단(법 제19조)

성매개감염병의 예방을 위하여 종사자의 건강진단이 필요한 직업으로 보건복지부령으로 정하는 직업에 종사하는 사람과 성매개감염병에 감염되어 그 전염을 매개할 상당한 우려가 있다고 특별자치시장·특별자치도지사 또는 시장·군수·구청장이 인정한 사람은 보건복지부령으로 정하는 바에 따라 성매개감염병에 관한 건강진단을 받아야 한다.

(10) 해부명령(법 제20조)

① 질병관리청장은 국민건강에 중대한 위협을 미칠 우려가 있는 감염병으로 사망한 것으로 의심이 되어 시체를 해부(解剖)하지 아니하고는 감염병 여부의 진단과 사망의 원인규명을 할 수 없다고 인정하면 그 시체의 해부를 명할 수 있다.

② ①에 따라 해부를 하려면 미리 「장사 등에 관한 법률」 제2조 제16호에 따른 연고자(같은 호 각 목에 규정된 선순위자가 없는 경우에는 그 다음 순위자를 말한다. 이하 연고자)의 동의를 받아야 한다. 다만, 소재불명 및 연락두절 등 미리 연고자의 동의를 받기 어려운 특별한 사정이 있고 해부가 늦어질 경우 감염병 예방과 국민건강의 보호라는 목적을 달성하기 어렵다고 판단되는 경우에는 연고자의 동의를 받지 아니하고 해부를 명할 수 있다.

③ 질병관리청장은 감염병 전문의, 해부학, 병리학 또는 법의학을 전공한 사람을 해부를 담당하는 의사로 지정하여 해부를 하여야 한다.

④ ③에 따른 해부는 사망자가 걸린 것으로 의심되는 감염병의 종류별로 질병관리청장이 정하여 고시한 생물학적 안전 등급을 갖춘 시설에서 실시하여야 한다.

⑤ ③에 따른 해부를 담당하는 의사의 지정, 감염병 종류별로 갖추어야 할 시설의 기준, 해당 시체의 관리 등에 관하여 필요한 사항은 보건복지부령으로 정한다.

(11) 시신의 장사방법 등(법 제20조의2)

① 질병관리청장은 감염병환자 등이 사망한 경우(사망 후 감염병병원체를 보유하였던 것으로 확인된 사람을 포함) 감염병의 차단과 확산 방지 등을 위하여 필요한 범위에서 그 시신의 장사방법 등을 제한할 수 있다.
② 질병관리청장은 ①에 따른 제한을 하려는 경우 연고자에게 해당 조치의 필요성 및 구체적인 방법·절차 등을 미리 설명하여야 한다.
③ 질병관리청장은 화장시설의 설치·관리자에게 ①에 따른 조치에 협조하여 줄 것을 요청할 수 있으며, 요청을 받은 화장시설의 설치·관리자는 이에 적극 협조하여야 한다.
④ ①에 따른 제한의 대상·방법·절차 등 필요한 사항은 보건복지부령으로 정한다.

4 예방접종

(1) 필수예방접종(법 제24조) ★★

① **특별자치시장·특별자치도지사 또는 시장·군수·구청장**은 다음의 질병에 대하여 관할 보건소를 통하여 필수예방접종을 실시하여야 한다.

- 디프테리아
- **백일해**
- 파상풍
- **B형간염**
- 풍진
- **일본뇌염**
- 폐렴구균
- A형간염
- 그룹 A형 로타바이러스 감염증
- 신증후군출혈열
- 폴리오
- 홍역
- 결핵
- **유행성이하선염**
- **수두**
- b형헤모필루스인플루엔자
- 인플루엔자
- 사람유두종바이러스 감염증
- 장티푸스

② 특별자치시장·특별자치도지사 또는 시장·군수·구청장은 필수예방접종업무를 대통령령으로 정하는 바에 따라 관할구역 안에 있는 「의료법」에 따른 의료기관에 위탁할 수 있다.
③ 특별자치시장·특별자치도지사 또는 시장·군수·구청장은 필수예방접종 대상 아동 부모(아동의 법정대리인을 포함)에게 보건복지부령으로 정하는 바에 따라 필수예방접종을 사전에 알려야 한다. 이 경우 「개인정보 보호법」 제24조에 따른 고유식별정보를 처리할 수 있다.

(2) 임시예방접종(법 제25조) ★

① **특별자치시장·특별자치도지사 또는 시장·군수·구청장**은 다음의 어느 하나에 해당하면 관할 보건소를 통하여 임시예방접종을 하여야 한다.
  ㉠ 질병관리청장이 감염병 예방을 위하여 특별자치시장·특별자치도지사 또는 시장·군수·구청장에게 예방접종을 실시할 것을 요청한 경우
  ㉡ 특별자치시장·특별자치도지사 또는 시장·군수·구청장이 감염병 예방을 위하여 예방접종이 필요하다고 인정하는 경우
② ①에 따른 임시예방접종업무의 위탁에 관하여는 제24조 제2항을 준용한다.

(3) 예방접종의 공고(법 제26조)

특별자치시장·특별자치도지사 또는 시장·군수·구청장은 임시예방접종을 할 경우에는 예방접종의 일시 및 장소, 예방접종의 종류, 예방접종을 받을 사람의 범위를 정하여 미리 인터넷 홈페이지에 공고하여야 한다. 다만, 제32조 제3항에 따른 예방접종의 실시기준 등이 변경될 경우에는 그 변경 사항을 미리 인터넷 홈페이지에 공고하여야 한다.

(4) 예방접종 내역의 사전확인(법 제26조의2)

① 보건소장 및 제24조 제2항(제25조 제2항에서 준용하는 경우를 포함)에 따라 예방접종업무를 위탁받은 의료기관의 장은 예방접종을 하기 전에 대통령령으로 정하는 바에 따라 예방접종을 받으려는 사람 본인 또는 법정대리인의 동의를 받아 해당 예방접종을 받으려는 사람의 예방접종 내역을 확인하여야 한다. 다만, 예방접종을 받으려는 사람 또는 법정대리인의 동의를 받지 못한 경우에는 그러하지 아니하다.
② ①의 본문에 따라 예방접종을 확인하는 경우 예방접종통합관리시스템을 활용하여 그 내역을 확인할 수 있다.

(5) 예방접종증명서(법 제27조) ★

① 질병관리청장, 특별자치시장·특별자치도지사 또는 시장·군수·구청장은 필수예방접종 또는 임시예방접종을 받은 사람 본인 또는 법정대리인에게 보건복지부령으로 정하는 바에 따라 예방접종증명서를 발급하여야 한다.
② 특별자치시장·특별자치도지사 또는 시장·군수·구청장이 아닌 자가 이 법에 따른 예방접종을 한 때에는 질병관리청장, 특별자치시장·특별자치도지사 또는 시장·군수·구청장은 보건복지부령으로 정하는 바에 따라 해당 예방접종을 한 자로 하여금 예방접종증명서를 발급하게 할 수 있다.
③ ① 및 ②에 따른 예방접종증명서는 전자문서를 이용하여 발급할 수 있다.

(6) 예방접종 기록의 보존 및 보고 등(법 제28조)

① 특별자치시장·특별자치도지사 또는 시장·군수·구청장은 필수예방접종 및 임시예방접종을 하거나, ②에 따라 보고를 받은 경우에는 보건복지부령으로 정하는 바에 따라 예방접종에 관한 기록을 작성·보관하여야 하고, 특별자치시장·특별자치도지사는 질병관리청장에게, 시장·군수·구청장은 질병관리청장 및 시·도지사에게 그 내용을 각각 보고하여야 한다.
② 특별자치시장·특별자치도지사 또는 시장·군수·구청장이 아닌 자가 이 법에 따른 예방접종을 하면 보건복지부령으로 정하는 바에 따라 특별자치시장·특별자치도지사 또는 시장·군수·구청장에게 보고하여야 한다.

(7) 예방접종에 관한 역학조사(법 제29조)

질병관리청장, 시·도지사 또는 시장·군수·구청장은 다음의 구분에 따라 조사를 실시하고, 예방접종 후 이상반응 사례가 발생하면 그 원인을 밝히기 위하여 역학조사를 하여야 한다.
㉠ 질병관리청장 : 예방접종의 효과 및 예방접종 후 이상반응에 관한 조사
㉡ 시·도지사 또는 시장·군수·구청장 : 예방접종 후 이상반응에 관한 조사

(8) 예방접종 후 이상반응에 대한 검사(법 제29조의2)

① 「의료법」에 따른 의료인 및 의료기관의 장은 필수예방접종 또는 임시예방접종 후 혈소판감소성 혈전증 등 보건복지부령으로 정하는 이상반응이 나타나거나 의심되는 사람을 발견한 경우에는 질병관리청장에게 이상반응에 대한 검사를 의뢰할 수 있다.
② ①에 따라 의뢰받은 질병관리청장은 검사를 실시하여야 한다.
③ ① 및 ②에 따른 검사항목, 검사의뢰 방법 및 절차, 검사방법은 질병관리청장이 정한다.

(9) 예방접종피해조사반(법 제30조)

① 제71조 제1항 및 제2항에 규정된 예방접종으로 인한 질병·장애·사망의 원인 규명 및 피해 보상 등을 조사하고 제72조 제1항에 따른 제3자의 고의 또는 과실 유무를 조사하기 위하여 질병관리청에 예방접종피해조사반을 둔다.
② ①에 따른 예방접종피해조사반의 설치 및 운영 등에 관하여 필요한 사항은 대통령령으로 정한다.

(10) 예방접종 완료 여부의 확인(법 제31조) ★

① 특별자치시장·특별자치도지사 또는 시장·군수·구청장은 초등학교와 중학교의 장에게 「학교보건법」 제10조에 따른 예방접종 완료 여부에 대한 검사 기록을 제출하도록 요청할 수 있다.
② 특별자치시장·특별자치도지사 또는 시장·군수·구청장은 「유아교육법」에 따른 유치원의 장과 「영유아보육법」에 따른 어린이집의 원장에게 보건복지부령으로 정하는 바에 따라 영유아의 예방접종 여부를 확인하도록 요청할 수 있다.
③ 특별자치시장·특별자치도지사 또는 시장·군수·구청장은 ①에 따른 제출 기록 및 ②에 따른 확인 결과를 확인하여 예방접종을 끝내지 못한 영유아, 학생 등이 있으면 그 영유아 또는 학생 등에게 예방접종을 하여야 한다.

(11) 예방접종의 실시주간 및 실시기준 등(법 제32조)

① 질병관리청장은 국민의 예방접종에 대한 관심을 높여 감염병에 대한 예방접종을 활성화하기 위하여 예방접종주간을 설정할 수 있다.
② 누구든지 거짓이나 그 밖의 부정한 방법으로 예방접종을 받아서는 아니 된다.
③ 예방접종의 실시기준과 방법 등에 관하여 필요한 사항은 보건복지부령으로 정한다.

(12) 예방접종 휴가(법 제32조의2)

① 사업주는 이 법에 따른 예방접종을 받은 근로자에게 유급휴가를 줄 수 있다. 이 경우 국가 및 지방자치단체는 필요한 경우 사업주에게 해당 유급휴가를 위한 비용을 지원할 수 있다.
② 국가 및 지방자치단체는 「고용보험법」 제2조 제1호에 따른 피보험자 등 대통령령으로 정하는 사람으로서 ①에 따른 유급휴가를 사용하지 못하는 경우 그 비용을 지원할 수 있다.
③ ① 및 ②에 따른 예방접종 및 비용의 지원 범위, 신청·지원 절차 등에 필요한 사항은 대통령령으로 정한다.

(13) 예방접종약품의 계획 생산(법 제33조)

① 질병관리청장은 예방접종약품의 국내 공급이 부족하다고 판단되는 경우 등 보건복지부령으로 정하는 경우에는 예산의 범위에서 감염병의 예방접종에 필요한 수량의 예방접종약품을 미리 계산하여 「약사법」 제31조에 따른 의약품 제조업자에게 생산하게 할 수 있으며, 예방접종약품을 연구하는 자 등을 지원할 수 있다.

② 질병관리청장은 보건복지부령으로 정하는 바에 따라 ①에 따른 예방접종약품의 생산에 드는 비용의 전부 또는 일부를 해당 의약품 제조업자에게 미리 지급할 수 있다.

(14) 필수예방접종약품 등의 비축 등(법 제33조의2)

① 질병관리청장은 제24조에 따른 필수예방접종 및 제25조에 따른 임시예방접종이 원활하게 이루어질 수 있도록 하기 위하여 필요한 필수예방접종약품 등을 위원회의 심의를 거쳐 미리 비축하거나 장기 구매를 위한 계약을 미리 할 수 있다.

② 질병관리청장은 ①에 따라 비축한 필수예방접종약품 등의 공급의 우선순위 등 분배기준, 그 밖에 필요한 사항을 위원회의 심의를 거쳐 정할 수 있다.

(15) 필수예방접종약품 등의 생산 계획 등의 보고(법 제33조의3)

「약사법」에 제31조 및 같은 법 제42조에 따른 품목허가를 받거나 신고를 한 자 중 필수예방접종의약품 등을 생산·수입하거나 하려는 자는 보건복지부령으로 정하는 바에 따라 필수예방접종약품 등의 생산·수입 계획(계획의 변경을 포함) 및 실적을 질병관리청장에게 보고하여야 한다.

(16) 예방접종통합관리시스템의 구축·운영 등(법 제33조의4)

① 질병관리청장은 예방접종업무에 필요한 각종 자료 또는 정보의 효율적 처리와 기록·관리업무의 전산화를 위하여 예방접종통합관리시스템(이하 통합관리시스템)을 구축·운영하여야 한다.

② 질병관리청장은 통합관리시스템을 구축·운영하기 위하여 다음의 자료를 수집·관리·보유할 수 있으며, 관련 기관 및 단체에 필요한 자료의 제공을 요청할 수 있다. 이 경우 자료의 제공을 요청받은 기관 및 단체는 정당한 사유가 없으면 이에 따라야 한다.

㉠ 예방접종 대상자의 인적사항(「개인정보 보호법」 제24조에 따른 고유식별정보 등 대통령령으로 정하는 개인정보를 포함)

㉡ 예방접종을 받은 사람의 이름, 접종명, 접종일시 등 예방접종 실시 내역

㉢ 예방접종 위탁 의료기관 개설 정보, 제11조 및 제13조에 따른 예방접종 후 이상반응 신고·보고 내용, 제29조에 따른 예방접종에 관한 역학조사 내용, 제71조에 따른 예방접종 피해보상 신청 내용 등 그 밖에 예방접종업무를 하는 데에 필요한 자료로서 대통령령으로 정하는 자료

③ 보건소장 및 제24조 제2항(제25조 제2항에서 준용하는 경우를 포함)에 따라 예방접종업무를 위탁받은 의료기관의 장은 이 법에 따른 예방접종을 하면 ②의 ㉡ 정보를 대통령령으로 정하는 바에 따라 통합관리시스템에 입력하여야 한다.

④ 질병관리청장은 대통령령으로 정하는 바에 따라 통합관리시스템을 활용하여 예방접종 대상 아동 부모에게 자녀의 예방접종 내역을 제공하거나 예방접종증명서 발급을 지원할 수 있다. 이 경우 예방접종 내역 제공 또는 예방접종증명서 발급의 적정성을 확인하기 위하여 법원행정처장에게 「가족관계의 등록 등에 관한 법률」 제11조에 따른 등록전산정보자료를 요청할 수 있으며, 법원행정처장은 정당한 사유가 없으면 이에 따라야 한다.
⑤ 통합관리시스템은 예방접종업무와 관련된 다음의 정보시스템과 전자적으로 연계하여 활용할 수 있다.
　㉠ 「초·중등교육법」 제30조의4에 따른 교육정보시스템
　㉡ 「유아교육법」 제19조의2에 따른 유아교육정보시스템
　㉢ 「민원 처리에 관한 법률」 제12조의2 제3항에 따른 통합전자민원창구 등 그 밖에 보건복지부령으로 정하는 정보시스템
⑥ ①부터 ⑤까지의 정보의 보호 및 관리에 관한 사항은 이 법에서 규정된 것을 제외하고는 「개인정보 보호법」의 규정에 따른다.

5 감염 전파의 차단 조치

(1) 감염병 위기관리대책의 수립·시행(법 제34조)

① 보건복지부장관 및 질병관리청장은 감염병의 확산 또는 해외 신종감염병의 국내 유입으로 인한 재난상황에 대처하기 위하여 위원회의 심의를 거쳐 감염병 위기관리대책을 수립·시행하여야 한다.
② 감염병 위기관리대책에는 다음의 사항이 포함되어야 한다.
　㉠ 재난상황 발생 및 해외 신종감염병 유입에 대한 대응체계 및 기관별 역할
　㉡ 재난 및 위기상황의 판단, 위기경보 결정 및 관리체계
　㉢ 감염병위기 시 동원하여야 할 의료인 등 전문인력, 시설, 의료기관의 명부 작성
　㉣ 의료·방역 물품의 비축방안 및 조달방안
　㉤ 재난 및 위기상황별 국민행동요령, 동원 대상 인력, 시설, 기관에 대한 교육 및 도상연습, 제1급감염병 등 긴급한 대처가 필요한 감염병에 대한 위기대응 등 실제 상황대비 훈련
　㉥ 감염취약계층에 대한 유형별 보호조치 방안 및 사회복지시설의 유형별·전파상황별 대응방안
　㉦ 그 밖에 재난상황 및 위기상황 극복을 위하여 필요하다고 보건복지부장관 및 질병관리청장이 인정하는 사항
③ 보건복지부장관 및 질병관리청장은 감염병 위기관리대책에 따른 정기적인 훈련을 실시하여야 한다.
④ 감염병 위기관리대책의 수립 및 시행 등에 필요한 사항은 대통령령으로 정한다.

(2) 감염병위기 시 정보공개(법 제34조의2)

① 질병관리청장, 시·도지사 및 시장·군수·구청장은 국민의 건강에 위해가 되는 감염병 확산으로 인하여 「재난 및 안전관리 기본법」 제38조 제2항에 따른 주의 이상의 위기경보가 발령되면 감염병 환자의 이동경로, 이동수단, 진료의료기관 및 접촉자 현황, 감염병의 지역별·연령대별 발생 및 검사 현황 등 국민들이 감염병 예방을 위하여 알아야 하는 정보를 정보통신망 게재 또는 보도자료 배포 등의 방법으로 신속히 공개하여야 한다. 다만, 성별, 나이, 그 밖에 감염병 예방과 관계없다고 판단되는 정보로서 대통령령으로 정하는 정보는 제외하여야 한다.

② 질병관리청장, 시·도지사 및 시장·군수·구청장은 ①에 따라 공개한 정보가 그 공개목적의 달성 등으로 공개될 필요가 없어진 때에는 지체 없이 그 공개된 정보를 삭제하여야 한다.

③ 누구든지 ①에 따라 공개된 사항이 다음의 어느 하나에 해당하는 경우에는 질병관리청장, 시·도지사 또는 시장·군수·구청장에게 서면이나 말로 또는 정보통신망을 이용하여 이의신청을 할 수 있다.
  ㉠ 공개된 사항이 사실과 다른 경우
  ㉡ 공개된 사항에 관하여 의견이 있는 경우

④ 질병관리청장, 시·도지사 또는 시장·군수·구청장은 ③에 따라 신청한 이의가 상당한 이유가 있다고 인정하는 경우에는 지체 없이 공개된 정보의 정정 등 필요한 조치를 하여야 한다.

⑤ ①부터 ③까지에 따른 정보공개 및 삭제와 이의신청의 범위, 절차 및 방법 등에 관하여 필요한 사항은 보건복지부령으로 정한다.

(3) 시·도별 감염병 위기관리대책의 수립 등(법 제35조)

① 질병관리청장은 제34조 제1항에 따라 감염병 위기관리대책을 시·도지사에게 알려야 한다.

② 시·도지사는 ①에 따라 통보된 감염병 위기관리대책에 따라 특별시·광역시·특별자치시·도·특별자치도(이하 시·도)별 감염병 위기관리대책을 수립·시행하여야 한다.

(4) 재난 시 의료인에 대한 거짓 진술 등의 금지(법 제35조의2)

누구든지 감염병에 관하여 「재난 및 안전관리 기본법」 제38조 제2항에 따른 주의 이상의 예보 또는 경보가 발령된 후에는 의료인에 대하여 의료기관 내원(內院)이력 및 진료이력 등 감염 여부 확인에 필요한 사실에 관하여 거짓 진술, 거짓 자료를 제출하거나 고의적으로 사실을 누락·은폐하여서는 아니 된다.

(5) 감염병관리기관의 지정 등(법 제36조)

① 보건복지부장관, 질병관리청장 또는 시·도지사는 보건복지부령으로 정하는 바에 따라 「의료법」 제3조에 따른 의료기관을 감염병관리기관으로 지정하여야 한다.

② 시장·군수·구청장은 보건복지부령으로 정하는 바에 따라 「의료법」에 따른 의료기관을 감염병관리기관으로 지정할 수 있다.

③ ① 및 ②에 따라 지정받은 의료기관(이하 감염병관리기관)의 장은 감염병을 예방하고 감염병환자 등을 진료하는 시설(이하 감염병관리시설)을 설치하여야 한다. 이 경우 보건복지부령으로 정하는 일정 규모 이상의 감염병관리기관에는 감염병의 전파를 막기 위하여 전실(前室) 및 음압시설(陰壓施設) 등을 갖춘 1인 병실을 보건복지부령으로 정하는 기준에 따라 설치하여야 한다.

④ 보건복지부장관, 질병관리청장, 시·도지사 또는 시장·군수·구청장은 감염병관리시설의 설치 및 운영에 드는 비용을 감염병관리기관에 지원하여야 한다.

⑤ 감염병관리기관이 아닌 의료기관이 감염병관리시설을 설치·운영하려면 보건복지부령으로 정하는 바에 따라 특별자치시장·특별자치도지사 또는 시장·군수·구청장에게 신고하여야 한다. 이 경우 특별자치시장·특별자치도지사 또는 시장·군수·구청장은 그 내용을 검토하여 이 법에 적합하면 신고를 수리하여야 한다.

⑥ 보건복지부장관, 질병관리청장, 시·도지사 또는 시장·군수·구청장은 감염병 발생 등 긴급상황 발생 시 감염병관리기관에 진료개시 등 필요한 사항을 지시할 수 있다.

(6) 감염병위기 시 감염병관리기관의 설치 등(법 제37조)
    ① 보건복지부장관, 질병관리청장, 시·도지사 또는 시장·군수·구청장은 감염병환자가 대량으로 발생하거나 제36조에 따라 지정된 감염병관리기관만으로 감염병환자 등을 모두 수용하기 어려운 경우에는 다음의 조치를 취할 수 있다.
        ㉠ 제36조에 따라 지정된 감염병관리기관이 아닌 의료기관을 일정 기간 동안 감염병관리기관으로 지정
        ㉡ 격리소·요양소 또는 진료소의 설치·운영
    ② ①의 ㉠에 따라 지정된 감염병관리기관의 장은 보건복지부령으로 정하는 바에 따라 감염병관리시설을 설치하여야 한다.
    ③ 보건복지부장관, 질병관리청장, 시·도지사 또는 시장·군수·구청장은 ②에 따른 시설의 설치 및 운영에 드는 비용을 감염병관리기관에 지원하여야 한다.
    ④ ①의 ㉠에 따라 지정된 감염병관리기관의 장은 정당한 사유없이 ②의 명령을 거부할 수 없다.
    ⑤ 보건복지부장관, 질병관리청장, 시·도지사 또는 시장·군수·구청장은 감염병 발생 등 긴급상황 발생 시 감염병관리기관에 진료개시 등 필요한 사항을 지시할 수 있다.

(7) 감염병환자 등의 입소 거부 금지(법 제38조)
    감염병관리기관은 정당한 사유 없이 감염병환자 등의 입소(入所)를 거부할 수 없다.

(8) 감염병관리시설 등의 설치 및 관리방법(법 제39조)
    감염병관리시설 및 제37조에 따른 격리소·요양소 또는 진료소의 설치 및 관리방법 등에 관하여 필요한 사항은 보건복지부령으로 정한다.

(9) 감염병관리시설 평가(법 제39조의2)
    질병관리청장, 시·도지사 및 시장·군수·구청장은 감염병관리시설을 정기적으로 평가하고 그 결과를 시설의 감독·지원 등에 반영할 수 있다. 이 경우 평가의 방법, 절차, 시기 및 감독·지원의 내용 등은 보건복지부령으로 정한다.

(10) 감염병의심자 격리시설 지정(법 제39조의3)
    ① 시·도지사 또는 시장·군수·구청장은 감염병 발생 또는 유행 시 감염병의심자를 격리하기 위한 시설(이하 감염병의심자 격리시설)을 지정하여야 한다. 다만, 「의료법」 제3조에 따른 의료기관은 감염병의심자 격리시설로 지정할 수 없다.
    ② 질병관리청장 또는 시·도지사는 감염병의심자가 대량으로 발생하거나 ①에 따라 지정된 감염병의심자 격리시설만으로 감염병의심자를 모두 수용하기 어려운 경우에는 ①에 따라 감염병의심자 격리시설로 지정되지 아니한 시설을 일정기간 동안 감염병의심자 격리시설로 지정할 수 있다.
    ③ ① 및 ②에 따른 감염병의심자 격리시설의 지정 및 관리 방법 등에 필요한 사항은 보건복지부령으로 정한다.

(11) 생물테러감염병 등에 대비한 의료 · 방역 물품의 비축(법 제40조)

① 질병관리청장은 생물테러감염병 및 그 밖의 감염병의 대유행이 우려되면 위원회의 심의를 거쳐 예방 · 치료 의료 · 방역 물품의 품목을 정하여 미리 비축하거나 장기 구매를 위한 계약을 미리 할 수 있다.

② 질병관리청장은 「약사법」 제31조 제2항에도 불구하고 생물테러감염병이나 그 밖의 감염병의 대유행이 우려되면 예방 · 치료 의약품을 정하여 의약품 제조업자에게 생산하게 할 수 있다.

③ 질병관리청장은 ②에 따른 예방 · 치료 의약품의 효과와 이상반응에 관하여 조사하고, 이상반응 사례가 발생하면 제18조에 따라 역학조사를 하여야 한다.

(12) 감염병 대비 의료 · 방역 물품 공급의 우선순위 등 분배기준(법 제40조의2)

질병관리청장은 생물테러감염병이나 그 밖의 감염병의 대유행에 대비하여 제40조 제1항 및 제2항에 따라 비축하거나 생산한 의료 · 방역 물품(「약사법」에 따른 의약품 및 「의료기기법」에 따른 의료기기로 한정함) 공급의 우선순위 등 분배기준, 그 밖에 필요한 사항을 위원회의 심의를 거쳐 정할 수 있다. 이 경우 분배기준을 정할 때에는 다음의 어느 하나에 해당하는 지역에 의료 · 방역 물품이 우선 분배될 수 있도록 노력하여야 한다.

㉠ 감염병 확산으로 인하여 「재난 및 안전관리 기본법」 제60조에 따른 특별재난지역으로 선포된 지역

㉡ 감염병이 급속히 확산하거나 확산될 우려가 있는 지역으로서 치료병상 현황, 환자 중증도 등을 고려하여 질병관리청장이 정하는 지역

(13) 수출금지 등(법 제40조의3)

① 보건복지부장관은 제1급감염병의 유행으로 그 예방 · 방역 및 치료에 필요한 의료 · 방역 물품 중 보건복지부령으로 정하는 물품의 급격한 가격상승 또는 공급부족으로 국민건강을 현저하게 저해할 우려가 있을 때에는 그 물품의 수출이나 국외 반출을 금지할 수 있다.

② 보건복지부장관은 ①에 따른 금지를 하려면 미리 관계 중앙행정기관의 장과 협의하여야 하고, 금지 기간을 미리 정하여 공표하여야 한다.

(14) 지방자치단체의 감염병 대비 의료 · 방역 물품의 비축(법 제40조의4)

시 · 도지사 또는 시장 · 군수 · 구청장은 감염병의 확산 또는 해외 신종감염병의 국내 유입으로 인한 재난상황에 대처하기 위하여 감염병 대비 의료 · 방역 물품을 비축 · 관리하고, 재난상황 발생 시 이를 지급하는 등 필요한 조치를 취할 수 있다.

(15) 감염병관리통합정보시스템(법 제40조의5)

① 질병관리청장은 감염병의 예방 · 관리 · 치료 업무에 필요한 각종 자료 또는 정보의 효율적 처리와 기록 · 관리 업무의 전산화를 위하여 감염병환자 등, 「의료법」에 따른 의료인, 의약품 및 장비 등을 관리하는 감염병관리통합정보시스템(이하 감염병정보시스템)을 구축 · 운영할 수 있다.

② 질병관리청장은 감염병정보시스템을 구축 · 운영하기 위하여 다음의 자료를 수집 · 관리 · 보유 및 처리할 수 있으며, 관련 기관 및 단체에 필요한 자료의 입력 또는 제출을 요청할 수 있다. 이 경우 자료의 입력 또는 제출을 요청받은 기관 및 단체는 정당한 사유가 없으면 이에 따라야 한다.

㉠ 감염병환자 등의 인적사항(「개인정보 보호법」 제24조에 따른 고유식별정보 등 대통령령으로 정하는 개인정보를 포함)
　　　㉡ 감염병 치료내용, 그 밖에 감염병환자 등에 대한 예방·관리·치료 업무에 필요한 자료로서 대통령령으로 정하는 자료
　　③ 감염병정보시스템은 다음의 정보시스템과 전자적으로 연계하여 활용할 수 있다. 이 경우 연계를 통하여 수집할 수 있는 자료 또는 정보는 감염병환자 등에 대한 예방·관리·치료 업무를 위한 것으로 한정한다.
　　　㉠ 「주민등록법」 제28조 제1항에 따른 주민등록전산정보를 처리하는 정보시스템
　　　㉡ 「지역보건법」 제5조 제1항에 따른 지역보건의료정보시스템
　　　㉢ 「식품안전기본법」 제24조의2에 따른 통합식품안전정보망
　　　㉣ 「가축전염병 예방법」 제3조의3에 따른 국가가축방역통합정보시스템
　　　㉤ 「재난관리자원의 관리 등에 관한 법률」 제46조에 따른 재난관리자원 통합관리시스템
　　　㉥ 「결핵예방법」 제7조 제2항에 따른 결핵통합관리시스템
　　　㉦ 그 밖에 대통령령으로 정하는 정보시스템
　　④ ①에서 ③까지의 규정에 따른 정보의 보호 및 관리에 관한 사항은 이 법에서 규정된 것을 제외하고는 「개인정보 보호법」 및 「공공기관의 정보공개에 관한 법률」을 따른다.
　　⑤ 감염병정보시스템의 구축·운영 및 감염병 관련 정보의 요청 방법 등에 관하여 필요한 사항은 보건복지부령으로 정한다.

(16) 생물테러감염병 등에 대비한 개발 중인 백신 및 치료제 구매 특례(법 제40조의6)

　　① 질병관리청장은 생물테러감염병 및 그 밖의 감염병의 대유행에 대하여 기존의 백신이나 의약품으로 대처하기 어렵다고 판단되는 경우 「국가를 당사자로 하는 계약에 관한 법률」에도 불구하고 위원회의 심의를 거쳐 개발 중인 백신이나 의약품의 구매 및 공급에 필요한 계약을 할 수 있다.
　　② 공무원이 ①에 따른 계약 및 계약 이행과 관련된 업무를 적극적으로 처리한 결과에 대하여 그의 행위에 고의나 중대한 과실이 없는 경우에는 「국가공무원법」 등 관계법령에 따른 징계 또는 문책 등 책임을 묻지 아니한다.
　　③ ①에 따른 계약의 대상 및 절차, 그 밖에 필요한 사항은 질병관리청장이 기획재정부장관과 협의하여 정한다.

(17) 감염병환자 등의 관리(법 제41조)

　　① 감염병 중 특히 전파 위험이 높은 감염병으로서 제1급감염병 및 질병관리청장이 고시한 감염병에 걸린 감염병환자 등은 감염병관리기관, 중앙감염병전문병원, 권역별 감염병전문병원 및 감염병관리시설을 갖춘 의료기관(이하 감염병관리기관 등)에서 입원치료를 받아야 한다.

감염병의 종류(「질병관리청장이 지정하는 감염병의 종류 고시」 제9호)

• 결핵	• 홍역	• 콜레라	• 장티푸스
• 파라티푸스	• 세균성이질	• 장출혈성대장균감염증	• A형간염
• 폴리오	• 수막구균 감염증	• 성홍열	

② 질병관리청장, 시·도지사 또는 시장·군수·구청장은 다음의 어느 하나에 해당하는 사람에게 자가(自家)치료, 제37조 제1항 제2호에 따라 설치·운영하는 시설에서의 치료(이하 시설치료) 또는 의료기관 입원치료를 하게 할 수 있다.
  ㉠ ①에도 불구하고 의사가 자가치료 또는 시설치료가 가능하다고 판단하는 사람
  ㉡ ①에 따른 입원치료 대상자가 아닌 사람
  ㉢ 감염병의심자
③ 보건복지부장관, 질병관리청장, 시·도지사 또는 시장·군수·구청장은 다음의 어느 하나에 해당하는 경우 ① 또는 ②에 따라 치료 중인 사람을 다른 감염병관리기관 등이나 감염병관리기관 등이 아닌 의료기관으로 전원(轉院)하거나, 자가 또는 제37조 제1항 제2호에 따라 설치·운영하는 시설로 이송(이하 전원 등)하여 치료받게 할 수 있다.
  ㉠ 중증도의 변경이 있는 경우
  ㉡ 의사가 입원치료의 필요성이 없다고 판단하는 경우
  ㉢ 격리병상이 부족한 경우 등 질병관리청장이 전원 등의 조치가 필요하다고 인정하는 경우
④ 감염병환자 등은 ③에 따른 조치를 따라야 하며, 정당한 사유 없이 이를 거부할 경우 치료에 드는 비용은 본인이 부담한다.
⑤ ① 및 ②에 따른 입원치료, 자가치료, 시설치료의 방법 및 절차, 전원 등의 방법 및 절차 등에 관하여 필요한 사항은 대통령령으로 정한다.

(18) 사업주의 협조의무(법 제41조의2)

① 사업주는 근로자가 이 법에 따라 입원 또는 격리되는 경우 「근로기준법」 제60조 외에 그 입원 또는 격리기간 동안 유급휴가를 줄 수 있다. 이 경우 사업주가 국가로부터 유급휴가를 위한 비용을 지원받을 때에는 유급휴가를 주어야 한다.
② 사업주는 ①에 따른 유급휴가를 이유로 해고나 그 밖의 불리한 처우를 하여서는 아니 되며, 유급휴가 기간에는 그 근로자를 해고하지 못한다. 다만, 사업을 계속할 수 없는 경우에는 그러하지 아니하다.
③ 국가는 ①에 따른 유급휴가를 위한 비용을 지원할 수 있다.
④ ③에 따른 비용의 지원 범위 및 신청·지원 절차 등 필요한 사항은 대통령령으로 정한다.

(19) 감염병에 관한 강제처분(법 제42조)

① 질병관리청장, 시·도지사 또는 시장·군수·구청장은 해당 공무원으로 하여금 다음의 어느 하나에 해당하는 감염병환자 등이 있다고 인정되는 주거시설, 선박·항공기·열차 등 운송수단 또는 그 밖의 장소에 들어가 필요한 조사나 진찰을 하게 할 수 있으며, 그 진찰 결과 감염병환자 등으로 인정될 때에는 동행하여 치료받게 하거나 입원시킬 수 있다.
  ㉠ 제1급감염병
  ㉡ 제2급감염병 중 결핵, 홍역, 콜레라, 장티푸스, 파라티푸스, 세균성이질, 장출혈성대장균감염증, A형간염, 수막구균 감염증, 폴리오, 성홍열 또는 질병관리청장이 정하는 감염병
  ㉢ 제3급감염병 중 질병관리청장이 정하는 감염병 : 엠폭스(MPOX)
  ㉣ 세계보건기구 감시대상 감염병

② 질병관리청장, 시·도지사 또는 시장·군수·구청장은 제1급감염병이 발생한 경우 해당 공무원으로 하여금 감염병의심자에게 다음의 조치를 하게 할 수 있다. 이 경우 해당 공무원은 감염병 증상 유무를 확인하기 위하여 필요한 조사나 진찰을 할 수 있다.
　㉠ 자가(自家) 또는 시설에 격리
　㉡ ㉠에 따른 격리에 필요한 이동수단의 제한
　㉢ 유선·무선 통신, 정보통신기술을 활용한 기기 등을 이용한 감염병의 증상 유무 확인이나 위치정보의 수집. 이 경우 위치정보의 수집은 ㉠에 따라 격리된 사람으로 한정한다.
　㉣ 감염 여부 검사
③ 질병관리청장, 시·도지사 또는 시장·군수·구청장은 ②에 따른 조사나 진찰 결과 감염병환자 등으로 인정된 사람에 대해서는 해당 공무원과 동행하여 치료받게 하거나 입원시킬 수 있다.
④ 질병관리청장, 시·도지사 또는 시장·군수·구청장은 ①·②에 따른 조사·진찰이나 제13조 제2항에 따른 검사를 거부하는 사람(이하 조사거부자)에 대해서는 해당 공무원으로 하여금 감염병관리기관에 동행하여 필요한 조사나 진찰을 받게 하여야 한다.
⑤ ①부터 ④까지에 따라 조사·진찰·격리·치료 또는 입원 조치를 하거나 동행하는 공무원은 그 권한을 증명하는 증표를 지니고 이를 관계인에게 보여주어야 한다.
⑥ 질병관리청장, 시·도지사 또는 시장·군수·구청장은 ②부터 ④까지 및 ⑦에 따른 조사·진찰·격리·치료 또는 입원 조치를 위하여 필요한 경우에는 관할 경찰서장에게 협조를 요청할 수 있다. 이 경우 요청을 받은 관할 경찰서장은 정당한 사유가 없으면 이에 따라야 한다.
⑦ 질병관리청장, 시·도지사 또는 시장·군수·구청장은 조사거부자를 자가 또는 감염병관리시설에 격리할 수 있으며, ④에 따른 조사·진찰 결과 감염병환자 등으로 인정될 때에는 감염병관리시설에서 치료받게 하거나 입원시켜야 한다.
⑧ 질병관리청장, 시·도지사 또는 시장·군수·구청장은 감염병의심자 또는 조사거부자가 감염병환자 등이 아닌 것으로 인정되면 ② 또는 ⑦에 따른 격리 조치를 즉시 해제하여야 한다.
⑨ 질병관리청장, 시·도지사 또는 시장·군수·구청장은 ⑦에 따라 조사거부자를 치료·입원시킨 경우 그 사실을 조사거부자의 보호자에게 통지하여야 한다. 이 경우 통지의 방법·절차 등에 관하여 필요한 사항은 제43조를 준용한다.
⑩ ⑧에도 불구하고 정당한 사유 없이 격리 조치가 해제되지 아니하는 경우 감염병의심자 및 조사거부자는 구제청구를 할 수 있으며, 그 절차 및 방법 등에 대해서는 「인신보호법」을 준용한다. 이 경우 "감염병의심자 및 조사거부자"는 "피수용자"로, 격리 조치를 명한 "질병관리청장, 시·도지사 또는 시장·군수·구청장"은 "수용자"로 본다(다만, 「인신보호법」 제6조 제1항 제3호는 적용을 제외).
⑪ ①부터 ④까지 및 ⑦에 따라 조사·진찰·격리·치료를 하는 기관의 지정 기준, ②에 따른 감염병의심자에 대한 격리나 증상여부 확인 방법 등 필요한 사항은 대통령령으로 정한다.
⑫ ②의 ㉢에 따라 수집된 위치정보의 저장·보호·이용 및 파기 등에 관한 사항은 「위치정보의 보호 및 이용 등에 관한 법률」을 따른다.

(20) 감염병환자 등의 입원 통지(법 제43조)

① 질병관리청장, 시·도지사 또는 시장·군수·구청장은 감염병환자 등이 제41조에 따른 입원치료가 필요한 경우에는 그 사실을 입원치료 대상자와 그 보호자에게 통지하여야 한다.
② ①에 따른 통지의 방법·절차 등에 관하여 필요한 사항은 보건복지부령으로 정한다.

(21) 격리자에 대한 격리 통지(법 제43조의2)

① 질병관리청장, 시·도지사 또는 시장·군수·구청장은 제42조 제2항·제3항 및 제7항, 제47조 제3호 또는 제49조 제1항 제14호에 따른 입원 또는 격리 조치를 할 때에는 그 사실을 입원 또는 격리 대상자와 그 보호자에게 통지하여야 한다.
② ①에 따른 통지의 방법·절차 등에 관하여 필요한 사항은 보건복지부령으로 정한다.

(22) 수감 중인 환자의 관리(법 제44조)

교도소장은 수감자로서 감염병에 감염된 자에게 감염병의 전파를 차단하기 위한 조치와 적절한 의료를 제공하여야 한다.

(23) 업무 종사의 일시 제한(법 제45조)

① 감염병환자 등은 보건복지부령으로 정하는 바에 따라 업무의 성질상 일반인과 접촉하는 일이 많은 직업에 종사할 수 없고, 누구든지 감염병환자 등을 그러한 직업에 고용할 수 없다.
② 제19조에 따른 성매개감염병에 관한 건강진단을 받아야 할 자가 건강진단을 받지 아니한 때에는 같은 조에 따른 직업에 종사할 수 없으며 해당 영업을 영위하는 자는 건강진단을 받지 아니한 자를 그 영업에 종사하게 하여서는 아니 된다.

> **업무 종사의 일시 제한(시행규칙 제33조)**
> ① 법 제45조 제1항에 따라 일시적으로 업무 종사의 제한을 받는 감염병환자 등은 다음의 감염병에 해당하는 감염병환자 등으로 하고, 그 제한 기간은 감염력이 소멸되는 날까지로 한다.
> - 콜레라
> - 파라티푸스
> - 장출혈성대장균감염증
> - 장티푸스
> - 세균성이질
> - A형간염
>
> ② 업무 종사의 제한을 받는 업종은 「식품위생법」에 따른 집단급식소, 식품접객업이다.

(24) 건강진단 및 예방접종 등의 조치(법 제46조)

질병관리청장, 시·도지사 또는 시장·군수·구청장은 보건복지부령으로 정하는 바에 따라 다음의 어느 하나에 해당하는 사람에게 건강진단을 받거나 감염병 예방에 필요한 예방접종을 받게 하는 등의 조치를 할 수 있다.
① 감염병환자 등의 가족 또는 그 동거인
② 감염병 발생지역에 거주하는 사람 또는 그 지역에 출입하는 사람으로서 감염병에 감염되었을 것으로 의심되는 사람
③ 감염병환자 등과 접촉하여 감염병에 감염되었을 것으로 의심되는 사람

(25) 감염병 유행에 대한 방역 조치(법 제47조)

질병관리청장, 시·도지사 또는 시장·군수·구청장은 감염병이 유행하면 감염병 전파를 막기 위하여 다음에 해당하는 모든 조치를 하거나 그에 필요한 일부 조치를 하여야 한다.

① 감염병환자 등이 있는 장소나 감염병병원체에 오염되었다고 인정되는 장소에 대한 다음의 조치
  ㉠ 일시적 폐쇄
  ㉡ 일반 공중의 출입금지
  ㉢ 해당 장소 내 이동제한
  ㉣ 그 밖에 통행차단을 위하여 필요한 조치
② 의료기관에 대한 업무 정지
③ 감염병의심자를 적당한 장소에 일정한 기간 입원 또는 격리시키는 것
④ 감염병병원체에 오염되었거나 오염되었다고 의심되는 물건을 사용·접수·이동하거나 버리는 행위 또는 해당 물건의 세척을 금지하거나 태우거나 폐기처분하는 것
⑤ 감염병병원체에 오염된 장소에 대한 소독이나 그 밖에 필요한 조치를 명하는 것
⑥ 일정한 장소에서 세탁하는 것을 막거나 오물을 일정한 장소에서 처리하도록 명하는 것

(26) 오염장소 등의 소독 조치(법 제48조)

① 육군·해군·공군 소속 부대의 장, 국방부직할부대의 장 및 제12조 제1항의 어느 하나에 해당하는 사람은 감염병환자 등이 발생한 장소나 감염병병원체에 오염되었다고 의심되는 장소에 대하여 의사, 한의사 또는 관계 공무원의 지시에 따라 소독이나 그 밖에 필요한 조치를 하여야 한다.
② ①에 따른 소독 등의 조치에 관하여 필요한 사항은 보건복지부령으로 정한다.

6 예방 조치

(1) 감염병의 예방 조치(법 제49조)

① 질병관리청장, 시·도지사 또는 시장·군수·구청장은 감염병을 예방하기 위하여 다음에 해당하는 모든 조치를 하거나 그에 필요한 일부 조치를 하여야 하며, 보건복지부장관은 감염병을 예방하기 위하여 ㉡, ㉢부터 ㉤까지, ㉮ 및 ㉯에 해당하는 조치를 할 수 있다.
  ㉠ 관할 지역에 대한 교통의 전부 또는 일부를 차단하는 것
  ㉡ 흥행, 집회, 제례 또는 그 밖의 여러 사람의 집합을 제한하거나 금지하는 것
  ㉢ 감염병 전파의 위험성이 있는 장소 또는 시설의 관리자·운영자 및 이용자 등에 대하여 출입자 명단 작성, 마스크 착용 등 방역지침의 준수를 명하는 것
  ㉣ 버스·열차·선박·항공기 등 감염병 전파가 우려되는 운송수단의 이용자에 대하여 마스크 착용 등 방역지침의 준수를 명하는 것
  ㉤ 감염병 전파가 우려되어 지역 및 기간을 정하여 마스크 착용 등 방역지침 준수를 명하는 것
  ㉥ 건강진단, 시체 검안 또는 해부를 실시하는 것
  ㉦ 감염병 전파의 위험성이 있는 음식물의 판매·수령을 금지하거나 그 음식물의 폐기나 그 밖에 필요한 처분을 명하는 것

ⓞ 인수공통감염병 예방을 위하여 살처분(殺處分)에 참여한 사람 또는 인수공통감염병에 드러난 사람 등에 대한 예방조치를 명하는 것
ⓩ 감염병 전파의 매개가 되는 물건의 소지·이동을 제한·금지하거나 그 물건에 대하여 폐기, 소각 또는 그 밖에 필요한 처분을 명하는 것
ⓧ 선박·항공기·열차 등 운송 수단, 사업장 또는 그 밖에 여러 사람이 모이는 장소에 의사를 배치하거나 감염병 예방에 필요한 시설의 설치를 명하는 것
㉠ 공중위생에 관계있는 시설 또는 장소에 대한 소독이나 그 밖에 필요한 조치를 명하거나 상수도·하수도·우물·쓰레기장·화장실의 신설·개조·변경·폐지 또는 사용을 금지하는 것
㉡ 쥐, 위생해충 또는 그 밖의 감염병 매개동물의 구제(驅除) 또는 구제시설의 설치를 명하는 것
㉣ 일정한 장소에서의 어로(漁撈)·수영 또는 일정한 우물의 사용을 제한하거나 금지하는 것
ⓗ 감염병 매개의 중간 숙주가 되는 동물류의 포획 또는 생식을 금지하는 것
㉮ 감염병 유행기간 중 의료인·의료업자 및 그 밖에 필요한 의료관계요원을 동원하는 것
㉯ 감염병 유행기간 중 의료기관 병상, 연수원·숙박시설 등 시설을 동원하는 것
㉰ 감염병병원체에 오염되었거나 오염되었을 것으로 의심되는 시설 또는 장소에 대한 소독이나 그 밖에 필요한 조치를 명하는 것
㉱ 감염병의심자를 적당한 장소에 일정한 기간 입원 또는 격리시키는 것

② 시·도지사 또는 시장·군수·구청장은 ①의 ㉠ 및 ㉣에 따라 식수를 사용하지 못하게 하려면 그 사용금지기간 동안 별도로 식수를 공급하여야 하며, ①의 ㉠·ⓛ·ⓩ·㉠·㉣ 및 ⓗ에 따른 조치를 하려면 그 사실을 주민에게 미리 알려야 한다.

③ 시·도지사 또는 시장·군수·구청장은 ①의 ㉰의 조치를 따르지 아니한 관리자·운영자에게 해당 장소나 시설의 폐쇄를 명하거나 3개월 이내의 기간을 정하여 운영의 중단을 명할 수 있다. 다만, 운영중단 명령을 받은 자가 그 운영중단기간 중에 운영을 계속한 경우에는 해당 장소나 시설의 폐쇄를 명하여야 한다.

④ ③에 따라 장소나 시설의 폐쇄 또는 운영 중단 명령을 받은 관리자·운영자는 정당한 사유가 없으면 이에 따라야 한다.

⑤ 시·도지사 또는 시장·군수·구청장은 폐쇄 명령에도 불구하고 관리자·운영자가 그 운영을 계속하는 경우에는 관계 공무원에게 해당 장소나 시설을 폐쇄하기 위한 다음의 조치를 하게 할 수 있다.
  ㉠ 해당 장소나 시설의 간판이나 그 밖의 표지판의 제거
  ㉡ 해당 장소나 시설이 ③에 따라 폐쇄된 장소나 시설임을 알리는 게시물 등의 부착

⑥ ③에 따른 장소나 시설의 폐쇄를 명한 시·도지사 또는 시장·군수·구청장은 위기경보 또는 방역지침의 변경으로 장소 또는 시설 폐쇄의 필요성이 없어진 경우,「재난 및 안전관리 기본법」제11조의 지역위원회 심의를 거쳐 폐쇄 중단 여부를 결정할 수 있다.

⑦ ③에 따른 행정처분의 기준은 그 위반행위의 종류와 위반 정도 등을 고려하여 보건복지부령으로 정한다.

(2) 감염취약계층의 보호 조치(법 제49조의2)

① 보건복지부장관, 시·도지사 또는 시장·군수·구청장은 호흡기와 관련된 감염병으로부터 저소득층과 사회복지시설을 이용하는 어린이, 노인, 장애인 및 기타 보건복지부령으로 정하는 대상(이하 감염취약계층)을 보호하기 위하여 「재난 및 안전관리 기본법」 제38조 제2항에 따른 주의 이상의 위기경보가 발령된 경우 감염취약계층에게 의료·방역 물품(「약사법」에 따른 의약외품으로 한정) 지급 등 필요한 조치를 취할 수 있다.

② 질병관리청장, 시·도지사 또는 시장·군수·구청장은 「재난 및 안전관리 기본법」 제38조 제2항에 따른 주의 이상의 위기경보가 발령된 경우 감염취약계층이 이용하는 「사회복지사업법」 제2조 제4호의 사회복지시설에 대하여 소독이나 그 밖에 필요한 조치를 명할 수 있다.

③ ①에 따른 감염병의 종류, 감염취약계층의 범위 및 지급절차 등에 관하여 필요한 사항은 보건복지부령으로 정한다.

(3) 의료인, 환자 및 의료기관 보호를 위한 한시적 비대면 진료(법 제49조의3)

① 의료업에 종사하는 의료인(「의료법」 제2조에 따른 의료인 중 의사·치과의사·한의사만 해당)은 감염병과 관련하여 「재난 및 안전관리 기본법」 제38조 제2항에 따른 심각 단계 이상의 위기경보가 발령된 때에는 환자, 의료인 및 의료기관 등을 감염의 위험에서 보호하기 위하여 필요하다고 인정하는 경우 「의료법」 제33조 제1항에도 불구하고 보건복지부장관이 정하는 범위에서 유선·무선·화상통신, 컴퓨터 등 정보통신기술을 활용하여 의료기관 외부에 있는 환자에게 건강 또는 질병의 지속적 관찰, 진단, 상담 및 처방을 할 수 있다.

② 보건복지부장관은 위원회의 심의를 거쳐 한시적 비대면 진료의 지역, 기간 등 범위를 결정한다.

(4) 그 밖의 감염병 예방 조치(법 제50조)

① 육군·해군·공군 소속 부대의 장, 국방부직할부대의 장 및 제12조 제1항 제2호에 해당하는 사람은 감염병환자 등이 발생하였거나 발생할 우려가 있으면 소독이나 그 밖에 필요한 조치를 하여야 하고, 특별자치시장·특별자치도지사 또는 시장·군수·구청장과 협의하여 감염병 예방에 필요한 추가 조치를 하여야 한다.

② 교육부장관 또는 교육감은 감염병 발생 등을 이유로 「학교보건법」 제2조 제2호의 학교에 대하여 「초·중등교육법」 제64조에 따른 휴업 또는 휴교를 명령하거나 「유아교육법」 제31조에 따른 휴업 또는 휴원을 명령할 경우 질병관리청장과 협의하여야 한다.

(5) 소독 의무(법 제51조)

① 특별자치시장·특별자치도지사 또는 시장·군수·구청장은 감염병을 예방하기 위하여 청소나 소독을 실시하거나 쥐, 위생해충 등의 구제조치(이하 소독)를 하여야 한다. 이 경우 소독은 사람의 건강과 자연에 유해한 영향을 최소화하여 안전하게 실시하여야 한다.

② ①에 따른 소독의 기준과 방법은 보건복지부령으로 정한다.

③ 공동주택, 숙박업소 등 여러 사람이 거주하거나 이용하는 시설 중 대통령령으로 정하는 시설을 관리·운영하는 자는 보건복지부령으로 정하는 바에 따라 감염병 예방에 필요한 소독을 하여야 한다.

④ ③에 따라 소독을 하여야 하는 시설의 관리·운영자는 제52조 제1항에 따라 소독업의 신고를 한 자에게 소독하게 하여야 한다. 다만, 「공동주택관리법」 제2조 제1항 제15호에 따른 주택관리업자가 제52조 제1항에 따른 소독장비를 갖추었을 때에는 그가 관리하는 공동주택은 직접 소독할 수 있다.

소독 횟수의 기준(시행규칙 별표 7)

소독해야 하는 시설의 종류	소독 횟수	
	4~9월	10~3월
• 「공중위생관리법」에 따른 숙박업소(객실 수 20실 이상인 경우만 해당), 「관광진흥법」에 따른 관광숙박업소 • 「식품위생법」 시행령 제21조 제8호(마목은 제외)에 따른 식품접객업 업소 중 연면적 300제곱미터 이상의 업소 • 「여객자동차 운수사업법」에 따른 시내버스·농어촌버스·마을버스·시외버스·전세버스·장의자동차, 「항공법」에 따른 항공기와 공항시설, 「해운법」에 따른 여객선, 「항만법」에 따른 연면적 300제곱미터 이상의 대합실, 「철도사업법」 및 「도시철도법」에 따른 여객운송 철도차량과 역사(驛舍) 및 역 시설 • 「유통산업발전법」에 따른 대형마트, 전문점, 백화점, 쇼핑센터, 복합쇼핑몰, 그 밖의 대규모 점포와 「전통시장 및 상점가 육성을 위한 특별법」에 따른 전통시장 • 「의료법」 제3조 제2항 제3호에 따른 병원급 의료기관	1회 이상/ 1개월	1회 이상/ 2개월
• 「식품위생법」 제2조 제12호에 따른 집단급식소(한 번에 100명 이상에게 계속적으로 식사를 공급하는 경우만 해당) • 「식품위생법」 시행령 제21조 제8호 마목에 따른 위탁급식영업을 하는 식품접객업소 중 연면적 300제곱미터 이상의 업소 • 「건축법」 시행령 별표 1 제2호 라목에 따른 기숙사 • 「소방시설 설치·유지 및 안전관리에 관한 법률」 시행령 별표 2 제8호 가목에 따른 합숙소(50명 이상을 수용할 수 있는 경우만 해당) • 「공연법」에 따른 공연장(객석 수 300석 이상인 경우만 해당) • 「초·중등교육법」 제2조 및 「고등교육법」 제2조에 따른 학교 • 「학원의 설립·운영 및 과외교습에 관한 법률」에 따른 연면적 1천제곱미터 이상의 학원 • 연면적 2천제곱미터 이상의 사무실용 건축물 및 복합용도의 건축물 • 「영유아보육법」에 따른 어린이집 및 「유아교육법」에 따른 유치원(50명 이상을 수용하는 어린이집 및 유치원만 해당)	1회 이상/ 2개월	1회 이상/ 3개월
「주택법」에 따른 공동주택(300세대 이상인 경우만 해당)	1회 이상/ 3개월	1회 이상/ 6개월

(6) 소독업의 신고 등(법 제52조) ★

① 소독을 업으로 하려는 자(제51조 제4항 단서에 따른 주택관리업자는 제외)는 보건복지부령으로 정하는 시설·장비 및 인력을 갖추어 **특별자치시장·특별자치도지사 또는 시장·군수·구청장**에게 신고하여야 한다. 신고한 사항을 변경하려는 경우에도 또한 같다.

② 특별자치시장·특별자치도지사 또는 시장·군수·구청장은 ①에 따른 신고를 받은 경우 그 내용을 검토하여 이 법에 적합하면 신고를 수리하여야 한다.

③ 특별자치시장·특별자치도지사 또는 시장·군수·구청장은 ①에 따라 소독업의 신고를 한 자(이하 소독업자)가 다음의 어느 하나에 해당하면 **소독업 신고가 취소된 것으로 본다**.

㉠ 「부가가치세법」 제8조 제8항에 따라 **관할 세무서장에게 폐업 신고를 한 경우**

㉡ 「부가가치세법」 제8조 제9항에 따라 **관할 세무서장이 사업자등록을 말소한 경우**

㉢ 제53조 제1항에 따른 휴업이나 폐업 신고를 하지 아니하고 소독업에 필요한 시설 등이 없어진 상태가 6개월 이상 계속된 경우

④ 특별자치시장·특별자치도지사 또는 시장·군수·구청장은 ③에 따른 소독업 신고가 취소된 것으로 보기 위하여 필요한 경우 관할 세무서장에게 소독업자의 폐업 여부에 대한 정보 제공을 요청할 수 있다. 이 경우 요청을 받은 관할 세무서장은 「전자정부법」 제36조 제1항에 따라 소독업자의 폐업 여부에 대한 정보를 제공하여야 한다.

(7) 소독업의 휴업 등의 신고(법 제53조)

① 소독업자가 그 영업을 30일 이상 휴업하거나 폐업하려면 보건복지부령으로 정하는 바에 따라 특별자치시장·특별자치도지사 또는 시장·군수·구청장에게 신고하여야 한다.
② 소독업자가 휴업한 후 재개업을 하려면 보건복지부령으로 정하는 바에 따라 특별자치시장·특별자치도지사 또는 시장·군수·구청장에게 신고하여야 한다. 이 경우 특별자치시장·특별자치도지사 또는 시장·군수·구청장은 그 내용을 검토하여 이 법에 적합하면 신고를 수리하여야 한다.

(8) 소독의 실시 등(법 제54조)

① 소독업자는 보건복지부령으로 정하는 기준과 방법에 따라 소독하여야 한다.
② 소독업자가 소독하였을 때에는 보건복지부령으로 정하는 바에 따라 그 소독에 관한 사항을 기록·보존하여야 한다.

(9) 소독업자 등에 대한 교육(법 제55조)

① 소독업자(법인인 경우에는 그 대표자)는 소독에 관한 교육을 받아야 한다.
② 소독업자는 소독업무 종사자에게 소독에 관한 교육을 받게 하여야 한다.
③ ① 및 ②에 따른 교육의 내용과 방법, 교육시간, 교육비 부담 등에 관하여 필요한 사항은 보건복지부령으로 정한다.

(10) 소독업무의 대행(법 제56조)

특별자치시장·특별자치도지사 또는 시장·군수·구청장은 제47조 제5호, 제48조 제1항, 제49조 제1항 제8호·제9호·제13호, 제50조 및 제51조 제1항·제3항에 따라 소독을 실시하여야 할 경우에는 그 소독업무를 소독업자가 대행하게 할 수 있다.

(11) 서류제출 및 검사 등(법 제57조)

① 특별자치시장·특별자치도지사 또는 시장·군수·구청장은 소속 공무원으로 하여금 소독업자에게 소독의 실시에 관한 관계 서류의 제출을 요구하게 하거나 검사 또는 질문을 하게 할 수 있다.
② ①에 따라 서류제출을 요구하거나 검사 또는 질문을 하려는 소속 공무원은 그 권한을 표시하는 증표를 지니고 이를 관계인에게 보여주어야 한다.

(12) 시정명령(법 제58조)

특별자치시장·특별자치도지사 또는 시장·군수·구청장은 소독업자가 다음의 어느 하나에 해당하면 1개월 이상의 기간을 정하여 그 위반 사항을 시정하도록 명하여야 한다.
① 제52조 제1항에 따른 시설·장비 및 인력 기준을 갖추지 못한 경우
② 제55조 제1항에 따른 교육을 받지 아니하거나 소독업무 종사자에게 같은 조 제2항에 따른 교육을 받게 하지 아니한 경우

(13) 영업정지 등(법 제59조)

① 특별자치시장·특별자치도지사 또는 시장·군수·구청장은 소독업자가 다음의 어느 하나에 해당하면 영업소의 폐쇄를 명하거나 6개월 이내의 기간을 정하여 영업의 정지를 명할 수 있다. 다만, ⑩에 해당하는 경우에는 영업소의 폐쇄를 명하여야 한다.
  ㉠ 제52조 제1항 후단에 따른 변경 신고를 하지 아니하거나 제53조 제1항 및 제2항에 따른 휴업, 폐업 또는 재개업 신고를 하지 아니한 경우
  ㉡ 제54조 제1항에 따른 소독의 기준과 방법에 따르지 아니하고 소독을 실시하거나 같은 조 제2항을 위반하여 소독실시 사항을 기록·보존하지 아니한 경우
  ㉢ 제57조에 따른 관계 서류의 제출 요구에 따르지 아니하거나 소속 공무원의 검사 및 질문을 거부·방해 또는 기피한 경우
  ㉣ 제58조에 따른 시정명령에 따르지 아니한 경우
  ㉤ 영업정지기간 중에 소독업을 한 경우
② **특별자치시장·특별자치도지사 또는 시장·군수·구청장은** ①에 따른 영업소의 폐쇄명령을 받고도 계속하여 영업을 하거나 제52조 제1항에 따른 신고를 하지 아니하고 소독업을 하는 경우에는 관계 공무원에게 해당 영업소를 폐쇄하기 위한 다음의 조치를 하게 할 수 있다.
  ㉠ 해당 영업소의 간판이나 그 밖의 영업표지 등의 제거·삭제
  ㉡ 해당 영업소가 적법한 영업소가 아님을 알리는 게시물 등의 부착
③ ①에 따른 행정처분의 기준은 그 위반행위의 종류와 위반 정도 등을 고려하여 보건복지부령으로 정한다.

7 방역관, 역학조사관, 검역위원 및 예방위원 등

(1) 방역관(법 제60조) ★

① **질병관리청장 및 시·도지사**는 감염병 예방 및 방역에 관한 업무를 담당하는 방역관을 소속 공무원 중에서 임명한다. 다만, 감염병 예방 및 방역에 관한 업무를 처리하기 위하여 필요한 경우에는 시장·군수·구청장이 방역관을 소속 공무원 중에서 임명할 수 있다.
② 방역관은 제4조 ②의 ㉠부터 ㉦까지의 업무를 담당한다. 다만, 질병관리청 소속 방역관은 같은 항 ㉧의 업무도 담당한다.
③ 방역관은 감염병의 국내 유입 또는 유행이 예견되어 긴급한 대처가 필요한 경우 제4조 ②의 ㉠ 및 ㉡에 따른 업무를 수행하기 위하여 통행의 제한 및 주민의 대피, 감염병의 매개가 되는 음식물·물건 등의 폐기·소각, 의료인 등 감염병 관리인력에 대한 임무부여 및 방역물자의 배치 등 감염병 발생지역의 현장에 대한 조치권한을 가진다.
④ 감염병 발생지역을 관할하는 「국가경찰과 자치경찰의 조직 및 운영에 관한 법률」 제12조 및 제13조에 따른 경찰관서 및 「소방기본법」 제3조에 따른 소방관서의 장, 「지역보건법」 제10조에 따른 보건소의 장 등 관계 공무원 및 그 지역 내의 법인·단체·개인은 정당한 사유가 없으면 ③에 따른 방역관의 조치에 협조하여야 한다.
⑤ ①부터 ④까지 규정한 사항 외에 방역관의 자격·직무·조치권한의 범위 등에 관하여 필요한 사항은 대통령령으로 정한다.

(2) 역학조사관(법 제60조의2) ★

① 감염병 역학조사에 관한 사무를 처리하기 위하여 질병관리청 소속 공무원으로 100명 이상, 시·도 소속 공무원으로 각각 2명 이상의 역학조사관을 두어야 한다. 이 경우 시·도 역학조사관 중 1명 이상은 「의료법」제2조 제1항에 따른 의료인 중 의사로 임명하여야 한다.

② 시장·군수·구청장은 역학조사에 관한 사무를 처리하기 위하여 필요한 경우 소속 공무원으로 역학조사관을 둘 수 있다. 다만, 인구수 등을 고려하여 보건복지부령으로 정하는 기준을 충족하는 시·군·구의 장은 소속 공무원으로 1명 이상의 역학조사관을 두어야 한다.

③ ① 및 ②에 따른 역학조사관은 다음의 어느 하나에 해당하는 사람으로서 제18조의3에 따른 역학조사 교육·훈련 과정을 이수한 사람 중에서 임명한다.
  ㉠ 방역, 역학조사 또는 예방접종 업무를 담당하는 공무원
  ㉡ 「의료법」제2조 제1항에 따른 의료인
  ㉢ 그 밖에 「약사법」제2조 제2호에 따른 약사, 「수의사법」제2조 제1호에 따른 수의사 등 감염병·역학 관련 분야의 전문가

④ 질병관리청장, 시·도지사 또는 시장·군수·구청장은 소속 공무원을 역학조사관으로 임명하기 위하여 제18조의3에 따른 역학조사 교육·훈련 과정을 이수하도록 하여야 할 경우 해당 공무원을 수습역학조사관으로 임명하여야 한다.

⑤ 역학조사관은 감염병의 확산이 예견되는 긴급한 상황으로서 즉시 조치를 취하지 아니하면 감염병이 확산되어 공중위생에 심각한 위해를 가할 것으로 우려되는 경우 일시적으로 제47조 제1호 각 목의 조치를 할 수 있다. 다만, 수습역학조사관은 방역관 또는 역학조사관의 지휘를 받는 경우에 한정하여 일시적으로 제47조 제1호 각 목의 조치를 할 수 있다.

⑥ 「국가경찰과 자치경찰의 조직 및 운영에 관한 법률」제12조 및 제13조에 따른 경찰관서 및 「소방기본법」제3조에 따른 소방관서의 장, 「지역보건법」제10조에 따른 보건소의 장 등 관계 공무원은 정당한 사유가 없으면 ⑤에 따른 역학조사관 및 수습역학조사관의 조치에 협조하여야 한다.

⑦ 역학조사관 및 수습역학조사관은 ⑤에 따른 조치를 한 경우 즉시 질병관리청장, 시·도지사 또는 시장·군수·구청장에게 보고하여야 한다.

⑧ 질병관리청장, 시·도지사 또는 시장·군수·구청장은 ①·② 및 ④에 따라 임명된 역학조사관 및 수습역학조사관에게 예산의 범위에서 직무 수행에 필요한 비용 등을 지원할 수 있다.

⑨ ①부터 ⑧까지 규정한 사항 외에 역학조사관 및 수습역학조사관의 자격·직무·권한·비용지원 등에 관하여 필요한 사항은 대통령령으로 정한다.

역학조사관 및 수습역학조사관의 직무 등(시행령 제26조 제2항)
- 역학조사 계획 수립
- 역학조사 수행 및 결과 분석
- 역학조사 실시 기준 및 방법의 개발
- 역학조사 기술지도
- 역학조사 교육훈련
- 감염병에 대한 역학적인 연구

(3) 한시적 종사명령(법 제60조의3)

① 질병관리청장, 시·도지사 또는 시장·군수·구청장은 감염병의 유입 또는 유행이 우려되거나 이미 발생한 경우 기간을 정하여 「의료법」 제2조 제1항의 의료인에게 제36조 및 제37조에 따라 감염병관리기관으로 지정된 의료기관 또는 제8조의2에 따라 설립되거나 지정된 중앙감염병전문병원 또는 권역별 감염병전문병원에서 방역업무에 종사하도록 명할 수 있다.

② 질병관리청장, 시·도지사 또는 시장·군수·구청장은 감염병이 유입되거나 유행하는 긴급한 경우 제60조의2 제3항 제2호 또는 제3호에 해당하는 자를 기간을 정하여 방역관으로 임명하여 방역업무를 수행하게 할 수 있다.

③ 질병관리청장, 시·도지사 또는 시장·군수·구청장은 감염병의 유입 또는 유행으로 역학조사인력이 부족한 경우 제60조의2 제3항 제2호 또는 제3호에 해당하는 자를 기간을 정하여 역학조사관으로 임명하여 역학조사에 관한 직무를 수행하게 할 수 있다.

④ ② 또는 ③에 따라 질병관리청장, 시·도지사 또는 시장·군수·구청장이 임명한 방역관 또는 역학조사관은 「국가공무원법」 제26조의5에 따른 임기제공무원으로 임용된 것으로 본다.

⑤ ①에 따른 종사명령 및 ②·③에 따른 임명의 기간·절차 등 필요한 사항은 대통령령으로 정한다.

(4) 검역위원(법 제61조)

① 시·도지사는 감염병을 예방하기 위하여 필요하면 **검역위원**을 두고 검역에 관한 사무를 담당하게 하며, 특별히 필요하면 운송수단 등을 검역하게 할 수 있다.

② 검역위원은 ①에 따른 사무나 검역을 수행하기 위하여 운송수단 등에 무상으로 승선하거나 승차할 수 있다.

③ ①에 따른 검역위원의 임명 및 직무 등에 관하여 필요한 사항은 보건복지부령으로 정한다.

(5) 예방위원(법 제62조)

① 특별자치시장·특별자치도지사 또는 시장·군수·구청장은 감염병이 유행하거나 유행할 우려가 있으면 특별자치시·특별자치도 또는 시·군·구(자치구)에 감염병 예방 사무를 담당하는 예방위원을 둘 수 있다.

② ①에 따른 예방위원은 무보수로 한다. 다만, 특별자치시·특별자치도 또는 시·군·구의 인구 2만 명당 1명의 비율로 유급위원을 둘 수 있다.

③ ①에 따른 예방위원의 임명 및 직무 등에 관하여 필요한 사항은 보건복지부령으로 정한다.

(6) 한국건강관리협회(법 제63조)

① 제2조 ⑥에 따른 기생충감염병에 관한 조사·연구 등 예방사업을 수행하기 위하여 한국건강관리협회(이하 협회)를 둔다.

② 협회는 법인으로 한다.

③ 협회에 관하여는 이 법에서 정한 사항 외에는 「민법」 중 사단법인에 관한 규정을 준용한다.

(7) 국가첨단백신개발센터의 설립(법 제63조의2)

① 감염병을 치료하고 예방하기 위한 치료제 및 백신의 연구개발 촉진에 관한 업무를 수행하기 위하여 국가첨단백신개발센터(이하 첨단백신센터)를 둔다.
② 첨단백신센터는 법인으로 한다.
③ 첨단백신센터의 정관에는 다음의 사항을 기재하여야 한다.
   ㉠ 명칭
   ㉡ 목적
   ㉢ 주된 사무소가 있는 곳
   ㉣ 자산에 관한 사항
   ㉤ 임직원에 관한 사항
   ㉥ 이사회에 관한 사항
   ㉦ 업무와 그 집행에 관한 사항
   ㉧ 회계에 관한 사항
   ㉨ 공고에 관한 사항
   ㉩ 정관의 변경에 관한 사항
   ㉪ 그 밖에 첨단백신센터의 운영에 관한 사항
④ 첨단백신센터가 정관의 기재사항을 변경하는 경우에는 질병관리청장의 인가를 받아야 한다.
⑤ 첨단백신센터에 관하여 이 법에서 규정한 사항 외에는 「민법」 중 재단법인에 관한 규정을 준용한다.
⑥ ①에 따른 첨단백신센터의 운영 등에 필요한 사항은 대통령령으로 정한다.

(8) 첨단백신센터의 사업(법 제63조의3)

① 첨단백신센터는 다음의 사업을 수행한다.
   ㉠ 감염병의 치료제·백신 후보물질 발굴 및 연구개발
   ㉡ 감염병의 치료제·백신 비임상시료 생산
   ㉢ 감염병의 치료제·백신 항원 보존, 자원화, 분양 및 통합관리
   ㉣ 기타 대통령령으로 정하는 업무
② 첨단백신센터는 ①의 사업에 관하여 수수료와 그 밖의 실비를 징수할 수 있다. 이 경우 수수료와 실비 징수의 방법 및 절차는 보건복지부령으로 정한다.
③ 질병관리청장은 첨단백신센터가 ①에 따른 사업을 하는 경우 행정적·재정적 지원을 할 수 있다.

CHAPTER 05 적중예상문제

01 「감염병의 예방 및 관리에 관한 법률」의 목적에 해당하지 <u>않는</u> 것은?

① 국민건강의 증진 및 유지에 이바지
② 국민건강에 위해가 되는 감염병 유행 방지
③ 국민건강에 위해가 되는 감염병 조기 발견
④ 국민건강에 위해가 되는 감염병 발생 방지
⑤ 감염병 예방 및 관리를 위해 필요한 사항 규정

> **해설**
> 「감염병의 예방 및 관리에 관한 법률」은 국민건강에 위해(危害)가 되는 감염병의 발생과 유행을 방지하고, 그 예방 및 관리를 위하여 필요한 사항을 규정함으로써 국민건강의 증진 및 유지에 이바지함을 목적으로 한다(법 제1조).

02 「감염병의 예방 및 관리에 관한 법률」상 생물테러감염병 또는 치명률이 높거나 집단 발생의 우려가 커서 발생 또는 유행 즉시 신고하여야 하고, 음압격리와 같은 높은 수준의 격리가 필요한 감염병은?

① 장티푸스
② 세균성이질
③ 디프테리아
④ 브루셀라증
⑤ 후천성면역결핍증(AIDS)

> **해설**
> ① · ②는 제2급감염병, ④ · ⑤는 제3급감염병에 해당한다.
>
> **제1급감염병(법 제2조 제2호)**
> - 에볼라바이러스병
> - 마버그열
> - 라싸열
> - 크리미안콩고출혈열
> - 남아메리카출혈열
> - 리프트밸리열
> - 두창
> - 페스트
> - 탄저
> - 보툴리눔독소증
> - 야토병
> - 신종감염병증후군
> - 중증급성호흡기증후군(SARS)
> - 중동호흡기증후군(MERS)
> - 동물인플루엔자 인체감염증
> - 신종인플루엔자
> - 디프테리아

정답 01 ③ 02 ③

03 「감염병의 예방 및 관리에 관한 법률」상 다음에서 의미하는 용어는?

> 임상적인 증상은 없으나 감염병병원체를 보유하고 있는 사람

① 감염병환자
② 병원체보유자
③ 감염병의심자
④ 감염병의사환자
⑤ 의료 관련 감염병

해설
① 감염병환자 : 감염병의 병원체가 인체에 침입하여 증상을 나타내는 사람으로서 진단 기준에 따른 의사, 치과의사 또는 한의사의 진단이나 감염병병원체 확인기관의 실험실 검사를 통하여 확인된 사람
③ 감염병의심자
 • 감염병환자, 감염병의사환자 및 병원체보유자와 접촉하거나 접촉이 의심되는 사람
 • 「검역법」 제2조 제7호 및 제8호에 따른 검역관리지역 또는 중점검역관리지역에 체류하거나 그 지역을 경유한 사람으로서 감염이 우려되는 사람
 • 감염병병원체 등 위험요인에 노출되어 감염이 우려되는 사람
④ 감염병의사환자 : 감염병병원체가 인체에 침입한 것으로 의심이 되나 감염병환자로 확인되기 전 단계에 있는 사람
⑤ 의료 관련 감염병 : 환자나 임산부 등이 의료행위를 적용받는 과정에서 발생한 감염병으로서 감시활동이 필요하여 질병관리청장이 고시하는 감염병

04 「감염병의 예방 및 관리에 관한 법률」상 제4급감염병에 속하는 것은? ★

① 일본뇌염
② 세균성이질
③ 신종인플루엔자
④ 급성호흡기감염증
⑤ 신종감염병증후군

해설
① 일본뇌염 : 제3급감염병
② 세균성이질 : 제2급감염병
③ 신종인플루엔자 : 제1급감염병
⑤ 신종감염병증후군 : 제1급감염병

05 「감염병의 예방 및 관리에 관한 법률」상 의료인 등의 책무와 권리에 대한 내용은?

① 감염병에 관한 조사 · 연구
② 감염병의 예방 및 방역대책
③ 감염병에 관한 교육 및 홍보
④ 감염병환자 등의 진료 및 보호
⑤ 감염병 예방 · 관리 및 역학조사 업무 협조

> **해설**
> ① · ② · ③ · ④는 국가 및 지방자치단체의 책무이다(법 제4조 제2항).
>
> **의료인 등의 책무와 권리(법 제5조)**
> - 「의료법」에 따른 의료인 및 의료기관의 장 등은 감염병환자의 진료에 관한 정보를 제공받을 권리가 있고, 감염병환자의 진단 및 치료 등으로 인하여 발생한 피해에 대하여 보상받을 수 있다.
> - 「의료법」에 따른 의료인 및 의료기관의 장 등은 감염병환자의 진단 · 관리 · 치료 등에 최선을 다하여야 하며, 보건복지부장관, 질병관리청장 또는 지방자치단체의 장의 행정명령에 적극 협조하여야 한다.
> - 「의료법」에 따른 의료인 및 의료기관의 장 등은 국가와 지방자치단체가 수행하는 감염병의 발생 감시와 예방 · 관리 및 역학조사 업무에 적극 협조하여야 한다.

06 「감염병의 예방 및 관리에 관한 법률」상 의사나 치과의사 · 한의사가 소속 의료기관의 장에게 보고하여야 하는 사항은?

① 제4급감염병환자를 진단한 경우
② 제1급감염병으로 사망한 사체를 검안한 경우
③ 감염병환자 등이 제4급감염병으로 사망한 경우
④ 예방접종 전 이상반응자나 그 동거인을 발견한 경우
⑤ 감염병환자로 의심되는 사람이 예방접종을 거부한 경우

> **해설**
> **의사 등의 신고(법 제11조 제1항)**
> 의사, 치과의사 또는 한의사는 다음의 어느 하나에 해당하는 사실(표본감시 대상이 되는 제4급감염병으로 인한 경우는 제외)이 있으면 소속 의료기관의 장에게 보고하여야 하고, 해당 환자와 그 동거인에게 질병관리청장이 정하는 감염 방지 방법 등을 지도하여야 한다.
> - 감염병환자 등을 진단하거나 그 사체를 검안한 경우
> - 예방접종 후 이상반응자를 진단하거나 그 사체를 검안한 경우
> - 감염병환자 등이 제1급감염병부터 제3급감염병까지에 해당하는 감염병으로 사망한 경우
> - 감염병환자로 의심되는 사람이 감염병병원체 검사를 거부하는 경우

정답 05 ⑤ 06 ②

07 「감염병의 예방 및 관리에 관한 법률」상 제1급감염병을 진단한 의사의 보고를 받은 의료기관의 장은 언제까지 질병관리청장 또는 관할 보건소장에게 신고하여야 하는가? ★

① 즉시
② 24시간 이내
③ 3일 이내
④ 7일 이내
⑤ 10일 이내

> **해설**
> 감염병에 대한 의사, 치과의사·한의사의 보고를 받은 의료기관의 장 및 감염병병원체 확인기관의 장은 제1급감염병의 경우에는 즉시, 제2급감염병 및 제3급감염병의 경우에는 24시간 이내에, 제4급감염병의 경우에는 7일 이내에 질병관리청장 또는 관할 보건소장에게 신고하여야 한다(법 제11조 제3항).

08 「감염병의 예방 및 관리에 관한 법률」상 감염병 및 내성균 발생 등에 대한 실태조사를 할 수 있는 자는?

① 보건소장
② 보건복지부장관
③ 특별자치도지사
④ 시장·군수·구청장
⑤ 질병관리청장 또는 시·도지사

> **해설**
> 질병관리청장 또는 시·도지사는 감염병 및 내성균 발생 등에 대한 실태조사를 실시하고, 그 결과를 공표하여야 한다(법 제17조 제1항 제1호).

09 「감염병의 예방 및 관리에 관한 법률」상 감염병이 발생하여 유행할 우려가 있다고 인정하여 역학조사를 할 수 있는 자는?

① 보건소장
② 국립검역소장
③ 질병관리청장
④ 보건복지부장관
⑤ 식품의약품안전처장

> **해설**
> 질병관리청장, 시·도지사 또는 시장·군수·구청장은 감염병이 발생하여 유행할 우려가 있거나, 감염병 여부가 불분명하나 발병원인을 조사할 필요가 있다고 인정하면 지체 없이 역학조사를 하여야 하고, 그 결과에 관한 정보를 필요한 범위에서 해당 의료기관에 제공하여야 한다(법 제18조 제1항).

정답 07 ① 08 ⑤ 09 ③

10 「감염병의 예방 및 관리에 관한 법률」상 감염병병원체 확인기관이 아닌 것은?

① 보건소
② 질병관리청
③ 질병대응센터
④ 보건환경연구원
⑤ 「고등교육법」에 따라 설립된 모든 의과대학

> **해설**
> ⑤ 의과대학 중 진단검사의학과가 개설된 의과대학에 한한다.
>
> **감염병병원체 확인기관(법 제16조의2 제1항)**
> - 질병관리청
> - 질병대응센터
> - 「보건환경연구원법」 제2조에 따른 보건환경연구원
> - 「지역보건법」 제10조에 따른 보건소
> - 「의료법」 제3조에 따른 의료기관 중 진단검사의학과 전문의가 상근(常勤)하는 기관
> - 「고등교육법」 제4조에 따라 설립된 의과대학 중 진단검사의학과가 개설된 의과대학
> - 「결핵예방법」 제21조에 따라 설립된 대한결핵협회(결핵환자의 병원체를 확인하는 경우만 해당)
> - 「민법」 제32조에 따라 한센병환자 등의 치료·재활을 지원할 목적으로 설립된 기관(한센병환자의 병원체를 확인하는 경우만 해당)
> - 인체에서 채취한 검사물에 대한 검사를 국가, 지방자치단체, 의료기관 등으로부터 위탁받아 처리하는 기관 중 진단검사의학과 전문의가 상근하는 기관

11 「감염병의 예방 및 관리에 관한 법률」상 필수예방접종을 실시해야 하는 것은?

① 콜레라
② B형간염
③ 말라리아
④ 세균성이질
⑤ 급성호흡기감염증

> **해설**
> **필수예방접종(법 제24조 제1항)**
> 특별자치시장·특별자치도지사 또는 시장·군수·구청장은 다음의 질병에 대하여 관할 보건소를 통하여 필수예방접종을 실시하여야 한다.
> - 디프테리아
> - 백일해
> - 파상풍
> - B형간염
> - 풍진
> - 일본뇌염
> - 폐렴구균
> - A형간염
> - 그룹 A형 로타바이러스 감염증
> - 신증후군출혈열
> - 폴리오
> - 홍역
> - 결핵
> - 유행성이하선염
> - 수두
> - b형헤모필루스인플루엔자
> - 인플루엔자
> - 사람유두종바이러스 감염증
> - 장티푸스

정답 10 ⑤ 11 ②

12 「감염병의 예방 및 관리에 관한 법률」상 특별자치시장·특별자치도지사 또는 시장·군수·구청장이 감염병 예방을 위해 예방접종이 필요하다고 인정한 경우, 임시예방접종 장소는? ★

① 의원
② 한의원
③ 종합병원
④ 요양병원
⑤ 관할 보건소

> **해설**
> 특별자치시장·특별자치도지사 또는 시장·군수·구청장은 관할 보건소를 통하여 임시예방접종을 하여야 한다(법 제25조 제1항).

13 「감염병의 예방 및 관리에 관한 법률」상 임시예방접종을 할 경우 미리 인터넷 홈페이지에 공고할 내용이 아닌 것은?

① 예방접종의 종류
② 예방접종의 일시
③ 예장접종의 장소
④ 예방접종을 받을 사람의 범위
⑤ 예방접종에 필요한 약품의 성분

> **해설**
> 특별자치시장·특별자치도지사 또는 시장·군수·구청장은 임시예방접종을 할 경우에는 예방접종의 일시 및 장소, 예방접종의 종류, 예방접종을 받을 사람의 범위를 정하여 미리 인터넷 홈페이지에 공고하여야 한다. 다만, 예방접종의 실시기준 등이 변경될 경우에는 그 변경 사항을 미리 인터넷 홈페이지에 공고하여야 한다(법 제26조).

14 「감염병의 예방 및 관리에 관한 법률」상 예방접종의 효과 및 예방접종 후 이상반응에 관한 조사를 실시해야 하는 자는?

① 질병관리청장
② 국립검역소장
③ 특별자치도지사
④ 시장·군수·구청장
⑤ 보건복지부장관

> **해설**
> **예방접종에 관한 역학조사(법 제29조)**
> 질병관리청장, 시·도지사 또는 시장·군수·구청장은 다음의 구분에 따라 조사를 실시하고, 예방접종 후 이상반응 사례가 발생하면 그 원인을 밝히기 위하여 역학조사를 하여야 한다.
> • 질병관리청장 : 예방접종의 효과 및 예방접종 후 이상반응에 관한 조사
> • 시·도지사 또는 시장·군수·구청장 : 예방접종 후 이상반응에 관한 조사

15 「감염병의 예방 및 관리에 관한 법률」상 예방접종피해조사반을 두는 곳은?

① 시 · 도
② 시 · 군 · 구
③ 보건소
④ 질병관리청
⑤ 보건복지부

> **해설**
> 예방접종으로 인한 질병 · 장애 · 사망의 원인 규명 및 피해 보상 등을 조사하고 제3자의 고의 또는 과실 유무를 조사하기 위하여 질병관리청에 예방접종피해조사반을 둔다(법 제30조 제1항).

16 「감염병의 예방 및 관리에 관한 법률」상 질병관리청장이 감염병 발생 감시 및 예방 · 방역 · 검사 · 치료 · 관리 및 역학조사 업무에 조력한 보건의료인력에 대한 재정적 지원을 할 수 있는 감염병 위기경보 발령 단계는? ★

① 관심 단계 이상
② 위기 단계 이상
③ 심각 단계 이상
④ 경계 단계 이상
⑤ 주의 단계 이상

> **해설**
> 질병관리청장, 시 · 도지사 및 시장 · 군수 · 구청장은 감염병 확산으로 인하여 「재난 및 안전관리 기본법」 제38조 제2항에 따른 심각 단계 이상의 위기경보가 발령되는 경우 이 법에 따른 감염병의 발생 감시, 예방 · 방역 · 검사 · 치료 · 관리 및 역학조사 업무에 조력한 보건의료인력 및 보건의료기관 종사자(「보건의료인력지원법」 제2조 제3호에 따른 보건의료인력 및 같은 조 제4호에 따른 보건의료기관 종사자)에 대하여 예산의 범위에서 재정적 지원을 할 수 있다(법 제70조의3 제2항).

17 「감염병의 예방 및 관리에 관한 법률」상 감염병 위기관리대책의 수립 · 시행권자는?

① 보건소장
② 국립검역소장
③ 시장 · 군수 · 구청장
④ 식품의약품안전처장
⑤ 보건복지부장관 및 질병관리청장

> **해설**
> 보건복지부장관 및 질병관리청장은 감염병의 확산 또는 해외 신종감염병의 국내 유입으로 인한 재난상황에 대처하기 위하여 위원회의 심의를 거쳐 감염병 위기관리대책을 수립 · 시행하여야 한다(법 제34조 제1항).

정답 15 ④ 16 ③ 17 ⑤

18 「감염병의 예방 및 관리에 관한 법률」상 감염병 위기관리대책에 포함되는 사항은?

① 감염병 전문인력의 양성 방안
② 의료 · 방역물품의 비축방안 및 조달방안
③ 감염병 예방 · 관리의 기본목표 및 추진방향
④ 감염병 관련 정보의 의료기관 간 공유 방안
⑤ 의료기관 종별 감염병 위기대응역량의 강화 방안

> **해설**
> ① · ③ · ④ · ⑤는 감염병 예방 및 관리에 관한 기본계획에 포함되어야 할 사항이다(법 제7조 제2항).
>
> 감염병 위기관리대책에 포함되어야 하는 사항(법 제34조 제2항)
> - 재난상황 발생 및 해외 신종감염병 유입에 대한 대응체계 및 기관별 역할
> - 재난 및 위기상황의 판단, 위기경보 결정 및 관리체계
> - 감염병 위기 시 동원하여야 할 의료인 등 전문인력, 시설, 의료기관의 명부 작성
> - 의료 · 방역 물품의 비축방안 및 조달방안
> - 재난 및 위기상황별 국민행동요령, 동원 대상 인력, 시설, 기관에 대한 교육 및 도상연습, 제1급감염병 등 긴급한 대처가 필요한 감염병에 대한 위기대응 등 실제 상황대비 훈련
> - 감염취약계층에 대한 유형별 보호조치 방안 및 사회복지시설의 유형별 · 전파상황별 대응방안
> - 그 밖에 재난상황 및 위기상황 극복을 위하여 필요하다고 보건복지부장관 및 질병관리청장이 인정하는 사항

19 「감염병의 예방 및 관리에 관한 법률」상 보건복지부장관의 업무 내용인 것은?

① 감염병 관리시설 평가
② 감염병환자 등의 입원 통지
③ 내성균 관리대책 수립 · 추진
④ 감염병에 관한 강제처분
⑤ 생물테러감염병 등에 대비한 의료 · 방역 물품의 비축

> **해설**
> ③ 보건복지부장관은 내성균 발생 예방 및 확산 방지 등을 위하여 제9조에 따른 감염병관리위원회의 심의를 거쳐 내성균 관리대책을 5년마다 수립 · 추진하여야 한다(법 제8조의3 제1항).
> ① · ② · ④는 질병관리청장, 시 · 도지사 및 시장 · 군수 · 구청장, ⑤는 질병관리청장의 업무 내용이다.

20 「감염병의 예방 및 관리에 관한 법률」상 감염병환자에 대한 강제처분을 할 수 있는 감염병은? ★

① 제1급감염병
② 제3급감염병 중 B형간염
③ 제2급감염병 중 백일해
④ 세계보건기구 인수공통 감염병
⑤ 제4급감염병 중 질병관리청장이 정하는 감염병

> **해설**
> 감염병에 관한 강제처분(법 제42조 제1항)
> 질병관리청장, 시·도지사 또는 시장·군수·구청장은 해당 공무원으로 하여금 다음의 어느 하나에 해당하는 감염병환자 등이 있다고 인정되는 주거시설, 선박·항공기·열차 등 운송수단 또는 그 밖의 장소에 들어가 필요한 조사나 진찰을 하게 할 수 있으며, 그 진찰 결과 감염병환자 등으로 인정될 때에는 동행하여 치료받게 하거나 입원시킬 수 있다.
> • 제1급감염병
> • 제2급감염병 중 결핵, 홍역, 콜레라, 장티푸스, 파라티푸스, 세균성이질, 장출혈성대장균감염증, A형간염, 수막구균 감염증, 폴리오, 성홍열 또는 질병관리청장이 정하는 감염병
> • 제3급감염병 중 질병관리청장이 정하는 감염병 : 엠폭스(MPOX)
> • 세계보건기구 감시대상 감염병

21 「감염병의 예방 및 관리에 관한 법률」상 건강진단 및 감염병예방접종 조치 등을 할 수 없는 자는?

① 감염병환자 등의 가족
② 감염병환자 등의 동거인
③ 감염병 발생지역의 거주자
④ 사람이 많이 모이는 장소의 관리인
⑤ 감염병환자 등과 접촉하여 감염병에 감염되었을 것으로 의심되는 사람

> **해설**
> 건강진단 및 예방접종 등의 조치(법 제46조)
> 질병관리청장, 시·도지사 또는 시장·군수·구청장은 보건복지부령으로 정하는 바에 따라 다음의 어느 하나에 해당하는 사람에게 건강진단을 받거나 감염병 예방에 필요한 예방접종을 받게 하는 등의 조치를 할 수 있다.
> • 감염병환자 등의 가족 또는 그 동거인
> • 감염병 발생지역에 거주하는 사람 또는 그 지역에 출입하는 사람으로서 감염병에 감염되었을 것으로 의심되는 사람
> • 감염병환자 등과 접촉하여 감염병에 감염되었을 것으로 의심되는 사람

정답 20 ① 21 ④

22 「감염병의 예방 및 관리에 관한 법률」상 질병관리청장이 감염병 전파를 막기 위한 조치가 아닌 것은?

① 의료기관에 대한 업무 정지
② 감염병환자 등이 있는 장소 영구적 폐쇄
③ 감염병병원체에 오염된 장소에 대한 소독
④ 감염병의심자를 적당한 장소에 일정한 기간 격리
⑤ 감염병병원체에 오염된 물건을 태우거나 폐기처분

> **해설**
> **감염병 유행에 대한 방역 조치(법 제47조)**
> 질병관리청장, 시·도지사 또는 시장·군수·구청장은 감염병이 유행하면 감염병 전파를 막기 위하여 다음에 해당하는 모든 조치를 하거나 그에 필요한 일부 조치를 하여야 한다.
> • 감염병환자 등이 있는 장소나 감염병병원체에 오염되었다고 인정되는 장소에 대한 다음의 조치
>   – 일시적 폐쇄
>   – 일반 공중의 출입금지
>   – 해당 장소 내 이동제한
>   – 그 밖에 통행차단을 위하여 필요한 조치
> • 의료기관에 대한 업무 정지
> • 감염병의심자를 적당한 장소에 일정한 기간 입원 또는 격리시키는 것
> • 감염병병원체에 오염되었거나 오염되었다고 의심되는 물건을 사용·접수·이동하거나 버리는 행위 또는 해당 물건의 세척을 금지하거나 태우거나 폐기처분하는 것
> • 감염병병원체에 오염된 장소에 대한 소독이나 그 밖에 필요한 조치를 명하는 것
> • 일정한 장소에서 세탁하는 것을 막거나 오물을 일정한 장소에서 처리하도록 명하는 것

23 「감염병의 예방 및 관리에 관한 법률」상 보건복지부장관이 감염병 예방을 위해 할 수 있는 예방조치는?

① 건강진단, 시체 검안 또는 해부를 실시하는 것
② 관할 지역에 대한 교통의 전부 또는 일부를 차단하는 것
③ 감염병의심자를 적당한 장소에 일정한 기간 입원 또는 격리시키는 것
④ 감염병 매개의 중간 숙주가 되는 동물류의 포획 또는 생식을 금지하는 것
⑤ 감염병 유행기간 중 의료기관 병상, 연수원·숙박시설 등 시설을 동원하는 것

> **해설**
> 보건복지부장관은 감염병을 예방하기 위하여 다음에 해당하는 조치를 할 수 있다(법 제49조 제1항 후단).
> • 흥행, 집회, 제례 또는 그 밖의 여러 사람의 집합을 제한하거나 금지하는 것
> • 감염병 전파의 위험성이 있는 장소 또는 시설의 관리자·운영자 및 이용자 등에 대하여 출입자 명단 작성, 마스크 착용 등 방역지침의 준수를 명하는 것
> • 버스·열차·선박·항공기 등 감염병 전파가 우려되는 운송수단의 이용자에 대하여 마스크 착용 등 방역지침의 준수를 명하는 것
> • 감염병 전파가 우려되어 지역 및 기간을 정하여 마스크 착용 등 방역지침 준수를 명하는 것
> • 감염병 유행기간 중 의료인·의료업자 및 그 밖에 필요한 의료관계요원을 동원하는 것
> • 감염병 유행기간 중 의료기관 병상, 연수원·숙박시설 등 시설을 동원하는 것

24 「감염병의 예방 및 관리에 관한 법률」상 소독업자가 영업소를 폐쇄해야만 하는 경우는?

① 시정명령에 따르지 아니한 경우
② 영업정지기간 중에 소독업을 한 경우
③ 소속 공무원의 검사 및 질문을 거부·방해한 경우
④ 휴업, 폐업 또는 재개업 신고를 하지 아니한 경우
⑤ 소독의 기준과 방법에 따르지 아니하고 소독을 실시한 경우

> **해설**
>
> **영업정지 등(법 제59조)**
> 특별자치시장·특별자치도지사 또는 시장·군수·구청장은 소독업자가 다음의 어느 하나에 해당하면 영업소의 폐쇄를 명하거나 6개월 이내의 기간을 정하여 영업의 정지를 명할 수 있다. 다만, 5.에 해당하는 경우에는 영업소의 폐쇄를 명하여야 한다.
> 1. 제52조 제1항 후단에 따른 변경 신고를 하지 아니하거나 제53조 제1항 및 제2항에 따른 휴업, 폐업 또는 재개업 신고를 하지 아니한 경우
> 2. 제54조 제1항에 따른 소독의 기준과 방법에 따르지 아니하고 소독을 실시하거나 같은 조 제2항을 위반하여 소독실시 사항을 기록·보존하지 아니한 경우
> 3. 제57조에 따른 관계 서류의 제출 요구에 따르지 아니하거나 소속 공무원의 검사 및 질문을 거부·방해 또는 기피한 경우
> 4. 제58조에 따른 시정명령에 따르지 아니한 경우
> 5. 영업정지기간 중에 소독업을 한 경우

25 「감염병의 예방 및 관리에 관한 법률」상 역학조사관의 업무가 <u>아닌</u> 것은? ★

① 역학조사 기술지도
② 역학조사 교육훈련
③ 역학조사 계획 수립
④ 감염병에 대한 역학적인 연구
⑤ 역학조사 결과 분석 및 연구비 지급

> **해설**
>
> **역학조사관 및 수습역학조사관의 업무(시행령 제26조 제2항)**
> • 역학조사 계획 수립
> • 역학조사 수행 및 결과 분석
> • 역학조사 실시기준 및 방법의 개발
> • 역학조사 기술지도
> • 역학조사 교육훈련
> • 감염병에 대한 역학적인 연구

정답 24 ② 25 ⑤

CHAPTER 06 국민건강보험법

국민건강보험법[시행 2025.4.23., 2024.10.22. 일부개정]
국민건강보험법 시행령[시행 2025.4.23., 2025.4.15. 일부개정]
국민건강보험법 시행규칙[시행 2025.4.23., 2025.4.23. 일부개정]

1 총칙

(1) 목적(법 제1조)
이 법은 국민의 질병·부상에 대한 예방·진단·치료·재활과 출산·사망 및 건강증진에 대하여 보험급여를 실시함으로써 국민보건 향상과 사회보장 증진에 이바지함을 목적으로 한다.

(2) 관장(법 제2조)
이 법에 따른 건강보험사업은 보건복지부장관이 맡아 주관한다.

(3) 정의(법 제3조)
① **근로자** : 직업의 종류와 관계없이 근로의 대가로 보수를 받아 생활하는 사람(법인의 이사와 그 밖의 임원을 포함)으로서 공무원 및 교직원을 제외한 사람을 말한다.
② **사용자** : 다음의 어느 하나에 해당하는 자를 말한다.
   ㉠ 근로자가 소속되어 있는 사업장의 사업주
   ㉡ 공무원이 소속되어 있는 기관의 장으로서 대통령령으로 정하는 사람
   ㉢ 교직원이 소속되어 있는 사립학교(「사립학교교직원 연금법」 제3조에 규정된 사립학교)를 설립·운영하는 자
③ **사업장** : 사업소나 사무소를 말한다.
④ **공무원** : 국가나 지방자치단체에서 상시 공무에 종사하는 사람을 말한다.
⑤ **교직원** : 사립학교나 사립학교의 경영기관에서 근무하는 교원과 직원을 말한다.

(4) 국민건강보험종합계획의 수립 등(법 제3조의2)
① 보건복지부장관은 이 법에 따른 건강보험의 건전한 운영을 위하여 건강보험정책심의위원회의 심의를 거쳐 5년마다 국민건강보험종합계획(이하 종합계획)을 수립하여야 한다. 수립된 종합계획을 변경할 때도 또한 같다.
② 종합계획에는 다음의 사항이 포함되어야 한다.
   ㉠ 건강보험정책의 기본목표 및 추진방향
   ㉡ 건강보험 보장성 강화의 추진계획 및 추진방법

ⓒ 건강보험의 중장기 재정 전망 및 운영
　　ⓔ 보험료 부과체계에 관한 사항
　　ⓜ 요양급여비용에 관한 사항
　　ⓗ 건강증진 사업에 관한 사항
　　ⓢ 취약계층 지원에 관한 사항
　　ⓞ 건강보험에 관한 통계 및 정보의 관리에 관한 사항
　　ⓩ 그 밖에 건강보험의 개선을 위하여 필요한 사항으로 대통령령으로 정하는 사항
③ 보건복지부장관은 종합계획에 따라 매년 연도별 시행계획(이하 시행계획)을 건강보험정책심의위원회의 심의를 거쳐 수립·시행하여야 한다.
④ 보건복지부장관은 매년 시행계획에 따른 추진실적을 평가하여야 한다.
⑤ 보건복지부장관은 다음의 사유가 발생한 경우 관련 사항에 대한 보고서를 작성하여 지체 없이 국회 소관 상임위원회에 보고하여야 한다.
　　㉠ ①에 따른 종합계획의 수립 및 변경
　　㉡ ③에 따른 시행계획의 수립
　　㉢ ④에 따른 시행계획에 따른 추진실적의 평가
⑥ 보건복지부장관은 종합계획의 수립, 시행계획의 수립·시행 및 시행계획에 따른 추진실적의 평가를 위하여 필요하다고 인정하는 경우 관계 기관의 장에게 자료의 제출을 요구할 수 있다. 이 경우 자료의 제출을 요구받은 자는 특별한 사유가 없으면 이에 따라야 한다.
⑦ 그 밖에 ①에 따른 종합계획의 수립 및 변경, ③에 따른 시행계획의 수립·시행 및 시행계획에 따른 추진실적의 평가 등에 필요한 사항은 대통령령으로 정한다.

(5) 건강보험정책심의위원회(법 제4조) ★

① 건강보험정책에 관한 다음의 사항을 심의·의결하기 위하여 보건복지부장관 소속으로 건강보험정책심의위원회(이하 심의위원회)를 둔다.
　　㉠ 종합계획 및 시행계획에 관한 사항(의결은 제외)
　　㉡ 요양급여의 기준
　　㉢ 요양급여비용에 관한 사항
　　㉣ 직장가입자의 보험료율
　　㉤ 지역가입자의 보험료율과 재산보험료부과점수당 금액
　　㉥ 보험료 부과 관련 제도 개선에 관한 다음의 사항(의결은 제외)
　　　• 건강보험 가입자(이하 가입자)의 소득 파악 실태에 관한 조사 및 연구에 관한 사항
　　　• 가입자의 소득 파악 및 소득에 대한 보험료 부과 강화를 위한 개선 방안에 관한 사항
　　　• 그 밖에 보험료 부과와 관련된 제도 개선 사항으로서 심의위원회 위원장이 회의에 부치는 사항
　　㉦ 그 밖에 건강보험에 관한 주요 사항으로서 대통령령으로 정하는 사항
② 심의위원회는 위원장 1명과 부위원장 1명을 포함하여 25명의 위원으로 구성한다.
③ 심의위원회의 위원장은 보건복지부차관이 되고, 부위원장은 위원 중에서 위원장이 지명하는 사람이 된다.

④ 심의위원회의 위원은 다음에 해당하는 사람을 보건복지부장관이 임명 또는 위촉한다.
  ㉠ 근로자단체 및 사용자단체가 추천하는 각 2명
  ㉡ 시민단체(「비영리민간단체지원법」에 따른 비영리민간단체), 소비자단체, 농어업인단체 및 자영업자단체가 추천하는 각 1명
  ㉢ 의료계를 대표하는 단체 및 약업계를 대표하는 단체가 추천하는 8명
  ㉣ 다음에 해당하는 8명
    • 대통령령으로 정하는 중앙행정기관 소속 공무원 2명
    • 국민건강보험공단의 이사장 및 건강보험심사평가원의 원장이 추천하는 각 1명
    • 건강보험에 관한 학식과 경험이 풍부한 4명
⑤ 심의위원회 위원(대통령령으로 정하는 중앙행정기관 소속 공무원 2명은 제외)의 임기는 3년으로 한다. 다만, 위원의 사임 등으로 새로 위촉된 위원의 임기는 전임위원 임기의 남은 기간으로 한다.
⑥ 보건복지부장관은 심의위원회가 보험료 부과 관련 제도 개선에 관해 심의한 사항을 국회에 보고하여야 한다.
⑦ 심의위원회의 운영 등에 필요한 사항은 대통령령으로 정한다.

2 가입자

(1) 적용 대상 등(법 제5조)

① 국내에 거주하는 국민은 건강보험의 가입자 또는 피부양자가 된다. 다만, 다음의 어느 하나에 해당하는 사람은 제외한다.
  ㉠ 「의료급여법」에 따라 의료급여를 받는 사람(이하 수급권자)
  ㉡ 「독립유공자예우에 관한 법률」 및 「국가유공자 등 예우 및 지원에 관한 법률」에 따라 의료보호를 받는 사람(이하 유공자 등 의료보호대상자). 다만, 다음의 어느 하나에 해당하는 사람은 가입자 또는 피부양자가 된다.
    • 유공자 등 의료보호대상자 중 건강보험의 적용을 보험자에게 신청한 사람
    • 건강보험을 적용받고 있던 사람이 유공자 등 의료보호대상자로 되었으나 건강보험의 적용배제 신청을 보험자에게 하지 아니한 사람
② 피부양자는 다음의 어느 하나에 해당하는 사람 중 직장가입자에게 주로 생계를 의존하는 사람으로서 소득 및 재산이 보건복지부령으로 정하는 기준 이하에 해당하는 사람을 말한다.
  ㉠ 직장가입자의 배우자
  ㉡ 직장가입자의 직계존속(배우자의 직계존속을 포함)
  ㉢ 직장가입자의 직계비속(배우자의 직계비속을 포함)과 그 배우자
  ㉣ 직장가입자의 형제·자매
③ 피부양자 자격의 인정 기준, 취득·상실시기 및 그 밖에 필요한 사항은 보건복지부령으로 정한다.

(2) 가입자의 종류(법 제6조)

① 가입자는 **직장가입자와 지역가입자**로 구분한다.
② **모든 사업장의 근로자 및 사용자와 공무원 및 교직원은 직장가입자**가 된다. 다만, 다음의 어느 하나에 해당하는 사람은 제외한다.
  ㉠ 고용 기간이 **1개월 미만인 일용근로자**
  ㉡ 「**병역법**」에 따른 **현역병**(지원에 의하지 아니하고 임용된 하사를 포함), 전환복무된 사람 및 군간부후보생
  ㉢ 선거에 당선되어 취임하는 공무원으로서 **매월 보수 또는 보수에 준하는 급료를 받지 아니하는 사람**
  ㉣ 그 밖에 사업장의 특성, 고용 형태 및 사업의 종류 등을 고려하여 대통령령으로 정하는 사업장의 근로자 및 사용자와 공무원 및 교직원
③ 지역가입자는 직장가입자와 그 피부양자를 제외한 가입자를 말한다.

(3) 사업장의 신고(법 제7조)

사업장의 사용자는 다음의 어느 하나에 해당하게 되면 그때부터 14일 이내에 보건복지부령으로 정하는 바에 따라 보험자에게 신고하여야 한다. ①에 해당되어 보험자에게 신고한 내용이 변경된 경우에도 또한 같다.
① 직장가입자가 되는 근로자·공무원 및 교직원을 사용하는 사업장(이하 적용대상사업장)이 된 경우
② 휴업·폐업 등 보건복지부령으로 정하는 사유가 발생한 경우

(4) 자격의 취득 시기 등(법 제8조)

① 가입자는 국내에 거주하게 된 날에 직장가입자 또는 지역가입자의 자격을 얻는다. 다만, 다음의 어느 하나에 해당하는 사람은 그 해당되는 날에 각각 자격을 얻는다.
  ㉠ 수급권자이었던 사람은 그 대상자에서 제외된 날
  ㉡ 직장가입자의 피부양자이었던 사람은 그 자격을 잃은 날
  ㉢ 유공자 등 의료보호대상자이었던 사람은 그 대상자에서 제외된 날
  ㉣ 보험자에게 건강보험의 적용을 신청한 유공자 등 의료보호대상자는 그 신청한 날
② ①에 따라 자격을 얻은 경우 그 직장가입자의 사용자 및 지역가입자의 세대주는 그 명세를 보건복지부령으로 정하는 바에 따라 자격을 취득한 날부터 14일 이내에 보험자에게 신고하여야 한다.

(5) 자격의 변동 시기 등(법 제9조)

① 가입자는 다음의 어느 하나에 해당하게 된 날에 그 자격이 변동된다.
  ㉠ 지역가입자가 적용대상사업장의 사용자로 되거나, 근로자·공무원 또는 교직원(이하 근로자 등)으로 사용된 날
  ㉡ 직장가입자가 다른 적용대상사업장의 사용자로 되거나 근로자 등으로 사용된 날
  ㉢ 직장가입자인 근로자 등이 그 사용관계가 끝난 날의 **다음 날**
  ㉣ 적용대상사업장에 휴업·폐업 등 보건복지부령으로 정하는 사유가 발생한 날의 **다음 날**
  ㉤ 지역가입자가 다른 세대로 전입한 날

② ①에 따라 자격이 변동된 경우 직장가입자의 사용자와 지역가입자의 세대주는 다음의 구분에 따라 그 명세를 보건복지부령으로 정하는 바에 따라 자격이 변동된 날부터 14일 이내에 보험자에게 신고하여야 한다.

　㉠ ①의 ㉠ 및 ㉡에 따라 자격이 변동된 경우 : **직장가입자의 사용자**
　㉡ ①의 ㉢부터 ㉤까지의 규정에 따라 자격이 변동된 경우 : **지역가입자의 세대주**

③ 법무부장관 및 국방부장관은 직장가입자나 지역가입자가 제54조 제3호 또는 제4호에 해당하면 보건복지부령으로 정하는 바에 따라 그 사유에 해당된 날부터 **1개월 이내에 보험자**에게 알려야 한다.

(6) 자격 취득·변동 사항의 고지(법 제9조의2)

공단은 제96조 제1항에 따라 제공받은 자료를 통하여 가입자 자격의 취득 또는 변동 여부를 확인하는 경우에는 자격 취득 또는 변동 후 최초로 제79조에 따른 납부의무자에게 보험료 납입 고지를 할 때 보건복지부령으로 정하는 바에 따라 자격 취득 또는 변동에 관한 사항을 알려야 한다.

(7) 자격의 상실 시기 등(법 제10조) ★

① 가입자는 다음의 어느 하나에 해당하게 된 날에 그 자격을 잃는다.
　㉠ 사망한 날의 **다음 날**
　㉡ 국적을 잃은 날의 **다음 날**
　㉢ 국내에 거주하지 아니하게 된 날의 **다음 날**
　㉣ 직장가입자의 피부양자가 된 날
　㉤ 수급권자가 된 날
　㉥ 건강보험을 적용받고 있던 사람이 유공자 등 의료보호대상자가 되어 건강보험의 적용배제신청을 한 날

② ①에 따라 자격을 잃은 경우 직장가입자의 사용자와 지역가입자의 세대주는 그 명세를 보건복지부령으로 정하는 바에 따라 자격을 잃은 날부터 14일 이내에 보험자에게 신고하여야 한다.

(8) 자격취득 등의 확인(법 제11조)

① 가입자 자격의 취득·변동 및 상실은 제8조부터 제10조까지의 규정에 따른 자격의 취득·변동 및 상실의 시기로 소급하여 효력을 발생한다. 이 경우 보험자는 그 사실을 확인할 수 있다.
② 가입자나 가입자이었던 사람 또는 피부양자나 피부양자이었던 사람은 ①에 따른 확인을 청구할 수 있다.

(9) 건강보험증(법 제12조)

① 국민건강보험공단은 가입자 또는 피부양자가 신청하는 경우 건강보험증을 발급하여야 한다.
② 가입자 또는 피부양자가 요양급여를 받을 때에는 ①의 건강보험증을 제42조 제1항에 따른 요양기관(이하 요양기관)에 제출하여야 한다. 다만, 천재지변이나 그 밖의 부득이한 사유가 있으면 그러하지 아니하다.
③ 가입자 또는 피부양자는 ② 본문에도 불구하고 주민등록증(모바일 주민등록증을 포함), 운전면허증, 여권, 그 밖에 보건복지부령으로 정하는 본인 여부를 확인할 수 있는 신분증명서(이하 신분증명서)로 요양기관이 그 자격을 확인할 수 있으면 건강보험증을 제출하지 아니할 수 있다.

④ 요양기관은 가입자 또는 피부양자에게 요양급여를 실시하는 경우 보건복지부령으로 정하는 바에 따라 건강보험증이나 신분증명서로 본인 여부 및 그 자격을 확인하여야 한다. 다만, 요양기관이 가입자 또는 피부양자의 본인 여부 및 그 자격을 확인하기 곤란한 경우로서 보건복지부령으로 정하는 정당한 사유가 있을 때에는 그러하지 아니하다.

⑤ 가입자·피부양자는 제10조 제1항에 따라 자격을 잃은 후 자격을 증명하던 서류를 사용하여 보험급여를 받아서는 아니 된다.

⑥ 누구든지 건강보험증이나 신분증명서를 다른 사람에게 양도(讓渡)하거나 대여하여 보험급여를 받게 하여서는 아니 된다.

⑦ 누구든지 건강보험증이나 신분증명서를 양도 또는 대여를 받거나 그 밖에 이를 부정하게 사용하여 보험급여를 받아서는 아니 된다.

⑧ ①에 따른 건강보험증의 신청 절차와 방법, 서식과 그 교부 및 사용 등에 필요한 사항은 보건복지부령으로 정한다.

3 국민건강보험공단

(1) 보험자(법 제13조)

건강보험의 보험자는 국민건강보험공단(이하 공단)으로 한다.

(2) 업무 등(법 제14조) ★★

① 공단은 다음의 업무를 관장한다.
  ㉠ 가입자 및 피부양자의 자격 관리
  ㉡ 보험료와 그 밖에 이 법에 따른 징수금의 부과·징수
  ㉢ 보험급여의 관리
  ㉣ 가입자 및 피부양자의 질병의 조기발견·예방 및 건강관리를 위하여 요양급여 실시 현황과 건강검진 결과 등을 활용하여 실시하는 예방사업으로서 대통령령으로 정하는 사업
  ㉤ 보험급여 비용의 지급
  ㉥ 자산의 관리·운영 및 증식사업
  ㉦ 의료시설의 운영
  ㉧ 건강보험에 관한 교육훈련 및 홍보
  ㉨ 건강보험에 관한 조사연구 및 국제협력
  ㉩ 이 법에서 공단의 업무로 정하고 있는 사항
  ㉪ 「국민연금법」,「고용보험 및 산업재해보상보험의 보험료징수 등에 관한 법률」,「임금채권보장법」및 「석면피해구제법」(이하 징수위탁근거법)에 따라 위탁받은 업무
  ㉫ 그 밖에 이 법 또는 다른 법령에 따라 위탁받은 업무
  ㉬ 그 밖에 건강보험과 관련하여 보건복지부장관이 필요하다고 인정한 업무

② ①의 ⓑ에 따른 자산의 관리·운영 및 증식사업은 안정성과 수익성을 고려하여 다음의 방법에 따라야 한다.
　㉠ 체신관서 또는 「은행법」에 따른 은행에의 예입 또는 신탁
　㉡ 국가·지방자치단체 또는 「은행법」에 따른 은행이 직접 발행하거나 채무이행을 보증하는 유가증권의 매입
　㉢ 특별법에 따라 설립된 법인이 발행하는 유가증권의 매입
　㉣ 「자본시장과 금융투자업에 관한 법률」에 따른 신탁업자가 발행하거나 같은 법에 따른 집합투자업자가 발행하는 수익증권의 매입
　㉤ 공단의 업무에 사용되는 부동산의 취득 및 일부 임대
　㉥ 그 밖에 공단 자산의 증식을 위하여 대통령령으로 정하는 사업
③ 공단은 특정인을 위하여 업무를 제공하거나 공단 시설을 이용하게 할 경우 공단의 정관으로 정하는 바에 따라 그 업무의 제공 또는 시설의 이용에 대한 수수료와 사용료를 징수할 수 있다.
④ 공단은 「공공기관의 정보공개에 관한 법률」에 따라 건강보험과 관련하여 보유·관리하고 있는 정보를 공개한다.

(3) 법인격 등(법 제15조)
① 공단은 법인으로 한다.
② 공단은 주된 사무소의 소재지에서 설립등기를 함으로써 성립한다.

(4) 사무소(법 제16조)
① 공단의 주된 사무소의 소재지는 정관으로 정한다.
② 공단은 필요하면 정관으로 정하는 바에 따라 분사무소를 둘 수 있다.

(5) 정관(법 제17조)
① 공단의 정관에는 다음의 사항을 적어야 한다.
- 목적
- 사무소의 소재지
- 이사회의 운영
- 보험료 및 보험급여에 관한 사항
- 자산 및 회계에 관한 사항
- 정관의 변경에 관한 사항
- 명칭
- 임직원에 관한 사항
- 재정운영위원회에 관한 사항
- 예산 및 결산에 관한 사항
- 업무와 그 집행
- 공고에 관한 사항

② 공단은 정관을 변경하려면 보건복지부장관의 인가를 받아야 한다.

(6) 등기(법 제18조)
공단의 설립등기에는 다음의 사항을 포함하여야 한다.
- 목적
- 주된 사무소 및 분사무소의 소재지
- 명칭
- 이사장의 성명·주소 및 주민등록번호

(7) 해산(법 제19조)
공단의 해산에 관하여는 법률로 정한다.

(8) 임원(법 제20조)

① 공단은 임원으로서 이사장 1명, 이사 14명 및 감사 1명을 둔다. 이 경우 이사장, 이사 중 5명 및 감사는 상임으로 한다.
② 이사장은 「공공기관의 운영에 관한 법률」 제29조에 따른 임원추천위원회가 복수로 추천한 사람 중에서 보건복지부장관의 제청으로 대통령이 임명한다.
③ 상임이사는 보건복지부령으로 정하는 추천 절차를 거쳐 이사장이 임명한다.
④ 비상임이사는 다음의 사람을 보건복지부장관이 임명한다.
　㉠ 노동조합·사용자단체·시민단체·소비자단체·농어업인단체 및 노인단체가 추천하는 각 1명
　㉡ 대통령령으로 정하는 바에 따라 추천하는 관계 공무원 3명
⑤ 감사는 임원추천위원회가 복수로 추천한 사람 중에서 기획재정부장관의 제청으로 대통령이 임명한다.
⑥ ④에 따른 비상임이사는 정관으로 정하는 바에 따라 실비변상(實費辨償)을 받을 수 있다.
⑦ 이사장의 임기는 3년, 이사(공무원인 이사는 제외)와 감사의 임기는 각각 2년으로 한다.

(9) 징수이사(법 제21조)

① 상임이사 중 제14조 제1항 제2호 및 제11호의 업무를 담당하는 이사(이하 징수이사)는 경영, 경제 및 사회보험에 관한 학식과 경험이 풍부한 사람으로서 보건복지부령으로 정하는 자격을 갖춘 사람 중에서 선임한다.
② 징수이사 후보를 추천하기 위하여 공단에 이사를 위원으로 하는 징수이사추천위원회(이하 추천위원회)를 둔다. 이 경우 추천위원회의 위원장은 이사장이 지명하는 이사로 한다.
③ 추천위원회는 주요 일간신문에 징수이사 후보의 모집 공고를 하여야 하며, 이와 별도로 적임자로 판단되는 징수이사 후보를 조사하거나 전문단체에 조사를 의뢰할 수 있다.
④ 추천위원회는 ③에 따라 모집한 사람을 보건복지부령으로 정하는 징수이사 후보 심사기준에 따라 심사하여야 하며, 징수이사 후보로 추천될 사람과 계약 조건에 관하여 협의하여야 한다.
⑤ 이사장은 ④에 따른 심사와 협의 결과에 따라 징수이사 후보와 계약을 체결하여야 하며, 이 경우 제20조 제3항에 따른 상임이사의 임명으로 본다.
⑥ ④에 따른 계약 조건에 관한 협의, ⑤에 따른 계약 체결 등에 필요한 사항은 보건복지부령으로 정한다.

(10) 임원의 직무(법 제22조)

① 이사장은 공단을 대표하고 업무를 총괄하며, 임기 중 공단의 경영성과에 대하여 책임을 진다.
② 상임이사는 이사장의 명을 받아 공단의 업무를 집행한다.
③ 이사장이 부득이한 사유로 그 직무를 수행할 수 없을 때에는 정관으로 정하는 바에 따라 상임이사 중 1명이 그 직무를 대행하고, 상임이사가 없거나 그 직무를 대행할 수 없을 때에는 정관으로 정하는 임원이 그 직무를 대행한다.
④ 감사는 공단의 업무, 회계 및 재산 상황을 감사한다.

(11) 임원 결격사유(법 제23조)

다음의 어느 하나에 해당하는 사람은 공단의 임원이 될 수 없다.
① 대한민국 국민이 아닌 사람
② 「공공기관의 운영에 관한 법률」 제34조 제1항(결격사유)의 어느 하나에 해당하는 사람

(12) 임원의 당연퇴임 및 해임(법 제24조)
① 임원이 제23조의 어느 하나에 해당하게 되거나 임명 당시 그에 해당하는 사람으로 확인되면 그 임원은 당연퇴임한다.
② 임명권자는 임원이 다음의 어느 하나에 해당하면 그 임원을 해임할 수 있다.
　㉠ 신체장애나 정신장애로 직무를 수행할 수 없다고 인정되는 경우
　㉡ 직무상 의무를 위반한 경우
　㉢ 고의나 중대한 과실로 공단에 손실이 생기게 한 경우
　㉣ 직무 여부와 관계없이 품위를 손상하는 행위를 한 경우
　㉤ 이 법에 따른 보건복지부장관의 명령을 위반한 경우

(13) 임원의 겸직 금지 등(법 제25조)
① 공단의 상임임원과 직원은 그 직무 외에 영리를 목적으로 하는 사업에 종사하지 못한다.
② 공단의 상임임원이 임명권자 또는 제청권자의 허가를 받거나 공단의 직원이 이사장의 허가를 받은 경우에는 비영리 목적의 업무를 겸할 수 있다.

(14) 이사회(법 제26조)
① 공단의 주요 사항(「공공기관의 운영에 관한 법률」 제17조 제1항의 사항)을 심의·의결하기 위하여 공단에 이사회를 둔다.
② 이사회는 이사장과 이사로 구성한다.
③ 감사는 이사회에 출석하여 발언할 수 있다.
④ 이사회의 의결 사항 및 운영 등에 필요한 사항은 대통령령으로 정한다.

(15) 직원의 임면(법 제27조)
이사장은 정관으로 정하는 바에 따라 직원을 임면(任免)한다.

(16) 벌칙 적용 시 공무원 의제(법 제28조)
공단의 임직원은 「형법」 제129조부터 제132조까지의 규정을 적용할 때 공무원으로 본다.

(17) 규정 등(법 제29조)
공단의 조직·인사·보수 및 회계에 관한 규정은 이사회의 의결을 거쳐 보건복지부장관의 승인을 받아 정한다.

(18) 대리인의 선임(법 제30조)
이사장은 공단 업무에 관한 모든 재판상의 행위 또는 재판 외의 행위를 대행하게 하기 위하여 공단의 이사 또는 직원 중에서 대리인을 선임할 수 있다.

(19) 대표권의 제한(법 제31조)
① 이사장은 공단의 이익과 자기의 이익이 상반되는 사항에 대하여는 공단을 대표하지 못한다. 이 경우 감사가 공단을 대표한다.
② 공단과 이사장 사이의 소송은 ①을 준용한다.

(20) 이사장 권한의 위임(법 제32조)

이 법에 규정된 이사장의 권한 중 급여의 제한, 보험료의 납입고지 등 대통령령으로 정하는 사항은 정관으로 정하는 바에 따라 분사무소의 장에게 위임할 수 있다.

(21) 재정운영위원회(법 제33조)

① 제45조 제1항에 따른 요양급여비용의 계약 및 제84조에 따른 결손처분 등 보험재정에 관련된 사항을 심의·의결하기 위하여 공단에 재정운영위원회를 둔다.
② 재정운영위원회의 위원장은 공익을 대표하는 위원 중에서 호선(互選)한다.

(22) 재정운영위원회의 구성 등(법 제34조)

① 재정운영위원회는 다음의 위원으로 구성한다.
  ㉠ 직장가입자를 대표하는 위원 10명
  ㉡ 지역가입자를 대표하는 위원 10명
  ㉢ 공익을 대표하는 위원 10명
② 위원은 다음의 사람을 보건복지부장관이 임명하거나 위촉한다.
  ㉠ 직장가입자를 대표하는 위원은 노동조합과 사용자단체에서 추천하는 각 5명
  ㉡ 지역가입자를 대표하는 위원은 대통령령으로 정하는 바에 따라 농어업인 단체·도시자영업자단체 및 시민단체에서 추천하는 사람
  ㉢ 공익을 대표하는 위원은 대통령령으로 정하는 관계 공무원 및 건강보험에 관한 학식과 경험이 풍부한 사람
③ 재정운영위원회 위원(공무원인 위원은 제외)의 임기는 2년으로 한다. 다만, 위원의 사임 등으로 새로 위촉된 위원의 임기는 전임위원 임기의 남은 기간으로 한다.
④ 재정운영위원회의 운영 등에 필요한 사항은 대통령령으로 정한다.

(23) 회계(법 제35조)

① 공단의 회계연도는 정부의 회계연도에 따른다.
② 공단은 직장가입자와 지역가입자의 재정을 통합하여 운영한다.
③ 공단은 건강보험사업 및 징수위탁근거법의 위탁에 따른 국민연금사업·고용보험사업·산업재해보상보험사업·임금채권보장사업에 관한 회계를 공단의 다른 회계와 구분하여 각각 회계처리하여야 한다.

(24) 예산(법 제36조)

공단은 회계연도마다 예산안을 편성하여 이사회의 의결을 거친 후 보건복지부장관의 승인을 받아야 한다. 예산을 변경할 때에도 또한 같다.

(25) 차입금(법 제37조)

공단은 지출할 현금이 부족한 경우에는 차입할 수 있다. 다만, 1년 이상 장기로 차입하려면 보건복지부장관의 승인을 받아야 한다.

(26) 준비금(법 제38조)

① 공단은 회계연도마다 결산상의 잉여금 중에서 그 연도의 보험급여에 든 비용의 100분의 5 이상에 상당하는 금액을 그 연도에 든 비용의 100분의 50에 이를 때까지 준비금으로 적립하여야 한다.
② ①에 따른 준비금은 부족한 보험급여 비용에 충당하거나 지출할 현금이 부족할 때 외에는 사용할 수 없으며, 현금 지출에 준비금을 사용한 경우에는 해당 회계연도 중에 이를 보전(補塡)하여야 한다.
③ ①에 따른 준비금의 관리 및 운영 방법 등에 필요한 사항은 보건복지부장관이 정한다.

(27) 결산(법 제39조)

① 공단은 회계연도마다 결산보고서와 사업보고서를 작성하여 다음 해 2월 말일까지 보건복지부장관에게 보고하여야 한다.
② 공단은 ①에 따라 결산보고서와 사업보고서를 보건복지부장관에게 보고하였을 때에는 보건복지부령으로 정하는 바에 따라 그 내용을 공고하여야 한다.

(28) 재난적의료비 지원사업에 대한 출연(법 제39조의2)

공단은 「재난적의료비 지원에 관한 법률」에 따른 재난적의료비 지원사업에 사용되는 비용에 충당하기 위하여 매년 예산의 범위에서 출연할 수 있다. 이 경우 출연 금액의 상한 등에 필요한 사항은 대통령령으로 정한다.

(29) 「민법」의 준용(법 제40조)

공단에 관하여 이 법과 「공공기관의 운영에 관한 법률」에서 정한 사항 외에는 「민법」 중 재단법인에 관한 규정을 준용한다.

4 보험급여

(1) 요양급여(법 제41조) ★

① 가입자와 피부양자의 질병, 부상, 출산 등에 대하여 다음의 요양급여를 실시한다.
- 진찰·검사
- 처치·수술 및 그 밖의 치료
- 입원
- 이송(移送)
- 약제(藥劑)·치료재료의 지급
- 예방·재활
- 간호

② 요양급여의 범위(이하 요양급여대상)는 다음과 같다.
  ㉠ 요양급여(①의 약제(藥劑)는 제외) : ④에 따라 보건복지부장관이 비급여대상으로 정한 것을 제외한 일체의 것
  ㉡ ①의 약제(藥劑) : 제41조의3에 따라 요양급여대상으로 보건복지부장관이 결정하여 고시한 것
③ 요양급여의 방법·절차·범위·상한 등의 기준은 보건복지부령으로 정한다.
④ 보건복지부장관은 ③에 따라 요양급여의 기준을 정할 때 업무나 일상생활에 지장이 없는 질환에 대한 치료 등 보건복지부령으로 정하는 사항은 요양급여대상에서 제외되는 사항(이하 비급여대상)으로 정할 수 있다.

(2) 약제에 대한 요양급여비용 상한금액의 감액 등(법 제41조의2)

① 보건복지부장관은 「약사법」 제47조 제2항의 위반과 관련된 제41조 제1항 제2호의 약제에 대하여는 요양급여비용 상한금액(제41조 제3항에 따라 약제별 요양급여비용의 상한으로 정한 금액)의 100분의 20을 넘지 아니하는 범위에서 그 금액의 일부를 감액할 수 있다.

② 보건복지부장관은 ①에 따라 요양급여비용의 상한금액이 감액된 약제가 감액된 날부터 5년의 범위에서 대통령령으로 정하는 기간 내에 다시 ①에 따른 감액의 대상이 된 경우에는 요양급여비용 상한금액의 100분의 40을 넘지 아니하는 범위에서 요양급여비용 상한금액의 일부를 감액할 수 있다.

③ 보건복지부장관은 ②에 따라 요양급여비용의 상한금액이 감액된 약제가 감액된 날부터 5년의 범위에서 대통령령으로 정하는 기간 내에 다시 「약사법」 제47조 제2항의 위반과 관련된 경우에는 해당 약제에 대하여 1년의 범위에서 기간을 정하여 요양급여의 적용을 정지할 수 있다.

④ ①부터 ③까지의 규정에 따른 요양급여비용 상한금액의 감액 및 요양급여 적용 정지의 기준, 절차, 그 밖에 필요한 사항은 대통령령으로 정한다.

(3) 행위 · 치료재료 및 약제에 대한 요양급여대상 여부의 결정 및 조정(법 제41조의3)

① 제42조에 따른 요양기관, 치료재료의 제조업자 · 수입업자 등 보건복지부령으로 정하는 자는 요양급여대상 또는 비급여대상으로 결정되지 아니한 제41조 제1항 제1호 · 제3호 · 제4호의 요양급여에 관한 행위 및 제41조 제1항 제2호의 치료재료(이하 행위 · 치료재료)에 대하여 요양급여대상 여부의 결정을 보건복지부장관에게 신청하여야 한다.

② 「약사법」에 따른 약제의 제조업자 · 수입업자 등 보건복지부령으로 정하는 자(이하 약제의 제조업자 등)는 요양급여대상에 포함되지 아니한 제41조 제1항 제2호의 약제에 대하여 보건복지부장관에게 요양급여대상 여부의 결정을 신청할 수 있다.

③ ① 및 ②에 따른 신청을 받은 보건복지부장관은 정당한 사유가 없으면 보건복지부령으로 정하는 기간 이내에 요양급여대상 또는 비급여대상의 여부를 결정하여 신청인에게 통보하여야 한다.

④ 보건복지부장관은 ① 및 ②에 따른 신청이 없는 경우에도 환자의 진료상 반드시 필요하다고 보건복지부령으로 정하는 경우에는 직권으로 행위 · 치료재료 및 약제의 요양급여대상의 여부를 결정할 수 있다.

⑤ 보건복지부장관은 제41조 제2항 제2호에 따라 요양급여대상으로 결정하여 고시한 약제에 대하여 보건복지부령으로 정하는 바에 따라 요양급여대상 여부, 범위, 요양급여비용 상한금액 등을 직권으로 조정할 수 있다.

⑥ ① 및 ②에 따른 요양급여대상 여부의 결정 신청의 시기, 절차, 방법 및 업무의 위탁 등에 필요한 사항, ③과 ④에 따른 요양급여대상 여부의 결정 절차 및 방법, ⑤에 따른 직권 조정 사유 · 절차 및 방법 등에 관한 사항은 보건복지부령으로 정한다.

(4) 선별급여(법 제41조의4)

① 요양급여를 결정함에 있어 경제성 또는 치료효과성 등이 불확실하여 그 검증을 위하여 추가적인 근거가 필요하거나, 경제성이 낮아도 가입자와 피부양자의 건강회복에 잠재적 이득이 있는 등 대통령령으로 정하는 경우에는 예비적인 요양급여인 선별급여로 지정하여 실시할 수 있다.

② 보건복지부장관은 대통령령으로 정하는 절차와 방법에 따라 ①에 따른 선별급여(이하 선별급여)에 대하여 주기적으로 요양급여의 적합성을 평가하여 요양급여 여부를 다시 결정하고, 제41조 제3항에 따른 요양급여의 기준을 조정하여야 한다.

(5) 방문요양급여(법 제41조의5)

가입자 또는 피부양자가 질병이나 부상으로 거동이 불편한 경우 등 보건복지부령으로 정하는 사유에 해당하는 경우에는 가입자 또는 피부양자를 직접 방문하여 제41조에 따른 요양급여를 실시할 수 있다.

(6) 요양기관(법 제42조) ★

① 요양급여(간호와 이송은 제외)는 다음의 요양기관에서 실시한다. 이 경우 보건복지부장관은 공익이나 국가정책에 비추어 요양기관으로 적합하지 아니한 대통령령으로 정하는 의료기관 등은 요양기관에서 제외할 수 있다.
  ㉠ 「의료법」에 따라 개설된 의료기관
  ㉡ 「약사법」에 따라 등록된 약국
  ㉢ 「약사법」 제91조에 따라 설립된 한국희귀·필수의약품센터
  ㉣ 「지역보건법」에 따른 보건소·보건의료원 및 보건지소
  ㉤ 「농어촌 등 보건의료를 위한 특별조치법」에 따라 설치된 보건진료소
② 보건복지부장관은 효율적인 요양급여를 위하여 필요하면 보건복지부령으로 정하는 바에 따라 시설·장비·인력 및 진료과목 등 보건복지부령으로 정하는 기준에 해당하는 요양기관을 전문요양기관으로 인정할 수 있다. 이 경우 해당 전문요양기관에 인정서를 발급하여야 한다.
③ 보건복지부장관은 ②에 따라 인정받은 요양기관이 다음의 어느 하나에 해당하는 경우에는 그 인정을 취소한다.
  ㉠ ② 전단에 따른 인정기준에 미달하게 된 경우
  ㉡ ② 후단에 따라 발급받은 인정서를 반납한 경우
④ ②에 따라 전문요양기관으로 인정된 요양기관 또는 「의료법」 제3조의4에 따른 상급종합병원에 대하여는 제41조 제3항에 따른 요양급여의 절차 및 제45조에 따른 요양급여비용을 다른 요양기관과 달리 할 수 있다.
⑤ ①·② 및 ④에 따른 요양기관은 정당한 이유 없이 요양급여를 거부하지 못한다.

(7) 요양기관의 선별급여 실시에 대한 관리(법 제42조의2)

① 제42조 제1항에도 불구하고, 선별급여 중 자료의 축적 또는 의료 이용의 관리가 필요한 경우에는 보건복지부장관이 해당 선별급여의 실시 조건을 사전에 정하여 이를 충족하는 요양기관만이 해당 선별급여를 실시할 수 있다.
② ①에 따라 선별급여를 실시하는 요양기관은 제41조의4 제2항에 따른 해당 선별급여의 평가를 위하여 필요한 자료를 제출하여야 한다.
③ 보건복지부장관은 요양기관이 ①에 따른 선별급여의 실시 조건을 충족하지 못하거나 ②에 따른 자료를 제출하지 아니할 경우에는 해당 선별급여의 실시를 제한할 수 있다.
④ ①에 따른 선별급여의 실시 조건, ②에 따른 자료의 제출, ③에 따른 선별급여의 실시 제한 등에 필요한 사항은 보건복지부령으로 정한다.

(8) 요양기관 현황에 대한 신고(법 제43조)

① 요양기관은 제47조에 따라 요양급여비용을 최초로 청구하는 때에 요양기관의 시설·장비 및 인력 등에 대한 현황을 제62조에 따른 건강보험심사평가원(이하 심사평가원)에 신고하여야 한다.

② 요양기관은 ①에 따라 신고한 내용(제45조에 따른 요양급여비용의 증감에 관련된 사항만 해당)이 변경된 경우에는 그 변경된 날부터 15일 이내에 보건복지부령으로 정하는 바에 따라 심사평가원에 신고하여야 한다.

③ ① 및 ②에 따른 신고의 범위, 대상, 방법 및 절차 등에 필요한 사항은 보건복지부령으로 정한다.

(9) 비용의 일부부담(법 제44조)

① 요양급여를 받는 자는 대통령령으로 정하는 바에 따라 비용의 일부(이하 본인일부부담금)를 본인이 부담한다. 이 경우 선별급여에 대해서는 다른 요양급여에 비하여 본인일부부담금을 상향 조정할 수 있다.

② 본인이 연간 부담하는 다음 금액의 합계액이 대통령령으로 정하는 금액(이하 본인부담상한액)을 초과한 경우에는 공단이 그 초과 금액을 부담하여야 한다. 이 경우 공단은 당사자에게 그 초과 금액을 통보하고, 이를 지급하여야 한다.

  ㉠ 본인일부부담금의 총액

  ㉡ 제49조 제1항에 따른 요양이나 출산의 비용으로 부담한 금액(요양이나 출산의 비용으로 부담한 금액이 보건복지부장관이 정하여 고시한 금액보다 큰 경우에는 그 고시한 금액)에서 같은 항에 따라 요양비로 지급받은 금액을 제외한 금액

③ ②에 따른 본인부담상한액은 가입자의 소득수준 등에 따라 정한다.

④ ②의 ㉠과 ㉡에 따른 금액 및 합계액의 산정 방법, 본인부담상한액을 넘는 금액의 지급 방법 및 ③에 따른 가입자의 소득수준 등에 따른 본인부담상한액 설정 등에 필요한 사항은 대통령령으로 정한다.

(10) 요양급여비용의 산정 등(법 제45조)

① 요양급여비용은 공단의 이사장과 대통령령으로 정하는 의약계를 대표하는 사람들의 계약으로 정한다. 이 경우 계약기간은 1년으로 한다.

② ①에 따라 계약이 체결되면 그 계약은 공단과 각 요양기관 사이에 체결된 것으로 본다.

③ ①에 따른 계약은 그 직전 계약기간 만료일이 속하는 연도의 5월 31일까지 체결하여야 하며, 그 기한까지 계약이 체결되지 아니하는 경우 보건복지부장관이 그 직전 계약기간 만료일이 속하는 연도의 6월 30일까지 심의위원회의 의결을 거쳐 요양급여비용을 정한다. 이 경우 보건복지부장관이 정하는 요양급여비용은 ① 및 ②에 따라 계약으로 정한 요양급여비용으로 본다.

④ ① 또는 ③에 따라 요양급여비용이 정해지면 보건복지부장관은 그 요양급여비용의 명세를 지체 없이 고시하여야 한다.

⑤ 공단의 이사장은 제33조에 따른 재정운영위원회의 심의·의결을 거쳐 ①에 따른 계약을 체결하여야 한다.

⑥ 심사평가원은 공단의 이사장이 ①에 따른 계약을 체결하기 위하여 필요한 자료를 요청하면 그 요청에 성실히 따라야 한다.

⑦ ①에 따른 계약의 내용과 그 밖에 필요한 사항은 대통령령으로 정한다.

(11) 약제·치료재료에 대한 요양급여비용의 산정(법 제46조)

제41조 제1항 제2호의 약제·치료재료(이하 약제·치료재료)에 대한 요양급여비용은 제45조에도 불구하고 요양기관의 약제·치료재료 구입금액 등을 고려하여 대통령령으로 정하는 바에 따라 달리 산정할 수 있다.

(12) 요양급여비용의 청구와 지급 등(법 제47조) ★

① 요양기관은 공단에 요양급여비용의 지급을 청구할 수 있다. 이 경우 ②에 따른 요양급여비용에 대한 심사청구는 공단에 대한 요양급여비용의 청구로 본다.

② ①에 따라 요양급여비용을 청구하려는 요양기관은 심사평가원에 요양급여비용의 심사청구를 하여야 하며, 심사청구를 받은 심사평가원은 이를 심사한 후 지체 없이 그 내용을 공단과 요양기관에 알려야 한다.

③ ②에 따라 심사 내용을 통보받은 공단은 지체 없이 그 내용에 따라 요양급여비용을 요양기관에 지급한다. 이 경우 이미 낸 본인일부부담금이 ②에 따라 통보된 금액보다 더 많으면 요양기관에 지급할 금액에서 더 많이 낸 금액을 공제하여 해당 가입자에게 지급하여야 한다.

④ 공단은 ③ 전단에 따라 요양급여비용을 요양기관에 지급하는 경우 해당 요양기관이 제77조 제1항 제1호에 따라 공단에 납부하여야 하는 보험료 또는 그 밖에 이 법에 따른 징수금을 체납한 때에는 요양급여비용에서 이를 공제하고 지급할 수 있다.

⑤ 공단은 ③ 후단에 따라 가입자에게 지급하여야 하는 금액을 그 가입자가 내야 하는 보험료와 그 밖에 이 법에 따른 징수금(이하 보험료 등)과 상계(相計)할 수 있다.

⑥ 공단은 심사평가원이 제47조의4에 따라 요양급여의 적정성을 평가하여 공단에 통보하면 그 평가 결과에 따라 요양급여비용을 가산하거나 감액 조정하여 지급한다. 이 경우 평가 결과에 따라 요양급여비용을 가산하거나 감액하여 지급하는 기준은 보건복지부령으로 정한다.

⑦ 요양기관은 ②에 따른 심사청구를 다음의 단체가 대행하게 할 수 있다.
　㉠ 「의료법」 제28조 제1항에 따른 의사회·치과의사회·한의사회·조산사회 또는 같은 조 제6항에 따라 신고한 각각의 지부 및 분회
　㉡ 「의료법」 제52조에 따른 의료기관 단체
　㉢ 「약사법」 제11조에 따른 약사회 또는 같은 법 제14조에 따라 신고한 지부 및 분회

⑧ ①부터 ⑦까지의 규정에 따른 요양급여비용의 청구·심사·지급 등의 방법과 절차에 필요한 사항은 보건복지부령으로 정한다.

(13) 요양급여비용의 지급 보류(법 제47조의2)

① 제47조 제3항에도 불구하고 공단은 요양급여비용의 지급을 청구한 요양기관이 「의료법」 제4조 제2항, 제33조 제2항·제8항 또는 「약사법」 제20조 제1항, 제21조 제1항을 위반하였거나, 「의료법」 제33조 제10항 또는 「약사법」 제6조 제3항·제4항을 위반하여 개설·운영되었다는 사실을 수사기관의 수사 결과로 확인한 경우에는 해당 요양기관이 청구한 요양급여비용의 지급을 보류할 수 있다. 이 경우 요양급여비용 지급 보류 처분의 효력은 해당 요양기관이 그 처분 이후 청구하는 요양급여비용에 대해서도 미친다.

② 공단은 ①에 따라 요양급여비용의 지급을 보류하기 전에 해당 요양기관에 의견 제출의 기회를 주어야 한다.

③ 공단은 요양기관이 「의료법」 제4조 제2항, 제33조 제2항·제8항 또는 「약사법」 제20조 제1항, 제21조 제1항을 위반한 혐의나 「의료법」 제33조 제10항 또는 「약사법」 제6조 제3항·제4항을 위반하여 개설·운영된 혐의에 대하여 법원에서 무죄 판결이 선고된 경우 그 선고 이후 실시한 요양급여에 한정하여 해당 요양기관이 청구하는 요양급여비용을 지급할 수 있다.

④ 법원의 무죄 판결이 확정되는 등 대통령령으로 정하는 사유로 ①에 따른 요양기관이 「의료법」 제4조 제2항, 제33조 제2항·제8항 또는 「약사법」 제20조 제1항, 제21조 제1항을 위반한 혐의나 「의료법」 제33조 제10항 또는 「약사법」 제6조 제3항·제4항을 위반하여 개설·운영된 혐의가 입증되지 아니한 경우에는 공단은 지급 보류 처분을 취소하고, 지급 보류된 요양급여비용에 지급 보류된 기간 동안의 이자를 가산하여 해당 요양기관에 지급하여야 한다. 이 경우 이자는 「민법」 제379조에 따른 법정이율을 적용하여 계산한다.

⑤ ① 및 ②에 따른 지급 보류 절차 및 의견 제출의 절차 등에 필요한 사항, ③에 따른 지급 보류된 요양급여비용 및 이자의 지급 절차 등에 필요한 사항은 대통령령으로 정한다.

[※ 헌법불합치, 2018헌바433, 2023.3.23., 1. 구 「국민건강보험법」(2014.5.20. 법률 제12615호로 개정되고, 2020.12.29. 법률 제17772호로 개정되기 전의 것) 제47조의2 제1항 중 「의료법」 제33조 제2항'에 관한 부분은 헌법에 합치되지 아니한다. 법원 기타 국가기관 및 지방자치단체는 위 법률조항의 적용을 중지하여야 한다. 2. 「국민건강보험법」(2020.12.29. 법률 제17772호로 개정된 것) 제47조의2 제1항 전문 중 「의료법」 제33조 제2항'에 관한 부분은 헌법에 합치되지 아니한다. 위 법률조항은 2024.12.31.을 시한으로 개정될 때까지 계속 적용된다.]

(14) 요양급여비용의 차등 지급(법 제47조의3)

지역별 의료자원의 불균형 및 의료서비스 격차의 해소 등을 위하여 지역별로 요양급여비용을 달리 정하여 지급할 수 있다.

(15) 요양급여의 적정성 평가(법 제47조의4)

① 심사평가원은 요양급여에 대한 의료의 질을 향상시키기 위하여 요양급여의 적정성 평가(평가)를 실시할 수 있다.

② 심사평가원은 요양기관의 인력·시설·장비, 환자안전 등 요양급여와 관련된 사항을 포함하여 평가할 수 있다.

③ 심사평가원은 평가 결과를 평가대상 요양기관에 통보하여야 하며, 평가 결과에 따라 요양급여비용을 가산 또는 감산할 경우에는 그 결정사항이 포함된 평가 결과를 가감대상 요양기관 및 공단에 통보하여야 한다.

④ ①부터 ③까지에 따른 평가의 기준·범위·절차·방법 등에 필요한 사항은 보건복지부령으로 정한다.

(16) 요양급여 대상 여부의 확인 등(법 제48조) ★

① 가입자나 피부양자는 본인일부부담금 외에 자신이 부담한 비용이 제41조 제4항에 따라 요양급여 대상에서 제외되는 비용인지 여부에 대하여 심사평가원에 확인을 요청할 수 있다.

② ①에 따른 확인 요청을 받은 심사평가원은 그 결과를 요청한 사람에게 알려야 한다. 이 경우 확인을 요청한 비용이 요양급여 대상에 해당되는 비용으로 확인되면 그 내용을 공단 및 관련 요양기관에 알려야 한다.

③ ② 후단에 따라 통보받은 요양기관은 받아야 할 금액보다 더 많이 징수한 금액(이하 과다본인부담금)을 지체 없이 확인을 요청한 사람에게 지급하여야 한다. 다만, 공단은 해당 요양기관이 과다본인부담금을 지급하지 아니하면 해당 요양기관에 지급할 요양급여비용에서 과다본인부담금을 공제하여 확인을 요청한 사람에게 지급할 수 있다.

④ ①부터 ③까지에 따른 확인 요청의 범위, 방법, 절차, 처리기간 등 필요한 사항은 보건복지부령으로 정한다.

(17) 요양비(법 제49조) ★

① 공단은 가입자나 피부양자가 보건복지부령으로 정하는 긴급하거나 그 밖의 부득이한 사유로 요양기관과 비슷한 기능을 하는 기관으로서 보건복지부령으로 정하는 기관(제98조 제1항에 따라 업무정지기간 중인 요양기관을 포함, 이하 준요양기관)에서 질병·부상·출산 등에 대하여 요양을 받거나 요양기관이 아닌 장소에서 출산한 경우에는 그 요양급여에 상당하는 금액을 보건복지부령으로 정하는 바에 따라 가입자나 피부양자에게 요양비로 지급한다.

② 준요양기관은 보건복지부장관이 정하는 요양비 명세서나 요양 명세를 적은 영수증을 요양을 받은 사람에게 내주어야 하며, 요양을 받은 사람은 그 명세서나 영수증을 공단에 제출하여야 한다.

③ ① 및 ②에도 불구하고 준요양기관은 요양을 받은 가입자나 피부양자의 위임이 있는 경우 공단에 요양비의 지급을 직접 청구할 수 있다. 이 경우 공단은 지급이 청구된 내용의 적정성을 심사하여 준요양기관에 요양비를 지급할 수 있다.

④ ③에 따른 준요양기관의 요양비 지급 청구, 공단의 적정성 심사 등에 필요한 사항은 보건복지부령으로 정한다.

(18) 부가급여(법 제50조) ★

공단은 이 법에서 정한 요양급여 외에 대통령령으로 정하는 바에 따라 임신·출산 진료비, 장제비, 상병수당, 그 밖의 급여를 실시할 수 있다.

(19) 장애인에 대한 특례(법 제51조)

① 공단은 「장애인복지법」에 따라 등록한 장애인인 가입자 및 피부양자에게는 「장애인·노인 등을 위한 보조기기 지원 및 활용촉진에 관한 법률」에 따른 보조기기에 대하여 보험급여를 할 수 있다.

② 장애인인 가입자 또는 피부양자에게 보조기기를 판매한 자는 가입자나 피부양자의 위임이 있는 경우 공단에 보험급여를 직접 청구할 수 있다. 이 경우 공단은 지급이 청구된 내용의 적정성을 심사하여 보조기기를 판매한 자에게 보조기기에 대한 보험급여를 지급할 수 있다.

③ ①에 따른 보조기기에 대한 보험급여의 범위·방법·절차, ②에 따른 보조기기 판매업자의 보험급여 청구, 공단의 적정성 심사 및 그 밖에 필요한 사항은 보건복지부령으로 정한다.

(20) 건강검진(법 제52조)

① 공단은 가입자와 피부양자에 대하여 질병의 조기 발견과 그에 따른 요양급여를 하기 위하여 건강검진을 실시한다.

② ①에 따른 건강검진의 종류 및 대상은 다음과 같다.
　㉠ 일반건강검진 : 직장가입자, 세대주인 지역가입자, 20세 이상인 지역가입자 및 20세 이상인 피부양자

ⓒ 암검진 : 「암관리법」 제11조 제2항에 따른 암의 종류별 검진주기와 연령 기준 등에 해당하는 사람
　　　ⓒ 영유아건강검진 : 6세 미만의 가입자 및 피부양자
　③ ①에 따른 건강검진의 검진항목은 성별, 연령 등의 특성 및 생애 주기에 맞게 설계되어야 한다.
　④ ①에 따른 건강검진의 횟수·절차와 그 밖에 필요한 사항은 대통령령으로 정한다.

(21) 급여의 제한(법 제53조)

　① 공단은 보험급여를 받을 수 있는 사람이 다음의 어느 하나에 해당하면 보험급여를 하지 아니한다.
　　ⓘ **고의 또는 중대한 과실**로 인한 범죄행위에 그 원인이 있거나 고의로 사고를 일으킨 경우
　　ⓛ **고의 또는 중대한 과실**로 공단이나 요양기관의 요양에 관한 지시에 따르지 아니한 경우
　　ⓒ **고의 또는 중대한 과실**로 제55조에 따른 문서와 그 밖의 물건의 제출을 거부하거나 질문 또는 진단을 기피한 경우
　　ⓔ 업무 또는 공무로 생긴 질병·부상·재해로 다른 법령에 따른 보험급여나 보상(報償) 또는 보상(補償)을 받게 되는 경우
　② 공단은 보험급여를 받을 수 있는 사람이 다른 법령에 따라 국가나 지방자치단체로부터 보험급여에 상당하는 급여를 받거나 보험급여에 상당하는 비용을 지급받게 되는 경우에는 그 한도에서 보험급여를 하지 아니한다.
　③ 공단은 가입자가 대통령령으로 정하는 기간 이상 다음의 보험료를 체납한 경우 그 체납한 보험료를 완납할 때까지 그 가입자 및 피부양자에 대하여 보험급여를 실시하지 아니할 수 있다. 다만, 월별 보험료의 총체납횟수(이미 납부된 체납보험료는 총체납횟수에서 제외하며, 보험료의 체납기간은 고려하지 아니한다)가 대통령령으로 정하는 횟수 미만이거나 가입자 및 피부양자의 소득·재산 등이 대통령령으로 정하는 기준 미만인 경우에는 그러하지 아니하다.
　　ⓘ 제69조 제4항 제2호에 따른 보수 외 소득월액보험료
　　ⓛ 제69조 제5항에 따른 세대단위의 보험료
　④ 공단은 제77조 제1항 제1호에 따라 납부의무를 부담하는 사용자가 제69조 제4항 제1호에 따른 보수월액보험료를 체납한 경우에는 그 체납에 대하여 직장가입자 본인에게 귀책사유가 있는 경우에 한하여 ③의 규정을 적용한다. 이 경우 해당 직장가입자의 피부양자에게도 ③의 규정을 적용한다.
　⑤ ③ 및 ④에도 불구하고 제82조에 따라 공단으로부터 분할납부 승인을 받고 그 승인된 보험료를 1회 이상 낸 경우에는 보험급여를 할 수 있다. 다만, 제82조에 따른 분할납부 승인을 받은 사람이 정당한 사유 없이 5회(같은 조 제1항에 따라 승인받은 분할납부 횟수가 5회 미만인 경우에는 해당 분할납부 횟수) 이상 그 승인된 보험료를 내지 아니한 경우에는 그러하지 아니하다.
　⑥ ③ 및 ④에 따라 보험급여를 하지 아니하는 기간(이하 급여제한기간)에 받은 보험급여는 다음의 어느 하나에 해당하는 경우에만 보험급여로 인정한다.
　　ⓘ 공단이 급여제한기간에 보험급여를 받은 사실이 있음을 가입자에게 통지한 날부터 2개월이 지난 날이 속한 달의 납부기한 이내에 체납된 보험료를 완납한 경우
　　ⓛ 공단이 급여제한기간에 보험급여를 받은 사실이 있음을 가입자에게 통지한 날부터 2개월이 지난 날이 속한 달의 납부기한 이내에 제82조에 따라 분할납부 승인을 받은 체납보험료를 1회 이상 낸 경우. 다만, 제82조에 따른 분할납부 승인을 받은 사람이 정당한 사유 없이 5회 이상 그 승인된 보험료를 내지 아니한 경우에는 그러하지 아니하다.

(22) 급여의 정지(법 제54조)

보험급여를 받을 수 있는 사람이 다음의 어느 하나에 해당하면 그 기간에는 보험급여를 하지 아니한다. 다만, ⓒ 및 ⓒ의 경우에는 제60조에 따른 요양급여를 실시한다.
㉠ 국외에 체류하는 경우
㉡ 제6조 제2항 제2호에 해당하게 된 경우
㉢ 교도소, 그 밖에 이에 준하는 시설에 수용되어 있는 경우

(23) 급여의 확인(법 제55조)

공단은 보험급여를 할 때 필요하다고 인정되면 보험급여를 받는 사람에게 문서와 그 밖의 물건을 제출하도록 요구하거나 관계인을 시켜 질문 또는 진단하게 할 수 있다.

(24) 요양비 등의 지급(법 제56조)

공단은 이 법에 따라 지급의무가 있는 요양비 또는 부가급여의 청구를 받으면 지체 없이 이를 지급하여야 한다.

(25) 요양비 등 수급계좌(법 제56조의2)

① 공단은 이 법에 따른 보험급여로 지급되는 현금(이하 요양비 등)을 받는 수급자의 신청이 있는 경우에는 요양비 등을 수급자 명의의 지정된 계좌(이하 요양비 등 수급계좌)로 입금하여야 한다. 다만, 정보통신장애나 그 밖에 대통령령으로 정하는 불가피한 사유로 요양비 등 수급계좌로 이체할 수 없을 때에는 직접 현금으로 지급하는 등 대통령령으로 정하는 바에 따라 요양비 등을 지급할 수 있다.
② 요양비 등 수급계좌가 개설된 금융기관은 요양비 등 수급계좌에 요양비 등만이 입금되도록 하고, 이를 관리하여야 한다.
③ ① 및 ②에 따른 요양비 등 수급계좌의 신청 방법·절차와 관리에 필요한 사항은 대통령령으로 정한다.

(26) 부당이득의 징수(법 제57조)

① 공단은 속임수나 그 밖의 부당한 방법으로 보험급여를 받은 사람·준요양기관 및 보조기기 판매업자나 보험급여 비용을 받은 요양기관에 대하여 그 보험급여나 보험급여 비용에 상당하는 금액을 징수한다.
② 공단은 ①에 따라 속임수나 그 밖의 부당한 방법으로 보험급여 비용을 받은 요양기관이 다음의 어느 하나에 해당하는 경우에는 해당 요양기관을 개설한 자에게 그 요양기관과 연대하여 같은 항에 따른 징수금을 납부하게 할 수 있다.
㉠ 「의료법」 제33조 제2항을 위반하여 의료기관을 개설할 수 없는 자가 의료인의 면허나 의료법인 등의 명의를 대여받아 개설·운영하는 의료기관
㉡ 「약사법」 제20조 제1항을 위반하여 약국을 개설할 수 없는 자가 약사 등의 면허를 대여받아 개설·운영하는 약국
㉢ 「의료법」 제4조 제2항 또는 제33조 제8항·제10항을 위반하여 개설·운영하는 의료기관
㉣ 「약사법」 제21조 제1항을 위반하여 개설·운영하는 약국
㉤ 「약사법」 제6조 제3항·제4항을 위반하여 면허를 대여받아 개설·운영하는 약국

③ 사용자나 가입자의 거짓 보고나 거짓 증명(제12조 제6항을 위반하여 건강보험증이나 신분증명서를 양도·대여하여 다른 사람이 보험급여를 받게 하는 것을 포함), 요양기관의 거짓 진단이나 거짓 확인(제12조 제4항을 위반하여 건강보험증이나 신분증명서로 가입자 또는 피부양자의 본인 여부 및 그 자격을 확인하지 아니한 것을 포함) 또는 준요양기관이나 보조기기를 판매한 자의 속임수 및 그 밖의 부당한 방법으로 보험급여가 실시된 경우 공단은 이들에게 보험급여를 받은 사람과 연대하여 ①에 따른 징수금을 내게 할 수 있다.

④ 공단은 속임수나 그 밖의 부당한 방법으로 보험급여를 받은 사람과 같은 세대에 속한 가입자(속임수나 그 밖의 부당한 방법으로 보험급여를 받은 사람이 피부양자인 경우에는 그 직장가입자)에게 속임수나 그 밖의 부당한 방법으로 보험급여를 받은 사람과 연대하여 ①에 따른 징수금을 내게 할 수 있다.

⑤ 요양기관이 가입자나 피부양자로부터 속임수나 그 밖의 부당한 방법으로 요양급여비용을 받은 경우 공단은 해당 요양기관으로부터 이를 징수하여 가입자나 피부양자에게 지체 없이 지급하여야 한다. 이 경우 공단은 가입자나 피부양자에게 지급하여야 하는 금액을 그 가입자 및 피부양자가 내야 하는 보험료 등과 상계할 수 있다.

(27) 부당이득 징수금 체납자의 인적사항 등 공개(법 제57조의2)

① 공단은 제57조 제2항의 어느 하나에 해당하여 같은 조 제1항 및 제2항에 따라 징수금을 납부할 의무가 있는 요양기관 또는 요양기관을 개설한 자가 제79조 제1항에 따라 납입 고지 문서에 기재된 납부기한의 다음 날부터 1년이 경과한 징수금을 1억 원 이상 체납한 경우 징수금 발생의 원인이 되는 위반행위, 체납자의 인적사항 및 체납액 등 대통령령으로 정하는 사항(이하 인적사항 등)을 공개할 수 있다. 다만, 체납된 징수금과 관련하여 제87조에 따른 이의신청, 제88조에 따른 심판청구가 제기되거나 행정소송이 계류 중인 경우 또는 그 밖에 체납된 금액의 일부 납부 등 대통령령으로 정하는 사유가 있는 경우에는 그러하지 아니하다.

② ①에 따른 인적사항 등의 공개 여부를 심의하기 위하여 공단에 부당이득징수금체납정보공개심의위원회를 둔다.

③ 공단은 부당이득징수금체납정보공개심의위원회의 심의를 거친 인적사항 등의 공개대상자에게 공개대상자임을 서면으로 통지하여 소명의 기회를 부여하여야 하며, 통지일부터 6개월이 경과한 후 체납자의 납부이행 등을 고려하여 공개대상자를 선정한다.

④ ①에 따른 인적사항 등의 공개는 관보에 게재하거나 공단 인터넷 홈페이지에 게시하는 방법으로 한다.

⑤ ①부터 ④까지에서 규정한 사항 외에 인적사항 등의 공개 절차 및 부당이득징수금체납정보공개심의위원회의 구성·운영 등에 필요한 사항은 대통령령으로 정한다.

(28) 구상권(법 제58조)

① 공단은 제3자의 행위로 보험급여사유가 생겨 가입자 또는 피부양자에게 보험급여를 한 경우에는 그 급여에 들어간 비용 한도에서 그 제3자에게 손해배상을 청구할 권리를 얻는다.

② ①에 따라 보험급여를 받은 사람이 제3자로부터 이미 손해배상을 받은 경우에는 공단은 그 배상액 한도에서 보험급여를 하지 아니한다.

(29) 수급권 보호(법 제59조)

① 보험급여를 받을 권리는 양도하거나 압류할 수 없다.

② 제56조의2 제1항에 따라 요양비 등 수급계좌에 입금된 요양비 등은 압류할 수 없다.

(30) 현역병 등에 대한 요양급여비용 등의 지급(법 제60조)

① 공단은 제54조 제3호 및 제4호에 해당하는 사람이 요양기관에서 대통령령으로 정하는 치료 등(이하 요양급여)을 받은 경우 그에 따라 공단이 부담하는 비용(이하 요양급여비용)과 제49조에 따른 요양비를 법무부장관·국방부장관·경찰청장·소방청장 또는 해양경찰청장으로부터 예탁받아 지급할 수 있다. 이 경우 법무부장관·국방부장관·경찰청장·소방청장 또는 해양경찰청장은 예산상 불가피한 경우 외에는 연간(年間) 들어갈 것으로 예상되는 요양급여비용과 요양비를 대통령령으로 정하는 바에 따라 미리 공단에 예탁하여야 한다.

② 요양급여, 요양급여비용 및 요양비 등에 관한 사항은 제41조, 제41조의4, 제42조, 제42조의2, 제44조부터 제47조까지, 제47조의2, 제48조, 제49조, 제55조, 제56조, 제56조의2 및 제59조 제2항을 준용한다.

(31) 요양급여비용의 정산(법 제61조)

공단은「산업재해보상보험법」제10조에 따른 근로복지공단이 이 법에 따라 요양급여를 받을 수 있는 사람에게「산업재해보상보험법」제40조에 따른 요양급여를 지급한 후 그 지급결정이 취소되어 해당 요양급여의 비용을 청구하는 경우에는 그 요양급여가 이 법에 따라 실시할 수 있는 요양급여에 상당한 것으로 인정되면 그 요양급여에 해당하는 금액을 지급할 수 있다.

5 보험료

(1) 보험료(법 제69조) ★

① 공단은 건강보험사업에 드는 비용에 충당하기 위하여 제77조에 따른 보험료의 납부의무자로부터 보험료를 징수한다.

② ①에 따른 보험료는 가입자의 자격을 취득한 날이 속하는 달의 다음 달부터 가입자의 자격을 잃은 날의 전날이 속하는 달까지 징수한다. 다만, 가입자의 자격을 매월 1일에 취득한 경우 또는 제5조 제1항 제2호 가목에 따른 건강보험 적용 신청으로 가입자의 자격을 취득하는 경우에는 그 달부터 징수한다.

③ ①·②에 따라 보험료를 징수할 때 가입자의 자격이 변동된 경우에는 변동된 날이 속하는 달의 보험료는 변동되기 전의 자격을 기준으로 징수한다. 다만, 가입자의 자격이 매월 1일에 변동된 경우에는 변동된 자격을 기준으로 징수한다.

④ 직장가입자의 월별 보험료액은 다음에 따라 산정한 금액으로 한다.

㉠ **보수월액보험료** : 제70조에 따라 산정한 보수월액에 제73조 제1항 또는 제2항에 따른 보험료율을 곱하여 얻은 금액

㉡ **보수 외 소득월액보험료** : 제71조 제1항에 따라 산정한 보수 외 소득월액에 제73조 제1항 또는 제2항에 따른 보험료율을 곱하여 얻은 금액

⑤ 지역가입자의 월별 보험료액은 다음의 구분에 따라 산정한 금액을 합산한 금액으로 한다. 이 경우 보험료액은 세대 단위로 산정한다.

㉠ 소득 : 제71조 제2항에 따라 산정한 지역가입자의 소득월액에 제73조 제3항에 따른 보험료율을 곱하여 얻은 금액

㉡ 재산 : 제72조에 따라 산정한 재산보험료부과점수에 제73조 제3항에 따른 재산보험료부과점수당 금액을 곱하여 얻은 금액

⑥ ④ 및 ⑤에 따른 월별 보험료액은 가입자의 보험료 평균액의 일정 비율에 해당하는 금액을 고려하여 대통령령으로 정하는 기준에 따라 상한 및 하한을 정한다.

(2) 보수월액(법 제70조)
① 제69조 제4항 제1호에 따른 직장가입자의 보수월액은 직장가입자가 지급받는 보수를 기준으로 하여 산정한다.
② 휴직이나 그 밖의 사유로 보수의 전부 또는 일부가 지급되지 아니하는 가입자(이하 휴직자 등)의 보수월액보험료는 해당 사유가 생기기 전 달의 보수월액을 기준으로 산정한다.
③ ①에 따른 보수는 근로자 등이 근로를 제공하고 사용자·국가 또는 지방자치단체로부터 지급받는 금품(실비변상적인 성격을 갖는 금품은 제외)으로서 대통령령으로 정하는 것을 말한다. 이 경우 보수 관련 자료가 없거나 불명확한 경우 등 대통령령으로 정하는 사유에 해당하면 보건복지부장관이 정하여 고시하는 금액을 보수로 본다.
④ ①에 따른 보수월액의 산정 및 보수가 지급되지 아니하는 사용자의 보수월액의 산정 등에 필요한 사항은 대통령령으로 정한다.

(3) 소득월액(법 제71조)
① 직장가입자의 보수 외 소득월액은 제70조에 따른 보수월액의 산정에 포함된 보수를 제외한 직장가입자의 소득(이하 보수 외 소득)이 대통령령으로 정하는 금액을 초과하는 경우 다음의 계산식에 따른 값을 보건복지부령으로 정하는 바에 따라 평가하여 산정한다.

$$(\text{연간 보수 외 소득} - \text{대통령령으로 정하는 금액}) \times 1/12$$

② 지역가입자의 소득월액은 지역가입자의 연간 소득을 12개월로 나눈 값을 보건복지부령으로 정하는 바에 따라 평가하여 산정한다.
③ ① 및 ②에 따른 소득의 구체적인 범위, 소득월액을 산정하는 기준, 방법 등 소득월액의 산정에 필요한 사항은 대통령령으로 정한다.

(4) 재산보험료부과점수(법 제72조)
① 제69조 제5항 제2호에 따른 재산보험료부과점수는 지역가입자의 재산을 기준으로 한다. 다만, 대통령령으로 정하는 지역가입자가 실제 거주를 목적으로 대통령령으로 정하는 기준 이하의 주택을 구입 또는 임차하기 위하여 다음의 어느 하나에 해당하는 대출을 받고 그 사실을 공단에 통보하는 경우에는 해당 대출금액을 대통령령으로 정하는 바에 따라 평가하여 재산보험료부과점수 산정 시 제외한다.
  ㉠ 「금융실명거래 및 비밀보장에 관한 법률」 제2조 제1호에 따른 금융회사 등(이하 금융회사 등)으로부터 받은 대출
  ㉡ 「주택도시기금법」에 따른 주택도시기금을 재원으로 하는 대출 등 보건복지부장관이 정하여 고시하는 대출
② ①에 따라 재산보험료부과점수의 산정방법과 산정기준을 정할 때 법령에 따라 재산권의 행사가 제한되는 재산에 대하여는 다른 재산과 달리 정할 수 있다.

③ 지역가입자는 ①의 단서에 따라 공단에 통보할 때「신용정보의 이용 및 보호에 관한 법률」제2조 제1호에 따른 신용정보,「금융실명거래 및 비밀보장에 관한 법률」제2조 제2호에 따른 금융자산, 같은 조 제3호에 따른 금융거래의 내용에 대한 자료·정보 중 대출금액 등 대통령령으로 정하는 자료·정보(이하 금융정보 등)를 공단에 제출하여야 하며, ①의 단서에 따른 재산보험료부과점수 산정을 위하여 필요한 금융정보 등을 공단에 제공하는 것에 대하여 동의한다는 서면을 함께 제출하여야 한다.

④ ① 및 ②에 따른 재산보험료부과점수의 산정방법·산정기준 등에 필요한 사항은 대통령령으로 정한다.

(5) 보험료 부과제도에 대한 적정성 평가(법 제72조의3)

① 보건복지부장관은 제5조에 따른 피부양자 인정기준(이하 인정기준)과 제69조부터 제72조까지의 규정에 따른 보험료, 보수월액, 소득월액 및 재산보험료부과점수의 산정기준 및 방법 등(이하 산정기준)에 대하여 적정성을 평가하고, 이 법 시행일로부터 4년이 경과한 때 이를 조정하여야 한다.

② 보건복지부장관은 ①에 따른 적정성 평가를 하는 경우에는 다음을 종합적으로 고려하여야 한다.
  ㉠ 제4조 제1항 제5호의2 나목에 따라 심의위원회가 심의한 가입자의 소득 파악 현황 및 개선방안
  ㉡ 공단의 소득 관련 자료 보유 현황
  ㉢「소득세법」제4조에 따른 종합소득(종합과세되는 종합소득과 분리과세되는 종합소득을 포함) 과세현황
  ㉣ 직장가입자에게 부과되는 보험료와 지역가입자에게 부과되는 보험료 간 형평성
  ㉤ ①에 따른 인정기준 및 산정기준의 조정으로 인한 보험료 변동
  ㉥ 그 밖에 적정성 평가대상이 될 수 있는 사항으로서 보건복지부장관이 정하는 사항

③ ①에 따른 적정성 평가의 절차, 방법 및 그 밖에 적정성 평가를 위하여 필요한 사항은 대통령령으로 정한다.

(6) 보험료율 등(법 제73조) ★

① 직장가입자의 보험료율은 1천분의 80의 범위에서 심의위원회의 의결을 거쳐 대통령령으로 정한다.

② 국외에서 업무에 종사하고 있는 직장가입자에 대한 보험료율은 ①에 따라 정해진 보험료율의 100분의 50으로 한다.

③ 지역가입자의 보험료율과 재산보험료부과점수당 금액은 심의위원회의 의결을 거쳐 대통령령으로 정한다.

(7) 보험료의 면제(법 제74조)

① 공단은 직장가입자가 제54조 제2호부터 제4호까지의 어느 하나에 해당하는 경우(같은 조 제2호에 해당하는 경우에는 1개월 이상의 기간으로서 대통령령으로 정하는 기간 이상 국외에 체류하는 경우에 한정) 그 가입자의 보험료를 면제한다. 다만, 제54조 제2호에 해당하는 직장가입자의 경우에는 국내에 거주하는 피부양자가 없을 때에만 보험료를 면제한다.

② 지역가입자가 제54조 제2호부터 제4호까지의 어느 하나에 해당하면 그 가입자가 속한 세대의 보험료를 산정할 때 그 가입자의 제71조 제2항에 따른 소득월액 및 제72조에 따른 재산보험료부과점수를 제외한다.

③ ①에 따른 보험료의 면제나 ②에 따라 보험료의 산정에서 제외되는 소득월액 및 재산보험료부과점수에 대하여는 제54조 제2호부터 제4호까지의 어느 하나에 해당하는 급여정지 사유가 생긴 날이 속하는 달의 다음 달부터 사유가 없어진 날이 속하는 달까지 적용한다. 다만, 다음의 어느 하나에 해당하는 경우에는 그 달의 보험료를 면제하지 아니하거나 보험료의 산정에서 소득월액 및 재산보험료부과점수를 제외하지 아니한다.
  ㉠ 급여정지 사유가 매월 1일에 없어진 경우
  ㉡ 제54조 제2호에 해당하는 가입자 또는 그 피부양자가 국내에 입국하여 입국일이 속하는 달에 보험급여를 받고 그 달에 출국하는 경우

(8) 보험료의 경감 등(법 제75조) ★

① 다음의 어느 하나에 해당하는 가입자 중 보건복지부령으로 정하는 가입자에 대하여는 그 가입자 또는 그 가입자가 속한 세대의 보험료의 일부를 경감할 수 있다.
  ㉠ 섬·벽지(僻地)·농어촌 등 대통령령으로 정하는 지역에 거주하는 사람
  ㉡ 65세 이상인 사람
  ㉢ 「장애인복지법」에 따라 등록한 장애인
  ㉣ 「국가유공자 등 예우 및 지원에 관한 법률」 제4조 제1항 제4호, 제6호, 제12호, 제15호 및 제17호에 따른 국가유공자
  ㉤ 휴직자
  ㉥ 그 밖에 생활이 어렵거나 천재지변 등의 사유로 보험료를 경감할 필요가 있다고 보건복지부장관이 정하여 고시하는 사람
② 제77조에 따른 보험료 납부의무자가 다음의 어느 하나에 해당하는 경우에는 대통령령으로 정하는 바에 따라 보험료를 감액하는 등 재산상의 이익을 제공할 수 있다.
  ㉠ 제81조의6 제1항에 따라 보험료의 납입 고지 또는 독촉을 전자문서로 받는 경우
  ㉡ 보험료를 계좌 또는 신용카드 자동이체의 방법으로 내는 경우
③ ①에 따른 보험료 경감의 방법·절차 등에 필요한 사항은 보건복지부장관이 정하여 고시한다.

(9) 보험료의 부담(법 제76조) ★

① 직장가입자의 보수월액보험료는 직장가입자와 다음의 구분에 따른 자가 각각 보험료액의 100분의 50씩 부담한다. 다만, 직장가입자가 교직원으로서 사립학교에 근무하는 교원이면 보험료액은 그 직장가입자가 100분의 50을, 제3조 제2호 다목에 해당하는 사용자가 100분의 30을, 국가가 100분의 20을 각각 부담한다.
  ㉠ 직장가입자가 근로자인 경우에는 제3조 제2호 가목에 해당하는 사업주
  ㉡ 직장가입자가 공무원인 경우에는 그 공무원이 소속되어 있는 국가 또는 지방자치단체
  ㉢ 직장가입자가 교직원(사립학교에 근무하는 교원은 제외)인 경우에는 제3조 제2호 다목에 해당하는 사용자
② 직장가입자의 보수 외 소득월액보험료는 직장가입자가 부담한다.
③ 지역가입자의 보험료는 그 가입자가 속한 세대의 지역가입자 전원이 연대하여 부담한다.
④ 직장가입자가 교직원인 경우 제3조 제2호 다목에 해당하는 사용자가 부담액 전부를 부담할 수 없으면 그 부족액을 학교에 속하는 회계에서 부담하게 할 수 있다.

(10) 보험료 납부의무(법 제77조)
   ① 직장가입자의 보험료는 다음의 구분에 따라 ㉠과 ㉡에서 정한 자가 납부한다.
      ㉠ 보수월액보험료 : 사용자. 이 경우 사업장의 사용자가 2명 이상인 때에는 그 사업장의 사용자는 해당 직장가입자의 보험료를 연대하여 납부한다.
      ㉡ 보수 외 소득월액보험료 : 직장가입자
   ② 지역가입자의 보험료는 그 가입자가 속한 세대의 지역가입자 전원이 연대하여 납부한다. 다만, 소득 및 재산이 없는 미성년자와 소득 및 재산 등을 고려하여 대통령령으로 정하는 기준에 해당하는 미성년자는 납부의무를 부담하지 아니한다.
   ③ 사용자는 보수월액보험료 중 직장가입자가 부담하여야 하는 그 달의 보험료액을 그 보수에서 공제하여 납부하여야 한다. 이 경우 직장가입자에게 공제액을 알려야 한다.

(11) 제2차 납부의무(법 제77조의2)
   ① 법인의 재산으로 그 법인이 납부하여야 하는 보험료, 연체금 및 체납처분비를 충당하여도 부족한 경우에는 해당 법인에게 보험료의 납부의무가 부과된 날 현재의 무한책임사원 또는 과점주주(「국세기본법」 제39조의 어느 하나에 해당하는 자)가 그 부족한 금액에 대하여 제2차 납부의무를 진다. 다만, 과점주주의 경우에는 그 부족한 금액을 그 법인의 발행주식 총수(의결권이 없는 주식은 제외) 또는 출자총액으로 나눈 금액에 해당 과점주주가 실질적으로 권리를 행사하는 주식 수(의결권이 없는 주식은 제외) 또는 출자액을 곱하여 산출한 금액을 한도로 한다.
   ② 사업이 양도·양수된 경우에 양도일 이전에 양도인에게 납부의무가 부과된 보험료, 연체금 및 체납처분비를 양도인의 재산으로 충당하여도 부족한 경우에는 사업의 양수인이 그 부족한 금액에 대하여 양수한 재산의 가액을 한도로 제2차 납부의무를 진다. 이 경우 양수인의 범위 및 양수한 재산의 가액은 대통령령으로 정한다.

(12) 보험료의 납부기한(법 제78조)
   ① 제77조 제1항 및 제2항에 따라 보험료 납부의무가 있는 자는 가입자에 대한 그달의 보험료를 그 다음 달 10일까지 납부하여야 한다. 다만, 직장가입자의 보수 외 소득월액보험료 및 지역가입자의 보험료는 보건복지부령으로 정하는 바에 따라 분기별로 납부할 수 있다.
   ② 공단은 ①에도 불구하고 납입 고지의 송달 지연 등 보건복지부령으로 정하는 사유가 있는 경우 납부의무자의 신청에 따라 ①에 따른 납부기한부터 1개월의 범위에서 납부기한을 연장할 수 있다. 이 경우 납부기한 연장을 신청하는 방법, 절차 등에 필요한 사항은 보건복지부령으로 정한다.

(13) 가산금(법 제78조의2)
   ① 사업장의 사용자가 대통령령으로 정하는 사유에 해당되어 직장가입자가 될 수 없는 자를 제8조 제2항 또는 제9조 제2항을 위반하여 거짓으로 보험자에게 직장가입자로 신고한 경우 공단은 ㉠의 금액에서 ㉡의 금액을 뺀 금액의 100분의 10에 상당하는 가산금을 그 사용자에게 부과하여 징수한다.
      ㉠ 사용자가 직장가입자로 신고한 사람이 직장가입자로 처리된 기간 동안 그 가입자가 제69조 제5항에 따라 부담하여야 하는 보험료의 총액
      ㉡ ㉠의 기간 동안 공단이 해당 가입자에 대하여 제69조 제4항에 따라 산정하여 부과한 보험료의 총액

② ①에도 불구하고, 공단은 가산금이 소액이거나 그 밖에 가산금을 징수하는 것이 적절하지 아니하다고 인정되는 등 대통령령으로 정하는 경우에는 징수하지 아니할 수 있다.

(14) 보험료 등의 납입 고지(법 제79조)

① 공단은 보험료 등을 징수하려면 그 금액을 결정하여 납부의무자에게 다음의 사항을 적은 문서로 납입 고지를 하여야 한다.
  ㉠ 징수하려는 보험료 등의 종류
  ㉡ 납부해야 하는 금액
  ㉢ 납부기한 및 장소
② 직장가입자의 사용자가 2명 이상인 경우 또는 지역가입자의 세대가 2명 이상으로 구성된 경우 그중 1명에게 한 고지는 해당 사업장의 다른 사용자 또는 세대 구성원인 다른 지역가입자 모두에게 효력이 있는 것으로 본다.
③ 휴직자 등의 보험료는 휴직 등의 사유가 끝날 때까지 보건복지부령으로 정하는 바에 따라 납입 고지를 유예할 수 있다.
④ 공단은 제2차 납부의무자에게 납입의 고지를 한 경우에는 해당 법인인 사용자 및 사업 양도인에게 그 사실을 통지하여야 한다.

(15) 신용카드 등으로 하는 보험료 등의 납부(법 제79조의2)

① 공단이 납입 고지한 보험료 등을 납부하는 자는 보험료 등의 납부를 대행할 수 있도록 대통령령으로 정하는 기관 등(이하 보험료 등 납부대행기관)을 통하여 신용카드, 직불카드 등(이하 신용카드 등)으로 납부할 수 있다.
② ①에 따라 신용카드 등으로 보험료 등을 납부하는 경우에는 보험료 등 납부대행기관의 승인일을 납부일로 본다.
③ 보험료 등 납부대행기관은 보험료 등의 납부자로부터 보험료 등의 납부를 대행하는 대가로 수수료를 받을 수 있다.
④ 보험료 등 납부대행기관의 지정 및 운영, 수수료 등에 필요한 사항은 대통령령으로 정한다.

(16) 연체금(법 제80조)

① 공단은 보험료 등의 납부의무자가 납부기한까지 보험료 등을 내지 아니하면 그 납부기한이 지난 날부터 매 1일이 경과할 때마다 다음에 해당하는 연체금을 징수한다.
  ㉠ 제69조에 따른 보험료 또는 제53조 제3항에 따른 보험급여 제한 기간 중 받은 보험급여에 대한 징수금을 체납한 경우 : 해당 체납금액의 1천500분의 1에 해당하는 금액. 이 경우 연체금은 해당 체납금액의 1천분의 20을 넘지 못한다.
  ㉡ ㉠ 외에 이 법에 따른 징수금을 체납한 경우 : 해당 체납금액의 1천분의 1에 해당하는 금액. 이 경우 연체금은 해당 체납금액의 1천분의 30을 넘지 못한다.

② 공단은 보험료 등의 납부의무자가 체납된 보험료 등을 내지 아니하면 납부기한 후 30일이 지난 날부터 매 1일이 경과할 때마다 다음에 해당하는 연체금을 ①에 따른 연체금에 더하여 징수한다.
  ㉠ 제69조에 따른 보험료 또는 제53조 제3항에 따른 보험급여 제한 기간 중 받은 보험급여에 대한 징수금을 체납한 경우 : 해당 체납금액의 6천분의 1에 해당하는 금액. 이 경우 연체금(①의 ㉠ 연체금을 포함한 금액)은 해당 체납금액의 1천분의 50을 넘지 못한다.
  ㉡ ㉠ 외에 이 법에 따른 징수금을 체납한 경우 : 해당 체납금액의 3천분의 1에 해당하는 금액. 이 경우 연체금(①의 ㉡ 연체금을 포함한 금액)은 해당 체납금액의 1천분의 90을 넘지 못한다.
③ 공단은 ① 및 ②에도 불구하고 천재지변이나 그 밖에 보건복지부령으로 정하는 부득이한 사유가 있으면 ① 및 ②에 따른 연체금을 징수하지 아니할 수 있다.

(17) 보험료 등의 독촉 및 체납처분(법 제81조)

① 공단은 제57조, 제77조, 제77조의2, 제78조의2, 제101조 및 제101조의2에 따라 보험료 등을 내야 하는 자가 보험료 등을 내지 아니하면 기한을 정하여 독촉할 수 있다. 이 경우 직장가입자의 사용자가 2명 이상인 경우 또는 지역가입자의 세대가 2명 이상으로 구성된 경우에는 그중 1명에게 한 독촉은 해당 사업장의 다른 사용자 또는 세대 구성원인 다른 지역가입자 모두에게 효력이 있는 것으로 본다.
② ①에 따라 독촉할 때에는 10일 이상 15일 이내의 납부기한을 정하여 독촉장을 발부하여야 한다.
③ 공단은 ①에 따른 독촉을 받은 자가 그 납부기한까지 보험료 등을 내지 아니하면 보건복지부장관의 승인을 받아 국세 체납처분의 예에 따라 이를 징수할 수 있다.
④ 공단은 ③에 따라 체납처분을 하기 전에 보험료 등의 체납 내역, 압류 가능한 재산의 종류, 압류 예정 사실 및 「국세징수법」 제41조 제18호에 따른 소액금융재산에 대한 압류금지 사실 등이 포함된 통보서를 발송하여야 한다. 다만, 법인 해산 등 긴급히 체납처분을 할 필요가 있는 경우로서 대통령령으로 정하는 경우에는 그러하지 아니하다.
⑤ 공단은 ③에 따른 국세 체납처분의 예에 따라 압류하거나 제81조의2 제1항에 따라 압류한 재산의 공매에 대하여 전문지식이 필요하거나 그 밖에 특수한 사정으로 직접 공매하는 것이 적당하지 아니하다고 인정하는 경우에는 「한국자산관리공사 설립 등에 관한 법률」에 따라 설립된 한국자산관리공사에 공매를 대행하게 할 수 있다. 이 경우 공매는 공단이 한 것으로 본다.
⑥ 공단은 ⑤에 따라 한국자산관리공사가 공매를 대행하면 보건복지부령으로 정하는 바에 따라 수수료를 지급할 수 있다.

(18) 부당이득 징수금의 압류(법 제81조의2)

① 제81조에도 불구하고 공단은 보험급여 비용을 받은 요양기관이 다음의 요건을 모두 갖춘 경우에는 제57조 제1항에 따른 징수금의 한도에서 해당 요양기관 또는 그 요양기관을 개설한 자(같은 조 제2항에 따라 해당 요양기관과 연대하여 징수금을 납부하여야 하는 자)의 재산을 보건복지부장관의 승인을 받아 압류할 수 있다.
  ㉠ 「의료법」 제33조 제2항 또는 「약사법」 제20조 제1항을 위반하였다는 사실로 기소된 경우
  ㉡ 요양기관 또는 요양기관을 개설한 자에게 강제집행, 국세 강제징수 등 대통령령으로 정하는 사유가 있어 그 재산을 압류할 필요가 있는 경우
② 공단은 ①에 따라 재산을 압류하였을 때에는 해당 요양기관 또는 그 요양기관을 개설한 자에게 문서로 그 압류 사실을 통지하여야 한다.

③ 공단은 다음의 어느 하나에 해당할 때에는 ①에 따른 압류를 즉시 해제하여야 한다.
　㉠ ②에 따른 통지를 받은 자가 제57조 제1항에 따른 징수금에 상당하는 다른 재산을 담보로 제공하고 압류 해제를 요구하는 경우
　㉡ 법원의 무죄 판결이 확정되는 등 대통령령으로 정하는 사유로 해당 요양기관이「의료법」제33조 제2항 또는「약사법」제20조 제1항을 위반한 혐의가 입증되지 아니한 경우
④ ①에 따른 압류 및 ③에 따른 압류 해제에 관하여 이 법에서 규정한 것 외에는「국세징수법」을 준용한다.

(19) 체납 또는 결손처분 자료의 제공(법 제81조의3)

① 공단은 보험료 징수 및 제57조에 따른 징수금(제57조 제2항의 어느 하나에 해당하여 제57조 제1항 및 제2항에 따라 징수하는 금액에 한정한다. 이하 부당이득금)의 징수 또는 공익목적을 위하여 필요한 경우에「신용정보의 이용 및 보호에 관한 법률」제25조 제2항 제1호의 종합신용정보집중기관에 다음의 어느 하나에 해당하는 체납자 또는 결손처분자의 인적사항·체납액 또는 결손처분액에 관한 자료(이하 체납 등 자료)를 제공할 수 있다. 다만, 체납된 보험료나 부당이득금과 관련하여 행정심판 또는 행정소송이 계류 중인 경우, 제82조 제1항에 따라 분할납부를 승인받은 경우 중 대통령령으로 정하는 경우, 그 밖에 대통령령으로 정하는 사유가 있을 때에는 그러하지 아니하다.
　㉠ 이 법에 따른 납부기한의 다음 날부터 1년이 지난 보험료 및 그에 따른 연체금과 체납처분비의 총액이 500만 원 이상인 자
　㉡ 이 법에 따른 납부기한의 다음 날부터 1년이 지난 부당이득금 및 그에 따른 연체금과 체납처분비의 총액이 1억 원 이상인 자
　㉢ 제84조에 따라 결손처분한 금액의 총액이 500만 원 이상인 자
② 공단은 ①에 따라 종합신용정보집중기관에 체납 등 자료를 제공하기 전에 해당 체납자 또는 결손처분자에게 그 사실을 서면으로 통지하여야 한다. 이 경우 통지를 받은 체납자가 체납액을 납부하거나 체납액 납부계획서를 제출하는 경우 공단은 종합신용정보집중기관에 체납 등 자료를 제공하지 아니하거나 체납 등 자료의 제공을 유예할 수 있다.
③ 체납 등 자료의 제공절차에 필요한 사항은 대통령령으로 정한다.
④ ①에 따라 체납 등 자료를 제공받은 자는 이를 업무 외의 목적으로 누설하거나 이용하여서는 아니 된다.

(20) 보험료의 납부증명(법 제81조의4)

① 제77조에 따른 보험료의 납부의무자(이하 납부의무자)는 국가, 지방자치단체 또는「공공기관의 운영에 관한 법률」제4조에 따른 공공기관(이하 공공기관)으로부터 공사·제조·구매·용역 등 대통령령으로 정하는 계약의 대가를 지급받는 경우에는 보험료와 그에 따른 연체금 및 체납처분비의 납부사실을 증명하여야 한다. 다만, 납부의무자가 계약대금의 전부 또는 일부를 체납한 보험료로 납부하려는 경우 등 대통령령으로 정하는 경우에는 그러하지 아니하다.
② 납부의무자가 ①에 따라 납부사실을 증명하여야 할 경우 ①의 계약을 담당하는 주무관서 또는 공공기관은 납부의무자의 동의를 받아 공단에 조회하여 보험료와 그에 따른 연체금 및 체납처분비의 납부 여부를 확인하는 것으로 ①에 따른 납부증명을 갈음할 수 있다.

(21) 서류의 송달(법 제81조의5)

제79조 및 제81조에 관한 서류의 송달에 관한 사항과 전자문서에 의한 납입 고지 등에 관하여 제81조의6에서 정하지 아니한 사항에 관하여는 「국세기본법」 제8조[「국세기본법」 제8조(제2항 단서는 제외)]부터 제12조까지의 규정을 준용한다. 다만, 우편송달에 의하는 경우 그 방법은 대통령령으로 정하는 바에 따른다.

(22) 전자문서에 의한 납입 고지 등(법 제81조의6)

① 납부의무자가 제79조 제1항에 따른 납입 고지 또는 제81조 제1항에 따른 독촉을 전자문서교환방식 등에 의한 전자문서로 해줄 것을 신청하는 경우에는 공단은 전자문서로 고지 또는 독촉할 수 있다. 이 경우 전자문서 고지 및 독촉에 대한 신청 방법·절차 등에 필요한 사항은 보건복지부령으로 정한다.
② 공단이 ①에 따라 전자문서로 고지 또는 독촉하는 경우에는 전자문서가 보건복지부령으로 정하는 정보통신망에 저장되거나 납부의무자가 지정한 전자우편주소에 입력된 때에 납입 고지 또는 독촉이 그 납부의무자에게 도달된 것으로 본다.

(23) 체납보험료의 분할납부(법 제82조)

① 공단은 보험료를 3회 이상 체납한 자가 신청하는 경우 보건복지부령으로 정하는 바에 따라 분할납부를 승인할 수 있다.
② 공단은 보험료를 3회 이상 체납한 자에 대하여 제81조 제3항에 따른 체납처분을 하기 전에 ①에 따른 분할납부를 신청할 수 있음을 알리고, 보건복지부령으로 정하는 바에 따라 분할납부 신청의 절차·방법 등에 관한 사항을 안내하여야 한다.
③ 공단은 ①에 따라 분할납부 승인을 받은 자가 정당한 사유 없이 5회(①에 따라 승인받은 분할납부 횟수가 5회 미만인 경우에는 해당 분할납부 횟수) 이상 그 승인된 보험료를 납부하지 아니하면 그 분할납부의 승인을 취소한다.
④ 분할납부의 승인과 취소에 관한 절차·방법·기준 등에 필요한 사항은 보건복지부령으로 정한다.

(24) 고액·상습체납자의 인적사항 공개(법 제83조)

① 공단은 이 법에 따른 납부기한의 다음 날부터 1년이 경과한 보험료, 연체금과 체납처분비(제84조에 따라 결손처분한 보험료, 연체금과 체납처분비로서 징수권 소멸시효가 완성되지 아니한 것을 포함)의 총액이 1천만 원 이상인 체납자가 납부능력이 있음에도 불구하고 체납한 경우 그 인적사항·체납액 등(이하 인적사항 등)을 공개할 수 있다. 다만, 체납된 보험료, 연체금과 체납처분비와 관련하여 제87조에 따른 이의신청, 제88조에 따른 심판청구가 제기되거나 행정소송이 계류 중인 경우 또는 그 밖에 체납된 금액의 일부 납부 등 대통령령으로 정하는 사유가 있는 경우에는 그러하지 아니하다.
② ①에 따른 체납자의 인적사항 등에 대한 공개 여부를 심의하기 위하여 공단에 보험료정보공개심의위원회를 둔다.
③ 공단은 보험료정보공개심의위원회의 심의를 거친 인적사항 등의 공개대상자에게 공개대상자임을 서면으로 통지하여 소명의 기회를 부여하여야 하며, 통지일부터 6개월이 경과한 후 체납액의 납부이행 등을 감안하여 공개대상자를 선정한다.
④ ①에 따른 체납자 인적사항 등의 공개는 관보에 게재하거나 공단 인터넷 홈페이지에 게시하는 방법에 따른다.

⑤ ①부터 ④까지의 규정에 따른 체납자 인적사항 등의 공개와 관련한 납부능력의 기준, 공개절차 및 위원회의 구성·운영 등에 필요한 사항은 대통령령으로 정한다.

(25) 결손처분(법 제84조)

① 공단은 다음의 어느 하나에 해당하는 사유가 있으면 재정운영위원회의 의결을 받아 보험료 등을 결손처분할 수 있다.
　㉠ 체납처분이 끝나고 체납액에 충당될 배분금액이 그 체납액에 미치지 못하는 경우
　㉡ 해당 권리에 대한 소멸시효가 완성된 경우
　㉢ 그 밖에 징수할 가능성이 없다고 인정되는 경우로서 대통령령으로 정하는 경우
② 공단은 ①의 ㉢에 따라 결손처분을 한 후 압류할 수 있는 다른 재산이 있는 것을 발견한 때에는 지체 없이 그 처분을 취소하고 체납처분을 하여야 한다.

(26) 보험료 등의 징수 순위(법 제85조)

보험료 등은 국세와 지방세를 제외한 다른 채권에 우선하여 징수한다. 다만, 보험료 등의 납부기한 전에 전세권·질권·저당권 또는 「동산·채권 등의 담보에 관한 법률」에 따른 담보권의 설정을 등기 또는 등록한 사실이 증명되는 재산을 매각할 때에 그 매각대금 중에서 보험료 등을 징수하는 경우 그 전세권·질권·저당권 또는 「동산·채권 등의 담보에 관한 법률」에 따른 담보권으로 담보된 채권에 대하여는 그러하지 아니하다.

(27) 보험료 등의 충당과 환급(법 제86조)

① 공단은 납부의무자가 보험료 등·연체금 또는 체납처분비로 낸 금액 중 과오납부(過誤納付)한 금액이 있으면 대통령령으로 정하는 바에 따라 그 과오납금을 보험료 등·연체금 또는 체납처분비에 우선 충당하여야 한다.
② 공단은 ①에 따라 충당하고 남은 금액이 있는 경우 대통령령으로 정하는 바에 따라 납부의무자에게 환급하여야 한다.
③ ① 및 ②의 경우 과오납금에 대통령령으로 정하는 이자를 가산하여야 한다.

01 「국민건강보험법」의 궁극적인 목적으로 가장 옳은 것은?

① 요양급여비용의 지급
② 보험료 부과체계의 제도적 개선
③ 취약계층에 대한 건강보험 적용
④ 국민의 질병에 대한 의료사업 추진
⑤ 국민보건 향상과 사회보장 증진에 이바지

> **해설**
> 이 법은 국민의 질병·부상에 대한 예방·진단·치료·재활과 출산·사망 및 건강증진에 대하여 보험급여를 실시함으로써 국민보건 향상과 사회보장 증진에 이바지함을 목적으로 한다(법 제1조).

02 「국민건강보험법」상 직업의 종류와 관계없이 근로의 대가로 보수를 받아 생활하는 사람은?

① 사용자
② 근로자
③ 공무원
④ 교직원
⑤ 사업주

> **해설**
> 근로자(법 제3조 제1호)
> 직업의 종류와 관계없이 근로의 대가로 보수를 받아 생활하는 사람(법인의 이사와 그 밖의 임원을 포함)으로서 공무원 및 교직원을 제외한 사람을 말한다.

03 「국민건강보험법」상 건강보험정책심의위원회의 심의·의결사항은?

① 요양급여의 기준
② 취약계층 지원에 관한 사항
③ 보험료 부과체계에 관한 사항
④ 건강보험정책의 기본목표 및 추진방향
⑤ 건강보험의 중장기 재정 전망 및 운영

> **해설**
> ②·③·④·⑤는 국민건강보험종합계획에 포함되어야 하는 사항이다(법 제3조의2 제2항).
>
> 건강보험정책심의위원회의 심의·의결사항(법 제4조 제1항)
> • 국민건강보험종합계획 및 시행계획에 관한 사항(의결은 제외)
> • 요양급여의 기준
> • 요양급여비용에 관한 사항
> • 직장가입자의 보험료율
> • 지역가입자의 보험료율과 재산보험료부과점수당 금액
> • 보험료 부과 관련 제도 개선에 관한 다음의 사항(의결은 제외)
>   - 건강보험 가입자(이하 가입자)의 소득 파악 실태에 관한 조사 및 연구에 관한 사항
>   - 가입자의 소득 파악 및 소득에 대한 보험료 부과 강화를 위한 개선 방안에 관한 사항
>   - 그 밖에 보험료 부과와 관련된 제도 개선 사항으로서 심의위원회 위원장이 회의에 부치는 사항
> • 그 밖에 건강보험에 관한 주요 사항으로서 대통령령으로 정하는 사항(시행령 제3조)
>   - 요양급여 각 항목에 대한 상대가치점수
>   - 약제·치료재료별 요양급여비용의 상한
>   - 그 밖에 부가급여에 관한 사항 등 건강보험에 관한 주요 사항으로서 건강보험정책심의위원회의 위원장이 회의에 부치는 사항

04 「국민건강보험법」상 직장가입자 A의 피부양자에 해당하지 않는 것은?

① A의 사실혼 배우자
② A의 18세 여동생
③ A의 부모가 없는 외손녀
④ A와 함께 사는 며느리
⑤ A와 동거하지 않는 배우자의 딸

> **해설**
> 동거하지 않는 배우자의 직계비속은 부양을 인정하지 않는다(시행규칙 별표 1 참조).

정답 03 ① 04 ⑤

05 「국민건강보험법」상 직장가입자의 적용 대상에 해당하는 사람은?

① 군간부후보생
② 비상근 근로자
③ 비상근 교직원
④ 근로자가 없는 사업장의 사업주
⑤ 고용기간이 6개월 미만인 일용근로자

> **해설**
>
> 모든 사업장의 근로자 및 사용자와 공무원 및 교직원은 직장가입자가 된다. 다만, 다음의 어느 하나에 해당하는 사람은 제외한다(법 제6조 제2항).
> - 고용 기간이 1개월 미만인 일용근로자
> - 「병역법」에 따른 현역병(지원에 의하지 아니하고 임용된 하사를 포함), 전환복무된 사람 및 군간부후보생
> - 선거에 당선되어 취임하는 공무원으로서 매월 보수 또는 보수에 준하는 급료를 받지 아니하는 사람
> - 그 밖에 사업장의 특성, 고용 형태 및 사업의 종류 등을 고려하여 대통령령으로 정하는 사업장의 근로자 및 사용자와 공무원 및 교직원(시행령 제9조)
>   - 비상근 근로자 또는 1개월 동안의 소정(所定)근로시간이 60시간 미만인 단시간근로자
>   - 비상근 교직원 또는 1개월 동안의 소정근로시간이 60시간 미만인 시간제공무원 및 교직원
>   - 소재지가 일정하지 아니한 사업장의 근로자 및 사용자
>   - 근로자가 없거나 비상근 근로자 또는 1개월 동안의 소정(所定)근로시간이 60시간 미만인 단시간근로자만을 고용하고 있는 사업장의 사업주

06 「국민건강보험법」상 직장가입자 A는 현재 40대 직장 남성이다. A의 피부양자가 될 수 없는 자는? (단, 제시된 관계를 제외하고는 다른 요건은 모두 만족한다.)

① 아내의 외할머니
② 29세 미혼 여동생
③ 동거하지 않는 장모
④ 함께 동거하는 며느리
⑤ 같은 집에 동거하는 삼촌

> **해설**
>
> ⑤ A의 삼촌은 직장가입자의 방계존속으로 피부양자 적용 대상이 아니다.
>
> **피부양자의 범위(법 제5조 제2항)**
> 피부양자는 다음의 어느 하나에 해당하는 사람 중 직장가입자에게 주로 생계를 의존하는 사람으로서 소득 및 재산이 보건복지부령으로 정하는 기준 이하에 해당하는 사람을 말한다.
> - 직장가입자의 배우자
> - 직장가입자의 직계존속(배우자의 직계존속을 포함)
> - 직장가입자의 직계비속(배우자의 직계비속을 포함)과 그 배우자
> - 직장가입자의 형제·자매

07 「국민건강보험법」상 건강보험 가입자에 대한 설명으로 옳은 것은?

① 현역병도 직장가입자가 된다.
② 전환복무된 사람도 직장가입자가 된다.
③ 고용기간이 1개월 미만인 일용근로자도 직장가입자가 된다.
④ 지역가입자는 직장가입자와 그 피부양자를 제외한 가입자이다.
⑤ 사업장의 사용자는 직장가입자가 되지만, 교직원은 직장가입자가 될 수 없다.

> **해설**
> **가입자의 종류(법 제6조)**
> • 가입자는 직장가입자와 지역가입자로 구분한다.
> • 모든 사업장의 근로자 및 사용자와 공무원 및 교직원은 직장가입자가 된다. 다만, 다음의 어느 하나에 해당하는 사람은 제외한다.
>   – 고용기간이 1개월 미만인 일용근로자
>   – 「병역법」에 따른 현역병(지원에 의하지 아니하고 임용된 하사를 포함), 전환복무된 사람 및 군간부후보생
>   – 선거에 당선되어 취임하는 공무원으로서 매월 보수 또는 보수에 준하는 급료를 받지 아니하는 사람
>   – 그 밖에 사업장의 특성, 고용 형태 및 사업의 종류 등을 고려하여 대통령령으로 정하는 사업장의 근로자 및 사용자와 공무원 및 교직원
> • 지역가입자는 직장가입자와 그 피부양자를 제외한 가입자를 말한다.

08 「국민건강보험법」상 가입자 자격의 변동 시기에 대한 내용으로 옳은 것은?

① 직장가입자인 근로자가 그 사용관계가 끝난 날
② 지역가입자가 다른 세대로 전입한 날의 다음 날
③ 지역가입자가 적용대상사업장의 사용자가 된 날의 다음 날
④ 직장가입자가 다른 적용대상사업장의 근로자로 사용된 날
⑤ 적용대상사업장에 휴업·폐업 등 보건복지부령으로 정하는 사유가 발생한 날

> **해설**
> **가입자 자격의 변동 시기 등(법 제9조 제1항)**
> • 지역가입자가 적용대상사업장의 사용자로 되거나, 근로자·공무원 또는 교직원(이하 근로자 등)으로 사용된 날
> • 직장가입자가 다른 적용대상사업장의 사용자로 되거나 근로자 등으로 사용된 날
> • 직장가입자인 근로자 등이 그 사용관계가 끝난 날의 다음 날
> • 적용대상사업장에 휴업·폐업 등 보건복지부령으로 정하는 사유가 발생한 날의 다음 날
> • 지역가입자가 다른 세대로 전입한 날

정답 07 ④ 08 ④

09 「국민건강보험법」상 지역가입자의 세대주는 자격 취득일로부터 며칠 이내에 보험자에게 신고해야 하는가?

① 5일 이내
② 7일 이내
③ 14일 이내
④ 20일 이내
⑤ 30일 이내

> **해설**
> 자격을 얻은 경우 그 직장가입자의 사용자 및 지역가입자의 세대주는 그 명세를 보건복지부령으로 정하는 바에 따라 자격을 취득한 날부터 14일 이내에 보험자에게 신고하여야 한다(법 제8조 제2항).

10 「국민건강보험법」상 가입자 자격의 상실 시기로 가장 옳은 것은? ★

① 국적을 잃은 날
② 수급권자가 된 날
③ 국내에 거주하지 않게 된 날
④ 직장가입자의 피부양자가 된 날의 다음 날
⑤ 건강보험 적용자가 의료보호대상자가 된 날

> **해설**
> **가입자 자격의 상실 시기(법 제10조 제1항)**
> • 사망한 날의 다음 날
> • 국적을 잃은 날의 다음 날
> • 국내에 거주하지 아니하게 된 날의 다음 날
> • 직장가입자의 피부양자가 된 날
> • 수급권자가 된 날
> • 건강보험을 적용받고 있던 사람이 유공자 등 의료보호대상자가 되어 건강보험의 적용배제신청을 한 날

11 「국민건강보험법」상 가입자 및 피부양자에 대한 요양급여 내용이 아닌 것은?

① 검사
② 재활
③ 처치
④ 식대
⑤ 이송

> **해설**
> 요양급여(법 제41조 제1항)
> 가입자와 피부양자의 질병, 부상, 출산 등에 대하여 다음의 요양급여를 실시한다.
> - 진찰·검사
> - 약제(藥劑)·치료재료의 지급
> - 처치·수술 및 그 밖의 치료
> - 예방·재활
> - 입원
> - 간호
> - 이송(移送)

12 「국민건강보험법」상 요양급여를 실시하는 요양기관이 아닌 것은?

① 「약사법」에 따라 등록된 약국
② 「약사법」에 따라 설립된 한국희귀·필수의약품센터
③ 「농어촌 등 보건의료를 위한 특별조치법」에 따라 설치된 보건진료소
④ 「지역보건법」에 따른 보건소·보건의료원 및 보건지소
⑤ 「사회복지사업법」에 따라 사회복지시설에 수용된 자의 진료를 주된 목적으로 개설한 의료 기관

> **해설**
> 요양기관(법 제42조 제1항)
> 요양급여(간호와 이송은 제외)는 다음의 요양기관에서 실시한다. 이 경우 보건복지부장관은 공익이나 국가정책에 비추어 요양기관으로 적합하지 아니한 대통령령으로 정하는 의료기관 등은 요양기관에서 제외할 수 있다.
> - 「의료법」에 따라 개설된 의료기관
> - 「약사법」에 따라 등록된 약국
> - 「약사법」 제91조에 따라 설립된 한국희귀·필수의약품센터
> - 「지역보건법」에 따른 보건소·보건의료원 및 보건지소
> - 「농어촌 등 보건의료를 위한 특별조치법」에 따라 설치된 보건진료소

정답 11 ④ 12 ⑤

13 「국민건강보험법」상 산모가 요양기관 이외의 장소에서 출산하였을 때 받을 수 있는 보험급여는?

① 요양비
② 상병수당
③ 출산진료비
④ 처치 · 수술비
⑤ 본인부담액보상금

> **해설**
> 공단은 가입자나 피부양자가 보건복지부령으로 정하는 긴급하거나 그 밖의 부득이한 사유로 요양기관과 비슷한 기능을 하는 기관으로서 보건복지부령으로 정하는 기관(제98조 제1항에 따라 업무정지기간 중인 요양기관을 포함한다. 이하 준요양기관)에서 질병 · 부상 · 출산 등에 대하여 요양을 받거나 요양기관이 아닌 장소에서 출산한 경우에는 그 요양급여에 상당하는 금액을 보건복지부령으로 정하는 바에 따라 가입자나 피부양자에게 요양비로 지급한다(법 제49조 제1항).

14 「국민건강보험법」상 보험급여에 해당하는 것은?

① 유족급여
② 휴업급여
③ 장해급여
④ 부가급여
⑤ 간병급여

> **해설**
> ④ 공단은 이 법에서 정한 요양급여 외에 대통령령으로 정하는 바에 따라 임신 · 출산진료비, 장제비, 상병수당, 그 밖의 급여를 실시할 수 있다(법 제50조).
> ① · ② · ③ · ⑤ 「산업재해보상보험법」상 보험급여에 해당한다. 「산업재해보상보험법」상 보험급여에는 요양급여, 휴업급여, 장해급여, 간병급여, 유족급여, 상병보상연금, 장례비, 직업재활급여가 있다(「산업재해보상보험법」 제36조 제1항).

15 「국민건강보험법」상 건강검진에 관한 설명으로 옳은 것은?

① 암검진 중 간암의 검진주기는 1년이다.
② 건강검진은 지정된 건강검진기관에서 실시해야 한다.
③ 사무직에 종사하는 직장가입자에 대해서는 건강검진을 1년에 1회 실시한다.
④ 검진기관이 건강검진을 받은 사람에게 직접 통보한 경우에도 공단은 그 통보를 생략할 수 없다.
⑤ 공단은 가입자에 대해 질병의 조기 발견과 그에 따른 간병급여를 하기 위하여 건강검진을 실시한다.

> **해설**
> ② 건강검진은 「건강검진기본법」 제14조에 따라 지정된 건강검진기관에서 실시해야 한다(시행령 제25조 제2항).
> ① 암검진 중 간암의 검진주기는 6개월이다(「암관리법」 시행령 별표 1).
> ③ 사무직에 종사하지 않는 직장가입자에 대해서는 1년에 1회 실시한다(시행령 제25조 제1항).
> ④ 건강검진을 실시한 검진기관은 공단에 건강검진의 결과를 통보해야 하며, 공단은 이를 건강검진을 받은 사람에게 통보해야 한다. 다만, 검진기관이 건강검진을 받은 사람에게 직접 통보한 경우에는 공단은 그 통보를 생략할 수 있다(시행령 제25조 제4항).
> ⑤ 공단은 가입자와 피부양자에 대하여 질병의 조기 발견과 그에 따른 요양급여를 하기 위하여 건강검진을 실시한다(법 제52조 제1항).

16 「국민건강보험법」상 부가급여에 해당하는 것은? (시행 여부와 관계없이 법령의 규정에 따른다.)

① 장제비
② 본인부담금
③ 상병보상연금
④ 처치 · 수술비
⑤ 예방 · 재활비

> **해설**
> 공단은 국민건강보험법에서 정한 요양급여 외에 대통령령으로 정하는 바에 따라 임신 · 출산 진료비, 장제비, 상병수당, 그 밖의 급여를 실시할 수 있다(법 제50조).

정답 15 ② 16 ①

17 「국민건강보험법」상 국민건강보험공단이 관장하는 업무는?

① 보험급여의 관리
② 요양급여비용의 심사
③ 요양급여의 적정성 평가
④ 심사기준 및 평가기준의 개발
⑤ 의료의 적정성 평가에 관하여 위탁받은 업무

> **해설**
> ②·③·④·⑤는 건강보험심사평가원의 업무이다(법 제63조).
>
> **공단의 업무(법 제14조 제1항)**
> - 가입자 및 피부양자의 자격 관리
> - 보험료와 그 밖에 이 법에 따른 징수금의 부과·징수
> - 보험급여의 관리
> - 가입자 및 피부양자의 질병의 조기발견·예방 및 건강관리를 위하여 요양급여 실시 현황과 건강검진 결과 등을 활용하여 실시하는 예방사업으로서 대통령령으로 정하는 사업
> - 보험급여 비용의 지급
> - 자산의 관리·운영 및 증식사업
> - 의료시설의 운영
> - 건강보험에 관한 교육훈련 및 홍보
> - 건강보험에 관한 조사연구 및 국제협력
> - 이 법에서 공단의 업무로 정하고 있는 사항
> - 「국민연금법」, 「고용보험 및 산업재해보상보험의 보험료징수 등에 관한 법률」, 「임금채권보장법」 및 「석면피해구제법」(이하 징수위탁근거법)에 따라 위탁받은 업무
> - 그 밖에 이 법 또는 다른 법령에 따라 위탁받은 업무
> - 그 밖에 건강보험과 관련하여 보건복지부장관이 필요하다고 인정한 업무

18 「국민건강보험법」상 보험급여를 제한할 수 있는 경우는?

① 중대한 과실로 인한 범죄행위에 그 원인이 있는 경우
② 고의로 문서와 그 밖의 물건의 제출 지시에 따른 경우
③ 중대한 과실로 요양기관의 요양에 관한 지시에 따른 경우
④ 부득이한 사유로 보험급여에 따른 질문 또는 진단을 기피한 경우
⑤ 사적 사유로 생긴 질병으로 다른 법령에 따른 보험급여나 보상을 받게 된 경우

> **해설**
> **공단이 보험급여를 제한할 수 있는 경우(법 제53조 제1항)**
> - 고의 또는 중대한 과실로 인한 범죄행위에 그 원인이 있거나 고의로 사고를 일으킨 경우
> - 고의 또는 중대한 과실로 공단이나 요양기관의 요양에 관한 지시에 따르지 아니한 경우
> - 고의 또는 중대한 과실로 제55조에 따른 문서와 그 밖의 물건의 제출을 거부하거나 질문 또는 진단을 기피한 경우
> - 업무 또는 공무로 생긴 질병·부상·재해로 다른 법령에 따른 보험급여나 보상(報償) 또는 보상(補償)을 받게 되는 경우

19 「국민건강보험법」상 보험급여를 받을 수 있는 사람이 보험급여 정지기간 중에 있으면서 요양급여도 받을 수 없는 경우는?

① 전환복무자인 경우
② 군간부후보생인 경우
③ 교도소에 수용된 경우
④ 국외에 체류하는 경우
⑤ 지원에 의하지 않고 임용된 하사인 경우

> **해설**
> **급여의 정지(법 제54조)**
> 보험급여를 받을 수 있는 사람이 다음의 어느 하나에 해당하면 그 기간에는 보험급여를 하지 아니한다. 다만, ⓒ 및 ⓒ의 경우에는 제60조에 따른 요양급여를 실시한다.
> ⓐ 국외에 체류하는 경우
> ⓑ 현역병(지원에 의하지 아니하고 임용된 하사를 포함), 전환복무된 사람 및 군간부후보생에 해당하게 된 경우
> ⓒ 교도소, 그 밖에 이에 준하는 시설에 수용되어 있는 경우

20 「국민건강보험법」상 보험료의 납부의무자로부터 보험료를 징수하는 기관은?

① 시·도지사
② 행정안전부장관
③ 보건복지부장관
④ 시장·군수·구청장
⑤ 국민건강보험공단

> **해설**
> 공단은 건강보험사업에 드는 비용에 충당하기 위하여 보험료의 납부의무자로부터 보험료를 징수한다(법 제69조 제1항).

정답 19 ④ 20 ⑤

21 「국민건강보험법」상 보험료 부과제도에 대한 적정성 평가를 실시하는 자는?

① 보건복지부장관
② 재정운영위원회
③ 시장·군수·구청장
④ 건강보험심사평가원
⑤ 건강보험정책심의위원회

> **해설**
> 보험료 부과제도에 대한 적정성 평가(법 제72조의3 제1항)
> 보건복지부장관은 피부양자 인정기준과 보험료, 보수월액, 소득월액 및 재산보험료부과점수의 산정 기준 및 방법 등에 대하여 적정성을 평가하고, 「국민건강보험법」 시행일로부터 4년이 경과한 때 이를 조정하여야 한다.

22 「국민건강보험법」상 직장가입자의 보험료율 범위로 옳은 것은? ★

① 1천분의 80
② 1천분의 85
③ 1천분의 90
④ 1천분의 95
⑤ 1천분의 99

> **해설**
> 직장가입자의 보험료율은 1천분의 80의 범위에서 심의위원회의 의결을 거쳐 대통령령으로 정한다(법 제73조 제1항).

23 「국민건강보험법」상 직장가입자의 보수월액 기준인 보수에 포함되지 않은 것은?

① 봉급　　　　　② 수당
③ 상여　　　　　④ 세비
⑤ 퇴직금

> **해설**
> 보수에 포함되지 않는 금품(시행령 제33조 제1항)
> • 퇴직금
> • 현상금, 번역료 및 원고료
> • 「소득세법」에 따른 비과세근로소득(다만, 「소득세법」 제12조 제3호 차목·파목 및 거목에 따라 비과세되는 소득은 제외)

24 「국민건강보험법」상 직장가입자의 소득월액 산정에 포함되지 않는 소득은?

① 연금소득
② 배당소득
③ 사업소득
④ 근로소득
⑤ 비과세소득

> **해설**
> 소득월액 산정에 포함되는 소득은 이자소득, 배당소득, 사업소득, 근로소득, 연금소득, 기타소득이다. 이 경우 「소득세법」 에 따른 비과세소득은 제외한다(시행령 제41조 제1항).

25 「국민건강보험법」상 건강보험심사평가원의 업무로 옳은 것은?

① 요양급여의 적정성 평가
② 국민건강보험비용의 지급
③ 국민건강보험사업의 관리
④ 요양급여에 대한 지원 및 평가
⑤ 국민건강보험에 관련된 연구 기획

> **해설**
> **건강보험심사평가원의 업무 등(법 제63조, 시행령 제28조)**
> 심사평가원은 다음의 업무를 관장한다.
> 1. 요양급여비용의 심사
> 2. 요양급여의 적정성 평가
> 3. 심사기준 및 평가기준의 개발
> 4. 1.부터 3.까지의 규정에 따른 업무와 관련된 조사연구 및 국제협력
> 5. 다른 법률에 따라 지급되는 급여비용의 심사 또는 의료의 적정성 평가에 관하여 위탁받은 업무
> 6. 그 밖에 이 법 또는 다른 법령에 따라 위탁받은 업무
> 7. 건강보험과 관련하여 보건복지부장관이 필요하다고 인정한 업무
> 8. 그 밖에 보험급여 비용의 심사와 보험급여의 적정성 평가와 관련하여 대통령령으로 정하는 업무
>   • 요양급여비용의 심사청구와 관련된 소프트웨어의 개발·공급·검사 등 전산 관리
>   • 요양급여의 적정성 평가 결과의 공개
>   • 지급되는 요양비 중 보건복지부령으로 정하는 기관에서 받은 요양비에 대한 심사
>   • 환자 분류체계 및 요양급여 관련 질병·부상 분류체계의 개발·관리
>   • 업무와 관련된 교육·홍보

26 「국민건강보험법」상 지역가입자의 재산보험료부과점수 산정 시 기준이 되는 것은?

① 재산
② 신용정보
③ 생활수준
④ 대출금액
⑤ 경제활동참가율

> **해설**
> 재산보험료부과점수는 지역가입자의 재산을 기준으로 산정한다(법 제72조 제1항).

27 「국민건강보험법」상 보수월액보험료 30%를 부담해야 하는 자는? ★

① 교직원인 직장가입자
② 공무원인 직장가입자
③ 근로자인 직장가입자
④ 공무원이 소속된 지방자치단체
⑤ 교직원이 소속된 사립학교의 운영자인 사용자

> **해설**
> **보험료의 부담(법 제76조 제1항)**
> 직장가입자의 보수월액보험료는 직장가입자와 다음의 구분에 따른 자가 각각 보험료액의 100분의 50씩 부담한다. 다만, 직장가입자가 교직원으로서 사립학교에 근무하는 교원이면 보험료액은 그 직장가입자가 100분의 50을, 제3조 제2호 다목에 해당하는 사용자가 100분의 30을, 국가가 100분의 20을 각각 부담한다.
> - 직장가입자가 근로자인 경우에는 제3조 제2호 가목에 해당하는 사업주
> - 직장가입자가 공무원인 경우에는 그 공무원이 소속되어 있는 국가 또는 지방자치단체
> - 직장가입자가 교직원(사립학교에 근무하는 교원은 제외)인 경우에는 제3조 제2호 다목에 해당하는 사용자
>
> **사용자(법 제3조 제2호)**
> 가. 근로자가 소속되어 있는 사업장의 사업주
> 나. 공무원이 소속되어 있는 기관의 장으로서 대통령령으로 정하는 사람
> 다. 교직원이 소속되어 있는 사립학교를 설립·운영하는 자

28 「국민건강보험법」상 보험료의 부담에 관한 설명으로 옳은 것은? ★

① 근로자인 직장가입자는 보수월액보험료의 20%를 부담한다.
② 공무원인 직장가입자는 보수월액보험료 30%를 부담한다.
③ 직장가입자의 보수 외 소득월액보험료는 사용자가 부담한다.
④ 사립학교에 근무하는 교원인 경우에는 보수월액보험료 30% 부담한다.
⑤ 지역가입자의 보험료는 그 가입자가 속한 세대의 지역가입자 전원이 연대하여 부담한다.

> **해설**
>
> **보험료의 부담(법 제76조)**
> • 직장가입자의 보수월액보험료는 직장가입자와 다음의 구분에 따른 자가 각각 보험료액의 100분의 50씩 부담한다. 다만, 직장가입자가 교직원으로서 사립학교에 근무하는 교원이면 보험료액은 그 직장가입자가 100분의 50을, 제3조 제2호 다목에 해당하는 사용자가 100분의 30을, 국가가 100분의 20을 각각 부담한다.
>   - 직장가입자가 근로자인 경우에는 제3조 제2호 가목에 해당하는 사업주
>   - 직장가입자가 공무원인 경우에는 그 공무원이 소속되어 있는 국가 또는 지방자치단체
>   - 직장가입자가 교직원(사립학교에 근무하는 교원은 제외)인 경우에는 제3조 제2호 다목에 해당하는 사용자
> • 직장가입자의 보수 외 소득월액보험료는 직장가입자가 부담한다.
> • 지역가입자의 보험료는 그 가입자가 속한 세대의 지역가입자 전원이 연대하여 부담한다.
> • 직장가입자가 교직원인 경우 제3조 제2호 다목에 해당하는 사용자가 부담액 전부를 부담할 수 없으면 그 부족액을 학교에 속하는 회계에서 부담하게 할 수 있다.
>
> **사용자(법 제3조 제2호)**
> 가. 근로자가 소속되어 있는 사업장의 사업주
> 나. 공무원이 소속되어 있는 기관의 장으로서 대통령령으로 정하는 사람
> 다. 교직원이 소속되어 있는 사립학교를 설립·운영하는 자

29 「국민건강보험법」상 보건복지부장관이 적정성평가를 하는 경우 종합적인 고려사항이 아닌 것은?

① 종합소득 과세 현황
② 직장가입자의 재산소득 관련 자료 보유 현황
③ 직장가입자 보험료와 지역가입자 보험료 간 형평성
④ 심의위원회가 심의한 가입자의 소득 파악 현황 및 개선방안
⑤ 심의위원회가 심의한 가입자의 소득인정기준 및 산정기준의 조정으로 인한 보험료 변동

> **해설**
>
> **적정성 평가 시 보건복지부장관이 종합적으로 고려해야 하는 사항(법 제72조의3 제2항)**
> • 제4조 제1항 제5호의2 나목에 따라 심의위원회가 심의한 가입자의 소득 파악 현황 및 개선방안
> • 공단의 소득 관련 자료 보유 현황
> • 「소득세법」에 제4조에 따른 종합소득(종합과세되는 종합소득과 분리과세되는 종합소득을 포함) 과세 현황
> • 직장가입자에게 부과되는 보험료와 지역가입자에게 부과되는 보험료 간 형평성
> • 인정기준 및 산정기준의 조정으로 인한 보험료 변동
> • 그 밖에 적정성 평가 대상이 될 수 있는 사항으로서 보건복지부장관이 정하는 사항

정답 28 ⑤ 29 ②

30 「국민건강보험법」상 공단이 보험료 납입고지서를 고지할 때의 기입 내용이 <u>아닌</u> 것은?

① 납부기한
② 납부해야 할 금액
③ 납부장소
④ 사업장명
⑤ 징수하려는 보험료 등의 종류

> **해설**
> 공단이 보험료 등을 징수하기 위해 그 금액을 결정하여 납무의무자에게 문서 고지 시 문서에 적어야 하는 사항(법 제79조 제1항)
> • 징수하려는 보험료 등의 종류
> • 납부해야 하는 금액
> • 납부기한 및 장소

31 「국민건강보험법」상 공단이 일반적으로 보험급여를 중단할 수 있는 가입자의 보험료 체납기간은?

① 1개월 이상
② 2개월 이상
③ 3개월 이상
④ 5개월 이상
⑤ 6개월 이상

> **해설**
> 공단은 가입자가 대통령령으로 정하는 기간(1개월) 이상 다음의 보험료를 체납한 경우 그 체납한 보험료를 완납할 때까지 그 가입자 및 피부양자에 대하여 보험급여를 실시하지 아니할 수 있다. 다만, 월별 보험료의 총체납횟수가 대통령령으로 정하는 횟수 미만(6회)이거나 가입자 및 피부양자의 소득·재산 등이 대통령령으로 정하는 기준 미만인 경우에는 그러하지 아니하다(법 제53조 제3항, 시행령 제26조).
> • 제69조 제4항 제2호에 따른 보수 외 소득월액보험료
> • 제69조제5항에 따른 세대단위의 보험료

부록

기출유형문제

기출유형문제

제1과목 보건프로그램 개발 및 평가

01 다음 건강증진프로그램의 기획 과정에서 가장 먼저 수행되어야 하는 것은?

① 프로그램의 내용 선정
② 대상자의 변화 정도 확인
③ 자원의 동원가능성, 문제의 중요성에 따른 우선순위 결정
④ 현재 있는 프로그램의 종류, 유용성, 효과, 요구충족도, 접근가능성 평가
⑤ 대상자의 요구, 유용한 자원, 프로그램의 성공가능성 등에 대한 기초조사

> **해설**
> 건강증진프로그램 기획에서 가장 먼저 해야 하는 것은 요구사정이다. 대상자의 요구도 사정에 더하여 가용자원 및 프로그램 성공가능성 등에 대한 기초조사를 수행하도록 한다.

02 다음에 적용된 프로그램 전략의 접근 수준은?

> • 직장 내 팀장급을 중심으로 한 금연 캠페인 주도
> • 금연 성공 시 성과급을 제공하여 금연 긍정 강화

① 개인
② 개인 간
③ 조직
④ 지역사회
⑤ 국가

> **해설**
> 문제의 보기에 제시된 내용은 조직 차원의 전략에 해당한다. 조직을 대상으로 조직 문화를 변화시키기 위한 활동이자 기존의 규범이나 전통을 변화시키기 위한 활동으로, 조직 내의 각 부서, 집단, 구성원의 요구를 충족시키고 상호연결을 원활하게 하는 데 초점을 맞춘다.

03 개인의 지식, 태도, 신념 등과 같이 행동에 영향을 주는 개인적 특성에 초점을 맞춘 보건프로그램의 유형은?

① 개인 수준 보건프로그램
② 개인 간 수준 보건프로그램
③ 조직 수준 보건프로그램
④ 지역사회 수준 보건프로그램
⑤ 정책 수준 보건프로그램

> **해설**
> 문제에서 설명하는 보건프로그램의 유형은 개인 수준 보건프로그램이다. 이는 개인에게 동기, 가치, 지식, 기술 등을 제공하여 문제와 위기상황에 대처할 수 있는 능력을 키워주는 프로그램이다.

04 신체활동이 부족한 지역 내 비만 청소년을 대상으로 12주 동안 체중관리 교실을 운영하여 식습관 개선 및 운동 실천율을 높였다. 이 프로그램의 목표는?

① 인식 개선
② 지식 습득
③ 태도 변화
④ 생활양식 변화
⑤ 건강생활환경 조성

> **해설**
> 행동변화와 관련된 생활양식의 정착을 도모하는 프로그램이다. 금연, 규칙적 운동, 스트레스 관리, 고른 영양섭취, 체중관리(다이어트) 프로그램 등이 대표적인 예이다.

05 요구사정방법을 직접관찰법과 간접조사법으로 구분할 때, 다음 중 간접조사법에 해당하는 것은?

① 공청회
② 심층면접
③ 델파이조사
④ 표적인구조사
⑤ 행정자료조사방법

> **해설**
> **직접관찰법과 간접자료조사법의 구분**
> • 직접관찰법 : 일반인구조사, 표적인구조사, 델파이조사, 심층면접, 관찰, 직접경험, 공청회 등
> • 간접자료조사법 : 보건지표분석방법, 행정자료조사방법, 개별 기록자료 조사방법, 비활동자료분석방법 등

정답 03 ① 04 ④ 05 ⑤

06 보건프로그램 개발 과정에서 SWOT 수행 단계는?

① 문제분석단계
② 목표설정단계
③ 프로그램설계단계
④ 실행단계
⑤ 평가단계

> **해설**
> ① 보건프로그램 개발 과정은 문제분석과 요구조사(문제진단) → 목표설정 및 보건프로그램 설계(중재방법 개발) → 실행 → 평가 등의 과정으로 구분된다. SWOT는 강점(Strength), 약점(Weakness), 기회(Opportunity), 위협(Threat)을 이용하여 문제를 분석하는 도구이다.

07 다음 상황에 적용할 수 있는 SWOT 분석에 의한 전략은?

- 보건소장의 주민의 건강관리에 대한 강력한 의지
- 인구고령화에 따른 노인복지시설 부족

① SO 전략
② ST 전략
③ SW 전략
④ WO 전략
⑤ WT 전략

> **해설**
> 보건소장의 주민의 건강관리에 대한 강력한 의지는 내부 환경의 강점(Strength)이며, 인구고령화에 따른 노인복지시설 부족은 외부환경의 위협(Threat)에 해당한다.

08 PRECEDE-PROCEED 모형에서 표적인구 집단의 빈곤, 안정, 범죄, 차별, 행복감, 적대감, 불법성, 실업 등의 요소를 발견하고 파악하는 단계는?

① 사회진단
② 역학진단
③ 행정 및 정책 진단
④ 사업실행
⑤ 영향평가

> **해설**
> PRECEDE-PROCEED 모형의 첫 번째 수행 단계인 사회진단에 해당한다. 사회진단 단계의 핵심은 표적인구 집단의 삶의 질에 영향을 미치는 사회문제를 발견하고 평가하는 것이다.

09 PRECEDE-PROCEED 모형을 적용한 결과, 위장 관련 질환 증가 원인이 음식을 한 냄비에서 같이 떠먹으며 친목을 도모하는 식생활 특성에 있다고 보았다. 이에 해당하는 요인은?

① 가능요인
② 강화요인
③ 소인요인
④ 유전요인
⑤ 정서적요인

> **해설**
> 소인요인
> 특정 행동을 유발하는 개인이나 인구집단의 특성으로 지식, 믿음 또는 신념, 가치, 태도 등이 있다.

10 PATCH의 수행단계 중 가장 먼저 진행되어야 할 것은?

① 지역사회 자원동원
② 자료수집 및 분석
③ 건강문제 우선순위 선정
④ 포괄적 중재계획 수립
⑤ 평가

> **해설**
> PATCH의 수행단계
> 지역사회 자원동원 → 자료수집 및 분석 → 건강문제 우선순위 결정 → 포괄적 중재계획 수립 → PATCH 평가

11 보건교육프로그램의 기획 과정을 지역사회분석, 지역사회진단, 보건교육프로그램 초점의 확립, 대상자 분석, 보건교육프로그램 개발, 실행, 평가의 7단계로 제시한 모형은?

① MAPP 모형
② MATCH 모형
③ PATCH 모형
④ Dignan과 Carr의 모형
⑤ PRECEDE-PROCEED 모형

> **해설**
> Dignan과 Carr는 보건교육프로그램의 기획 과정을 지역사회분석, 지역사회진단, 보건교육프로그램 초점의 확립, 대상자 분석, 보건교육프로그램 개발, 실행, 평가의 7단계로 제시하였다.

정답 09 ③ 10 ① 11 ④

12 다음 특성을 지닌 자료수집 방법은?

> • 인터넷을 활용할 능력이 있는 사람에 한해 조사할 수 있다.
> • 회수율이 매우 낮다.

① 전화조사 ② 온라인조사
③ 개인면접 ④ 집단면접
⑤ 우편조사

해설

전자서베이-인터넷조사(온라인 조사)
전산망을 이용하여 인터넷에 접근성을 가진 사람을 대상으로 필요한 정보를 수집하는 방법이다.

장점	• 광범위한 지역을 대상으로 조사할 수 있다. • 비용이 저렴하고 신속하게 조사할 수 있다. • 익명성이 높아 쟁점이 되는 문제에 활용하기에 적합하다. • 통계처리 프로그램과 연결해서 조사를 하는 경우 쉽게 결과를 분석할 수 있다.
단점	• 인터넷을 활용할 능력이 있는 사람에 한해 조사할 수 있다. • 회수율이 매우 낮다. • 전자통신보호장치가 미흡한 경우 응답자의 사생활이 침해받을 가능성이 높다.

13 지역 내 성인의 질병별 유병률에 대한 분석 결과가 다음과 같을 때, 황금다이아몬드 모형에 근거하여 우선적으로 해결해야 하는 문제는?

		전국 유병률과 비교한 지역 내 유병률		
		높음	유사	낮음
5년간의 유병률 추이	증가	당뇨병		고혈압
	유지		관절염	
	감소	치매		비만

① 비만 ② 치매
③ 관절염 ④ 당뇨병
⑤ 고혈압

해설

가장 우선으로 해결해야 할 문제는 전국 유병률과의 비교 결과 지역 내 유병률이 높고, 5년간의 유병률 추이 역시 증가한 경우이다.

14 다음 표에서 BPRS를 적용하여 지역사회 보건사업을 기획할 때 우선순위가 가장 높은 건강문제는?

건강문제	문제의 크기	문제의 심각성	사업의 추정 효과
비만	5	5	10
음주	5	5	5
흡연	10	5	10
감염병	4	10	5
우울증	10	10	5

① 비만
② 음주
③ 흡연
④ 감염병
⑤ 우울증

> **해설**
>
> | 건강문제 | 문제의 크기 | 문제의 심각성 | 사업의 추정 효과 | BPRS 계산 결과 (A+2B) × C |
> |---|---|---|---|---|
> | 비만 | 5 | 5 | 10 | 150 |
> | 음주 | 5 | 5 | 5 | 75 |
> | 흡연 | 10 | 5 | 10 | 200 |
> | 감염병 | 4 | 10 | 5 | 120 |
> | 우울증 | 10 | 10 | 5 | 150 |
>
> BPRS 계산 결과 가장 값이 큰 '흡연'의 우선순위가 가장 높다.

15 다음 상황과 관련된 논리모형 구성 요소는?

> - 투입 요소를 처리하는 과정을 거쳐 생산된 서비스나 물품을 말한다.
> - 보건교육을 통하여 제공된 교육 서비스나 사업량으로 교육 대상자 수, 교육이 실시된 장소 등을 분석한다.

① 투입
② 활동
③ 산출
④ 영향
⑤ 결과

> **해설**
>
> 문제에서 설명하는 것은 논리모형의 구성 요소 중 '산출'이다.

정답 14 ③ 15 ③

16 다음과 같은 상황에 유용한 평가 방법은?

> 예산이 한정되어 있어서 금연교육, 운동지도 프로그램, 비만자에 대한 영양지도 프로그램 등 몇 개의 건강가꾸기 프로그램 중 투입 비용 당의 금액이 가장 높은 것을 하나 선택하지 않으면 안 될 경우에 유용하다.

① 비용비교분석
② 비용편익분석
③ 비용효과분석
④ 비용효용분석
⑤ 비용최소화분석

해설
비용편익분석
- 프로그램에 투입된 비용과 편익을 모두 화폐가치의 단위로 환산하여 비교분석하는 것이다.
- 건강교육에 든 비용과 결과를 같은 금액으로 평가하고 분석하는 방법이다.

17 보건프로그램의 평가지표 중 질적 지표에 해당하는 것은?

① 예방접종수
② 보건교육참여인원수
③ 항체보유율
④ 전문인력 충원율
⑤ 보고서 생성률

해설
①·② 양적 지표
④·⑤ 질적 지표

18 A 보건소에서 대학생을 대상으로 절주프로그램을 시행하였다. 이 프로그램을 구조-과정-결과로 평가한다면, 과정평가에 해당하는 것은?

① 절주프로그램 참여율 파악
② 고위험음주율 변화 비교
③ 음주와 건강에 대한 지식의 변화 비교
④ 절주프로그램의 비용 효과성 분석
⑤ 절주프로그램의 투입 인력 파악

해설
②·③·④ 결과평가
⑤ 구조평가

19 건강증진사업의 평가 중 영향평가에 해당하는 것은?

① 대상자의 참여율
② 대상자의 지식변화
③ 교육과정의 수와 시간
④ 대상자의 삶의 질 변화
⑤ 대상자의 유병률 감소

> **해설**
> ①·③은 과정평가, ④·⑤는 성과평가(또는 결과평가)에 해당한다. 결과평가의 하위로 영향평가와 성과평가를 구분하는 경우에 주의하도록 한다. 대상자의 지식이나 신념, 행동 변화와 같이 단기간의 변화양상이 영향평가이고, 대상자의 질병발생률 감소, 유병률 감소, 삶의 질 변화와 같이 대상자의 행동으로 인해 중장기적으로 변화되는 것은 성과평가이다.

20 범이론모형을 적용하여 금연을 시작한 지 1개월째인 사람이 금단증상을 극복하기 위한 방편으로 등산을 다니는 것에 해당하는 변화 과정은?

① 인식제고
② 극적안도
③ 자아재평가
④ 환경재평가
⑤ 대체 행동 형성

> **해설**
> 건강하지 못한 행동을 건강한 행동으로 대체하는 것은 대체 행동 형성에 해당한다.

21 보건프로그램 기획과정 중 정부의 관심, 법적 뒷받침, 행정능력 등을 조사하는 단계는 어느 단계인가?

① 현황 분석
② 사업수행
③ 사업계획 수립
④ 우선순위 설정
⑤ 전제조건 사정

> **해설**
> ① 현황 분석 : 보건문제, 각종 자원 등에 대한 정보수집 단계
> ② 사업수행 : 계획서대로 사업을 수행하는 단계
> ③ 사업계획 수립 : 보건사업의 목표, 수단, 방법 등을 작성하는 단계
> ④ 우선순위 설정 : 현황 분석을 통해 얻은 자료에 근거하여 사업의 우선순위를 결정하는 단계

정답 19 ② 20 ⑤ 21 ⑤

22 20대 음주 운전자의 교통사고 발생률이 증가함에 따라 보건교육사가 절주프로그램 내용 수정을 위해 음주 시작 연령을 조사하고자 한다. 이때 활용할 수 있는 자료원은?

① 국민건강영양조사
② 지역사회건강조사
③ 한국의료패널조사
④ 청소년건강행태조사
⑤ 건강보험청구자료

> **해설**
> 청소년건강행태조사
> • 대한민국 청소년의 건강행태 현황을 파악하기 위해 실시한다.
> • 전국 중학교 1학년~고등학교 3학년을 모집단으로 하여 표본 추출을 통해 조사가 이루어진다.
> • 익명성 자기 기입식 온라인 조사, 학교 내 컴퓨터실 일괄 참여 조사 등의 방법을 사용한다.

23 중학생의 비만율(종속변수)에 영향을 주는 요소로서 부모의 식습관, 부모의 맞벌이 여부, 학생의 학습 시간, 반 친구들과의 관계를 독립변수로 보고 이들 독립변수들 간의 인과관계를 모형으로 설정하는 분석방법은?

① 분산분석
② 평균차이분석
③ 회귀분석
④ 경로분석
⑤ 공변량분석

> **해설**
> 경로분석
> 독립변수가 3개 이상일 때 변수들 간의 인과관계를 밝혀 인과모형을 찾아내는 통계적 방법으로 경로분석이 있다. 경로분석은 변인들 간의 상관관계에 근거하여 원인과 결과를 찾아냄으로써 어떤 현상을 설명하려는 데 그 목적이 있다.

정답 22 ④ 23 ④

24 다음에서 설명하는 자료 조사 방법은?

> 전문가들에게 의견을 수집·분석하고, 그 결과를 다시 전문가들에게 보내 만족스러운 결과를 얻을 때까지 반복적으로 의견을 물어보는 방법으로서 주로 불확실한 사항에 대하여 전문가들의 합의를 얻고자 할 때 적용한다.

① 관찰조사
② 심층면접법
③ 델파이기법
④ 표적집단 조사
⑤ 사회지표 분석

> **해설**
> 델파이(Delphi) 기법
> 전문가·관리자들로부터 우편을 통해 의견이나 정보를 수집하여 그 결과를 분석한 후, 그것을 다시 응답자들에게 보내 의견을 묻는 식의 조사를 만족스러운 결과를 얻을 때까지 진행하는 방법이다.

25 다음의 중재전략은?

> • 금연 건물 및 금연 거리 지정
> • 학교 내 자판기에서 탄산음료 판매 금지

① 보건교육
② 보건정책
③ 지역사회 동원
④ 보건커뮤니케이션
⑤ 지역사회 건강서비스

> **해설**
> 문제에 제시된 중재전략은 법령·정책·규정 등을 개정함으로써 주민들이 건강을 유지·향상시킬 수 있도록 하는 보건정책 강화의 방법이다.

정답 24 ③ 25 ②

26 다음에서 설명하는 평가지표의 요건은?

> 원칙적으로 평가항목의 계속성을 유지하여 안정성을 확보함으로써 연도별 갱신 정도의 비교가 가능하도록 한다.

① 실용성
② 정확성
③ 포괄성
④ 비교가능성
⑤ 이해가능성

해설
원칙적으로 평가항목의 계속성을 유지하여 안정성을 확보함으로써 연도별 갱신 정도의 비교가 가능하도록 하는 평가지표의 요건은 '비교가능성'이다.

27 다음에서 설명하는 설계 방식은?

> 비만관리 프로그램의 효과를 측정하기 위해 유사한 특징을 가진 두 집단을 구성하고 각각 두 집단의 체지방률 검사를 실시하였다. 이후 한 집단은 비만관리 프로그램에 참여시키고, 다른 집단은 그대로 두었다. 프로그램 종료 1개월 후 두 집단의 체지방률 검사를 다시 실시하였다.

① 솔로몬의 4집단 설계
② 비동질적 대조군 설계
③ 대조군 사후측정 설계
④ 단일군 사전사후측정 설계
⑤ 대조군 사전사후측정 설계

해설
유사한 특징을 가진 두 집단을 구성하고 두 집단에 각각 체지방률 검사를 실시하였으므로 무작위할당한 실험집단과 통제집단을 구분한 것을 알 수 있다. 조작을 가하기 전 체지방률 검사를 실시하고, 한 집단만 비만관리 프로그램에 참여시킨 후 다시 체지방률 검사를 하게 하였으므로 대조군 사전사후측정 설계에 해당한다.

28 다음 사례에서 가장 문제될 수 있는 타당도 저해요인은?

> 2020년 감염병 유행으로 인해 감염병 발생 비율이 급격히 증가하였고, 이에 정부는 보건정책으로 백신접종을 크게 강화하였다. 2021년 감염병 발생 비율이 급속히 떨어졌고, 정부는 백신접종 강화가 감염병 발생 비율 하락에 크게 영향을 미쳤다고 발표하였다.

① 성숙효과
② 검사효과
③ 도구효과
④ 통계적 회귀
⑤ 우연한 사건

해설
문제에서 설명하는 것은 내적 타당도의 저해요인 중 통계적 회귀이다. 통계적 회귀란 극단적 응답을 한 연구대상자들이 후속검사에서 표본이나 모집단의 평균점수로 회귀하는 경향을 말한다.

29 성인의 흡연율은 40%로 알려져 있다. 금연의 중요성을 강조하는 공익광고를 실시하면 흡연율이 감소할 것이라는 주장을 확인하기 위한 귀무가설(H_0)과 대립가설(H_1)을 옳게 나타낸 것은?

① $H_0 : p = 0.4, H_1 : p \neq 0.4$
② $H_0 : p < 0.4, H_1 : p \geq 0.4$
③ $H_0 : p > 0.4, H_1 : p \leq 0.4$
④ $H_0 : p = 0.4, H_1 : p < 0.4$
⑤ $H_0 : p \neq 0.4, H_1 : p = 0.4$

해설
현재 흡연율 40%보다 감소할 것이라는 주장을 하는 단측검정에 대한 가설이므로 $H_0 : p = 0.4, H_1 : p < 0.4$이다.

30 PEARL 검사를 적용하고자 할 때, 적용할 수 있는 기준과 거리가 먼 것은?

① 적절성
② 수용성
③ 변화가능성
④ 경제적 타당성
⑤ 자원의 이용 가능성

해설
③ 변화가능성은 건강문제가 얼마나 변화될 수 있는가를 평가하는 기준으로, PATCH 모형에서 제시한 우선순위 결정기준 2가지(문제의 중요성, 변화가능성) 중 하나이다.

제2과목 보건학

31 세계보건기구(WHO)의 '건강'의 정의에서 밑줄 친 '사회적 안녕'의 상태로 옳은 것은?

> 건강이란 단순히 질병이 없거나 허약하지 않을 뿐만 아니라 신체적·정신적 그리고 사회적 안녕이 완전히 보장된 상태이다.

① 사회보장제도가 완벽한 상태
② 신체적으로나 정신적으로 이상이 없는 상태
③ 사회에 도움이 되는 역할을 할 수 있는 상태
④ 집단의 역할을 충실히 수행해 갈 수 있는 만족스러운 상태
⑤ 소득보장과 의료보장이 사회적 수준에 맞게 갖추어진 상태

해설
③ 사회적 안녕(Social Well-being)이란 개인이 사회적인 기능과 역할을 충실히 수행해 갈 수 있는 만족스러운 상태를 말한다.

32 건강증진 3대 원칙과 5대 전략을 제시한 제1차 국제건강증진회의와 관련 있는 것은?

① 방콕 헌장
② 헬싱키 선언
③ 오타와 헌장
④ 나이로비 선언
⑤ 알마아타 선언

해설
오타와 헌장
- 1986년 캐나다 오타와에서 열린 제1차 국제 건강증진회의에서 오타와 헌장 채택
- 건강증진 3대 원칙 : 옹호, 역량강화, 연합
- 5대 활동전략 : 건강한 공공정책, 건강지향적 환경조성, 지역사회 활동 강화, 개인적 기술개발, 보건의료체계 방향 설정

33 질병발생과 관련된 숙주 요인에 해당하는 것은?

① 가족력
② 자외선
③ 중금속
④ 방사능
⑤ 박테리아

> **해설**
> 질병발생의 숙주 요인
> • 매개체에 의해 감염되거나 영향을 받을 수 있는 살아있는 생물로, 대상자
> • 연령, 성별, 인종, 직업, 가족력, 건강상태, 면역상태, 인간의 행태

34 다음 중 포괄적 일차보건의료사업의 특성으로만 묶은 것은?

가. 접근성	나. 전문성
다. 수용성	라. 봉사성

① 가
② 가, 다
③ 나, 라
④ 가, 나, 다
⑤ 가, 나, 다, 라

> **해설**
> 일차보건의료사업의 특성
> • 지역주민 참여
> • 수용가능성
> • 지리적 접근성
> • 지불 부담 능력

35 연령별 인구구성에서 출생률이 사망률보다 낮아서 인구가 감퇴하는 인구구성 형태는?

① 별형
② 종형
③ 기타형
④ 항아리형
⑤ 피라미드형

> **해설**
> 인구구성 형태
>
> | | |
> |---|---|
> | 피라미드형
(인구증가형) | • 출생률은 높고 사망률은 낮은 형(출생률이 높고 사망률이 높은 형도 가능)
• 14세 이하 인구가 50세 이상 인구의 2배 이상일 경우 |
> | 종형
(인구정지형) | • 출생률과 사망률이 모두 낮은 형
• 14세 이하 인구가 50세 이상 인구의 2배 정도일 경우 |
> | 항아리형
(인구감퇴형) | • 출생률이 사망률보다 낮은 형
• 14세 이하 인구가 50세 이상 인구의 2배 이하일 경우 |
> | 별형
(도시지역) | • 생산층 인구가 증가하는 형
• 생산층 인구가 전체인구의 1/2 이상인 경우 |
> | 기타형
(농촌지역) | • 인구가 감소하는 형
• 생산층 인구가 전체 인구의 1/2 미만인 경우 |

36 다음 설명과 관련 있는 지표는?

> • 1.0이면 인구 증감이 없는 것을 의미함
> • 1.0 초과이면 인구가 증가하는 것을 의미함
> • 1.0 미만이면 인구가 감소하는 것을 의미함

① 순재생산율
② 총재생산율
③ 합계생산율
④ 일반출산율
⑤ 연령별 출산율

> **해설**
> ① 순재생산율(Net Reproduction Rate)은 태어난 여아의 사망을 고려하여 태어난 여아가 모성의 출산 시 연령에 도달할 때까지의 생존율을 의미한다. 순재생산율이 1이면 인구 변화가 없다. 순재생산율이 1 초과이면 인구가 증가하고, 순재생산율이 1 미만이면 인구가 감소할 것으로 예상할 수 있다.

37 지역사망률을 비교하는 방법은?

① 치명률　　　　　　　　　② 조사망률
③ 비례사망률　　　　　　　④ 청소년사망률
⑤ 표준화사망률

> **해설**
> 표준화사망률(Standardized Death Rate)
> • 인구구조가 다른 집단 간의 사망 수준을 비교하기 위해 연령구조가 사망률에 미치는 영향을 제거한 사망률로, 보정사망률(Adjust Death Rate)이라고도 한다.
> • 조사망률(보통사망률)의 단점(신뢰성 부족, 전체 인구의 적용에 부적합)을 보완하기 위한 지표이다.
> • 지역별로 사망률을 비교하고자 할 때 지역 간 인구구성이 다르므로 직접 비교하지 않고 표준화사망률로 비교한다.

38 역학연구 방법 중 인위적인 개입으로 윤리적 문제가 발생할 수 있는 것은?

① 기술역학　　　　　　　　② 실험역학
③ 분석역학　　　　　　　　④ 이론역학
⑤ 작전역학

> **해설**
> ② 실험역학은 실험군과 대조군을 추적·관찰하여 효과를 비교하는 역학적 연구방법으로, 인위적인 개입으로 윤리적 문제가 발생할 수 있다.

39 희귀질병이나 잠복기가 긴 질병의 원인을 비교적 짧은 기간에 밝히는 데 적합한 역학연구 방법은?

① 기술역학　　　　　　　　② 단면조사
③ 실험역학　　　　　　　　④ 코호트 연구
⑤ 환자-대조군 연구

> **해설**
> 환자-대조군 연구
> • 질병에 이환된 환자군과 적절한 방법으로 선정된 건강한 대조군을 대상으로 질병과 관계가 있을 것이라고 예상되는 위험요소에 차이가 있는지 비교·분석하는 연구이다.
> • 결과를 먼저 관찰한 후 가능한 원인을 탐구하는 후향적 연구이며, 주로 만성·희귀질환 연구에 사용된다.

정답　37 ⑤　38 ②　39 ⑤

40 다음 흡연과 폐암 원인의 관련성 코호트 조사에서 흡연이 폐암에 미치는 귀속위험도는?

> • 비흡연자 10,000명 중 8명의 폐암 환자 발생
> • 흡연자 5,000명 중 52명의 폐암 환자 발생

① 인구 5,000명당 52명 ② 인구 5,000명당 50명
③ 인구 5,000명당 48명 ④ 인구 5,000명당 46명
⑤ 인구 5,000명당 44명

해설
귀속위험도 계산
귀속(기여)위험도 = 노출군의 질병 발병률 − 비노출군의 질병 발병률
$(\frac{52}{5,000} - \frac{8}{10,000}) = (\frac{52}{5,000} - \frac{4}{5,000}) = \frac{48}{5,000}$

41 감염 시작부터 끝까지 임상증상을 전혀 나타내지 않아 감염병관리가 가장 어려운 보균자는?

① 건강보균자   ② 회복기보균자
③ 잠복기보균자 ④ 급성감염병환자
⑤ 만성감염병환자

해설
① 건강보균자는 감염에 의한 증상이 전혀 없고 건강자와 다름없지만 병원체를 보유하는 보균자로, 병원체에 감염되어도 처음부터 증상이 나타나지 않기 때문에 보건관리가 가장 어렵다(예 디프테리아, 소아마비, 일본뇌염).

42 쥐에 의해 전파되는 감염병으로만 묶인 것은?

① 서교증, 일본뇌염   ② 페스트, 파라티푸스
③ 유행성출혈열, 페스트 ④ 쯔쯔가무시병, 성홍열
⑤ 리케차성 두창, 천열(이즈미열)

해설
쥐에 의해 전파되는 질병
렙토스피라증, 서교증(서교열), 발진열, 페스트, 살모넬라 식중독, 선모충증, 유행성출혈열, 두창, 쯔쯔가무시병, 결핵, 장티푸스, 이질 등

43 다음 설명에 해당하는 질환은?

> • 일단 발생하면 3개월 이상의 경과를 갖는다.
> • 직접적인 원인이 존재하지 않거나 불명확하다.
> • 증상이 호전되고 악화하는 과정을 반복하면서 결과적으로 악화된다.

① 급성감염병
② 만성감염병
③ 소화기계 질환
④ 호흡기계 질환
⑤ 만성퇴행성질환

> **해설**
> **만성퇴행성질환**
> • 증상이 호전되고 악화하는 과정을 반복한다.
> • 질병의 시작에서 발생까지 오랜 기간이 걸린다.
> • 여러 위험인자들이 복합적으로 작용하여 발생한다.
> • 기능장애가 남는 영구적인 질병으로, 장기간의 환자진료와 간호가 필요하다.
> • 비가역성 질병으로, 환자의 재활에 특별한 치료방법이 요구된다.
> • 발생률보다 유병률이 높으며, 젊은 층보다 노년층의 유병률이 높다.
> • 발생 원인과 시기가 불분명하며, 개인적·산발적으로 발생한다.

44 신장질환이나 동맥경화증 등에 의해 2차적으로 발생하는 고혈압은?

① 본태성 고혈압
② 원발성 고혈압
③ 이완기 고혈압
④ 수축기 고혈압
⑤ 속발성 고혈압

> **해설**
> **고혈압**
> • 1차성 고혈압[본태성(원발성) 고혈압] : 전체 고혈압의 85~90%를 차지하며, 발병원인이 불분명하다.
> • 2차성 고혈압(속발성 고혈압) : 전체 고혈압의 5~10%를 차지하며, 주로 신장질환, 동맥경화증에 의해 2차적으로 발병한다.

정답 43 ⑤ 44 ⑤

45 다음 설명과 관련 있는 면역은?

> • 태반을 통한 면역 형성
> • 모유수유를 통한 신생아의 면역 형성

① 자연능동면역
② 자연수동면역
③ 인공능동면역
④ 인공수동면역
⑤ 인공선천면역

해설

면역의 종류

자연능동면역	각종 감염병에 감염된 후 형성되는 면역	
자연수동면역	모체의 태반이나 수유를 통해 얻는 면역	
인공능동면역 (예방접종 후 형성되는 면역)	생균백신	홍역, 결핵, 황열, 탄저, 두창, 풍진, 폴리오(Sabin), 수두, 광견병, 볼거리 등
	사균백신	장티푸스, 파라티푸스, 콜레라, 페스트, 백일해, 일본뇌염, 폴리오(Salk), B형간염 등
	순화독소	디프테리아, 파상풍 등
인공수동면역	감마글로블린이나 Antitoxin 등 인공제제를 접종하여 얻게 되는 면역	

46 상수도 염소소독 시 유리잔류염소량은 몇 ppm을 넘지 않아야 하는가?

① 0.001ppm
② 0.05ppm
③ 1.0ppm
④ 4.0ppm
⑤ 7.0ppm

해설

상수도 염소소독 시 유리잔류염소량 기준
• 수도꼭지 기준 : 0.1ppm을 넘지 아니할 것
• 정수장 기준 : 4.0ppm을 넘지 아니할 것

47 온실효과를 유발하는 가스 중 대표적인 것을 알맞게 묶은 것은?

가. 메탄	나. 아황산가스
다. 과불화탄소	라. 일산화탄소

① 라
② 가, 다
③ 나, 라
④ 가, 나, 다
⑤ 가, 나, 다, 라

> **해설**
>
> 온실가스
> - 대기에 존재하는 기체 중에서 지구의 복사열인 적외선을 흡수했다가 다시 지구로 방출하는 특성으로 인해 온실효과를 일으키는 기체를 말한다.
> - 지구온난화를 대비하기 위하여 1997년 교토의정서에서 이산화탄소(CO_2), 메탄(CH_4), 아산화질소(N_2O), 수소불화탄소(HFCs), 과불화탄소(PFCs), 육불화황(SF_6)을 6대 온실가스로 정의하였다.

48 다음에서 설명하는 재해지표는?

- 산업체 종업원 1,000명당 재해발생건수
- 산업재해의 발생상황을 총괄적으로 파악하는 데 적합

① 도수율
② 강도율
③ 건수율
④ 재해율
⑤ 중독률

> **해설**
>
> 건수율(Incidence Rate)
> 산업체 종업원 1,000명당 재해발생건수를 표시하는 것으로 산업재해의 발생상황을 총괄적으로 파악하는 데 적합하나, 작업시간이 고려되지 않는다는 결점이 있다.

49 분진이 발생하는 환경에서 일하는 작업자에게 많이 발생하는 직업성 질환은?

① 잠함병
② 진폐증
③ 열중증
④ VDT 증후군
⑤ 이타이이타이병

> **해설**
> ② 먼지가 폐 속에 침착하여 호흡기능을 저하시키는 각종 폐질환으로, 규폐증, 석면폐증, 탄폐증, 면폐증 등이 있다.
> ① 이상 고압 환경에서 작업할 시 발생한다.
> ③ 고온·고습 환경에서 작업할 시 발생한다.
> ④ 영상표시 단말기 사용이 늘며 발생하는 근골격계 장해, 안과 장해, 전자파 장해 등이다.
> ⑤ 카드뮴 중독으로 발생하는 병이다.

50 A 공장에서 금속을 두드려 자르는 공정을 톱으로 자르는 방식으로 변경하였다. 이에 해당하는 작업환경 관리대책은?

① 대치
② 격리
③ 교육
④ 국소환기
⑤ 전체환기

> **해설**
> **작업환경 개선 원칙**
> • 대치 : 위험한 작업환경을 안전하게 변경
> • 격리 : 작업자와 유해인자 사이에 장벽(Barrier)을 놓아 분리
> • 환기 : 유해물질을 외부로 배출·제거
> • 교육 : 작업자, 감독자, 기술자, 관리자 모두에게 안전보건 및 보건교육을 실시

49 ② 50 ①

51 유지를 공기 속에 오래 방치하였을 때 변질되어 악취가 발생하는 현상은?

① 부패
② 변패
③ 발효
④ 산패
⑤ 갈변

> **해설**
> ④ 산패 : 유지가 공기 속의 산소·빛·세균·효소·열·습기 따위의 작용에 의하여 여러 가지 산화물을 만드는 현상이다.
> ① 부패 : 단백질이 혐기적인 조건에서 미생물에 의해 변질되어 아민, 암모니아, 악취 등이 발생하는 현상이다.
> ② 변패 : 탄수화물, 지방 등이 미생물에 의해 변질되는 현상이다.
> ③ 발효 : 미생물에 의하여 단백질이나 지방, 주로 탄수화물이 분해되어 우리 생활에 유용하게 이용되는 현상이다.
> ⑤ 갈변 : 식품이 효소나 비효소적인 영향으로 갈색으로 변하는 현상이다.

52 다음과 같은 특징이 있는 식중독은?

- 세균성 독소형 식중독
- 원인식품 : 통조림·소시지 등 밀봉식품
- 주요 증상 : 현기증, 두통, 신경 장애, 호흡 곤란 등 신경계 증상

① 웰치균 식중독
② 셀모넬라 식중독
③ 보툴리누스 식중독
④ 장염비브리오 식중독
⑤ 황색포도상구균 식중독

> **해설**
> **보툴리누스 식중독**
> 세균성 식중독 중에서 치명률이 가장 높은 식중독이다. 원인식품은 통조림·소시지 등의 밀봉식품이며, 식육·어육·유제품 등이 혐기성 상태에 놓이는 경우 문제가 생긴다. 잠복기는 12~36시간이고 주요 증상은 현기증, 두통, 신경 장애 등이며, 심할 경우 호흡 곤란으로 사망에 이르기도 한다.

정답 51 ④ 52 ③

53 민물 가재나 게를 생식으로 섭취할 시 걸릴 수 있는 기생충 감염병은?

① 편충
② 무구조충
③ 유구조충
④ 폐디스토마
⑤ 아니사키스

> **해설**
> ① 편충 : 채소류로 감염된다.
> ② 무구조충 : 소고기로 감염된다.
> ③ 유구조충 : 돼지고기로 감염된다.
> ⑤ 아니사키스 : 고등어, 대구, 오징어 등으로 감염된다.

54 효소 및 호르몬의 구성성분으로 체내에서 면역기능을 담당하는 무기질은?

① 인(P)
② 아연(Zn)
③ 나트륨(Na)
④ 아이오딘(I)
⑤ 마그네슘(Mg)

> **해설**
> 아연(Zn)은 효소 및 호르몬의 구성성분으로 우리 몸에서 면역기능을 담당한다. 아연은 부족 시 성장 장애가 발생하거나 기형이 유발될 수 있다.

55 귤릭(Gulick)의 POSDCoRB 과정 중 다음과 관련된 것은?

- 직원 신분보장
- 직원의 적절한 근무평가
- 직원 징계에 있어 공정한 관리

① 조직
② 기획
③ 인사
④ 조정
⑤ 예산

> **해설**
> 인사(Staffing)
> 인사관리의 전문화, 인사관리 기관의 독립, 직원의 적절한 근무평가 등 과학화와 직원 신분보장 및 징계에 공정한 관리 등의 기능을 수행하는 과정이다.

56 다음과 관련된 보건의료체계 구성요소는?

> - 법 · 규제
> - 의사결정
> - 국가 및 사회의 리더십

① 정책 및 관리
② 재정적 지원
③ 자원의 조직화
④ 의료자원의 개발
⑤ 의료서비스의 제공

> **해설**
> ① 정책 및 관리 : 국가 및 사회의 리더십, 의사결정(계획, 실행, 모니터링 · 평가, 지원), 법 · 규제
> ② 재정적 지원 : 공적재원(정부재정, 의료보험 등), 민간재정, 국제기관의 원조, 개인의 부담
> ③ 자원의 조직화 : 보건당국 및 관련 정부기관, 독립된 민간부문, 의료보험기구 등의 사회적 조직
> ④ 의료자원의 개발 : 의료인력, 시설, 장비 및 물자, 의료지식 및 기술
> ⑤ 의료서비스의 제공 : 1차, 2차, 3차 의료 및 포괄적 의료서비스

57 보건복지정책의 수립과 집행을 담당하는 행정조직은?

① 보건진료소
② 질병관리청
③ 국립암센터
④ 보건복지부
⑤ 식품의약품안전처

> **해설**
> 보건복지부는 보건위생 · 방역 · 의정 · 약정 · 보건산업 · 기초생활보장 · 자활지원, 사회보장 및 사회서비스정책, 인구 · 출산 · 보육 · 아동 · 노인 및 장애인에 관한 사무를 관장한다.

정답 56 ① 57 ④

58 다음 중 소득에 관계없이 국가나 지방자치단체에서 보장하는 것은?

① 연금보험
② 건강보험
③ 산재보험
④ 의료급여
⑤ 노령연금

> **해설**
> **사회서비스**
> 소득에 관계없이 국가나 지방자치단체에서 직접적인 서비스를 하는 것
> • 사회복지서비스 : 노령연금, 장애자연금 등 해당자 모두에게 실시
> • 보건의료서비스 : 환경위생사업, 위생적인 급수사업, 감염병관리사업 등 불특정 다수인에 실시

59 국민건강보험의 보험급여 중 진찰·검사, 간호, 이송 등이 포함되는 것은?

① 부가급여
② 의료급여
③ 간병급여
④ 요양급여
⑤ 장해급여

> **해설**
> **요양급여**
> 가입자 및 피부양자의 질병·부상·출산 등과 관련하여 서비스를 받는 경우로 진찰·검사, 약제·치료재료의 지급, 처치·수술 기타의 치료, 예방·재활, 입원, 간호, 이송 등의 항목이 포함된다.

60 포괄수가제에 대한 설명으로 옳은 것은?

① 의료인의 과잉진료가 발생할 수 있다.
② 질병별로 단일 수가를 적용하여 보수를 지불한다.
③ 의료서비스의 내용에 따라 진료비 총액을 지불한다.
④ 의료비 지불자와 공급자 간 보수 총액을 미리 설정한다.
⑤ 의료인이 맡은 일정지역 주민 수에 상응하는 보수를 지불한다.

> **해설**
> ② 포괄수가제는 질병별로 단일 수가를 적용하는 방식으로 병명에 따라 진료비를 지불한다. 의료비 상승을 통제하고 과잉진료가 억제된다는 장점이 있는 반면, 병원 입장에서 의료비 경감을 위하여 서비스 제공을 최소화하여 의료의 질적수준이 저하될 수 있다는 단점이 있다.
> ① 포괄수가제로 과잉진료가 억제될 수 있다.
> ③ 행위별수가제에 대한 설명이다.
> ④ 총액계산제에 대한 설명이다.
> ⑤ 인두제에 대한 설명이다.

58 ⑤ 59 ④ 60 ②

제3과목 보건교육학

61 다음 상황에서 지역사회가 활용할 수 있는 보건교육 활동은?

> 거동이 불편해 누워있는 시간이 많은 독거노인의 영양불균형을 예방하고자 한다.

① 전화 상담
② 건강센터 운영
③ 가정방문 지도
④ 공개토론회 실시
⑤ 성공 경험담 공유

해설
가정방문은 노인 면접 상담에 효과적인 보건교육 방법으로, 가장 효과적이고 실제적인 교육이다.

62 다음에 해당하는 건강증진 보건교육 이론은?

> • 불리한 상황에서도 새로운 행동을 시작할 수 있고, 고위험 상황에서도 목표행동을 지속적으로 실천할 수 있으며, 스트레스 상황에서도 복잡한 행동을 실천할 수 있는 능력을 가리키는 것이다.
> • 반두라(Bandura)가 특히 강조하는 건강행동 관련 개념이다.

① 혁신
② 행동의 계기
③ 자기효능감
④ 사회적 지지
⑤ 자기 모니터링

해설
반두라(Bandura)의 이론
사회인지이론으로 축약할 수 있으며, 여기에는 상호결정론, 자기효능이론 등이 있다. 반두라는 특히 자기효능감(Self-efficacy)을 강조하였는데, 이 개념은 특정한 상황에서 특정한 행동을 얼마나 잘 조직하고 수행할 수 있는지에 관한 주관적인 판단과 능력을 가리킨다. 예를 들면 헤비 스모커(Heavy Smoker)가 금연을 시작하면 곧바로 금단현상과 많은 유혹에 빠지는 등 불리한 상황, 고위험 상황, 스트레스 상황에 처하게 되는데, 이럴 때 이를 극복할 수 있는 것이 자기효능감이라는 것이다.

정답 61 ③ 62 ③

63 "제5차 국민건강증진종합계획(HP2030)"의 중점과제에 해당하는 것으로만 묶인 것은?

① 관절염, 비만, 고혈압, 정신보건
② 결핵, 절주, 중독, 의료 관련 감염
③ 당뇨병, 고혈압, 관절염, 예방접종
④ B형간염, 금연, 치매, 심뇌혈관 질환
⑤ 구강건강, 지역사회 정신건강, 손상, 군인

> **해설**
> ① 관절염(×), 비만, 고혈압(×), 정신보건(×)
> ② 결핵(×), 절주, 중독, 의료 관련 감염(×)
> ③ 당뇨병(×), 고혈압(×), 관절염(×), 예방접종(×)
> ④ B형간염(×), 금연, 치매, 심뇌혈관 질환

64 보건교육의 효과가 가장 오랫동안 지속되며 지역사회에 파급효과가 가장 큰 보건교육 실무분야는?

① 가정
② 학교
③ 직장
④ 병원
⑤ 주말 길거리

> **해설**
> 일반적으로 보건교육의 효과가 가장 큰 것을 고를 때에는 학교의 우선순위가 가장 높다. 정규과정으로 조기에 건강습관을 형성하고 이를 집단적으로 실천할 수 있는 곳이 학교이기 때문이다.

65 보건교육 방법 중 강의(Lecture)에 대한 설명으로 옳은 것은?

① 다양한 정보 전달이 어렵다.
② 지속적인 흥미 유발이 가능하다.
③ 교육자의 자료조절이 가능하다.
④ 노인면접 상담에 효과적인 방법이다.
⑤ 대상자의 수동적인 자세를 교정하기에 효과적이다.

> **해설**
> 강의의 장·단점
>
> | 장점 | 단점 |
> | --- | --- |
> | • 다양한 정보전달 가능
• 빠른 시간 내 효율적 전달 가능
• 교육자의 자료조절 가능
• 낮은 수준 학습에 적합
• 많은 인원 교육에 적합 | • 대상자의 수동적 자세
• 과다한 정보제공이 되기 쉬움
• 지속적 흥미 부족
• 자료선택의 어려움 |

정답 63 ⑤ 64 ② 65 ③

66 다음에서 설명하는 오타와(Ottawa) 헌장의 건강증진 활동 요소는?

> • 일과 여가생활은 건강에 좋은 원천이므로 안전, 건강, 만족과 즐거움을 줄 수 있는 직장 환경과 생활 환경을 조성
> • 자연적·인공적 환경보호나 자연자원의 보존은 건강증진전략에서 기본이 되어야 할 활동

① 건강형평성 제고
② 지지적 환경의 조성
③ 지역사회 활동의 강화
④ 개인기술의 개발
⑤ 보건의료의 방향 재설정

해설

국제회의 오타와 5대 활동요소
- 건강한 공공정책 수립 : 정책입안자들이 정책결정결과가 건강에 미치는 영향을 인식하게 함으로써 국민건강에 대한 책임 수용, 입법조치·재정지원·조세·조직변화, 안전하고 건전한 상품과 서비스 개발, 보다 건강한 공공서비스, 보다 쾌적하고 청결한 생활환경 보장 등
- 지지적 환경의 조성 : 안전하고 동기조성적이며 만족과 즐거움을 줄 수 있는 직장환경과 생활환경 조성, 자연보호·자원보존·건강지향적 환경조성
- 지역사회 활동의 강화 : 지역사회 주민들이 더 나은 건강을 누리기 위해 일상의 삶에서 건강의 우선순위를 세우고, 건강 문제를 해결하기 위해 개인적·집단적 의사결정에 적극 참여하고 지역사회를 효과적으로 조직화하며, 건강 관련 활동을 더욱 활성화
- 개인기술의 개발 : 건강을 위한 정보 및 교육의 제공과 일상생활에 필요한 여러 기술을 강화함으로써 자신의 건강과 그것을 둘러싼 여러 형태의 환경을 잘 관리하며, 건강에 유익한 선택을 할 수 있는 능력 개발, 여러 질환이나 상해 등에 대처할 수 있는 능력 개발, 생애주기에 따른 건강증진활동을 전 생애의 각 단계별로 준비
- 보건의료의 방향 재설정 : 알맞은 서비스 개발, 전문인력 훈련과정에 건강증진 교육 포함, 보건의료부문 역할은 건강증진방향으로 전환, 건강증진 책임은 공동의 몫이므로 함께 보건의료체계 구축

67 다음의 내용에서 개선이 필요한 사항으로 옳은 것은?

> ○○ 기관에서 개발한 금연교육 웹 사이트에 전문용어가 많고 한자·영문이 무작위로 사용되어 일반인들이 읽고 이해하는 데 어려움이 많다는 불만이 많았다.

① 적절성
② 정확성
③ 가독성
④ 경제성
⑤ 효율성

해설

교육매체는 정보 전달이 쉽고 읽기 쉬운 '가독성'이 있어야 한다.

정답 66 ② 67 ③

68 다음에 해당하는 기본전제에서 출발한 보건행동변화이론은?

> 사람은 어떤 원인이 사건을 발생시켰는지 설명하고 이해하려는 경향이 있는데, 특히 모호하거나 특이한 상황이나 예측이 불가능했던 경우에 더욱 그렇다. 자신의 성공이나 실패에 대하여 그 원인귀속을 자신에게 돌리는 사람과 환경이나 운, 상황에 돌리는 사람 간에는 차이가 있을 수밖에 없다.

① 귀인이론
② 건강믿음모형
③ 범이론적 모형
④ 합리적 행위이론
⑤ 사회인지이론

해설

귀인이론(Attribution Theory)
자신이나 타인의 행동에 대한 원인을 찾아내기 위해 추론하는 과정을 설명하는 이론이다. 어떤 결과의 원인을 어디에 귀속하느냐에 관한 이론으로, 이에 따라 개인의 감정이나 동기 등이 크게 달라진다.

69 상담(Counseling)의 일반적인 과정을 순서대로 바르게 나열한 것은?

① 경청단계 → 문제인식단계 → 관계형성단계 → 문제해결단계 → 종결단계
② 문제인식단계 → 관계형성단계 → 경청단계 → 종결단계 → 문제해결단계
③ 문제인식단계 → 경청단계 → 관계형성단계 → 문제해결단계 → 종결단계
④ 관계형성단계 → 문제인식단계 → 경청단계 → 종결단계 → 문제해결단계
⑤ 관계형성단계 → 경청단계 → 문제인식단계 → 문제해결단계 → 종결단계

해설

상담(Counseling)의 진행단계
관계형성단계 → 경청단계 → 문제인식단계 → 문제해결단계 → 종결단계

70 다음 사례에서 보건교육사가 수행한 역할은?

> 보건교육사는 관할 자치구 내 60세 이상 노인을 대상으로 그림과 사진을 통해 "고혈압을 효과적으로 예방하는 나트륨 줄이기" 보건교육을 실시하였다. 교육을 받은 노인들은 매우 능동적으로 교육에 참여하였고 교육 후 소금 섭취를 줄이고 짠 국물을 먹지 않겠다고 생각하고 이를 실천하였다.

① 조정자
② 평가자
③ 상담자
④ 사례관리자
⑤ 변화촉진자

해설
보건교육사는 자문가, 평가자, 상담자, 조정자, 정보제공자, 자원의뢰자, 역할모델, 관리자, 협력자, 지도자, 연구자, 사례관리자, 직접제공자 등 다양한 역할을 수행한다. 각 역할의 의미를 일일이 알아두는 것보다는 문제의 지문을 토대로 알맞은 역할을 적절히 유추할 수 있는 것이 중요하다. 위 문제에서는 교육 후 대상자의 행동에 변화가 생겼다고 설명하고 있으므로 보건교육사가 변화촉진자로서의 역할을 수행했다고 볼 수 있다.

71 보건교육매체 중 투사매체에 해당하는 시각매체는?

① 융판
② 포스터
③ 실물화상기
④ 사진
⑤ 게시판

해설
시각매체
- 투사매체 : 필름스트립, 슬라이드, 영화, OHP(투시물 환등기), 실물화상기
- 비투사매체 : 표본, 실물, 모형, 그림, 디오라마, 차트, 사진, 그래프, 포스터, 게시판, 융판, 칠판, 괘도, 인쇄물 등

정답 70 ⑤ 71 ③

72 다음에 해당하는 보건교육사의 활동 영역은?

> B읍 소재 주민센터에서 주민들의 만성질환 예방을 위하여 인근 시민건강센터, 관내 국민체육센터와 연계하여 신체활동 증진사업을 실시하였다.

① 학교 건강증진
② 지역사회와의 협력
③ 근로자 건강실태조사
④ 건강한 삶을 위한 콘텐츠 개발
⑤ 사업장 건강증진 활동 분석

해설
지역사회에서 보건교육사는 지역사회의 기관이나 지원단체들과 협력함으로써 만성퇴행성질환, 흡연·음주, 체중, 콜레스테롤 조절, 운동, 건강증진 등을 관리한다.

73 보건교육사가 보건교육을 계획할 때 교육 내용, 학습 난이도, 교육대상자의 학습능력을 고려하여 선정하여야 하는 교육요소로 가장 적절한 것은?

① 교육시간
② 교육장소
③ 교육예산
④ 교육방법
⑤ 교육매체

해설
교육방법
교육 내용, 학습 난이도, 교육대상자의 학습능력을 고려하여 선정하고, 교육시간(학습시간)은 교육대상자의 연령이나 지식 수준을 고려하여 선정하며, 교육매체는 교육효과를 위한 감각기관의 활용에 따라 선정한다.

정답 72 ② 73 ④

74 다음 글에 해당하는 보건교육 학습이론은?

> - 학습자가 직접 학습방법을 선택하고 주도적으로 학습을 진행하도록 한다.
> - 교사는 인지적 학습과 함께 정의적 학습에 가치를 둔다.
> - 교사의 역할은 학습자의 요청에 반응하고 돕는 것에 그친다.

① 사회학습이론
② 구성주의학습이론
③ 행동주의학습이론
④ 인본주의학습이론
⑤ 형태주의학습이론

해설
학습자의 주도성과 자율성을 강조하며, 교사가 촉진자로서의 역할을 수행하는 학습이론은 '인본주의학습이론'이다.

75 건강 관련 이론 중 집단 및 지역사회 수준 이론에 해당하는 것은?

① 사회인지이론
② 범이론적 모형
③ PRECEDE-PROCEED 모형
④ 정보처리와 설득적 커뮤니케이션
⑤ 사회적 관계망과 사회적 지지이론

해설
개인 수준, 개인 간 수준, 집단-지역사회 수준에 따른 보건교육 분류

개인 수준 보건교육	개인 간 수준 보건교육	집단-지역사회 수준 보건교육
• 인지조화론 • 건강신념모형(건강믿음모형) • 합리적 행동론(계획된 행동론) • 귀인이론 • 범이론적 모형(변화단계이론)	• 사회인지이론 • 자기효능이론 • 사회적 관계망과 사회적 지지이론 • 정보처리와 설득적 커뮤니케이션	• 혁신전파이론 • MATCH • PRECEDE-PROCEED 모형

정답 74 ④ 75 ③

76 국가음주폐해예방사업에서 음주조장환경 개선 추진전략으로 옳은 것은?

① 공공장소에서의 음주 제한
② 청소년 금주를 위한 홍보
③ 지표생산을 위한 연구조사 개선
④ 인구집단별 고위험음주예방 교육 및 상담
⑤ 공공장소 음주 실태 및 주류광고 규제 모니터링 조사

> **해설**
> 국가음주폐해예방사업의 음주조장환경 개선 추진전략
> • 청소년에 대한 주류판매 단속 강화
> • 공공장소에서의 음주 제한
> • 주류광고 · 음주장면 등 음주조장환경 모니터링 운영 및 제재 조치
> • 음주폐해예방을 위한 관련 법 · 제도 개선

77 본인이 결핵에 걸릴 가능성을 실제보다 과소평가하는 대상자에게 높은 결핵 발생률에 대한 정보를 제공하여 결핵검진 및 예방행동을 증진하는 데 활용할 수 있는 이론 또는 모형으로 가장 적합한 것은?

① 건강신념 모형
② 합리적 행동이론
③ 임파워먼트이론
④ 건강증진 모형
⑤ 범이론적 모형

> **해설**
> 문제에서 설명하는 것은 소위 '겁주기 교육'으로 불리는 건강신념 모형에 관한 내용이다.

78 보건교육자인 간호사가 60대 당뇨환자를 대상으로 "인슐린 자가주사법"을 교육하려고 한다. 교육을 시작하기 전 교육대상자의 준비도(PEEK)를 사정하기 위해 가장 우선적으로 검토되어야 하는 것은?

① 교육대상자의 신체적 기능 정도
② 교육대상자의 정서적 불안 정도
③ 교육대상자의 문화적 배경
④ 교육대상자의 지지체계
⑤ 교육이 이루어지는 교육장소

> **해설**
> 인슐린 자가주사법은 학습자의 인슐린주사에 대한 기술능력의 습득을 목표로 하므로 학습자의 신체적 준비 정도가 가장 우선적으로 사정되어야 한다.

79 다음 철수의 행동을 가장 잘 설명해 주는 건강행위이론은?

> 15세 남학생 철수는 TV 뉴스에서 "요즘 A형간염이 유행하고 있으며 손을 잘 씻는 것만으로도 예방이 가능하다."라는 소식을 접했다. 학교에서 돌아온 후 철수는 '용변을 보고 난 후나 밥을 먹기 전에 손 씻는 나를 보면 엄마와 학교 선생님이 청결하고 위생적인 사람이라고 칭찬하실 거야'라고 생각하였다. 그래서 인터넷 사이트를 검색하여 A형간염 예방에 관한 정보를 찾아보고 손을 씻는 것 외에도 여러 가지 예방법을 실천하였다.

① 범이론적 모형
② 건강믿음모형
③ 사회마케팅이론
④ 귀인이론
⑤ 합리적 행위이론

해설
철수의 예와 같이 주변 사람들이 자신의 행동에 대하여 좋은 평가를 할 것으로 기대할 때 건강행동으로 나아간다고 보는 것이 합리적 행위이론이다. 여기에서 철수에게는 엄마와 학교 선생님의 칭찬이 사회적 압력이나 주관적 규범으로 작용한다고 볼 수 있다.

80 산업장에서 보건교육을 담당하는 산업간호사가 '보호구착용'을 주제로 보건교육을 실시하게 되었다. 학습자의 지식적 준비도를 사정하기 위한 질문으로 알맞은 것은?

① "오늘 몸이 불편하신 분이 있습니까?"
② "오늘 교육할 보호구착용에 대해 빨리 배우고 싶습니까?"
③ "오늘 교육할 보호구착용에 대해 이전에 직접 배우고 해보신 분이 있습니까?"
④ "오늘 교육할 보호구착용에 대해 전에 들어보신 적이 있는 분이 있습니까?"
⑤ "오늘 교육이 끝난 후 제가 질문을 드릴 건데 정답을 가장 많이 맞힌 분께 선물을 드리도록 하겠습니다. 제 생각이 어떤가요?"

해설
① 신체적 준비도 사정
② 정서적 준비도 사정
③ 경험적 준비도 사정
⑤ 강화 및 동기와 관련된 정서적 준비도 사정

정답 79 ⑤ 80 ④

81 다음 사례에 해당하는 합리적 행동론의 구성요소는?

> 흡연은 폐암 발생의 위험을 높인다고 생각하는 아내의 의견을 받아들여 남편은 금연을 시도하였다.

① 행동
② 행동 의도
③ 주관적 규범
④ 지각된 행동통제
⑤ 행동에 대한 태도

해설
합리적 행위이론(The Theory of Reasoned Action)에 따르면 행동을 직접적으로 결정하는 것은 행동을 하려는 '의도'이며, 이러한 의도에 영향을 미치는 두 가지 요인이 '행동에 대한 태도'와 '주관적 규범'이다. 위 사례는 본인에게 중요한 사람들의 생각을 인지하는 것이므로 주관적 규범이 정답이다.

82 초등학교 보건교사가 인지주의학습이론을 적용하여 비만아동에게 체중감량을 위한 식이교육을 실시하고자 할 때 가장 적절한 방법은?

① 음식일기를 기록한 날에는 일기장에 예쁜 스티커를 붙여 주었다.
② 아동이 자율성을 가지고 다이어트 식단을 스스로 작성하도록 독려하였다.
③ 익숙한 동요의 가사를 음식 칼로리에 대한 내용으로 바꾸어 반복해서 부르게 하였다.
④ 고칼로리 음식 섭취를 자제하면서 조금씩 체중을 감량하고 있는 아동에게 칭찬점수를 주고 모으도록 하였다.
⑤ 학생 본인의 주변 인물 중 체중감량에 성공한 사람을 모델링하도록 숙제를 부여하고 이들 모델의 체중감량방법을 따라하도록 하였다.

해설
③ 인지주의학습이론은 지식과 내용습득을 중요하게 생각한다.
①·④ 스티커나 칭찬을 통해 반복적인 행동습관을 길러주는 것으로, 행동주의학습이론이다.
② 자율성을 강조하는 인본주의학습이론이다.
⑤ 모델링은 사회인지이론(사회학습이론)의 실행방안이다.

83 세계보건기구가 제시하는 건강도시의 특징으로 옳지 않은 것은?

① 깨끗하고 안전한 물리적 환경
② 모든 시민의 기본욕구 충족 노력
③ 건강과 복지에 대한 시민 참여
④ 모든 시민에 대한 적절한 공중보건
⑤ 계층 구분에 의한 치료서비스의 보장

> **해설**
> 세계보건기구가 제시하는 건강도시의 특징
> - 물리적인 환경이 깨끗하고 안전한 도시(주거의 질 포함)
> - 현재 안정적이며 장기적으로 지속가능한 생태계를 보존하는 도시
> - 계층 간·부문 간 강한 상호지원 체계와 착취하지 않는 지역사회
> - 개개인의 삶, 건강 및 복지에 영향을 미치는 문제에 대한 시민의 높은 참여와 통제
> - 모든 시민을 위한 기본적 욕구(음식, 물, 주거, 소득, 안전, 직장) 등의 충족
> - 시민들 간의 다양한 만남, 상호작용 및 의사소통을 가능하게 하는 기회와 자원에 대한 접근성
> - 다양하고 활기 넘치며, 혁신적인 도시경제
> - 역사, 문화 및 생물학적 유산 혹은 지역사회 내 모임들과 개인과의 연계를 도모
> - 모든 시민에 대한 적절한 공중보건 및 치료서비스의 최적화
> - 높은 수준의 건강과 낮은 수준의 질병발생
> - 이상의 요건들이 서로 양립할 뿐만 아니라 더불어 이 요소들을 증진시키는 도시 행태

84 Bloom이 제시한 인지적 영역 학습목표의 수준이 올바르게 나열된 것은?

　　　← 낮은 수준　　　높은 수준 →
① 지식 → 적용 → 이해 → 종합 → 분석 → 평가
② 지식 → 이해 → 적용 → 종합 → 분석 → 평가
③ 지식 → 이해 → 적용 → 분석 → 종합 → 평가
④ 지식 → 적용 → 이해 → 분석 → 종합 → 평가
⑤ 지식 → 분석 → 이해 → 적용 → 평가 → 종합

> **해설**
> Bloom의 인지적 영역 학습목표 수준
> 지식 → 이해 → 적용 → 분석 → 종합 → 평가

85 다음의 중년 여성 대사증후군 판정 기준 중 이상 소견에 해당하는 것은?

① 허리둘레 : 90cm
② 혈압 : 120/80mmHg
③ 중성지방 : 140mg/dL
④ 고밀도지단백(HDL) 콜레스테롤 : 50mg/dL
⑤ 공복혈당 : 90mg/dL

> **해설**
> 대사증후군 판정 기준
> • 허리둘레 : 남성 90cm, 여성 85cm 이상
> • 혈압 : 130/85mmHg 이상
> • 중성지방 : 150mg/dL 이상
> • 고밀도지단백(HDL) 콜레스테롤 : 남성 40mg/dL 미만, 여성 50mg/dL 미만
> • 공복혈당 : 100mg/dL 이상

86 사업장의 보건관리자는 근로자를 대상으로 변화단계이론(Stage of Change Theory)에 따라 금연프로그램을 실시하고 있다. 금연을 지속적으로 실천한 지 4개월 된 근로자가 금연상담을 위해 보건실에 방문하였다면, 이 근로자에게 해당하는 범이론적 모형의 변화단계는?

① 행동단계(Action Stage)
② 준비단계(Preparation Stage)
③ 유지단계(Maintenance Stage)
④ 인식단계(Contemplation Stage)
⑤ 인식 전 단계(Precontemplation Stage)

> **해설**
> 변화단계이론에서 행동단계와 유지단계의 경계선은 실천 후 6개월이다. 문제에서는 금연을 지속적으로 실천한 지 4개월 된 근로자의 상황을 설명하고 있으므로, 근로자에게 해당하는 범이론적 모형의 변화단계는 '행동단계'이다.

87 40세 남자가 연말에 신년계획으로 "내가 1월 1일부터 금연을 한다."라고 선언하였다면, 이에 해당하는 행위변화단계는?

① 인식단계
② 준비단계
③ 행동단계
④ 유지단계
⑤ 종결단계

> **해설**
> 향후 1개월 이내에 금연을 할 의도가 있는 경우에 해당하므로 준비단계이다.

88 보건교육자가 "영유아의 신체계측법"에 대하여 영유아 어머니들을 대상으로 보건교육을 실시하였다. 이 보건교육의 효과를 알아보기 위한 평가방법으로 가장 알맞은 것은?

① 관찰법
② 면접법
③ 질문지법
④ 자가보고서법
⑤ 구두질문법

> **해설**
> 실기능력의 습득정도를 평가하기에 가장 적절한 것은 관찰법이다.

89 호흡기 감염병이 유행하여 빠른 시간 내에 많은 대중에게 예방관리법을 전달하여야 한다. 권위가 있으면서도 친근하게 제공하기에 가장 적절한 교육매체는?

① 방송
② 전화
③ 편지
④ 인터넷
⑤ 유인물

> **해설**
> TV, 라디오와 같은 방송매체는 빠른 시간 내에 많은 대중에게 정보를 전달하기에 적절하고, 권위가 있으면서 친근한 것이 특징이다.

90 다음 사례에 해당하는 계획된 행동론의 구성요소는?

> 저녁 식사 시 술을 함께 마시는 습관을 바꿔 절주한다면 체중이 감소되고 건강에도 좋을 것이라고 생각하였다.

① 행동
② 행동 의도
③ 주관적 규범
④ 인지된 행동 통제
⑤ 행동에 대한 태도

> **해설**
> 계획된 행동이론의 구성요소 중 사람들이 행동을 하려는 의도에 영향을 미치는 심리적 변인인 '행동에 대한 태도'에 관한 사례이다.

정답 88 ① 89 ① 90 ⑤

제4과목　보건의료법규

91 「보건의료기본법」상의 기본이념이다. (가)와 (나)에 들어갈 것으로 옳은 것은?

> 이 법은 (가)의 형평과 효율이 조화를 이룰 수 있도록 함으로써 국민의 (나)을/를 향상시키는 것을 기본 이념으로 한다

	(가)	(나)
①	공중보건	건강관리
②	공공의료	의료공급
③	보건의료	삶의 질
④	의료정보	의료사업
⑤	의료서비스	보건정책

해설

「보건의료기본법」은 보건의료를 통하여 모든 국민이 인간으로서의 존엄과 가치를 가지며 행복을 추구할 수 있도록 하고 국민 개개인이 건강한 삶을 영위할 수 있도록 제도와 여건을 조성하며, 보건의료의 형평과 효율이 조화를 이룰 수 있도록 함으로써 국민의 삶의 질을 향상시키는 것을 기본 이념으로 한다(「보건의료기본법」 제2조).

92 「보건의료기본법」상 보건의료인의 책임은?

① 보건의료 시책상 필요한 재정적 지원
② 국민건강 보호를 위한 제도적 장치 마련
③ 모든 국민의 기본적인 보건의료 수요 충족
④ 환자에게 양질의 적정한 보건의료서비스 제공
⑤ 건강 관련 물품으로부터 발생할 수 있는 위해 방지

해설

①·②·③·⑤ 국가와 지방자치단체의 책임이다(「보건의료기본법」 제4조).

보건의료인의 책임(「보건의료기본법」 제5조)
- 보건의료인은 자신의 학식과 경험, 양심에 따라 환자에게 양질의 적정한 보건의료서비스를 제공하기 위하여 노력하여야 한다.
- 보건의료인은 보건의료서비스의 제공을 요구받으면 정당한 이유 없이 이를 거부하지 못한다.
- 보건의료인은 적절한 보건의료서비스를 제공하기 위하여 필요하면 보건의료서비스를 받는 자를 다른 보건의료기관에 소개하고 그에 관한 보건의료 자료를 다른 보건의료기관에 제공하도록 노력하여야 한다.
- 보건의료인은 국가나 지방자치단체가 관리하여야 할 질병에 걸렸거나 걸린 것으로 의심되는 대상자를 발견한 때에는 그 사실을 관계 기관에 신고·보고 또는 통지하는 등 필요한 조치를 하여야 한다.

93 「보건의료기본법」상 보건복지부장관이 전국적인 보건의료 실태조사를 실시해야 하는 기간은?

① 1년 ② 2년
③ 3년 ④ 4년
⑤ 5년

> **해설**
> 보건의료 실태조사(「보건의료기본법」 제55조 제1항)
> 보건복지부장관은 국민의 보건의료 수요 및 이용 행태, 보건의료에 관한 인력·시설 및 물자 등 보건의료 실태에 관한 전국적인 조사를 5년마다 실시하고 그 결과를 공표하여야 한다.

94 「국민건강증진법」상 국민건강증진사업이 아닌 것은?

① 건강관리 ② 영양개선
③ 보건교육 ④ 국민보호
⑤ 건강생활의 실천

> **해설**
> "국민건강증진사업"이라 함은 보건교육, 질병예방, 영양개선, 신체활동장려, 건강관리 및 건강생활의 실천 등을 통하여 국민의 건강을 증진시키는 사업을 말한다(「국민건강증진법」 제2조 제1호).

95 「국민건강증진법」상 국민건강증진사업의 원활한 추진에 필요한 재원을 확보하기 위해 국민건강증진기금을 설치하는 자는?

① 시·도지사
② 질병관리청장
③ 보건복지부장관
④ 건강보험정책심의위원장
⑤ 국민건강증진정책심의위원장

> **해설**
> 보건복지부장관은 국민건강증진사업의 원활한 추진에 필요한 재원을 확보하기 위하여 국민건강증진기금을 설치한다(「국민건강증진법」 제22조 제1항).

정답 93 ⑤ 94 ④ 95 ③

96 「국민건강증진법」상 시·도건강증진사업지원단 운영을 법인 또는 단체에 위탁할 수 있는 자는?

① 시·도지사
② 시·군·구청장
③ 질병관리청장
④ 보건복지부장관
⑤ 지방자치단체장

> **해설**
> 시·도건강증진사업지원단의 운영 등(「국민건강증진법」 시행규칙 제19조의2 제2항).
> 시·도지사는 시·도건강증진사업지원단의 운영을 다음의 어느 하나에 해당하는 법인 또는 단체에 위탁할 수 있다.
> - 「공공기관의 운영에 관한 법률」 제4조 제1항에 따른 공공기관
> - 「비영리민간단체 지원법」 제4조에 따라 등록된 비영리민간단체
> - 「고등교육법」 제2조에 따른 학교
> - 「의료법」 제3조 제2항 제3호에 따른 병원급 의료기관
> - 「민법」 제32조에 따라 설립된 비영리법인
> - 그 밖에 보건복지부장관이 건강증진사업에 관한 전문성이 있다고 인정하는 법인 또는 단체

97 「국민건강증진법」상 한국건강증진개발원의 업무가 아닌 것은?

① 기금의 관리·운용의 지원 업무
② 지역보건의료계획에 대한 기술 지원
③ 국민건강증진사업의 관리, 기술 지원 및 평가
④ 국민건강증진기금의 연도별 운용계획안 평가
⑤ 국민건강증진과 관련된 연구과제의 기획 및 평가

> **해설**
> 한국건강증진개발원의 업무(「국민건강증진법」 제5조의3 제2항)
> - 국민건강증진 정책수립을 위한 자료개발 및 정책분석
> - 종합계획 수립의 지원
> - 위원회의 운영 지원
> - 제24조에 따른 기금의 관리·운용의 지원 업무
> - 제25조 제1항 제1호부터 제10호까지의 사업에 관한 업무
> - 국민건강증진사업의 관리, 기술 지원 및 평가
> - 「지역보건법」 제7조부터 제9조까지에 따른 지역보건의료계획에 대한 기술 지원
> - 「지역보건법」 제24조에 따른 보건소의 설치와 운영에 필요한 비용의 보조
> - 국민건강증진과 관련된 연구과제의 기획 및 평가
> - 「농어촌 등 보건의료를 위한 특별조치법」 제2조의 공중보건의사의 효율적 활용을 위한 지원
> - 지역보건사업의 원활한 추진을 위한 지원
> - 그 밖에 국민건강증진과 관련하여 보건복지부장관이 필요하다고 인정한 업무

98 「지역보건법」상 인구가 30만 명 미만인 시의 보건소에 두어야 하는 전문인력과 최소 배치 기준으로 옳은 것은?

① 의사 3명
② 간호사 15명
③ 보건교육사 1명
④ 임상병리사 2명
⑤ 정신건강전문요원 2명

> **해설**
> 보건소 전문인력의 면허 또는 자격의 종류에 따른 최소 배치 기준[「지역보건법」 시행규칙 별표 2 참조(인구 30만 명 미만인 시)]
> • 의사 2명
> • 간호사 10명
> • 임상병리사 3명
> • 정신건강전문요원 1명

99 「지역보건법」상 지역보건의료기관 협의회의 규약에 포함되어야 하는 사항은?

① 협의회 설립의 심사 기준
② 협의회의 설립에 대한 이념
③ 협의회를 구성하는 위원의 법적 책임
④ 협의회 시행계획의 수립·시행 및 평가
⑤ 협의회의 조직과 회장 및 위원의 선임방법

> **해설**
> 지역보건의료기관 협의회의 규약에 포함되어야 하는 사항(「지역보건법」 시행규칙 제7조의2 제4항)
> • 협의회의 명칭 및 구성목적
> • 협의회를 구성하는 지역보건의료기관
> • 협의회의 조직과 회장 및 위원의 선임방법
> • 협의회의 운영과 사무처리에 필요한 경비의 부담이나 지출방법
> • 그 밖에 협의회의 구성과 운영에 필요한 사항

정답 98 ③ 99 ⑤

100 「의료법」상 의원급 의료기관은?

① 병원
② 한의원
③ 조산원
④ 정신병원
⑤ 요양병원

> **해설**
> 의원급 의료기관은 의사, 치과의사 또는 한의사가 주로 외래환자를 대상으로 각각 그 의료행위를 하는 의료기관으로서 의원, 치과의원, 한의원이 이에 해당한다(「의료법」 제3조 제2항 제1호).

101 「의료법」상 의료법인이 재산을 처분하거나 정관을 변경하고자 할 때 갖추어야 하는 절차적 요건은?

① 시·도지사의 승인
② 시·도지사의 허가
③ 보건복지부장관의 승인
④ 보건복지부장관의 허가
⑤ 국민건강보험공단 이사장의 허가

> **해설**
> 의료법인이 재산을 처분하거나 정관을 변경하려면 시·도지사의 허가를 받아야 한다(「의료법」 제48조 제3항).

102 「의료법」상 다음 내용에 해당하는 것은?

> 의료인에 관련되는 의학 및 관계 전문분야의 연구·진흥기반을 조성하고 우수한 보건의료인을 발굴·활용하기 위한 기관이다.

① 의료법인
② 대한민국의학한림원
③ 의료기관개설위원회
④ 의료광고심의위원회
⑤ 신의료기술평가위원회

> **해설**
> 의료인에 관련되는 의학 및 관계 전문분야(이하 의학 등)의 연구·진흥기반을 조성하고 우수한 보건의료인을 발굴·활용하기 위하여 대한민국의학한림원(이하 한림원)을 둔다(「의료법」 제52조의2 제1항).

정답: 100 ② 101 ② 102 ②

103 「의료법」상 의료인이 할 수 있는 의료광고는?

① 거짓된 내용을 표시하는 광고
② 평가를 받은 신의료기술에 관한 광고
③ 객관적인 사실을 과장하는 내용의 광고
④ 외국인 환자를 유치하기 위한 국내광고
⑤ 수술 장면 등 직접적인 시술행위를 노출하는 내용의 광고

> **해설**
> ② 「의료법」 제56조 제2항 제1호
> ① 「의료법」 제56조 제2항 제3호
> ③ 「의료법」 제56조 제2항 제8호
> ④ 「의료법」 제56조 제2항 제12호
> ⑤ 「의료법」 제56조 제2항 제6호

104 「의료법」상 병상 수급계획의 수립 등에 대한 설명이다. ( ) 안에 들어갈 것으로 옳은 것은?

> (가)는/은 병상의 합리적인 공급과 배치에 관한 기본시책을 (나)마다 수립하여야 한다.

	(가)	(나)
①	시·도지사	1년
②	시·도지사	2년
③	질병관리청장	3년
④	보건복지부장관	4년
⑤	보건복지부장관	5년

> **해설**
> 보건복지부장관은 병상의 합리적인 공급과 배치에 관한 기본시책을 5년마다 수립하여야 한다(「의료법」 제60조 제1항).

정답 103 ② 104 ⑤

105 「감염병의 예방 및 관리에 관한 법률」상 제4급감염병에 해당하는 것은?

① 매독   ② 파상풍
③ 디프테리아   ④ 폐렴구균 감염증
⑤ 코로나바이러스감염증-19

> **해설**
> ① 제3급감염병, ② 제3급감염병, ③ 제1급감염병, ④ 제2급감염병이다.
>
> **제4급감염병**(「감염병의 예방 및 관리에 관한 법률」제2조 제5호)
> 제1급감염병부터 제3급감염병까지의 감염병 외에 유행 여부를 조사하기 위하여 표본감시 활동이 필요한 다음의 감염병을 말한다. 다만, 질병관리청장이 지정하는 감염병(코로나바이러스감염증-19)을 포함한다(「질병관리청장이 지정하는 감염병의 종류 고시」제2호 가목).
> - 인플루엔자
> - 회충증
> - 편충증
> - 요충증
> - 간흡충증
> - 폐흡충증
> - 장흡충증
> - 수족구병
> - 임질
> - 클라미디아감염증
> - 연성하감
> - 성기단순포진
> - 첨규콘딜롬
> - 반코마이신내성장알균(VRE) 감염증
> - 메티실린내성황색포도알균(MRSA) 감염증
> - 다제내성녹농균(MRPA) 감염증
> - 다제내성아시네토박터바우마니균(MRAB) 감염증
> - 장관감염증
> - 급성호흡기감염증
> - 해외유입기생충감염증
> - 엔테로바이러스감염증
> - 사람유두종바이러스 감염증

106 「감염병의 예방 및 관리에 관한 법률」상 의료기관의 장이 코로나바이러스감염증-19의 보고를 받았을 경우에 질병관리청장 및 관할 보건소장에게 신고해야 기간은?

① 즉시   ② 12시간 이내
③ 24시간 이내   ④ 5일 이내
⑤ 7일 이내

> **해설**
> 신고 및 보고(「감염병의 예방 및 관리에 관한 법률」제11조 제3항, 「질병관리청장이 지정하는 감염병의 종류 고시」제2호 가목)
> 의료기관의 장 및 제16조의2에 따른 감염병병원체 확인기관의 장은 제1급감염병의 경우에는 즉시, 제2급감염병 및 제3급감염병의 경우에는 24시간 이내에, 제4급감염병(코로나바이러스감염증-19)의 경우에는 7일 이내에 질병관리청장 또는 관할 보건소장에게 신고하여야 한다.

정답 105 ⑤ 106 ⑤

107 「감염병의 예방 및 관리에 관한 법률」상 예방접종증명서 발급권자가 아닌 자는?

① 질병관리청장
② 특별자치시장
③ 보건복지부장관
④ 특별자치도지사
⑤ 시장·군수·구청장

> **해설**
> 질병관리청장, 특별자치시장·특별자치도지사 또는 시장·군수·구청장은 필수예방접종 또는 임시예방접종을 받은 사람 본인 또는 법정대리인에게 보건복지부령으로 정하는 바에 따라 예방접종증명서를 발급하여야 한다(「감염병의 예방 및 관리에 관한 법률」 제27조 제1항).

108 「국민건강보험법」상 직장가입자의 피부양자가 될 수 있는 자는?

① 직장가입자의 배우자의 형제
② 직장가입자의 직계비속의 배우자
③ 직장가입자의 형제·자매의 배우자
④ 직장가입자의 직계비속(배우자의 직계비속 제외)
⑤ 직장가입자의 직계존속(배우자의 직계존속 제외)

> **해설**
> **피부양자의 범위(「국민건강보험법」 제5조 제2항)**
> 피부양자는 다음의 어느 하나에 해당하는 사람 중 직장가입자에게 주로 생계를 의존하는 사람으로서 소득 및 재산이 보건복지부령으로 정하는 기준 이하에 해당하는 사람을 말한다.
> • 직장가입자의 배우자
> • 직장가입자의 직계존속(배우자의 직계존속을 포함)
> • 직장가입자의 직계비속(배우자의 직계비속을 포함)과 그 배우자
> • 직장가입자의 형제·자매

정답 107 ③ 108 ②

109 「국민건강보험법」상 직장가입자의 제외 대상자가 아닌 사람은?

① 비상근 근로자
② 비상근 교직원
③ 근로자가 3인 미만인 사업장의 사업주
④ 소재지가 일정하지 아니한 사업장의 사용자
⑤ 1개월 동안의 소정근로시간이 60시간 미만인 단시간근로자

> **해설**
> 직장가입자에서 제외되는 사람(「국민건강보험법」 시행령 제9조)
> • 비상근 근로자 또는 1개월 동안의 소정근로시간이 60시간 미만인 단시간근로자
> • 비상근 교직원 또는 1개월 동안의 소정근로시간이 60시간 미만인 시간제공무원 및 교직원
> • 소재지가 일정하지 아니한 사업장의 근로자 및 사용자
> • 근로자가 없거나 비상근 근로자 또는 1개월 동안의 소정근로시간이 60시간 미만인 단시간근로자만을 고용하고 있는 사업장의 사업주

110 「국민건강보험법」상 요양급여에 해당하지 않는 것은?

① 이송
② 건강검진
③ 약제 지급
④ 예방·재활
⑤ 처치·수술

> **해설**
> 요양급여(「국민건강보험법」 제41조 제1항)
> 가입자와 피부양자의 질병, 부상, 출산 등에 대하여 다음의 요양급여를 실시한다.
> • 진찰·검사
> • 처치·수술 및 그 밖의 치료
> • 입원
> • 이송
> • 약제·치료재료의 지급
> • 예방·재활
> • 간호

정답 109 ③ 110 ②

합격의 공식
시대에듀

교육은 우리 자신의 무지를

점차 발견해 가는 과정이다.

- 윌 듀란트 -

합격의 공식
시대에듀

행운이란 100%의

노력 뒤에 남는 것이다.

- 랭스턴 콜먼 -

좋은 책을 만드는 길, 독자님과 함께 하겠습니다.

2026 시대에듀 보건교육사 3급 한권으로 끝내기

개정16판1쇄 발행	2025년 07월 25일 (인쇄 2025년 05월 23일)
초 판 발 행	2010년 01월 11일 (인쇄 2010년 01월 11일)
발 행 인	박영일
책 임 편 집	이해욱
저 자	보건교육연구소
편 집 진 행	노윤재 · 장다원
표지디자인	현수빈
편집디자인	장성복 · 조성아
발 행 처	(주)시대고시기획
출 판 등 록	제 10-1521호
주 소	서울시 마포구 큰우물로 75 [도화동 538 성지 B/D] 9F
전 화	1600-3600
홈 페 이 지	www.sdedu.co.kr
I S B N	979-11-383-9319-5 (13510)
정 가	36,000원

※ 이 책은 저작권법의 보호를 받는 저작물이므로 동영상 제작 및 무단전재와 배포를 금합니다.
※ 잘못된 책은 구입하신 서점에서 바꾸어 드립니다.

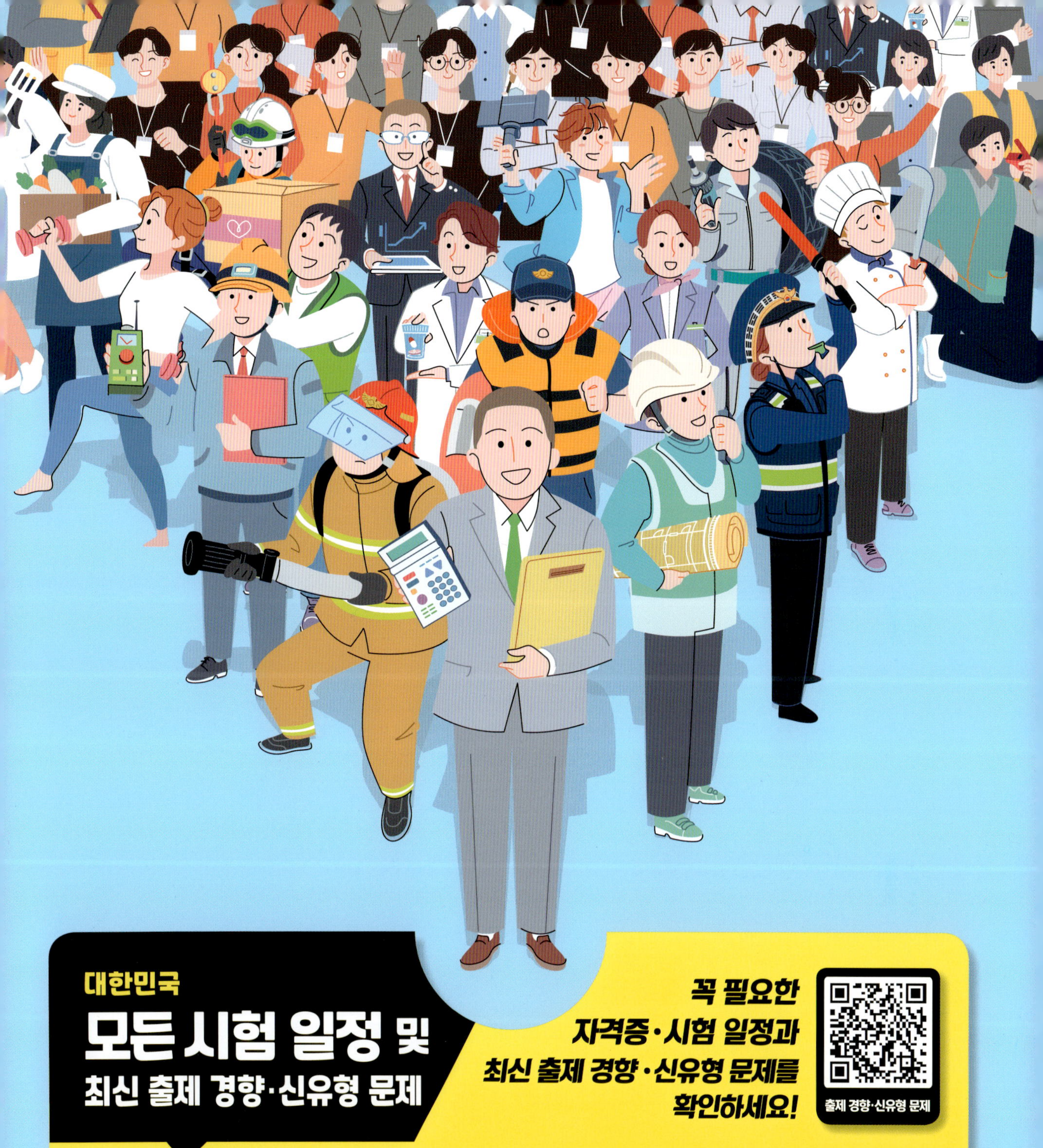

대한민국 모든 시험 일정 및 최신 출제 경향·신유형 문제

꼭 필요한 자격증·시험 일정과 최신 출제 경향·신유형 문제를 확인하세요!

출제 경향·신유형 문제

◀ 시험 일정 안내 / 최신 출제 경향 · 신유형 문제 ▲

- 한국산업인력공단 국가기술자격 검정 일정
- 자격증 시험 일정
- 공무원 · 공기업 · 대기업 시험 일정

시험 일정 안내

합격의 공식
시대에듀

시대에듀의
국시원 시험 대비 최종모의고사 시리즈

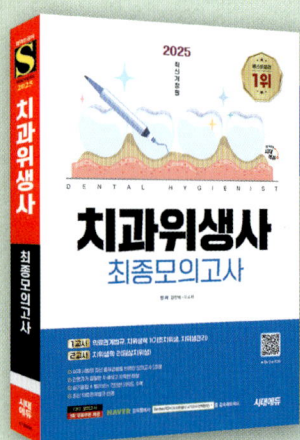

치과위생사 최종모의고사

- ▶ 빨리보는 간단한 키워드
- ▶ 현직 치과위생사가 전하는 실기꿀팁
- ▶ 실전감각을 익힐 수 있는 모의고사 5회분 수록

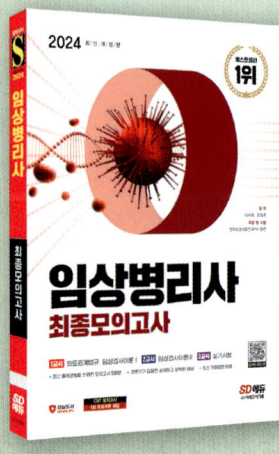

임상병리사 최종모의고사

- ▶ 문제편/해설편 분리 구성으로 편리한 학습
- ▶ 생생한 학습을 위한 시각자료 전면 컬러 구성
- ▶ 합격의 핵심이 녹아 있는 모의고사 5회분 수록

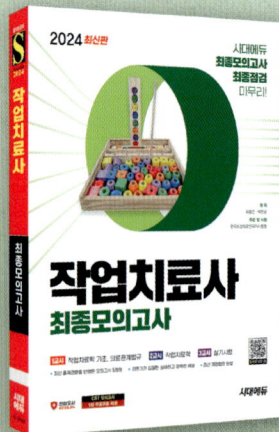

작업치료사 최종모의고사

- ▶ 그림형과 사례형의 실기문제 수록
- ▶ 실제 시험과 동일한 교시별 문항 구성
- ▶ 필기·실기 모의고사 5회분 수록

※ 도서의 이미지는 변경될 수 있습니다.

시대에듀의
요양보호사 100% 합격 비법

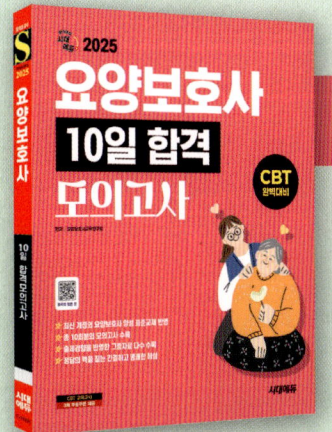

요양보호사 10일 합격모의고사

▶ 최신 개정의 요양보호사 양성 표준교재 반영
▶ 연령대 높은 수험생을 고려한 활자 크기
▶ 실제 시험과 동일한 구성의 모의고사 10회분 수록

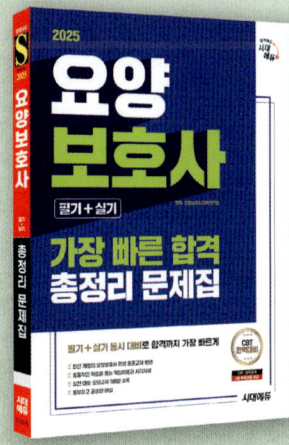

요양보호사 가장 빠른 합격 총정리 문제집

필기 + 실기

▶ 꼭 암기해야 할 핵심이론 요약
▶ 출제경향을 반영한 단원별 출제예상문제
▶ 철저한 실전 대비를 위한 모의고사 3회분 수록

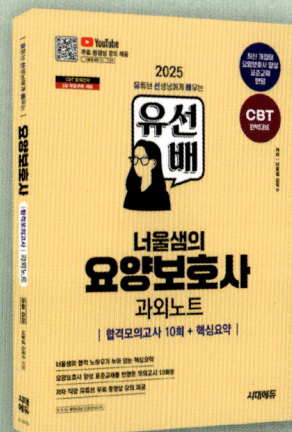

유선배 요양보호사 과외노트

합격모의고사 10회 + 핵심요약

▶ 유튜브 무료 동영상 강의 제공
▶ 꼼꼼한 개념 학습을 돕는 핵심요약
▶ 너울샘의 합격모의고사 10회분 수록

※ 도서의 이미지는 변경될 수 있습니다.

모든 자격증·공무원·취업의 합격정보

합격 구독
시대에듀

유튜브 구독하기 >

▶ YouTube 합격 구독 과 👍 좋아요! 정보 🔔 알림설정까지!